CÁRIE DENTÁRIA

FISIOPATOLOGIA E TRATAMENTO

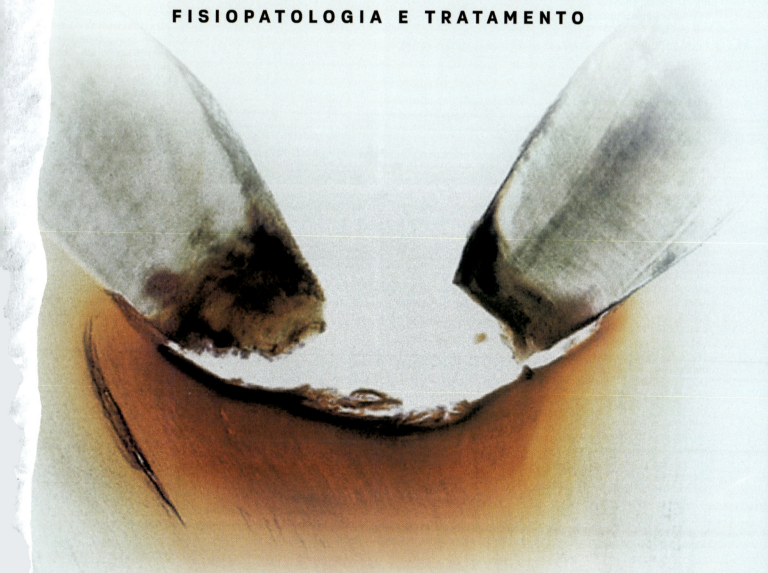

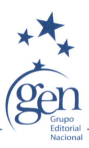

O GEN | Grupo Editorial Nacional – maior plataforma editorial brasileira no segmento científico, técnico e profissional – publica conteúdos nas áreas de ciências da saúde, exatas, humanas, jurídicas e sociais aplicadas, além de prover serviços direcionados à educação continuada e à preparação para concursos.

As editoras que integram o GEN, das mais respeitadas no mercado editorial, construíram catálogos inigualáveis, com obras decisivas para a formação acadêmica e o aperfeiçoamento de várias gerações de profissionais e estudantes, tendo se tornado sinônimo de qualidade e seriedade.

A missão do GEN e dos núcleos de conteúdo que o compõem é prover a melhor informação científica e distribuí-la de maneira flexível e conveniente, a preços justos, gerando benefícios e servindo a autores, docentes, livreiros, funcionários, colaboradores e acionistas.

Nosso comportamento ético incondicional e nossa responsabilidade social e ambiental são reforçados pela natureza educacional de nossa atividade e dão sustentabilidade ao crescimento contínuo e à rentabilidade do grupo.

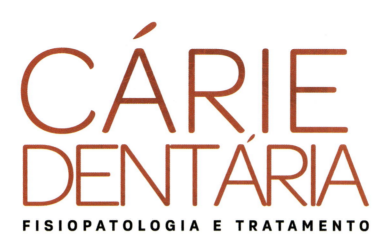

CÁRIE DENTÁRIA
FISIOPATOLOGIA E TRATAMENTO

Editores
Ole Fejerskov
Department of Biomedicine Health, Aarhus University, Aarhus, Denmark.

Bente Nyvad
School of Dentistry Health, Aarhus University, Aarhus, Denmark.

Edwina Kidd
Emerita, Dental School, King's College London, UK.

Tradução
Ana Julia Perrotti-Garcia
Cirurgiã-dentista. Especialista em Cirurgia e Traumatologia Bucomaxilofacial pela Universidade Metodista de São Paulo. Intérprete Médica Membro da International Medical Interpreters Association e da American Translators Association, EUA.

3ª edição

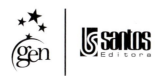

- Os autores deste livro e a editora empenharam seus melhores esforços para assegurar que as informações e os procedimentos apresentados no texto estejam em acordo com os padrões aceitos à época da publicação, *e todos os dados foram atualizados pelos autores até a data do fechamento do livro*. Entretanto, tendo em conta a evolução das ciências, as atualizações legislativas, as mudanças regulamentares governamentais e o constante fluxo de novas informações sobre os temas que constam do livro, recomendamos enfaticamente que os leitores consultem sempre outras fontes fidedignas, de modo a se certificarem de que as informações contidas no texto estão corretas e de que não houve alterações nas recomendações ou na legislação regulamentadora.

- Os autores e a editora se empenharam para citar adequadamente e dar o devido crédito a todos os detentores de direitos autorais de qualquer material utilizado neste livro, dispondo-se a possíveis acertos posteriores caso, inadvertida e involuntariamente, a identificação de algum deles tenha sido omitida.

- **Atendimento ao cliente: (11) 5080-0751 | faleconosco@grupogen.com.br**

- Traduzido de:
  DENTAL CARIES: THE DISEASE AND ITS CLINICAL MANAGEMENT, THIRD EDITION
  Copyright © 2015 by John Wiley & Sons, Ltd
  Copyright © 2003, 2008 by Blackwell Munksgaard Ltd

  All Rights Reserved. Authorised translation from the English language edition published by John Wiley & Sons Limited.
  Responsibility for the accuracy of the translation rests solely with Editora Guanabara Koogan Ltda. and is not the responsibility of John Wiley & Sons Limited.
  No part of this book may be reproduced in any form without the written permission of the original copyright holder, John Wiley & Sons Limited.
  ISBN 978-1-118-93582-8

- Direitos exclusivos para a língua portuguesa
  Copyright © 2017 pela **EDITORA GUANABARA KOOGAN LTDA.**
  Publicado pela Editora Santos, um selo integrante do GEN | Grupo Editorial Nacional
  Travessa do Ouvidor, 11
  Rio de Janeiro – RJ – CEP 20040-040
  www.grupogen.com.br

- Reservados todos os direitos. É proibida a duplicação ou reprodução deste volume, no todo ou em parte, em quaisquer formas ou por quaisquer meios (eletrônico, mecânico, gravação, fotocópia, distribuição pela Internet ou outros), sem permissão, por escrito, da EDITORA GUANABARA KOOGAN LTDA.

- Capa: Bruno Sales

- Editoração eletrônica: Lira Editorial

- Ficha catalográfica

F337c

Fejerskov, Ole
    Cárie dentária: fisiopatologia e tratamento/Ole Fejerskov, Bente Nyvad,
Edwina Kidd; tradução Ana Julia Perrotti-Garcia. – 3.ed.– [Reimpr.]. – Rio de Janeiro: Guanabara
Koogan, 2021.
404 p.: il. ; 28 cm.

Tradução de: Dental caries : the disease and its clinical management
Inclui bibliografia e índice
ISBN 978-85-277-3073-0

    1. Cáries dentárias – Diagnóstico. 2. Cáries dentárias – Tratamento. 3. Restauração
(Odontologia). I. Nyvad, Bente. II. Kidd, Edwina. III. Perrotti-Garcia, Ana Julia. IV. Título.

16-36665   CDD: 617.67
                               CDU: 616.314-002

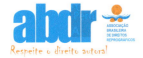

Colaboradores

Professor Vibeke Baelum
School of Dentistry Health
Aarhus University
Aarhus, Denmark

Associate Professor Allan Bardow
School of Dentistry
Faculty of Health Sciences
University of Copenhagen
Copenhagen, Denmark

Dr Habib Benzian
University College London and
The Health Bureau Ltd
Milton Keynes, UK

Associate Professor Lars Bjørndal
School of Dentistry
Faculty of Health Sciences
University of Copenhagen
Copenhagen, Denmark

Professor S. Ross Bryant
Faculty of Dentistry
University of British Columbia, Vancouver
British Columbia, Canada

Professor Frédéric Cuisinier
Université Montpellier 1
Montpellier, France

Professor Jaime A. Cury
Piracicaba Dental School
University of Campinas – UNICAMP
Piracicaba, SP, Brazil

Professor Jo Frencken
College of Dental Sciences
Radboud University Medical Centre
Nijmegen, The Netherlands

Professor Hans-Göran Gröndahl
Institute of Odontology
Sahlgrenska Academy
University of Göteborg
Göteborg, Sweden

Professor Hannu Hausen
Institute of Dentistry
University of Oulu
Oulu, Finland

Associate Professor Hanne Hintze
School of Dentistry Health
Aarhus University
Aarhus, Denmark

Dr Christopher Holmgren
Aide Odontologique Internationale
Merigny, France

Dr Marit Jøssing
Chief Dental Officer
Odder Municipal Dental Service
Denmark

Dr Heather Keller
Department of Nutrition and Aging
University of Waterloo
Waterloo
Ontario, Canada

Professor Mogens Joost Larsen
Emeritus, School of Dentistry Health
Aarhus University
Aarhus, Denmark

Professor Peter Lingström
Institute of Odontology
Sahlgrenska Academy
Göteborg University
Göteborg, Sweden

Professor Adrian Lussi
School of Dentistry
University of Bern
Bern, Switzerland

Professor Michael I. MacEntee
Faculty of Dentistry
University of British Columbia
Vancouver
British Columbia, Canada

Professor Vita Machiulskiene
Faculty of Odontology
Lithuanian University of Health Sciences
Kaunas, Lithuania

Professor Valeria C. Marinho
Institute of Dentistry
Barts and The London School of Medicine and Dentistry
Queen Mary University of London (QML)
London, UK

Professor Philip D. Marsh
Microbiology Services Division
Public Health England
Salisbury, and
School of Dentistry
University of Leeds
Leeds, UK

Dr Bella Monse
Fit for School Regional Programme
German Development Corporation (GIZ)
Manila, Philippines

Dr Caroline T. Nguyen
Faculty of Dentistry
University of British Columbia
Vancouver
British Columbia, Canada

Dr Niek J. M. Opdam
University of Nijmegen Medical Centre
Nijmegen, The Netherlands

Professor Fernanda Critina Petersen
Faculty of Dentistry
University of Oslo
Oslo, Norway

Associate Professor Vibeke Qvist
School of Dentistry
Faculty of Health and Medical Sciences
University of Copenhagen
Copenhagen, Denmark

Scientist PhD Håkon Valen Rukke
Nordic Institute of Dental Materials
Oslo, Norway

Professor Anne Aamdal Scheie
Faculty of Dentistry
University of Oslo
Oslo, Norway

Professor Vera Mendes Soviero
Faculty of Dentistry
University of the State of Rio de Janeiro
Rio de Janeiro, Brazil

Professor Christian H. Splieth
School of Dentistry
University of Greifswald
Greifswald, Germany

Professor Nobuhiro Takahashi
Division of Oral Ecology and Biochemistry
Tohoku University Graduate School of Dentistry
Sendai, Japan

Associate Professor Livia M. A. Tenuta
Piracicaba Dental School
University of Campinas – UNICAMP
Piracicaba, SP, Brazil

Professor Cor van Loveren
Academic Centre for Dentistry Amsterdam (ACTA)
University of Amsterdam and VU University Amsterdam
Amsterdam, The Netherlands

Professor Wim van Palenstein Helderman
Dental Health International Netherlands
Linschoten, The Netherlands

Professor Arjan Vissink
University Medical Center Groningen
Groningen, The Netherlands

Dr Chao Shu Yao
Q & M Dental Group
Singapore

Sumário

Parte 1 Cárie Dentária | O Que é e Quão Disseminada Está Globalmente 1

    1 Prólogo..3

    2 Cárie Dentária | O Que é......................5

    3 Características Clínicas das Lesões de Cárie 9

    4 Características Epidemiológicas das Cáries Dentárias 19

Parte 2 Lesão de Cárie e seus Determinantes Biológicos 43

    5 Patologia da Cárie Dentária 45

    6 Saliva e Desenvolvimento de Cáries 73

    7 Biofilmes no Desenvolvimento da Cárie.......95

    8 Dieta e Cáries Dentárias.....................117

    9 Desmineralização e Remineralização | Chave para Compreender as Manifestações Clínicas da Cárie 135

Parte 3 Diagnóstico........................151

    10 Fundamentos da Prática de um Bom Diagnóstico 153

    11 Diagnóstico Visual-tátil das Cáries 167

    12 Métodos Adicionais de Detecção da Cárie ...185

Parte 4 Controle da Cárie Dentária 205

    13 Conceito de Controle das Cáries.............207

14 Fluoretos no Controle das Cáries 215

15 Papel da Higiene Bucal......................243

16 Antibacterianos | Profilaxia da Cárie 251

17 Princípios do Controle da Cárie..............263

18 Controle da Cárie em Idosos Debilitados.....279

Parte 5 Intervenção Operatória 289

    19 Conceitos Restaurador Clássico e Minimamente Invasivo......................291

    20 Remoção da Cárie e Complexo Dentina-polpa............................325

    21 Longevidade das Restaurações | "Espiral da Morte"...........................337

Parte 6 Controle de Cárie da População 351

    22 Prevenção e Controle da Cárie em Países de Baixa e Média Renda....................353

    23 Precisão para Avaliar o Risco de Desenvolvimento das Lesões de Cárie 369

    24 Controle das Cáries em Populações com Baixo Índice de Cáries 383

    25 Epílogo | Controle da Incidência Global das Cáries Dentárias: Evidência Requer Reorganização do Sistema de Cuidados em Saúde Bucal...........................391

Índice Alfabético.........................393

Parte 1
Cárie Dentária | O Que é e Quão Disseminada Está Globalmente

1 Prólogo
2 Cárie Dentária | O Que é
3 Características Clínicas das Lesões de Cárie
4 Características Epidemiológicas das Cáries Dentárias

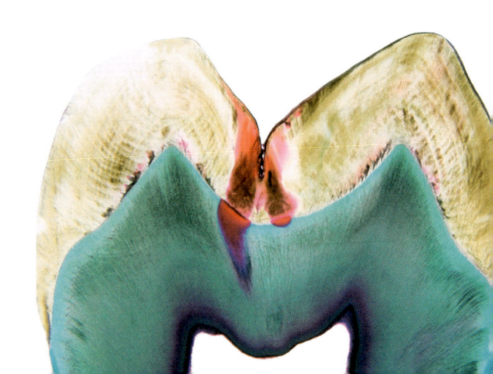

1
Prólogo

O. Fejerskov, B. Nyvad e E. A. M. Kidd

Introdução	3
Papel da cariologia na dentística restauradora	3
Conteúdo deste compêndio	4

Introdução

A cárie dentária é onipresente – está em todas as populações – e é tão antiga quanto a humanidade. Sua taxa de incidência varia extensamente entre as populações. Com o aumento da idade, os sinais e sintomas da cárie se acumulam e, na maioria das populações adultas, sua prevalência se aproxima de 100%. A prevenção e o tratamento das lesões cariosas e de suas sequelas ocupam a maior parte da prática odontológica ao longo da vida em todo o mundo, e o custo dos cuidados de saúde dental representa um importante ônus para a sociedade.

A maioria das restaurações dentárias é realizada em decorrência de cáries, sendo estas e as falhas no tratamento restaurador as principais causas de perda dentária em todas as populações. Assim, é evidente que existem boas razões para desenvolver um manual internacional sobre o assunto.

Para nós, foi uma grande satisfação ver que as primeiras duas edições desta obra encontraram seu caminho por todo o mundo. Ao desenvolver esta terceira edição, foi possível perceber que Edwina Kidd tem sido uma professora emérita por vários anos, e que logo Ole Fejerskov seguirá o mesmo caminho; por isso, hora de uma nova geração assumir, a Professora Bente Nyvad tornou-se membro titular da equipe editorial.

Entre a primeira e a segunda edição, o livro "ganhou peso", tornando-se muito mais extenso. Contudo, não era nosso desejo que ele se tornasse um "obeso mórbido" com a extensão do texto e o acréscimo de tópicos. Assim, o objetivo nesta terceira edição foi fazer um volume "mais fino", que seja mais agradável para o público leitor: estudantes de odontologia e profissionais de saúde pública e odontologia. Foram convidados 34 colegas estrangeiros para se juntarem a nós, muitos deles novos na obra, para garantir tanto a continuidade quanto a inovação das linhas de pensamento aqui traçadas.

Papel da cariologia na dentística restauradora

O conteúdo deste livro reflete o desejo dos organizadores de tornar o conhecimento básico sobre a biofisiologia da cavidade bucal e das cáries dentárias aplicável na prática clínica diária. Quando G. V. Black publicou seu abrangente compêndio em 1908, enfatizou que o diagnóstico clínico e as decisões terapêuticas deveriam ter uma justificativa biológica racional. Embora tenha sido reconhecido, na metade do século 20, que a Odontologia é uma especialidade biomédica, os avanços técnicos distorceram a verdadeira aplicação do conhecimento biológico no tratamento ideal das cáries dentárias.

A cárie dentária tornou-se sinônimo de "uma cavidade" no dente, para a qual a reação automática era de que o tratamento deveria corresponder a "perfurar e restaurar". No campo crescente da epidemiologia dessa afecção, a cárie foi registrada como dentes/superfícies DMF (do inglês *decay-missing-filled* – em que D significa *decay* [cárie, uma cavidade]). O conhecimento sobre a etiologia e a etiopatogenia da cárie era frequentemente ensinado no currículo odontológico em departamentos de microbiologia, patologia e fisiologia, bem como nas disciplinas emergentes dos anos 1950 e 1960 de saúde pública odontológica e nos departamentos de pediatria e odontologia preventiva. Contudo, a relevância clínica da "cariologia" para os departamentos de clínica restauradora foi mínima, e o conhecimento a ser aplicado no consultório, fragmentado. Em parte, essa situação era compreensível, já que em um departamento clínico os alunos deveriam fazer restaurações, coroas e pontes. Assim, a percepção da necessidade de um controle da doença como parte de qualquer tratamento bem-sucedido a longo prazo era limitada.

A então chamada tríade de Keyes salientou os componentes da cárie como: o dente, a dieta e a microbiota.

Dente. Na última metade do século 20, a maior parte da pesquisa sobre a cárie teve enfoque na melhora da "resistência" do dente. Logicamente, houve um enorme interesse no papel do fluoreto na prevenção e no controle das cáries dentais. Foram muitas as tentativas de introduzir a fluoretação da água no mundo inteiro, a fim de repetir o resultado impressionante que Trendley Dean *et al.* documentaram nos EUA quanto à redução de cárie. Contudo, em muitas populações, foi difícil inserir programas de fluoreto sistêmico e, até 1980, ficou evidente que o mecanismo de ação do fluoreto no controle das cáries não era um resultado da melhora da resistência do esmalte. Desse modo, o uso tópico de fluoreto começou a desempenhar papel fundamental, em particular o fluoreto adicionado ao creme dental.

Dieta. O papel do açúcar no desenvolvimento das cáries tornou-se claro por volta da metade do século 20, quando foram investidos muitos esforços para tentar reduzir sua ingesta, principalmente em crianças. O consumo total de açúcar *per capita* permaneceu constante e seus substitutos foram introduzidos. Então, o drástico declínio da incidência de cáries tornou-se bem documentado, em especial nos países nórdicos, aparentemente sem redução significativa no consumo de açúcar total, e o papel relativo da dieta foi reconsiderado.

Microbiota. É comum ouvir que "dentes limpos não terão cáries", mas a consequência dessa afirmação raramente é compreendida por completo. Em 1960, quando experimentos com roedores indicaram com clareza que a cárie dentária era "uma doença infecciosa e transmissível", pesquisas extensivas se voltaram para a identificação de um microrganismo responsável: o patógeno da cárie. No passado, o *Lactobacillus acidophilus* era visto como a principal bactéria que causava cáries, mas o foco mudou para os estreptococos *mutans*, o que culminou até em tentativas de iniciar uma vacina contra o *Streptococcus mutans*. Amplas pesquisas foram realizadas sem a noção de que existe uma diferença significativa entre o comportamento das bactérias em uma fase planctônica *free-floating* (livre flutuação) e o conceito de ecologia bucal, em que o microrganismo único faz parte de uma complexa microbiota bucal, composta por mais de mil espécies diferentes. Este foi o foco na virada do século, quando, gradualmente, a placa dental passou a ser considerada um biofilme bucal e as cáries começaram a ser vistas como uma desmineralização induzida pelo biofilme dos tecidos duros dentais.

Mesmo nesse estágio, muito se questionou sobre o papel da limpeza dental no controle das cáries. Esse panorama geral sobre as principais tendências na pesquisa das cáries dentárias durante os últimos 50 anos é importante porque ajuda a entender como os conceitos e "paradigmas" de hoje são influenciados pela tradição histórica. A maneira pela qual a literatura científica é selecionada e interpretada e seus resultados introduzidos no diagnóstico, nas avaliações prognósticas, nas decisões terapêuticas, na prevenção e nas estratégias de saúde pública influenciará profundamente em quão bem-sucedido será o profissional odontológico quanto ao controle das cáries dentárias e à manutenção de uma dentição funcional em cada paciente, desde o nascimento até o fim de sua vida.

Conteúdo deste compêndio

Um compêndio reflete o meio pelo qual os autores interpretam dados científicos sobre determinado assunto; contudo, não se tem a intenção de mostrar aqui a "verdade" sobre a complexa doença denominada "cárie dentária". Atualmente, há uma enorme quantidade de dados disponíveis na internet, e o fluxo de informações só tende a aumentar, o que representa um importante e enorme desafio aos estudantes e aos clínicos – como é possível chegar a um entendimento com esse bombardeio de informações? Solicitou-se aos autores que apresentassem de cuidadosamente seus respectivos subtópicos – não uma simples compilação de dados, mas dados selecionados criteriosamente, reunidos para explicar por que as cáries dentárias se apresentam nos indivíduos e nas populações da maneira atual. O objetivo deste livro é, portanto, apresentar ao estudante e ao profissional de Odontologia uma atualização sobre o conhecimento disponível sobre as cáries dentárias e seu diagnóstico e sobre como controlar sua progressão de modo mais adequado e custo-efetivo.

A tomada de decisão e o equilíbrio entre tratamentos não cirúrgicos e cirúrgicos transformaram até mesmo as partes mais importantes da vida diária na prática clínica. Compreender o processo das cáries é necessário para estimar o prognóstico dos procedimentos e

a possibilidade de avaliar o risco do desenvolvimento dessa doença em indivíduos e populações. Este livro demonstrará que os processos que envolvem as cáries dentárias são altamente complexos. Em um mundo ideal, existiria um modelo determinístico perfeito que poderia relatar todos os potenciais determinantes para o desenvolvimento das cáries. No livro todo, é demonstrado que a maioria dos determinantes que influenciam as cáries pode, no mínimo, ser mensurada somente como variáveis presentes. Nesse sentido, nossa expectativa é desenvolver modelos probabilísticos que relatem determinantes para o risco de progressão das cáries – e, ainda assim, as cáries permaneceriam imprevisíveis. Os seguintes aspectos são altamente variáveis:

- Exposição variável ao fluoreto
- Número de vezes, períodos de duração, frequência e tipos de consumo de açúcar
- Qualidade da higienização dental
- Flutuações na composição da saliva e nas taxas de fluxo salivar
- Qualidade e composição dos biofilmes
- Comportamento do indivíduo
- Contexto social do indivíduo.

É provável que essa variabilidade e imprevisibilidade de *inputs* possa desempenhar um papel crucial no modo como o processo das cáries se desenvolve, mas todos esses fatores constituem a fascinação e o desafio da profissão. Nosso intuito é que este livro prepare o leitor para torná-lo um profissional de saúde menos dogmático, com maior entendimento do assunto e que se esforce para controlar as cáries dentárias da maneira mais custo-efetiva.

O conteúdo do livro é organizado de acordo com o desejo de ligar a teoria ao desempenho clínico. Em outras palavras, fazer a prevenção, o diagnóstico e os procedimentos restauradores com base em evidências.

Nos Capítulos 2 a 4, define-se o que é a cárie dentária e como ela se manifesta nas diferentes superfícies dentárias. Então, questiona-se o quão grande é este problema em diferentes partes do mundo e, em seguida, apresentam-se as ferramentas epidemiológicas básicas.

Os Capítulos 5 a 9 basicamente cobrem os aspectos da tríade de Keyes, um conhecimento que será aplicado nos Capítulos 10 a 18. Quando as lesões cariosas necessitam de intervenção operatória, como discutido nos Capítulos 19 a 21, o conhecimento biológico é essencial para fornecer uma intervenção mais cuidadosa e não tornar desnecessária a substituição de restaurações. Por fim, os Capítulos 22 a 25 apresentam os princípios de como lidar com a superfície dentária no controle de cáries em todas as populações. Além disso, também abordam questões muito importantes sobre avaliação *versus* predição dos riscos e, ao final, formulam uma questão: se o conhecimento atual sobre a maneira de controlar as cáries dentárias e manter uma dentição funcional ao longo da vida fosse aplicado no mundo todo, quais recomendações seriam feitas?

Esperamos que o leitor aproveite o livro e interaja com seus autores, concordando ou não com o que for apresentado. Como Charles Darwin disse: "Toda observação deve ser a favor ou contra alguma ideia para ter alguma serventia".

2

Cárie Dentária | O Que é

O. Fejerskov, B. Nyvad e E. A. M. Kidd

A doença...5

Terminologia...6

Referências bibliográficas...7

Bibliografia...7

A doença

O termo "cárie dentária" é usado para descrever os resultados (sinais e sintomas) de uma dissolução química da superfície dentária causada por eventos metabólicos que ocorrem no biofilme (placa bacteriana) que recobre a área afetada. A destruição pode afetar o esmalte, a dentina e o cemento, e as lesões podem se manifestar clinicamente de maneiras variadas, como será abordado no Capítulo 3.

A princípio, as lesões de cáries podem se desenvolver em qualquer local da cavidade bucal onde se desenvolva um biofilme que permaneça por um período suficiente. Portanto, é errado falar sobre superfícies mais ou menos suscetíveis, pois isso pode levar a uma crença equivocada de que certas partes do dente são mais "resistentes" ou "menos suscetíveis" ao desenvolvimento de cáries em razão da variação na composição química e estrutural.[1,3]

Isso não significa que todas as superfícies dentárias na cavidade bucal de um indivíduo desenvolvem lesões de cárie na mesma velocidade. Isso porque elas surgem em locais relativamente "protegidos" nos dentes em que os biofilmes (placas bacterianas) podem se acumular e amadurecer com o passar do tempo. Esses locais podem ser fóssulas, sulcos e fissuras nas superfícies oclusais, especialmente durante a erupção dentária, e nas superfícies cervicais proximais à área de contato e ao longo da margem gengival. Obviamente, a inserção de corpos estranhos à dentição (p. ex., restaurações com margens inadequadas, próteses e bandas ortodônticas) também pode resultar na formação desses locais "protegidos". Essas áreas são relativamente protegidas da influência mecânica da língua, das bochechas, dos alimentos abrasivos e, por último, mas não menos importante, da escovação dos dentes. Assim, trata-se de locais onde o desenvolvimento da lesão é mais provável, porque o biofilme pode ficar estagnado ali por longos períodos.

Esse conhecimento é muito importante, e há mais de 100 anos Black[1] afirmou que:

> As cáries dentárias são iniciadas entre os pontos que favorecerão o alojamento ou a fixação nos quais os microrganismos não estarão sujeitos a um deslocamento tão frequente a ponto de prevenir um crescimento bastante contínuo. Essa é a causa de a localização do processo inicial das cáries ocorrer em determinadas partes da superfície dos dentes.

Além disso, as lesões de cárie dentária não se desenvolvem na mesma velocidade em todas as partes da boca. Assim, as aberturas das glândulas salivares maiores apresentam áreas com acúmulo especial de saliva, o que favorece uma proteção relativa contra a dissolução química, em virtude da capacidade-tampão e da composição química do produto secretado (conferir Capítulo 6).

As lesões de cáries dentárias resultam de um desvio na atividade metabólica e na ecologia do biofilme (Capítulo 7), no qual acontece um descompasso no equilíbrio entre o conteúdo mineral do dente e o fluido do biofilme. É importante observar que um biofilme oral, que se forma e cresce em todas as regiões sobre a superfície sólida na cavidade bucal, não leva necessariamente ao desenvolvimento de lesões de cárie clinicamente visíveis quando cresce sobre os tecidos duros dentários. Assim, um biofilme que cresce sobre o esmalte do dente inserido nos dispositivos palatinos (chamados modelos *in situ*) tem de ser "protegido" da abrasão originada pela movimentação lingual. Do mesmo modo, os modelos *in situ* para estudar o desenvolvimento de lesões de cárie sob condições controladas devem ser preferivelmente localizados de maneira que sejam criadas áreas de estagnação microbiana.

Contudo, o biofilme é um pré-requisito para que ocorram as lesões de cárie. Ele é caracterizado por atividade microbiana continuada, resultando em eventos metabólicos na forma de flutuações contínuas e diminutas no pH. O metabolismo pode ser melhorado drasticamente por meio de alterações nas condições nutricionais (p. ex., pela adição de carboidratos fermentáveis), e a sua evolução pode ser registrada na forma de flutuações no pH. Vale mencionar que qualquer desvio no pH influenciará a composição química do fluido do biofilme e o grau de saturação relativo desse fluido com relação aos minerais importantes para a manutenção da composição química da superfície dentária (ver Capítulo 9).

Desde o primeiro momento da erupção na cavidade bucal, a apatita da superfície do dente continuará a ser submetida a essas modificações químicas em inúmeras ocasiões, a maioria tão sutis que só pode ser registrada em nível nanomolecular. As superfícies frequentemente recobertas pelo biofilme (p. ex., superfície de esmalte cervical) acumularão fluoreto de maneira gradual em todas as suas camadas (nos 100 μm da camada mais externa; conferir Capítulo 9). Desse modo, a superfície de esmalte está em um estado de equilíbrio dinâmico com o seu meio ambiente circundante.

Quando o resultado acumulativo de numerosas flutuações do pH com o passar de meses ou anos é uma perda líquida do cálcio e do fosfato em uma extensão que torne o esmalte suficientemente poroso para ser detectado na clínica, é possível diagnosticar essa ocorrência como uma lesão do tipo "mancha branca" (conferir Capítulos 3 e 5).

É importante refletir, contudo, que, embora os eventos metabólicos possam resultar na formação de lesões de cárie detectáveis, a maioria de suas sequências tende a se cancelar mutuamente – e é por isso que os eventos metabólicos devem ser considerados intrínsecos à fisiologia do biofilme (Capítulo 7). As lesões de cárie surgem quando existe um desvio nos eventos metabólicos, ou seja, quando as quedas do pH resultam em uma perda final de substância mineral. Assim, as lesões de cárie dentária são o resultado do descompasso no equilíbrio fisiológico entre o conteúdo mineral do dente e o fluido do biofilme.

Essas considerações levam a alguns pontos importantes, a saber:

- A dissolução (desmineralização), quando o pH cai abaixo de um certo nível no biofilme, e a nova deposição (remineralização) dos minerais, quando o pH sobe (conferir Capítulo 9), ocorrem na superfície do esmalte, na interface entre o biofilme e a superfície do dente. Esses processos acontecem inúmeras vezes durante o dia e podem ser bastante modificados. Por exemplo, caso o biofilme seja parcial ou totalmente removido, a perda mineral pode ser interrompida, ou mesmo revertida, levando a um ganho mineral, já que a saliva está supersaturada em relação à apatita do esmalte. Dessa forma, haverá supressão da progressão da doença e pode até haver alguma nova deposição de minerais na superfície do dente
- Quaisquer fatores que influenciam os processos metabólicos, como a composição (isto é, o conteúdo das proteínas-tampão) e a espessura do biofilme, a velocidade de secreção salivar e sua composição (Capítulo 6), a dieta (Capítulo 8) e a concentração de íons de flúor nos fluidos da boca (Capítulos 9 e 13), contribuirão para a probabilidade de uma perda final do conteúdo mineral – e para a velocidade em que esse processo ocorrerá. A Figura 2.1 indica como os muitos fatores determinantes biológicos do processo de cárie podem atuar no nível da superfície dentária individual (círculo interno). No nível individual/populacional (círculo externo), o comportamento, a instrução, o conhecimento e as atitudes são grandes influências sobre alguns dos fatores determinantes biológicos (qualidade da higiene bucal, escolha dos alimentos, uso de produtos fluoretados, fluxo salivar pelo consumo de gomas de mascar etc.)
- Em determinado ponto cronológico, a perda ou o ganho final do conteúdo mineral faz parte de um espectro contínuo de eventos. A ausência de uma lesão de cárie clínica não necessariamente significa que não ocorreu qualquer perda mineral (Capítulo 5), mas somente que a lesão não pode ser discernível clinicamente. Quando se reflete sobre o conceito da existência de um contínuo, imediatamente se compreende por que o diagnóstico dos vários estágios de progressão da lesão é uma questão de definir certos pontos de "corte" (Capítulo 4).

Com o passar do tempo, um desvio ecológico na composição e na atividade metabólica do biofilme ("depósito microbiano") pode resultar em um descompasso no equilíbrio entre o fluido do biofilme e o conteúdo mineral do dente. Dessa maneira, uma perda total do conteúdo mineral resulta na formação de uma lesão de cárie (sobreposição dos dois círculos pequenos). No anel externo, são citados os determinantes mais distantes que influenciam esses processos nos níveis individuais e populacionais.

Terminologia

As lesões de cárie podem ser classificadas de diversas maneiras. A menos que o aluno esteja familiarizado com essa terminologia, pode ser difícil compreender o que está escrito. Assim, esta seção apresenta e define os vários termos que aparecerão nos próximos capítulos.

As lesões de cárie podem ser classificadas de acordo com sua localização anatômica, e é preciso lembrar que não existe nada de quimicamente especial em relação a essas localizações. Assim, as lesões podem comumente ser encontradas em fóssulas e fissuras ou

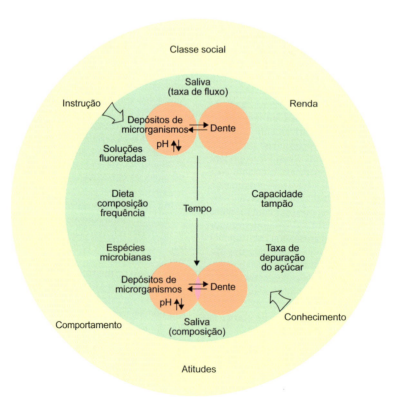

Figura 2.1 Esquema dos fatores determinantes do processo de cárie. Os fatores que atuam no nível da superfície dentária são encontrados no círculo interno. Adaptada de Fejerskov e Maji, 1990.[2] Reproduzida, com autorização, da Faculdade de Odontologia da Universidade da Carolina do Norte, EUA.

nas superfícies lisas. As lesões de superfícies lisas podem começar no esmalte (cáries de esmalte) ou na dentina e no cemento radicular, quando expostos (cáries radiculares).

O termo "cáries primárias" é usado para diferenciar lesões em superfícies dentárias naturais intactas daquelas que se desenvolvem adjacentes às restaurações, comumente denominadas cáries secundárias ou recorrentes. Esses dois últimos termos são sinônimos, mas neste livro será usado "cáries recorrentes".

Uma cárie recorrente é simplesmente uma lesão que se desenvolve em uma superfície dentária adjacente a uma restauração; desse modo, sua etiologia é similar à das cáries primárias. O "termo cáries residuais", como o nome implica, é um tecido desmineralizado que foi mantido antes da colocação de uma restauração.

Uma classificação importante é se a lesão é cavitada ou não cavitada, pois uma cavidade, isto é, um orifício físico no dente, pode afetar diretamente o tratamento da lesão (Capítulos 16 e 18).

As lesões de cárie também podem ser classificadas de acordo com sua atividade. Este é um conceito muito importante e afeta diretamente o tratamento, embora seja evidente que a diferença clínica entre as lesões *ativas* e *inativas* (paralisadas) algumas vezes é difícil de ser detectada.

Uma lesão considerada progressiva (em que se prevê que a lesão se desenvolveria mais em um exame subsequente se não fosse a interferência do profissional) seria descrita como uma lesão de cárie ativa. Essa diferenciação é baseada nos critérios das características da lesão em questão combinados a uma avaliação das condições de saúde bucal do paciente. Em contraste a essa lesão, há outra que pode ter se formado anteriormente e depois parado de evoluir. São as chamadas lesões de cárie paralisadas ou lesões de cárie inativas.

É possível também encontrar os termos lesão remineralizada ou crônica para se referir às lesões paralisadas; mas, como será visto mais adiante, o termo remineralização deve ser usado com cautela (Capítulos 5 e 9). A distinção entre lesões de cárie ativa e inativa ou paralisada pode não ser totalmente clara. Assim, ocorrerá um contínuo de alterações transitórias, que vão desde a lesão ativa até a inativa paralisada, e vice-versa. Uma lesão (ou, ocasionalmente, parte de uma lesão) pode progredir rapidamente, lentamente ou simplesmente não progredir. Isso dependerá totalmente do equilíbrio ecológico no biofilme que recobre o sítio e dos desafios ambientais. Clinicamente, se estiver em dúvida, o dentista sempre deve reagir como se estivesse lidando com uma lesão ativa.

Apesar das dificuldades de diagnóstico, essas diferenciações são muito importantes para o clínico, visto que, se uma lesão não é ativa, nenhuma ação é necessária para controlar sua evolução adicional. Todavia, caso a lesão tenha sido considerada ativa, devem ser tomadas atitudes para influenciar as atividades metabólicas e o possível equilíbrio ecológico no biofilme em favor da supressão, em vez da continuidade da desmineralização.

Neste ponto, também é interessante discutir uma possível confusão na terminologia. O primeiro sinal de uma lesão de cárie no esmalte que pode ser detectada a olho nu é frequentemente chamado lesão de mancha branca, que também tem sido descrita como lesão precoce, inicial ou incipiente. Esses termos têm por objetivo dar algumas informações sobre o estágio do desenvolvimento da lesão. Contudo, uma lesão de mancha branca pode permanecer por muitos anos em um estágio paralisado, e descrevê-la como precoce seria impreciso. Uma definição do dicionário para o termo incipiente é "algo que está começando", em um estágio inicial. Em outras palavras, uma lesão inicial tem aparência de uma alteração opaca branca (como uma mancha branca) – mas nem todas as lesões de mancha branca são incipientes.

O termo "cáries rampantes" é dado para múltiplas lesões de cárie ativa que ocorrem em um mesmo paciente. Esse tipo de cárie frequentemente envolve as superfícies dos dentes, que, em geral, não apresentariam cáries dentárias. Pacientes com cáries rampantes podem ser classificados de acordo com a causa presumida, por exemplo: quando observadas em crianças, cárie de mamadeira, cárie de estabelecimento precoce (ECC, do inglês *early childhood caries*); quando observadas em adultos, cáries de confeiteiros, cáries de radiação, cáries induzidas por medicamentos.

As ECC são simplesmente as cáries nos dentes que não estão limpos, que são expostos a carboidratos e se localizam em uma área da boca na qual a limpeza bucal é insuficiente (Capítulo 16). Já "cáries ocultas" é um termo usado para descrever as lesões na dentina não detectadas pelo exame visual, mas grandes e suficientemente desmineralizadas para serem detectadas por radiografias. Deve-se notar que, se uma lesão é realmente oculta para o exame visual, detectá-la dependerá de quão cuidadosamente a área foi limpa e seca e se foi realizado um exame clínico adequado.

Referências bibliográficas

1. Black GV. Operative dentistry. v. 1. Pathology of the hard tissues of the teeth. London: Claudius Ash, Sons & Co. Ltd; 1914.
2. Fejerskov O, Manji F. Risk assessment in dental cares. In: Bader J, ed. Risk assessment in dentistry. Chapel Hill, NC: University of North Carolina Dental Ecology; 1990. p. 215-17.
3. Weatherell JA, Robinson C, Hallsworth AS. The concept of enamel resistance – a critical review. In: Guggenheim B, ed. Cardiology today. Basel: Karger; 1984. p. 223-30.

Bibliografia

Baelum V, Fejerskov O. Caries diagnosis: 'a mental resting place on the way to intervention?'. In: Fejerskov O, Kidd EAM, eds. Dental caries. The disease and its clinical management. Blackwell/Munksgard. 2003. p. 101-10.

Fejerskov O. Changing paradigms in concepts on dental caries: consequences for oral health care. Caries Res. 2004;38:182-91.

3

Características Clínicas das Lesões de Cárie

O. Fejerskov e B. Nyvad

Aparência clínica das lesões de cárie 9
Dentição decídua 9
Dentição permanente 9

Aparência clínica das lesões de cárie

Lesões de cárie dentária são o desenvolvimento ou os sintomas de eventos metabólicos inumeráveis nos biofilmes que recobrem uma superfície dentária. Quando essa evolução resulta em uma perda acumulativa de substância mineral do dente, de tal modo que a porosidade no esmalte (conferir Capítulo 5) dá origem a uma redução na sua translucidez, é possível diagnosticá-la como lesão opaca branca. Os estágios iniciais na formação da lesão de esmalte, portanto, manifestam-se como lesões brancas localizadas. Por serem indicativos de maior porosidade do esmalte, é comum os pigmentos dos alimentos penetrarem nele; assim, uma lesão de mancha branca, com o passar do tempo, pode mudar de cor para marrom ou quase preto.

O formato da lesão reflete o lugar em que o biofilme pode crescer e permanecer, se continuar por períodos prolongados. Pouco tempo atrás, quando as crianças não tinham uma higiene bucal ou esta era muito ruim, eram comuns lesões "em formato de rim" abaixo das facetas de contato proximal, estendendo-se para as superfícies vestibulares e linguais como uma banda de esmalte branco opaco, com aspecto de giz, ao longo da margem gengival. Com a melhoria da higiene bucal nas populações contemporâneas, reduziu-se a extensão das lesões, sendo seu formato determinado pelo formato específico da área de estagnação.

O espectro de manifestações das lesões de cárie em crianças, adultos e idosos será demonstrado a seguir. Vale mencionar que as imagens aqui registradas foram ampliadas e reproduzidas em alta qualidade; porém, na clínica, as inspeções visuais são muito mais difíceis de realizar. Portanto, alguns capítulos neste livro serão dedicados aos vários aspectos do diagnóstico das lesões de cárie dentárias (conferir Capítulos 10 a 12).

A maioria das situações se dá em dentes únicos. Entretanto, na situação clínica, nunca se deve decidir por um tratamento considerando um dente isolado – o dente é parte do ambiente bucal de um paciente. A escolha do tratamento e a análise do prognóstico da dentição devem ser baseadas em uma "avaliação do paciente como um todo".

Dentição decídua

A dentição decídua é apresentada nas Figuras 3.1 e 3.2.

Dentição permanente

A dentição permanente possui superfícies lisas livres e livres proximais, como mostram as Figuras 3.3 a 3.6, e pode ser acometida por lesões de cáries oclusais ou na superfície radicular, como mostram as Figuras 3.7 a 3.11.

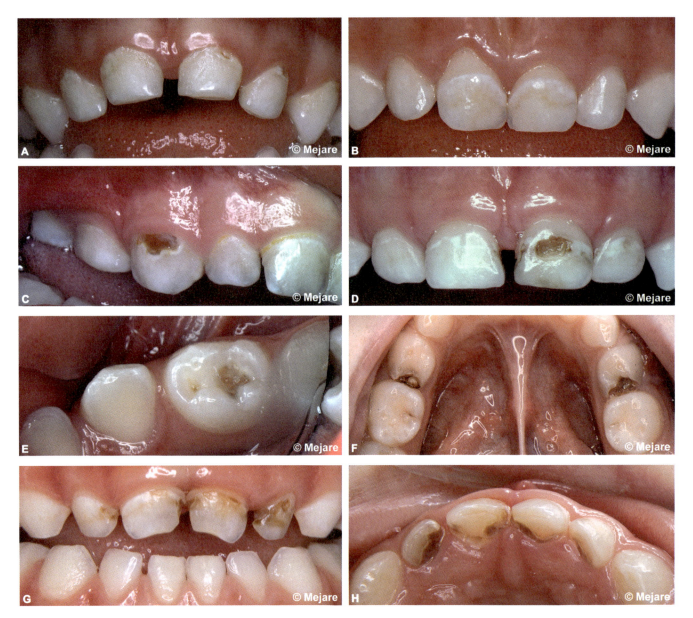

Figura 3.1 A. Criança de 3 anos de idade com acúmulo espesso de placa bacteriana ao longo da margem gengival das superfícies vestibulares que recobrem as lesões de cárie ativas, algumas delas com cavidades distintas. **B.** Lesões de cárie inativas/paralisadas nas superfícies vestibulares dos incisivos centrais superiores em uma criança de 5 anos de idade. Nota-se que o formato das lesões indica a localização da margem gengival no momento em que essas lesões se desenvolveram. A higiene bucal melhorou e as superfícies dessas lesões opacas não cavitadas são agora lisas e brilhantes. **C.** Canino superior decíduo de um paciente com 5 anos de idade com uma lesão de cárie cavitada ativa ao longo da margem gengival. À sondagem, a consistência era macia, mas não havia motivo para sondar tal lesão, a menos que se desejasse provocar uma reação de dor. **D.** Incisivos superiores em uma criança de 5 anos de idade. As lesões de cárie inativa, opacas, brancas e estreitas, estão localizadas 1 a 2 mm das margens gengivais. Uma das lesões exibe uma cavidade grande dura à sondagem. Este é um exemplo de uma lesão cavitada inativa. **E.** Primeiro molar inferior decíduo em uma criança de 2 anos e meio, com duas lesões de cárie ativas cavitadas. Nota-se a borda opaca branca periférica de esmalte circundando as cavidades. **F.** Primeiros molares inferiores decíduos com lesões cavitadas ativas na superfície distais e disto-oclusais de uma criança de 6 anos de idade. **G** e **H.** Criança de 2 anos de idade com lesões de cárie cavitadas, parcialmente ativas, extensas e circundando os dentes. Este é um exemplo das chamadas "cáries de mamadeira". Imagens cedidas por I. Mejare.

Capítulo 3 • Características Clínicas das Lesões de Cárie 11

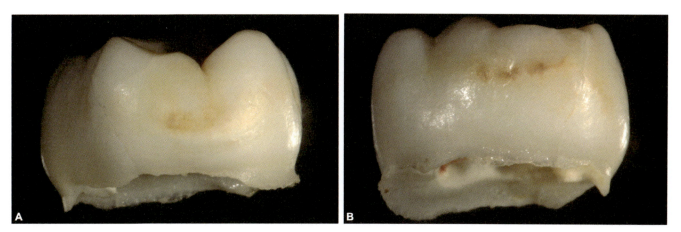

Figura 3.2 A e **B.** Lesões levemente descoloridas nas superfícies proximais e vestibulares de um molar decíduo e esfoliado. Nota-se que o formato das lesões reflete a área em que a placa bacteriana foi retida acima da posição da margem gengival. Observa-se, também, a parte opaca em forma de rim da lesão proximal, cervicalmente ao centro da lesão corada de marrom (**A**).

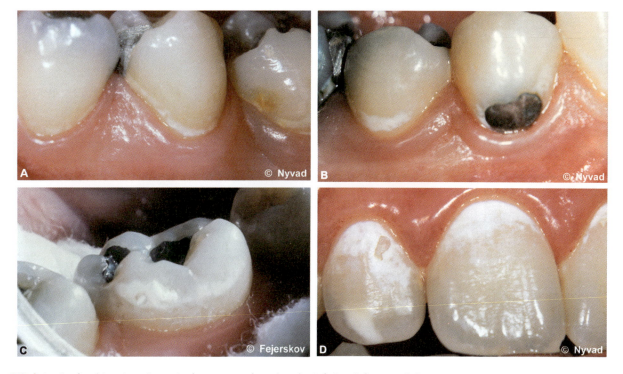

Figura 3.3 A. Lesão de cárie ativa não cavitada no segundo pré-molar inferior. O formato é típico, uma vez que segue a curvatura da gengiva marginal e corresponde à localização de uma banda estreita de placa bacteriana quando em uma área estagnada. De superfície opaca e porosa, é chamada de "lesão de mancha branca", embora se estenda desde a restauração de amálgama proximal até a extensão de toda a margem gengival. Na superfície mesiovestibular do primeiro molar inferior, outra lesão não cavitada está corada com pigmento marrom. Observa-se também uma lesão muito delgada na superfície vestibular do primeiro pré-molar ao longo da margem gengival. **B.** Lesão de cárie ativa não cavitada no segundo pré-molar inferior com um formato típico de banana da lesão opaca branca com borda cervical seguindo o formato da gengiva marginal levemente inflamada. A borda de 1 mm de esmalte normal entre a lesão e a gengiva indica que a gengivite, com inchaço do tecido, foi reduzida, resultado das tentativas de controlar a higiene bucal. Observa-se também o restante da lesão branca opaca no primeiro pré-molar inferior ao longo das margens mesial e distal da restauração de amálgama. No primeiro molar inferior, uma banda de lesão parcialmente descolorida se estende desde a restauração de amálgama. Pode ser classificada como cárie secundária (cárie recorrente), mas, obviamente, é um remanescente de uma lesão primária. **C.** Lesão não cavitada paralisada/inativa ("mancha branca") no primeiro molar inferior. A lesão exibe um defeito superficial circular localizado. A posição dessa lesão corresponde ao local em que a gengiva marginal estaria em algum estágio durante a erupção desse dente 30 anos antes. Quando a lesão é observada de um ângulo diferente, fica claro que a superfície é brilhante e lisa, embora a ponta de uma sonda possa detectar claramente o defeito (que também tem consistência dura). **D.** Lesões vestibulares opacas e porosas brancas ativas não cavitadas nos incisivos centrais superiores. Um grande defeito superficial é observado no incisivo lateral superior direito. Nota-se a diferença evidente entre a aparência porosa e opaca da lesão de cárie ao longo da gengiva e a cremosa da lesão hipomineralizada opaca branca de desenvolvimento (comprometimento da maturação do esmalte) no terço incisal desse dente. Se a ponta de uma sonda for movimentada suavemente nessa superfície, uma diferença evidente na textura da superfície será sentida entre a superfície lisa (e brilhante) do defeito de desenvolvimento e a textura porosa da lesão de cárie.

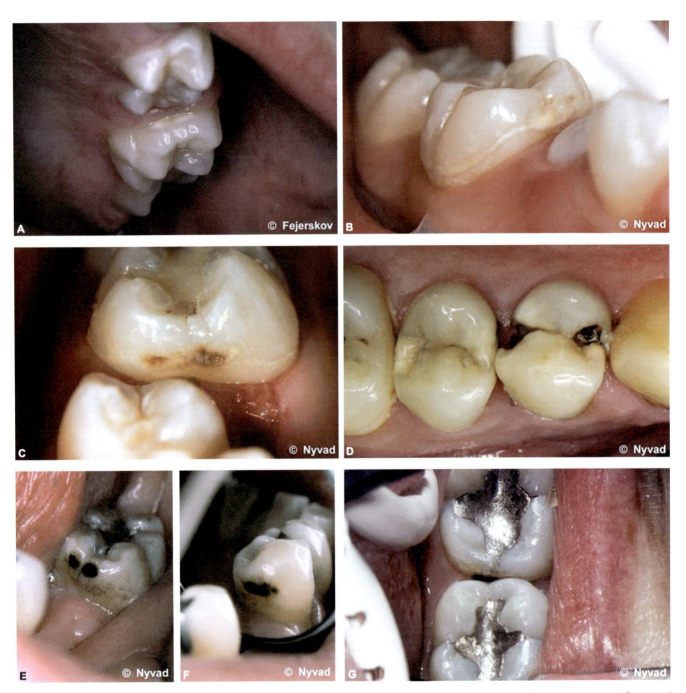

Figura 3.4 A e B. Lesões de mancha branca precoce ativas não cavitadas nas superfícies mesiais de primeiros molares superiores e inferiores são facilmente observadas depois da esfoliação dos dentes decíduos. O formato de cada lesão indica as áreas de estagnação nas quais o biofilme (placa bacteriana) permaneceu sem perturbação. Nas áreas mais desmineralizadas no centro das lesões, o esmalte poroso fica pigmentado. A lesão foi tratada de maneira não operatória e permaneceu como uma lesão inativa não cavitada por quase 35 anos (**A**). **C.** Lesão ativa descolorada no primeiro molar, com pequena cavidade contendo depósitos microbianos (placa bacteriana). **D.** Diferentes estágios das lesões cavitadas ativas nos pré-molares superiores. Observa-se que o esmalte socavado no segundo pré-molar é refletido por uma translucidez amarela esbranquiçada do esmalte. **E** a **G.** Pode ser difícil detectar as lesões proximais por inspeção visual direta (**G**), mas as lesões inativas gravemente descoloradas podem ser facilmente diagnosticadas, uma vez que os dentes vizinhos sejam extraídos (**E** e **F**).

Capítulo 3 • Características Clínicas das Lesões de Cárie 13

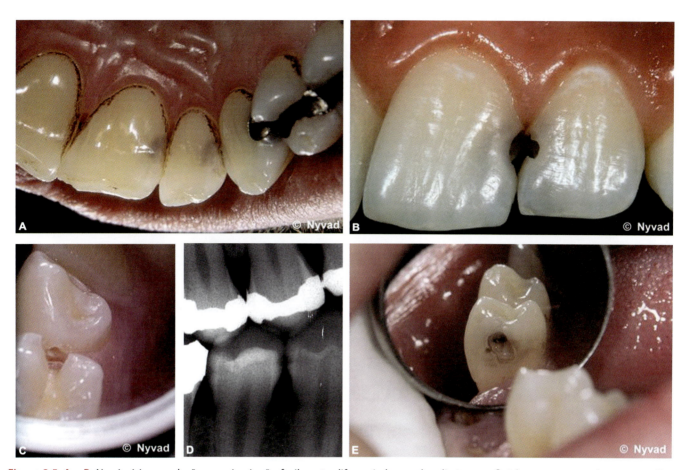

Figura 3.5 A e B. Nos incisivos, as lesões proximais são facilmente diferenciadas por luz direta ou refletida, como mostrado nas superfícies distais dos incisivos (A). A borda preta cervical de descoloração é um resultado do tabagismo e pode ser removida por polimento. **C e D.** Nas regiões de pré-molar e molar, é muito mais difícil ver as lesões proximais por inspeção direta, mesmo com treinamento cuidadoso e experiência. Neste exemplo, a cavidade do primeiro pré-molar foi uma grande surpresa, considerando a lesão de esmalte relativamente rasa registrada na radiografia interproximal – a assim chamada lesão iatrogênica –, quando o dentista está perfurando o dente vizinho. **E.** Mesmo quando se trata de lesões cavitadas extensas ativas, pode ser difícil de detectar até que o dente adjacente seja perdido. Tais lesões, contudo, podem se revelar por uma alteração de coloração azulada ou amarelada da crista de esmalte oclusal socavada – comparar com a Figura 3.4D.

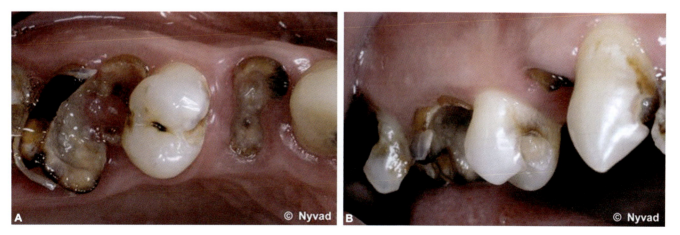

Figura 3.6 A e B. Cáries dentárias em uma lesão localmente destrutiva que, se não controlada ou tratada de maneira operatória, continuará a progredir até que toda a coroa seja destruída e as lesões penetrem mais profundamente na dentina radicular.

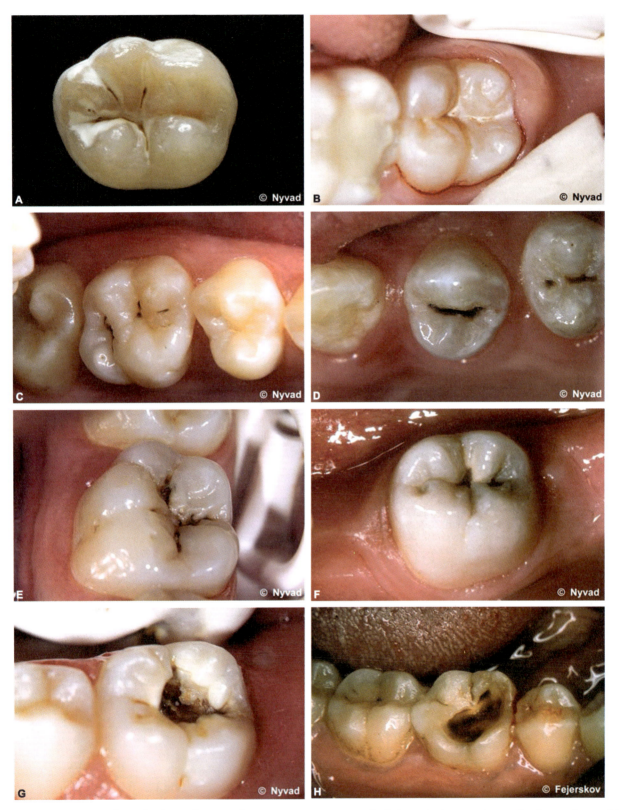

Figura 3.7 A. Partes da superfície oclusal irregular nos molares representam a estagnação de áreas de placa e, assim, predispõem ao desenvolvimento de lesão. Lesões ativas não cavitadas aparecem como lesões opacas brancas porosas ao longo do sulco, das fóssulas, dos poços e dos sistemas de fissuras. **B.** Na clínica, a placa deve ser removida suavemente a partir da superfície oclusal, tanto com uma escova quanto com um explorador, pois, caso contrário, essa lesão ativa não cavitada pode não ser vista. **C** e **D.** Lesões não cavitadas e paralisadas, em geral, apresentam fossas escuras e fissuras. As áreas opacas turvas nos pré-molares com uma superfície de esmalte brilhante nas cúspides e cristas de esmalte representam a fluorose dental (**D**). **E** e **F.** Lesões de cárie ativa com cavidades pequenas e grandes. Nota-se como o esmalte parece azulado ao longo das fissuras (**F**), como resultado da natureza socavada das lesões de cárie oclusal. Quando aberta com uma broca, a superfície oclusal provavelmente mostra destruição substancial dos tecidos dentários. **G.** Lesões de cárie ativa com grandes cavidades estendendo-se profundamente na dentina. **H.** Lesão de cárie oclusal paralisada. As margens de esmalte parcialmente socavadas foram fraturadas e sofreram abrasão pela mastigação, e a placa dentária na cavidade de dentina foi removida, já que a superfície está em oclusão funcional. A dentina marrom-escura é dura e indolor.

Capítulo 3 • Características Clínicas das Lesões de Cárie 15

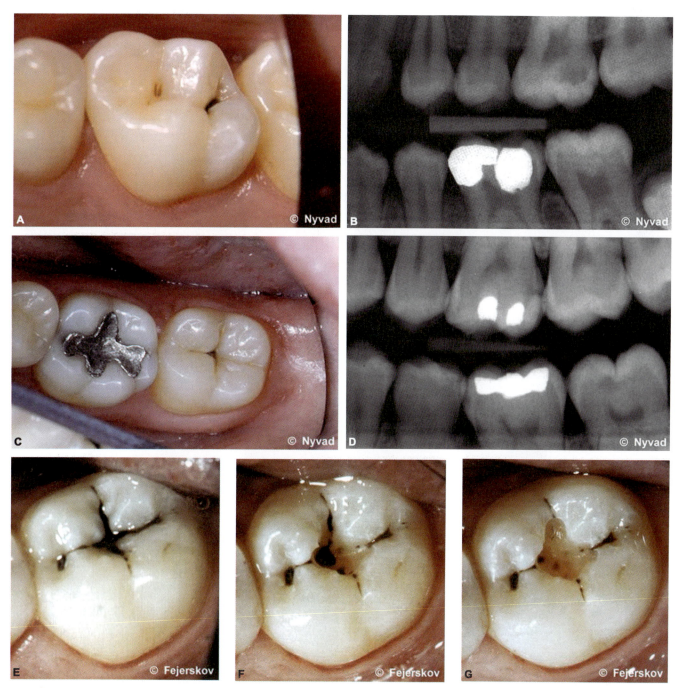

Figura 3.8 A a G. As figuras demonstram lesões que os clínicos diagnosticaram equivocadamente como tecido saudável e lesões paralisadas. Facilmente, as lesões podem passar despercebidas, a menos que a superfície dentária esteja absolutamente bem iluminada e seca. As radiografias de ambos os casos demonstram áreas radiolúcidas extensas na dentina oclusal, indicativas de lesões de cárie bastante profundas (**B** e **D**). A aparência azulada da cúspide distolingual deveria conscientizar o clínico sobre uma possível lesão maior socavada (**A**). Do mesmo modo, existe uma cavidade evidente na fossa central (**C**). Esses casos representam exemplos das chamadas cáries ocultas, visto que o dentista não havia percebido os sinais clínicos das lesões e o paciente não tinha se queixado de nenhum sintoma. O fato de esses pacientes terem muito poucas restaurações nos outros dentes e não apresentarem outros sinais de lesões de cárie ativa ou de lesões paralisadas, apesar de terem 18 a 20 anos de duração, provavelmente levou os dentistas a realizarem o exame odontológico mais superficial. **E** a **G.** Exemplos de uma lesão oclusal inativa para a qual o dentista considerou necessário realizar um tratamento operatório. A lesão tanto de esmalte quanto de dentina era dura à sondagem e, de fato, não se estendia profundamente na dentina.

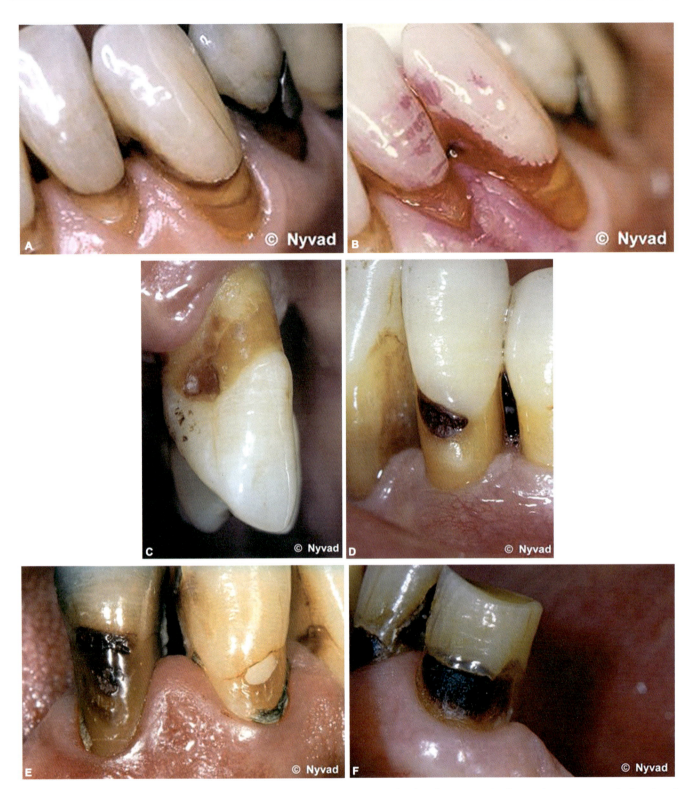

Figura 3.9 A a F. Em qualquer ponto da superfície radicular e no qual se acumule placa bacteriana (ao longo da margem cervical na junção amelocementária e da margem gengival), podem se desenvolver lesões de superfície radicular ativas, com ou sem cavidades distintas. As cavidades podem ser moles (C) ou ter consistência de couro (D), sendo parcialmente preenchidas por acúmulos de microrganismos. A coloração das lesões pode variar de amarelada a marrom ou preta. A higiene bucal meticulosa pode paralisar as lesões das cáries de superfície radicular e fazer a superfície radicular parecer brilhante, embora possam permanecer pequenas cavidades superficiais (E). As lesões de superfície radicular paralisadas são duras ao tato, com uma sondagem suave, e mostram uma descoloração amarronzada ou preta (F). As lesões de superfície radicular na fase de transição de ativa para paralisada frequentemente exibem uma aparência opaca parecida com a de couro. Em geral, a paralisação da lesão é um processo lento que continua por muitos anos. As mudanças compreendem o polimento e a abrasão da superfície, bem como a captação mineral (conferir Capítulo 5).

Capítulo 3 • Características Clínicas das Lesões de Cárie 17

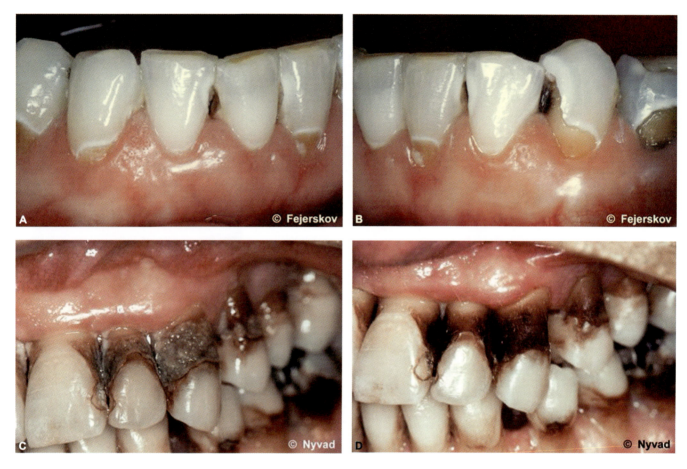

Figura 3.10 A e B. Lesões de cárie na superfície radicular extensas e ativas. Paciente submetido à radiação de cabeça e pescoço. Ainda que somente quantidades muito pequenas de biofilme possam ser observadas, a falta de saliva leva a lesões de cárie ativas cervicais e proximais extensas. Nota-se como o esmalte está socavado ao longo das margens da cavidade. C. O paciente tinha recebido antidepressivos por um longo período e apresentava-se com depósitos microbianos macios extensos em todas as superfícies radiculares expostas. É muito difícil, se não impossível, restaurar esses dentes. D. Paciente 4 meses depois de um controle de placa intensivo com um dentifrício fluoretado. As lesões agora estão, em sua maioria, paralisadas. A superfície previamente amolecida agora tem textura de couro a dura; do ponto de vista biológico, a dentística restauradora não tem nenhum papel a desempenhar. Qualquer tratamento restaurador ainda seria muito difícil, mesmo usando materiais adesivos contemporâneos. As restaurações podem ajudar o paciente a melhorar sua estética, mas não contribuem para melhorar a sobrevivência dos dentes.

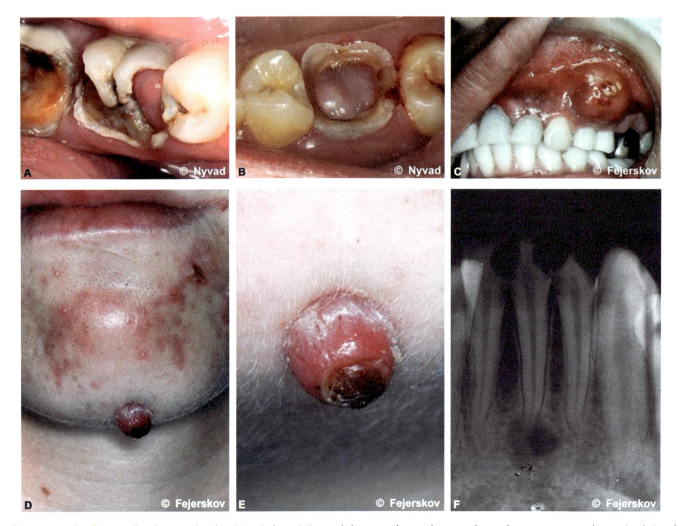

Figura 3.11 A a F. Exemplos de sequelas de cáries. A destruição total da coroa de um dente pode resultar em um granuloma piogênico da gengiva (A). O tecido pulpar sobreviveu, mas está livremente exposto na cavidade bucal e é recoberto por epitélio escamoso (pólipo pulpar) (B). Mais frequentemente, as cáries dentárias não tratadas resultam em necrose da polpa e no desenvolvimento de um abscesso periapical, que pode penetrar o osso da cavidade bucal (C) ou, em casos raros, a superfície cutânea (D a F). O abscesso do incisivo central inferior penetrou na mandíbula e o pus está drenando regularmente por uma fístula. Enquanto o ducto da fístula permanecer aberto, quase não haverá dor.

4
Características Epidemiológicas das Cáries Dentárias

V. Baelum e O. Fejerskov

Introdução	19
Definição	19
Quem | Distribuição das cáries nas populações	23
Onde | Geografia da cárie	30
Quando | Tendências da cárie	33
Por quê | Causas das cáries	33
Referências bibliográficas	37

Introdução

A epidemiologia é uma disciplina científica que estuda a distribuição e os determinantes dos problemas de saúde na população, procurando aplicar os resultados para o controle dos problemas de saúde. Assim, a epidemiologia procura descrever o *quê, quem, onde, quando* e *por quê/como* dos problemas e eventos de saúde, como a formação de lesões de cárie (Quadro 4.1).

Neste capítulo, serão revistos os aspectos-chave da epidemiologia das cáries dentárias com ênfase principal na descrição de sua ocorrência. A epidemiologia descritiva das cáries está relacionada com a avaliação da cárie a respeito de *o quê* (definição dos casos), *quem* (indivíduo), *onde* (localização) e *quando* (tempo e tendências), sendo o *por quê/como* um aspecto-chave para a epidemiologia analítica desse evento.

Definição

No Capítulo 2, a cárie dentária foi definida como o resultado da dissolução química localizada de uma superfície dentária em decorrência de eventos metabólicos em um biofilme (placa bacteriana) sobre essa superfície. Levando essa definição às últimas consequências, conclui-se que a cárie surge quando há dissolução de um cristal de fosfato de cálcio da estrutura do esmalte.

O estado real da superfície dentária em um determinado ponto cronológico é o resultado final de um processo dinâmico no qual se alternam eventos de dissolução e remineralização (conferir Capítulo 9). Quando não há desvios nesse processo – ou seja, nenhuma tendência duradoura é favorável a um ou outro tipo de evento –, não é preciso se preocupar muito. Na ausência de um desvio, o processo é autolimitado e o grau de desmineralização ou remineralização (formação de cálculos) provavelmente não excederá nenhum limiar clinicamente relevante. Além disso, de um ponto de vista prático e clínico, não faz sentido tentar detectar ou descrever a cárie dentária a partir de cada dissolução muito precoce de cristais. Nenhuma das ferramentas de detecção disponíveis, seja um exame clínico visual-tátil (conferir Capítulo 10), o exame radiográfico ou outras medidas de detecção (conferir Capítulo 11), mesmo nas mãos do clínico odontológico mais detalhista, é

Quadro 4.1 As cinco questões mais importantes abordadas pela epidemiologia.

O quê	Problema de saúde preocupante – para muitas doenças, não existe um consenso mundial sobre os critérios de definição. O estudo da epidemiologia da doença, portanto, precisa criar uma definição de caso bem nítida; ou seja, um conjunto-padrão de critérios para classificar se uma pessoa tem determinada doença, síndrome ou outra condição de saúde
Quem	Indivíduo – a ocorrência da doença varia de acordo com as características pessoais. Idade e sexo são características relevantes para a ocorrência da doença, mas as características pessoais também podem incluir as biológicas (outras doenças, fragilidade), as adquiridas (estado civil), os comportamentos (tabagismo, uso de medicamentos) ou as condições de vida (nível socioeconômico, condições de acesso ao tratamento médico)
Onde	Lugar – a ocorrência da doença varia de acordo com a localização geográfica – um país ou uma região, meio rural ou urbano, institucional ou não institucional, distrito escolar, clínica odontológica, ambiente profissional
Quando	Tempo – a ocorrência da doença se altera com o passar do tempo e pode ser monitorada para alertar possíveis ameaças de saúde pública ou avaliar os efeitos das intervenções de saúde pública
Por quê/ como	Causas, fatores de risco – enquanto a epidemiologia descritiva é usada para identificar os padrões da doença, a epidemiologia analítica o é para testar hipóteses sobre as causas de tais padrões de doença e sobre os fatores que aumentam o risco da doença. A principal característica da epidemiologia analítica é o grupo comparativo

remotamente capaz de refletir as cáries dentárias em estágios muito iniciais. Contudo, o problema ainda é chegar a um acordo entre os limiares clinicamente relevantes para a detecção da lesão de cárie.

Na clínica, fala-se sobre a detecção de cáries como se significasse o diagnóstico de uma entidade patológica. Isso é um grande erro, uma vez que o que se está fazendo é, essencialmente, detectar lesões para tratamento. Pode haver outras lesões, para as quais o tratamento não é considerado necessário, e muitas são subclínicas, portanto não chegam até o atendimento do clínico. Foi necessário um pioneiro na epidemiologia, Geoffrey Rose, para mostrar a todos as implicações do fato de a maioria das doenças poder ser encontrada em diferentes intensidades.[163] Essas doenças, incluindo as da boca, formam um *continuum* que varia desde sinais pouco perceptíveis, verificados por meio de ferramentas de alta tecnologia, até lesões evidentes e manifestações tangíveis, percebidas pelos pacientes como sintomas. Na clínica, usa-se o termo "cárie dentária" como uma designação coletiva para um conjunto de sinais e sintomas que variam desde alterações clinicamente pouco perceptíveis na camada mais externa do esmalte até o estágio final de degradação completa de todos os tecidos duros do dente (conferir Capítulo 5).

Uma implicação desse cenário é que o processo chamado "diagnóstico" ou "detecção" da cárie, na realidade, é o diagnóstico ou a detecção das "lesões que precisam ser tratadas", e não da doença. Geoffrey Rose criou a metáfora do *iceberg* – mais tarde levada para a cardiologia, por Pitts[155,156] – para enfatizar que "a ponta visível do *iceberg* da doença (no caso em questão, as cavidades de cáries) não pode ser compreendida nem propriamente controlada, se for considerada a integralidade do problema".[163] Em outras palavras, comete-se um grande erro quando se ignora o fato de que o que se vê como lesões de cárie clinicamente evidentes são lesões criadas por um desvio ou uma tendência em direção à desmineralização nos processos subclínicos continuamente crescentes de desmineralização e remineralização (conferir Capítulo 5).

Outra implicação é que a compreensão da magnitude do "problema" cárie em determinada população dependerá de um conjunto de fatores lineares para a detecção das lesões, bem como do método real de detecção utilizado, visual-tátil, radiográfico ou outros métodos coadjuvantes (conferir Capítulos 10 a 12).

Por fim, a metáfora do *iceberg* de Rose mostra que o termo "livre de cáries" é uma designação equivocada. Todas as pessoas apresentam pelo menos uma quantidade mínima de cáries (conferir Capítulos 5 e 9), e qualquer afirmação sobre as características epidemiológicas das cáries dentárias invariavelmente está condicionada aos métodos de medição e aos limiares de detecção empregados.

O que é cárie

É essencial entender que não existe um consenso global sobre os critérios para a detecção das lesões de cárie. Por mais de um século, reconhece-se que a ampla variação dos sinais e sintomas das lesões de cárie inclui lesões precoces não cavitadas confinadas ao esmalte[88,211], algumas vezes designadas como lesões incipientes. Apesar disso, existe uma tradição antiga na epidemiologia das cáries dentárias de registrar somente os casos de cavitação evidente. Os argumentos para ignorar as manifestações mais precoces clinicamente detectáveis da formação de lesões de cárie, em geral, têm envolvido preocupações relacionadas com a facilidade de uso dos sistemas de registro e a reprodutibilidade (confiabilidade) dos registros.[103] Como exemplos, os manuais da Organização Mundial da Saúde (OMS) para os levantamentos de saúde bucal continuam a enfatizar que os estágios de cárie que precedem a cavitação não devem ser registrados, afirmando que "eles não podem ser diagnosticados de forma confiável".[209-213] Como será visto nos Capítulos 10 e 12, essa afirmação é equivocada, uma vez que impede os estudantes de Odontologia e os clínicos de compreenderem como o processo de cárie pode ser controlado, a fim de evitar a progressão da lesão subclínica para lesões precoces e destas para cavidades evidentes.

A falta de consenso sobre os métodos e critérios para a detecção das lesões de cárie provavelmente resulta da ideia de que diferentes objetivos determinam diferentes meios. Com frequência, os propósitos epidemiológicos são percebidos como métodos necessários e critérios que funcionam bem com múltiplos examinadores, em condições de campo em que a luz adequada e os meios de secagem dos dentes podem trazer dificuldades. Da mesma maneira, os estudos de pesquisa clínica realizados para testar novos dispositivos de diagnóstico ou agentes terapêuticos podem requerer um conjunto de critérios idealizados especificamente para refletir o efeito previsto do agente terapêutico ou o modo de ação do dispositivo de diagnóstico.

O nível de doença na população também pode determinar os sistemas de detecção das lesões de cárie utilizados. Nas populações com baixa incidência de cárie, como, atualmente, muitas europeias, cada vez mais tem sido considerado importante registrar estágios precoces pré-cavitação das cáries. Além de essas lesões constituírem a vasta maioria das lesões de cárie observadas[86,127], existe também uma evidência científica de que elas são a chave para o controle (conferir Capítulos 13 e 17). Contudo, há tantos lugares no mundo onde os casos de cárie ainda são muitos e o acesso ao tratamento tão baixo que a necessidade é suplementar o registro das lesões cavitadas com o registro das consequências das cáries não tratadas (cavidades), para refletir adequadamente a carga de doença da população. Isso pode ser obtido por meio do registro do número de dentes com cáries graves, com envolvimento pulpar visível, ulceração causada por deslocamento de fragmentos dentários, fístulas ou abscessos, este o chamado índice PUFA[141] (ver também Capítulo 3, Figuras 3.11D a F).

Validade e confiabilidade dos sistemas de detecção das lesões de cárie

Em geral, os critérios ideais para a detecção das lesões de cárie são descritos como válidos e confiáveis, e caracterizados por clareza, objetividade e aceitabilidade. A *validade* refere-se à capacidade de o sistema de detecção das lesões de cárie medir aquilo a que se propõe medir.[115] Três tipos de validade são relevantes para os métodos e critérios de detecção das lesões de cárie: do conteúdo, do construto e do critério, como mostra o Quadro 4.2.

Quadro 4.2 Tipos de validade relevantes para o sistema de detecção de lesões de cárie "ideal".

Tipo de validade	Questão (Q) e exemplos (E) de validade comprometida
Conteúdo	Q: o método leva à detecção de todas as facetas do construto "uma lesão de cárie"? E: se facetas importantes, como as lesões precoces, são excluídas, a validade do conteúdo é comprometida
Construto	Q: o método realmente mede o construto "uma lesão de cárie"? E: se o método incluir lesões não cariosas, como lesões de fluorose dentária, a validade do construto é comprometida
Critério – concomitante	Q: as lesões detectadas pelo método corroboram um bom "padrão-ouro" (verdadeiro) de medida das lesões? E: caso "lesões de esmalte" detectadas clinicamente sejam observadas histologicamente como penetrando na dentina, a validade do critério concomitante é comprometida
Critério – preditivo	Q: as lesões detectadas pelo método são preditivas do comportamento conhecido ou de aumento de tais lesões? E: se lesões de cárie ativas forem detectadas como não tendo progredido quando reavaliadas em um estágio posterior, a validade do critério preditivo pode ser comprometida

Capítulo 4 • Características Epidemiológicas das Cáries Dentárias

A confiabilidade das medições faz referência ao grau de estabilidade ou consistência dos resultados obtidos quando as medições são repetidas nas mesmas condições. A confiabilidade interexaminadores expressa o grau de concordância entre diferentes examinadores que avaliam os mesmos indivíduos, independentemente um do outro, enquanto a confiabilidade intraexaminador expressa o grau de concordância para o mesmo examinador em dois pontos cronológicos suficientemente próximos para assegurar que a situação de cárie não mudou, mas suficientemente distantes para garantir que o examinador não será capaz de lembrar-se de seus primeiros registros. As concordâncias inter e intraexaminador tipicamente se expressam como uma porcentagem dos locais ou dentes para os quais houve concordância entre os registros duplicados ou como a porcentagem de concordância ajustada pelo acaso[2], o valor κ.[42]

Embora seja fácil descrever o sistema de detecção das lesões de cárie ideal em termos de confiabilidade e validade perfeitas, o mundo real é cheio de imperfeições. Não existe uma definição global do construto de uma "lesão de cárie" e não há "padrões-ouro" universalmente aceitáveis para a ocorrência das lesões de cárie ou para o comportamento delas. A validade é, portanto, um fenômeno que não está presente nem ausente, e sim relativo. Do mesmo modo, a confiabilidade inter e intraexaminador nunca é perfeita, variando desde um ponto de não concordância até a completa concordância, geralmente sem alcançar nenhum dos pontos extremos. Portanto, considera-se mais valioso pesquisar outras abordagens para a definição do que deveria ser contado como uma cárie e como as lesões de cárie devem ser classificadas.

Aqui, ressalta-se que o manejo do problema das cáries é o aspecto mais importante. A partir da perspectiva do paciente odontológico, pode haver pouca dúvida de que os melhores sistemas de detecção de lesões de cáries são aqueles que levam à melhor evolução das suas condições de saúde, ou seja, aqueles que refletem melhor as opções de tratamento ideais para os diferentes tipos de lesões de cárie.[8,10,86,157] Isso significa que os melhores sistemas de detecção de lesões de cáries podem ser identificados por meio de ensaios clínicos randomizados controlados, como os sistemas de detecção de lesões de cárie que resultaram em melhora na evolução da saúde dos pacientes incluídos no ensaio. Ressalta-se que não é possível compreender a razão pela qual os propósitos dos estudos epidemiológicos e dos realizados para pesquisa clínica deveriam se dar por meio de sistemas de detecção de lesões de cáries que não refletissem todas aquelas passíveis de tratamento.

A maioria dos estudos epidemiológicos de cárie baseia-se nos registros de cáries a partir do método de detecção de cáries visual-tátil. Ismail[87] fez uma revisão da literatura científica e identificou 29 sistemas de detecção de lesão de cáries únicos por método visual-tátil, publicados entre 1966 e 2001. Esses sistemas variaram consideravelmente em termos dos critérios usados para detectar e classificar as lesões de cárie, bem como pelo uso de sondas exploradoras, de dispositivos de secagem ou limpeza dos dentes antes do exame. Essa revisão mostrou a validade de conteúdo variável do sistema de detecção das lesões de cárie[87,103], uma vez que muitos sistemas de critérios mediram somente um único estágio – em geral, o estágio cavitado – de formação das lesões de cárie. Também se observou que a validade de construto estava comprometida em alguns dos sistemas, já que eles não forneciam orientações sobre como diferenciar as lesões de cárie reais das outras lesões de tecidos duros dos dentes com origem não cariosa.[87] Uma observação interessante nessa revisão foi a aparente lacuna entre os sistemas de detecção de lesões de cárie desenvolvidos na Europa e nos EUA, uma vez que existe uma tendência para os sistemas europeus, desde os anos 1960, de incluir os sinais de cárie precoce, enquanto os critérios desenvolvidos nos EUA permaneceram focados somente na medição dos estágios com cavitação.

Classificação da gravidade das lesões de cárie

Desde a publicação de *A Guide to Oral Health Epidemiological* pela OMS[211], tem sido uma tradição na epidemiologia das cáries classificar as lesões detectadas ao longo de um *continuum* de gravidade, que vai de C_1–C_4, no qual C é a abreviação de "cariado". A designação C_1 geralmente é usada para indicar as lesões descritas como incipientes ou de esmalte com superfície intacta ou não cavitada, enquanto C_4 indica uma lesão cavitada com envolvimento pulpar. Contudo, a interpretação dos resultados apresentados na estrutura C_1–C_4 depende do sistema de detecção de lesões de cáries subjacente usado, uma vez que a compatibilidade é limitada pelos sistemas de detecção.[87] Portanto, embora o nível C_3 seja, com frequência, interpretado como a ocorrência significativa de uma cavidade, não é necessariamente o caso, visto que algumas vezes também se classificam como C_3 as lesões não cavitadas consideradas com envolvimento da dentina.[63]

A Tabela 4.1 mostra os tipos de lesões detectados por alguns dos sistemas de detecção de lesão de cárie visuais-táteis mais comumente utilizados. Apesar dessas classificações, não fica totalmente claro como as lesões detectadas em um sistema seriam classificadas por outro, e as descrições mais precisas encontradas nas publicações originais de cada tipo de lesão também não são necessariamente úteis. Da mesma maneira, não fica imediatamente claro se os tipos diferentes de lesões de cáries classificados de acordo com esses sistemas requereriam tratamentos diferentes. Portanto, é importante enfatizar que a comparabilidade entre os sistemas de detecção de lesões de cárie pode ser limitada, mesmo quando os resultados são expressos no sistema C_1–C_4 de gravidade da lesão. Isso significa que é preciso ter cautela ao comparar os resultados obtidos em diferentes populações usando sistemas de detecção de lesões de cárie distintos e por examinadores diferentes.[1]

Expressão da extensão das cáries | Índice CPO

Um adulto com arcada dentária completa tem 32 dentes permanentes, representando 148 superfícies, enquanto uma criança pequena tem 20 dentes decíduos, representando 88 superfícies. Na epidemiologia das cáries, é necessário resumir os registros de cáries para cada indivíduo, a fim de expressar a extensão dos processos de cárie para cada pessoa.

Tabela 4.1 Descritores dos tipos de lesões de cárie detectadas que usam alguns dos principais sistemas de detecção de lesão de cáries atuais.

OMS (1979)[211]	Métodos básicos da OMS[212]	NIDRC/ NHANES[4,45]	BASCD[5]	Nyvad *et al.*[18,174]	ICDAS[89,90]
Cáries iniciais Cáries de esmalte	Cariados	Lesões incipientes Lesões evidentes	Cárie de dentina paralisada Cáries na dentina	Lesão inativa, superfície intacta Lesão inativa, descontinuidade da superfície Lesão inativa, cavitada	Primeira alteração visual no esmalte Alteração visual distinta no esmalte
Cáries de dentina	–	–	Cárie com envolvimento pulpar	Lesão ativa, superfície intacta	Rompimento localizado de esmalte por causa de cáries sem dentina visível ou sombra subjacente
Envolvimento pulpar	–	–	–	Lesão ativa, descontinuidade da superfície Lesão ativa, cavitada	Sombra escura subjacente da dentina com ou sem rompimento localizado do esmalte Cavidade distinta com dentina visível Cavidade distinta extensa com dentina visível

Um dos métodos para alcançar uma medição em nível individual da experiência de cárie, o índice CPO, foi sugerido em 1937.[105] O valor do CPO para cada indivíduo é obtido contando o número de dentes cariados (C/c), perdidos em decorrência da cárie (P/p), obturados (O/o) ou superfícies (S/s), resultando na contagem CPOd (ou cpod) ou CPOf (cpof) para cada indivíduo examinado. O uso de letras maiúsculas indica que a contagem é baseada nos dentes permanentes, enquanto as minúsculas indicam que a contagem se fundamenta nos dentes decíduos. Ocasionalmente, a letra "e" pode ser usada em vez da letra "p" para indicar um dente decíduo extraído em decorrência de cáries dentárias.

O índice CPO/cpo é amplamente utilizado na epidemiologia das cáries em virtude de sua simplicidade, versatilidade e facilidade de se adaptar às análises estatísticas. Contudo, sua interpretação como uma medida da experiência de cárie é limitada por diversos fatores, apresentados no Quadro 4.3.[26,30,179] Nos países com renda alta, onde o acesso ao tratamento odontológico é difundido, as contagens CPO tendem a refletir um alto nível de tratamento restaurador e o componente O domina, enquanto nos países com baixa renda, com acesso limitado aos cuidados dentários, o componente c/C, que mede as cáries não tratadas, prevalece na contagem cpo/CPO. Portanto, as contagens cpo/CPO, ocasionalmente, são suplementadas por estimativas do índice de tratamento, que é calculado dividindo-se o número de dentes o/O pelo total da contagem cpo/CPO, sendo expresso como um valor percentual.

Resumo da experiência de cáries nos grupos de interesse

As contagens cpo/CPO são atribuídas a pacientes/indivíduos únicos; desse modo, não são de interesse específico na epidemiologia da cárie, cuja tarefa principal é quantificar a ocorrência de cáries dentárias nas populações, e não em indivíduos isolados. As principais medidas da ocorrência de cárie (Quadro 4.4) são a prevalência (a proporção de pessoas na população com cáries em um ponto cronológico e específico) e a extensão (o número médio de dentes afetados por cárie de determinada gravidade). Com frequência, as contagens médias do cpo/CPO nas populações são dadas com índices subscritos "1" ou "3" para expressar o limiar da gravidade da lesão usado ao avaliar a extensão. Assim, o rótulo C_1POd significa que todos os dentes com lesões de cárie incipientes ou piores foram contados, enquanto o C_3POd mostra que somente superfícies com lesões de cárie cavitada contribuíram para a contagem.

A contagem cpo/CPO média e o desvio-padrão associado fornecem uma descrição excelente da distribuição das contagens cpo/CPO na população, quando as contagens seguem uma distribuição aproximadamente normal (curva de Gauss). Nessas circunstâncias, toda a distribuição pode ser calculada com base somente em dois parâmetros: o valor médio e o desvio-padrão.

Alguns autores expressaram preocupação com o uso das contagens cpo/CPO médias, visto que a distribuição da população das contagens cpo/CPO torna-se cada vez mais enviesada.[57,181] Nesse sentido, o Índice de Cáries Significativo (SiC, do inglês *Significant Caries Index*)[23,145] foi desenvolvido para minimizar o fato de que o cpo/CPO médio "não reflete com precisão essa distribuição tendenciosa,

---

Quadro 4.3 Algumas limitações importantes do índice CPO.

Geral

- A base fisiológica de dar pesos iguais para os dentes não tratados (C), restaurações (O) e dentes perdidos (P) ou superfícies é questionável
- O número de dentes/superfícies em risco para o cpo/CPO é desconhecido. As contagens CPO, portanto, têm pouco significado, a menos que a idade do paciente seja informada
- Os dados obtidos do cpo/CPO têm pouca utilidade para a estimativa das necessidades de tratamento

Componente P

- Os dentes podem ser perdidos por outras questões que não sejam as cáries dentárias (p. ex., doenças periodontais, tratamentos ortodônticos, traumas). Pode ser difícil coletar informações referentes aos motivos
- As extrações de dentes são altamente influenciadas pelo ponto de vista do dentista sobre as opções de tratamento e o desejo/a capacidade de o paciente pagar pelo tratamento
- Tradicionalmente, um dente que esteja ausente contará como quatro ou cinco superfícies para o índice cpo/CPO, dependendo do tipo de dente. Contudo, é pouco provável que todas as superfícies do dente estivessem cariadas, de modo que certa superestimativa da experiência de cáries pode ser prevista na contribuição do componente P

Componente O

- Uma restauração em uma superfície pode refletir os princípios de tratamento restaurador ("extensão preventiva", "restaurações preventivas") mais do que a cárie dentária
- Os selantes podem ser colocados por questões preventivas ou estéticas, casos em que não significam cáries (restaurações), ou ser utilizados como tratamento para as lesões de cárie ativas não cavitadas precoces, quando devem ser tratados como relacionados com as cáries
- Restaurações de resina e compósito e selantes podem ser difíceis de detectar, podendo levar à subestimativa

Componente C

- Os critérios usados na detecção e na classificação das lesões de cárie são cruciais para as contagens cpo/CPO. As contagens cpo/CPO, portanto, não podem ser comparadas sem referências aos critérios usados para a detecção das lesões de cárie

---

Quadro 4.4 Principais medidas da frequência de doença relevantes para cárie dental.

Medidas da ocorrência	
Prevalência	Número de indivíduos com cáries em um ponto específico no tempo dividido pelo número total de indivíduos na população em estudo no mesmo ponto cronológico. Essa proporção é, em geral, expressa como uma porcentagem (%) e o tempo frequentemente não é explicitado
Extensão	Número de dentes ou superfícies com cáries. Essa contagem pode ser resumida de maneiras diferentes. As duas abordagens usadas mais comumente incluem o cálculo aritmético da contagem média (p. ex., CPOd médio) e a representação gráfica da distribuição real das contagens na população em estudo. Os métodos aritméticos funcionam muito bem quando a distribuição das contagens é aproximadamente normal (curva de Gauss), enquanto o método gráfico é ideal para ilustrar as distribuições cada vez mais tendenciosas das contagens CPO na população
Gravidade	Refere-se à gravidade das lesões que foram contadas quando se realiza uma estimativa da prevalência e da extensão das cáries. Adicionar um sufixo ao C do índice CPO é usado para mostrar que: C_1 indica que lesões de esmalte precoces/incipientes foram incluídas, enquanto C_3 significa que somente lesões de dentina/cavitadas foram consideradas
Medidas da incidência	
Proporção de incidência	Número de superfícies com lesões novas durante determinado período dividido pelo número de superfícies em risco no início desse período. Essa medida, que é adimensional, pressupõe que seja feito um segmento total de todas as superfícies durante o período de observação
Taxa de incidência	Número de superfícies com lesões novas durante determinado período dividido pela superfície total-tempo em risco para o desenvolvimento de novas lesões. Essa medida, que tem a dimensão tempo^{-1}, é o método ideal, mas também é complicada, uma vez que são necessárias informações sobre o tempo exato de desenvolvimento da lesão (transição entre dente saudável e dente cariado)

levando a uma conclusão errada de que a situação da cárie para toda a população está controlada, quando, na realidade, vários indivíduos ainda as têm".[205]

O valor do índice SiC é a média da contagem cpo/CPO para o terço da população com contagens cpo/CPO mais elevadas. A OMS endossou o índice SiC, passando a ser relatado com as contagens cpo/CPO no banco de dados odontológicos daquela organização.[205]

Outros autores tentaram ponderar a função e a saúde dentária no lugar da medida de experiência de cárie tradicional que enfoca a doença (o índice CPOd), o que foi obtido pela contagem do número de dentes restaurados e saudáveis: o valor do índice FS-T.[179] Embora alguns estudos sejam uma variação[120], a contagem FS-T de dentes saudáveis e funcionais geralmente vem sendo relatada como mais efetiva do que o índice CPOd para refletir a variação da condição de saúde bucal nas e entre as populações.[16,80,132,172,143]

Assim, o FS-T supera os problemas do CPOd, uma vez que o componente P não necessariamente reflete a experiência de cárie, assim como os componentes C e O contribuem com o mesmo peso para a contagem (ver Quadro 4.3). O índice FS-T, portanto, está ganhando popularidade como uma medida das condições de saúde dentária nas populações[80], conforme se enfatize cada vez mais a contagem do número de dentes saudáveis e não tratados.[2,204]

Por fim, medidas simples da extensão das cáries foram idealizadas[68] com base na observação de uma ordem "natural" dos dentes e superfícies de acordo com sua suscetibilidade para as cáries dentárias. A hierarquia original de Grainger divide a dentição em cinco zonas de suscetibilidade às cáries ou "gravidade". Os indivíduos cujas lesões de cárie dentária são confinadas à superfície de fóssulas e fissuras dos dentes posteriores são classificados na zona 1, por serem os mais suscetíveis ao desenvolvimento de lesão de cáries; já aqueles com cáries nas faces proximais dos dentes anteriores inferiores são classificados na zona 5, porque esses dentes e superfícies são os menos suscetíveis à cárie. A natureza exata da hierarquia foi modificada diversas vezes[71,94,102,158], sendo uma delas ainda usada para o grupo de crianças dinamarquesas em uma das quatro "zonas de gravidade".[46]

Interpretação dos dados de cáries

Embora a contagem cpo/CPO tenha sido duramente criticada ao longo dos anos[30,104] (ver Quadro 4.3), ainda é uma ferramenta útil para a caracterização das cáries dentárias nas populações. Isso se dá pelo fato de que os dados de cáries dentárias – em nível populacional, e não necessariamente no individual – seguem certos padrões universais de ocorrência que podem ser usados como regras de trabalho para guiar a interpretação dos dados.[177,178]

A primeira regra afirma que existe uma relação entre o nível de cárie atual da população e os níveis de cárie da mesma população em uma idade posterior. Esse fenômeno, chamado de "rastreamento" de uma experiência de cárie dentária, é ilustrado na Figura 4.1, que mostra como a experiência média de cárie (cpo/CPO) segue linhas de tendência distintas.

O "rastreamento" implica que o nível de cáries em uma idade prediz o nível de cárie em uma idade posterior. Cada coorte tem uma trajetória específica de experiência de cáries, que é diferente das trajetórias das coortes circunvizinhas. Esse fenômeno de rastreamento já foi observado em muitos estudos[28,136,137], bem como se aplica aos grupos de indivíduos.[28]

A segunda regra afirma que, conforme a experiência de cáries média (cpo/CPO) diminui, a porcentagem de indivíduos "livres de cáries" aumenta[4,5,12,45,109] e a distribuição das cáries sofre uma contração.[5,12,18,174] A Figura 4.2 é baseada nos dados do serviço de saúde dentária pública da Dinamarca para crianças durante o período de 1988 a 2012, e ilustra a regra de que, quanto maior a média cpo/CPO, menor a proporção de indivíduos "livres de cáries".

A relação linear é a mesma para crianças de 5 e 7 anos de idade na dentição decídua, embora as relações lineares entre as contagens cpo/CPO médias e a porcentagem de crianças "livres de cáries" sejam diferentes para cada uma das idades de 7, 12 e 15 anos. Isso ocorre porque há diferenças no número de dentes permanentes em risco de cáries em cada um desses grupos. A Figura 4.3 mostra um exemplo de como a distribuição de cáries sofre uma contração na medida em que a contagem média CPO diminui. Claramente, as principais diferenças são observadas na extremidade inferior da faixa de contagens CPO, mas, mesmo assim, a fração de indivíduos na extremidade mais alta da distribuição de contagens CPO torna-se menor.

A terceira regra é de que existe uma relação matemática específica entre o cpos/CPOS médio e o cpod/CPOD médio.[89,90,109] A Figura 4.4 mostra essa relação para a dentição decídua entre 5 e 7 anos de idade e para a dentição permanente entre crianças dinamarquesas de 7, 12 e 15 anos de idade, como registrado no serviço de saúde pública bucal do país no período de 1988 a 2012. Essencialmente, esses gráficos mostram que não seria necessário, para fins epidemiológicos, registrar as cáries dentárias no nível da superfície, uma vez que o cpos/CPOS poderia ser calculado a partir do cpod/CPOD.

A quarta regra é que, conforme a experiência de cárie média (cpo/CPO) declina na população, a taxa de progressão das cáries pelo esmalte diminui. Isso é ilustrado pelo quociente da c_3pos/C_3POS para o c_1pos/C_1POS (Figura 4.5). Essas curvas mostram claramente que a proporção de lesões c_1/C_1 (ou seja, lesões de cárie não cavitadas) aumenta na medida em que cpo diminui na contagem c_3pos/C_3POS. Uma experiência de cárie em declínio, de maneira evidente, significa que o tempo necessário para as lesões c_1/C_1 se tornarem lesões c_3/C_3 está aumentando.

Finalmente, há uma hierarquia de suscetibilidade de cáries por tipos de dente e de localização[13,27,33,37,71,121,125,126,129,136-138,158] tal que os primeiros e segundos molares são os dentes mais suscetíveis às cáries, seguidos pelos pré-molares, enquanto os dentes anteriores inferiores são os menos suscetíveis. A maioria das superfícies suscetíveis às cáries são aquelas de fóssulas e fissuras, seguidas pelas superfícies proximais, enquanto as superfícies lisas são as menos suscetíveis.

As regras descritas anteriormente são extremamente úteis não só para a interpretação dos dados de cárie de determinada população, como também, e talvez mais importante, para a utilização de dados epidemiológicos a fim de planejar os tipos de serviços de cuidados de saúde necessários para alcançar melhores resultados de saúde bucal na população.[178] Um CPOF médio particular para determinada faixa etária pode ser usado para prever o CPOF médio para esse grupo em uma idade posterior, do mesmo modo que pode ser traduzido em um CPOS médio e um padrão de distribuição de cárie na população e individualmente em uma boca. O padrão de distribuição de cárie refere-se tanto à distribuição das contagens CPO da população quanto à das lesões de cárie na dentição (o padrão de suscetibilidade às cáries). Finalmente, o CPO médio fornece informações sobre a taxa de progressão da lesão de cárie na população.

Quem | Distribuição das cáries nas populações
Variação e desigualdade na distribuição das cáries

A experiência de cárie varia em uma mesma população. Naquelas em que os níveis de cárie costumam ser elevados, a prevalência de um cpo/CPO > 0 é geralmente próxima de 100%, e a distribuição das contagens individuais do cpo/CPO aproxima-se de uma distribuição normal (curva de Gauss). Isso implica que as contagens cpo/CPO individuais são distribuídas quase simetricamente em torno de seu valor médio para a população, e o desvio-padrão associado é geralmente muito menor do que o valor médio. A Figura 4.6 mostra isso usando os dados de uma população que tinha níveis relativamente elevados de cárie cerca de duas décadas atrás.[9,127,128] A Figura 4.6 A mostra a distribuição das contagens C_1POS entre crianças de 12 anos de idade e as C_1POS nas mesmas crianças 3 anos mais tarde, quando elas atingiram 15 anos. Observa-se que poucas crianças tinham uma contagem C_1POS igual a 0, e o pico da distribuição ocorreu em cerca de 10 C_1POS para 12 anos de idade, e em torno de 20 C_1POS quando chegaram aos 15 anos. As contagens médias de C_1POS para as duas idades foram um pouco mais altas – 15,0 na idade de 12 anos e 23,8 na idade de 15 anos –, o que ilustra a sensibilidade do valor médio para desvios a partir da simetria de distribuição. A Figura 4.6B ilustra os mesmos dados do painel A, mas retrata a distribuição de frequência cumulativa em vez das frequências simples, fator que altera a maneira pela qual o gráfico é lido e interpretado. Como exemplo, o painel A mostra que cerca de 4,8% das crianças de 15 anos de idade tinham um C_1POS de exatamente 21, enquanto o painel B revela que 50% dos pacientes de 15 anos tinham uma contagem C_1POS de 21 ou mais e 10% uma contagem C_1POS de 40 ou mais. Ambos os painéis ilustram a tendência para a distorção positiva (ou seja, uma cauda de distribuição longa à direita), o que inflará o valor médio do C_1POS relativo para o que é uma observação típica de C_1POS nessa população.

Como mencionado anteriormente, um declínio da experiência de cárie média da população resulta em uma contração da distribuição das contagens CPO. Em 1980, o C_3POS médio entre jovens dinamarqueses de 15 anos de idade era de cerca de 12,9, caindo para aproximadamente 4,8 em 1995.[160] As distribuições correspondentes das contagens C_3POS detalhadas na Figura 4.7 mostram que o declínio tem levado à distorção positiva mais pronunciada na distribuição, e a cauda de distribuição à direita tornou-se mais evidente, apesar de uma redução da ocorrência de contagens muito altas de C_3POS poder ser discernida. Esse fenômeno explica a observação frequente do aumento da desigualdade na distribuição da cárie quando há um declínio global de cárie na população.[6,19,118,160] Em uma situação de igualdade, 10% da população é responsável por 10% do número total de lesões de cárie, 20% da população por 20% da carga de cárie, e assim por diante. Isso leva à linha pontilhada diagonal da Figura 4.7B. A área entre a distribuição real das cargas de cárie (a curva de Lorenz[124]) e a linha indicando a perfeita igualdade é uma medida do grau de desigualdade na distribuição das cáries. Isso é frequentemente expresso como uma fração da área total sob a linha

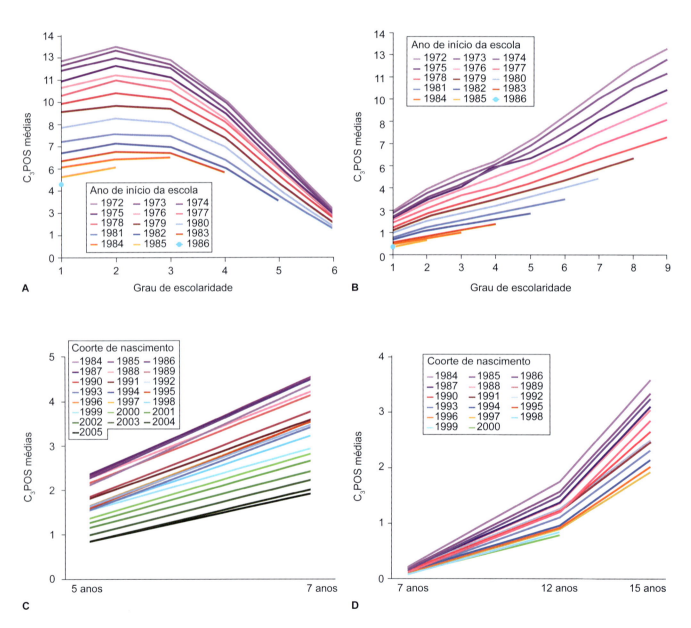

Figura 4.1 As contagens cpo/CPO médias em uma coorte seguem linhas de tendência. **A.** As contagens c_3pos médias de acordo com o nível escolar para coortes de crianças dinamarquesas que entraram na escola entre 1972 e 1985. **B.** C_3POS médias de acordo com o grau de escolaridade para coortes de crianças dinamarquesas começando a escola entre 1972 e 1985. **C.** Rastreamento das contagens c_3pos médias entre crianças dinamarquesas com idades de 5 e 7 anos para as coortes com nascimento entre 1984 e 2005. **D.** Rastreamento das contagens C_3POS médias entre crianças dinamarquesas com idades de 7 e 15 anos para as coortes com nascimento entre 1984 e 2000. Dados da Autoridade de Saúde e Medicamentos da Dinamarca.

Capítulo 4 • Características Epidemiológicas das Cáries Dentárias 25

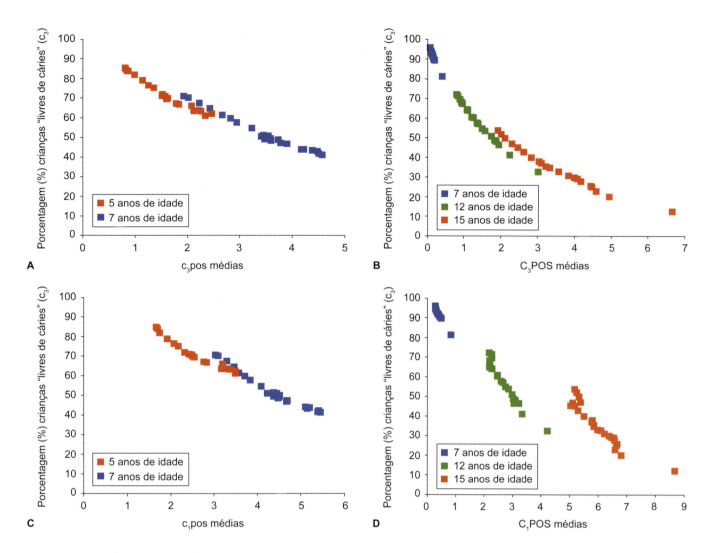

Figura 4.2 A a D. Há uma estreita relação entre a contagem média cpo/CPO e a porcentagem de crianças "livres de cáries" em uma população. Os dois painéis superiores mostram a relação entre o $c_3$pos/C_3POS e a porcentagem de crianças "livres de cáries" (c_3/C_3 – limiar); já os dois painéis inferiores mostram que a relação também se mantém para as crianças "livres de cáries" (c_3/C_3 – limiar) porcentagem $c_1$pos/C_1POS. Pontos de dados originados de dados do Serviço de Saúde Bucal Pública da Dinamarca para os anos de 1988 a 2012.

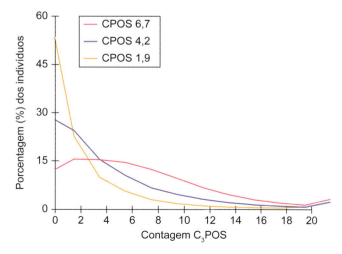

Figura 4.3 Distribuição da frequência dos indivíduos de acordo com suas contagens C_3POS individuais contrai conforme o C_3POS médio para a população diminui. Dados do Serviço de Saúde Bucal Pública da Dinamarca para crianças de 15 anos de idade coletados nos anos 1988, 1993 e 2012.

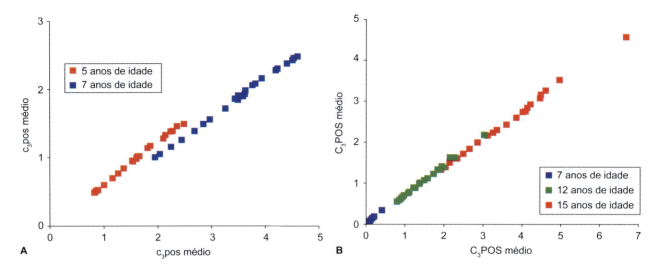

Figura 4.4 **A** e **B.** Relação entre o cpos/CPOS e o cpof/CPOF médios. Dados do Serviço de Saúde Bucal Pública da Dinamarca para os anos de 1988 a 2012.

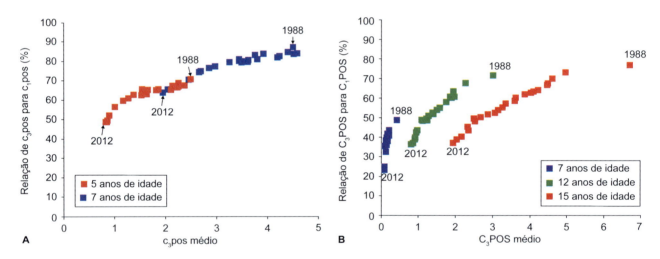

Figura 4.5 **A** e **B.** Relação entre o c_3pos/C_3POS para contagens c_1pos/C_1POS diminui com a diminuição das contagens médias de c_3pos/C_3POS. Dados do Serviço de Saúde Bucal Pública da Dinamarca para os anos de 1988 a 2012.

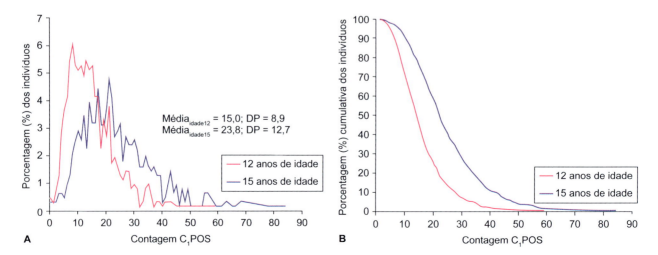

Figura 4.6 Distribuição das contagens C_1POS individuais entre crianças lituanas de 12 anos de idade e para as mesmas crianças três anos mais tarde, quando atingiram a idade de 15 anos. **A.** Mostra a distribuição da frequência simples das contagens C_1POS. **B.** Exibe a distribuição da frequência cumulativa dessas contagens. Composições baseadas em dados de Baelum *et al.*, 2003[9]; Machiulskiene *et al.*, 1998[127] e 2002.[128]

da igualdade perfeita, o coeficiente de Gini, que toma o valor 0 no caso de perfeita igualdade e 1 quando da mais extrema desigualdade. Este último poderia ocorrer se, hipoteticamente, as cáries tivessem sido erradicadas na medida em que restasse apenas um único indivíduo na população com alguma experiência de cárie. Embora isso possa parecer paradoxal em uma situação em que aproximadamente 100% da população estaria livre de cárie e, portanto, igual em algum sentido, deve-se considerar que o coeficiente de Gini mede o grau de polarização da ocorrência de cáries. Quando a incidência de cáries declina, é evidente que os indivíduos que em coortes anteriores tinham uma experiência de cárie baixa a moderada são as "escolhas fáceis", enquanto é significativamente mais difícil influenciar os indivíduos na cauda de distribuição da extrema direita. Isso é ilustrado pela distância vertical entre as duas curvas de distribuição de frequência cumulativa da Figura 4.7A, que foi de 55% em 5 C_3POS e de 15% em 20 C_3POS.

A variação na distribuição das cáries é um pré-requisito para a avaliação dos possíveis determinantes de sua ocorrência. A maioria dos estudos epidemiológicos visa a avaliar possíveis determinantes da ocorrência de cáries dentro das populações, mas deve-se entender que a variação é muito elevada diante de uma perspectiva entre diferentes populações. Para fazer isso, o indivíduo deve ser capaz de contabilizar os principais determinantes da variação intrapopulacional.

É uma observação universal que as contagens médias de cpo/CPO em uma população aumentam com a idade[55,83,84,125,130,170], indicando que novas lesões podem continuar a se formar ao longo de todas as idades. Na dentição decídua, esse aumento continua até a esfoliação do dente "virar o jogo", em torno dos 8 a 9 anos de idade (ver Figura 4.1A).

Houve um tempo em que a cárie era considerada uma doença da infância, visto que a maioria das superfícies suscetíveis às cáries já era afetada antes da adolescência. No entanto, esse mal-entendido da história natural da cárie surgiu da insensibilidade de a contagem CPO depreender a ocorrência de novos ataques de cárie em superfícies já afetadas. Hoje, a maioria dos indivíduos atinge a idade adulta com uma experiência de cárie relativamente baixa; portanto, é possível ilustrar que a cárie é, de fato, um fenômeno ao longo da vida. Como mostram as Figuras 4.8 e 4.9, a experiência de cárie é maior quanto mais alta a faixa etária. Além disso, com o avançar da idade, um número crescente de superfícies radiculares fica exposto ao ambiente bucal, em virtude de uma retração gradual da margem gengival, e a cárie radicular, portanto, torna-se uma manifestação entre pessoas de meia-idade e idosos (Figuras 4.9 e 4.10).[55,67,75,125,129,204]

Idade e gênero

No tocante ao gênero, frequentemente observa-se que meninas e mulheres têm contagens cpo/CPO maiores do que os meninos e homens (Figura 4.11).[15,65,93,99,110,207] Essa diferença pode ser discernida desde a tenra idade e tem sido atribuída a um tempo de exposição comparativamente maior ao ambiente bucal para meninas[33], em virtude da erupção mais precoce dos dentes entre elas.[34,147] No entanto, análises mais recentes[117,148] sugerem que a taxa de incidência de cáries pode ser genuinamente mais elevada entre as meninas (Figura 4.12), estando mais relacionada de maneira mais estreita com a idade cronológica do que com a idade pós-eruptiva dos dentes.[148] Além disso, é comum que a contagem cpo/CPO maior entre as mulheres decorra de um número maior de dentes e superfícies restaurados ou ausentes, enquanto os homens tendem a apresentar um maior número de lesões de cárie não tratadas. Isso sugere que as contagens cpo/CPO maiores entre as mulheres também possam ser atribuíveis a uma maior experiência de tratamento dentário, o que é apoiado pela observação de que as mulheres tendem a ir ao dentista mais vezes do que os homens.[55,146]

Raça/etnia

Rotineiramente, alguns países multirraciais e multiétnicos, em maior destaque nos EUA[15,54,55,139,207], classificam os indivíduos de acordo com a raça ao descreverem a variação de população em termos da ocorrência da doença. Durante décadas, um achado comum foi de que os indivíduos brancos têm contagens CPO globais mais altas do que os afro-americanos, embora estes apresentem mais cáries não tratadas e menos restaurações[98,144,207], além de terem maior incidência da doença.[66]

A definição tradicional de raça refere-se às características físicas[115], como cor da pele, dos olhos e dos cabelos, além dos aspectos faciais, e, muitas vezes, tem sido dada uma interpretação de herança biológica.[114] As disparidades raciais, observadas em muitos casos de evolução das condições de saúde, incluindo a cárie dentária, portanto, muitas vezes receberam uma interpretação biológica, e a "raça" é frequentemente usada em epidemiologia como um substituto para fatores genéticos não mensuráveis.[96]

O conceito de etnia foi sugerido como uma base alternativa de classificação para reduzir as conotações biológicas de raça[95] em favor da ênfase nos amplos fatores culturais, como nacionalidade, cultura, ascendência, idioma e crenças. No entanto, a distinção entre as duas continua tendo limites pouco claros, sendo frequentemente recolhidas em uma dimensão única de "raça/etnia".[55,95] Além disso, há um crescente reconhecimento de que a "raça" é um construto social mais do que qualquer outra coisa[91], e que as diferenças "raciais" na ocorrência das cáries são amplamente atribuíveis às circunstâncias materiais da vida das pessoas em termos de renda, educação, *status* profissional e acesso aos cuidados de saúde bucal.[161]

Não há nenhuma evidência para apoiar a herança genética como um fator para explicar a disparidade na ocorrência de cáries ou na incidência entre diferentes grupos raciais ou étnicos. Pelo contrário, há amplas evidências de que as causas das diferenças "raciais" na evolução da saúde oral e geral observadas fazem parte de uma combinação desagradável de *status* socioeconômico mais baixo[165] e racismo[206], seja isso institucionalizado por meio do acesso diferenciado a bens, serviços e oportunidades, mediado pessoalmente por preconceitos e discriminação ou internalizado pela aceitação de menos capacidade e valor pelos membros da raça estigmatizada.[91]

Um exemplo de preconceito na Odontologia é a observação de que a raça do paciente pode influenciar unicamente a decisão do dentista de extrair ou preservar um dente cariado.[32] Vale ressaltar que em alguns países tão multirraciais e multiétnicos quanto os EUA, como o Reino Unido e o Canadá, parece não haver necessidade de institucionalizar as diferenças "raciais", usando a raça como uma variável de classificação no monitoramento das condições de saúde bucal da população. Em vez disso, procuram-se variáveis de classificação mais relevantes que retratem as causas socioeconômicas e de origem contextual da disparidade na ocorrência de cáries.[22,51,62,183,202-204] A Figura 4.11 mostra que tais informações também estão efetivamente disponíveis para a população dos EUA e que há uma clara relação entre o estado de pobreza ou o aproveitamento escolar e a experiência de cárie (12 a 19 anos e 20 a 64 anos de idade) ou a composição da experiência de cáries em termos das superfícies restauradas e perdidas (20 a 64 anos e $\geq$ 65 anos de idade).

A última década testemunhou um ressurgimento da ideia de que a cárie tem um fundo genético.[64,175,199,214] A ideia de herança desempenhando um papel para a ocorrência de cáries provavelmente data dos anos de 1920 e 1930[106], quando a base familiar para a "imunidade contra as cáries" e a "suscetibilidade às cáries" eram ideias fundamentais na sua epidemiologia. Os padrões familiares da ocorrência de cáries também foram observados em momentos posteriores[162,176], mas um peso maior foi corretamente colocado no ambiente compartilhado nas famílias do que na herança genética, quando tais observações foram interpretadas. A genética não explica por que o *status* de cárie dos cônjuges apresenta uma correlação[108] e parece "homogeneizar-se", apesar de ser muito diferente durante a infância.[162] Da mesma maneira, a genética não explica por que o *status* de cáries da descendência correlaciona-se mais estreitamente com o *status* de cáries da mãe do que com o do pai.[162]

O fato de as famílias compartilharem práticas alimentares e comportamentos de higiene bucal é um determinante suficientemente forte da evolução das cáries para explicar a razão do surgimento da noção de cárie que "percorre as famílias". No entanto, a era da genômica forneceu aos cientistas novas ferramentas, e a busca por uma base genética para a suscetibilidade às cáries parece ser mais uma questão de emprego estimulante de novas técnicas do que algo capaz de fornecer soluções para problemas concretos de importância para o controle das cáries dentárias nas populações.

Continua incontestável o fato de que a ocorrência de cárie em uma população está relacionada com as medidas das condições socioeconômicas. É um achado comum em países de renda média e alta que os indivíduos com maior renda, melhor educação, melhores empregos e residentes em áreas melhores, ou com combinações dessas condições, têm menos cáries e melhor saúde bucal do que os menos afortunados.[17,19,20,44,49,50,56,57,61,65,118,126,131,133,149,151,154,195] No entanto, a relação entre as medidas das condições socioeconômicas e os níveis de cárie pode ser inversa em países de baixa renda. Como exemplo, a elevação das contagens médias de cpo/CPO com o aumento da renda em países menos desenvolvidos, como o Vietnã, e o decréscimo com o aumento da renda em um país como a Austrália.[49]

Observações semelhantes se deram nos EUA na década de 1940, onde diferenças marcantes foram perceptíveis na composição da contagem CPO, apesar de a contagem global de CPO não ter variado muito entre os grupos socioeconômicos.[107] Grupos socioeconômicos mais baixos tinham maior contagem para os componentes C e P e contagens inferiores para o componente O do que os mais elevados. Por volta da década de 1960, crianças brancas em estratos socioeconômicos mais elevados tinham maior contagem CPO em comparação àquelas em estratos socioeconômicos mais baixos, enquanto o inverso era observado para as crianças afro-americanas.[99] Em crianças brancas, houve uma forte correlação entre as condições socioeconômicas elevadas e um número crescente de restaurações, o que causou o aumento do CPO total conforme a melhora das condições socioeconômicas. Um gradiente socioeconômico semelhante no número de restaurações não foi observado para crianças afro-americanas e sua contagem CPO, portanto, diminuiu com a melhoria das condições socioeconômicas. Essas observações destacam a enorme influência da acessibilidade e da possibilidade de tratamento sobre a experiência de cárie observada.

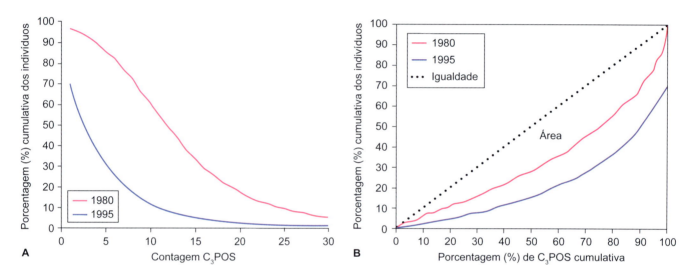

Figura 4.7 Distribuição da frequência cumulativa das contagens C_3POS individuais entre crianças dinamarquesas de 15 anos de idade em 1980 e 1995 (**A**), e as correspondentes curvas de Lorenz ilustrando o grau de desigualdade da distribuição da carga de cáries na população. Dividindo a área entre a curva de Lorenz para o ano de 1980 e a linha indicando a perfeita igualdade pela área total sob essa mesma linha, tem-se o coeficiente de Gini (**B**).[160]

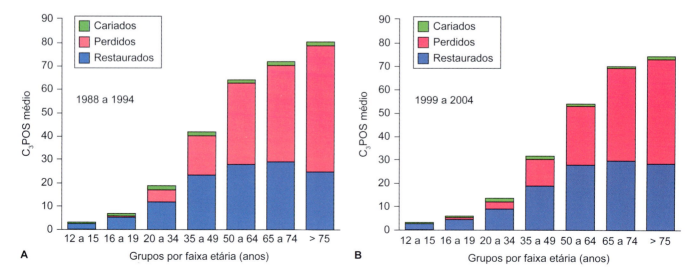

Figura 4.8 **A** e **B**. C_3POS médio entre adolescentes, adultos e idosos dos EUA em dois levantamentos nacionais, de 1988 a 1994 e de 1999 a 2004.[55]

Capítulo 4 • Características Epidemiológicas das Cáries Dentárias

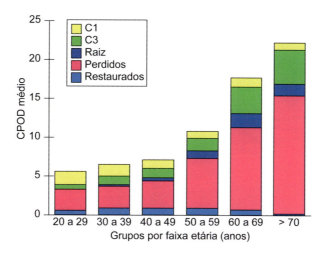

Figura 4.9 CPOD médio e seus componentes entre adultos e idosos chineses examinados em 1984 a 1985.[125]

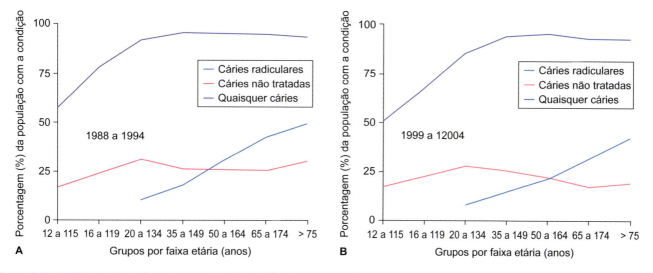

Figura 4.10 A e B. Prevalência de quaisquer cáries (nível C$_3$), cáries não tratadas (C$_3$) e cáries radiculares entre adolescentes, adultos e idosos dos EUA em dois levantamentos nacionais, um de 1988 a 1994 e outro de 1999 a 2004. Dados de Dye *et al.*, 2007.[55]

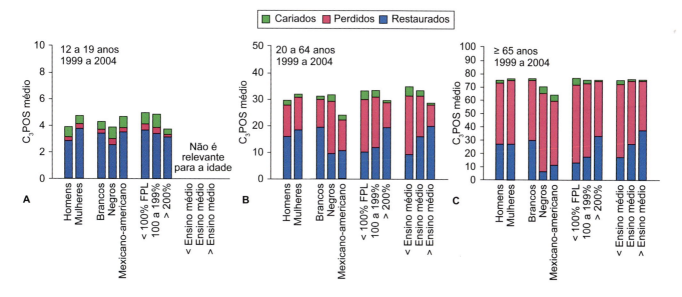

Figura 4.11 A a C. C$_3$POS médio de acordo com fatores sociodemográficos selecionados para os grupos de idade de 12 e 19 anos, 20 a 64 anos e ≥ 65 anos, como registrado em 1999 a 2004.[55]

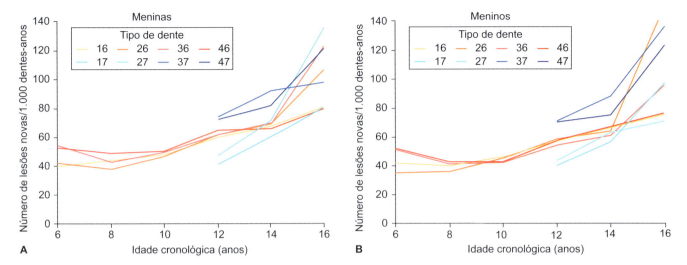

Figura 4.12 A e B. Taxas de incidência de cárie específicas para cada dente (lesões novas/1.000 dentes-anos em risco) para meninos e meninas dinamarqueses nascidos em 1980.[14]

Na investigação epidemiológica, medidas das condições socioeconômicas são frequentemente usadas como atributos de indivíduos únicos.[122] Tal emprego, conforme determinado por medidas da renda das pessoas, seu nível de instrução ou ocupação, tem por objetivo ser uma ampla condensação de seus conhecimentos, atitudes, valores e crenças, considerados fatores determinantes de seus "estilos de vida" e, consequentemente, seus comportamentos relacionados com a saúde. Tentou-se diversas vezes "melhorar" o conceito de condições socioeconômicas, adicionando mais determinantes além daqueles de renda, nível de instrução e ocupação, como o tipo de habitação e a propriedade de automóveis. No entanto, o problema fundamental é que a interpretação superior das associações entre a pior evolução da saúde e as condições socioeconômicas mais baixas depende do modelo de escolha racional, o que pressupõe que as pessoas sejam agentes de autocriação racional, conscientes de sua própria saúde, que se comportam pela busca dos interesses pessoais.[38]

Grande parte da educação para a saúde pública baseia-se nesse modelo de escolha racional, em que o comportamento individual é entendido como uma propriedade psicológica de indivíduos influenciada por objetivos escolhidos conscientemente.[38] No entanto, existe um entendimento crescente – também em epidemiologia da cárie – de que as influências sociais na saúde e na ocorrência da doença são muito mais abrangentes e profundas do que o indicado pelos atributos socioeconômicos individuais, e abarcam uma série de fatores contextuais não necessariamente influenciados por indivíduos únicos (Figura 4.13).

A saúde das pessoas é muito influenciada por fatores sociais que não podem ser reduzidos a atributos subjetivos, como as circunstâncias em que as pessoas nascem, crescem, vivem, trabalham e envelhecem e seus condutores estruturais em termos de distribuição desigual de poder, dinheiro e recursos.[43] As pessoas de baixa renda estão concentradas nas áreas de baixa renda, nas quais o acesso a lojas que vendem alimentos frescos e nutritivos é limitado (mas abundam as opções de lanches rápidos), as condições de habitação e saneamento são precárias, a disponibilidade e acessibilidade aos cuidados de saúde são restritas, o estresse psicossocial é considerável, o apoio social é limitado e as normas sociais coletivas e a pressão dos pares determinam o comportamento individual.

A influência de fatores contextuais também é evidente no caso da saúde dental. Um estudo com famílias afro-americanas de baixa renda[167] demonstrou que as pessoas com capacidade de resiliência à pobreza (ou seja, que pontuam positivamente em pelo menos quatro dos cinco marcadores: morar em uma casa bem cuidada, ter uma rede social, participar regularmente de atividades religiosas, não ter nenhum tipo de depressão e não fumar) têm muito mais chances de retenção de no mínimo 20 dentes naturais, assim como seus filhos apresentam uma menor incidência de cáries do que aqueles menos resistentes.

Detectou-se que a falta de apoio social[193] está associada à ocorrência de mais cáries quando há controle dos fatores socioeconômicos, assim como morar em uma região carente relacionou-se com pior saúde bucal, independentemente das características socioeconômicas individuais.[69,168,186,194] Curiosamente, os adultos de baixa renda se beneficiam vivendo em zonas ricas, e aqueles mais ricos não perdem a vantagem relacionada com a saúde bucal quando vivem em bairros pobres.[168]

Gradiente social

Uma percepção comum dos últimos tempos é de que a influência socioeconômica sobre a distribuição da doença bucal limita-se aos extremos na sociedade. Os contrastes frequentes entre grupos de populações carentes ou pobres contra a população remanescente – os ricos contra os pobres – deixou a impressão de que há um nível absoluto de privação ou pobreza além do qual não há nenhuma influência social ou socioeconômica sobre os resultados de saúde bucal. No entanto, trata-se de um equívoco. Tanto a evolução das condições de saúde bucal quanto geral são socialmente padronizadas ao longo de toda a hierarquia social[60,164,166,169,201], levando a um gradiente social. Isso significa que os indivíduos que fazem parte de classes sociais superiores estão melhores do que os que estão imediatamente abaixo deles, de maneira gradual e consistente.[53,164,201] A Figura 4.14 ilustra o gradiente social de acordo com a classificação de trabalho na ocorrência de edentulismo entre adultos ingleses com idade ≥ 50 anos[192], com observações semelhantes entre homens japoneses.[142] Os gradientes sociais são perceptíveis mesmo em países de alta renda[77] e entre crianças e adolescentes[123,187], o que demonstra a abrangência do efeito da posição social relativa sobre a evolução das condições de saúde bucal.

Onde | Geografia da cárie

Há uma variação acentuada na ocorrência de cáries entre os países do mundo (Figura 4.15).[25,150,152] O Centro de Colaboração para a Educação, Formação e Pesquisa em Saúde Bucal da OMS estabeleceu um banco de dados do Projeto de Perfil País/Área (CAPP, do inglês *Country/Area Profile Project*) que apresenta as informações epidemiológicas sobre a ocorrência de doença bucal para diferentes países e regiões ao redor do mundo para o grupo indicador de 12 anos de idade. As informações alimentadas nesse banco de dados normalmente têm origem em pesquisas "descobridoras" iniciadas

Capítulo 4 • Características Epidemiológicas das Cáries Dentárias

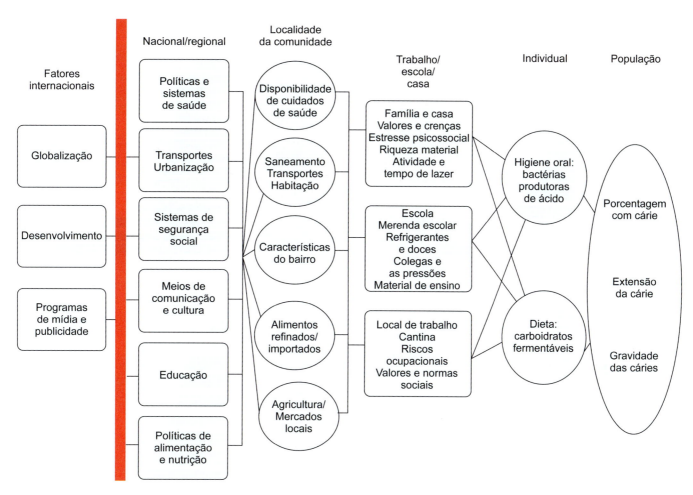

Figura 4.13 Modelo abrangente dos direcionadores estruturais globais, nacionais e locais das circunstâncias em que as pessoas nascem, crescem, vivem, trabalham e envelhecem, que, por sua vez, determinam os processos biológicos que levam à cárie dentária em indivíduos e populações. Modificada de Kumanyika et al., 2002.[111]

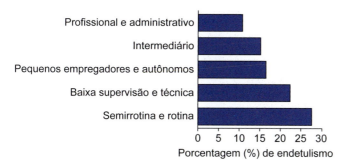

Figura 4.14 Gradiente social em saúde bucal, exibido pela relação quase linear entre a classificação ocupacional e a prevalência de edentulismo.[192]

de maneira local, realizadas em conformidade com a metodologia descrita nos manuais da OMS sobre os métodos básicos de levantamentos de saúde bucal.[209,210,212,213]

Esses manuais fornecem alguns detalhes sobre os métodos a serem usados, incluindo métodos de registro, critérios diagnósticos, calibração do examinador, seleção de sítios de estudo, amostragem e grupos indicadores de idade. Embora isso garanta certo grau de padronização da metodologia utilizada e, portanto, a comparabilidade entre os estudos, os tamanhos das amostras que sustentam as estimativas relatadas para o banco de dados geralmente são muito pequenos.

Como a variação pode ser considerável, mesmo em países com níveis totais muito baixos de cárie dentária (Figura 4.16), é surpreendente que as estimativas fornecidas pelo banco de dados CAPP sejam vistas como brutas e associadas a um grau de imprecisão possivelmente considerável. No entanto, algumas generalizações amplas podem ser feitas sobre a ocorrência de cáries entre as crianças de 12 anos de idade em diferentes partes do mundo. Os mais altos níveis de cárie geralmente são observados em países da América Latina e na região da Europa[24], enquanto os mais baixos são relatados em países da África e do Sudeste Asiático.[24] No entanto, como mostra a Figura 4.15, os níveis globais relativamente elevados de cárie entre as crianças de 12 anos de idade na Europa decorrem principalmente dos níveis de cárie elevados em países do Leste Europeu.

Os países europeus ocidentais têm baixos níveis de cárie entre crianças de 12 anos de idade, embora não sejam tão baixos quanto os observados em muitos países da África e do Sudeste Asiático. Os baixos níveis de cárie global entre os países da África e do Sudeste Asiático, particularmente Tanzânia, Gana, Nigéria, Eritreia, Sudão, Egito, Quênia, Nepal e China (Figura 4.15), são contrastados por níveis de cárie ocasionalmente bastante elevados, por exemplo, no Gabão, na Índia e nas Filipinas. Entre os países do Oriente Médio, a Arábia Saudita destaca-se como tendo os mais altos níveis de cáries, observados na década de 2000 entre crianças de 12 anos de idade.

As cáries dentárias em adultos também são monitoradas pelo indicador de faixa etária de 35 a 44 anos. Os dados para C_3POD entre indivíduos dessa faixa demonstram que os mais altos níveis de cárie são encontrados nos países altamente industrializados da Europa, na

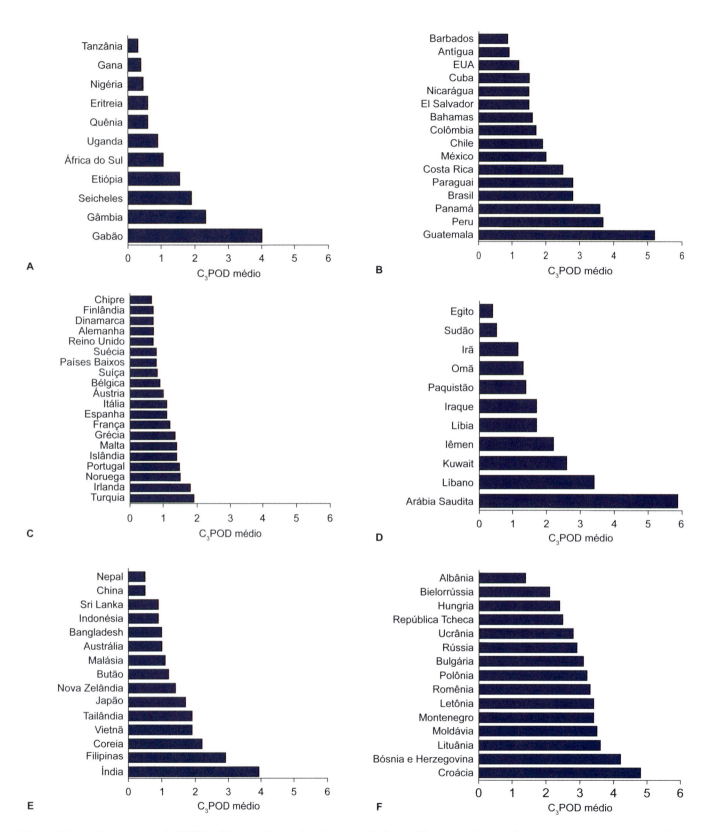

Figura 4.15 A a F. Contagens do C_3POD médio em crianças de 12 anos de idade em diferentes países, conforme o relatado nos bancos de dados do Programa Perfil de Saúde Bucal País/Área da OMS nos anos 2000.

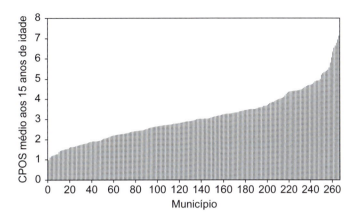

Figura 4.16 Variação entre os 267 municípios dinamarqueses nas contagens de C₃POS médias para crianças de 15 anos de idade no ano de 2003. Observa-se a diferença de 8 vezes entre o município com a menor C₃POS média (cerca de 1) e aquele com a média mais alta de C₃POS (cerca de 8). Dados fornecidos por cortesia do Dr. Jens Heidmann.

América do Norte e na Austrália, assim como a maioria dos países latino-americanos tem níveis de cárie muito altos entre os adultos. Em contraste, os países em desenvolvimento da África e do Sudeste Asiático, com exceção das Filipinas, onde as cáries florescem, têm níveis muito baixos de cárie[152] entre os indivíduos de 35 a 44 anos de idade.

Os determinantes da variação em todos os países nos níveis de cárie são as mesmas condições de vida que determinam a variação intrapopulacional na ocorrência de cárie e na maioria dos outros resultados das condições de saúde – ou seja, as amplas circunstâncias sociais e ambientais em que as pessoas nascem, crescem, vivem, trabalham e envelhecem[151,152], que influenciam um número de determinantes sociocomportamentais mais proximais, incluindo práticas de nutrição e dietética, higiene bucal e geral e cobertura de cuidados de saúde bucal e geral.[25,81,151,152]

Quando | Tendências da cárie

Como aludido anteriormente, a cárie dentária está em declínio na maioria dos países ao redor do mundo (Figura 4.17), sendo exaustivamente documentado nos países altamente industrializados[7,29,35,47,48,52,55,74,83,85,92,97,134,135,153,159,173,182,191,197], da Europa Oriental[3,112,113,184,198], da América Latina e do Caribe[14,21,36,41,116,180] e os africanos.[39,40] Mesmo nos países africanos já com baixos índices de cárie, para os quais poderia se esperar um aumento da incidência de cárie, tem-se testemunhado uma tendência predominantemente descendente[39] ou a estabilidade relativa dos níveis.[41]

A maioria dos estudos a partir dos quais o declínio da cárie é inferido foi realizada entre crianças e adolescentes. Embora se tenham levantado preocupações de que o declínio dos níveis de cárie entre crianças e adolescentes apenas representaria um atraso no desenvolvimento da cárie[58], há poucas dúvidas de que também se manifesta no adulto jovem e nos grupos de populações de meia-idade.[55,58,78,85,171,196] As tendências entre os grupos etários mais velhos são agravadas pela tendência simultânea para o aumento da retenção de dentes e redução do edentulismo[83,85,171], que leva à observação de maiores contagens médias de CPO entre os grupos etários mais velhos de coortes de nascimento mais tardio do que o observado nas gerações anteriores. A Figura 4.18 mostra como o declínio da incidência de cáries tem se disseminado entre os jovens e adultos suecos de meia-idade, enquanto a maior retenção dos dentes e a frequência reduzida de edentulismo resultaram nas maiores contagens médias C₁OS entre os indivíduos de 60, 70 e 80 anos de idade, nas duas pesquisas mais recentes.[83]

Regularmente, tem se declarado que a incidência de cáries esteja aumentando novamente.[11] Com efeito, existem relatos que parecem indicar uma tendência para um aumento nos níveis de cáries[72,82], particularmente entre crianças pequenas. No entanto, em muitos desses relatos, os pontos cronológicos comparados não são distantes. Conforme indicado na Figura 4.19, que se baseia em dados nacionais dinamarqueses, é realmente possível, particularmente para crianças pequenas, observar tendências a curto prazo para o "aumento das cáries" sobrepostas às de longo prazo para um declínio da doença. Outra ilustração desse fenômeno é a afirmação feita há mais de uma década para uma reversão no declínio dos níveis de cáries entre crianças norueguesas[72], sendo, mais tarde, refutada.[73]

Por quê | Causas das cáries

Por volta de 1950, estudos ecológicos realizados por Toverud demonstraram que o declínio dos níveis de cárie em crianças norueguesas durante a Segunda Guerra Mundial e o subsequente aumento nos anos pós-guerra foram quase imagens especulares das mudanças no fornecimento de alimentos, incluindo o consumo médio de açúcar *per capita*.[188-190] As observações foram logo apoiadas por provas experimentais da relação causal por meio do estudo de Vipeholm[70], uma análise longitudinal com duração de 5 anos dos incrementos de cárie entre grupos de pessoas mentalmente deficientes e institucionalizadas alimentadas, de maneira experimental, com várias dietas artificiais altamente cariogênicas. Algumas dessas dietas envolviam o consumo entre as refeições de até 24 caramelos grandes por dia! Os resultados do estudo de Vipeholm sugeriram que os parâmetros-chave para o desenvolvimento de cáries foram a frequência de consumo de açúcar e a rigidez dos itens alimentares que continham açúcares. Até a década de 1960, em grande parte, as cáries dentárias eram consideradas uma doença dietética com um componente de suscetibilidade hereditária para a cárie.[185] Contudo, o trabalho experimental realizado em animais por Keyes[100], destinado a explorar a base da hereditariedade genética para a "suscetibilidade" percebida pelo indivíduo para desenvolvimento de cáries[185], em vez disso, estimulou um interesse considerável pela placa bacteriana, quando foram identificadas causas estritamente biológicas da cárie. Desde então, pesquisas etiológicas da cárie mantiveram-se concentradas nesse triângulo de dieta/açúcar, placa/bactérias e hospedeiro/dente, embora a ênfase em cada um tenha variado ao longo do tempo. Como exemplo, as pesquisas mais recentes indicam que as associações entre açúcar e cáries são muito mais fracas em populações contemporâneas do que o foram no caso de meados do século 20[31,140,208], e a investigação dietética foi atenuada em favor da pesquisa do biofilme, favorecendo também, mais recentemente, as pesquisas sobre a "suscetibilidade" genética às cáries.[64,175,199,214]

34 Parte 1 • Cárie Dentária | O Que é e Quão Disseminada Está Globalmente

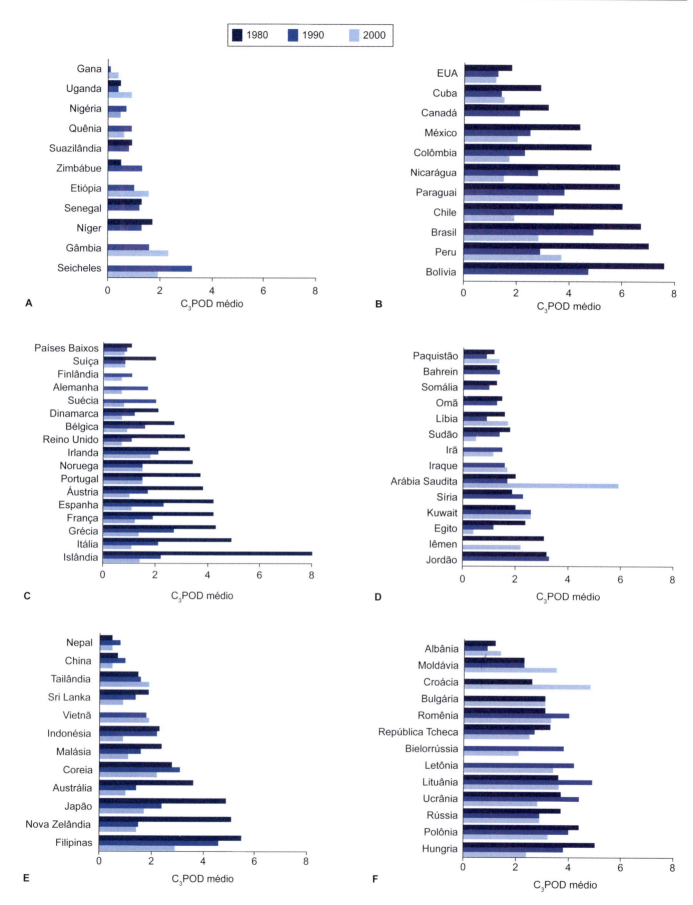

Figura 4.17 A a F. Contagens do C₃POD médio em crianças de 12 anos de idade em diferentes países, conforme relatado nos bancos de dados do Programa Perfil de Saúde Bucal País/Área da OMS nos anos de 1980, 1990 e 2000.

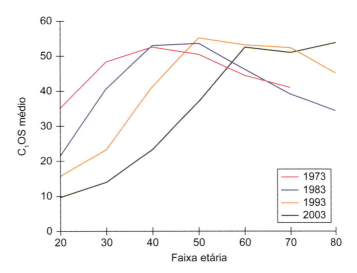

Figura 4.18 Contagens C_1OS médias registradas entre adultos suecos com 20, 30, 40, 50, 60, 70 e 80 anos em cada uma das quatro pesquisas realizadas em 1973, 1983, 1993 e 2003.[83]

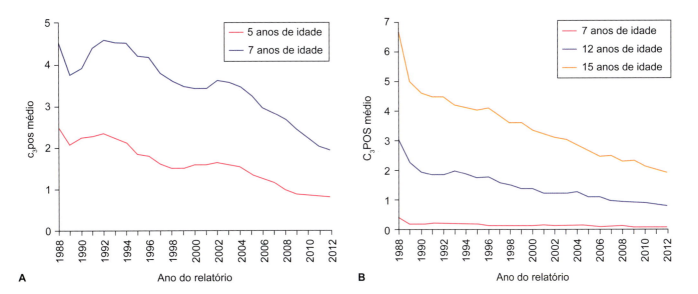

Figura 4.19 A e B. Tendências nas contagens c_3pos médias para crianças dinamarquesas de 5 e 7 anos de idade e nas contagens C_3POS médias para crianças dinamarquesas de 7, 12 e 15 anos de idade, como obrigatoriamente relatado às Autoridades de Saúde e Medicamentos da Dinamarca durante o período de 1988 a 2012.

Causas proximais, estritamente biológicas

Do ponto de vista biológico, a etiopatogenia das cáries dentárias é evidente: agentes microbianos no biofilme formado na superfície dos dentes produzem ácidos em resposta ao serem alimentados com carboidratos fermentáveis da dieta. Quando esses episódios de produção de ácidos são suficientemente intensos, o resultado é uma perda líquida do conteúdo de minerais que marca a lesão de cárie incipiente na superfície do dente. Basicamente, esse modelo causal compreende três componentes – o dente, a placa bacteriana e a dieta – e é conhecido como tríade de Keyes[101] (Figura 4.20).

Mais tarde, esse modelo estritamente biológico para a etiopatogenia das cáries foi expandido para incluir mais fatores biológicos, como o fluxo salivar, a capacidade-tampão e as taxas de depuração de açúcar[59], além de alguns fatores sociocomportamentais na periferia do modelo (Figura 4.21). Não se consideraram esses fatores sociocomportamentais causas genuínas de cárie, porque se percebeu que sua associação com a doença não derivava apenas pelo fato de serem associados aos determinantes estritamente biológicos, as causas de cárie "reais" percebidas.[59] É importante observar que o tempo foi adicionado ao modelo, para indicar a necessidade para um desvio no processo envolvendo múltiplos episódios de desmineralização e remineralização. Outra interpretação do fator tempo no modelo é que ele serve como uma caixa-preta de causas não observadas ou ignoradas. Em qualquer caso, essa visão biológica estreita da etiopatogenia das cáries resultou em uma série de artigos que discutem o papel relativo dos fatores causais estritamente biológicos em uma perspectiva a jusante que vai desde a placa dental até seus componentes microbianos específicos, da dieta a seus elementos de carboidratos diferentes, dos fluidos bucais que circundam os dentes até seus componentes constituintes e desde a superfície própria dos dentes até os oligoelementos do esmalte e a estrutura cristalina (conferir Capítulos 6 a 8).

No entanto, esse entendimento estritamente biológico da etiopatogenia das cáries em uma superfície do dente é insuficiente para compreender a ocorrência de cáries nos indivíduos e nas populações.[76,79] É verdade que há uma série de evidências experimentais

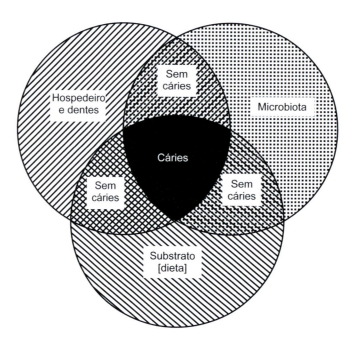

Figura 4.20 Tríade de Keyes. Três círculos sobrepostos indicam que a concentricidade nos fatores no hospedeiro, microbiota e substrato é necessária para a atividade da cárie.[101] Reproduzida, com autorização, de John Wiley & Sons.

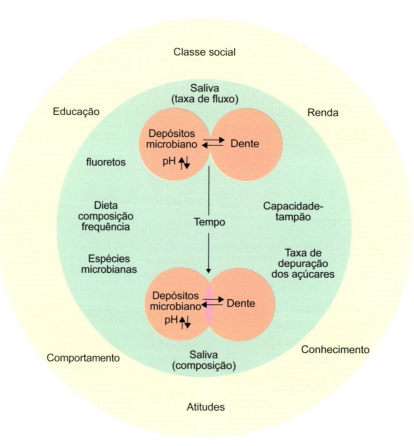

Figura 4.21 Modelo de Fejerskov e Manji para a etiopatogenia das cáries. Adaptada de Fejerskov e Manji, 1990.[59] Reproduzida, com autorização, da Faculdade de Odontologia da Universidade de Carolina do Norte, EUA.

de estudos humanos que apoiam a influência da abstenção de procedimentos de higiene bucal e exposições frequentes à sacarose no desenvolvimento das cáries, como o estudo de Vipeholm[70], assim como sobre o efeito dos cuidados de higiene bucal e dos dentifrícios ou enxaguatórios à base de fluoreto na remineralização das lesões de cárie induzidas experimentalmente (conferir Capítulos 13 e 14). Embora esses estudos experimentais possam "provar os princípios", continuam sendo experimentais (ou seja, inteiramente controlados pelos cientistas), e os resultados apenas delineiam os mecanismos biológicos mais proximais que sustentam a formação de uma lesão de cárie em uma superfície do dente.

Esses estudos não explicam por que algumas pessoas têm pior higiene bucal ou consomem mais alimentos "cariogênicos" do que outras, bem como não apresentam nenhuma indicação de que as intervenções experimentais (como a abstenção de procedimentos de higiene bucal e os bochechos frequentes com sacarose) são relevantes em algum ponto além do contexto da situação experimental. Mesmo assim, são precisamente os resultados desses estudos experimentais que formam a base para as medidas de controle das cáries utilizadas por médicos no tratamento de pacientes individuais (aconselhamento dietético, instruções de higiene bucal e cremes dentais com flúor). Muitos clínicos, no entanto, também testemunharão a respeito dos problemas consideráveis que encontram ao tentar fazer com que seus pacientes com tendência a cáries se comportem da maneira como esse profissional, com base nessa prova experimental, considera de melhor interesse do paciente, como higienizar os dentes regularmente utilizando creme dental com flúor, e evitar práticas alimentares pouco saudáveis. Isso ocorre justamente porque o modelo etiopatogênico estritamente biológico para o desenvolvimento de cáries é, de maneira manifesta, insuficiente para a explicação da ocorrência de cáries em indivíduos e populações.

Olhar para as causas a montante de cáries

As limitações do modelo estritamente biológico da relação causal das cáries repousam na incapacidade de explicar por que algumas pessoas têm muitas cáries e outras não, e a razão pela qual os níveis de cáries são elevados em algumas populações e baixos em outras.[76,79] Deve-se compreender que é preciso abordar a etiopatogenia dos fatores etiopatogênicos. Em outras palavras, deve-se explicar por que os biofilmes podem permanecer sobre os dentes por dias, semanas e anos e, por isso, existem quedas frequentes e extensas no pH desse biofilme, bem como por que não há flúor nos fluidos bucais. Isso se assemelha a perguntar por que algumas pessoas negligenciam ou esquecem de fazer sua higiene bucal, consomem refeições baratas e rápidas ricas em gorduras e açúcares e não ficam motivadas a comprar e usar regularmente cremes dentais apropriados.

Nesse ponto, uma série de modelos de escolha racional comportamental geralmente são invocados para dizer que é principalmente a falta de conhecimento e de habilidades que forma as atitudes das pessoas e as levam a comportamentos indesejáveis. Esse pensamento, além de culpar inadequadamente as vítimas de cárie extensa[38,200], ignora o fato de que os comportamentos individuais, como aqueles relacionados com a higiene e a dieta, são socialmente determinados e os contextos sociais mais amplos em que as pessoas nascem e crescem, trabalham e envelhecem determinam as oportunidades e as restrições que moldam os comportamentos individuais[38] (ver Figura 4.13).

Embora não esteja nas mãos dos clínicos odontológicos lidar com esses principais guias estruturais da ocorrência de cáries, seja em indivíduos, seja em populações, esses profissionais devem estar cientes de que os comportamentos individuais são incorporados nos contextos sociais mais amplos dos pacientes, circunstâncias que podem prever restrições não passíveis de correção por instruções de higiene oral e aconselhamento dietético.

Referências bibliográficas

1. Agbaje JO, Lesaffre E, Declerck D. Assessment of caries experience in epidemiological surveys: a review. Community Dent Health. 2012;29:14-19.
2. Agbaje JO, Mutsvari T, Lesaffre E, Declerck D. Measurement, analysis and interpretation of examiner reliability in caries experience surveys: some methodological thoughts. Clin Oral Investig. 2012;16:117-27.
3. Aleksejuniene J, Holst D, Balciuniene I. Factors influencing the caries decline in Lithuanian adolescents – trends in the period 1993-2001. Eur J Oral Sci. 2004;112:3-7.
4. Antunes JL, Narvai PC, Nugent ZJ. Measuring inequalities in the distribution of dental caries. Community Dent Oral Epidemiol. 2004;32:41-8.
5. Armfield JM, Spencer AJ. Quarter of a century of change: caries experience in Australian children, 1977-2002. Aust Dent J. 2008;53:151-9.
6. Armfield JM, Spencer AJ, Slade GD. Changing inequalities in the distribution of caries associated with improving child oral health in Australia. J Public Health Dent. 2009;69:125-34.
7. Athanassouli I, Mamai-Homata E, Panagopoulos H, Koletsi-Kounari H, Apostolopoulos A. Dental caries changes between 1982 and 1991 in children aged 6–12 in Athens, Greece. Caries Res. 1994;28:378-82.
8. Baelum V. What is an appropriate caries diagnosis? Acta Odontol Scand. 2010;68:65-79.
9. Baelum V, Machiulskiene V, Nyvad B, Richards A, Vath M. Application of survival analysis to carious lesion transitions in intervention trials. Community Dent Oral Epidemiol. 2003;31:252-60.
10. Baelum V, Heidmann J, Nyvad B. Dental caries paradigms in diagnosis and diagnostic research. Eur J Oral Sci. 2006;114:263-77.
11. Bagramian RA, Garcia-Godoy F, Volpe AR. The global increase in dental caries. A pending public health crisis. Am J Dent. 2009;22:3-8.
12. Batchelor P, Sheiham A. The limitations of a 'high-risk' approach for the prevention of dental caries. Community Dent Oral Epidemiol. 2002;30:302-12.
13. Batchelor PA, Sheiham A. Grouping of tooth surfaces by susceptibility to caries: a study in 5-16 year-old children. BMC Oral Health. 2004;4:2.
14. Beltrán-Aguilar ED, EstupinanDay S, Baez R. Analysis of prevalence and trends of dental caries in the Americas between the 1970s and 1990s. Int Dent J. 1999;49:322-9.
15. Beltrán-Aguilar ED, Barker LK, Canto MT, Dye BA, Gooch BF, Griffin SO, et al. Surveillance for dental caries, dental sealants, tooth retention, edentulism, and enamel fluorosis – United States 1988-1994 and 1999-2002. MMWR Morb Mortal Wkly Rep. 2005;54(SS-3):1-48.
16. Benigeri M, Payette M, Brodeur JM. Comparison between the DMF indices and two alternative composite indicators of dental health. Community Dent Oral Epidemiol. 1998;26:303-9.
17. Bernabe E, Hobdell MH. Is income inequality related to childhood dental caries in rich countries? J Am Dent Assoc. 2010;141:143-9.
18. Bjarnason S, Finnbogason SY, Holbrook P, Kohler B. Caries experience in Icelandic 12-year-old urban children between 1984 and 1991. Community Dent Oral Epidemiol. 1993;21:195-7.
19. Blair YI, McMahon AD, Macpherson LM. Comparison and relative utility of inequality measurements: as applied to Scotland's child dental health. PLoS One. 2013;8:e58593.
20. Bonanato K, Pordeus IA, Moura-Leite FR, Ramos-Jorge ML, Vale MP, Paiva SM. Oral disease and social class in a random sample of five-year-old preschool children in a Brazilian city. Oral Health Prev Dent. 2010;8:125-32.
21. Bonecker M, Cleaton-Jones P. Trends in dental caries in Latin American and Caribbean 5-6- and 11-13-year-old children: a systematic review. Community Dent Oral Epidemiol. 2003;31:152-7.
22. Bower E, Gulliford M, Steele J, Newton T. Area deprivation and oral health in Scottish adults: a multilevel study. Community Dent Oral Epidemiol. 2007;35:118-29.

23. Bratthall D. Introducing the Significant Caries Index together with a proposal for a new global oral health goal for 12-year-olds. Int Dent J. 2000;50:378-84.
24. Bratthall D. Estimation of global DMFT for 12-years-olds in 2004. Int Dent J. 2005;55:370-2.
25. Bratthall D, Petersen PE, Stjernsward JR, Brown LJ. Oral and craniofacial diseases and disorders. In: Jamison DT, Breman JG, Measham AR, Alleyne G, Claeson M, Evans DB et al. (eds.). Disease control priorities in developing countries. 2. ed. Washington, DC: World Bank; 2006.
26. Broadbent JM, Thomson WM. For debate: problems with the DMF index pertinent to dental caries data analysis. Community Dent Oral Epidemiol. 2005;33:400-9.
27. Broadbent JM, Thomson WM, Poulton R. Progression of dental caries and tooth loss between the third and fourth decades of life: a birth cohort study. Caries Res. 2006;40:459-65.
28. Broadbent JM, Thomson WM, Poulton R. Trajectory patterns of dental caries experience in the permanent dentition to the fourth decade of life. J Dent Res. 2008;87:69-72.
29. Brown LJ, Wall TP, Lazar V. Trends in caries among adults 18 to 45 years old. J Am Dent Assoc. 2002;133:827-34.
30. Burt BA. How useful are cross-sectional data from surveys of dental caries? Community Dent Oral Epidemiol. 1997;25:36-41.
31. Burt BA, Pai S. Sugar consumption and caries risk: a systematic review. J Dent Educ. 2001;65:1017-23.
32. Cabral ED, Caldas Jr AF, Cabral HAM. Influence of the patient's race on the dentist's decision to extract or retain a decayed tooth. Community Dent Oral Epidemiol. 2005;33:461-6.
33. Carlos JP, Gittelsohn AM. Longitudinal studies of the natural history of caries. II. A life-table study of caries incidence in the permanent teeth. Arch Oral Biol. 1965;10:739-51.
34. Carlos JP, Gittelsohn AM. Longitudinal studies of the natural history of caries. I. Eruption patterns of the permanent teeth. J Dent Res. 1965;44:509-16.
35. Carvalho JC, D'Hoore W, Van Nieuwenhuysen JP. Caries decline in the primary dentition of Belgian children over 15 years. Community Dent Oral Epidemiol. 2004;32:277-82.
36. Carvalho JC, Figueiredo MJ, Vieira EO, Mestrinho HD. Caries trends in Brazilian non-privileged preschool children in 1996 and 2006. Caries Res. 2009;43:2-9.
37. Chestnutt IG, Schafer F, Jacobson AP, Stephen KW. Incremental susceptibility of individual tooth surfaces to dental caries in Scottish adolescents. Community Dent Oral Epidemiol. 1996;24:11-16.
38. Chin NP, Monroe A, Fiscella K. Social determinants of (un)healthy behaviors. Educ Health. 2000;13:317-28.
39. Cleaton-Jones P, Fatti P. Dental caries trends in Africa. Community Dent Oral Epidemiol. 1999;27:316-20.
40. Cleaton-Jones P, Fatti P. Dental caries in children in South Africa and Swaziland: a systematic review 1919-2007. Int Dent J. 2009;59:363-8.
41. Cleaton-Jones P, Fatti P, Bonecker M. Dental caries trends in 5-to 6-year-old and 11- to 13-year-old children in three UNICEF designated regions – Sub Saharan Africa, Middle East and North Africa, Latin America and Caribbean: 1970-2004. Int Dent J. 2006;56:294-300.
42. Cohen J. A coefficient of agreement for nominal scales. Educ Psychol Meas. 1960;20:37-46.
43. Commission on Social Determinants of Health. Closing the gap in a generation. Health equity through action on the social determinants of health. Final report of the Commission on Social Determinants of Health. Geneva: World Health Organization; 2008. p. 1-256.
44. Costa SM, Martins CC, Bonfim Mde L, Zina LG, Paiva SM, Pordeus IA, Abreu MH. A systematic review of socioeconomic indicators and dental caries in adults. Int J Environ Res Publ Health. 2012;9:3540-74.
45. Cypriano S, Hoffmann RH, de Sousa Mda L, Wada RS. Dental caries experience in 12-year-old schoolchildren in southeastern Brazil. J Appl Oral Sci. 2008;16:286-92.
46. Danish Health and Medicines Authority (Sundhedsstyrelsen). Indberetning pa borne-og ungdomstandplejeomradet. Copenhagen: Danish Health and Medicines Authority (Sundhedsstyrelsen); 2000.
47. Davies MJ, Spencer AJ, Slade GD. Trends in dental caries experience of school children in Australia – 1977 to 1993. Austr Dent J. 1997;42:389-94.

48. De Liefde B. The decline of caries in New Zealand over the past 40 years. NZ Dent J. 1998;94:109-13.
49. Do LG. Distribution of caries in children: variations between and within populations. J Dent Res. 2012;91:536-43.
50. Do LG, Spencer AJ, Slade GD, Ha DH, Roberts-Thomson KF, Liu P. Trend of income-related inequality of child oral health in Australia. J Dent Res. 2010;89:959-64.
51. Donaldson AN, Everitt B, Newton T, Steele J, Sherriff M, Bower E. The effects of social class and dental attendance on oral health. J Dent Res. 2008;87:60-4.
52. Downer MC. Time trends in caries experience of children in England and Wales. Caries Res. 1992;26:466-72.
53. Drury TF, Garcia I, Adesanya M. Socioeconomic disparities in adult oral health in the United States. Ann N Y Acad Sci. 1999;896:322-4.
54. Dye BA, Thornton-Evans G. Trends in oral health by poverty status as measured by Healthy People 2010 objectives. Public Health Rep. 2010;125:817-30.
55. Dye BA, Tan S, Smith V, Lewis BG, Barker LK, Thornton-Evans G, Eke PI, Beltrán-Aguilar ED, Horowitz AM, Li CH. Trends in oral health status: United States, 1988-1994 and 1999-2004. Vital Health Statistics, Series 11, Number 248. Hyattsville, MD: U.S. Department of Health and Human Services; 2007. p. 1-92.
56. Edelstein BL. The dental caries pandemic and disparities problem. BMC Oral Health. 2006; 6(Suppl 1):S2.
57. Edelstein BL, Douglass CW. Dispelling the myth that 50 percent of U.S. schoolchildren have never had a cavity. Public Health Rep. 1995;110:522-30;discussion 1, 31-3.
58. Eriksen HM. Has caries merely been postponed? Acta Odontol Scand. 1998;56:173-5.
59. Fejerskov O, Manji F. Reactor paper: Risk assessment in dental caries. In: Bader JD (Ed.). Risk assessment in dentistry. Chapel Hill, NC: University of North Carolina Dental Ecology; 1990. p. 215-7.
60. Finlayson TL, Williams DR, Siefert K, Jackson JS, Nowjack-Raymer R. Oral health disparities and psychosocial correlates of self-rated oral health in the National Survey of American Life. Am J Public Health. 2010;100(Suppl 1):S246-55.
61. Flinck A, Kallestal C, Holm AK, Allebeck P, Wall S. Distribution of caries in 12-year-old children in Sweden. Social and oral health – related behavioural patterns. Community Dent Health. 1999;16:160-5.
62. Fuller E, Steele J, Watt R, Nuttall N. 1: Oral health and function – a report from the Adult Dental Health Survey 2009. In: O'Sullivan I, Lader D, eds. Adult dental health survey 2009. NHS Information Centre. 2011:1-42.
63. Fyffe HE, Deery C, Nugent ZJ, Nuttall NM, Pitts NB. Effect of diagnostic threshold on the validity and reliability of epidemiological caries diagnosis using the Dundee Selectable Threshold Method for caries diagnosis (DSTM). Community Dent Oral Epidemiol. 2000;28:42-51.
64. Gasse B, Grabar S, Lafont AG, Quinquis L, Opsahl Vital S, Davit-Beal T, et al. Common SNPs of AmelogeninX (AMELX) and dental caries susceptibility. J Dent Res. 2013;92:418-24.
65. Gatou T, Koletsi Kounari H, Mamai-Homata E. Dental caries prevalence and treatment needs of 5- to 12-year-old children in relation to area-based income and immigrant background in Greece. Int Dent J. 2011;61:144-51.
66. Gilbert GH, Foerster U, Dolan TA, Duncan RP, Ringelberg ML. Twenty-four month coronal caries incidence: the role of dental care and race. Caries Res. 2000;34:367-79.
67. Gokalp S, Dogan BG. Root caries in 35-44 and 65-74 year-olds in Turkey. Community Dent Health. 2012;29:233-8.
68. Grainger RM. Epidemiological data. In: Chilton NW, ed. Design and analysis in oral and dental research. Philadelphia: Lippincott; 1967. p. 311-53.
69. Guarnizo-Herreno CC, Wehy GL. Explaining racial/ethnic disparities in children's dental health: a decomposition analysis. Am J Public Health. 2012;102:859-66.
70. Gustafsson BE, Quensel CE, Lanke LS, Lundqvist C, Grahnen H, Bonow BE, Krasse B. The Vipeholm dental caries study; the effect of different levels of carbohydrate intake on caries activity in 436 individuals observed for five years. Acta Odontol Scand. 1954;11:232-64.
71. Hannigan A, O'Mullane DM, Barry D, Schafer F, Roberts AJ. A caries susceptibility classification of tooth surfaces by survival time. Caries Res. 2000;34:103-8.

72. Haugejorden O, Birkeland JM. Evidence for reversal of the caries decline among Norwegian children. Int J Paediatr Dent. 2002;12:306-15.
73. Haugejorden O, Birkeland JM. Analysis of the ups and downs of caries experience among Norwegian children aged five years between 1997 and 2003. Acta Odontol Scand. 2005;63:115-22.
74. Haugejorden O, Birkeland JM. Ecological time-trend analysis of caries experience at 12 years of age and caries incidence from age 12 to 18 years: Norway 1985-2004. Acta Odontol Scand. 2006;64:368-75.
75. Heegaard KM, Holm-Pedersen P, Bardow A, Hvidtfeldt UA, Gronbaek M, Avlund K. The Copenhagen Oral Health Senior Cohort: design, population and dental health. Gerodontology. 2011;28:165-76.
76. Holst D. Causes and prevention of dental caries: a perspective on cases and incidence. Oral Health Prev Dent. 2005;3:9-14.
77. Holst D. Oral health equality during 30 years in Norway. Community Dent Oral Epidemiol. 2008;36:326-34.
78. Holst D, Schuller AA. Oral health changes in an adult Norwegian population: a cohort analytical approach. Community Dent Oral Epidemiol. 2000;28:102-11.
79. Holst D, Schuller AA, Aleksejuniene J, Eriksen HM. Caries in populations a theoretical, causal approach. Eur J Oral Sci. 2001;109:143-8.
80. Holtfreter B, Berg MH, Kocher T, Schiffner U, Hoffmann T, Micheelis W. Change in FS-T index in adults in the German national oral health surveys between 1989 and 2005. Community Dent Oral Epidemiol. 2013;41:251-60.
81. Hosseinpoor AR, Itani L, Petersen PE. Socio-economic inequality in oral healthcare coverage: results from the World Health Survey. J Dent Res. 2012;91:275-81.
82. Hu D, Liu D. Trends of caries prevalence and experience in children in Chengdu City, West China, 1982-1990. Community Dent Oral Epidemiol. 1992;20:308-9.
83. Hugoson A, Koch G. Thirty year trends in the prevalence and distribution of dental caries in Swedish adults (1973-2003). Swed Dent J. 2008;32:57-67.
84. Hugoson A, Koch G, Slotte C, Bergendal T, Thorstensson B, Thorstensson H. Caries prevalence and distribution in 20-80-year-olds in Jonkoping, Sweden, in 1973, 1983, and 1993. Community Dent Oral Epidemiol. 2000;28:90-6.
85. Hugoson A, Koch G, Helkimo AN, Lundin S-A. Caries prevalence and distribution in individuals aged 3-20 years in Jonkoping, Sweden, over a 30-year period (1973-2003). Int J Paediatr Dent. 2008;18:18-26.
86. Ismail AI. Clinical diagnosis of precavitated carious lesions. Community Dent Oral Epidemiol. 1997;25:13-23.
87. Ismail AI. Visual and visuo-tactile detection of dental caries. J Dent Res. 2004;83(Spec Iss C):C56-C66.
88. Ismail AI, Hasson H, Sohn W. Dental caries in the second millennium. Washington, DC: NIH Consensus Development Conference on Dental Caries Diagnosis and Management; 2001.
89. Jarvinen S. Epidemiologic characteristics of dental caries: relation of DMFS to DMFT. Community Dent Oral Epidemiol. 1983; 11:363-6.
90. Jarvinen S. Epidemiologic characteristics of dental caries: relation of DMFT and DMFS to proportion of children with DMF teeth. Community Dent Oral Epidemiol. 1985;13:235-7.
91. Jones CP. Invited commentary: 'Race, racism, and the practice of epidemiology'. Am J Epidemiol. 2001;154:299-304.
92. Kalsbeek H, Truin GJ, van Rossum GMJM, van Rijkom HM, Poorterman JHG, Verrips GH. Trends in caries prevalence in Dutch adults between 1983 and 1995. Caries Res. 1998;32:160-5.
93. Kaste LM, Selwitz RH, Oldakowski RJ, Brunelle JA, Winn DM, Brown LJ. Coronal caries in the primary and permanent dentition of children and adolescents 1-17 years of age: United States, 1988-1991. J Dent Res. 1996;75 spec no.:631-41.
94. Katz RV, Meskin LH. Testing the internal and external validity of a simplified dental caries index on an adult population. Community Dent Oral Epidemiol. 1976;4:227-31.
95. Kaufman JS, Cooper RS. Commentary: Considerations for use of racial/ethnic classification in etiologic research. Am J Epidemiol. 2001;154:291-8.
96. Kaufman JS, Cooper RS. Race in epidemiology: new tools, old problems. Ann Epidemiol. 2008;18:119-23.

97. Kawashita Y, Kitamura M, Saito T. Monitoring time-related trends in dental caries in permanent teeth in Japanese national surveys. Int Dent J. 2012;62:100-5.
98. Kelly JE, Harvey CR. Basic data on dental examination findings of persons 1-74 years. United States, 1971-1974. Hyattsville, MD: US Department of Health, Education, and Welfare; 1979.
99. Kelly JE, Scanlon JV. Decayed, missing, and filled teeth among children, United States. Rockville, MD: US Department of Health, Education, and Welfare; 1971.
100. Keyes PH. The infectious and transmissible nature of experimental dental caries. Findings and implications. Arch Oral Biol. 1960;1:304-20.
101. Keyes PH. Recent advances in dental caries research. Bacteriology. Bacteriological findings and biological implications. Int Dent J. 1962;12:443-64.
102. Kingman A. A method of utilizing the subjects' initial caries experience to increase efficiency in caries clinical trials. Community Dent Oral Epidemiol. 1979;7:87-90.
103. Kingman A. Acceptance criteria for clinical caries models. In: Stookey GK (Ed.). Proceedings of the 7th Indiana Conference Clinical Models Workshop: Remin-Demin, Precavitation, Caries. Indianapolis; 2005. p. 79-98.
104. Kingman A, Selwitz RH. Proposed metods for improving the efficiency of the DMFS index in assessing initiation and progression of dental caries. Community Dent Oral Epidemiol. 1997;25:60-8.
105. Klein H, Palmer CE. Dental caries in American Indian children. Public Health Bulletin no. 239 ed. Washington, DC: US Treasury Department Public Health Service; 1937. p. 1-54.
106. Klein H, Palmer CE. Studies on dental caries. V. Familial resemblance in the caries experience of siblings. Public Health Rep. 1938;53:1353-64.
107. Klein H, Palmer CE. Community economic status and the dental problem of school children. Public Health Rep. 1940;55:187-205.
108. Klein H, Shimizu T. The family and dental disease. 1. DMF experience among husbands and wives. J Am Dent Assoc. 1945;32:945-55.
109. Knutson JW. Epidemiological trend patterns of dental caries prevalence data. J Am Dent Assoc. 1958;57:821-9.
110. Krustrup U, Petersen PE. Dental caries prevalence among adults in Denmark – the impact of socio-demographic factors and use of oral health services. Community Dent Health. 2007;24:225-32.
111. Kumanyika S, Jeffery RW, Morabia A, Ritenbaugh C, Antipatis VJ. Obesity prevention: the case for action. Int J Obes. 2002;26:425-36.
112. Kunzel W. Trends in caries experience of 12-year-old children in east European countries. Int J Paediatr Dent. 1996;6:221-6.
113. Kunzel W, Fischer T, Lorenz R, Bruhmann S. Decline of caries prevalence after the cessation of water fluoridation in the former East Germany. Community Dent Oral Epidemiol. 2000;28:382-9.
114. Last JM (Ed.). A dictionary of epidemiology. Oxford: Oxford University Press; 1988.
115. Last JM. A dictionary of epidemiology. Oxford: Oxford University Press; 2001.
116. Lauris JR, da Silva Bastos R, de Magalhaes Bastos JR. Decline in dental caries among 12-year-old children in Brazil, 1980-2005. Int Dent J. 2012;62:308-14.
117. Leroy R, Bogaerts K, Lesaffre E, Declerck D. Multivariate survival analysis for the identification of factors associated with cavity formation in permanent first molars. Eur J Oral Sci. 2005;113:145-52.
118. Levin KA, Davies CA, Topping GV, Assaf AV, Pitts NB. Inequalities in dental caries of 5-year-old children in Scotland, 1993-2003. Eur J Public Health. 2009;19:337-42.
119. Levin KA, Davies CA, Douglas GV, Pitts NB. Urban-rural differences in dental caries of 5-year old children in Scotland. Soc Sci Med. 2010;71:2020-7.
120. Lewis JM. Improving dental health status indicators for evaluation. Community Dent Oral Epidemiol. 1996;24:32-6.
121. Lith A, Lindstrand C, Grondahl HG. Caries development in a young population managed by a restrictive attitude to radiography and operative intervention: II. A study at the surface level. Dentomaxillofac Radiol. 2002;31:232-9.
122. Locker D. Deprivation and oral health: a review. Community Dent Oral Epidemiol. 2000;28:161-9.
123. Lopez R, Fernandez O, Baelum V. Social gradients in periodontal diseases among adolescents. Community Dent Oral Epidemiol. 2006;34:184-96.

124. Lorenz MO. Methods of measuring the concentration of wealth. Am Stat Assoc. 1905;9:209-19.
125. Luan WM, Baelum V, Chen X, Fejerskov O. Dental caries in adult and elderly Chinese. J Dent Res. 1989;68:1771-6.
126. Macek MD, Beltran-Aguilar ED, Lockwood SA, Malvitz DM. Updated comparison of the caries susceptibility of various morphological types of permanent teeth. J Public Health Dent. 2003;63:174-82.
127. Machiulskiene V, Nyvad B, Baelum V. Prevalence and severity of dental caries in 12-year-old children in Kaunas, Lithuania 1995. Caries Res. 1998;32:175-80.
128. Machiulskiene V, Richards A, Nyvad B, Baelum V. Prospective study of the effect of post-brushing rinsing behaviour on dental caries. Caries Res. 2002;36:301-7.
129. Mamai-Homata E, Topitsoglou V, Oulis C, Margaritis V, Polychronopoulou A. Risk indicators of coronal and root caries in Greek middle aged adults and senior citizens. BMC Public Health. 2012;12:484.
130. Manji F, Fejerskov O, Baelum V. Pattern of dental caries in an adult rural population. Caries Res. 1989;23:55-62.
131. Mantonanaki M, Koletsi-Kounari H, Mamai-Homata E, Papaioannou W. Prevalence of dental caries in 5-year-old Greek children and the use of dental services: evaluation of socioeconomic, behavioural factors and living conditions. Int Dent J. 2013;63:72-9.
132. Marcenes WS, Sheiham A. Composite indicators of dental health: functioning teeth and the number of sound-equivalent teeth (T-Health). Community Dent Oral Epidemiol. 1993;21:374-8.
133. Marmot M, Bell R. Social determinants and dental health. Adv Dent Res. 2011;23:201-6.
134. Marthaler TM. Changes in dental caries 1953-2003. Caries Res. 2004;38:173-81.
135. Marthaler T, Menghini G, Steiner M. Use of the Significant Caries Index in quantifying the changes in caries in Switzerland from 1964 to 2000. Community Dent Oral Epidemiol. 2005;33:159-66.
136. Massler M, Pindborg JJ, Mohammed C. A compilation of epidemiologic studies in dental caries. Am J Public Health Nation Health. 1954;44:1357-62.
137. McDonald SP, Sheiham A. The distribution of caries on different tooth surfaces at varying levels of caries – a compilation of data from 18 previous studies. Community Dent Health. 1992;9:39-48.
138. Mejare I, Kallestal C, Stenlund H. Incidence and progression of approximal caries from 11 to 22 years of age in Sweden: a prospective radiographis study. Caries Res. 1999;33:93-100.
139. Miller AJ, Brunelle JA, Carlos JP, Brown LJ, Loe H. Oral health of United States adults. The national survey of oral health in U.S. employed adults and seniors: 1985-1986. National findings. Washington, DC: US Department of Health and Human Services; 1987.
140. Molgaard C, Andersen NL, Barkholt V, Grunnet N, Hermansen K, Nyvad B, Pedersen BK, Raben A, Rosenberg LC, Stender S. The impact of sugar on health. Ugeskr Laeger. 2003;165:4207-10 (in Danish).
141. Monse B, Heinrich-Weltzien R, Benzian H, Holmgren C, van Palenstein Helderman W. PUFA – an index of clinical consequences of untreated dental caries. Community Dent Oral Epidemiol. 2010;38:77-82.
142. Morita I, Nakagaki H, Yoshii S, Tsuboi S, Hayashizaki J, Mizuno K, Sheiham A. Is there a gradient by job classification in dental status in Japanese men? Eur J Oral Sci. 2007;115:275-9.
143. Namal N, Vehid S, Sheiham A. Ranking countries by dental status using the DMFT and FS-T indices. Int Dent J. 2005;55:373-6.
144. National Center for Health Statistics (US). Decayed, missing, and filled teeth in adults, United States, 1960-1962. Rockville, MD: US Department of Health, Education, and Welfare; 1967.
145. Nishi M, Stjernsward J, Carlsson P, Bratthall D. Caries experience of some countries and areas expressed by the Significant Caries Index. Community Dent Oral Epidemiol. 2002;30:296-301.
146. Okunseri C, Okunseri E, Garcia RI, Visotcky A, Szabo A. Predictors of dental care use: Findings from the national longitudinal study of adolescent health. J Adolesc Health. 2013;53:663-70.
147. Parner ET, Heidmann JM, Vath M, Poulsen S. A longitudinal study of time trends in the eruption of permanent teeth in Danish children. Arch Oral Biol. 2001;46:425-31.
148. Parner ET, Heidmann JM, Vaeth M, Poulsen S. Surface-specific caries incidence in permanent molars in Danish children. Eur J Oral Sci. 2007;115:491-6.
149. Perera I, Ekanayake L. Social gradient in dental caries among adolescents in Sri Lanka. Caries Res. 2008;42:105-11.
150. Petersen PE. The World Oral Health Report 2003: continuous improvement of oral health in the 21 st century – the approach of the WHO Global Oral Health Programme. Community Dent Oral Epidemiol. 2003;31:3-23.
151. Petersen PE. Sociobehavioural risk factors in dental caries – international perspectives. Community Dent Oral Epidemiol. 2005;33:274-9.
152. Petersen PE, Bourgeois D, Ogawa H, Estupinan-Day S, Ndiaye C. The global burden of oral diseases and risks to oral health. Bull World Health Org. 2005;83:661-9.
153. Pieper K, Schulte AG. The decline in dental caries among 12-year-old children in Germany between 1994 and 2000. Community Dent Health. 2004;21:199-206.
154. Piovesan C, Mendes FM, Antunes JL, Ardenghi TM. Inequalities in the distribution of dental caries among 12-year-old Brazilian schoolchildren. Braz Oral Res. 2011;25:69-75.
155. Pitts NB. Discovering dental public health: from Fisher to the future. Community Dent Health. 1994;11:172-8.
156. Pitts NB. Diagnostic tools and measurements – impact on appropriate care. Community Dent Oral Epidemiol. 1997;25:24-35.
157. Pitts NB, Longbottom C. Preventive care advised (PCA)/operative care advised (OCA) – categorizing caries by the management option. Community Dent Oral Epidemiol. 1995;23:55-9.
158. Poulsen S, Horowitz HS. An evaluation of a hierarchical method of describing the pattern of dental caries attack. Community Dent Oral Epidemiol. 1974;2:7-11.
159. Poulsen S, Pedersen MM. Dental caries in Danish children: 1988-2001. Eur J Paediatr Dent. 2002;4:195-8.
160. Poulsen S, Heidmann J, Vaeth M. Lorenz curves and their use in describing the distribution of 'the total burden' of dental caries in a population. Community Dent Health. 2001;18:68-71.
161. Reid BC, Hyman JJ, Macek MD. Race/ethnicity and untreated dental caries: the impact of material and behavioral factors. Community Dent Oral Epidemiol. 2004;32:329-36.
162. Ringelberg ML, Matonski GM, Kimball AW. Dental caries – experience in three generations of families. J Public Health Dent. 1974;34:174-80.
163. Rose G. The strategy of preventive medicine. Oxford: Oxford University Press; 1992.
164. Sabbah W, Tsakos G, Chandola T, Sheiham A, Watt RG. Social gradients in oral and general health. J Dent Res. 2007;86:992-6.
165. Sabbah W, Tsakos G, Sheiham A, Watt RG. The effects of income and education on ethnic differences in oral health: a study in US adults. J Epidemiol Community Health. 2009;63:516-20.
166. Sanders AE, Slade GD, Turrell G, Spencer AJ, Marcenes W. The shape of the socioeconomic-oral health gradient: implications for theoretical explanations. Community Dent Oral Epidemiol. 2006;34:310-9.
167. Sanders AE, Lim S, Sohn W. Resilience to urban poverty: theoretical and empirical considerations for population health. Am J Public Health. 2008;98:1101-6.
168. Sanders AE, Turrell G, Slade GD. Affluent neighborhoods reduce excess risk of tooth loss among the poor. J Dent Res. 2008;87:969-73.
169. Sanders AE, Slade GD, John MT, Steele JG, Suominen-Taipale AL, Lahti S, Nuttall NM, Allen PF. A cross-national comparison of income gradients in oral health quality of life in four welfare states: application of the Korpi and Palme typology. J Epidemiol Community Health. 2009;63:569-74.
170. Schiffner U, Hoffmann T, Kerschbaum T, Micheelis W. Oral health in German children, adolescents, adults and senior citizens in 2005. Community Dent Health. 2009;26:18-22.
171. Schuller AA, Holst D. Changes in the oral health status of adults from Trondelag, Norway, 1973-1983-1994. Community Dent Oral Epidemiol. 1998;26:201-8.
172. Schuller AA, Holst D. Oral status indicators DMFT and FS-T: reflections on index selection. Eur J Oral Sci. 2001;109:155-9.
173. Schutzhold S, Holtfreter B, Hoffmann T, Kocher T, Micheelis W. Trends in dental health of 35-to 44-year-olds in West and East Germany after reunification. J Public Health Dent. 2013;73:65-73.
174. Seppa L, Karkkainen S, Hausen H. Caries trends 1992-1998 in two low-fluoride Finnish towns formerly with and without fluoridation. Caries Res. 2000;34:462-8.

175. Shaffer JR, Feingold E, Wang X, Lee M, Tcuenco K, Weeks DE, Weyant RC, Crout R, McNeil DW, Marazita ML. GWAS of dental caries patterns in the permanent dentition. J Dent Res. 2013;92:38-44.
176. Shearer DM, Thomson WM, Caspi A, Moffitt TE, Broadbent JM, Poulton R. Family history and oral health: findings from the Dunedin Study. Community Dent Oral Epidemiol. 2012;40:105-15.
177. Sheiham A. Impact of dental treatment on the incidence of dental caries in children and adults. Community Dent Oral Epidemiol. 1997;25:104-12.
178. Sheiham A, Sabbah W. Using universal patterns of caries for planning and evaluating dental care. Caries Res. 2010;44:141-50.
179. Sheiham A, Maizels J, Maizels A. New composite indicators of dental health. Community Dent Health. 1987;4:407-14.
180. Souza ML, Bastos JL, Peres MA. Trends in dental caries rates in 12- and 13-year-old schoolchildren from Florianopolis (Brazil) between 1971 and 2005. Oral Health Prev Dent. 2006;4:187-92.
181. Spencer AJ. Skewed distributions – new outcome measures. Community Dent Oral Epidemiol. 1997;25:52-9.
182. Stecksen-Blicks C, Sunnegardh K, Borssen E. Caries experience and background factors in 4-year-old children: time trends 1967-2002. Caries Res. 2004;38:149-55.
183. Steele JG, Treasure ET, O'Sullivan I, Morris J, Murray JJ. Adult Dental Health Survey 2009: transformations in British oral health 1968-2009. Br Dent J. 2012;213:523-7.
184. Szoke J, Petersen PE. Evidence for dental caries decline among children in an east European country (Hungary). Community Dent Oral Epidemiol. 2000;28:155-60.
185. Tanzer JM. Dental caries is a transmissible infectious disease: the Keyes and Fitzgerald revolution. J Dent Res. 1995;74:1536-42.
186. Thomson WM, Mackay TD. Child dental caries patterns described using a combination of area-based and household-based socioeconomic status measures. Community Dent Health. 2004;21:285-90.
187. Thomson WM, Poulton R, Milne BJ, Caspi A, Broughton JR, Ayers KM. Socioeconomic inequalities in oral health in childhood and adulthood in a birth cohort. Community Dent Oral Epidemiol. 2004;32:345-53.
188. Toverud G. Dental caries in Norwegian children during and after the last World War; a preliminary report. Proc R Soc Med. 1949;42:249-58.
189. Toverud G. The influence of war and post-war conditions on the teeth of Norwegian school children. II. Caries in the permanent teeth of children aged 7-8 and 12-13 years. Milbank Mem Fund Q. 1957;35:127-96.
190. Toverud G. The influence of war and post-war conditions on the teeth of Norwegian school children. III. Discussion of food supply and dental condition in Norway and other European countries. Milbank Mem Fund Q. 1957;35:373-459.
191. Truin GJ, Konig KG, Bronkhorst EM, Frankenmolen F, Mulder J, van't Hof MA. Time trends in caries experience of 6- and 12-year-old children of different socioeconomic status in the Hague. Caries Res. 1998;32:1-4.
192. Tsakos G, Demakakos P, Breeze E, Watt RG. Social gradients in oral health in older adults: findings from the English longitudinal survey of aging. Am J Public Health. 2011;101:1892-9.
193. Tsakos G, Sabbah W, Chandola T, Newton T, Kawachi I, Aida J, Sheiham A, Marmot MG, Watt RG. Social relationships and oral health among adults aged 60 years or older. Psychosom Med. 2013;75:178-86.
194. Turrell G, Sanders AE, Slade GD, Spencer AJ, Marcenes W. The independent contribution of neighborhood disadvantage and individual-level socioeconomic position to self-reported oral health: a multilevel analysis. Community Dent Oral Epidemiol. 2007;35:195-206.
195. Vadiakas G, Oulis CJ, Tsinidou K, Mamai-Homata E, Polychronopoulou A. Socio-behavioural factors influencing oral health of 12 and 15 year old Greek adolescents. A national pathfinder survey. Eur Arch Paediatr Dent. 2011;12:139-45.
196. Vilstrup L, Christensen LB, Hede B, Kristensen SF. Tandsundhed for brugere af praksistandplejen i 2000-2008. Tandlaegebladet. 2010;114:704-12.
197. Virtanen JI. Changes and trends in attack distributions and progression of dental caries in three age cohorts in Finland. J Epidemiol Biostat. 2001;6:325-9.
198. Vrbic V. Reasons for the caries decline in Slovenia. Community Dent Oral Epidemiol. 2000;28:126-32.
199. Wang X, Shaffer JR, Zeng Z, Begum F, Vieira AR, Noel J, et al. Genome-wide association scan of dental caries in the permanent dentition. BMC Oral Health. 2012;12:57.
200. Watt RG. From victim blaming to upstream action: tackling the social determinants of oral health inequalities. Community Dent Oral Epidemiol. 2007;35:1-11.
201. Watt RG. Social determinants of oral health inequalities: implications for action. Community Dent Oral Epidemiol. 2012;40(Suppl 2):44-8.
202. Watt RG, Steele JG, Treasure ET, White DA, Pitts NB, Murray JJ. Adult Dental Health Survey 2009: implications of findings for clinical practice and oral health policy. Br Dent J. 2013;214:71-5.
203. White D, Pitts N, Steele J, Sadler K, Chadwick B. 2: Disease and related disorders – a report from the Adult Dental Health Survey 2009. In: O'Sullivan I, Lader D, eds. Adult dental health survey 2009: NHS Information Centre; 2011. p. 1-55.
204. White DA, Tsakos G, Pitts NB, Fuller E, Douglas GV, Murray JJ, Steele JG. Adult Dental Health Survey 2009: common oral health conditions and their impact on the population. Br Dent J. 2012;213:567-72.
205. WHO Country/Area Profile Project (CAPP). Significant Caries Index. Disponível em: http://www.mah.se/CAPP/Methods-and-Indices/forCariesprevalence/Significant-Caries-Index/. Acesso em: 10 out. 2014.
206. Williams DR. Race, socioeconomic status, and health. The added effects of racism and discrimination. Ann N Y Acad Sci. 1999;896:173-88.
207. Winn DM, Brunelle JA, Selwitz RH, Kaste LM, Oldakowski RJ, Kingman A, Brown LJ. Coronal and root caries in the dentition of adults in the United States, 1988-1991. J Dent Res. 1996;75:642-51.
208. Woodward M, Walker AR. Sugar consumption and dental caries: evidence from 90 countries. Br Dent J. 1994;176:297-302.
209. World Health Organization. Oral health surveys. Basic methods. Geneva: World Health Organization; 1971.
210. World Health Organization. Oral health surveys. Basic methods. Geneva: World Health Organization; 1977.
211. World Health Organization. A guide to oral health epidemiological investigations. Geneva: World Health Organization; 1979. p. 1-43.
212. World Health Organization. Oral health surveys. Basic methods. Geneva: World Health Organization; 1987.
213. World Health Organization. Oral health surveys. Basic methods. Geneva: World Health Organization; 1997.
214. Zeng Z, Shaffer JR, Wang X, Feingold E, Weeks DE, Lee M, et al. Genome-wide association studies of pit-and-fissure-and smooth-surface caries in permanent dentition. J Dent Res. 2013;92:432-7.

Parte 2
Lesão de Cárie e seus Determinantes Biológicos

- **5** Patologia da Cárie Dentária
- **6** Saliva e Desenvolvimento de Cáries
- **7** Biofilmes no Desenvolvimento da Cárie
- **8** Dieta e Cáries Dentárias
- **9** Desmineralização e Remineralização | Chave para Compreender as Manifestações Clínicas da Cárie

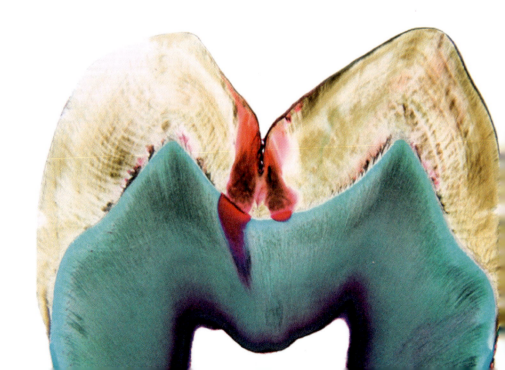

5
Patologia da Cárie Dentária

O. Fejerskov

Introdução	45
Esmalte dental humano no momento da erupção	46
Alterações do esmalte durante o desenvolvimento precoce de lesão de cárie	50
Lesão de mancha branca proximal	54
Progressão da lesão de esmalte	57
Paralisia das lesões de cárie	57
Cárie oclusal	58
Reações da dentina à progressão das cáries	62
Reações pulpodentinárias	64
Cáries de superfície radicular	67
Referências bibliográficas	71
Bibliografia	72

Introdução

A cárie dentária é a destruição localizada do dente causada por eventos metabólicos no biofilme bucal. A doença pode afetar o esmalte, a dentina e o cemento. A desmineralização dos tecidos envolvidos progride muito lentamente na maioria dos indivíduos e é mantida ativa quando há uma perturbação no equilíbrio fisiológico na placa dental ou biofilme (conferir Capítulo 9) que recobre o local atingido. A doença raramente é autolimitada, a menos que a placa dentária que recobre o local seja perturbada regular e mecanicamente e/ou haja interferência do biofilme no metabolismo. Na ausência dessa intervenção, a cárie dentária progride muito lentamente até que o dente seja destruído. A destruição localizada dos tecidos duros, muitas vezes referida como lesão, na verdade é o sinal ou sintoma do distúrbio metabólico no equilíbrio do biofilme.

As lesões podem ser organizadas em uma escala que varia da perda inicial de conteúdo mineral em um nível ultraestrutural/nanoescalar até a destruição total do dente (Figura 5.1). É um pré-requisito para o desenvolvimento da destruição das cáries que as bactérias bucais formem um biofilme (placa bacteriana) sobre a superfície do dente, embora muitos cientistas considerem o início e a progressão da cárie um resultado de vários fatores interligados. No entanto, os dentes podem ser recobertos por biofilme dental sem sinais visíveis de cárie. Portanto, é possível concluir que, embora os depósitos microbianos sejam necessários, eles não são suficientes para causar as cáries. Conforme descrito no Capítulo 2, os eventos metabólicos no biofilme resultam em múltiplas flutuações no pH no fluido da placa. Assim, os minerais da superfície do dente estarão constantemente em um equilíbrio dinâmico com os fluidos orais. Mudanças no pH, capacidade-tampão do biofilme e grau de saturação de minerais na fase fluida irão influenciar este equilíbrio ao longo do tempo (o esquema é apresentado na Figura 5.2). Conforme o pH flutua (linha superior) dentro de minutos, horas, dias e meses, ocorrem a dissolução e a redeposição de minerais (para obter detalhes sobre as reações químicas, conferir o Capítulo 9). As curvas ilustram três diferentes cenários teóricos em termos de perda líquida ou ganhos de minerais na superfície dos dentes. Quando (e se) a perda líquida de mineral alcança certo nível (indicado pela linha pontilhada horizontal), o volume de poros maior (ver mais adiante neste capítulo) resulta em uma mudança clinicamente visível, opaca e branca do esmalte afetado: "uma lesão". Cada uma das linhas representa o que pode acontecer em uma superfície de determinado dente. Se for calculada a média, eles produzem linhas retas de inclinação diferentes refletindo, arbitrariamente, a taxa de progressão da lesão em determinada superfície.

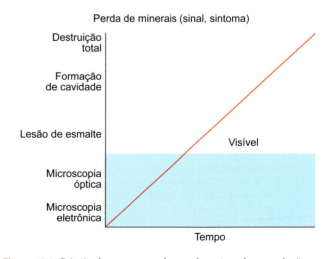

Figura 5.1 Principal progresso da perda mineral em relação ao tempo. O declive da linha pode variar conforme o desafio de cárie, e o tempo, de semanas a meses e anos. A zona azul indica que a perda mineral não é visível.

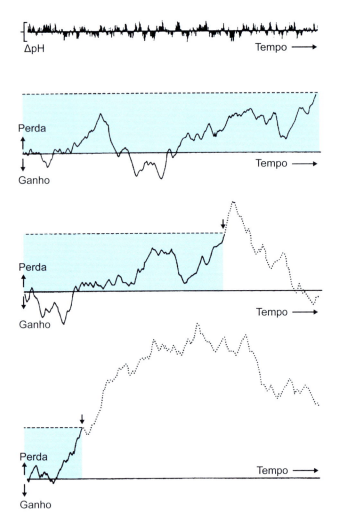

Figura 5.2 Esquema dos microeventos em uma superfície ao longo do tempo. A linha de flutuação superior indica as flutuações do pH em um biofilme ao longo do tempo (minutos, horas, dias). As três curvas mostram exemplos diferentes de perda mineral flutuante (para cima) ou ganho (para baixo) no esmalte como resultado de inúmeras flutuações do pH. As linhas pontilhadas horizontais indicam onde a perda de mineral pode ser observada clinicamente como uma mancha branca.

A fim de fornecer informações relevantes para o diagnóstico e o tratamento da doença, capítulos sobre patologia da cárie dentária convencionalmente enfatizam as mudanças clínicas, histológicas e ultraestruturais que caracterizam os diferentes estágios da destruição tecidual. Como qualquer lesão de cárie é resultado de atividades metabólicas passadas e presentes na placa bacteriana, prefere-se combinar informações sobre o acúmulo de placa intrabucal com as correspondentes reações dos tecidos, uma abordagem escolhida por duas razões. Primeiro, porque as decisões de diagnóstico e o tratamento não podem ser tomadas apenas com base em sinais clínicos, pois exigem a valorização do ambiente local (a cavidade bucal do paciente) no seu sentido mais amplo. Segundo, porque o exame da interação entre a placa dentária e o dente fornece informações importantes que são úteis para a compreensão dos mecanismos intrabucais para o início, a progressão e a paralisia da cárie. O objetivo final deste capítulo é fornecer as bases científicas para um exame clínico racional, conforme será apresentado nos Capítulos 10 a 12. Embora haja consciência de que os dentistas não podem usar microscópios ou técnicas de corte histológico em seus exames clínicos, far-se-ão referências a essas técnicas amplamente neste capítulo. É preciso lembrar: o que é possível ver e perceber depende em grande medida do que se sabe. Assim, um calouro avaliando a boca de um paciente observa apenas duas arcadas de dentes, mas um dentista experiente reconhece dentes de tipos específicos, diferentes tipos de tratamento e doenças prévias. Não é possível aqui dar experiência para o leitor, mas procura-se oferecer informações biológicas nas quais este possa basear suas observações.

Este capítulo lidará com:

- A estrutura básica e a química do esmalte no momento da erupção
- Como a estrutura do esmalte interage com o ambiente bucal – e discutir possíveis pré-requisitos para a iniciação, a progressão e a paralisia da cárie.

Com base nas características estruturais fundamentais da lesão de mancha branca, serão abordados:

- O desenvolvimento da lesão de cárie proximal e das superfícies oclusais
- A progressão gradual da lesão envolvendo o órgão pulpo-dentinário
- As cáries radiculares, na seção final.

Esmalte dental humano no momento da erupção

Quando um dente irrompe na cavidade bucal, o esmalte está totalmente mineralizado. Durante a erupção, o esmalte alcançou suas concentrações finais de matriz orgânica e 5% de água e 95% de mineral em peso. Os números correspondentes em base de volume são 86% de minerais, 2% de material orgânico e 12% de água.

O esmalte hígido normal consiste em cristais de hidroxiapatita tão hermeticamente embalados que conferem ao esmalte uma aparência vítrea – ou seja, translúcida. A cor branco-amarelada dos dentes é, portanto, o resultado da dentina "brilhando por meio" da cobertura de esmalte translúcido. Assim, a espessura do esmalte em uma área particular afetará a cor; portanto, os dentes têm cores diferentes incisal e cervicalmente. Os cristais de esmalte não são agrupados ao acaso, mas arranjados em prismas de esmalte e esmalte interprismático, conforme mostrado esquematicamente na Figura 5.3. Com base nesse tipo de ilustração, o padrão prisma/interprismático é comumente referido como uma forma de peixe, composta pela "cabeça" (túbulo) e pelas regiões do "rabo" (interprismático) quando visto em secções transversais. Esta figura também pode ser identificada no esmalte fraturado examinado no microscópio eletrônico de varredura (Figura 5.3B). Assim, nos prismas, que se estendem por toda a espessura do esmalte, os longos eixos dos cristais seguem a direção dos prismas. Portanto, nas secções de corte perpendiculares ao eixo longitudinal dos prismas, os cristais são de forma hexagonal regular (conferir Capítulo 9) e agrupados hermeticamente (Figura 5.3C). O agrupamento dos cristais é ligeiramente mais frouxo ao longo da periferia do prisma do que no prisma e no esmalte interprismático, já que os cristais no esmalte interprismático (cauda) curvam-se gradualmente em seus longos eixos, afastados dos longos eixos dos prismas (comparar as Figuras 5.3A e C). Esse padrão especial de posicionamento dos cristais pode ser explicado pela maneira que ocorrem a secreção da matriz de esmalte e a mineralização precoce[3] (Figuras 5.4 e 5.5). Mesmo que o agrupamento dos cristais seja muito próximo no nível microscópico eletrônico (Figuras 5.4C e 5.5A), cada cristal é separado de seus vizinhos por espaços minúsculos intercristalinos, os quais são particularmente abundantes ao longo da interface entre o prisma e o esmalte interprismático, formando as bainhas periprismáticas.[8] Juntos, os espaços intercristalinos, que não são vazios, mas cheios de água e material orgânico originados no desenvolvimento, formam uma rede fina de vias de difusão, muitas vezes referidas como microporos, ou simplesmente poros, no esmalte. Seu tamanho pode ser estimado de diversas de maneiras.

Não há dúvida de que o esmalte mais externo é bem poroso, como demonstram as aberturas das estrias de Retzius na superfície (Figuras 5.4A e B); os sulcos periquimácias indicam onde as estrias chegam à superfície e se abrem nas maiores vias de difusão. Do mesmo modo, as inúmeras fóssulas dos processos de Tomes são parcialmente cercadas pelas aberturas dos espaços arqueados (onde estão localizadas as bainhas periprismáticas), os quais se estendem por todo o esmalte e separam parcialmente o prisma (ou cilindro) do esmalte interprismático (Figuras 5.4B e 5.5B).[15,27] Além disso, um número variável de defeitos no desenvolvimento – orifícios focais, pequenas fissuras irregulares e micro-orifícios inferiores a 1 µm de diâmetro – é observado no esmalte. Esses achados são preenchidos com proteínas do desenvolvimento, estendendo-se como tampões até a superfície do esmalte (Figura 5.5C).

Embora essas potenciais vias de difusão possam ser observadas no microscópio eletrônico de varredura (SEM, do inglês *scanning electron microscope*), depois da remoção química das proteínas e da desidratação do tecido, é importante compreender que, sob condições *in vivo*, todos os espaços dentro do esmalte, independentemente da sua dimensão, conterão proteínas de origem no desenvolvimento, lipídios e água. A existência desses componentes orgânicos naturalmente modificará os processos de difusão, dentro e fora do esmalte, bem como a reação da fase mineral para os fatores ambientais na cavidade bucal. Assim, é razoável considerar o esmalte dental um composto sólido microporoso de cristais hermeticamente agrupados. No esmalte e na superfície, no entanto, há variações no agrupamento do cristal relacionadas com diferentes estruturas anatômicas.

Uma vez que o esmalte entre em erupção na cavidade bucal, sua superfície sofrerá constantemente modificações causadas por traumas físicos e químicos. Portanto, deve-se considerá-lo em transformação dinâmica em todos os momentos.

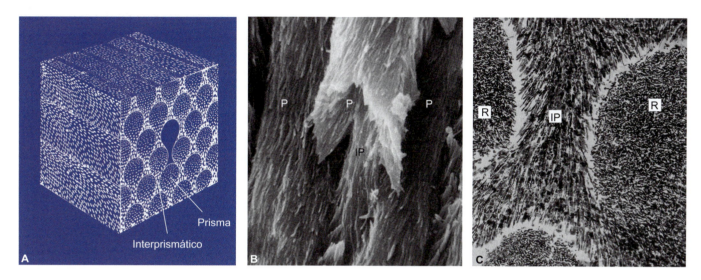

Figura 5.3 Orientação principal dos cristais no esmalte humano. **A.** Nos prismas, os longos eixos dos cristais correm em paralelo aos longos eixos dos prismas (cabeça), mas, nas regiões interprismáticas (cauda), os cristais gradualmente curvam-se na direção cervical. Isso cria em uma secção transversal uma figura que lembra um peixe, que consiste em uma cabeça e cauda. **B.** Esse padrão em uma superfície de esmalte fraturada, examinada por microscópio eletrônico de varredura. **C.** É examinada em um microscópio eletrônico de transmissão, no qual a secção está cortada perpendicularmente aos longos eixos dos prismas. P: prisma; IP: interprismático.

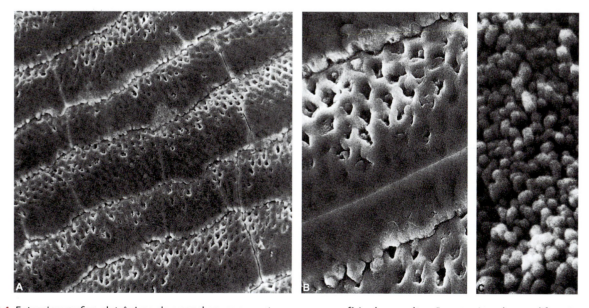

Figura 5.4 Fotomicrografias eletrônicas de varredura que mostram uma superfície de esmalte não erupcionado em diferentes níveis de exame. **A.** Visão geral das periquimácias e fóssulas dos processos de Tomes, exibido em detalhes (**B**). **C.** Em alta ampliação, as extremidades dos cristais arredondados, separados por espaços distintos intercristalinos. A superfície é examinada após a remoção dos filmes orgânicos. Cortesia da IRL Press.

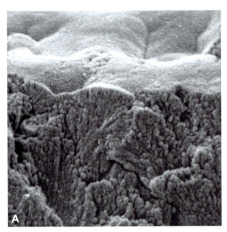 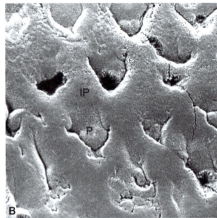 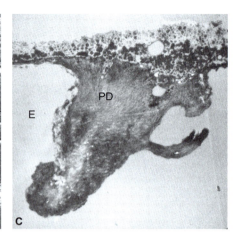

Figura 5.5 Esmalte humano examinado por microscopia eletrônica de varredura e microscopia eletrônica de transmissão após a remoção do conteúdo mineral (C) imediatamente antes da erupção do dente. **A.** Os cristais superficiais são observados em uma superfície fraturada. **B.** A superfície mostra as terminações dos prismas (P), rodeadas por lacunas periprismáticas, arqueadas que representam as aberturas da interface entre o prisma e o esmalte interprismático (IP). A superfície mineralizada é altamente irregular, ocasionalmente com orifícios no esmalte preenchidos por proteínas de desenvolvimento (C). Essas proteínas também ocupam os espaços circundantes parcialmente aos prismas e integrando as vias de difusão por todo o esmalte. E: espaço do esmalte; PD: proteína de desenvolvimento.

Em virtude da porosidade superficial, sugeriu-se que o esmalte passa por um período de maturação pós-eruptiva subsequentemente à erupção. Nenhum pesquisador conseguiu explicar totalmente a natureza de tal maturação, mas acredita-se que, durante esse período, íons minerais e flúor do ambiente bucal se difundam passivamente para o esmalte da superfície. As evidências para tal processo são sugeridas pelo fato de que a concentração de flúor no esmalte da superfície aumenta subsequentemente à erupção. No entanto, do ponto de vista químico, é difícil apreciar como tal processo seria mediado, já que não parece haver uma verdadeira força motriz sob condições naturais de pH (neutro) (conferir a explicação química no Capítulo 9). Uma explicação muito mais provável é de que a captação pós-eruptiva de flúor seja inteiramente conduzida pelas flutuações de pH no biofilme.[18] Então, será considerado o que pode acontecer durante a erupção prolongada que possa explicar o fenômeno de "maturação pós-eruptiva".

O esmalte dental é um tecido acelular altamente mineralizado no qual cristais de fosfato de cálcio compõem cerca de 99% de seu peso seco (conferir Capítulo 9, Tabela 9.1). Os cristais se assemelham à hidroxiapatita mineral, $Ca_{10}(PO4)_6(OH)_2$, de maneira que o cálcio, o fosfato e os íons de hidroxila são organizados em um padrão repetido na estrutura reticulada cristalina. As inclusões de carbonato, sódio, flúor e outros íons fazem com que ela seja uma forma impura do mineral (conferir Capítulo 9). A apatita é comumente encontrada em tecidos duros biológicos, como esmalte, dentina, cemento e osso. Os cristais de apatita do esmalte são longos e finos, com cerca de 50 nm de largura na secção transversal e mais de 100 μm de comprimento no eixo c, e hermeticamente agrupados em um arranjo repetitivo que forma os prismas de esmalte. Alguns cristais individuais podem correr por toda a espessura do esmalte e fundir-se com os cristais adjacentes em lugares ao longo de seu comprimento.[12] O espaço entre os cristais é ocupado por água (11% em volume) e material orgânico (2% em volume). Em virtude de seu altíssimo conteúdo mineral e sua matriz acelular mínima, a cor, a dureza e outras propriedades físicas do esmalte são semelhantes às da hidroxiapatita. Por exemplo, a densidade do mineral hidroxiapatita é 3,16 g/cm³ e, a do esmalte, 2,95 g/cm³. Ambos são incolores; a ligeira cor amarelada das coroas de dentes, como já mencionado, decorre da cor da dentina subjacente. Embora os cristais de hidroxiapatita sejam transparentes, o fato de que eles têm um índice de refração (IR) de 1,64 enquanto rodeados por água com um IR de 1,33 torna o esmalte translúcido. Se a água for substituída por ar, então o esmalte ficará com uma aparência branca, opaca e porosa. Portanto, os poros no esmalte podem ser avaliados pela alteração do conteúdo de água e sua substituição por ar ou líquidos conhecidos com índices de refração diferentes e, então, exame dos cortes dos dentes por microscopia de luz polarizada. A hidroxiapatita tem uma dureza de aproximadamente 430 KHN (número de dureza de Knoop) e, o esmalte, 370 KHN. No entanto, isso não reflete apenas a dureza da hidroxiapatita, mas também está relacionado com a quantidade de força com que os cristais individuais aderem uns aos outros. Ainda mais importante é que a solubilidade da apatita do esmalte corresponde à solubilidade do esmalte, como um tecido. Consultar o Capítulo 9 para saber mais sobre a desmineralização e remineralização do esmalte, química e estruturalmente.

Dentes, ao contrário dos cogumelos, não entram em erupção da noite para o dia! Quando um dente emerge de maneira gradual, o dente parcialmente erupcionado não participa da mastigação. Por isso, tais dentes oferecem condições mais favoráveis para o acúmulo bacteriano (Figura 5.6) do que aqueles totalmente erupcionados.[9-11,22,46] Além disso, a acumulação microbiana pode ser ainda mais reforçada, porque as crianças frequentemente evitam a escovação dos dentes em erupção, visto que esta é acompanhada de sangramento gengival e a área pode ficar dolorida ao toque. Os dentes em erupção, consequentemente, ficam expostos à placa microbiana durante vários meses antes da oclusão funcional ser alcançada. Durante esse período, ocorrem inúmeros processos de dissolução e redeposição de minerais na interface esmalte-placa (ver Figura 5.2); portanto, não surpreende que a superfície do esmalte no nível subclínico apresente uma variedade de destruições microssuperficiais, como pode ser observado nas Figuras 5.7 e 5.8. Essas alterações não são clinicamente visíveis, mas correspondem àquelas observadas após 1 semana de

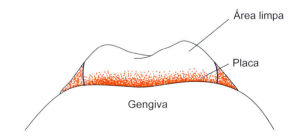

Figura 5.6 Pré-molar parcialmente erupcionado, com acúmulos microbianos predominantemente localizados ao longo da margem gengival.

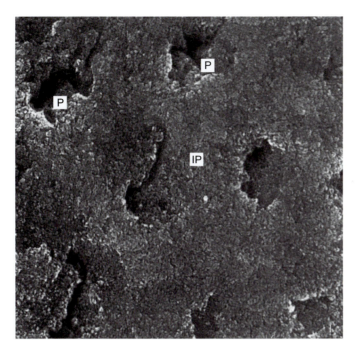

Figura 5.7 Superfície de esmalte abaixo da placa microbiana que mostra sinais distintos de dissolução dos prismas (P) e das áreas interprismáticas (IP). Esses recursos são característicos de lesões ativas em nível subclínico. Cortesia do INSERM.

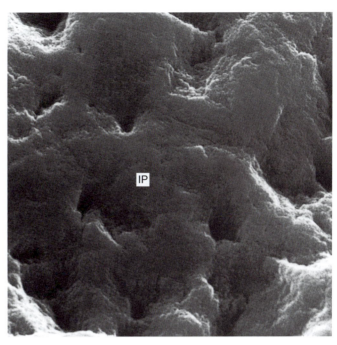

Figura 5.8 Superfície de esmalte da região cuspídica "limpa" que mostra desgaste acentuado, particularmente correspondente às áreas interprismáticas (IP). Esses atributos são característicos das lesões inativas em nível subclínico. Cortesia do INSERM.

exposição ao desafio cariogênico da placa bacteriana em um experimento clínico controlado.[43]

As alterações representam lesões ativas e inativas de esmalte no nível subclínico. Como o dente se aproxima da oclusão completa, as forças de cisalhamento da mastigação funcional modificarão o acúmulo microbiano e, assim, as cúspides são frequentemente desprovidas de placa dentária.

As superfícies de esmalte livres de depósitos microbianos logo após a erupção completa são sempre recobertas pela película adquirida proteica. Sob esse revestimento, podem ser observados sinais de atrito menor, sob a forma de arranhões. Além disso, os maiores defeitos irregulares podem representar cicatrizes, como resultado da dissolução prévia da superfície.

Essas alterações macroscopicamente invisíveis podem ser entendidas como lesões de esmalte inativo no nível subclínico. Com base nessa observação, pode-se concluir que as lesões ativas subclínicas podem ser transformadas em lesões inativas quando acúmulos microbianos são perturbados em intervalos regulares. Isso significa que uma progressão adicional da lesão cessou em decorrência do controle das condições ambientais desfavoráveis. Aqui, é usado o termo "perturbado" em vez de "removido" porque não é possível remover completamente o biofilme por escovação.

Uma vez que essas mudanças de lesões ativas para inativas ocorreram em nível subclínico e, portanto, não são reconhecidas clinicamente, é fácil compreender que os fatores que promoveram a transição (p. ex., escovar os dentes) mais comumente têm sido considerados medidas de prevenção de cáries. É possível, no entanto, ser mais apropriado observar a transição de lesão ativa para inativa, mesmo em nível subclínico, como resultado do tratamento ou controle visando à paralisia da progressão adicional da lesão. As flutuações dinâmicas de pH como resultado do metabolismo do biofilme não podem ser prevenidas – referem-se a um processo natural, onipresente. No entanto, sua consequência, a formação de lesão clínica e sua progressão, pode ser controlada.

Conforme as superfícies oclusais dos dentes posteriores se aproximam da erupção completa, os depósitos bacterianos são ainda relativamente protegidos contra as forças de remoção nas partes mais profundas do sistema sulco oclusal-fossa correspondente aos locais nos quais pode haver sinais visíveis da cárie.[9,22]

Portanto, é razoável concluir que os sinais visíveis de cárie se desenvolvem onde os depósitos bacterianos mantêm-se durante o período mais longo, e uma situação semelhante diz respeito à lesão proximal.

Assim, o estabelecimento do contato proximal leva à paralisia da cárie subclínica ativa nas áreas das facetas, em razão do desgaste interproximal e da remoção dos depósitos bacterianos.[44,46] Sob a face proximal, as bactérias ainda estão protegidas e, em conjunto com uma reação gengival, podem ser o foco no qual podem se desenvolver mais tarde lesões clinicamente detectáveis (comparar a forma das lesões nas Figuras 3.3A e 3.4A). É importante compreender que o desenvolvimento de cáries proximais implica a existência de uma gengivite simultânea, uma vez que a papila interdentária normalmente se encaixa de modo confortável sob a área de contato dos dentes adjacentes. Depois dessa longa explicação, deve ser compreensível que provavelmente o período mais importante para qualquer dente é o de sua erupção pela mucosa, até que esteja na mastigação funcional.

Nessa fase, três aspectos são importantes para se ter em mente:

- Em primeiro lugar, deve ser entendido que o que comumente se chama na clínica de esmalte hígido ou normal realmente é esmalte submetido a modificações químicas substanciais e mecânicas menores desde o momento da erupção
- Em segundo lugar, o que é conhecido como maturação (secundária) pós-eruptiva pode refletir mais provavelmente a evolução desses eventos químicos, que ocorreram em um nível subclínico e foram descritos, talvez de maneira incorreta, como o período de captação passiva de minerais
- Em terceiro lugar, para entender como o flúor pode modificar o desenvolvimento da lesão de cárie e a taxa de progressão da lesão, deve-se lembrar, portanto, que a superfície do esmalte como um todo deve ser considerada em um equilíbrio dinâmico com seu fluido bucal circundante em todos os momentos com inúmeras flutuações no pH (para obter detalhes, conferir o Capítulo 9).

Alterações do esmalte durante o desenvolvimento precoce de lesão de cárie

Não existe realmente algo a que se possa chamar de "locais suscetíveis às cáries", embora essa seja uma expressão comumente usada. As lesões cariosas ocorrem dentro da dentição em um padrão muito característico na dentição primária e na dentição permanente, mas isso não reflete as diferenças na composição química do esmalte entre as partes da dentição, nas quais as lesões de cárie raramente ou nunca se desenvolvem em comparação aos locais onde as lesões aparecem com frequência.[49] A cárie dentária se desenvolve onde os depósitos microbianos conseguem formar biofilmes, frequentemente não removidos ou perturbados pelo desgaste mecânico (mastigação, atrito e abrasão da escovação, uso do fio dental ou palitos de dente).

Com que velocidade as alterações podem ser registradas (clínica e microscopicamente) no esmalte recoberto por placa bacteriana?

Esta seção demonstra o que ocorre em qualquer local da boca, se uma "área protegida" for criada em uma parte da superfície do dente[26], para que a placa dentária consiga se acumular sem ser perturbada por forças mecânicas por dias ou semanas. Black fez esse experimento, relatando-o em seu livro de 1908:[7] ele explicava para seus colegas que não existia realmente essa ideia de locais inerentemente suscetíveis, sendo o mais importante a ser considerado o acúmulo de placa bacteriana.

Depois de 1 semana, nenhuma alteração pode ser vista macroscopicamente, mesmo após um procedimento cuidadoso de secagem ao ar. Em nível ultraestrutural, no entanto, existem sinais distintos de dissolução direta da superfície externa do esmalte (comparar Figuras 5.9 e 5.10). Os espaços intercristalinos são mais amplos, o que é indicativo de uma dissolução parcial da superfície dos cristais. O exame histológico dos cortes do esmalte em luz polarizada revela um ligeiro aumento da porosidade do esmalte, indicando uma perda extremamente modesta de conteúdo mineral a uma profundidade de 20 a 100 μm da superfície externa.

O gráfico na Figura 5.11 ilustra a distribuição principal da porosidade de um esmalte que foi sujeito a um desafio cariogênico durante 9 semanas *in vivo*. A porosidade superficial aumentou de acordo com o referido alargamento dos espaços intercristalinos. Além disso, o esmalte imediatamente abaixo da superfície externa parece mais poroso do que a própria superfície.

Depois de os dentes estarem recobertos por 14 dias pela placa microbiana não perturbada, as alterações do esmalte são claramente visíveis em seguida de secagem ao ar como alterações esbranquiçadas, opacas. Ocorreu um novo aumento na porosidade do esmalte por remoção preferencial de mineral do tecido profundo à superfície externa. Uma lesão subsuperficial começa a se formar.

Passadas 3 a 4 semanas, a superfície mais externa apresenta dissolução das periquimácias finas sobrepostas (Figuras 5.12 e 5.13) e dissolução mais acentuada correspondente às maiores irregularidades do desenvolvimento, como orifícios focais e fóssulas nos processos de Tomes. É importante, no entanto, que os espaços intercristalinos da superfície do esmalte totalmente envolvido sejam ampliados e, consequentemente, contribuam para o aumento global da porosidade do esmalte. Nessa fase do desenvolvimento da lesão, quando as alterações clínicas podem ser facilmente vistas sem a secagem por ar, a perda de mineral mais extensa na superfície exterior está constantemente aumentando, conforme ilustrado na Figura 5.11.

Tais experimentos demonstram que a superfície se dissolve parcialmente, desde o início da formação da lesão, com o alargamento das vias de difusão intercristalinas.[20,22,24,43-46]

Por que a perda mineral ocorre predominantemente abaixo da superfície de esmalte?

Os mecanismos precisos subjacentes à relativa "proteção" contra a dissolução mais acentuada da porção de 10 a 50 μm exterior de esmalte conforme permanece a remoção de minerais da região subsuperficial são compreendidos sob um ponto físico-químico (conferir o Capítulo 9), mas vários outros modelos explicativos foram propostos. Por exemplo, tem-se sugerido um papel protetor das proteínas

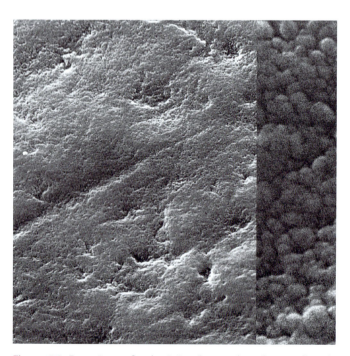

Figura 5.9 Fotomicrografia eletrônica de varredura da superfície de esmalte antes da criação da área protegida pela cimentação da banda ortodôntica. Observa-se o arredondamento dos detalhes estruturais por desgaste funcional. Reproduzida, com autorização, de Karger Publishers.

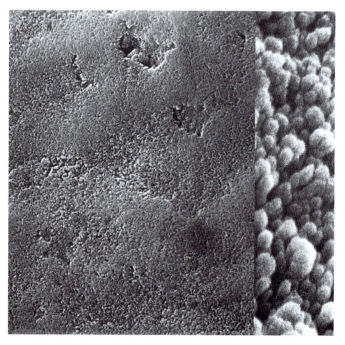

Figura 5.10 Fotomicrografia eletrônica de varredura da superfície de esmalte depois de 1 semana com proteção local contra desgaste mecânico e deixando o biofilme se formar. Nota-se a dissolução inicial da superfície externa do esmalte sob a placa sem ser perturbada. Reproduzida, com autorização, de Karger Publishers.

salivares ricas em prolina e outros inibidores salivares, como estaterina, durante a desmineralização do esmalte.[21] Esses inibidores, particularmente prevalentes na película adquirida, têm uma dupla função, já que tanto evitam a precipitação espontânea e seletiva de fosfato de cálcio ou o crescimento dos cristais desses sais diretamente sobre as superfícies de esmalte como tendem a inibir a desmineralização. Uma vez que os inibidores são macromoléculas que não podem penetrar nas partes mais profundas do esmalte, seu papel estabilizador parece ser limitado ao esmalte superficial.

As propriedades específicas e inerentes da superfície exterior em si em termos de composição química e ultraestrutural podem desempenhar um papel na proteção relativa da camada superficial.[49] No entanto, como será descrito mais adiante neste capítulo, mesmo após a formação da cavidade visível no esmalte, ainda há uma tendência para formar uma zona mais mineralizada na interface placa-esmalte em relação à parte interior do esmalte. Por fim, o fato de que a cárie dentária também se desenvolve de acordo com a perda mineral subsuperficial em superfícies expostas da raiz (consulte a seção "Características histopatológicas das lesões de cáries radiculares") indica uma explicação físico-química comum a todas as superfícies, independentemente da estrutura e da composição química.

Essa observação, somada a muitos dados experimentais, sugere que a proteção relativa do esmalte mais externo, estando em estreita proximidade com o fluido da placa, é, predominantemente, um resultado dos processos químicos dinâmicos na interface solução-sólida, conforme descrito no Capítulo 9. A concentração de flúor nos fluidos

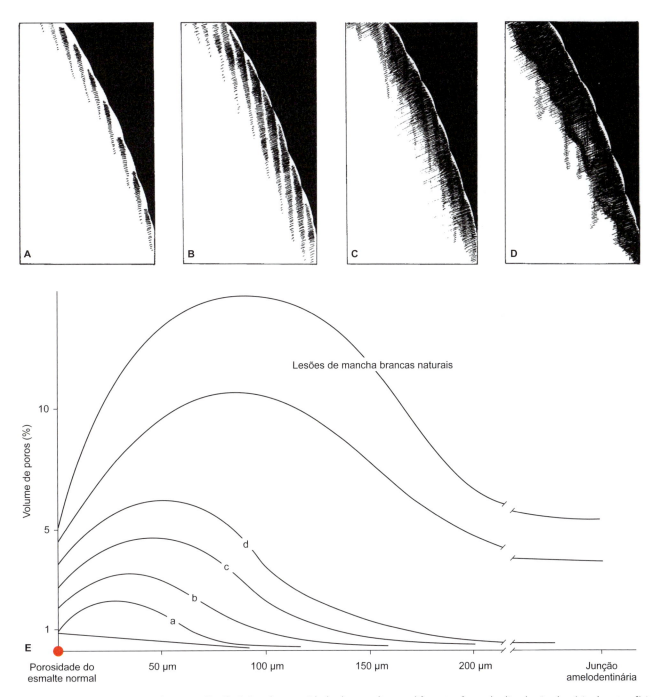

Figura 5.11 A a **E.** Diagrama que ilustra as distribuições da porosidade do esmalte em diferentes fases de dissolução da cárie da superfície em direção à junção amelodentinária, mostrando o aumento gradual no volume de poros após 1 semana (**A**) a 4 semanas (**D**) de cárie experimental in vivo.[23]

orais terá uma forte influência sobre a manutenção e a largura da zona superficial (conferir explicação no Capítulo 9 e na Figura 9.11).

Uma importante questão dessa fase é se o desenvolvimento de lesões cariosas depende de fatores estruturais e inerentes do dente em si ou se o desenvolvimento da lesão é ditado principalmente por fatores ambientais. Essencialmente, essa questão é paralela à discussão filosófica clássica do papel relativo da genética *versus* fatores ambientais. As lesões cariosas são um resultado da interação entre os dois fatores mutuamente dependentes: o esmalte em si (o fator genético); e o ambiente externo (os fatores ambientais – dos quais, de fato, parte da composição salivar pode ser geneticamente determinada). Assim, em teoria, ambos os aspectos acabam por determinar a resistência ou o desenvolvimento da lesão de cárie. E, nesse sentido, visto que a maior preocupação nesse contexto está ligada ao tratamento da doença e de seus sintomas nos indivíduos, deve-se considerar a importância relativa dos dois fatores. Com relação unicamente à cárie dentária, os fatores mais importantes são o ambiente, em termos de microrganismos que se aderem ao dente e a seus produtos, e o metabolismo, fortemente influenciado pelos nutrientes (carboidratos fermentáveis). Do ponto de vista prático, essa percepção é muito útil, uma vez que as oportunidades de influenciar os fatores genéticos em termos de desenvolvimento dental e composição química dos tecidos são insignificantes até o presente momento, em contraste aos esforços dirigidos a afetar os fatores ambientais. Esse ponto de vista também explica por que as seções a seguir destacam o papel das condições ambientais locais nas reações que ocorrem no esmalte.

Como as lesões iniciais sofrem alteração quando a placa dentária é removida?

Após 4 semanas, uma lesão ativa de esmalte, a lesão de mancha branca, tem uma superfície porosa característica, como visto na Figura 5.14A e C. Isso ocorre em parte porque um aumento da porosidade do esmalte interno, decorrente da desmineralização, provoca uma perda de translucidez, fazendo com que o esmalte tenha um aspecto opaco. É também, em parte, causado pela erosão superficial direta – o

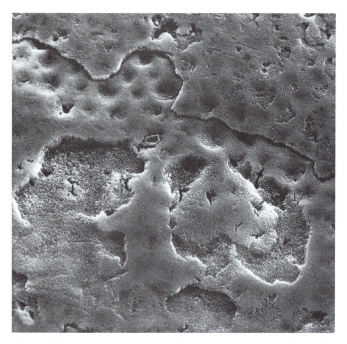

Figura 5.12 Após 4 semanas de biofilme não perturbado, a dissolução da superfície se torna mais acentuada, com perda de partes maiores das periquimácias sobrepostas. Reproduzida, com autorização, de Karger Publishers.

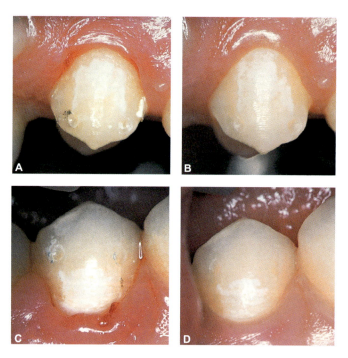

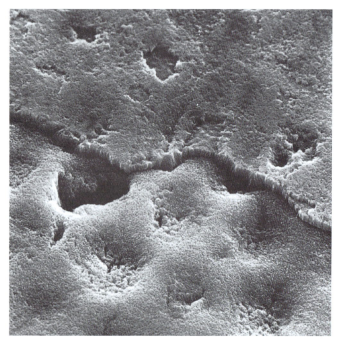

Figura 5.13 Detalhes das periquimácias sobrepostas erodindo, com prismas subjacentes expostos e esmalte interprismático em diferentes estágios de dissolução. Reproduzida, com autorização, de Karger Publishers.

Figura 5.14 A. Dente experimental imediatamente após a remoção da proteção local de 4 semanas por uma banda ortodôntica. Observa-se a aparência típica de uma lesão de mancha branca ativa no esmalte. **B.** O mesmo dente 1 semana após a reexposição ao ambiente bucal. A lesão inativa ou paralisada parece menos esbranquiçada, em virtude da abrasão e do polimento da superfície externa parcialmente dissolvida. **C.** Dente experimental imediatamente após a cessação de 4 semanas de proteção local. Observa-se uma lesão de esmalte ativa branca opaca típica. **D.** O mesmo dente 2 semanas depois da reexposição ao desgaste no ambiente bucal. A lesão paralisada não é facilmente visível no exame clínico. Observa-se a aparência mais brilhante da superfície. Reproduzida, com autorização, de Karger Publishers.

esmalte perde sua aparência brilhante porque a superfície irregular, gerada pela erosão da superfície mais externa, dá origem a uma reflexão difusa da luz.

Também é possível fazer pequenos riscos com uma sonda na superfície das lesões ativas em virtude da erosão da superfície. Quando tais lesões criadas experimentalmente foram reexpostas ao ambiente bucal, nenhuma delas continuou a progredir.[26,35] Após apenas 1 semana, elas mostraram sinais de regressão clínica, ou seja, a aparência esbranquiçada tinha diminuído (Figura 5.14B e D). Depois de 2 e 3 semanas, nas quais as superfícies foram brunidas, estas quase tinham retomado a dureza, bem como a aparência brilhante do esmalte normal. Então como pode ser interpretada a observação clínica da paralisia da progressão da lesão e até mesmo sua regressão?

Exame das superfícies em relação ao tempo depois da reexposição ao ambiente bucal mostrou um aumento gradual e rápido no desgaste da superfície erodida. Isso indica que a escovação mecânica e a remoção da placa cariogênica e produtora de ácidos são os fatores dominantes para a paralisia da lesão *in vivo*, sendo, portanto, a impressão clínica da superfície da lesão paralisada como "brilhante e dura" o resultado da abrasão ou do polimento da superfície opaca, parcialmente dissolvida da lesão ativa (Figura 5.15). A remoção mecânica dos cristais mais externos, parcialmente dissolvidos ("polimento"), resultados da exposição de cristais mais firmemente agrupados, explica a impressão clínica de retorno da dureza superficial. Os exames de luz polarizada revelaram que a porosidade das partes mais profundas das lesões foi reduzida após a remoção da placa produtora de ácidos (acidogênica). Já a parada completa da produção de ácido na superfície resulta em um gradual retorno ao pH neutro na parte mais interna da lesão e, por isso, há uma difusão de prótons para o exterior. A porosidade reduzida do esmalte na parte interna da lesão, portanto, é provavelmente o resultado de um gradual retorno de fluidos do esmalte para uma fase de supersaturação com relação às apatitas, causando uma mudança no equilíbrio e a precipitação de minerais nos locais de desmineralização (conferir também o Capítulo 9). A análise

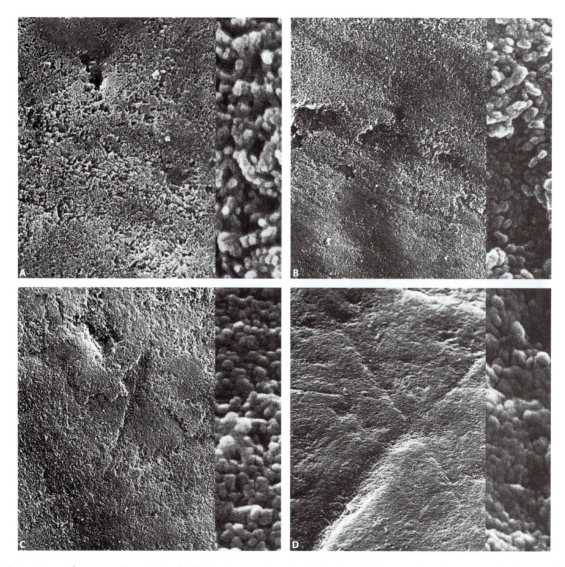

Figura 5.15 Fotomicrografias com microscópio eletrônico de varredura das lesões de cárie do esmalte após a remoção da proteção local. Visão geral (à esquerda) e detalhe de alta ampliação (à direita). **A.** Características típicas da lesão de esmalte ativa com dissolução parcial e completa de cristais mais externos, imediatamente após a remoção da proteção local de 4 semanas. **B.** Representa a condição após 1 semana de exposição ao ambiente bucal: microarranhões múltiplos podem ser vistos na camada mais externa dos cristais parcialmente dissolvidos. Cristais frouxamente ligados foram desgastados e eliminados (direita). **C.** O microdesgaste após 2 semanas. Partes da microssuperfície externa porosa foram removidas pelo desgaste. Os cristais expostos subjacentes aparecem mais firmemente compactados (direita). **D.** Após 3 semanas, a superfície parece mais lisa, com padrões de estrias clássicas de desgaste decorrentes da mais completa remoção da microssuperfície erodida. A remoção completa dos cristais frouxamente ligados e parcialmente dissolvidos expôs os cristais hermeticamente compactados separados por uma rede distinta de espaços intercristalinos. Cortesia da Scandinavian University Press.

histológica detalhada, no entanto, particularmente na superfície, sugere que a reparação da parte interna da lesão não seja concluída de maneira integral até 3 semanas após a interrupção de um desafio cariogênico.[25]

Frequentemente, o tratamento ortodôntico com aparelhos fixos dá origem a efeitos colaterais em termos de lesões de cárie em torno dos bráquetes, porque os pacientes não são instruídos quanto à higiene bucal adequada (Figura 5.16). Após a remoção do aparelho e a remoção da placa feita por um profissional, a progressão adicional da lesão cessa e, depois de 3 meses (Figura 5.17), a lesão mostra características de uma lesão paralisada típica, com uma superfície dura e brilhante, ainda que com uma opacidade interior preservada.[1,2] As micrografias eletrônicas de varredura em baixa ampliação dos modelos reproduzidos mostram claramente que a transição de um estágio ativo para um inativo associa-se à erosão, já que a marca feita no esmalte hígido quase foi eliminada durante um período de 3 meses (Figuras 5.18 e 5.19). A lesão ativa foi resultado de um período prolongado com acúmulo de placa bacteriana parcialmente não perturbada, e fronteira marcada distinta entre o esmalte hígido e a superfície da lesão ativa; portanto, é uma clara indicação do grau de erosão da superfície durante a progressão da cárie.

Lesão de mancha branca proximal

A forma da lesão de mancha branca é determinada pela distribuição dos depósitos microbianos entre a faceta de contato e a margem gengival, o que resulta em uma aparência de formato reniforme. Sobre a superfície lisa proximal normalmente haverá uma área de faceta interdental parcialmente cercada por uma área opaca estendendo-se na direção do colo do dente. O bordo cervical da lesão é formado de acordo com o formato da margem gengival (Figuras 3.3A e B). Muitas vezes, em tais superfícies, é possível ver extensões delgadas da área opaca, em direção vestibular e lingual, em paralelo à margem gengival. Algumas dessas lesões serão ativas e outras inativas, em virtude de diferentes esforços para controlar as acumulações microbianas (p. ex., com fio dental).

Características da superfície da lesão de mancha branca clínica

Ao examinar a superfície de uma lesão de mancha branca ativa (Figura 5.20), podem-se observar as alterações características nas superfícies proximais, a princípio, correspondendo às lesões descritas anteriormente. A faceta de contato tem uma aparência lisa, onde o

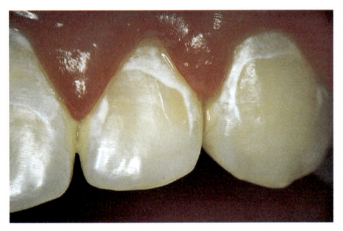

Figura 5.16 Características clínicas imediatamente após a remoção dos aparelhos ortodônticos e limpeza. O tratamento ortodôntico durou 2 anos. Observam-se a reação gengival acentuada e a aparência da superfície porosa característica da lesão ativa de esmalte.

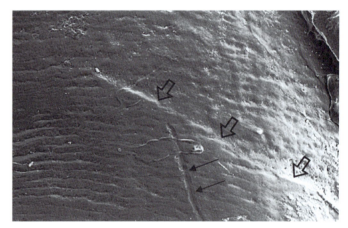

Figura 5.18 Fotomicrografia eletrônica de varredura de réplica da lesão ativa. Observam-se a etapa distinta entre a superfície erodida da lesão ativa e o esmalte hígido adjacente (setas abertas). Foi feito um sulco na área de esmalte hígido (setas).

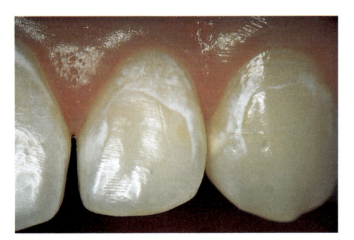

Figura 5.17 Após 3 meses de higiene bucal cuidadosa, os tecidos gengivais se recuperaram e a lesão ativa foi completamente paralisada. A aparência branca da lesão diminuiu consideravelmente em virtude do polimento que eliminou parte da superfície erodida do esmalte mais externo.

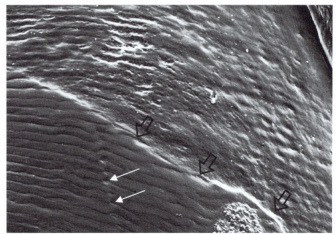

Figura 5.19 Fotomicrografia eletrônica de varredura de reprodução da lesão paralisada. Após 3 meses, o sulco (seta) quase desapareceu, e o degrau entre a superfície hígida e a paralisada está ligeiramente melhor (setas abertas). Cortesia de A. Thylstrup e J. Årtun.

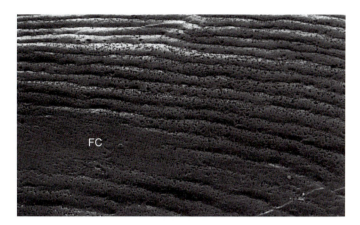

Figura 5.20 Fotomicrografia eletrônica de varredura da dissolução precoce da superfície cervical até a faceta de contato (FC), em uma lesão de esmalte natural, ativa. Cortesia da IRL Press.

padrão de periquimácias sofreu abrasão, mas imagens irregulares e outros pequenos defeitos podem ser observados ao longo da periferia da faceta. Inumeráveis orifícios irregulares são vistos no esmalte opaco da superfície cervical da faceta, como as fóssulas dos processos de Tomes aprofundadas e mais irregulares, bem como um aumento do número de orifícios focais erodidos. Em outras áreas, as fóssulas dos processos de Tomes aprofundadas parecem se fundir, formando áreas maiores de fendas irregulares ou fissuras (Figura 5.21). O esmalte da superfície apresenta padrões distintos de dissolução com espaços intercristalinos ampliados, sendo frequentemente encontradas pequenas fraturas das bordas periquimácias.

Em outras lesões, essas fraturas podem ser tão extensas que envolvem duas, três ou mais periquimácias, nas quais as microcavidades são formadas. Na parte inferior de tais microcavidades, observa-se o padrão clássico de favos de mel dos prismas do esmalte. O caráter de sobreposição do esmalte nesses defeitos é evidente com a abertura das estrias de Retzius correspondentes à parte inferior de cada "degrau".

Ao examinar lesões inativas, paralisadas, que ainda aparecem clinicamente como lesões de manchas brancas, algumas delas podem incluir também microcavidades (Figura 5.22). O esmalte superficial em torno dessas cavidades apresenta abrasão acentuada com ranhuras irregulares, mas orifícios irregulares mais profundos podem ser observados nas linhas interpostas às fóssulas dos processos de Tomes. O prisma e o esmalte interprismático nessas áreas, no entanto, são também lisos (Figura 5.23A). Em contrapartida, a superfície de esmalte nas áreas protegidas, como o fundo dessas microcavidades, aparece densamente granular (Figura 5.23B), sendo um indicativo da fusão das extremidades dos cristais individuais.

Em conclusão, os estágios iniciais na dissolução do esmalte envolvem uma desintegração distinta da superfície do esmalte real, levando até mesmo à formação de microcavidades. É também evidente que a abrasão proximal e o atrito, causados por higiene bucal mecânica, interferem significativamente nas características da superfície, porque a superfície de esmalte mais externo, com apenas alguns micrômetros de espessura, é amolecida, como resultado da desmineralização (erosão).

Histologia da lesão mancha branca

Seccionando o esmalte perpendicular à superfície, é possível produzir cortes de espessura de 80 a 100 μm por desgaste e examiná-los por microrradiografia e microscopia de luz polarizada. Ao examinar as seções secas ao ar (o ar tem IR = 1,0) no microscópio de luz polarizada, a lesão porosa (zona do tecido na qual o volume de poros é superior a 1%) aparece como um defeito em forma de cunha, com a base situada na superfície do esmalte. Quando se examina o mesmo corte com os espaços intercristalinos cheios de água (IR = 1,33), as áreas onde há mais de 5% de volume de poros no tecido são observadas principalmente na superfície do esmalte, mas ainda se estendendo de forma triangular no tecido (Figura 5.24). Assim, é possível distinguir entre a zona superficial de aparência relativamente intacta, que varia em largura de 20 a 50 μm, e o assim chamado "corpo da lesão", no qual o volume de poros é superior a 5%. A principal distribuição do volume de poros em uma lesão de esmalte é ilustrada na Figura 5.25.

Duas outras zonas histológicas de interesse nas lesões de cárie de esmalte são visíveis somente quando os cortes por desgaste são examinados embebidos em um agente clareador, como bálsamo do Canadá ou quinolina. O último deles, em particular, é muito apropriado, uma vez que sua IR é idêntica à do esmalte. Quando um corte por desgaste é examinado em luz transmitida após a embebição com quinolina, uma zona translúcida aparentemente sem estrutura pode ser vista na parte dianteira avançada da lesão (Figura 5.24B), a qual pode variar de 5 a 100 μm de largura, e está localizada no sítio correspondente à parte da lesão com um volume de poros de pouco mais de 1%, quando examinado no ar seco. Estudos de microdensitometria ou microrradiografias detalhadas demonstraram que há uma pequena perda de mineral nessa zona. A explicação para a sua aparência translúcida com as estruturas de esmalte menos evidentes parece ser que a dissolução inicial do esmalte ocorre principalmente ao longo das lacunas entre os prismas e o esmalte interprismático nos tecidos. Por essa razão, presume-se que a quinolina penetre mais facilmente nesses poros alargados; e, como o meio tem o mesmo IR que os cristais de esmalte (IR = 1,62), o resultado final será parecido com uma zona sem estrutura.

A zona escura é uma característica mais constante da parte dianteira avançada das lesões cariosas do que a translúcida. Assim, a zona escura ocorre em 90 a 95% das lesões; e, se a zona translúcida estiver presente, a escura situa-se entre esta e o corpo da lesão (Figura 5.24B). Estudos com luz polarizada da zona escura indicam um volume de poros entre 2 e 4%. Silverstone sugeriu que essa zona possivelmente represente os resultados de uma infinidade de processos de desmineralização e precipitação.[41] A designação "zona escura" origina-se dos primeiros estudos mostrando que a zona parece marrom-escura nos cortes por desgaste, quando examinada em luz transmitida após a embebição com quinolina. Tal aparência indica que moléculas grandes de quinolina não penetraram todos os microporos. O fato de a quinolina ser incapaz de penetrar a zona escura indica que esta contém poros muito pequenos, além dos poros relativamente maiores de uma fase anterior, a zona translúcida. Considera-se a ocorrência de microporos impermeáveis às moléculas de quinolina grandes um resultado da precipitação de minerais nos locais de desmineralização prévia no interior da lesão, onde as partes dos grandes poros podem ser reduzidas pela deposição de material (comparar com a Figura 9.3). Apoiando esse conceito, observa-se que as lesões de cárie *in vivo* com uma longa história (ou seja, progredindo lentamente ou lesões inativas) frequentemente apresentam zonas escuras muito amplas.

Microrradiograficamente, o volume de poros aumentado observado ao microscópio de luz polarizada é refletido como uma perda de mineral da profundidade para a zona superficial relativamente não afetada (Figura 5.26A). A princípio, a perda de mineral é mais pronunciada quando correspondente ao corpo da lesão, com uma diminuição gradual da perda para a frente que vai avançando. No entanto, a distribuição de minerais no interior da lesão de esmalte varia muito. Frequentemente, encontram-se zonas superficiais muito espessas. Da mesma forma, profundamente dentro do corpo da lesão, uma aparência laminada da distribuição mineral pode ser observada, indicativa de períodos com lesão paralisada, seguidos por novos períodos com desmineralização ativa. Esse fenômeno, com frequência, é particularmente evidente na parte oclusal das lesões proximais correspondentes ao local onde a faceta de desgaste interproximal se desenvolve gradualmente (conferir também o Capítulo 9).

56 Parte 2 • Lesão de Cárie e seus Determinantes Biológicos

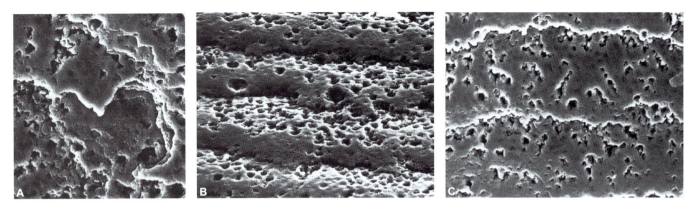

Figura 5.21 A a C. Detalhes dos testes padrões de dissolução da superfície vistos na Figura 5.20.

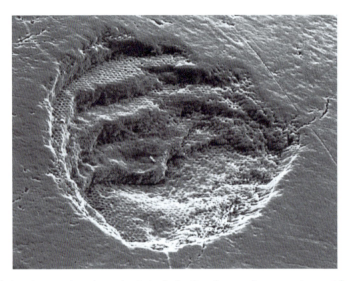

Figura 5.22 Fotomicrografia eletrônica de varredura de parte da lesão inativa de esmalte com microcavidades. Na parte inferior da cavidade, são observadas aberturas das estrias de Retzius. O padrão dos prismas é claramente evidente no esmalte exposto, em contraste ao esmalte que sofreu abrasão superficial.

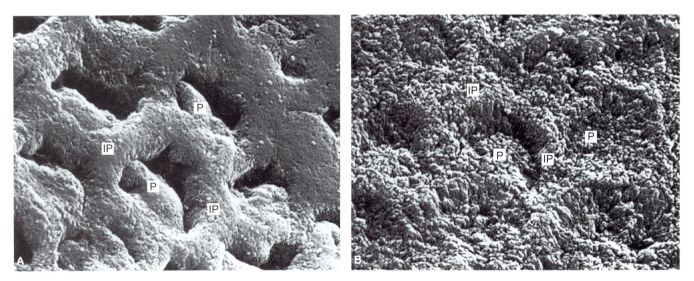

Figura 5.23 A e B. Variações nas características da superfície dos prismas (P) e o esmalte interprismático (IP) em lesões inativas causadas por variações na abrasão. Cortesia de IRL Press.

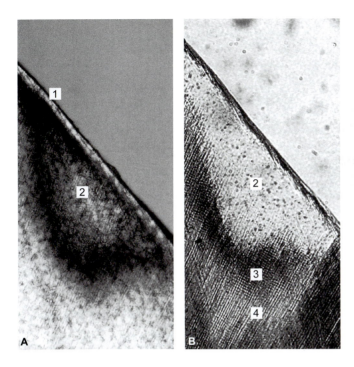

Figura 5.24 A e B. Corte por desgaste pelo centro da pequena lesão de esmalte examinado em luz polarizada, depois de embebido em água (**A**) e quinolina (**B**): (1) zona superficial; (2) corpo da lesão; (3) zona escura; e (4) zona translúcida.

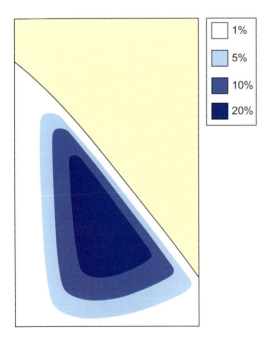

Figura 5.25 Distribuição principal do volume de poros no corte examinado na Figura 5.24.

Dentro do esmalte, a dissolução se propaga principalmente ao longo das fronteiras entre os prismas, como pode ser visto nas imagens feitas por microscopia eletrônica (Figuras 5.26B e C). Em maiores ampliações, cristais romboides irregulares maiores, "cristais de cárie", podem ser encontrados ao longo dessas vias de difusão (conferir Capítulo 9, Figura 9.3). Esses cristais são interpretados como um resultado da redeposição de minerais. Em lesões em desenvolvimento ativo, no entanto, os cristais de apatita exibem vários graus de dissolução periférica. Além disso, a dissolução central ao longo do eixo *c* dos cristais pode ocorrer na parte central da lesão (conferir também Figura 9.3 do Capítulo 9).

Supondo que haja um desafio cariogênico alto, mas constante, haverá gradual dissolução subsuperficial do esmalte, sendo esta mais pronunciada profundamente ao esmalte superficial e espalhando-se pelo esmalte seguindo as indicações dos prismas. No entanto, se o desafio cariogênico varia como resultado, por exemplo, da melhor higiene bucal, da aplicação tópica de flúor, e assim por diante, tais fases de remissão e recorrência podem resultar em um padrão muito mais irregular de distribuição mineral no interior da lesão.

Progressão da lesão de esmalte

A descrição clássica da histologia da lesão de esmalte baseia-se na lesão de mancha branca posicionada na margem cervical da faceta interdental na superfície proximal. Normalmente, conforme descrito na seção anterior, a lesão parece ser triangular nas secções de corte por meio da parte central da lesão. A dissolução cariosa segue a direção dos prismas. As medições sistemáticas da porosidade do esmalte no sentido transversal, seguindo a direção dos prismas, possibilitam compreender a morfogênese da lesão proximal em forma cônica.[6] A Figura 5.27 mostra as principais características morfológicas de uma lesão típica. Uma linha é desenhada designada como a transversal central, na direção dos prismas, desde o ponto mais profundo da penetração da lesão até a superfície. O mais alto grau de porosidade do tecido é sempre observado ao longo dessa linha, independentemente da profundidade da lesão.

Iniciação, propagação e progresso da lesão proximal representam um simples reflexo do ambiente específico criado pelas comunidades microbianas (o biofilme) na superfície de esmalte no espaço proximal. Contudo, se são oferecidas às bactérias condições de crescimento semelhantes em qualquer lugar na dentição, possibilitando que os biofilmes se estabeleçam, então o metabolismo desse biofilme produz tipos similares de lesões.

Paralisia das lesões de cárie

Durante vários anos, era comum usar a palavra "remineralização" como sinônimo de paralisia da progressão da lesão de cárie, o que se provou, contudo, incorreto por vários motivos. O mais importante, claro, é o fato de que o primeiro passo na paralisia de novas evoluções da lesão é a remoção da origem da doença, a placa cariogênica produtora de ácidos. Segundo, as alterações clínicas associadas à paralisia da lesão são parcialmente explicáveis em termos de erosão e polimento da microssuperfície externa parcialmente dissolvida da lesão ativa. Assim, não há nenhum sinal de reparação salivar da superfície da lesão superficial paralisada em conformidade com as alterações superficiais *in vivo* após o condicionamento artificial com ácido (conferir Capítulo 9). Coletivamente, esses estudos demonstram que a impressão clínica de reparação depois do condicionamento ácido da superfície não decorre da deposição de minerais, mas, em vez disso, é o resultado de depósitos salivares (ou película adquirida) mascarando o padrão característico do condicionamento. Em 1960, Mannerberg[31] demonstrou em uma série de estudos que as alterações na micromorfologia da superfície de esmalte depois do condicionamento eram um resultado da abrasão, e não da precipitação de minerais salivares. *In vivo*, as superfícies de esmalte não serão restauradas por mecanismos de reparação salivar após a perda direta de minerais da superfície, provavelmente por serem resultado dos inibidores salivares mencionados, que impedem a precipitação espontânea e seletiva de fosfato de cálcio ou o crescimento de cristais desses sais na superfície do esmalte.

A respeito da redeposição do conteúdo mineral pela camada superficial para a lesão interna (subsuperficial) *in vivo*, os dados disponíveis sugerem que a camada superficial em si forme uma barreira para a difusão contra a captação subsuperficial de mineral.[29] Por essa razão, é um fenômeno clínico bastante conhecido que as lesões paralisadas com uma camada superficial intacta permaneçam como cicatrizes no tecido (ver Figuras 3.3C e 9.17). Isso não impede que existam alterações sutis no nível do cristal entre os fluidos orais supersaturados com relação às apatitas dentais (conferir Capítulo 9) e os cristais do esmalte. No entanto, vale a pena considerar brevemente os elementos clínicos do estudo mais relevante sobre a paralisia da lesão, o qual convencionalmente foi tomado como prova do chamado "fenômeno da remineralização".

Backer Dirks[3] estudou 184 superfícies vestibulares do primeiro molar superior nas mesmas crianças aos 8 anos de idade e, novamente, aos 15. A Tabela 5.1 indica os diagnósticos clínicos: a penúltima coluna mostra os diagnósticos aos 15 anos, e as setas apontam para as mudanças que ocorreram com a lesão individual durante o período de estudo. Das 72 superfícies com lesão de mancha branca aos 8 anos de idade, 37 (51%) estavam hígidas aos 15 anos, enquanto 26 (36%) permaneceram inalteradas e nove avançaram para a fase de cavitação. Para entender esses resultados, é importante lembrar que o nível gengival da superfície vestibular do primeiro molar superior sofre uma mudança acentuada entre as idades de 8 e 15 anos. Durante esse período, há uma retração gradual da margem gengival ao longo da superfície do dente e uma exposição contínua da coroa clínica. Além disso, o segundo molar superior erupciona, levando a um reposicionamento adicional da inserção gengival na parte distal do primeiro molar. Assim, a exposição fisiológica passiva do dente leva a uma mudança nas condições locais para o acúmulo de placa bacteriana. Por essa razão, no seu relatório original, Backer Dirks considerou a paralisia da lesão e a regressão da lesão principalmente um resultado das condições ambientais alteradas em virtude da melhor utilização dos dentes totalmente erupcionados, o que promoveu a remoção natural das acumulações bacterianas, e, portanto, levou à paralisia da lesão. A abrasão prolongada das lesões de esmalte particularmente superficiais, eventualmente, leva a um completo desgaste do esmalte opaco, dando a impressão de uma lesão reparada (como visto correspondendo às facetas de desgaste proximais).

Em resumo, isso significa que a paralisia da lesão *in vivo* sempre é o resultado da remoção mecânica da placa cariogênica. A escovação e a remoção da placa por meio profissional não apenas resultam em paralisia da progressão adicional, mas também em lesões de esmalte, muitas vezes regredindo até um ponto em que não são mais facilmente reconhecidas na clínica.

O uso do termo remineralização como *sinônimo* de paralisia da lesão é uma situação particularmente lamentável, porque muitas vezes se declara que a remineralização ocorre somente em casos com uma camada superficial intacta. No entanto, como será visto mais adiante neste capítulo, as lesões de cavitação ainda podem ficar paralisadas quando o acúmulo de placa bacteriana for suficientemente controlado.[30] Como a camada superficial age como uma barreira de difusão contra a captação subsuperficial de minerais, sua remoção pode promover a deposição de minerais no esmalte poroso exposto.

Um exame clínico cuidadoso, particularmente nos adultos, muitas vezes revela várias lesões paralisadas em fases diferentes. Mais frequentemente, a lesão proximal paralisada é observada nos dentes nos quais foi extraído o dente adjacente, razão pela qual as condições ambientais locais foram alteradas completamente. Muitas vezes, bandas opacas podem ser discernidas na superfície vestibular dos dentes incisivos, indicando lesões paralisadas que se desenvolveram durante a erupção dos dentes. Lesões inativas com uma longa história muitas vezes são descoloradas em decorrência da captação de corantes (ver Capítulo 3), sendo classicamente designadas lesões crônicas, paralisadas ou de manchas marrons. Normalmente, a sondagem delicada revelará que elas têm a mesma dureza que o esmalte normal, em contraste à superfície mais macia e áspera da lesão ativa. Portanto, com frequência elas são descritas também como lesões remineralizadas. No entanto, como mencionado anteriormente, a remineralização não é a causa da paralisia de novos progressos da lesão, apesar de a precipitação de minerais dos fluidos orais poder ser uma consequência da paralisia da lesão.

Os aspectos estruturais e químicos desses fenômenos particulares de desmineralização e de remineralização são abordados em detalhes no Capítulo 9.

Cárie oclusal

Numerosos dados epidemiológicos e a experiência clínica comum repetidamente ensinaram que as superfícies oclusais dos dentes posteriores são os locais mais vulneráveis para a cárie dentária. Convencionalmente, a alta incidência de cáries nessas superfícies tem sido diretamente relacionada com as fóssulas e as fissuras estreitas e inacessíveis nas superfícies oclusais (ver Capítulo 3); por esse motivo, no passado, era natural simplesmente se referir à cárie oclusal como "cárie de fissura". Recentes estudos clínicos e estruturais, combinados ao conhecimento aceito, no entanto, tornaram possível excluir as fissuras estreitas como o foco em si para a iniciação da cárie em superfícies posteriores e, por isso, preferiu-se usar o termo "cárie oclusal" neste capítulo.[9-11,14]

É uma experiência clínica comum que cáries nas superfícies oclusais não envolvam o sistema inteiro da fissura com a mesma intensidade, mas ocorram apenas como um fenômeno localizado. Isso pode ser entendido quando se olha para uma superfície oclusal de molar permanente em um estereomicroscópio, na qual se apresenta como uma paisagem elaborada, com montanhas altas, separadas por uma variedade de vales, alguns dos quais fendas profundas e outros aparecendo como vales fluviais abertos. Cada tipo de dente na dentição tem sua própria anatomia da superfície oclusal específica, e a cárie geralmente é detectada em relação à mesma configuração anatômica específica em tipos idênticos de dentes. No molar superior, por exemplo, é nas fossas centrais e distais onde normalmente se acumula a placa bacteriana e, portanto, são também locais onde a cárie ocorre com maior frequência. Em termos gerais, a cárie oclusal tem início nos locais onde as acumulações bacterianas são mais bem protegidas contra o desgaste funcional.[9] Assim, dois fatores têm sido considerados de importância para o acúmulo de placa bacteriana e a iniciação de cárie nas superfícies oclusais: (1) fase de erupção ou uso funcional de dentes; e (2) anatomia específica do dente.[9-11]

A Figura 5.28 mostra seis diferentes estágios da cárie oclusal. A destruição progressiva da superfície oclusal é iniciada por um processo local, seja na parte mais profunda do sistema de sulco-fossa aberto (Figura 5.32), seja pelo acúmulo de depósitos bacterianos e/ou ao *longo* da entrada para as fissuras estreitas e profundas (Figura 5.29). Nessas áreas, que já oferecem proteção contra a abrasão mecânica (Figura 5.28B), a formação de microcavidades (p. ex., resultantes de sondagem vigorosa!) melhora ainda mais as condições locais para o alojamento e o crescimento de bactérias bucais (comparar, nesse contexto, as Figuras 5.29B e C com a A). Quando uma sonda-padrão é forçada em uma entrada de fissura parcialmente desmineralizada, ocorrem facilmente diminutas interrupções da superfície, além de acelerar a desmineralização e a destruição, que, novamente, viabiliza as condições locais para o crescimento bacteriano (Figura 5.28).

Tabela 5.1 Distribuição das superfícies vestibulares do primeiro molar superior permanente em três categorias de diagnóstico nas idades de 8 e 15 anos, das mesmas superfícies. Dados de Backer *et al.*[3] Reproduzida, com autorização, de Sage Publications.

Diagnóstico	Idade (anos)		Total
	8	15	
Hígido	93	74	111
		37	
Lesão de mancha branca	72	15	41
		26	
		4	
Cárie com cavitação	19	9	32
		19	
			84

As lesões de cárie na entrada das fissuras oclusais podem não se desenvolver com a mesma intensidade em ambos os lados da parede da fissura (Figuras 5.30A e 5.31B), mas como lesões subsuperficiais e espalhar-se nas direções dos prismas (Figura 5.29); em determinada fase, as lesões em ambos os lados sofrem coalescência ao longo do fundo da fissura (Figura 5.29C) ou, primeiro, podem se fundir quando a dentina é envolvida (Figura 5.31). Depois disso, a disseminação é semelhante à das lesões que se desenvolvem no sistema de fossas-sulcos. As lesões aparecem como cones truncados e a desmineralização da dentina ao longo da junção amelodentinária estende-se até a dentina do manto, uma vez que as cavidades estão repletas de microrganismos. Isso reforça a impressão clínica de "socavamento" das margens do esmalte (Figuras 5.29A e B). Assim, abrindo-se uma lesão de cárie oclusal, muitas vezes o dentista menos experiente tem a impressão de uma "desmineralização muito maior" do que o previsto na inspeção clínica imediata (comparar as características clínicas nas figuras de cárie oclusal no Capítulo 3 com essas imagens histológicas).

Para compreender a progressão (raramente rápida) da cárie oclusal em condições naturais (ou seja, em pessoas que vivem em comunidades sem prestação de cuidados de saúde dentária), é necessário apreciar a configuração anatômica característica da superfície oclusal na qual a cárie é iniciada. É crucial entender o processo em três dimensões, já que a cárie nas superfícies oclusais tem início, em geral, nas fossas – depressões nas quais se encontram dois ou mais sulcos interlobares. Por essa razão, várias superfícies estão envolvidas na dissolução inicial. Como a desmineralização do esmalte sempre segue os prismas, é natural que a lesão de esmalte iniciada em uma fossa gradualmente assuma a forma de um cone, tendo sua base em direção à junção amelodentinária (Figura 5.32). A reação da dentina basicamente reflete a direção dos prismas no esmalte envolvido. Os cortes realizados por meio de tal lesão conferem, assim, a impressão bidimensional de duas lesões separadas e independentes. Em uma fossa, no entanto, na qual várias superfícies estão envolvidas, a entidade da lesão tem, na realidade, a forma de um cone em três dimensões. Não é de se admirar, então, que os livros didáticos ao longo dos anos tenham dado atenção especial para o caracter "socavado" da cárie oclusal. No entanto, considerando o arranjo estrutural dos prismas nas várias partes de uma superfície oclusal de molares em particular, o modo de crescimento da lesão nessas superfícies não é particularmente surpreendente. Com a progressiva destruição do esmalte, é formada uma cavidade propriamente dita e, novamente, os

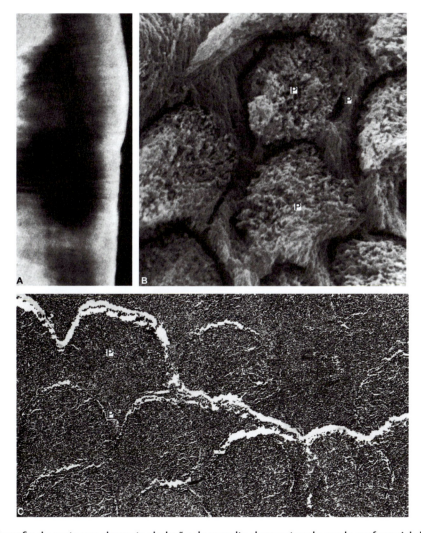

Figura 5.26 A. Microrradiografia do corte por desgaste de lesão de esmalte demonstrando perda preferencial de minerais subsuperficiais. Observa-se a variação na perda de minerais, ainda que a estrutura-padrão do prisma permaneça inalterada. **B** e **C.** Micrografias eletrônicas de varredura e transmissão do corpo da lesão mostrando esmalte parcialmente dissolvido com lacunas alargadas entre os prismas (P) e o esmalte interprismático (IP). **C.** Nota-se que os espaços vazios amplos representam artefatos causados pela preparação do tecido (corte). Cortesia de Arch Bucal Biol.

60 Parte 2 • Lesão de Cárie e seus Determinantes Biológicos

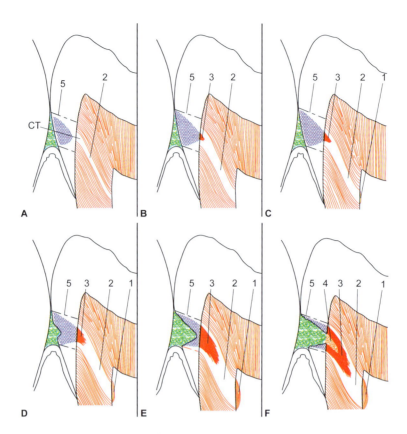

Figura 5.27 A a F. Esquema dos estágios progressivos de formação da lesão: **(1)** dentina reativa; **(2)** reação esclerótica ou zona translúcida (transparente); **(3)** zona de desmineralização; **(4)** zona de invasão bacteriana e destruição; e **(5)** direção dos prismas periféricos. CT: linha central transversal. Modificada de Bjørndal.[6]

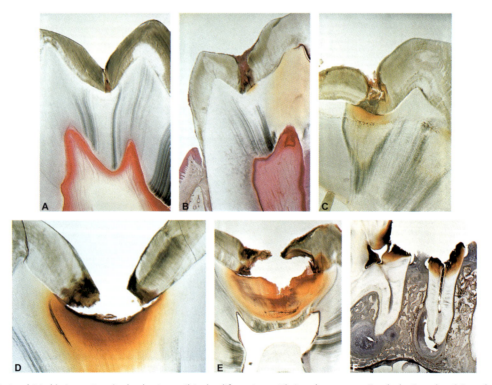

Figura 5.28 A a F. Cortes histológicos através de dentes exibindo diferentes estágios de progressão de lesões de cárie oclusal. Comparando essas lesões naturais com a Figura 5.32, é possível observar por que a cárie oclusal apresenta-se como socavamento do esmalte. Se deixada "sem tratamento", uma lesão de cárie estimula o órgão pulpodentinário a realizar processos reparativos sob a forma de dentina esclerosada (hipermineralizada), e na interface pulpar da dentina (terciária) reativa. Se a massa microbiana não for removida, então o resultado final será necrose da polpa e reações inflamatórias periapicais (**F**). Cortesia de Professor T. Yanagizawa da Coleção Hanagawa.

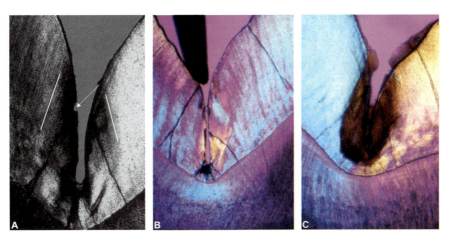

Figura 5.29 Cortes pelas fissuras oclusais examinadas em luz polarizada. Quando o exame é seco ao ar, lesão de cárie subsuperficial precoce e porosidades da superfície são observadas (**A**). A seta mostra um defeito de superfície, provavelmente causado por sondagem vigorosa. As linhas indicam a direção dos prismas. As partes inferiores de tais fissuras têm uma complexidade estrutural, muitas vezes com aumento da quantidade de proteínas de desenvolvimento, que *não* devem ser consideradas cáries dentárias! **B.** Uma sonda clínica padrão está localizada na entrada de uma fissura. **C.** Uma lesão de cárie é confinada ao esmalte em ambos os lados da fissura. O corte é examinado seco ao ar e a lesão, assim, está refletindo áreas onde o volume de poros excede 1%.

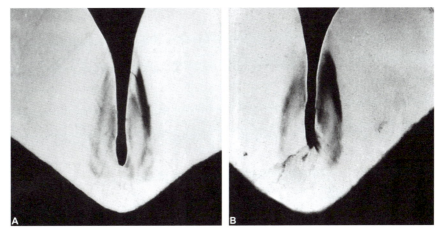

Figura 5.30 A e **B.** Microrradiografias de dois cortes consecutivos da mesma fissura. Observa-se a distribuição desigual da desmineralização.

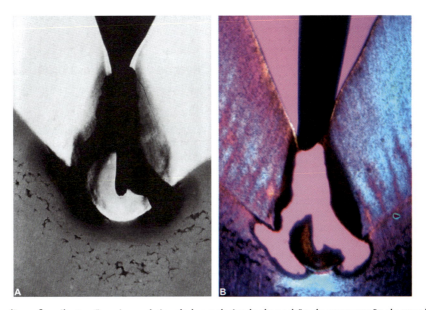

Figura 5.31 A e **B.** Microrradiografia e ilustração microscópica de luz polarizada do padrão de propagação de uma lesão de cárie. No corte, o tecido estava intacto. **B.** A sonda está localizada na entrada da fissura. Observa-se o aparente caráter socavado de desmineralização (consultar o texto para explicação).

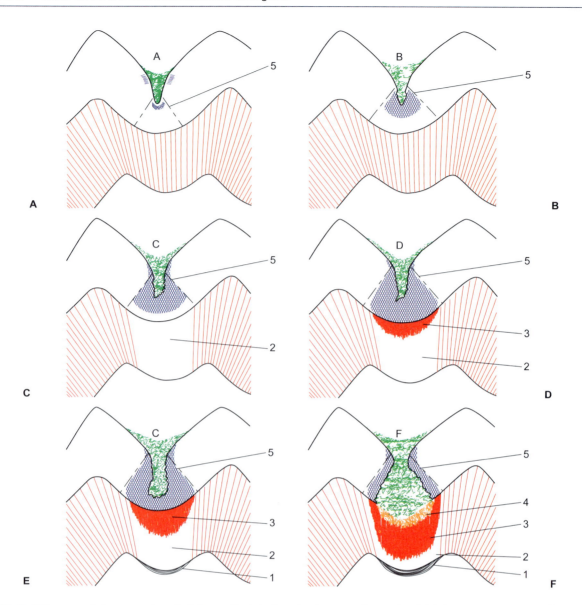

Figura 5.32 A a F. Esquema da forma escalonada da formação da lesão oclusal em uma fossa oclusal: **(1)** dentina reativa na interface para a polpa; **(2)** reação esclerótica ou zona translúcida (transparente); **(3)** zona de desmineralização; **(4)** zona de invasão bacteriana e destruição; e **(5)** linhas pontilhadas indicam a direção dos prismas. Modificada de Ekstrand *et al.*, 1991.[14]

contornos da cavidade refletem a disposição dos prismas na área. A cavidade é, assim, moldada como um cone truncado. A configuração anatômica específica dessa parte da superfície oclusal, na qual a cárie tem início, explica por que as aberturas de cáries oclusais são sempre menores do que a base. A natureza "fechada" do processo obviamente favorece o crescimento imperturbado das bactérias e a destruição acelerada dos tecidos. O comprometimento do esmalte oclusal é o resultado da desmineralização adicional de um ou mais focos estabelecidos inicialmente, em vez de ser uma desmineralização geral envolvendo o sistema inteiro da fissura.

Como mencionado anteriormente, grande parte da atenção clínica e científica, no que se refere à cárie oclusal, tem sido dedicada aos possíveis eventos nas fissuras profundas e inacessíveis. No entanto, a destruição da cárie é quase sempre iniciada na entrada, em virtude das atividades metabólicas nas acumulações bacterianas na superfície. Nesse contexto, é interessante que a organização estrutural da placa bacteriana em um biofilme distinto não seja observada nas fissuras, mas ao longo da entrada delas. As consequências para o diagnóstico e o prognóstico da cárie oclusal são tratadas nos Capítulos 10 a 12.

Reações da dentina à progressão das cáries

Convencionalmente, a cárie de esmalte e a de dentina são descritas como duas entidades independentes. Essa convenção é, de certa forma, compreensível, visto que os dois tecidos diferem marcadamente entre si em termos de origem de desenvolvimento e da estrutura. O esmalte é derivado do componente ectodérmico do germe dental, enquanto o órgão pulpodentinário é desenvolvido a partir do componente mesenquimal. O esmalte é avascular e acelular e não pode responder às lesões, enquanto a dentina e as células dentinárias, os odontoblastos, são partes integrantes do órgão pulpodentinal e, portanto, são considerados um tecido vital, com reações de defesa específicas aos estímulos nocivos externos. Deve-se lembrar que o esmalte é um sólido microporoso e, portanto, é compreensível que os estímulos da cavidade bucal passem através do tecido para o órgão pulpodentinário, mesmo em esmalte clinicamente intacto. Com o aumento da porosidade como resultado da desmineralização do esmalte, é de se esperar que o órgão pulpodentinário subjacente reaja (Figuras 5.28A a C, 5.33 e 5.34).

Capítulo 5 • Patologia da Cárie Dentária   63

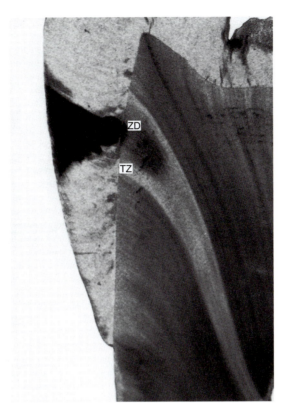

Figura 5.33 Corte por desgaste de lesão proximal ativa examinada em luz transmitida. A lesão de esmalte triangular atinge a junção amelodentinária, com desmineralização da dentina mais externa (ZD) e reações escleróticas (TZ) correspondentes às partes periféricas menos avançadas da lesão de esmalte.

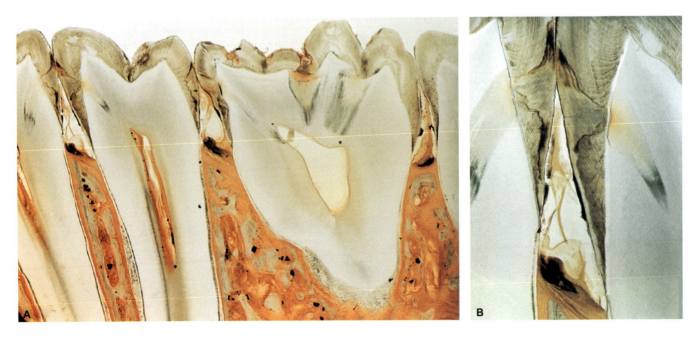

Figura 5.34 A e B. Cortes histológicos por desgaste na direção mesiodistal através de pré-molares e molares inferiores humanos. Nas superfícies proximais, lesões de cárie estendem-se em uma profundidade variável até a dentina. Observa-se como reações escleróticas na dentina (zona translúcida) e polpa podem aparecer mesmo com esses estágios de desenvolvimento da lesão. B. Maior ampliação do espaço proximal entre os pré-molares. Observa-se como as lesões penetram em profundidade abaixo da área de contato. O espaço proximal parece parcialmente vazio, uma vez que houve encolhimento substancial durante a preparação do tecido (a gengiva estava edemaciada e inchada) e alguns dos depósitos microbianos foram perdidos. Cortesia do Professor T. Yanagizawa; Coleção Hanagawa.

Portanto, as alterações na dentina durante a progressão da cárie não podem ser compreendidas sem se levar em conta a disseminação da lesão de esmalte. A reação de defesa mais comum do órgão pulpodentinário é a esclerose tubular, que é a deposição de minerais ao longo e dentro de túbulos dentinários, resultando em sua oclusão gradual (Figuras 5.35 a 5.37).[28,30,32,33,42]

Com a idade, as alterações na dentina são comumente descritas como uma mineralização gradual da dentina peritubular, podendo resultar em obturação completa dos túbulos ou esclerose tubular. A esclerose tubular acelera o desgaste dos dentes. É razoável, portanto, considerar a esclerose tubular relacionada com a idade o resultado de estímulos leves do ambiente bucal mediados pelo esmalte. A cárie é outro estímulo que acelera a esclerose tubular, um processo que requer a presença de um odontoblasto vital (Figuras 5.34 a 5.38). A esclerose tubular observada em conjunto com a cárie tem sido descrita também como um resultado da mineralização inicial do espaço peritubular seguida por calcificação do processo odontoblástico, ou por uma calcificação intracitoplasmática inicial seguida de uma mineralização secundária periodontoblástica.[19] Além da presença de cristais de hidroxiapatita intratubular, grandes cristais romboédricos, frequentemente, foram observados e identificados como cristais de fosfato β-tricálcico com Mg substituído (também conhecido como *whitlockite*).[13,19] Em nível de microscopia óptica, não é possível distinguir entre as diferentes formas de esclerose e, nos cortes, os túbulos dentinários obturados aparecem translúcidos, porque o mineral nos túbulos torna o tecido mais homogêneo, reduzindo a dispersão da luz que passa através do tecido afetado.

A dentina esclerótica, portanto, é muitas vezes referida como a dentina (transparente) translúcida ou uma zona translúcida (ver Figura 5.33).

Reações pulpodentinárias

Reações pulpodentinárias antes da invasão bacteriana na dentina

Os primeiros sinais de reações da dentina sob uma lesão de esmalte que podem ser observados no microscópio óptico são as agregações de algumas células inflamatórias e a esclerose tubular que forma correspondendo à parte mais profunda da lesão progressiva de esmalte (ver Figura 5.34). A desmineralização do esmalte aumenta a sua porosidade e, portanto, também a sua permeabilidade, sendo, assim, como esperado, o primeiro estímulo leve iniciando a reação de defesa que atinge a dentina correspondente à parte mais porosa da lesão de esmalte. Como o microscópio óptico é um nível relativamente grosseiro do exame, é óbvio que as reações de dentina muito mais precoces foram detectadas nos níveis bioquímico e histoquímico. A esclerose tubular inicial é observada antes de a frente avançada da lesão de esmalte atingir a junção amelodentinária. Quando se estabelece o contato entre a lesão de esmalte e a junção amelodentinária, o primeiro sinal de desmineralização da dentina pode ser visto ao longo da junção em termos de descoloração marrom.

Durante muitos anos, os livros têm abordado que a desmineralização da dentina está se espalhando em uma direção lateral ao longo da junção amelodentinária, porque foi implicitamente assumido que a descontinuidade anatômica entre os dois tecidos favorece a penetração de agentes destrutivos. No entanto, estudos sistemáticos sobre a questão – cárie de superfícies lisas – concluíram que as desmineralizações da dentina acastanhada nunca se estendem além dos limites da área de contato da lesão do esmalte com a junção amelodentinária[6] antes de uma cavidade de cárie que se estende na dentina ser desenvolvida. A esclerose tubular observada desde o início na área correspondente à desmineralização central na parte de esmalte que abriga a lesão pode ser uma tentativa de formação de "parede" da lesão. Parece lógico interpretar a esclerose dentinária lateral à desmineralização central como uma reação a estímulos processados ao longo da direção dos prismas das partes menos avançadas da lesão de esmalte aproximando-se da junção amelodentinária. As alterações de túbulos representam um *continuum* de reações pulpodentinárias às variações no desafio ácido na superfície de esmalte com transmissão dos estímulos pelo esmalte nas direções dos prismas.[6] A implicação deste entendimento, claramente, é que, quando a produção de ácido cessa na superfície, em virtude da perturbação regular ou da remoção da biomassa microbiana cariogênica, então a desmineralização é interrompida ainda mais, resultando na paralisia adicional da progressão da lesão. Como mencionado anteriormente, a captação de minerais da saliva no esmalte e na dentina é muito limitada depois da paralisia da doença e, por esse motivo, o esmalte desmineralizado e a dentina desmineralizada permanecem como cicatrizes no tecido (Figura 5.39).

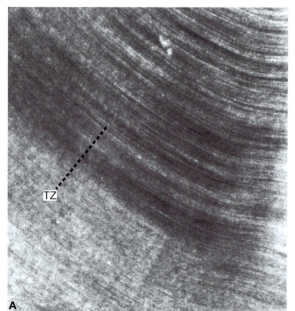 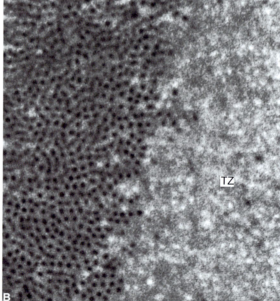

Figura 5.35 Microrradiografias da fronteira entre a zona translúcida (ZT) e a dentina normal, com túbulos dentinários abertos vistos como linhas escuras. A linha pontilhada (**A**) indica o plano de observação (**B**).

Capítulo 5 • Patologia da Cárie Dentária 65

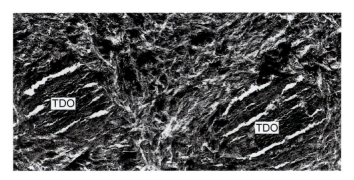

Figura 5.36 Fotomicrografia eletrônica de transmissão da zona translúcida, mostrando dois túbulos dentinários completamente ocluídos (TDO). Reproduzida, com autorização, de Karger Publishers.

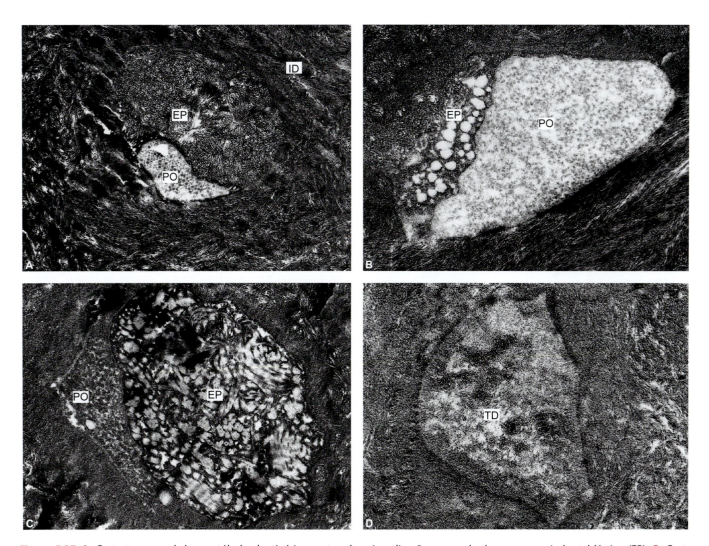

Figura 5.37 A. Corte transversal de um túbulo dentinário mostrando mineralização avançada do espaço periodontoblástico (EP). B. Corte transversal do processo odontoblástico (PO) e espaço periodontoblástico (EP) parcialmente mineralizado. C. Corte transversal do processo odontoblástico (PO) mineralizado e grande espaço periodontoblástico (EP), em que a maioria das fibras de colágeno encontra-se mineralizada. D. Túbulo dentinário (TD) completamente mineralizado. ID: dentina intertubular. Reproduzida, com autorização, de Karger Publishers.

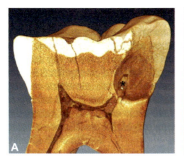 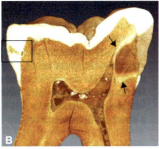 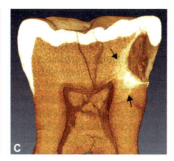 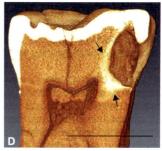

Figura 5.38 Exames de tomografia microcomputadorizada consecutivos pela lesão de cárie profunda em um dente de 2.000 anos de idade, do Império Romano. A lesão havia penetrado a polpa onde a dentina reativa é indicada com um asterisco (**A**). Observam-se as reações muito pronunciadas da dentina esclerótica (hipermineralização) que delineiam a base da cavidade de cárie de dentina – indicada pelas setas em **B**, **C** e **D**. A área enquadrada (**B**) mostra uma lesão de cárie precoce através do esmalte com uma desmineralização de dentina na fronteira amelodentinária.

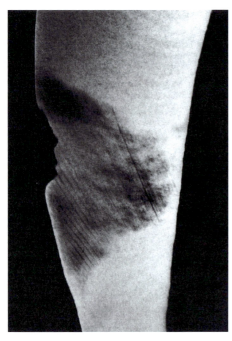

Figura 5.39 Microrradiografia de corte por desgaste pela lesão proximal inativa que ficou paralisada por vários anos. A pequena cavidade na superfície do esmalte pode ter facilitado alguma redeposição do mineral, caso contrário, esse grau de desmineralização poderia permanecer inalterado ao longo da vida.

Convencionalmente, o envolvimento da dentina foi considerado uma etapa na progressão das cáries que requeria tratamento operatório para paralisar ainda mais a destruição, fase na qual muitos estudos centraram-se, portanto, na possibilidade de detectar. O uso comum de "envolvimento da dentina", no entanto, é vagamente definido para abranger o *continuum* das mudanças que ocorrem no órgão pulpodentinário durante a progressão da cárie, sendo, dessa forma, *inútil* como um indicador para tratamento operatório.

Na próxima seção, serão examinadas a destruição progressiva do esmalte e a eventual exposição do órgão pulpodentinário ao ambiente bucal.

Destruição do esmalte e invasão bacteriana

A fim de compreender a exposição gradual do órgão pulpodentinário durante a formação progressiva de lesão, é importante refletir que, apesar de quantidades substanciais de minerais terem sido removidas do esmalte e a lesão ser caracterizada, por consequência, como porosa, o mineral restante ainda preserva a composição estrutural geral do esmalte (ver Figuras 5.33 e 5.34B). Aqui, não se está lidando com um espaço "vazio" abaixo da zona superficial, mas com certo grau de perda mineral em um tecido ainda altamente mineralizado. Os primeiros sinais de esgotamento da superfície são, portanto, limitados ao esmalte mais externo e presumivelmente criados por lesões mecânicas durante a mastigação, microtraumas durante a abrasão interdental ou por sondagem descuidada. Se essas áreas não forem mantidas relativamente livres de placa bacteriana, o processo continuará porque as bactérias que se abrigam nas microcavidades, sendo todas as outras condições iguais, receberão mais proteção do que aquelas na superfície, um fato que, novamente, favorecerá o desvio ecológico para anaeróbios e bactérias acidogênicas, conforme descrito no Capítulo 7. A destruição progressiva do esmalte ou o aumento gradual da cavidade são, portanto, o resultado combinado da produção contínua de ácido na biomassa microbiana protegida e os microtraumas mecânicos.

Considerando o papel que as bactérias e seus produtos metabólicos desempenham nas reações inflamatórias, não é de se admirar que perguntas sobre o tempo para a "invasão bacteriana" tenham sido o foco de atenção para muitos clínicos, a fim de definir mais precisamente o tempo de intervenção operatória. Como há grande interesse na cárie inicial ou nos estágios avançados com destruição de dentina, pouco se conhece sobre os eventos que ocorrem durante a destruição progressiva do esmalte antes da exposição da dentina. É, portanto, relevante distinguir entre a capacidade destrutiva limitada (se houver) de grupos isolados de bactérias no tecido e a biomassa microbiana protegida na cavidade de esmalte, crescendo com acesso direto ao ambiente bucal rico em nutrientes.[47] Ocasionalmente, as bactérias podem ser encontradas dentro do esmalte poroso, algumas delas penetrando ao longo da malha orgânica no esmalte (p. ex., as lamelas). A invasão tubular superficial propriamente dita de bactérias na dentina coronária não foi documentada antes da exposição direta da dentina à biomassa bacteriana na cavidade.

Em princípio, essa fase da exposição da dentina pode ser comparada com as condições que ocorrem quando as bactérias se acumulam diretamente sobre as superfícies expostas da raiz dentária e levam à cárie ativa da superfície radicular. A dentina mais externa – dentina do manto – na dentina coronária e radicular não possibilita que os microrganismos invadam imediatamente os túbulos dentinários. Uma vez que as lesões iniciais da superfície radicular podem ser paralisadas por tratamento não operatório adequado[34], é possível concluir que a invasão bacteriana superficial em túbulos dentinários por si não pode ser usada como uma indicação para tratamento operatório. É relevante, portanto, colocar a questão: qual é o possível efeito prejudicial desses invasores em um ambiente mostrando poucas evidências de hospitalidade, em comparação com as massas de bactérias da superfície acidogênica? Não há dúvidas de que a microbiota nos túbulos dentinários, capaz de excretar produtos finais metabólicos, pode ser associada à destruição (conferir Capítulo 7). No entanto, sua contribuição relativa para a destruição em comparação com as bactérias na dentina necrótica e aquelas abrigadas na cavidade pode ser extremamente limitada. É razoável, portanto, assumir que essa invasão bacteriana também nos túbulos dentinários seja meramente um sinal de evolução da lesão, em vez de uma parte integrante e significativa da destruição.[47]

Após a exposição da dentina às massas de bactérias na cavidade, a parte mais superficial da dentina, em breve, será decomposta em virtude da ação dos ácidos e das enzimas proteolíticas. Essa zona é conhecida como zona de destruição (ver Figura 5.27). Abaixo dela, a invasão tubular de bactérias pode ser observada em lesões rapidamente progressivas (Figura 5.40), nas quais, ainda que possivelmente pouco raras nas populações, não é difícil ver os chamados "tratos mortos na dentina", o que significa que os processos odontoblásticos são destruídos sem terem produzido esclerose tubular. Tais túbulos vazios são invadidos principalmente por bactérias, e ocasionalmente grupos de túbulos coalescem para formar os chamados "focos de liquefação" (Figura 5.40C). Entre a zona de penetração bacteriana e a dentina esclerótica, a zona translúcida, há uma zona de desmineralização resultante dos ácidos produzidos na biomassa de bactérias anaeróbias e acidúricas na cavidade.

A primeira reação no órgão pulpodentinário era a esclerose tubular. Quando o ápice de uma lesão de esmalte atinge a junção amelodentinária, a parte superficial da dentina sofre desmineralização, que clinicamente pode ser vista como uma descoloração amarelo-acastanhada dos tecidos moles, a qual pode ser resultado das mudanças bioquímicas da dentina colágena em razão da desmineralização. Como o processo continua, o mecanismo de defesa em termos de esclerose tubular prosseguirá ao longo da frente avançada e das fronteiras da cavidade (Figuras 5.38 e 5.41). Isso pressupõe que a taxa de evolução da lesão é tal que o número predominante de odontoblastos permanece viável, a fim de poder montar a defesa de hipermineralização e selar o processo. Isso fica evidente no exemplo mostrado nas Figuras 5.38 e 5.41, de indivíduos que viveram 2.000 anos atrás, na Roma Imperial – e em áreas da Tanzânia algumas décadas atrás, onde o teor natural de flúor na água é de 2 a 2,5 ppm. Em ambos os casos, a higiene bucal era limitada, mas os dentes dos romanos provavelmente foram tratados com várias intervenções para alívio da dor.[17] A mensagem a ser recuperada com esses exemplos é que, mesmo em cavidades profundas, progredindo lentamente, deve-se tomar cuidado se há polpas vitais quando se remove a dentina cariada amolecida, parcialmente dissolvida – evitar brocas rotatórias, a menos que se deseje aumentar o risco de morte pulpar (conferir Capítulo 20). É claro, então, que a desmineralização terá lugar na dentina com túbulos parcialmente obturados, explicando por que a parte superficial da zona translúcida é mais amolecida do que a dentina hígida (Figura 5.42).

Reação pulpar

Ainda há alguma incerteza na literatura relativa ao estado das reações pulpares quanto às várias fases do desenvolvimento das cáries. É sabido que a dentina reacional (reparativa ou terciária) pode se formar antes mesmo da invasão bacteriana na dentina,[6] e algumas células do sistema imunológico podem ser encontradas perto da dentina. A dentina reacional é bem menos mineralizada e contém túbulos irregulares. Quando a desmineralização da dentina se aproxima da polpa a uma distância entre 0,5 e 1 mm, pode ser observada uma variedade de reações inflamatórias na região subodontoblástica. É importante perceber que não há infecção da polpa, e acredita-se que as reações de células inflamatórias sejam, portanto, resultado dos produtos bacterianos.[32,40,42]

A cárie dentária é uma desmineralização lentamente progressiva com formação gradual de cavidade e uma camada exterior parcialmente dissolvida da dentina (ver Figura 5.39) contendo bactérias. Portanto, a inflamação pulpar é por muito tempo uma resposta imunológica de baixa intensidade, caracterizada por uma resposta celular inflamatória crônica. Uma vez que a carga bacteriana total em uma cavidade de cárie seja reduzida, tal reação pode regredir gradualmente. No entanto, se os microrganismos invadem o tecido pulpar, uma resposta inflamatória aguda é criada, com acúmulo de leucócitos neutrófilos e o início da formação de microabscessos. Nesse momento, é atingido um ponto sem retorno. Para obter informações detalhadas sobre as reações pulpares, o leitor deve consultar os textos básicos de endodontia.

Cáries de superfície radicular

Aparência clínica das lesões de cáries radiculares

A retração da margem gengival é um resultado inevitável da má higiene bucal e da perda de inserção periodontal resultante do envelhecimento.[4,5] Mesmo em populações com higiene bucal regular, ocorre alguma retração, uma vez que o padrão de distribuição da população idosa é muito característico.[16] Nas populações atuais, é frequente que até mesmo adolescentes experimentem alguma exposição das superfícies em vários dentes, em virtude dos procedimentos de controle inadequado da placa cervical radicular.

Conforme a margem gengival sofre retração, a junção amelocementária fica exposta. Essa região do dente é altamente irregular e representa um local específico de retenção bacteriana; portanto, é local de desnvolvimento da maioria das lesões de cárie na raiz dentária.

Ocasionalmente, alega-se que a cárie na superfície radicular pode ocorrer dentro de uma bolsa periodontal profunda. Do ponto de vista biológico, isso não é muito provável, já que o pH do exsudato gengival liberado na bolsa está acima de 7. Parece mais certo que, em tais casos, o processo de cárie tem origem ao longo da margem gengival. O inchaço da gengiva e a inflamação gengival podem levar posteriormente à impressão de que a lesão está "escondida na bolsa".

A cárie da superfície radicular é composta por um *continuum* de manifestações clínicas que vão desde áreas pequenas e levemente amolecidas e descoloridas até áreas extensas, amarelo-marrons amolecidas ou duras, as quais, eventualmente, podem circundar a superfície radicular inteira (ver Capítulo 3). As lesões podem ou não ser cavitadas. No entanto, mesmo no caso de lesões muito extensas, a cavitação não envolve necessariamente a polpa.

Como acontece nas lesões de esmalte, as lesões de cárie da superfície radicular podem ser classificadas como "ativas" ou "paralisadas" ("inativas") de acordo com os seguintes critérios de diagnóstico:

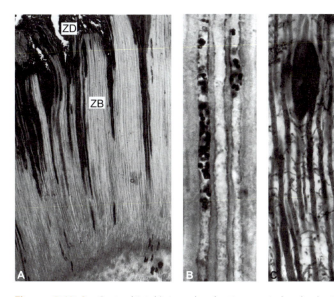

Figura 5.40 A. Corte histológico da dentina cariada de lesão profunda, ativa, mostrando a zona de destruição (ZD) e a zona de invasão bacteriana (ZB). **B** e **C.** Aglomerados de bactérias penetrando nos túbulos dentinários e formando os focos de liquefação.

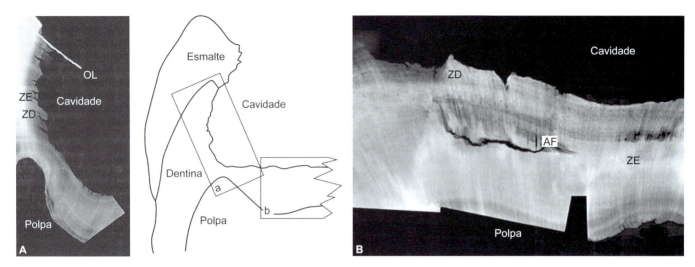

Figura 5.41 Desenho indicando a localização de onde duas microrradiografias são feitas ao longo das paredes de duas lesões diferentes de cárie profundas que nunca tinham sofrido interferências. Os dentes, originários de tanzanianos, exibiam a fluorose dental, o que explica a linha de contorno de Owens (OL) hipermineralizada em **A.** É evidente que a zona de desmineralização (ZD) não é muito espessa e delineada pela zona esclerótica (ZE) – comparar com a Figura 5.38. **B.** A base de uma cárie oclusal muito profunda é mostrada novamente com uma zona relativamente estreita de desmineralização (ZD). Nota-se como a dentina em direção à polpa mostra "nuvens" de hipermineralização na ZE.

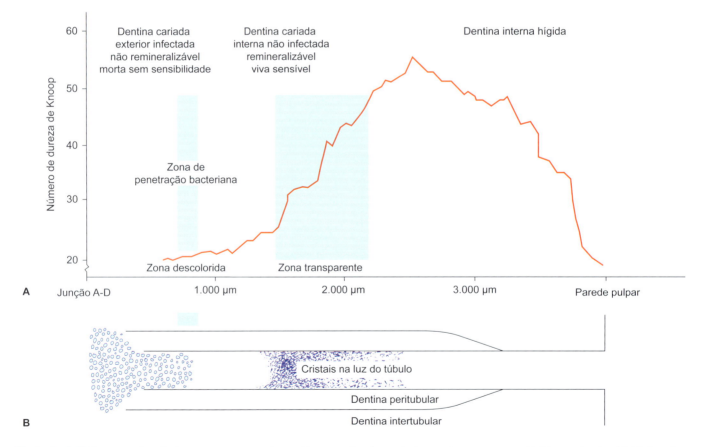

Figura 5.42 A. Esquema do relacionamento entre a dureza Knoop, a dentina cariada exterior, a zona translúcida e a dentina hígida interior. **B.** A relação entre os fenômenos de invasão bacteriana e mineralização nos túbulos dentinários. Modificada de Ogawa et al., 1983.[39]

- Lesão ativa da superfície radicular é uma área amolecida bem definida, na superfície radicular que mostra uma descoloração amarelada ou marrom-clara. A lesão é provavelmente recoberta por placa visível. Algumas lesões que progridem lentamente podem ser marrons ou pretas e revelar uma consistência coriácea à sondagem com pressão moderada
- Lesão paralisada (inativa) da superfície radicular parece brilhante e é relativamente lisa e dura à sondagem com pressão moderada. A cor pode variar de amarela a marrom ou preta. Em lesões ativas e inativas, a formação de cavidade pode ser observada, mas, nesta última, as margens parecem lisas. Depósitos microbianos não visíveis são observados recobrindo tais lesões.

Embora haja características em suas manifestações "clássicas", haverá uma gama de estágios transitórios entre as lesões ativas e as paralisadas. Assim, é importante considerar que, ao usar o diagnóstico de lesão paralisada (ou inativa), trata-se de um reflexo de um julgamento clínico não esperado em nenhuma progressão adicional da lesão. Isso, evidentemente, não implica que não possa haver diminutos nichos dentro de determinadas áreas da lesão que, se examinadas, por exemplo, em um microscópio, mostram bactérias e desmineralização muito localizada. No entanto, se, no momento do exame, uma lesão for julgada como paralisada, considera-se que a lesão provavelmente se mantenha inalterada clinicamente, a menos que a higiene bucal do paciente se deteriore nesse local específico.[36]

Se houver dúvida sobre a classificação de uma lesão na categoria inativa ou ativa, a textura da superfície da lesão (coriácea/macia ou dura) é um critério mais válido do que a mera cor da lesão.

É clinicamente importante distinguir entre lesões ativas e inativas, pois as superfícies radiculares também respondem aos processos metabólicos dinâmicos na placa. Assim, se há interferência nesses processos (p. ex., por perturbação regular da placa), as lesões ativas podem tornar-se paralisadas com as alterações correspondentes na textura superficial e na coloração das lesões.

De um ponto de vista do diagnóstico diferencial, uma lesão de cárie na superfície radicular é fácil de distinguir de outras descolorações, porque estas últimas geralmente são difundidas e mal definidas.

Características histopatológicas das lesões de cáries radiculares

A lesão de cárie precoce da superfície radicular aparece como uma zona radiolúcida em cemento radicular (Figura 5.43). A escovação inadequada ou a raspagem das superfícies radiculares frequentemente causa danos ou remove o cemento, expondo, assim, a dentina. Portanto, a cárie na superfície radicular, em geral, se desenvolve na dentina exposta.

Nas microrradiografias, a perda mineral ocorre de modo profundo a uma zona superficial relativamente bem mineralizada (Figura 5.44), que, com frequência, apresenta um conteúdo mineral maior do que o da dentina afetada. Como nas lesões de esmalte, a zona superficial varia em espessura e conteúdo mineral, dependendo do desafio cariogênico da placa microbiana de recobrimento. Estudos experimentais têm demonstrado que, sob condições apropriadas, a zona superficial forma-se dentro de um período relativamente curto.[39] Assim, se as superfícies radiculares são cobertas por placa que permanece sem ser perturbada por 1 a 3 meses na cavidade bucal, ocorre uma perda progressiva do conteúdo mineral subsuperficial na dentina concomitante ao acúmulo em uma zona superficial (Figura 5.44). O alto teor de minerais da zona superficial pode refletir uma redeposição seletiva de minerais nessa região, uma vez que foi demonstrado que o tamanho dos cristais de apatita na zona superficial é significativamente maior do que no cemento normal[48] (conferir Capítulo 9).

Em contraste evidente com a lesão precoce do esmalte, no entanto, encontra-se a conclusão de que, na fase inicial do desenvolvimento da cárie das superfícies radiculares, a superfície pode parecer amolecida, em decorrência da penetração de microrganismos na zona superficial da lesão[37] entre as fibras de colágeno parcialmente desmineralizadas (Figura 5.45). Portanto, a sondagem da zona superficial vulnerável deve ser evitada, uma vez que a destruição da superfície pode facilitar a intensificação da penetração de bactérias na dentina e prejudicar a possibilidade de controle adequado de placa. De qualquer modo, a raspagem vigorosa das superfícies radiculares em pacientes com lesões de cárie ativas não deve ser realizada antes que se verifique se as lesões cariosas ativas foram paralisadas.

Em estágios mais avançados da destruição, a desmineralização se difunde para a dentina subjacente, muitas vezes estendendo-se a várias centenas de micrômetros abaixo da superfície (Figura 5.46). No entanto, mesmo quando as cavidades rasas são observadas, a superfície de dentina exposta pode apresentar uma camada superficial relativamente bem mineralizada, abaixo da qual ocorre a desmineralização. A resposta da dentina é semelhante à descrita para cárie coronária, ou seja, o órgão pulpodentinário responde com uma zona de aumento do conteúdo mineral profunda, dentro do tecido que corresponde à largura da lesão cariosa na superfície. Da mesma maneira, a dentina terciária (reacional) pode ser formada em direção à polpa, correspondente aos túbulos envolvidos.

Lesões paralisadas (Figura 5.47) demonstram que ocorreu uma abrasão superficial acentuada. Além disso, a redeposição do mineral pode ter surgido dentro da dentina. Em tais lesões, é possível identificar áreas radiolúcidas localizadas que, aparentemente, no momento do exame, eram "sítios ativos". Levando-se em conta o conhecimento

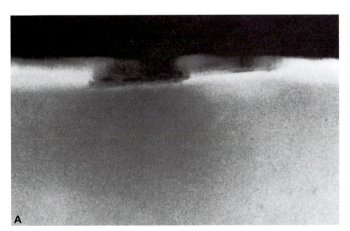
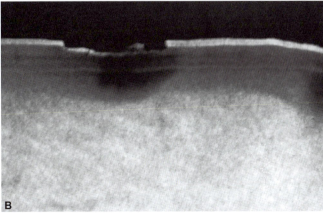

Figura 5.43 A e B. Fotomicrorradiografias dos estágios iniciais da cárie das superfícies radiculares. Desmineralização evidente é observada ao longo de todo o cemento, mas também se estendendo para a dentina subjacente, de maneira profunda a uma zona de cemento relativamente bem mineralizado. Observa-se a aparência laminada do cemento (B), que reflete as variações no conteúdo mineral das linhas de imbricação.

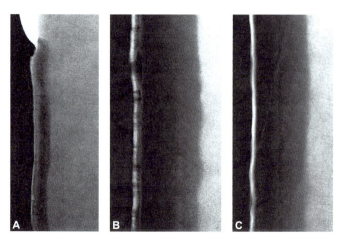

Figura 5.44 A a C. Fotomicrorradiografias de cortes por meio de lesões de cárie radicular que foram desenvolvidas experimentalmente na cavidade bucal durante 1, 2 e 3 meses. Observa-se como o conteúdo mineral na zona superficial aumenta com a maior duração do desafio cariogênico, enquanto há uma perda progressiva subsuperficial do conteúdo mineral na dentina.[38]

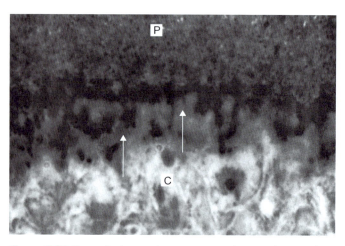

Figura 5.45 Corte de 1 mm de espessura pela camada superficial de uma lesão de cárie ativa da superfície radicular recoberta por depósitos microbianos. Nessa fase inicial, os microrganismos penetram na camada superficial do cemento (setas), o que explica por que a lesão de cárie ativa na superfície radicular mostra-se macia à sondagem. P: placa microbiana; C: cemento.

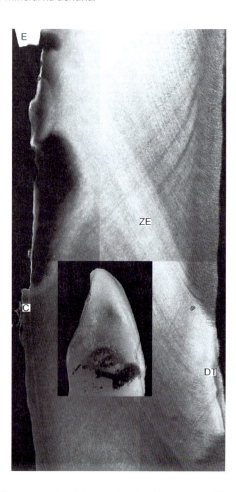

Figura 5.46 Lesão de cárie proximal ativa na superfície radicular recoberta pela placa bacteriana (interna). Uma fotomicrorradiografia de um corte pelo centro das lesões mostra perda de cemento (C) correspondente à parte da superfície onde ocorreu a extensa perda de conteúdo mineral. O corpo da lesão situa-se no fundo de uma zona superficial, que varia em termos de conteúdo mineral. Os túbulos dentinários afetados pelo ataque de cárie mostram a zona de esclerose (ZE), e em direção à polpa formou-se dentina terciária (dentina reativa – DT).[36] E: esmalte.

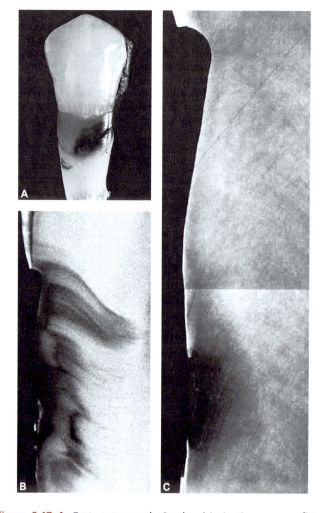

Figura 5.47 A. Corte por uma lesão de cárie inativa na superfície radicular. Quando examinada em luz transmitida (**B**) e pela microrradiografia (**C**), é evidente que ocorreu uma considerável abrasão superficial. Parte da lesão foi erodida, mas permanece uma área radiolúcida localizada, possivelmente refletindo um local de cáries ativas.[36]

apresentado, é claro que a remoção regular da placa das superfícies das lesões de cárie ativas da superfície radicular não é capaz de eliminar os microrganismos que penetraram profundamente na dentina. No entanto, com base na experiência clínica que as lesões de cárie radicular podem ser convertidas de estágios ativos em inativos por tratamento conservador[34] (ver Capítulo 3), pode ser considerado que nem o tratamento antimicrobiano nem os procedimentos operatórios são necessários para controlar os microrganismos dentro da dentina radicular. De fato, uma alteração das condições ambientais prevalecentes na placa bacteriana que está recobrindo uma lesão de cárie radicular pode resultar em deposição mineral dentro da massa microbiana (formação de cálculo). Assim, o cálculo pode ser encontrado pela oclusão parcial dos defeitos na superfície radicular correspondente às lesões de cárie crônicas (Figura 5.48).

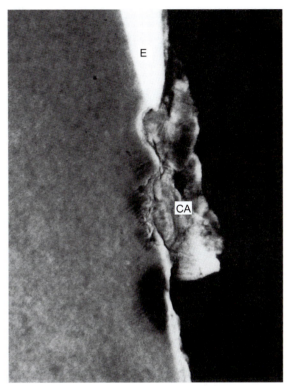

Figura 5.48 Corte por uma lesão paralisada na superfície radicular onde a imagem da fotomicrorradiografia demonstra a formação extensa de cálculo, estendendo-se para dentro das microcavidades. Observa-se a lesão subsuperficial cervical à borda do cálculo. E: esmalte; CA: cálculo.

Referências bibliográficas

1. Artun J, Thylstrup A. Clinical and scanning electron microscopic study of surface changes of incipient enamel caries lesions after debonding. Scand J Dent Res. 1986;94:193-210.
2. Artun J, Thylstrup A. A three-year clinical and SEM study of surface changes of carious enamel lesions after inactivation. Am J Dentofac Orthop. 1989;95:27-33.
3. Backer Dirks O. Posteruptive changes in dental enamel. J Dent Res. 1966;45:503-11.
4. Baelum V. The epidemiology of destructive periodontal disease. Thesis. Aarhus: Aarhus University, Royal Dental College; 1998.
5. Baelum V, Manji F, Fejerskov O. The distribution of periodontal destruction in populations in non-industrialized countries: evidence for the existence of high risk groups and individuals. In: Johnson NW, ed. Risk markers for oral diseases, Vol. 3, Periodontal diseases. Markers of disease susceptibility and activity. Cambridge: Cambridge University Press; 1991. p. 27-74.
6. Bjorndal L. Carieslasionens tidlige udvikling isto émalje og pulpadentin organet. Dissertation. Copenhagen: University of Copenhagen; 1991.
7. Black GV. Konservierende Zahnheilkunde. Berlin: Verlag von Hermann Meusser; 1914.
8. Boyde A. Amelogenesis and the structure of enamel. In: Cohen B, Kramer IRH, eds. Scientific foundations of dentistry. London: Heinemann Medical Books; 1976. p. 335-52.
9. Carvalho JC, Ekstrand KR, Thylstrup A. Dental plaque and caries on occlusal surfaces of first permanent molars in relation to stage of eruption. J Dent Res. 1989;68:773-9.
10. Carvalho JC, Ekstrand KR, Thylstrup A. Results of 1 year of nonoperative occlusal caries treatment of emptying permanent first molars. Community Dent Oral Epidemiol. 1991;19:23-8.
11. Carvalho JC, Ekstrand KR, Thylstrup A. Results of 3 years of nonoperative occlusal caries treatment of erupting permanent first molars. Community Dent Oral Epidemiol. 1992;20:187-92.
12. Daculci G, Menanteau J, Kerebel LM, Mitre D. Length and shape of enamel crystals. Calcif Tiss Int. 1984;36:550-5.
13. Daculci G, Legeros RZ, Jean A, Kerebel B. Possible physico-chemical processes in human dentin caries. J Dent Res. 1987;66:1356-9.
14. Ekstrand K, Carlsen O, Thylstrup A. Morphometric analysis of occlusal groove: fossa-system in mandibular third molar. Scand J Dent Res. 1991;99:196-204.
15. Fejerskov O, Josephsen K, Nyvad B. Surface ultrastructure of unerupted mature human enamel. Caries Res. 1984;18:302-14.
16. Fejerskov O, Baelum V, Ostergaard ES. Root caries in Scandinavia in the 1980's – and future trends to be expected in dental caries experience in adults. Adv Dent Res. 1993;7:4-14.
17. Fejerskov O, Bilde PG, Bizarro M, Connelly JN, Thomsen JS, Nyvad B. Dental caries in Rome, 50 a 100 AD. Caries Res. 2012;46:467-73.
18. Fejerskov O, Larsen MJ, Richards A, Baelum V. Dental tissue effects of fluoride. Adv Dent Res. 1994;8:15-31.
19. Frank RM, Voegel JC. Ultrastructure of the human odontoblast process and its mineralization during dental caries. Caries Res. 1980;14:367-80.
20. Haikel Y, Frank RM, Voegel JC. Scanning electron microscopy of human enamel surface layers of incipient carious lesion. Caries Res. 1983;17:1-13.
21. Hay DI. Specific functional salivary protein. In: Guggenheim B, ed. Cariology today. Basel: Karger; 1984. p. 98-108.
22. Holmen L, Thylstrup A. Variations in 'normal' enamel surface as visualized in the SEM. In: Ruch JV, Belcourt A, eds. Tooth morphogenesis and differentiation II. Paris: INSERM; 1984. p. 283-94.
23. Holmen L, Thylstrup A, Ogaard B, Kragh F. A polarized light microscopic study of progressive stages of enamel caries in vivo. Caries Res. 1985;19:348-54.
24. Holmen L, Thylstrup A, Ogaard B, Kragh F. A scanning electron microscopic study of progressive stages of enamel caries in vivo. Caries Res. 1985;19:355-67.
25. Holmen L, Thylstrup A, Artun J. Clinical and histological features observed during arrestment of active enamel carious lesions in vivo. Caries Res. 1987;21:546-54.
26. Holmen L, Thylstrup A, Artun J. Surface changes during the arrest of active enamel carious lesions in vivo. A scanning electron microscope study. Acta Odontol Scand. 1987;45:383-90.
27. Johnson NW. Some aspects of the ultrastructure of early human enamel caries seen with the electron microscope. Arch Oral Biol. 1967;12:1505-21.
28. Johnson NW, Taylor BR, Berman DS. The response of deciduous dentine to caries studied by correlated light and electron microscopy. Caries Res. 1969;3:348-68.
29. Larsen MJ, Fejerskov O. Chemical and structural challenges in remineralization of dental enamel lesions. Scand J Dent Res. 1989;97:285-96.
30. Levine RS. The microradiographic features of dentine caries. Br Dent J. 1974;137:301-6.
31. Mannerberg F. Appearance of tooth surface as observed in shadowed replicas in various age groups: in long-term studies, after tooth-brushing, in cases of erosion and after exposure to citrus fruit juice. Odontol Rev. 1960;11(Suppl 6).
32. Massler M. Pulpal reactions to dental caries. Int Dent J. 1967;17:441-60.
33. Mjor IA. Dentine and the pulp. In: Mjor IA (Ed.). Reaction patterns in human teeth. Boca Raton, FL: CRC Press; 1983. p. 63-156.

34. Nyvad B, Fejerskov O. Active root surface caries converted into inactive caries as a response to oral hygiene. Scand J Dent Res. 1986;94:281-4.
35. Nyvad B, Fejerskov O. Transmission electron microscopy of early microbial colonization of human enamel and root surface in vivo. Scand J Dent Res. 1987;95:297-307.
36. Nyvad B, Fejerskov O. Active and inactive root surface caries – structural entities? In: Thylstrup A, Leach SA, Qvist V (Eds.). Dentine and dentine reactions in the oral cavity. Oxford: IRL Press; 1987. p. 165-79.
37. Nyvad B, Fejerskov O. An ultrastructural study of bacterial invasion and tissue breakdown in human experimental root surface caries. J Dent Res. 1990;69:2218-25.
38. Nyvad B, ten Cate JM, Fejerskov O. Microradiography of experimental root surface caries in man. Caries Res. 1989;23:218-23.
39. Ogawa K, Yamashita Y, Ischij T, Fusayama T. The ultrastructure and hardness of the transparent layer of human carious dentin. J Dent Res. 1983;62:7-10.
40. Shovelton DS. The maintenance of pulp vitality. Br Dent J. 1972; 133:95-107.
41. Silverstone LM. Remineralization phenomena. Caries Res. 1977; 11:59-84.
42. Stanley HR, Pemeira JC, Spiegel E, Broom C, Schultz M. The detection and prevalence of reactive and physiologic sclerotic dentin, reparative dentin and dead tracts beneath various types of dentinal lesions according to tooth surface and age. J Pathol. 1983;12:257-89.
43. Thylstrup A, Bruun C, Holmen L. In vivo caries models – mechanisms for caries initiation and arrestment. Adv Dent Res. 1994;8:144-57.
44. Thylstrup A, Featherstone JDB, Fredebo L. Surface morphology and dynamics of early enamel caries development. In: Leach SA, Edgar WM (Eds.). Demineralization and remineralization of the teeth. London: IRL Press; 1983. p. 165-84.
45. Thylstrup A, Fejerskov O. Surface features of early carious enamel at various stages of activity. In: Rolla G, Sonju T, Embery G, eds. Proceedings of a workshop on tooth surface interactions and preventive dentistry. London: IRL Press; 1981. p. 193-205.
46. Thylstrup A, Fredebo L. A method for studying surface coatings and the underlying enamel features in the scanning electron microscope.

In: Frank R, Leach S (Eds.). Surface colloid phenomena in the oral cavity: methodological aspects. London: IRL Press; 1982. p. 169-84.
47. Thylstrup A, Qvist V. Principal enamel and dentine reactions during caries progressions. In: Thylstrup A, Leach SA, Qvist V (Eds.). Dentine and dentine reactions in the oral cavity. Oxford: IRL Press; 1987. p. 3-16.
48. Tohda H, Fejerskov O, Yanagisawa T. Transmission electron microscopy of cementum crystals correlated with Ca and F distribution in normal and carious human root surface. J Dent Res. 1996;75:949-54.
49. Weatherell JA, Robinson C, Hallsworth AS. The concept of enamel resistance – a critical review. In: Guggenheim B (Ed.). Cariology today. Basel: Karger; 1984. p. 223-30.

Bibliografia

Black GV. Konservierende Zahnheilkunde. Berlin: Verlag von Hermann Meusser; 1914.

Fejerskov O, Nyvad B. Dental caries in the aging individual. In: Holm-Pedersen P, Loe H (Eds.). Textbook of geriatric dentistry, 2. ed. Copenhagen: Munksgaard; 1996. p. 338-72.

Fejerskov O, Thylstrup A. Dental enamel. In: Mjor I, Fejerskov O (Eds.). Human oral embryology and histology. Copenhagen: Munksgaard; 1986. p. 50-89.

Frank RM. Structural events in the caries process in enamel, cementum and dentin. J Dent Res. 1990;69(special issue):559-66.

Holmen L, Thylstrup A. Natural caries development and its arrestment. In: Leach SA (Ed.). Factors relating to demineralisation of the teeth. London: IRL Press; 1986. p. 139-52.

Reeves R, Stanley HR. The relationship of bacterial penetration and pulpal pathosis in carious teeth. Oral Surg. 1966;22:59-65.

Schmidt WJ, Keil A. Polarizing microscopy of dental tissues. Oxford: Pergamon Press; 1971.

Silverstone LM. Structure of carious enamel including the early lesion. Oral Sci Rev. 1973;3:100-60.

Warshawsky H, Josephsen K, Thylstrup A, Fejerskov O. The development of enamel structure in rat incisors as compared to the teeth of monkey and man. Anat Rec. 1981;200:371-99.

6

Saliva e Desenvolvimento de Cáries

A. Bardow e A. Vissink

Introdução	73
Saliva e glândulas salivares	73
Saliva e desenvolvimento de cáries | Aspectos biológicos	76
Saliva e desenvolvimento das cáries | Aspectos clínicos	85
Avaliação da função das glândulas salivares	88
Manejo da hipofunção das glândulas salivares	91
Considerações finais	91
Referências bibliográficas	91
Bibliografia	93

Introdução

Na cavidade bucal, o esmalte será influenciado por interações entre a superfície do esmalte e o ambiente aquoso que o circunda (conferir Capítulo 9). Sob condições fisiológicas, esse ambiente aquoso consiste principalmente de saliva, o que a torna um elemento-chave para compreender a biologia das cáries dentárias. Normalmente, a saliva pode proteger o esmalte durante toda a vida e, portanto, seus efeitos são considerados obrigatórios. Contudo, sob condições patológicas, sem saliva, a ausência de seus efeitos protetores torna-se claramente visível. Desse modo, a maioria dos clínicos tem observado pacientes com função das glândulas salivares prejudicada, desenvolvendo diversas cáries dentárias de modo rápido e em áreas do esmalte comumente não afetadas por essa doença. Entre a condição patológica de secreção de saliva reduzida ou abolida e a normal, de um fluxo constante de saliva durante o período de vigília, a relação entre saliva e cáries dentárias está, contudo, longe de ser uma questão simples.

O papel da saliva não pode ser atribuído a uma função simples, mas a uma interação complexa entre diversas funções. Como algumas são mantidas por diferentes componentes salivares, é complexo descrever as funções da saliva nas cáries dentárias. Além disso, saber quais funções são importantes varia em virtude dos diferentes "estágios" da formação de biofilme e, subsequentemente, do desenvolvimento de lesão de cáries. Uma função pode ser altamente importante nos estágios iniciais, mas quase irrelevante naqueles mais tardios. A mudança na proteção da saliva contra cáries é causada principalmente por alterações na estrutura do biofilme durante sua formação; por exemplo, nesse processo, o ambiente aquoso próximo da superfície do esmalte torna-se progressivamente diferente e isolado da saliva e, portanto, alguns componentes salivares perdem sua capacidade de proteger o esmalte, enquanto outros ganham mais relevância.

Este capítulo apresenta os efeitos da saliva sobre o desenvolvimento de lesões cariosas dentro de uma estrutura teórica na qual as principais funções estão relacionadas com diferentes "estágios ou fases" do processo de cárie. Para fornecer abordagens práticas para a identificação de pacientes nos quais altos níveis de cáries podem ser atribuídos a fatores salivares, também inclui uma descrição da etiologia, do diagnóstico e do tratamento da hipofunção das glândulas salivares, com breves apresentações de algumas das causas mais comuns dessa condição.

Saliva e glândulas salivares

A saliva é o fluido que, constantemente, durante a vigília e nas condições fisiológicas, flui para a cavidade bucal a partir de muitas diferentes glândulas salivares situadas na região bucofacial e a seu redor. A maior parte da saliva é secretada pelas glândulas salivares maiores, abrangendo as parótidas, as submandibulares e as sublinguais (Figura 6.1). Na hora de entrar na boca, essa saliva glandular é tão transparente quanto a água, normalmente estéril, e contém menos de 1% de sólidos compostos por eletrólitos e proteínas. Os mais de 99% remanescentes de saliva são constituídos simplesmente de água.

A viscosidade é a única diferença visível entre as secreções e as diferentes glândulas. Algumas glândulas produzem uma secreção aquosa (serosa), e outras uma secreção mais ou menos pegajosa (mucosa). A diferença na viscosidade é causada somente pelas proteínas salivares, que são altamente específicas para cada glândula e determinam muitas características de sua secreção. Imediatamente depois da entrada na boca, as várias secreções se misturam e se contaminam com células mucosas esfoliadas, resíduos alimentares, quantidades enormes de bactérias e fluido sulcular gengival, sendo essa quantidade altamente dependente do grau de inflamação gengival. É esse fluido composto e turvo que é principalmente denominado saliva, embora o termo *saliva total* a diferencie mais corretamente

Parte 2 • Lesão de Cárie e seus Determinantes Biológicos

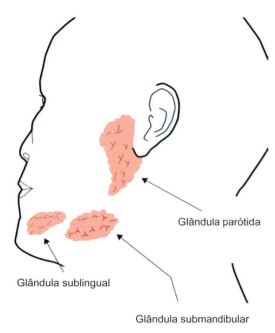

Figura 6.1 Localização das glândulas salivares maiores nos seres humanos: a parótida (estritamente serosa); a submandibular (seromucosa); e a sublingual (mucosserosa). A glândula parótida (14 a 28 g), a glândula salivar mais volumosa, localiza-se bilateralmente anterior e inferiormente à orelha. O ducto excretor principal (ducto parotídeo ou ducto de Stenson) termina na bochecha na altura dos molares superiores. A glândula submandibular (7 a 8 g) está localizada bilateralmente sob a mandíbula imediatamente para o lado medial do ângulo mandibular. O orifício do ducto excretor principal (ducto de Wharton) está no assoalho da boca, imediatamente atrás dos incisivos inferiores. A glândula sublingual (3 g) está localizada bilateralmente no assoalho da boca entre o corpo mandibular e a língua. Ela secreta por meio de numerosos ductos diretamente para o assoalho da boca na área em que a glândula é localizada e, também, por meio de um ducto excretor principal (ducto de Bartholin), que percorre o ducto submandibular e termina no assoalho da boca no nível dos incisivos inferiores. As glândulas salivares menores (< 10 mg/glândula), cujo número é estimado em diversas centenas, estão dispersas na mucosa bucal do palato (as glândulas palatinas, que são estritamente mucosas), do lábio (as glândulas labiais), da bochecha (as glândulas jugais) e da língua (as glândulas linguais). Na região das papilas valadas sobre a língua, estão as glândulas de von Ebner, que são estritamente serosas.

Tabela 6.1 Variação normal das taxas de fluxo de saliva total e contribuição relativa dos tipos de glândulas diferentes para a saliva total sob diversas condições.[52]

	Sono	Saliva total não estimulada	Saliva total estimulada (mecânica)	Saliva total estimulada (sabor azedo)
Taxa de fluxo (ml/min)	0	0,2 a 0,5	1 a 2	5 a 10*
Contribuição das glândulas salivares				
Parótida (%)	—	21	58	45
Submandibular (%)	—	70	33	45
Sublingual (%)	—	2	2	2
Glândulas menores (%)	—	7	7	8

*Indica taxas de fluxo extremo obtidas com a combinação de estimulação mecânica e sabor ácido forte.
Reproduzida, com permissão, do Grupo Editorial Thieme.

Estimulação e controle da secreção

A secreção da saliva é regulada pelo sistema nervoso autônomo[16], com estimulação tanto simpática quanto parassimpática, que ativa as glândulas salivares, embora de modo diferente (Figura 6.2). A estimulação parassimpática fornece nitidamente o estímulo mais forte para a salivação, dando origem a altas taxas de fluxo de saliva aquosa, enquanto a estimulação simpática leva a taxas de fluxo menores, com uma saliva mais viscosa e rica em proteína. Essas diferenças de estimulação autônoma decorrem da ativação específica de neurotransmissores de distintos receptores nas glândulas por estimulação simpática ou parassimpática.

As vias reflexas são unilaterais: a estimulação de um lado da boca leva à secreção das glândulas nesse mesmo lado. Os estímulos mais fortes para a secreção de saliva são a estimulação mecânica obtida pela mastigação e pelo paladar (estimulação química). O estímulo pelo sabor pode ser dividido em azedo, salgado, amargo e doce em ordem decrescente de acordo com quanto cada sabor estimula a secreção de saliva.[47] O sabor azedo induz mais do que duas vezes a quantidade de secreção de saliva promovida pelo sabor salgado e, muitas vezes, mais que a secreção de saliva induzida pelo sabor doce do açúcar. Em comparação à estimulação mecânica pela mastigação, o sabor azedo também é um estimulante muito mais potente de secreção de saliva. A estimulação mecânica combinada pela mastigação e pela sensação de sabores azedo e salgado pode levar a taxas de fluxo de saliva muito altas, chegando até mesmo a 30 vezes o nível não estimulado. É importante saber que o efeito de outros estímulos, como a sensação de odor e/ou a visão ou lembrança de alimento, é menor em seres humanos, muito embora esses estímulos tenham efeitos acentuados sobre a secreção de saliva em muitos outros primatas e mamíferos. A Tabela 6.1 mostra as taxas de fluxo salivar de saliva total sob diferentes condições.

A mastigação ativa o reflexo mastigatório-salivar por impulsos sensitivos principalmente a partir de receptores mecânicos no ligamento periodontal, na língua e na mucosa bucal via nervo trigêmeo. A sensação de sabor ativa o reflexo gustatório-salivar por sinais sensitivos a partir dos quimiorreceptores que existem nas papilas gustativas no interior das papilas linguais, na região tonsilar, na epiglote, na parede faríngea e no esôfago. Esses sinais são conduzidos ao longo dos nervos facial, glossofaríngeo e vago para os núcleos salivatórios no bulbo e no encéfalo a partir de onde as glândulas são controladas pelos núcleos salivatórios (Figura 6.2).

das secreções das glândulas específicas. Durante o dia, entre 0,5 e 1,0 ℓ de saliva total passará pela boca, com quase nenhuma saliva durante o sono.

No estado não estimulado, são principalmente as glândulas submandibulares e sublinguais ativas[51,53] que produzem a maior parte da saliva total (Tabela 6.1). Com as numerosas glândulas salivares menores situadas na mucosa, as glândulas submandibulares e sublinguais são os principais contribuintes das proteínas mucosas (mucinas) para a saliva total[41], uma vez que essas glândulas contêm tipos celulares mucosos capazes de produzir mucinas (Figura 6.2). As mucinas são as responsáveis pelas características viscosas e pegajosas da saliva total. Em contraste, a glândula parótida não tem o tipo de célula mucosa. Sem este, as células serosas na glândula parótida (Figura 6.2) produzem saliva com viscosidade semelhante à da água, muito embora a concentração de proteínas frequentemente seja mais elevada na saliva da parótida do que na da submandibular. A importância da secreção da parótida se dá principalmente durante as refeições, quando as parótidas podem produzir mais do que metade da saliva total, em comparação a somente um quinto da saliva não estimulada (Tabela 6.1).

Capítulo 6 • Saliva e Desenvolvimento de Cáries 75

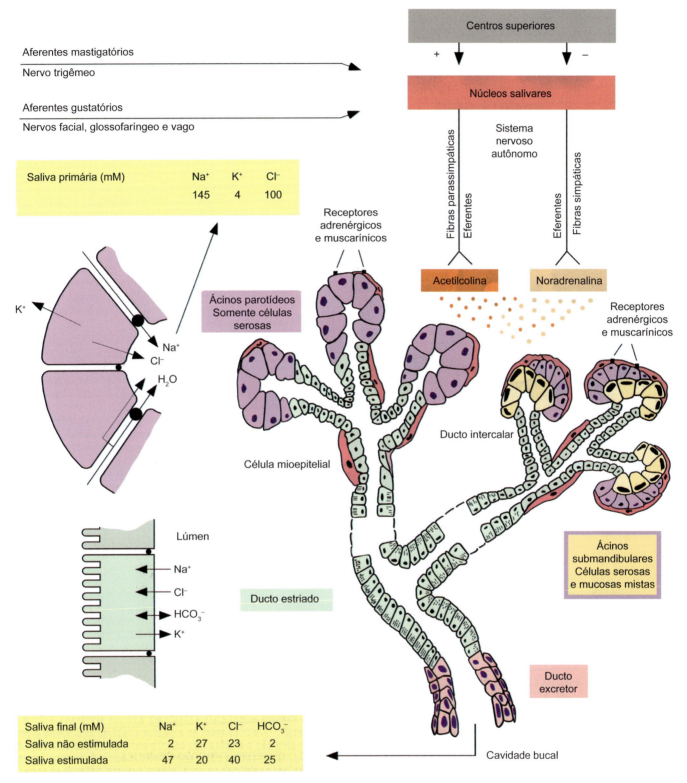

Figura 6.2 Estrutura das glândulas salivares mostrando tanto ácinos serosos quanto seromucosos, ductos intercalares, células mioepiteliais, ductos estriados e ductos excretores e sua relação com os sistemas nervosos autônomos aferentes e eferentes. Os desenhos esquemáticos do lado esquerdo mostram os principais canais iônicos das células acinares e ductais. O tecido ductal tem baixa permeabilidade à água, ao contrário do tecido acinar, altamente permeável à agua. À estimulação, os neurotransmissores se ligam a receptores específicos que ativam as vias sinalizadoras das células, resultando em aumento no cálcio intracelular e na abertura dos canais iônicos ativados pelo cálcio na membrana celular. São apresentados os valores médios para a composição iônica da saliva primária, bem como da saliva total estimulada e não estimulada.

Glândulas

As glândulas parótidas, submandibulares e sublinguais são órgãos relativamente grandes, mas, mesmo assim, pode ser difícil localizá-los dentro da região bucofacial (Figura 6.1). As glândulas salivares podem, contudo, tornar-se nitidamente perceptíveis quando aumentadas em razão de condições patológicas, como inflamação das glândulas salivares (sialoadenite), cálculos (sialolitíase) e caxumba. Estruturalmente, as glândulas são compostas por um lúmen interior altamente ramificado, que se conecta à cavidade bucal por meio de ductos. Das glândulas, os ductos excretores principais (Stenson, Wharton e Bartholin) levam saliva para a cavidade bucal. No interior das glândulas, os ductos ramificam-se, de modo que os ductos excretores principais se dividem em ductos intralobulares. Estes se dividem em ductos estriados menores que, por sua vez, se dividem em ductos intercalados ainda menores, que terminam nos ácinos, também denominados terminações secretoras (Figura 6.2). As superfícies luminais dessas terminações secretoras e dos ductos no interior de uma glândula salivar são revestidos com células epiteliais especializadas. Essas células podem ativamente promover fluidos, modificar fluidos e secretar proteínas, carboidratos e lipídios. Em virtude do alto grau de ramificação, as terminações secretoras são as estruturas histológicas mais importantes no interior da glândula (como folhas de uma árvore) e compreendem aproximadamente 80% da massa glandular. Cada terminação consiste em células polarizadas que circundam um lúmen central. Dependendo da glândula, essas células podem ser unicamente serosas, somente mucosas (glândulas palatinas menores) ou uma mistura de ambas (Figura 6.2). É no interior das terminações secretoras que se produz o conteúdo aquoso da saliva e, desse modo, as células acinares determinam seu volume e taxa de fluxo. Além disso, muitos íons e proteínas também são acrescentados à saliva a partir das células acinares por estimulação nervosa autônoma. No interior dessa parte da glândula, a saliva recém-secretada é denominada saliva primária. Antes de essa saliva primária tornar-se saliva total na boca, sua composição se sujeita a importantes modificações no interior dos ductos.

Formação da saliva primária

A formação da saliva primária não é o resultado da pressão de filtração do sangue. Pelo contrário, a secreção salivar deriva da perda de íons consumidores de energia das células acinares no interior do lúmen das terminações secretoras. No lúmen, esses íons arrastarão com eles água por osmose. Uma vez que a saliva primária é gerada por osmose contra o plasma, esse fluido será isotônico, tendo concentrações dos principais íons similares ao plasma.

Após a estimulação pelo sistema nervoso autônomo, a formação real da saliva requer diversos eventos intracelulares complexos. O elemento-chave nesses eventos é um aumento intracelular na concentração de cálcio livre no interior das células acinares nas terminações secretoras, o qual ocorre como um resultado da ligação de neurotransmissores liberados, tanto das extremidades nervosas simpáticas quanto das parassimpáticas para os receptores acoplados à proteína G nas membranas das células das glândulas salivares. A acetilcolina liberada das extremidades nervosas parassimpáticas se ligará aos receptores colinérgicos muscarínicos, e, a noradrenalina liberada dos nervos simpáticos, aos receptores α_1-adrenérgicos. A ligação de neurotransmissores a ambos os receptores dá origem a uma cascata de eventos intracelulares que leva a elevações oscilatórias no cálcio livre intracelular. Cada aumento de cálcio abre os canais de potássio ativados por cálcio localizados distantes do lúmen, na corrente sanguínea, bem como os canais de cloro ativados por cálcio levando para dentro do lúmen (Figura 6.2). O acúmulo de íons cloro no lúmen acinar cria um potencial intraluminal negativo, que conduz o sódio intersticial para o lúmen a partir da área entre as células acinares. Pela pressão osmótica aumentada no interior do lúmen, esse movimento de sal provoca a movimentação da água, também iniciado tanto a partir do meio das células quanto das células via aquaporinas (AQP5), sendo que este último faz as células acinares diminuírem durante o processo de secreção.[38]

Para manter a secreção contínua, a perda de cloreto a partir das células acinares precisa ser compensada por uma captação de cloreto, que depende do gradiente de sódio originado pela bomba sódio-potássio. Essa dependência do gradiente de sódio torna a formação de saliva um processo altamente consumidor de energia para as células acinares.

Com o conteúdo de água da saliva primária, muitas proteínas também são secretadas. A estimulação dos receptores colinérgicos muscarínicos e α_1-adrenérgicos causará alguma secreção de proteína das células acinares para a saliva primária. Além disso, a secreção de proteínas é altamente ativada pela ligação da noradrenalina aos receptores β-adrenérgicos acoplados à proteína G nas células acinares. Principalmente nas glândulas salivares, as vias β-adrenérgicas parecem ser o principal sinal para a exocitose de grânulos que contêm proteínas, sendo, desse modo, importantes para estabelecer a concentração de proteínas da saliva fisiológica. Sob uma perspectiva simplificada, a ligação da acetilcolina (parassimpático) a seu receptor de mesma denominação nas células acinares estimula a secreção de grandes volumes de saliva aquosa, enquanto a ativação combinada de receptores β-adrenérgicos e α_1-adrenérgicos pela ligação de noradrenalina (simpático) estimula um volume menor de saliva, mas com alta concentração de proteínas salivares.

Modificação da saliva primária

O movimento da saliva desde as terminações secretoras até o ducto é causado pela formação contínua de nova saliva primária e forças de contração das células mioepiteliais que circundam as terminações secretoras (Figura 6.2). No interior dos ductos estriados, uma modificação drástica da composição acontece sem alterações do conteúdo de água da saliva. Isso pode ocorrer porque as membranas das células ductais têm baixa permeabilidade à água e as junções estreitas que conectam as células ductais têm uma permeabilidade muito baixa aos íons e à água. A modificação compreende tanto a reabsorção de alguns íons provenientes da saliva primária quanto a excreção de outros íons para a saliva ductal, bem como a secreção de proteínas importantes para a saliva. O principal evento é a reabsorção de sódio e cloreto à medida que a saliva primária isotônica passa pelos ductos estriados. No estado de repouso com baixas taxas de fluxo, a concentração de sódio pode ser reduzida a uma centena de vezes após a passagem pelos ductos estriados em comparação à saliva primária. O cloreto também diminui muitas vezes em condições de baixas taxas de fluxo em virtude da reabsorção, embora não tanto quanto o sódio. Como resultado, baixas taxas de fluxo com um longo tempo de passagem nos ductos possibilitam uma reabsorção quase completa dos íons que constituíram a força motriz para a formação da saliva primária nas terminações secretoras. Em contraste, altas taxas de fluxo resultam em concentrações aumentadas de sódio e cloreto (Figura 6.3), não pelas alterações de composição na saliva primária, mas porque os tempos curtos de passagem reduzem o tempo disponível para reabsorção.[49] Desse modo, altas concentrações com altas taxas de fluxo estão relacionadas com a estrutura das glândulas, onde um alto número de terminações secreta saliva primária para um número menor de ductos estriados, que, em algum ponto, atingem sua capacidade máxima de reabsorção.

Saliva e desenvolvimento de cáries | Aspectos biológicos

Naturalmente, a saliva interage com as superfícies dentárias normais e saudáveis e influencia todos os processos metabólicos no biofilme, bem como os físico-químicos após a formação de lesões cariosas. Contudo, não são as mesmas funções e componentes salivares que são importantes nos diferentes "estágios do desenvolvimento" de lesões cariosas. Efetivamente, as funções e os componentes salivares relevantes contra as cáries são determinados pela espessura, pela permeabilidade e pela capacidade de produzir ácido do biofilme (Figura 6.4). Desse modo, a diferenciação entre diferentes "estágios" da formação

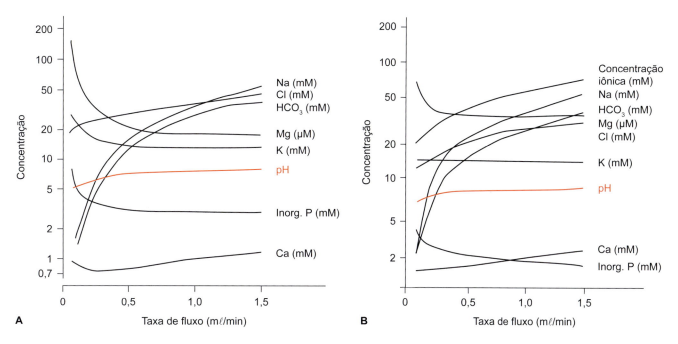

Figura 6.3 Concentrações de diferentes constituintes inorgânicos na saliva em razão da taxa de fluxo de saliva. **A.** Saliva da parótida. **B.** Saliva de submandibular/sublingual. Observa-se que as ordenadas têm escalas logarítmicas. A linha vermelha representa o pH da saliva ($^-$log [H$^+$]).

do biofilme e do desenvolvimento de cáries, cada função e seus benefícios contra as cáries dentais podem ser colocados em um momento específico nesse processo. É importante, portanto, descrever o que acontece nos primeiros minutos e horas da formação do biofilme em superfícies dentárias clinicamente saudáveis separadamente do que ocorre durante o processo de lesão cariosa (Figura 6.4).

Formação da película

Quando o esmalte é exposto à saliva, um filme proteináceo denominado *película adquirida* se formará sobre sua superfície; a palavra *adquirida* se refere ao fato de que esse filme é formado após a erupção dentária. Uma vez que os cristais de hidroxiapatita no esmalte são carregados negativamente com uma camada externa iônica carregada positivamente, primariamente de cálcio, interações eletrostáticas atrairão macromoléculas carregadas negativamente da saliva para sua superfície (Figura 6.5). Foi demonstrado que as primeiras moléculas carregadas negativamente a partir da saliva são quase instantaneamente adsorvidas para o esmalte.[18] Cargas negativas podem ser encontradas nas cadeias laterais ácidas de muitas proteínas salivares, como os resíduos de ácido siálico no MUC5B, a maior mucina das glândulas submandibulares e sublinguais. Essa proteína e as proteínas ricas em prolina (PRP), histatina e estarerina são algumas das primeiras adsorvidas para o esmalte. A seguir, ocorre a formação de película adicional por complexas interações proteína-proteína entre proteínas já adsorvidas (imobilizadas sobre a superfície de esmalte em decorrência de interações eletrostáticas) e proteínas, bem como agregados de proteína da saliva. Normalmente, a espessura da película fica em torno de 1 µm e não continuará a crescer indefinidamente, chegando, contudo, a um equilíbrio entre a adsorção e a dessorção de proteínas da saliva. Nesse ponto, a maior parte das proteínas salivares pode ser identificada na película, embora variações regionais na composição do filme salivar e a velocidade farão com que a composição da película sítio-específica.[19] A película é importante porque será a base para a adesão subsequente ou a repulsão de microrganismos. De maneira experimental, isso geralmente resulta na aderência de menos bactérias ao esmalte. Contudo, esse processo é altamente complexo porque algumas proteínas no interior da película também facilitam a ligação específica de alguns microrganismos por agirem como receptores. Desse modo, a camada da película, mesmo se delgada, desempenha um papel fundamental para controlar a colonização bacteriana. A colonização seletiva por bactérias não patogênicas talvez possa ter um impacto sobre a progressão de cáries desde o estágio inicial do processo.

No interior da matriz da película, os movimentos das moléculas são muito mais lentos do que na saliva total. Desse modo, a película também serve como uma barreira de difusão para os ácidos da dieta, protegendo, assim, contra a erosão dentária, outra grande doença do esmalte e da dentina. A película provavelmente também facilita a remineralização à medida que mantém o cálcio e o fosfato próximos à superfície dentária durante a exposição aos ácidos. A avaliação das películas de indivíduos saudáveis mostrou variações consideráveis na proteção das superfícies do esmalte contra ácidos.[10] Contudo, pouco se sabe sobre quais tipos de película (ou proteínas da película) são protetores contra os ácidos da dieta, mas uma película espessa provavelmente protegerá mais do que uma delgada.

Proteínas importantes da película

Quase todas as proteínas salivares são glicoproteínas, ou seja, contêm quantidades variáveis de carboidratos ligados ao núcleo da proteína. As glicoproteínas são frequentemente classificadas de acordo com sua origem celular e subclassificadas adicionalmente com base em suas propriedades biológicas. Um aspecto característico é que uma glicoproteína pode se dar em múltiplas formas (polimorfismo), tendo diversas funções e diferenças funcionais. As glicoproteínas mucosas (mucinas) são produzidas por células das glândulas salivares mucosas, têm peso molecular alto e contêm mais de 60% de carboidratos.[48] Frequentemente, as mucinas são consideradas sinônimos das glicoproteínas salivares. Contudo, o termo glicoproteína abrange todos os carboidratos ligados a proteínas, incluindo-se nesse grupo, também, as proteínas da saliva serosa. As glicoproteínas serosas contêm menos carboidratos do que as mucinas e são produzidas pelas células acinares serosas (ver Figura 6.2).

PRP secretadas a partir de glândulas parótidas e submandibulares humanas são proteínas muito abundantes na saliva e na película, podendo constituir quase 25 a 30% de todas as proteínas da saliva. Essa fração de proteínas salivares pode ser subdividida porque as PRP

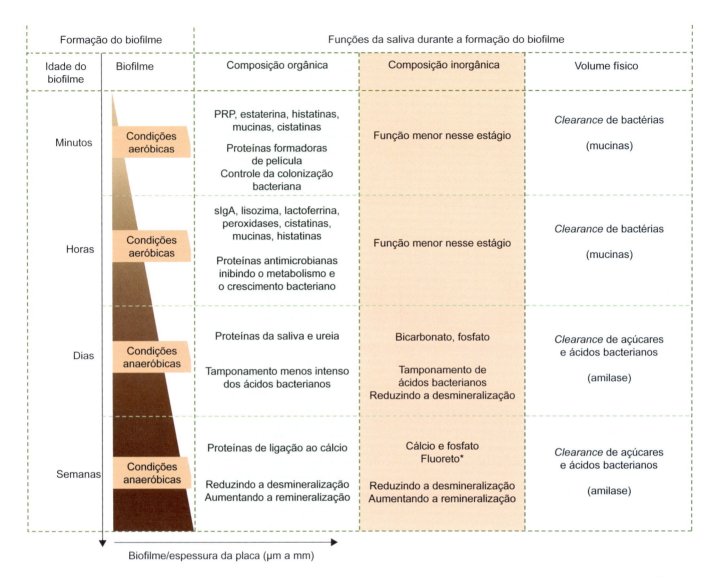

Figura 6.4 Funções da saliva e seus componentes em relação com a idade, a espessura e a capacidade produtora de ácido do biofilme. Os componentes exibidos entre parênteses (mucinas e amilase) aumentam o efeito do volume físico em vários "estágios" do processo de cáries. Todos os "estágios" podem coexistir na mesma dentição e no mesmo momento.

formam um grupo complexo com um grande número de variantes genéticas. Elas podem promover a ligação seletiva das bactérias às superfícies apatíticas. Estudos demonstraram que diferenças genéticas raciais nas PRP entre caucasianos e afro-americanos podem estar relacionadas com diferenças na colonização pelo *Streptococcus mutans* e a incidência de cáries[56], de modo que é possível que diferenças genéticas nas proteínas da película sejam associadas à incidência de cáries.[32] Outra importante proteína precursora da película é a estaterina, que tem muitas propriedades similares às das PRP e está presente tanto na saliva da parótida quanto da submandibular. Na película, a estaterina é conhecida por promover a adesão do *Actinomyces viscosus* às superfícies dentárias. Embora as proteases bacterianas degradem muitas proteínas da película, as concentrações de PRP e de estaterina são tão altas que elas têm tempo suficiente para exercer sua função antes de serem degradadas pelas enzimas.

Apesar de a película estar quase sempre presente no esmalte, o polimento profissional com taças de borracha e pedra-pomes, o condicionamento ácido e o clareamento removerão as proteínas da película de sua superfície. Em contraste, a película geralmente não é removida pela ação mecânica diária da escovação dental. O destino da película durante a escovação dentária, contudo, pode depender do tipo de pasta dental utilizada. Desse modo, detergentes aniônicos como o lauril-sulfato de sódio (LSS), frequentemente usado na composição da pasta de dente, pode atrasar a adsorção de novas proteínas da película às superfícies do esmalte após a limpeza.[43] Aqui, moléculas carregadas negativamente como LSS podem interagir com os mecanismos eletrostáticos das moléculas envolvidas na formação da película (Figura 6.5). A remoção e/ou a formação da película demorada, resultando em uma película mais delgada, pode deixar a superfície dentária mais vulnerável do que o normal ao impacto químico proveniente dos ácidos da dieta.[10]

Funções da saliva nos biofilmes recém-formados

As estratégias bacterianas para a ligação e colonização têm se desenvolvido ao longo de milhões de anos, e os biofilmes bacterianos são abundantes dentro da cavidade bucal e compartilhados por muitos mamíferos. Muitas espécies bacterianas tornaram-se altamente adaptadas à ligação e, subsequentemente, colonização das superfícies bucais em seu ambiente úmido e aquoso. Essas bactérias serão capazes de ignorar a proteção oferecida pela película e, desse modo, também orientar a colonização das superfícies do esmalte. Apesar dessas

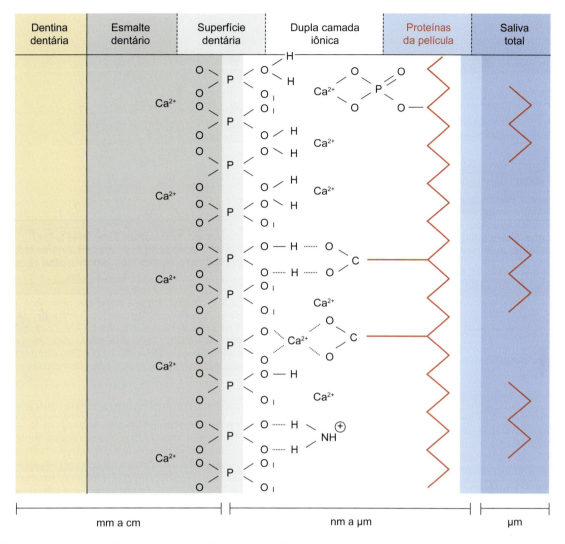

Figura 6.5 Desenvolvimento da película em uma superfície de esmalte limpa mostrando a dentina, o esmalte, a superfície do esmalte com seus cristais de hidroxiapatita carregados negativamente tendo os grupos fosfato mais próximos da superfície, a dupla camada iônica carregada positivamente com muito mais cálcio do que fosfato, as primeiras proteínas carregadas negativamente fixadas a esta dupla camada e a saliva total como a fonte das proteínas da película. As primeiras proteínas a formar uma película são principalmente as PRP e a estaterina. Adaptada de Hannig e Joiner, 2006.[18]

estratégias bacterianas altamente adaptadas para colonização, o biofilme formado diretamente na película é permeável para a maioria das moléculas. Assim, nesse estágio precoce, o biofilme possibilita a passagem da maioria das moléculas e proteínas provenientes da saliva. Muitas proteínas salivares apresentam propriedades antimicrobianas e reduzem o número de patógenos nas superfícies do esmalte. Igualmente importante é o fluxo de saliva passando pela cavidade bucal. Esse fluxo constante restringe o número total de bactérias e de nutriente disponível para a colonização.

Proteínas e peptídios antimicrobianos

As principais proteínas antimicrobianas da saliva estão elencadas na Tabela 6.2. A maioria delas pode inibir a aderência, o metabolismo ou mesmo a viabilidade de microrganismos cariogênicos. Um aspecto muito característico das proteínas salivares é o alto grau de redundância funcional, o que significa que proteínas diferentes têm funções similares[31] e, assim, muitas funções antimicrobianas da saliva são fundamentadas por uma ação combinada de diversas proteínas. Por essa razão, um aumento na concentração de uma única proteína antimicrobiana na saliva não parece reduzir as cáries dentárias.

Desse modo, é provável que as proteínas salivares antimicrobianas sejam importantes sobretudo para o controle do crescimento excessivo na boca. Muitas proteínas antimicrobianas provavelmente exercem suas principais atividades biológicas mais nas superfícies, como a película, do que na fase líquida.

A lisozima na saliva total provém das glândulas salivares maiores e menores, do fluido sulcular gengival e dos leucócitos salivares. O conceito clássico da ação antimicrobiana da lisozima baseia-se na sua atividade muramidase – que é a capacidade de hidrolisar o β(1-4) ligado entre o ácido N-acetilmurâmico e a N-acetil-glucosamina na camada de peptidoglicano da parede celular bacteriana, especialmente nas bactérias Gram-positivas. Além de sua atividade muramidase, a lisozima como uma proteína fortemente catiônica pode ativar as autolisinas bacterianas, que também podem destruir as paredes celulares. Outra proteína antimicrobiana é a lactoferrina, uma glicoproteína ligante de ferro secretada pelas células serosas das glândulas salivares maiores e menores. A lactoferrina tem atividade bacteriostática, bactericida, fungicida, antiviral e anti-inflamatória.[2] A função biológica atribuída a ela decorre do fato de que expropria ferro dos microrganismos.

Tabela 6.2 Principais proteínas antimicrobianas da saliva total dos seres humanos.

Proteína	Alvo/função principal
Proteínas (inatas) não imunoglobulinas	
Lisozima	Bactérias Gram-positivas, *Candida*
Lactoferrina	Bactérias, leveduras, vírus
Mieloperoxidase e peroxidase salivar	Antimicrobiana, decomposição de H_2O_2
Cistatinas	Antiviral, inibidores da protease
Histatinas	Antifúngico, antibacteriano
Aglutininas	
Glicoproteínas da saliva parotídea, incluindo gp340	Aglutinação/agregação de diversos microrganismos
Mucinas	Aglutinação/agregação de diversos microrganismos
Imunoglobulinas	
IgA secretora	Inibição da adesão
IgG (concentrações muito baixas na saliva)	Intensificação da fagocitose
IgM (concentrações muito baixas na saliva)	Intensificação da fagocitose

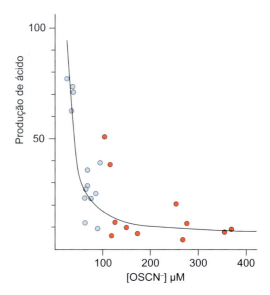

Figura 6.6 Produção ácida estimulada pela glicose no biofilme dental de indivíduos com diferentes concentrações de hipotiocianito [OSCN⁻] na saliva total. Os círculos de cor cinza exibem os níveis fisiológicos de [OSCN⁻] na saliva total, e os vermelhos mostram valores artificialmente aumentados [OSCN⁻] obtidos com produtos de higiene bucal, nesse caso, pela pasta dental com enzimas.

Os sistemas peroxidades na saliva humana compreendem duas enzimas, a peroxidase derivada da glândula salivar (SP, do inglês *salivary gland-derived peroxidase*) e a mieloperoxidase derivada do leucócito (MP), com os íons (SCN⁻) tiocianato e peróxido de hidrogênio (H_2O_2). O tiocianato é um filtrado do soro e a maior parte do H_2O_2 se origina das bactérias bucais aeróbicas. As peroxidases catalisam a oxidação do SCN⁻ pelo H_2O_2 para o componente antimicrobiano, hipotiocianito (OSCN⁻):

$$H_2O_2 + SCN^- \text{ (SP e/ou MP)} \rightarrow OSCN^- + H_2O$$

Os sistemas peroxidase salivar têm duas funções biológicas principais: atividade antimicrobiana e proteção das células e proteínas do hospedeiro da toxicidade do H_2O_2. Eles são eficientes contra uma variedade de microrganismos bucais, diversos anaeróbios (patógenos periodonais) e também alguns vírus. Em muitos biofilmes desenvolvidos, a atividade antimetabólica pode ser importante, visto que, quanto mais hipotiocianito existe na saliva, menos ácido será produzido pelo biofilme após a estimulação com glicose (Figura 6.6). Se os níveis salivares de OSCN⁻ estão artificialmente aumentados pelos sistemas peroxidase provenientes de produtos de higiene bucal, como pasta de dente, a acidogenicidade da placa adicionalmente diminui após a aplicação do produto (círculos vermelhos na Figura 6.6). Desse modo, a diminuição da acidogenicidade na placa e o nível de OSCN⁻ obtido pelos produtos de higiene bucal são maiores do que os valores salivares normais. Entretanto, em virtude do efeito de compensação da saliva, o efeito dos sistemas de pasta de dente é provavelmente, e sobretudo, provisório.

As cistatinas (que contêm cisteína) são consideradas protetoras por inibirem a proteólise não desejada das proteínas salivares. As cistatinas na saliva e a película adquirida inibem proteases bacterianas selecionadas e aquelas que se originam de leucócitos lisados. As cistatinas também afetam a precipitação de fosfato de cálcio e podem ter alguma atividade antiviral, sugerindo uma multifuncionalidade dessas moléculas. Outros peptídios antimicrobianos na saliva da glândula parótida e da submandibular são as histatinas (Tabela 6.2), que têm um amplo espectro antimicrobiano contra as bactérias e propriedades antimicrobianas contra as leveduras bucais.[20]

Clearance e agregação das bactérias bucais

Além dos efeitos antimicrobianos inespecíficos (ou seja, não como resultado de imunização) oferecidos por muitas proteínas salivares, o grande fluxo de saliva tem influência importante no ecossistema bucal. Desse modo, uma função fundamental da saliva é diluir e eliminar microrganismos patogênicos e seus substratos – um processo fisiológico em geral denominado *clearance* salivar ou, mais comumente, *clearance* bucal. Como o fluxo de saliva é combinado com o reflexo de deglutição, o efeito de compensação é altamente elevado pela eliminação real de substâncias a partir da cavidade bucal para o esôfago. Com taxas subnormais de fluxo de saliva não estimulada (isto é, ≤ 0,2 mℓ/min), o efeito de compensação é altamente prolongado, levando a um acúmulo de substâncias e de bactérias na cavidade bucal. Com taxas subnormais de fluxo de saliva, a ecologia da boca muda em direção a um ambiente mais ácido, no qual o crescimento de bactérias que toleram ácido e produtoras de ácido é favorecido (conferir Capítulo 10). O *clearance* bacteriano, contudo, não está relacionado somente com o fluxo de saliva, mas também com a sua composição.

Aglutininas são glicoproteínas que têm a capacidade de interagir com bactérias não fixadas, resultando em agrupamentos de bactérias em grandes agregados (ver também Tabela 6.2). Esses agregados são mais facilmente enxaguados pela saliva e deglutidos do que apenas as bactérias, o que aumenta o *clearance* bucal global das bactérias. A glicoproteína mais potente é a glicoproteína gp340 de alto peso molecular, que foi encontrada na saliva da parótida humana. Sua concentração é muito menor do que a de outras proteínas antimicrobianas, mas apenas 0,1 μg (menos de 1‰ da concentração de proteína de saliva total) pode aglutinar até 109 bactérias.

As mucinas na saliva, que são de origem celular acinar, constituem uma família com dois membros – MUC5B e MUC7[2] –, frequentemente designados também como mucinas de peso molecular alto e baixo, respectivamente. Trata-se de moléculas assimétricas com uma estrutura aberta e aleatoriamente organizada, na qual as cadeias laterais de carboidratos frequentemente terminam em grupos carregados negativamente, tal como o ácido siálico. As mucinas também agregam bactérias bucais, acelerando, desse modo, o *clearance* de bactérias a partir da boca. Diversos estudos descreveram uma relação inversa entre a atividade aglutinante da saliva e a colonização pelo *S. mutans*. O mecanismo de agregação parece ser oligossacarídeos nas mucinas que imitam aqueles da superfície celular mucosa e, desse modo, inibem competitivamente a adesão de células bacterianas aos tecidos moles, bloqueando grupos reativos (adesinas) nas superfícies celulares bacterianas. Por mecanismos relacionados, as mucinas também fazem a mediação da adesão bacteriana específica à superfície dental.[46] Além dos efeitos antimicrobianos, outro papel importante das mucinas é que elas retêm muita água e, portanto, lubrificam de modo eficiente e mantêm as superfícies mucosas úmidas.

A saliva humana também contém imunoglobulina na forma de imunoglobulina A secretora (sIgA), um produto de células plasmáticas que está passando pela glândula e é modificado e secretado tanto pelas células acinares quanto ductais. A sIgA é um fator de defesa específico (ou seja, o resultado de imunização) estimulado pela ocorrência de bactérias. Ela se agrega às bactérias de modo que são facilmente deglutidas e também tem afinidade por outros componentes que agregam antimicrobianos à saliva, como as mucinas. Os estudos demonstraram que a sIgA, diferentemente das proteínas antimicrobianas inespecíficas, por si mesma parece provocar um efeito mensurável contra as cáries dentárias.[31]

Funções da saliva nos biofilmes estabelecidos

Após a fixação bacteriana inicial, a formação adicional de biofilme depende da capacidade da bactéria fixada de produzir sistemas enzimáticos denominados glucosiltransferases (GTF) e frutosiltransferases (FTF). Quando há sacarose, as GTF e FTF sintetizam diversas formas de glucanos de alto peso molecular (polímeros da glicose) e levanos (polímeros da frutose) pela utilização da energia da clivagem da ligação glicosídica na sacarose. Esses polímeros polissacarídeos extracelulares aderentes se misturam com proteínas da saliva e bactérias, o que resulta em formação de biofilme adicional e aumento da capacidade de a bactéria bucal crescer nas superfícies do esmalte. Nesse "estágio" de formação do biofilme, o ambiente aquoso deste será bastante diferente da saliva total, e a sua matriz incluirá um ambiente impermeável para as grandes proteínas antimicrobianas da saliva. Esse ambiente de biofilme impermeável levará a uma mudança que promove crescimento de espécies anaeróbicas produtoras de ácido e que toleram ácido à custa de espécies aeróbicas (conferir também Capítulo 10). Nesse ponto, o fluxo físico de saliva ainda será capaz de restringir a quantidade de nutrientes, principalmente açúcares, disponíveis para as bactérias no biofilme. Contudo, a disponibilidade dos açúcares também é influenciada pela enzima amilase.

Atividade da amilase

A enzima mais abundante na saliva humana é a alfa-amilase, responsável por metade da proteína salivar produzida pela glândula. A maior parte é sintetizada a partir das células serosas nas glândulas parótidas e, o restante, nas glândulas submandibulares. A amilase age efetivamente em localizações aleatórias ao longo das cadeias de amido, quebrando, desse modo, carboidratos de cadeia longa a partir dos alimentos ingeridos em maltose, maltotriose e dextrinas. As bactérias bucais podem fermentar maltose, e a hidrólise da maltotriose produz glicose. Uma dieta rica em amido processado fornece, portanto, açúcares fermentáveis para bactérias anaeróbicas e provoca uma queda do pH nos biofilmes dentais. A partir desse aspecto, a atividade da amilase promove o desenvolvimento de cáries.

Contudo, a amilase pode também ajudar na limpeza dos restos alimentares contendo amido dos dentes e da mucosa após as refeições. Essa função da enzima é usada comercialmente no sabão em pó e nas pastilhas da máquina de lavar louça. Amilases adicionadas industrialmente agem com os detergentes no aumento da remoção de alimentos e sujeira. A partir desse aspecto teórico, a atividade da amilase salivar também pode ser protetora contra cáries, porque restos alimentares contendo amido podem ser removidos mais rapidamente dos dentes, dando às bactérias menos tempo para utilizar maltose e maltotriose.

Clearance de açúcar oral

Quando os açúcares da dieta penetram na cavidade bucal, as concentrações de saliva imediatamente tornam-se muito altas, porque o volume de saliva é menor. Desse modo, entre as refeições, o volume combinado de saliva na boca geralmente equivale a somente 0,8 a 1,2 mℓ.[28] Esse volume é espalhado em um filme delgado que recobre as superfícies dos dentes e da mucosa. Como muitas superfícies bucais estão em contato íntimo entre si, a área de superfície efetiva é muito menor do que a área total, originando um filme de saliva com aproximadamente 70 a 100 μm de espessura (ver também Figura 6.5) e que se move em direção à faringe com uma velocidade de aproximadamente 1 a 8 mm/min.[11] Açúcares normalmente entram na boca como parte de gêneros alimentícios, sobretudo como sacarose, ou são liberados de restos alimentares contendo amido por atividade da amilase salivar, especialmente no caso de produtos alimentares com amido fervido ou processado. Açúcares, na forma de monossacarídeos e dissacarídeos, precisam se dissolver no pequeno volume fisiológico de saliva, dando origem a concentrações muito altas de saliva, que não são distribuídas uniformemente por todo o filme. Desse modo, uma substância colocada em um lado da boca aumentará principalmente os níveis salivares dessa substância daquele mesmo lado, com muito pouco sendo distribuída para o outro lado. Igualmente, o movimento do filme salivar é muito mais lento na parte anterior do maxilar superior do que no maxilar inferior. Portanto, algumas regiões serão expostas ao açúcar ingerido por um tempo relativamente longo e outras regiões, como os incisivos inferiores, por um tempo relativamente curto.

Basicamente, o *clearance* de açúcar oral é uma função de diluição, resultada pelo fluxo de saliva, e eliminação, causada pela deglutição. Altas concentrações de açúcar na saliva levarão à estimulação do paladar das glândulas salivares, aumentando a taxa de fluxo salivar e resultando em uma deglutição, que elimina alguma quantidade de açúcar da cavidade bucal. A cada deglutição, a concentração de açúcar reduzirá gradualmente de modo similar a uma diluição sérica no laboratório. Se a concentração de açúcar é representada graficamente em razão do tempo, ela mostra uma rápida diminuição inicial depois da qual a concentração gradualmente alcança zero, porque "partes iguais" continuam sendo eliminadas a cada deglutição. Para comparar a taxa de *clearance* entre diferentes indivíduos, uma medida adequada do *clearance* salivar é necessária. Uma dessas medidas é dada pelo tempo que o *clearance* leva para alcançar certo nível baixo detectável (o chamado "tempo de *clearance*"), mas outras mais complexas também têm sido usadas. Entretanto, independentemente de como é medido, o *clearance* de açúcar oral depende sobretudo da taxa de fluxo salivar. A Figura 6.7 mostra a concentração de açúcar na saliva após a ingestão de alimentos de dois indivíduos com taxas de fluxo diferentes.[33] Em virtude das diferenças nas taxas de fluxo salivar, concentrações de açúcar diferem em cerca de 10 vezes entre os dois indivíduos depois de 10 min, resultando em diferenças importantes na acidificação do biofilme, excedendo uma unidade de pH após 20 min. A Figura 6.7 também mostra que a taxa de *clearance* é mais rápida durante os primeiros minutos após a exposição ao açúcar, em virtude do efeito do fluxo salivar estimulado.

Como o sabor doce é um estimulante muito mais fraco da secreção salivar do que os sabores salgado e ácido, a taxa de *clearance* rapidamente alcança o nível não estimulado quando açúcar é ingerido. Desse modo, infelizmente, o açúcar está disponível para as bactérias nos biofilmes orais durante muito tempo após a concentração de açúcar na saliva ter alcançado níveis abaixo do limite do paladar para ele.

Capacidade-tampão da saliva e regulação do pH

A partir do filme salivar delgado, moléculas pequenas e sem carga, como glicose, rapidamente se difundirão para o biofilme, que pode ser, muitas vezes, mais espesso que o filme salivar. A quantidade de açúcar que passa na interface saliva-biofilme depende do gradiente de concentração entre a saliva e o biofilme-fluido da placa. Uma vez que esse gradiente é muito inclinado durante os primeiros minutos,

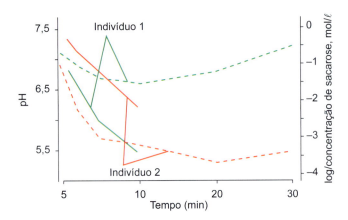

Figura 6.7 Dois indivíduos fizeram bochechos com uma solução de sacarose. Em virtude das diferenças nas taxas de fluxo salivar, a taxa de *clearance* (linhas contínuas) de ambos difere consideravelmente, causando uma grande diferença na diminuição do pH da placa (linhas tracejadas) pelas bactérias anaeróbicas no seu interior. O indivíduo 1 apresentou uma taxa de fluxo salivar mais elevada do que o indivíduo 2, que reportou taxas subnormais de fluxo.

a concentração de açúcar na placa aumentará rapidamente. Após somente alguns minutos, ele será mais elevado do que na saliva, na qual a concentração diminuirá em virtude do processo de *clearance*. Nos biofilmes dentais estabelecidos com uma baixa permeabilidade que abrigam muitas espécies anaeróbicas, o acúmulo de açúcar alimentará o metabolismo anaeróbico, causará a formação de vários ácidos orgânicos, e reduzirá o pH na interface biofilme-esmalte. A magnitude e a duração da queda do pH são determinadas pela composição microbiana do biofilme (conferir Capítulo 7), pela disponibilidade de açúcar (conferir Capítulo 8), pelo tempo de *clearance* oral e pela capacidade-tampão da saliva.

A definição química de capacidade de tamponamento β requer que sejam produzidas curvas de titulação precisas (Figura 6.8). Em química, a capacidade de tamponamento é definida como o aumento na concentração ácida ΔC_A dividido pela mudança no pH (ΔpH) que ocorre como um resultado da adição de ácido (ou seja, β = $\Delta C_A/\Delta$pH). Se a adição de grandes quantidades de ácido resulta somente em mudanças mínimas no pH, a capacidade-tampão é alta, significando que o fluido pode resistir à adição de ácidos sem mudanças importantes no pH, e vice-versa. Contudo, a definição química da capacidade de tamponamento β raramente é usada para a saliva; em vez disso, outros termos e determinações mais fáceis têm sido desenvolvidos. Os mais populares parecem ser a quantidade de ácido necessária para reduzir o pH a partir do valor de pH original da saliva até um valor predeterminado mais baixo, que pode ser denominado "base titulável". Conforme exibido na parte superior da Figura 6.8, a base titulável para saliva total estimulada que diminui para pH 4 normalmente varia entre 20 e 30 mmol/ℓ íons hidrogênio, e é aproximadamente duas vezes aquela da saliva não estimulada. Uma mensuração até mesmo mais simples para a capacidade-tampão da saliva humana é assim denominada "efeito-tampão", determinada adicionando-se uma quantidade fixa de ácido a uma quantidade fixa de saliva, tendo então como resultado um valor de pH final. Quanto mais alto o pH final, melhor o efeito-tampão. Os sistemas de teste que usam esse método estão disponíveis em várias versões de uso em consultório, para a clínica odontológica. Dessas mensurações diferentes, somente a definição química de capacidade de tamponamento β possibilita a identificação e a quantificação de sistemas-tampão individuais. Por essas análises, três sistemas-tampão foram identificados na saliva humana: bicarbonato, fosfato e de proteínas.

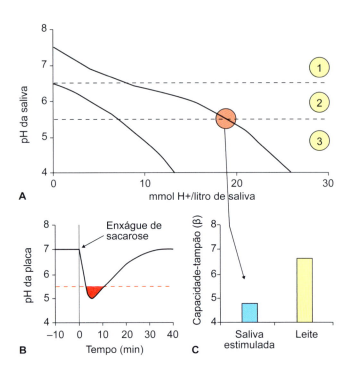

Figura 6.8 A. Titulação da saliva total com ácido forte em um sistema fechado. As curvas superior e inferior mostram saliva estimulada e não estimulada, respectivamente. Acima do pH 5,5, a capacidade de tamponamento é alta, em virtude da capacidade de tamponamento do fosfato (1) e do sistema-tampão bicarbonato (2). Em valores de pH baixo, a inclinação da curva torna-se mais íngreme, indicando uma capacidade-tampão inferior principalmente a partir de proteínas salivares (3). **B.** Uma curva de Stephan típica de pH da placa em resposta a um enxágue (bochecho) de sacarose. Apesar da capacidade-tampão da saliva, o pH da placa pode cair rapidamente após um enxágue para valores abaixo do pH crítico da saliva humana (área vermelha), retornando lentamente, a partir de então, aos valores basais. O motivo para essa queda é que a capacidade-tampão de saliva é somente moderada. **C.** A comparação com leite na faixa de pH 4 a 7 (indicado pelo círculo e pela seta a partir de [**A**]) mostra que a capacidade-tampão da saliva total é muito menor do que aquela do leite.

Sistema-tampão do bicarbonato

Nas glândulas salivares, certa quantidade de bicarbonato vem das extremidades finais e outra, provavelmente maior, dos ductos (ver Figura 6.2). Com baixas taxas de fluxo de saliva, o bicarbonato das extremidades finais é reabsorvido nos ductos estriados, assim como o sódio e o cloreto, resultando em níveis muito baixos de bicarbonato na saliva não estimulada. Com taxas altas de fluxo, o bicarbonato é excretado nos ductos estriados, em troca pelo cloreto, aumentando as concentrações de bicarbonato estimulado para níveis plasmáticos venosos de aproximadamente 25 mmol/ℓ, ou mesmo mais altos na saliva altamente estimulada.[5] Um achado característico do sistema-tampão do bicarbonato é que ele é composto de ambos os íons dissolvidos, incluindo bicarbonato (HCO_3^-) e ácido carbônico (H_2CO_3) e também gás dióxido de carbono dissolvido (CO_2). Em um sistema fechado impermeável ao CO_2, o equilíbrio é dado por

$$CO_2 + H_2O \leftrightarrow H_2CO_3 \leftrightarrow HCO_3^- + H^+$$

A formação de CO_2 e água a partir de H_2CO_3 é catalisada pela enzima anidrase carbônica, presente nas glândulas salivares e na saliva. Contudo, a enzima não é necessária para que essa reação ocorra, enquanto o contrário (p. ex., hidratação de CO_2 para H_2CO_3) requer a enzima. Em um sistema aberto, CO_2 dissolvido na saliva também entrará em equilíbrio com o CO_2 gasoso no ar circundante. Portanto, a pressão parcial de CO_2 (P_{CO2}) na saliva, cai quando a saliva entra na boca, em virtude do equilíbrio de CO_2 quase instantâneo entre a saliva e as vias respiratórias, nas quais a P_{CO2} é um pouco mais baixa do que no sangue.

No tamponamento em um sistema fechado, o sistema-tampão bicarbonato funciona do mesmo modo que qualquer outro. A capacidade de tamponamento máxima, igual a aproximadamente metade da concentração total do sistema-tampão, é obtida no valor de pK_a para H_2CO_3, que está próximo do pH 6,0 na saliva humana. Contudo, uma vez que o sistema-tampão bicarbonato também está em equilíbrio com CO_2 gasoso no ar ambiente, CO_2 pode ser perdido durante o tamponamento. Esse tipo de tamponamento é denominado tamponamento de fase e acrescenta uma capacidade de aumento real de pH ao sistema-tampão. Na boca, portanto, que não deve ser considerada um sistema fechado, ocorre um tamponamento de fase extenso[23], que teoricamente pode estimular a capacidade de tamponamento do bicarbonato mais do que quatro vezes em comparação à sua capacidade de tamponamento em um sistema fechado.[21] Mais de 90% da capacidade-tampão encontra-se na faixa de mais/menos uma unidade de pH ao redor do valor de pK, de modo que o bicarbonato compreende a maior parte da capacidade de tamponamento global da saliva a partir do pH 7,0 inferiormente até pH 5,0. Nessa faixa de variação de pH, a contribuição do sistema-tampão bicarbonato para a capacidade de tamponamento global varia desde menos da metade na saliva não estimulada até mais de 90% na saliva estimulada. Concentrações de bicarbonato muito altas e o tamponamento de fase extenso ocorrem, sobretudo, com o consumo de produtos alimentícios ácidos, enquanto produtos alimentícios doces estimulam menos a secreção salivar, diminuem as concentrações de bicarbonato e reduzem a capacidade-tampão. Desse modo, somente após certa quantidade de açúcar ter sido compensada o sistema-tampão poderá superar o desafio ácido remanescente no biofilme e aumentar o pH, conforme visto na curva de Stephan na Figura 6.8.

Sistema-tampão fosfato

Fosfatos são compostos que contêm fósforo. A Figura 6.9 mostra o chamado diagrama de Bjerrum, no qual o fosfato inorgânico dependente do pH consiste em ácido fosfórico (H_3PO_4), fosfato di-hidrogênio ($H_2PO_4^-$), fosfato de hidrogênio (HPO_4^{2-}) e fosfato (PO_4^{3-}). A soma dessas quatro espécies se iguala à concentração de fosfato total. Em contraste ao bicarbonato, a concentração de fosfato total diminui com o fluxo crescente. Desse modo, a concentração do fosfato total pode ter uma redução nos níveis de saliva não estimulada tão altos quanto 10 mmol/ℓ até níveis de saliva estimulada tão baixos quanto 2 a 4 mmol/ℓ (Figura 6.3). Tamponamento mais relevante ocorrerá dentro da variação do pH fisiológico, na qual as formas dominantes de fosfato são a hidrogênio e a $H_2PO_4^-$, tendo um valor de pK_a para esse equilíbrio ao redor de 7. Em virtude das concentrações de bicarbonato mais altas e, portanto, do pH mais alto, a saliva estimulada tem principalmente HPO_4^{2-}, enquanto a não estimulada com pH mais baixo tem principalmente $H_2PO_4^-$ (Figura 6.9). Como o bicarbonato, os fosfatos têm a capacidade-tampão mais alta no intervalo de mais/menos uma unidade de pH ao redor dos valores de pK. Portanto, o fosfato contribui para a capacidade-tampão desde pH 8,0 para baixo até pH 6,0, predominantemente na saliva não estimulada.

Sistema-tampão de proteína

Todas as proteínas na saliva têm funções específicas, altamente importantes durante a formação da película, bem como efeitos antimicrobianos contra a colonização e o crescimento bacterianos, conforme descrito anteriormente. Independentemente dessas funções específicas, muitas proteínas da saliva também são capazes de agir como tampões quando o pH é reduzido ou aumentado abaixo ou acima do ponto isoelétrico. Abaixo de seu ponto isoelétrico, as proteínas podem aceitar prótons e, acima, liberar prótons. Muitas proteínas salivares têm pontos isoelétricos entre pH 5,0 e 9,0; portanto, proteínas da

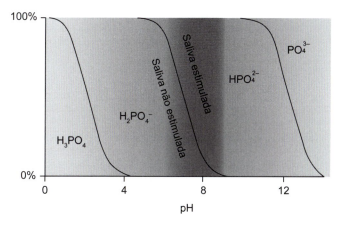

Figura 6.9 Sistema-tampão fosfato como uma função do pH (isto é, o diagrama de Bjerrum). Dentro da faixa de pH fisiológico (6,0 a 7,5), a maior parte do fosfato está nas formas $H_2PO_4^-$ e HPO_4^{-2}. A área em cinza-escuro representa a faixa de pH normal da saliva humana.

saliva tornam-se importantes como tampões em valores de pH ácido. Desse modo, abaixo do pH 5,0, em que nem fosfato nem bicarbonato contribuem muito para a capacidade-tampão, exames laboratoriais têm mostrado que as proteínas da saliva frequentemente são os principais contribuintes para a capacidade-tampão de saliva. Mas, comparado ao bicarbonato e ao fosfato, a contribuição das proteínas na saliva total é baixa mesmo na faixa ácida. Contudo, em virtude de suas altas concentrações na película e nos biofilmes, as proteínas da saliva provavelmente se tornam substâncias importantes para fazer o tampão em muitas superfícies bucais.

Saliva e remineralização de lesões cariosas

Períodos repetidos de metabolismo de carboidratos por bactérias anaeróbicas no biofilme produzem ácidos com um produto final da glicólise. Nesse ponto, o ambiente aquoso próximo da superfície dentária se tornará progressivamente diferente do restante da cavidade bucal – primariamente mais ácido. A acidificação será acelerada de modo adicional quando houver sacarose. Isso alimenta o metabolismo anaeróbico e a formação de polímeros de polissacarídeos aderentes que aceleram o desenvolvimento de um ambiente ácido. Nesse ponto no processo carioso, a saliva aparentemente não tem conseguido controlar a formação do biofilme e o metabolismo. Contudo, na última fase do processo, a saliva pode mostrar uma de suas capacidades mais fortes contra o desenvolvimento de cáries. Nesse momento, as funções principais da saliva são impedir a desmineralização adicional e intensificar a remineralização. Os principais componentes salivares responsáveis são os íons cálcio e fosfato com os valores de pH neutro fornecidos pelos sistemas-tampão. A saliva total também contém fluoreto, o que, com o cálcio e o fosfato da saliva, diminui muito a solubilidade do esmalte e promove a remineralização (para detalhes, conferir Capítulo 9).

Cálcio e fosfato na saliva

Uma vez que a saliva humana pode conter quantidades consideráveis de cálcio e fosfato, algumas proteínas são necessárias para inibir a precipitação espontânea dos sais de cálcio-fosfato em sua passagem pelas glândulas e pelos ductos para a cavidade bucal. Uma consequência da precipitação é a formação de cálculos salivares (sialolitíase), que podem ocluir os ductos das glândulas salivares maiores. A oclusão dos ductos principais é dolorosa e, sem tratamento, a obstrução do fluxo de saliva pode resultar em infecção da glândula salivar (sialoadenite), a qual, se não tratada, pode resultar em graves consequências à saúde. Desse modo, para a saúde geral é importante que cálcio e fosfato possam ser distribuídos para a cavidade bucal, sem precipitação mineral nas glândulas e em seus ductos. Isso é alcançado principalmente pelas funções de ligação do cálcio das proteínas precursoras da película estaterina e PRP (ver Figura 6.5). Quando distribuído próximo às superfícies dentárias, o estado estável resultante de saliva, com altas concentrações de cálcio e fosfato, constitui um ambiente protetor importante para os dentes.

Para evitar a precipitação, aproximadamente 20% do cálcio da saliva é ligado a proteínas, como estaterina e PRP. Os 80% restantes que não estão firmemente ligados às proteínas podem ser divididos em cálcio ionizado e não ionizado. Metade do cálcio não ligado à proteína normalmente é ionizado e metade não o é. O cálcio não ionizado é mais ou menos ligado firmemente ao fosfato e ao bicarbonato, bem como a alguns íons orgânicos.[29] Todas as três formas – a ligada à proteína, a ionizada e a não ionizada – constituem a concentração de cálcio total na saliva, a qual pode aumentar ligeiramente a partir do estado não estimulado para o estado estimulado de secreção (ver Figura 6.3), sendo, contudo, normalmente baixo (1 a 2 mmol/ℓ). O cálcio não ligado às proteínas e ionizado é idêntico à atividade de cálcio da saliva, que é uma medida fundamental para os produtos da atividade dos íons (IAP, do inglês *ion activity products*). Quando o pH da saliva e a concentração da maior parte dos íons aumentam as taxas de fluxo altas (ver Figura 6.3), menos cálcio estará na forma ionizada e a atividade do cálcio diminuirá. Isso ocorre em virtude de a probabilidade aumentada do cálcio formar pares com outros íons pelas concentrações aumentadas de todos os íons e pela formação de vários complexos de cálcio em pH alto.

Assim como para o cálcio, certa quantidade de fosfato é ionizada, constituindo a atividade do fosfato, enquanto, em uma outra parte, isso não acontece. Das quatro espécies no sistema-tampão, o fosfato (PO_4^{3-}) participa do equilíbrio com os cristais de hidroxiapatita no esmalte. A quantidade que está nessa forma é determinada pelo pH da saliva e pelas constantes de dissociação (pK_a) para o sistema-tampão de fosfato (Figura 6.9). Desse modo, o pH determina principalmente a concentração de fosfato (PO_4^{3-}). Uma alteração no pH de uma única unidade pode causar uma alteração de 10 a 100 vezes na atividade do fosfato, que é um efeito muito maior do que quaisquer variações dependentes do fluxo (ver Figura 6.3).

Fluoreto na saliva

Fisiologicamente, o fluoreto somente é excretado pelas glândulas salivares em baixas concentrações, o que reflete os níveis de fluoreto basais no sangue e nos fluidos extracelulares.[45] Quando produtos que contêm fluoreto para controle das cáries (p. ex., dentifrícios e soluções enxaguatórias) são engolidos acidentalmente, o nível de fluoreto no sangue atinge um pico após 30 a 60 min. Um pouco é excretado de volta para a cavidade bucal por meio da saliva, mas essa contribuição é pequena em comparação ao fluoreto retido nos tecidos bucais depois do uso de produtos à base de fluoreto. Portanto, a concentração na saliva total é primariamente dependente do equilíbrio entre o fluoreto dos alimentos, das bebidas, da água e dos produtos bucais e de higiene retidos nos tecidos bucais e o fluoreto na saliva total, em vez do fluoreto que é excretado com a saliva para a cavidade bucal. Indivíduos que usam de modo limitado produtos que contêm fluoreto, vivendo em áreas com baixas concentrações de fluoreto na água de abastecimento, frequentemente têm concentrações de fluoreto na saliva total mais do que mil vezes inferiores do que a concentração de cálcio na saliva. Em áreas com altos níveis de fluoreto na água de abastecimento e/ou com exposição frequente e a longo prazo a produtos contendo fluoreto, a concentração na saliva total aumenta até um platô de níveis consideravelmente mais altos.[42] Uma vez que a maioria dos indivíduos no mundo desenvolvido frequentemente é exposta a produtos para controle da cárie contendo fluoreto, ou a altos níveis de fluoreto na água de abastecimento fornecida pela fluoretação da água, baixos níveis persistentes na saliva total requererão uma ação deliberada do indivíduo para evitar a substância. Desse modo, embora as glândulas salivares não excretem a maior parte do fluoreto que consta na saliva total durante o dia, ele deve ser considerado um componente salivar na sociedade

moderna. Contudo, se a exposição de fluoreto é descontinuada, então os reservatórios bucais ficam vazios e os níveis de fluoreto da saliva total caem para a linha de base (para mais detalhes, conferir Capítulos 9 e 14).

Após a exposição a produtos com fluoreto, a concentração na saliva total primeiro aumenta rapidamente e, então, diminui, em virtude do *clearance* bucal. O fator mais importante para a taxa de *clearance* do fluoreto é, como para o açúcar, a taxa de fluxo salivar. Pasta de dente com sabor forte pode compensar seu próprio objetivo como uma fonte de fluoreto, em que a estimulação do fluxo de saliva aumentará a taxa de *clearance* do fluoreto aplicado. A escovação dental antes de dormir aumentará a concentração de fluoreto durante o sono quando a taxa de fluxo salivar é muito baixa (ver Tabela 6.1), resultando em períodos longos com altas concentrações de fluoreto nos fluidos orais. Com preparações de fluoreto aplicadas localmente, concentrações muito altas podem ser esperadas próximo aos pontos de aplicação, e por um tempo considerável. Aqui, o fluoreto se difundirá do filme delgado de saliva para a placa, elevando consideravelmente a sua concentração. Com essas altas concentrações na saliva e, de modo mais importante, na placa, formar-se-á fluoreto de cálcio mineral, o qual funciona como um liberador lento, que, com o fluoreto que está ligado frouxamente a outros tecidos, é liberado por algum tempo após a exposição.

Saturação da saliva em relação à hidroxiapatita e à fluorapatita

Os grandes cristais de hidroxiapatita de esmalte são compostos de unidades celulares muito pequenas. As células são uma entidade teórica, menor do que um nanômetro cúbico, contendo 10 íons de cálcio, 6 de fosfato e 2 de hidroxila. Essa fase sólida está em equilíbrio com seus íons correspondentes na saliva. O IAP (isto é, as concentrações molares livres e ionizadas aumentam a força de seu número na unidade celular) dá uma medida composta para todos os íons relevantes em solução:

$$IAP_{HAp} = (Ca^{2+})^{10} (PO_4^{3-})^6 (OH^-)^2$$

A partir dessa expressão, pode ser visto que o IAP aumenta com as atividades salivares crescentes de qualquer um dos três íons existentes na unidade celular. Contudo, o pH salivar geralmente é o fator primário para o IAP. Desse modo, uma queda no pH de uma unidade do pH 6 para o pH 5 reduzirá a atividade do íon hidroxila 10 vezes e, a atividade do íon fosfato, muitas vezes mais, o que reduz o IAP significativamente. As condições são um pouco melhores para a fluorapatita, na qual os íons hidroxila dependentes do pH[-] são substituídos por íons fluoreto, tornando o IAP produto da atividade iônica$_{FAp}$ menos sensível a alterações no pH.

Independentemente do enorme efeito do pH, uma condição especial pode se dar com o cálcio nos biofilmes ou durante a ingestão de produtos alimentícios ácidos. Aqui, o cálcio, que carrega duas cargas positivas, pode se tornar fortemente ligado às espécies iônicas com duas cargas negativas. Na cavidade bucal, tais compostos são principalmente as bases conjugadas dos ácidos láctico e cítrico encontradas nos produtos alimentícios ácidos e no biofilme produtor de ácido. Frequentemente, a concentração tanto de lactato quanto de citrato pode ser muito alta, reduzindo a concentração de cálcio na saliva livre ionizada a valores muito baixos. A atividade de cálcio baixa diminui fortemente os IAP e adiciona o efeito negativo do pH baixo.

Em uma solução aquosa pura sem proteínas salivares e na qual ocorra um equilíbrio completo entre a substância dentária e a água, o IAP (IAP_{HAp} ou IAP_{FAp}) será igual ao produto de solubilidade. Na temperatura bucal, o produto de solubilidade para a hidroxiapatita é pequeno (10^{-117} mol^{18}/ℓ^{-18})[35], mas é até menor para a fluorapatita, tornando esse sal menos solúvel. Se o IAP na saliva é maior do que o produto da solubilidade, então a saliva é supersaturada e pode ocorrer remineralização; mas, se for menor do que a saliva, está subsaturado e pode ocorrer desmineralização. Contudo, em virtude da película, super ou subsaturação não implica que algo acontecerá, mas somente que *pode* acontecer. Desse modo, quando um fluido subsaturado entra em contato com o esmalte, a película frequentemente atrasa os efeitos nocivos. Algumas vezes, esse atraso é longo o suficiente para que os efeitos nocivos sejam removidos por depuração ou tamponamento, de modo que a desmineralização pode não ocorrer, apesar da subsaturação.

Valores de pH críticos e remineralização

Quando o IAP é igual ao produto de solubilidade para a hidroxiapatita, a solução é saturada e não ocorrerá nenhuma desmineralização ou remineralização. Na literatura odontológica, o valor do pH que corresponde à saturação é frequentemente denotado como o valor de pH crítico. Os determinantes principais do pH crítico são o cálcio total e as concentrações de fosfato na saliva. Na saliva humana de indivíduos saudáveis com concentrações normais de cálcio e fosfato, o pH crítico médio é 5,5[44]; abaixo desse pH, o esmalte pode se dissolver. A saliva não estimulada geralmente tem um pH crítico inferior do que a saliva estimulada, em virtude das concentrações de fosfato total mais altas.[12] O pH crítico, contudo, pode ser muito diferente a partir de 5,5 em outros fluidos, como refrigerantes e água potável, bem como no interior da película e no biofilme dental. Desse modo, o pH crítico não é constante, mas mais uma variável dinâmica que pode variar até várias unidades de pH, dependendo do fluido em questão. Em adição a esse tema complexo, variações individuais nas concentrações de cálcio e de fosfato na saliva total tornam o pH crítico específico ao indivíduo. Concentrações baixas de cálcio e fosfato resultam em um alto pH crítico que possibilita que o esmalte se dissolva em valores próximos ao do pH neutro e aumentam muito a capacidade de a saliva remineralizar esmalte. Isso pode ser importante em crianças, nas quais, em geral, as concentrações de cálcio na saliva são inferiores às do adulto e, portanto, o pH crítico é mais alto[3], o que, em parte, pode explicar a suscetibilidade aumentada às cáries durante a infância. Um pH crítico também pode ser calculado para a fluorapatita. Com base em concentrações médias para o fluoreto, o cálcio e o fosfato e em um produto de solubilidade diferente para fluorapatita, o pH crítico para a fluorapatita na saliva é cerca de uma unidade mais baixa do que para a hidroxiapatita e próximo ao pH 4,5, mas também com variações individuais.

Outros componentes relacionados com a cárie na saliva

A saliva total pode conter numerosas substâncias "não salivares" diferentes do fluoreto que também provocam efeito sobre as cáries dentárias. A maioria dessas substâncias entra na saliva como um reflexo de níveis alterados na corrente sanguínea, tornando-se importante somente em pacientes que sofrem de condições médicas especiais. Um exemplo é o nível de ureia na saliva, que pode tornar-se muito alto em pacientes com insuficiência renal crônica (IRC), levando a uma capacidade-tampão e a um pH na saliva elevados. A ureia também se difundirá nos biofilmes, nos quais a atividade metabólica e enzimática bacteriana levará a reações que ligarão o íon hidrogênio a um aumento adicional do pH. Portanto, os valores de pH basais da placa são frequentemente altos em pacientes com IRC. Em virtude dos níveis de pH elevados no biofilme, não é incomum que esses pacientes tenham pequenas cáries apesar de apresentarem altos índices de placa.[1] Outro exemplo de uma substância relacionada com as cáries presente na saliva é a glicose proveniente da corrente sanguínea. A glicose salivar pode ser persistente e patologicamente elevada em pacientes com diabetes não tratado ou mal controlado. Especialmente em casos de diabetes não tratado, os níveis de glicose na saliva podem ser muito altos, resultando em níveis aumentados de cáries. Mas também entre os pacientes tratados, pacientes mal controlados podem desenvolver mais cáries do que aqueles com bom controle metabólico.[50] Nesse caso especial, o *clearance* de açúcar oral é de pouca ajuda, porque a saliva é o fornecedor primário de glicose para os biofilmes dentais, ou seja, a glicose elevada não pode ser depurada pela saliva.

Saliva e desenvolvimento das cáries | Aspectos clínicos

A identificação de pacientes com taxas de fluxo salivar subnormais (abaixo da faixa normal) na hora ou próximo da hora do surgimento da redução no fluxo é obrigatória para evitar a progressão de lesão de cáries aceleradas, principalmente no caso de taxas de fluxo de saliva não estimulada subnormais. Taxas de fluxo normais para saliva total não estimulada encontram-se entre 0,2 e 0,5 m ℓ/min ou até mesmo mais elevadas em alguns indivíduos. Para mastigação de parafina, as taxas de fluxo normais de saliva total estimulada estão entre 1,0 e 2,0 m ℓ/min. As taxas de fluxo de saliva total, contudo, podem ser muito mais elevadas quando são combinados mastigação e forte sabor ácido. Desse modo, taxas de fluxo de saliva total fisiológica a partir de 5 m ℓ/min até taxas extremas de 10 m ℓ/min podem se dar com esse tipo de estimulação (ver Tabela 6.1).

O principal fator causador de quase todos os problemas com boca seca (xerostomia), e os achados clínicos a ela associados, é a ocorrência de taxas de fluxo salivar subnormais e/ou a condição de hipossalivação. Hipossalivação refere-se ao estado de taxas de fluxo de saliva patologicamente baixos e um diagnóstico aceito (código K11.7 na Classificação Internacional de Doenças), assim como a xerostomia (R68.2). O critério para definir a hipossalivação é uma taxa de fluxo de saliva total não estimulada de $\leq$ 0,1 m ℓ/min e/ou uma taxa de fluxo de saliva total estimulada por mastigação de $\leq$ 0,5 m ℓ/min. Deve-se salientar que a gravidade da hipossalivação não pode ser prevista com certeza de xerostomia, e necessita de um exame clínico com determinação de taxas de fluxo de saliva. Uma das reduções mais profundas nas taxas de fluxo de saliva é observada em pacientes com câncer após radioterapia curativa, em que uma redução grave e frequentemente patológica das taxas de fluxo salivar persiste durante toda a vida. As consequências em pacientes irradiados são: despertar-se durante a noite em decorrência da intensa secura bucal; funções orais, como fala, mastigação e deglutição, impedidas em virtude de umidade e lubrificação insuficientes das superfícies mucosas; e deglutição e mastigação impedidas em função da dificuldade de formar um bolo. A mucosa bucal pode ter uma aparência seca, atrófica, pálida ou hiperêmica. Os lábios podem estar rachados ou fissurados e é possível surgirem escamação e fissuras nos cantos da boca (queilose angular). O dorso da língua pode estar seco e com sulcos ou, alternativamente, ter uma aparência vermelha e hiperêmica como resultado da presença de uma infecção fúngica (Figura 6.10). Essas condições são, em geral, típicas de hipossalivação de qualquer origem que tenha persistido por algum tempo, e, de maneira compreensível, diminuem consideravelmente o nível de qualidade de vida de pacientes com hipossalivação.

Achados dentais em pacientes com baixas taxas de fluxo salivar

A xerostomia é uma condição muito desconfortável, durante a qual os pacientes frequentemente mudam sua dieta para alimentos macios, pegajosos e ricos em carboidratos. Essa mudança na dieta levará a uma aceleração adicional das cáries (conferir também Capítulo 8), e uma dentição de outro modo saudável pode ser gravemente afetada por desmineralização cariosa e/ou erosiva, de uma maneira rápida diferente de qualquer condição observada em indivíduos com taxas de fluxo de saliva normal.[17] Lesões cariosas dentais precoces relacionadas com a hipossalivação são similares às lesões normais de mancha branca. Contudo, já nesse ponto, algo notável sobre as lesões nesses pacientes é que elas ocorrem em áreas da dentição em geral relativamente imunes às cáries dentárias, como nos incisivos inferiores (Figura 6.10). Nos estágios mais avançados de cáries dentárias relacionadas com a hipossalivação, vários tipos de lesões podem ser observados.[15,26] Estas frequentemente começam na superfície labial na área cervical dos incisivos e caninos (Figura 6.11), podendo se estender superficialmente ao redor de toda a área cervical do dente e, então, progredir interiormente, resultando em amputação completa da coroa. Estágios

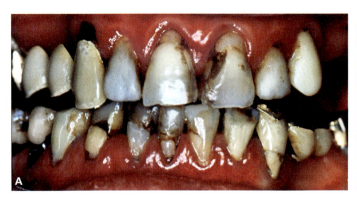 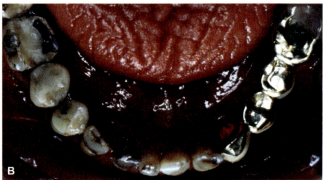

Figura 6.10 Manifestações clínicas de boca seca em uma mulher com síndrome de Sjögren. **A.** Lesões cariosas múltiplas. **B.** Língua e superfícies mucosas secas na mesma paciente.

avançados de cáries dentárias relacionadas com a hipossalivação também podem levar a um defeito superficial mais generalizado que afeta primeiro a superfície vestibular e, posteriormente, as superfícies linguais e palatinas das coroas dentárias (Figura 6.11). Quando presente, essa lesão frequentemente começa como um defeito difuso, mosqueado e, então, progride para uma erosão irregular e generalizada das superfícies dentárias afetadas. Especialmente em pacientes submetidos à radioterapia, os dentes e estes defeitos semelhantes a erosões podem se tornar intensamente manchados de marrom-preto, pelo uso de clorexidina por tempo prolongado.

Causas de taxas de fluxo salivar subnormais e hipossalivação

Um grande número de doenças e condições (Tabela 6.3) afeta cronicamente a função das glândulas salivares[24], resultando, sobretudo, em taxas de fluxo salivar subnormais, hipossalivação, composição salivar alterada e/ou xerostomia. Algumas dessas situações estão relacionadas com a patologia glandular (p. ex., distúrbios autoimunes e endócrinos) ou as condições fisiopatológicas do hospedeiro (p. ex., perturbações metabólicas), enquanto outras afetam a inervação glandular (p. ex., distúrbios neurológicos) ou são o resultado do tratamento de uma doença (p. ex., radioterapia de cabeça e pescoço). A causa mais comum, contudo, é o uso de alguns medicamentos rotineiramente prescritos.

Medicamentos

São a causa mais comum da xerostomia crônica e da hipofunção da glândula salivar. Muitos medicamentos habitualmente prescritos causam redução nas taxas de fluxo salivar a níveis subnormais ou mesmo de hipossalivação. Conforme descrito, a secreção de saliva está sob controle autônomo e é ativada pelas estimulações simpática e parassimpática por neurotransmissores. Esses neurotransmissores ligam-se a receptores específicos nas células acinares no interior da glândula, adrenérgicos e colinérgicos, e ativam a secreção de íons, água e proteínas. Qualquer fármaco que tenha a capacidade de se ligar e bloquear esses receptores, diminuindo, desse modo, a atividade em qualquer um dos dois ramos do sistema nervoso autônomo, também terá um efeito sobre a secreção de saliva. A inibição dos receptores colinérgicos por medicação anticolinérgica (p. ex., muitos antidepressores, anti-histamínicos e alguns anti-hipertensivos) terá um efeito acentuado sobre a secreção de saliva e, portanto, frequentemente levará à xerostomia. Medicamentos que bloqueiam seletivamente os receptores adrenérgicos, como o betabloqueador propranolol, reduzirão as concentrações de proteína total nas secreções salivares. Portanto, a secura bucal relacionada com o uso de medicamentos é geralmente resultado dos efeitos colaterais adversos de medicação anticolinérgica, mas também pode sê-lo de interações com fármacos que bloqueiam seletivamente os receptores beta-adrenérgicos pela secreção reduzida de proteínas. Uma lista de medicamentos abrangente apresentando efeitos colaterais xerogênicos pode ser encontrada no site <www.drymouth.info>. Igualmente importante é o risco de taxas de fluxo subnormal que aumenta com o número de medicamentos tomado pelo paciente, independentemente de quais sejam eles, de modo que o fluxo subnormal torna-se muito comum com o uso de mais de três fármacos por dia.

Síndrome de Sjögren (SS)

Trata-se de um distúrbio inflamatório autoimune das glândulas exócrinas – quando as glândulas secretam por meio de um ducto para um ambiente externo –, particularmente as glândulas lacrimais e salivares. A síndrome pode ocorrer em todas as idades, mas a idade média de apresentação é ao redor de 50 anos. Na faixa etária entre 50 e 70 anos, a prevalência de SS é ao redor de 3 mil pacientes/100 mil habitantes; para a população global, varia de 500 a 1.000 pacientes diagnosticados em 100 mil habitantes.[25] A SS afeta mais mulheres do que homens, com uma proporção de 9:1. A xerostomia e os olhos secos são, com frequência, declarados como sintomas iniciais, algumas vezes simultaneamente com manifestações extraglandulares.[26] A SS primária é, em muitos casos, uma condição idiopática, primária e de etiologia desconhecida. A síndrome, contudo, também pode ser secundária a outras doenças do tecido conjuntivo, como artrite reumatoide, lúpus eritematoso sistêmico, esclerodermia e doença mista do tecido conjuntivo. Nesses casos, a condição é designada como SS secundária (SSs). Na artrite reumatoide, a prevalência de SSs é de aproximadamente 30% e, no caso de lúpus eritematoso sistêmico, 20% dos pacientes preenchem os critérios para SSs. Além disso, a SS está associada a doença tireoidiana autoimune, cirrose biliar primária e gastrite autoimune. Isso destaca a natureza autoimune da doença.

Radioterapia

Neoplasias malignas de cabeça e pescoço (NMCP) são tumores malignos do trato aerodigestório superior, sendo 90% deles carcinomas de células escamosas originados dos epitélios de revestimento da cavidade bucal, da nasofaringe, da bucofaringe e da hipofaringe. A incidência de NMCP é aproximadamente 4,4 novos casos por ano em 100 mil habitantes nas Américas do Norte e do Sul, mas quase duas vezes tão altos na Europa e quase três vezes mais altos no Sudeste Asiático.[36] Contudo, os números de incidência podem variar se as neoplasias de laringe estiverem ou não incluídas. Variações entre as regiões da Organização Mundial da Saúde decorrem das diferenças relativas à exposição a carcinógenos, como tabaco, bebidas alcoólicas e as folhas de bétele; e as NMCP afetam mais homens do que mulheres, com uma proporção de 2:1. Casos avançados são tratados com cirurgia seguida de radioterapia.[13] A radioterapia convencional para NMCP avançadas tipicamente envolve a administração de altas doses de radiação pelas estruturas vizinhas, incluindo as glândulas salivares maiores, sendo uma abordagem que aumenta a chance de sobrevivência. Contudo, uma dose alta de radiação nessas estruturas é quase sinônimo de uma

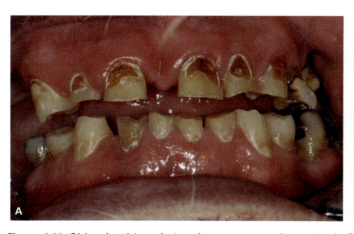 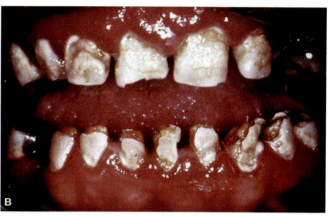

Figura 6.11 Cáries dentárias relacionadas com taxas subnormais de fluxo e hipossalivação. **A.** Lesões cervicais. **B.** Erosão superficial mais generalizada semelhante a defeitos da coroa.

Tabela 6.3 Influência de diferentes condições sobre a função das glândulas salivares. As três causas mais importantes de uma função reduzida das glândulas salivares são medicamentos, síndrome de Sjögren e radioterapia de cabeça e pescoço.

	Taxa de fluxo	Composição alterada	Xerostomia	Cáries
Medicamentos				
Secretagogos	↑	+/−	−	↓
Medicamentos xerogênicos	↓	+	+	↑
Síndrome de Sjögren	↓	+	+	↑
Radioterapia de cabeça e pescoço	↓	+	+	↑
Doenças inflamatórias crônicas do tecido conjuntivo				
Esclerodermia	↓	?	+	↑
Doença mista do tecido conjuntivo	↓	?	+	↑
Doenças inflamatórias crônicas do intestino				
Doença de Crohn	→	+	+	?
Colite ulcerativa	→	+	−	?
Doença celíaca	→	+	−	?
Doenças hepáticas autoimunes	↓	?	+	?
Distúrbios musculoesqueléticos				
Fibromialgia	↓	?	+	?
Síndrome da fadiga crônica	↓	?	+	?
Amiloidose	↓	?	+	?
Distúrbios endócrinos				
Diabetes melito	↓	+/−	+	?
Hipertireoidismo	↓	+	−	?
Hipotireoidismo	↓	?	+	?
Síndrome de Cushing	→	+	−	?
Doença de Addison	→	+	−	?
Distúrbios neurológicos				
Traumatismo do SNC	↓	?	?	?
Paralisia cerebral	↓	+	?	?
Paralisia de Bell	↓	?	?	?
Doença de Parkinson	↓	+	+	?
Doença de Alzheimer	↓	+	+	?

(continua)

88 Parte 2 • Lesão de Cárie e seus Determinantes Biológicos

Tabela 6.3 (*Continuação*) Influência de diferentes condições sobre a função das glândulas salivares. As três causas mais importantes de uma função reduzida das glândulas salivares são medicamentos, síndrome de Sjögren e radioterapia de cabeça e pescoço.

	Taxa de fluxo	Composição alterada	Xerostomia	Cáries
Síndrome de Holmes-Adie	↓	?	+	?
Síndrome da boca ardente	→	+	+	?
Doenças infecciosas				
Parotidite epidêmica	?	?	?	?
HIV/AIDS	↓	+/-	+	?
Hepatite por vírus C	↓	?	+	?
Vírus Epstein-Barr	?	?	?	?
Tuberculose	?	?	?	?
Infecções das glândulas salivares por bactérias locais	↓	+	?	?
Distúrbios genéticos				
Aplasia das glândulas salivares	↓	?	?	↑
Fibrose cística	↓	+	?	?
Displasia ectodérmica	↓	+	–	↑
Síndrome de Prader-Willi	↓	+	?	?
Perturbações metabólicas				
Equilíbrio hidrossalino	↓	+	+	?
Síndrome de retenção de sódio	↓	+	+	?
Desnutrição	↓	+	+	?
Distúrbios da alimentação				
Bulimia nervosa	↓	+/-	+	↑
Anorexia nervosa	↓	+	+	↑
Perturbações associadas ao câncer				
Quimioterapia	↓	+/-	+	?
Doença do enxerto contra hospedeiro	↓	+	+	?
Câncer avançado/pacientes doentes terminais	↓	?	+	?

↓ risco de cáries ou taxa de fluxo diminuído; ↑ risco de cáries ou taxa de fluxo aumentado (em caso de bulimia e anorexia, também risco de erosão aumentado); → risco de cáries ou taxa de fluxo inalterado; + sim; – não; +/– resultados diferindo; ? estudos clínicos possivelmente afetados e/ou aguardando.
Modificada de Jensen et al., 2010.[24]

redução acentuada e permanente da secreção salivar, resultando em hipossalivação e xerostomia irreversíveis. O fluxo de saliva diminuído ou abolido causa aumento acentuado no risco de cáries dentárias, erosão dentária e infecções bucais. A introdução de radioterapia de intensidade modulada (IMRT, do inglês *intensity-modulated radiotherapy*), pela qual a dose de radiação acumulada nas glândulas salivares pode ser reduzida, poupa a função da glândula salivar e é acompanhada por taxas de fluxo de saliva pós-tratamento consideravelmente mais altas, e menos xerostomia de quando da radioterapia convencional (Figura 6.12). Atualmente, contudo, o tratamento de IMRT somente é possível para um grupo selecionado de pacientes.

Avaliação da função das glândulas salivares

A alta variação natural relacionada com a condição da secreção salivar durante o dia faz com que o uso de condições padronizadas ao determinar as taxas de fluxo seja muito importante. São fatores que influenciam a secreção de saliva, entre outros, a hora do dia e a duração do tempo de coleta. Períodos de coleta curtos tendem a resultar em valores inconfiáveis e, por isso, devem ser evitados. Para um monitoramento confiável, recomenda-se que a saliva não estimulada seja coletada durante 10 a 15 min. Para uma padronização adicional, os pacientes devem abster-se de alimentar-se por pelo menos 90 min antes do exame e evitar a deglutição e os movimentos bucais durante a coleta. É aconselhado realizar todas as determinações na mesma hora do dia (p. ex., entre 9 h e 12 h).[9,34,39,40] Independentemente do método, os pacientes devem esvaziar sua boca de saliva antes da coleta, enxaguando-a completamente com água da torneira. Eles devem estar sentados de maneira confortável, com os olhos abertos e a cabeça ligeiramente inclinada para a frente (Figura 6.13). Métodos comuns para a coleta de saliva total incluem o método da drenagem e os de expectoração; métodos menos usuais abrangem o de sucção e do esfregaço (absorvente). Estímulos comuns são a mastigação de cera de parafina insípida ou, muito menos preferível, goma de mascar, em função das variações maiores no sabor e, desse modo, da estimulação gustativa.

Métodos de drenagem e do cuspe

Para o método de drenagem, possibilita-se que a saliva total não estimulada escorra passivamente pelo lábio inferior para um tubo de ensaio graduado ou previamente pesado, ou para um recipiente de amostragem (Figura 6.13).

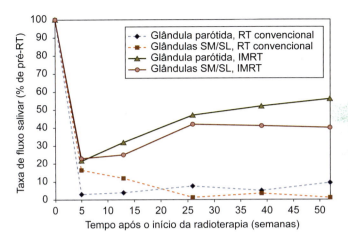

Figura 6.12 Redução de porcentagem na taxa de fluxo de saliva da parótida e submandibular-sublingual (SM/SL) estimulada como uma função do tempo após o início da radioterapia (RT). As linhas superiores mostram RT modulada por intensidade (IMRT)/tridimensional poupando a parótida, e as linhas inferiores, RT convencional incluindo as glândulas parótidas, submandibulares e sublinguais na área de tratamento.[54] Reproduzida, com autorização, da Elsevier.

O paciente é instruído a expectorar toda a saliva remanescente para dentro do tubo de ensaio no final do período de coleta, normalmente ajustado para durar 10 ou 15 min. A quantidade de saliva é determinada pelo peso (pressupondo uma gravidade específica de 1 g/cm³) ou pela leitura a partir da escala no tubo de ensaio graduado no qual a saliva é coletada.[53] Esse método é usado somente para a saliva total não estimulada, e mostra uma reprodutibilidade muito alta com configurações clínicas adequadas. Taxas de fluxo de saliva total estimulada por mastigação são determinadas em condições ideais pelo método de expectoração e pela mastigação de uma goma de mascar insípida à base de cera de parafina de tamanho-padrão (1,5 g, ponto de fusão 42°C). Nesse método, a saliva pode acumular no assoalho da boca, de onde o indivíduo é instruído a cuspi-la para dentro de um tubo de ensaio graduado ou previamente pesado ou para um recipiente de amostragem a cada 60 segundos ou mais. O método também pode ser usado para a saliva total não estimulada, embora a ação de expectorar, se não realizada tão passivamente quanto possível, possa ter algum efeito estimulador. Conforme descrito anteriormente, os valores-padrão para taxas de fluxo fisiológico normal são uma taxa de fluxo não estimulado de 0,2 a 0,5 mℓ/min e uma taxa de fluxo estimulado pela mastigação de parafina de 1,0 a 2,0 mℓ/min, e sempre determinado pelo método de drenagem ou de expectoração.

Métodos absorventes e de sucção

No método de sucção, a saliva é sugada continuamente ou aspirada do assoalho da boca para um tubo de ensaio graduado. Contudo, em comparação aos métodos de drenagem e expectoração, o processo de sucção representa um risco de estimulação não intencional. No método absorvente, a saliva é coletada (absorvida) por meio de *swabs* previamente pesados, rolos de algodão, ou esponjas e gazes colocadas na boca nos orifícios das glândulas salivares maiores. Frequentemente, esse método é a única opção para pacientes com doenças neurodegenerativas.[37] Uma versão comercial é o método Salivette (Sarstedt AG, Alemanha), no qual a coleta de saliva é realizada mastigando-se um *swab* sintético que pode ser tratado com ácido cítrico para uma estimulação salivar adicional. Após a coleta de saliva, a centrifugação do *swab* recupera a amostra de saliva como um fluido transparente que pode ser usado para análise de constituintes como drogas (lícitas e ilícitas), hormônios ou monitoramento de esteroides.

Taxas de fluxo salivar e avaliação do risco de cáries

Existem inúmeras evidências de que taxas de fluxo salivar subnormal e hipossalivação geralmente causam um aumento acentuado na prevalência e na incidência de cáries dentárias, o que, se não reconhecido a tempo e tratado corretamente, se tornará intenso e poderá levar a cáries rampantes. A causa das alterações não é somente atribuída aos efeitos da saliva nas superfícies dentárias, mas também a uma mudança ecológica dentro da cavidade bucal. Desse modo, conforme será visto no Capítulo 7, taxas de fluxo salivar subnormal alteram a ecologia bucal em direção a um aumento do número

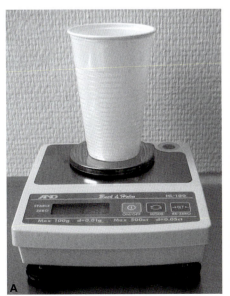
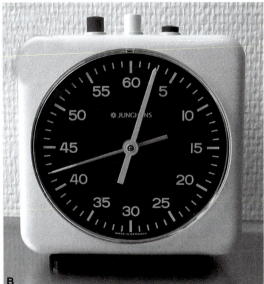
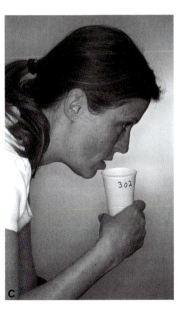

Figura 6.13 Mensuração da taxa de fluxo salivar total pelo método de drenagem. Os materiais necessários são um copo de plástico para coleta, um peso com dois dígitos (**A**) e um cronômetro (**B**). Durante a coleta da saliva, o paciente é colocado em posição debruçado e relaxado com o rosto ligeiramente inclinado para baixo (**C**). Por estimulação, mastigar cera de parafina é um padrão, o que possibilita a comparação dos resultados aos valores normais, caso em que o método do cuspe é utilizado.

de bactérias produtoras de ácido e que toleram ácido. Igualmente, mudanças na produção de proteínas antimicrobianas e de proteínas aglutinadoras, bem como uma diminuição do pH da saliva, acelerarão adicionalmente essas mudanças ecológicas em direção a um ambiente bucal mais ácido no paciente com boca seca. As mudanças ecológicas resultam, com frequência, em um supercrescimento de bactérias, fazendo as cáries progredirem de modo extremamente rápido. Assim, o parâmetro salivar mais fortemente relacionado com as cáries dentárias é a taxa de fluxo salivar[31] e, conforme mencionado anteriormente, em especial, a taxa de fluxo não estimulado.[6,7] Quando usados em clínica odontológica na avaliação de risco de cáries, os métodos de drenagem e de expectoração são os padrões-ouro e deveriam sempre ser a "primeira escolha" para o diagnóstico salivar.

A determinação correta da taxa de fluxo de saliva é uma mensuração clínica valiosa e consideravelmente mais relacionada com as cáries dentárias do que as concentrações de vários componentes contidos na saliva.[31] O principal efeito de uma taxa de fluxo de saliva não estimulada subnormal nas cáries dentárias é a aceleração da taxa de desmineralização nas lesões cariosas. Essa aceleração é causada por uma alteração de todas as funções da saliva contra o desenvolvimento de cáries, principalmente uma depuração baixa do açúcar bucal, uma remineralização potencial reduzida da saliva, uma capacidade-tampão reduzida e uma produção reduzida de proteínas antimicrobianas. A Figura 6.14 mostra a relação entre a taxa de fluxo de saliva total não estimulada e as lesões de cáries radiculares experimentais em um grupo de indivíduos cobrindo uma ampla variação de taxas de fluxo de saliva não estimulada (0,0 até níveis muito altos próximos a 1,0 mℓ/min). Conforme mostrado nesse estudo experimental, a profundidade da lesão aumenta com a redução das taxas de fluxo de saliva não estimulada, e, principalmente, com as taxas de fluxo subnormais, a profundidade da lesão aumenta em grande proporção. Desse modo, taxas subnormais de fluxo de saliva total não estimulada (abaixo de 0,2 mℓ/min) sempre aumentam o risco de progressão rápida de lesões cariosas. O efeito da taxa de fluxo no grau de mineralização na camada superficial da lesão cariosa também é mostrado na Figura 6.14 (ver também Capítulo 5). Com taxas subnormais de fluxo não estimulado, o nível de mineralização torna-se muito baixo, equivalendo a somente cerca de 20 a 30% do nível de mineralização nas superfícies radiculares saudáveis e à metade da mineralização em indivíduos com taxas normais de fluxo de saliva não estimulada. Na faixa normal para taxas de fluxo de saliva não estimulada, contudo, a relação entre as taxas de fluxo de saliva e cáries, se existir, é obscura, (Figura 6.14). Nesses estudos experimentais[6,7], lesões de cáries radiculares foram desenvolvidas sob um biofilme intacto, sem escovação dentária e sem o uso de pastas dentais fluoretadas. Portanto, as relações podem refletir primariamente "estágios mais tardios" do processo das cáries.

Com taxas subnormais de fluxo, o processo normal de remineralização dentária é interrompido. Isso favorece desmineralização a expensas da remineralização. Vários outros estudos experimentais sobre cáries demonstraram que o esmalte colocado na boca de um paciente com secura bucal intensa cuja higiene bucal é insuficiente pode ser completamente desmineralizado no prazo de apenas alguns meses.[22,27] Por sua vez, o esmalte colocado na boca de um paciente saudável com boa higiene bucal dificilmente mostra quaisquer sinais de desmineralização no mesmo período.

Análise da composição da saliva

Em pacientes com taxas subnormais de fluxo salivar ou hipossalivação, a análise da composição parece desnecessária porque a maior parte dos componentes da saliva será afetada pela baixa taxa de fluxo. Contudo, em indivíduos com taxas normais de fluxo salivar e uma progressão rápida inexplicável da lesão cariosa, a análise da composição pode parecer tentadora. Entretanto, nenhum estudo identificou claramente variáveis sólidas de composição da saliva que podem ser preditivas de progressão de lesões cariosas entre indivíduos saudáveis com taxas normais de fluxo salivar, mesmo entre aqueles com diferenças importantes nas cáries.[8] Isso se dá em virtude de uma redundância funcional extensiva entre os vários constituintes salivares.[31] Desse modo, a maioria das funções da saliva resulta um efeito combinado de muitos componentes (Figura 6.4). Determinar somente componentes simples na saliva não ajudará o médico a obter resultados sólidos sobre a capacidade de o indivíduo evitar cáries. Entre os componentes salivares mais preditivos de cáries, estão a capacidade-tampão da saliva, as concentrações de cálcio e fosfato na saliva e os níveis da sIgA.[31] Contudo, provavelmente a maioria dos componentes salivares discutidos neste capítulo precisa ser determinada para oferecer uma medida significativa e composta de uma capacidade do indivíduo específico contra as cáries dentárias. A partir dessa perspectiva, provavelmente

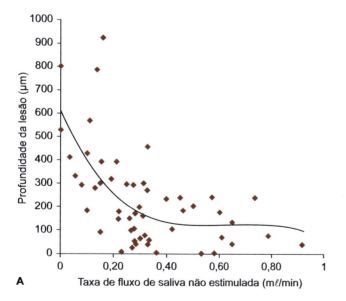
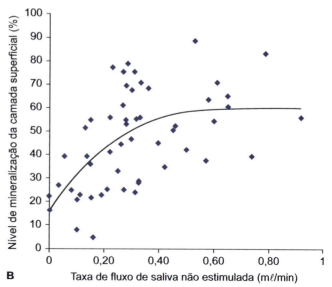

Figura 6.14 A e B. Efeito das taxas de fluxo de saliva total não estimulada na profundidade da lesão (mm) em lesões cariosas radiculares desenvolvidas e efeito das taxas de fluxo de saliva total não estimulada sobre o nível de mineralização (porcentagem de uma superfície radicular saudável) na camada superficial dessas lesões. As lesões foram desenvolvidas durante um período de 2 meses com formação de biofilme intacto e sem exposição de produtos de higiene bucal contendo fluoreto.[6,7]

alguns indivíduos têm uma composição salivar mais protetora contra as cáries do que outros, e vice-versa. Mas, em virtude da complexidade dessas relações, a análise da composição da saliva não é hoje uma medida cientificamente estabelecida para o diagnóstico de cáries. Assim, em comparação à taxa de fluxo, que pode ser determinada pelo higienista dental, tal análise é cara e demorada, e oferece muito pouco valor diagnóstico neste momento.

Manejo da hipofunção das glândulas salivares

O tratamento da xerostomia, das taxas subnormais de fluxo salivar e da hipossalivação deve ser baseado nas seguintes considerações:

1. Se a estimulação do fluxo de saliva é exequível para aliviar a secura bucal, essa abordagem pode diminuir prontamente os problemas bucais, incluindo cáries.
2. Se a saliva não pode ser estimulada adequadamente, deve-se determinar se o "revestimento" das superfícies da mucosa bucal pode diminuir a sensação de boca seca.
3. Em caso negativo, então, avaliar o que mais pode ser feito para conservar e proteger os dentes e os tecidos moles bucais e fornecer alívio para o paciente.

Essas avaliações devem ser cuidadosamente analisadas; alguns pacientes responderão a um tratamento único, enquanto outros necessitarão de uma combinação de tratamentos. Infelizmente, alguns pacientes podem não responder ao manejo da secura bucal, embora muito possa ser feito para acalmá-los e proteger a cavidade bucal de ferimentos e doenças.[54] O manejo do paciente com xerostomia e hipofunção das glândulas salivares inicia com o dentista e o higienista dental (Tabela 6.4). Pacientes com hipossalivação necessitam de consultas odontológicas frequentes (geralmente, a cada 3 a 4 meses) e devem trabalhar próximo a seu dentista e ao higienista dental para manter a saúde dental em condições ideais. Pacientes com distúrbios das glândulas salivares devem manter uma higiene bucal meticulosa (conferir também Capítulo 16). Escovas interdentais e escovas dentárias mecânicas são úteis para pessoas com retração gengival e complicações comportamentais ou motoras bucais. A limpeza regular da língua com um raspador de língua também é altamente recomendada para uma redução global das bactérias na cavidade bucal. A equipe de profissionais de saúde bucal deve desempenhar um importante papel de orientadores (instruções clínicas e escritas) para o paciente com boca seca.

Além de higiene bucal ótima e cuidados bucais, o uso de fluoretos tópicos nesses pacientes é absolutamente crítico para o controle das cáries dentárias. Existem muitas diferentes terapias com fluoreto disponíveis (conferir também Capítulo 13). A dosagem escolhida e a frequência de aplicação devem ser baseadas na gravidade da hipofunção salivar e na taxa de desenvolvimento de cáries.[4,22,27] Em pacientes com boca seca, géis ácidos devem ser substituídos por géis de fluoreto de sódio neutros para evitar reações mucosas. Uma pasta dental fluoretada contendo 5.000 ppm, usada duas vezes diariamente, é mais efetiva no controle da progressão da lesão cariosa do que a pasta dental comum,[14] e pode ser recomendada para pacientes com taxas subnormais de fluxo ou hipossalivação. Soluções remineralizadoras, contendo combinações de cálcio, fosfato e proteínas, também podem ser usadas para reduzir as cáries em pacientes com hipossalivação.[57] Vários estimulantes da saliva, ácidos, mas não erosivos, parecem ser adequados para o alívio da boca seca, visto que os produtos são integralmente testados em pacientes com esse problema.[30] O fluxo de saliva aumentado induzido pelo paladar e a retenção de fluoreto nos tecidos bucais aliviam os sintomas e oferecem uma proteção adicional contra as cáries. Por fim, os pacientes devem ser aconselhados a seguir uma dieta que evita bebidas, alimentos e estimulantes de saliva cariogênica (conferir Capítulo 8). Adoçantes dietéticos não fermentáveis, como sorbitol e aspartame ou sacarina, são recomendados[55], bem como a sucralose, um adoçante clorado não cariogênico e os polióis, como o xilitol. Dessa maneira, qualquer substituto da sacarose é altamente recomendável, especialmente para esse grupo de pacientes.

Considerações finais

O dentista e o higienista dental devem fazer todo o esforço possível para serem diligentes com a conservação da dentição em qualquer paciente com taxas subnormais de fluxo salivar. Consequentemente, as cáries dentárias rampantes e a erosão dentária grave podem se desenvolver muito rapidamente se medidas sérias não forem tomadas para garantir que essas doenças estejam controladas. Desse modo, a secreção salivar normalmente inibe a colonização e o crescimento das bactérias e reduz os efeitos nocivos do metabolismo anaeróbico nos biofilmes dentais por sua remineralização e capacidade de tamponamento, bem como fornecendo o esmalte dentário com uma película protetora contra os ácidos da dieta. Quando essa proteção proveniente da saliva está ausente, consultas frequentes ao dentista e ao higienista dental, incluindo medidas cuidadosas para garantir uma higiene bucal meticulosa, conselhos para uma dieta adequada e tratamento ideal com flúor, são fundamentais para ajudar a conservar a dentição contra as cáries dentárias rampantes e a erosão grave.

Referências bibliográficas

1. Al-Nowaiser A, Roberts GJ, Trompeter RS, Wilson M, Lucas VS. Oral health in children with chronic renal failure. Pediatr Nephrol. 2003;18:39-45.
2. Amerongen AV, Veerman E. Saliva – the defender of the oral cavity. Oral Dis. 2002;8:12-22.
3. Anderson P, Hector MP, Rampersad MA. Critical pH in resting and stimulated whole saliva in groups of children and adults. Int J Paediatr Dent. 2001;11:266-73.
4. Anusavice KJ. Dental caries: risk assessment and treatment solutions for an elderly population. Compend Contin Educ Dent. 2002;23(Suppl 10):12-20.
5. Bardow A, Madsen J, Nauntofte B. The bicarbonate concentration in human saliva does not exceed the plasma level under normal physiological conditions. Clin Oral Invest. 2000;4:245-53.
6. Bardow A, Nyvad B, Nauntofte B. Relationships between medication intake, complaints of dry mouth, salivary flow rate and composition, and the rate of tooth demineralization in situ. Arch Oral Biol. 2001;46:413-23.
7. Bardow A, ten Cate JM, Nauntofte B, Nyvad B. Effect of unstimulated saliva flow rate on experimental root caries. Caries Res. 2003;37:232-6.
8. Bardow A, Lykkeaa J, Qvist V, Ekstrand K, Twetman S, Fiehn NE. Saliva composition in three selected groups with normal stimulated salivary flow rates but yet major differences in caries experience and dental erosion. Acta Odontol Scand. 2013;71:466-73.
9. Burlage FR, Pijpe J, Coppes RP, Hemels ME, Meertens H, Canrinus A, Vissink A. Variability of flow rate when collecting stimulated human parotid saliva. Eur J Oral Sci. 2005;113:386-90.
10. Bruvo M, Moe D, Kirkeby S, Vorum H, Bardow A. Individual variations in protective effects of experimentally formed salivary pellicles. Caries Res. 2009;43:163-70.

Tabela 6.4 Estratégias de tratamento para xerostomia e hipofunção salivar.

Estratégia de tratamento	Exemplos
Terapias preventivas	Higiene bucal ideal; suplementação com fluoreto; soluções remineralizadoras; dieta não cariogênica sem sacarose
Tratamentos sintomáticos (paliativos)	Água; enxagues bucais, géis, bochechos, substitutos da saliva; umidificação aumentada; minimizar consumo de cafeína e álcool
Estimulação salivar tópica ou local	Pastilhas e balas de menta, chicletes sem açúcar
Estimulação induzida por medicamentos	Secretagogos parassimpáticos; cemivelina e pilocarpina

11. Dawes C. An analysis of factors influencing diffusion from dental plaque into a moving film of saliva and the implications for caries. J Dent Res. 1989;68:1483-8.
12. Dawes C. What is the critical pH and why does a tooth dissolve in acid? J Can Dent Assoc. 2003;69:722-4.
13. Eisbruch A. The causes of dry mouth: a broad panoply. Head and neck radiotherapy: an iatrogenic factor. In: Sreebny LM, Vissink A, eds. Dry mouth: the malevolent symptom. Ames, IA: Wiley-Blackwell; 2010. p. 139-51.
14. Ekstrand KR, Poulsen JE, Hede B, Twetman S, Qvist V, Ellwood RP. A randomized clinical trial of the anti-caries efficacy of 5,000 compared to 1,450 ppm fluoridated toothpaste on root caries lesions in elderly disabled nursing home residents. Caries Res. 2013;47:391-8.
15. Frank RM, Herdly J, Philippe E. Acquired dental defects and salivary gland lesions after irradiation for carcinoma. J Am Dent Assoc. 1965;70:868-83.
16. Garrett JR, Proctor GB. Control of salivation. In: Linden RWA, ed. The scientific basis of eating. Taste, smell, mastication, salivation and swallowing and their dysfunctions. Frontiers of Oral Biology, Vol. 9. Basel: Karger; 1998. p. 135-55.
17. Hamlet S, Faull J, Klein B, Aref A, Fontanesi J, Stachler R, Shamsa F, Jones L, Simpson M. Mastication and swallowing in patients with post-irradiation xerostomia. Int J Radiat Oncol Biol Phys. 1997;37:789-96.
18. Hannig M, Joiner A. The structure, function and properties of the acquired pellicle. In: Duckworth RM, ed. The teeth and their environment. Physical, chemical and biochemical influences. Monographs in Oral Science, Vol. 19. Basel: Karger; 2006. p. 29-64.
19. Hannig C, Hannig M, Attin T. Enzymes in the acquired enamel pellicle. Eur J Oral Sci. 2005;113:2-13.
20. Helmerhorst EJ, Hodgson R, van't Hof W, Veerman EC, Allison C, Nieuw Amerongen AV. The effects of histatin-derived basic antimicrobial peptides on oral biofilms. J Dent Res. 1999;78:1245-50.
21. Izutsu KT. Theory and measurement of the buffer value of bicarbonate in saliva. J Theor Biol. 1981;90:397-403.
22. Jansma J, Vissink A, Jongbloed WL. Natural and induced radiation caries. A SEM study. Am J Dent. 1993;6:130-6.
23. Jensdottir T, Nauntofte B, Buchwald C, Bardow A. Effects of sucking acidic candy on whole-mouth saliva composition. Caries Res. 2005;39:468-74.
24. Jensen SB, Lynge Pedersen AM, Nauntofte B. The causes of dry mouth: a broad panoply. Other causes of dry mouth: the list is endless. In: Sreebny LM, Vissink A, eds. Dry mouth: the malevolent symptom. Ames, IA: Wiley-Blackwell; 2010. p. 158-82.
25. Kallenberg CGM. The causes of dry mouth: a broad panoply. The autoimmune connection. In: Sreebny LM, Vissink A, eds. Dry mouth: the malevolent symptom. Ames, IA: Wiley-Blackwell; 2010. p. 128-38.
26. Karmiol M. Walsh RF. Dental caries after radiotherapy of the oral regions. J Am Dent Assoc. 1975;91:838-45.
27. Kielbassa AM, Hinkelbein W, Hellwig E, Meyer-Luckel H. Radiation related damage to dentition. Lancet Oncol. 2006;7:326-35.
28. Lagerlof F, Dawes C. The volume of saliva in the mouth before and after swallowing. J Dent Res. 1984;63:618-21.
29. Lagerlof F, Lindqvist L. A method for determining concentrations of calcium complexes in human parotid saliva by gel filtration. Arch Oral Biol. 1982;27:735-8.
30. Lajer C, Buchwald C, Nauntofte B, Specht L, Bardow A, Jensdottir T. Erosive potential of saliva stimulating tablets with and without fluoride in irradiated head and neck cancer patients. Radiother Oncol. 2009;93:534-8.
31. Leone CW, Oppenheim FG. Physical and chemical aspects of saliva as indicators of risk for dental caries in humans. J Dent Educ. 2001;65:1054-62.
32. Levine M. Susceptibility to dental caries and the salivary proline-rich proteins. Int J Dent 2011; 2011:953412.
33. Lindfors B, Lagerlof F. Effect of sucrose concentration in saliva after a sucrose rinse on the hydronium ion concentration in dental plaque. Caries Res. 1988;22:7-10.

34. Marton K, Boros I, Fejerdy P, Madlena M. Evaluation of unstimulated flow rates of whole and palatal saliva in healthy patients wearing complete dentures and in patients with Sjogren's syndrome. J Prosthet Dent. 2004;91:577-81.
35. McDowell H, Gregory TM, Brown WE. Solubility of Ca5(PO4)3OH in the system Ca(OH)2–H3 PO4–H2O at 5, 15, 25, and 37°C. J Res Natl Bur Stand. 1977;81A:273-81.
36. Mtehanna H, Paleri V, West CM, Nutting C. Head and neck cancer – part 1: epidemiology, presentation, and prevention. BMJ. 2010;341:C4684.
37. Moller E, Karlsborg M, Bardow A, Lykkeaa J, Nissen FH, Bakke M. Treatment of severe drooling with botulinum toxin in amyotrophic lateral sclerosis and Parkinson's disease: efficacy and possible mechanisms. Acta Odontol Scand. 2011;69:151-7.
38. Nauntofte B. Regulation of electrolyte and fluid secretion in salivary acinar cells. Am J Physiol. 1992;263:G823-37.
39. Navazesh M. Methods for collecting saliva. Ann N Y Acad Sci. 1993;694:72-7.
40. Navazesh M, Christensen CM. A comparison of whole mouth resting and stimulated salivary measurement procedures. J Dent Res. 1982;61:1158-62.
41. Nieuw Amerongen AVN, Bolscher JGM, Veerman ECI. Salivary mucins: protective functions in relation to their diversity. Glycobiology. 1995;5:733-40.
42. Richards A, Machiulskiene V, Nyvad B, Baelum V. Saliva fluoride before and during 3 years of supervised use of fluoride toothpaste. Clin Oral Investig. 2013;17:2057-63.
43. Rykke M, Rolla G, Sonju T. Effect of sodium lauryl sulfate on protein adsorption to hydroxyapatite in vitro and on pellicle formation in vivo. Scand J Dent Res. 1990;98:135-43.
44. Schmidt-Nielsen B. The solubility of tooth substance in relation to the composition of saliva. Acta Odontol Scand. 1946;7(Suppl 2):1-88.
45. Shannon IL, Feller RP, Chauncey HH. Fluoride in human parotid saliva. J Dent Res. 1976;55:506-9.
46. Slomiany BL, Murty VLN, Piotrowski J, Slomiany A. Salivary mucins in oral mucosal defense. Gen Pharmacol. 1996;27:761-71.
47. Speirs RL. The effects of interactions between gustatory stimuli on the reflex flow-rate of human parotid saliva. Arch Oral Biol. 1971;36:351-65.
48. Tabak LA. In defense of the oral cavity – structure, biosynthesis and function of salivary mucins. Annu Rev Physiol. 1995;57:547-64.
49. Thaysen JH, Thorn NA, Schwartz IL. Excretion of sodium, potassium, chloride and carbon dioxide in human parotid saliva. Am J Physiol. 1954;178:155-9.
50. Twetman S, Johansson I, Birkhed D, Nederfors T. Caries incidence in young type 1 diabetes mellitus patients in relation to metabolic control and caries-associated risk factors. Caries Res. 2002;36:31-5.
51. Veerman ECI, van den Keijbus PAM, Vissink A, Nieuw Amerongen AV. Human glandular salivas: their separate collection and analysis. Eur Oral Sci. 1996;104:346-52.
52. Veerman ECI, van Nieuw Amerongen A, Vissink A. Evaluation of saliva – normal and in disease. In: Bradley PJ, Guntinas-Lichius O, eds. Salivary gland disorders and diseases: diagnosis and management. Stuttgart: Thieme; 2011. p. 19-26.
53. Vissink A, Wolff A, Veerman ECI. Saliva collectors. In: Wong DT, ed. Saliva diagnostics. Ames, IA: Wiley-Blackwell; 2008. p. 69-76.
54. Vissink A, Mitchel JB, Baum BJ, Limesand KH, Jensen SB, Fox PC, Elting LS, Langendijk JA, Coppes RP, Reyland ME. Clinical management of salivary gland hypofunction and xerostomia in head and neck cancer patients: successes and barriers. Int J Radiat Oncol Biol Phys. 2010;78:983-91.
55. Walsh L. Lifestyle impacts on oral health. In: Mount G, Hume W, eds. Preservation and restoration of tooth structure. Middlesbrough: Knowledge Books and Software Ltd; 2005. p. 83-110.
56. Zakhary GM, Clark RM, Bidichandani SI, Owen WL, Slayton RL, Levine M. Acidic proline-rich protein Db and caries in young children. J Dent Res. 2007;86:1176-80.
57. Zero DT. Dentifrices, mouthwashes, and remineralization/caries arrestment strategies. BMC Oral Health. 2006;6(Suppl 1):S9.

Bibliografia

Bardow A, Pedersen AM, Nauntofte B. Saliva. In: Miles T, Nauntofte B, Svensson P, eds. Clinical oral physiology. Copenhagen: Quintessence; 2004. p. 17-51.

Bradley JB, Guntinas-Lichius O. Salivary gland disorders and diseases: diagnosis and management. Stuttgart: Georg Thieme; 2011.

Edgar WM, Dawes C, O'Mullane DM. Saliva and oral health. 3. ed. London: British Dental Association; 2004.

Ferguson DB. The salivary glands and their secretions. In: Ferguson DB, ed. Oral bioscience. Edinburgh: Churchill Livingstone; 1999. p. 117-150.

Garrett JR, Ekstrom J, Anderson LC. Neural mechanisms of salivary gland secretion. Basel: Karger; 1999.

Sreebny LM, Vissink A, eds. Dry mouth. The malevolent symptom: a clinical guide. Ames, IA: Wiley-Blackwell; 2010.

Tucker AS, Miletich I, eds. Salivary glands. Development, adaptations and disease. Basel: Karger; 2010.

Wong DT. Salivary diagnostics. Ames, IA: Wiley-Blackwell; 2008.

7

Biofilmes no Desenvolvimento da Cárie

P. D. Marsh, N. Takahashi e B. Nyvad

Introdução	95
Microbiota residente	95
Biofilmes dentais | Desenvolvimento, estrutura, composição e propriedades	97
Microbiologia da cárie | Breve perspectiva histórica	106
Problemas metodológicos nos estudos microbiológicos da cárie dentária	107
Microbiologia das cáries	108
Características cariogênicas das bactérias do biofilme dental	109
"Hipótese da placa ecológica" | O papel das bactérias do biofilme dental na etiologia da cárie dentária	110
Considerações finais	114
Referências bibliográficas	114
Bibliografia	116

Introdução

A cárie dentária é o resultado das atividades metabólicas das bactérias que crescem em comunidades microbianas nos dentes como biofilmes (anteriormente, referidos como placa dental) (Figura 7.1). Portanto, a ocorrência de comunidades microbianas na superfície do dente é um pré-requisito para o desenvolvimento das lesões de cárie. Contudo, conforme discutido no Capítulo 2, os dentes podem ser recobertos por biofilmes que não se apresentam sempre com sinais visíveis de cárie – assim, embora esses biofilmes sejam necessários, sua simples existência não é suficiente para que a cárie ocorra, estando envolvidos outros fatores. Com efeito, a presença desses biofilmes é natural e confere vantagem para o hospedeiro (ver mais adiante). Esse aparente problema desafiou os pesquisadores por anos, e só agora, após os desenvolvimentos recentes na pesquisa do biofilme, é que se começa a obter uma melhor compreensão do comportamento bacteriano nos dentes e seu papel na saúde e na doença. O objetivo deste capítulo é apresentar uma nova perspectiva sobre o ecossistema na cavidade bucal, particularmente no que se refere ao desenvolvimento e à ecologia de biofilmes nos dentes. Tal conhecimento não é apenas fundamental para compreender a razão pela qual a cárie se desenvolve e progride, mas também pode servir como uma diretriz sobre como a cárie pode ser mais bem controlada na clínica.

Microbiota residente

Estima-se que o corpo humano seja composto de cerca de 10^{14} células, das quais apenas 10% são de mamíferos. A maioria é composta de organismos que compõem a microbiota residente do hospedeiro. Essa microbiota residente, adquirida desde o nascimento, é um processo natural durante o qual todas as superfícies expostas do ambiente do corpo se tornam colonizadas. Os organismos que se estabelecem e predominam nas superfícies específicas variam, no entanto, conforme as propriedades físicas e biológicas de cada localidade. A boca não é uma exceção a esse processo, e distintas espécies de bactérias podem ser recuperadas dessa parte do corpo dos lactentes com apenas algumas horas de vida. Uma vez estabelecida, a microbiota residente adquire uma composição diversificada, consistindo de uma ampla gama de espécies bacterianas Gram-positivas e Gram-negativas, bem como leveduras e outros tipos de microrganismos. Além disso, a composição da microbiota oral mudará conforme a alteração da biologia da boca ao longo do tempo.

Aquisição da microbiota bucal residente

A boca do bebê recém-nascido é, geralmente, estéril. A aquisição depende da transmissão sucessiva de microrganismos para o sítio de colonização potencial. Na boca, embora os organismos possam ser derivados de alimentos, água e outros líquidos nutritivos, a principal via de transmissão é a saliva. Estudos de tipagem molecular têm mostrado que a aquisição de estreptococos orais e espécies Gram-negativas em crianças é predominantemente oriunda da mãe (transmissão vertical). Com efeito, foi proposto que reduzir o transporte de estreptococos do grupo *mutans* em mães poderia evitar a transmissão dessas bactérias para sua prole e, assim, retardar potencialmente o aparecimento de cáries.[41]

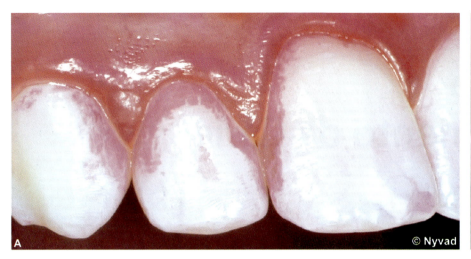
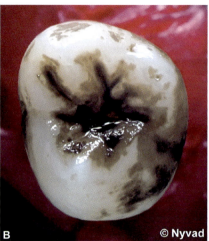

Figura 7.1 A. Biofilmes microbianos nos dentes tornam-se claramente visíveis após a pigmentação com uma solução de revelação. Normalmente, eles estão localizados em pontos de retenção ao longo da margem gengival e se estendem até o espaço interproximal. **B.** Superfície oclusal de erupção do terceiro molar. Nota-se que depósitos microbianos intensos (biofilme) estão relacionados com as fissuras e recobrem parcialmente as vertentes das cúspides. Este é um dente recém-extraído no qual um corante marrom foi usado para delinear o biofilme.

A diversidade da microbiota bucal aumenta durante os primeiros meses de vida. Os primeiros colonizadores de um sítio são denominados espécies pioneiras, sendo estas os estreptococos, particularmente *Streptococcus salivarius*, *Streptococcus mitis* e *Streptococcus oralis*. Com o tempo, anaeróbios Gram-negativos aparecem, incluindo *Prevotella melaninogenica*, *Fusobacterium nucleatum* e *Veillonella* spp. A erupção da dentição cria novos hábitats para a colonização microbiana, porque os dentes fornecem as únicas superfícies não esfoliadas dentro do corpo para que a microbiota residente normalmente possa se fixar e, assim, desenvolver biofilmes substanciais.[57,58] A descamação garante que a carga microbiana nas superfícies mucosas seja relativamente baixa, embora um considerável acúmulo de bactérias possa se desenvolver na língua. Os *Streptococcus mutans* e os *Streptococcus sanguinis* (anteriormente chamados *Streptococcus sanguis*) geralmente só aparecem na boca normal após a erupção dos dentes, e o desenvolvimento e a maturação do biofilme dental criam condições adequadas para uma variedade maior de bactérias mais exigentes. Além disso, o fluxo de fluido sulcular gengival (FSG) não só introduz componentes das defesas do hospedeiro (neutrófilos, complemento, anticorpos), como também oferece moléculas do hospedeiro (p. ex., hemoglobina, hemopexina, transferrina) que atuam como fonte de nutrientes essenciais para os muitos anaeróbios obrigatórios estritos encontrados nesse sítio.

A diversidade da microbiota bucal continua a aumentar ao longo do tempo, até que, por fim, é atingida uma situação estável, denominada comunidade clímax. As populações microbianas que compõem essa comunidade permanecem estáveis com o tempo, apesar das perturbações regulares menores para o ambiente local em decorrência de mudanças na dieta, níveis hormonais, higiene bucal etc. A estabilidade é denominada "homeostase microbiana": ela não é uma resposta passiva dos organismos, mas reflete um equilíbrio altamente dinâmico entre a microbiota residente e as condições ambientais locais nesse sítio de hospedeiro.[54,55] Uma grande mudança para o hábitat, como o consumo frequente de açúcares alimentares, pode perturbar a homeostase microbiana e provocar desequilíbrios na unidade entre as espécies, compreendendo a microbiota residente, uma consequência do que pode ser uma maior predisposição à doença. Reconhecer e aceitar essa relação ecológica pode levar à identificação de abordagens mais adequadas para o controle das cáries (ver posteriormente neste capítulo).[56]

As alterações na microbiota ocorrem durante a vida de um indivíduo como um efeito direto ou indireto do envelhecimento.[78] Efeitos diretos, como o declínio da imunidade mediada por células, podem levar a um aumento do transporte de bactérias não bucais (p. ex., estafilococos e enterobactérias). Já os indiretos incluem o uso aumentado de próteses totais entre os idosos, o que promove a colonização por leveduras. Indivíduos mais velhos também são mais propensos a ser tratados com medicamentos de uso prolongado, cujo efeito colateral comum é uma taxa de fluxo salivar reduzida, promovendo a colonização por lactobacilos e leveduras.

Benefícios da microbiota bucal residente

A microbiota residente desempenha um papel importante no desenvolvimento normal do hospedeiro e em funções como parte das defesas inatas do hospedeiro. Pesquisas recentes têm demonstrado que a microbiota bucal residente tem funções críticas para o hospedeiro. A comunidade bacteriana bucal de pacientes em antibioticoterapia a longo prazo, de largo espectro, pode ser suprimida, o que leva ao crescimento excessivo por leveduras ou espécies bacterianas não bucais. Assim, a microbiota bucal normal age como uma barreira à colonização permanente por organismos transitórios, alguns dos quais potencialmente patogênicos.[54] Os mecanismos envolvidos na resistência à colonização pelos organismos bucais residentes incluem:

- Saturação dos sítios de fixação microbiana
- Competição mais eficaz por nutrientes essenciais
- Criação de condições desfavoráveis para o crescimento de microrganismos invasores
- Produção de fatores inibitórios (p. ex., bacteriocinas, peróxido de hidrogênio).

Evidências emergentes apontam que existe uma comunicação ativa (*cross-talk*) entre o hospedeiro e sua microbiota residente para manter, efetivamente, um relacionamento benéfico e simbiótico. Alguns estreptococos bucais são capazes de sinalizar para os hospedeiros e deprimir as respostas pró-inflamatórias potenciais enquanto também estimulam as importantes vias de resposta do hospedeiro, como as respostas de interferona, e promovem efeitos benéficos no citoesqueleto.[17] Assim, o hospedeiro tem evoluído para tolerar os microrganismos residentes sem iniciar uma resposta inflamatória prejudicial, também sendo capaz de montar uma defesa eficaz contra os patógenos. As bactérias patogênicas e residentes podem iniciar diferentes vias de sinalização intracelulares e respostas imunes inatas em células epiteliais.

As bactérias bucais residentes também desempenham um papel importante na manutenção de sistemas gastrintestinais e cardiovasculares muito importantes, por meio do metabolismo de nitrato dietético.

Aproximadamente 25% de nitrato ingerido é secretado na saliva, na qual as bactérias anaeróbicas residentes bucais reduzem o nitrato a nitrito. O nitrito afeta um número grande de processos fisiológicos-chave, incluindo a regulação da circulação sanguínea, da pressão arterial, da integridade gástrica e a proteção do tecido contra a lesão isquêmica. O nitrito pode ser convertido ainda mais em óxido nítrico no estômago acidificado, onde há propriedades antimicrobianas que contribuem para a defesa contra enteropatógenos e para a regulação do fluxo de sangue da mucosa gástrica e a formação de muco.[32,79] O desafio para o clínico, portanto, é usar estratégias de tratamento que inibam os organismos patogênicos e suas atividades, mantendo as propriedades benéficas da microbiota bucal residente.

Distribuição local das bactérias bucais

Embora a boca seja altamente seletiva para os microrganismos capazes de colonizar e de estabelecer-se, mais de 1.200 tipos diferentes foram detectados até agora nessa parte do corpo.[1,20] A boca não é um ambiente homogêneo para a colonização microbiana. Existem micro-hábitats distintos, como as superfícies mucosas (boca, bochecha, língua etc.), as várias superfícies dos dentes (lisas, proximais, fissuras) e o sulco gengival.[60] As propriedades físicas e biológicas de cada local resultam em um subconjunto único desses organismos (muitas vezes, 20 a 30 tipos distintos), sendo capazes de predominar em um sítio individual.[1]

Metabolismo bacteriano e fatores ecológicos

A boca fornece tanto um ambiente amigável quanto hostil para o crescimento microbiano. Os microrganismos bucais residentes são adaptados para usar os nutrientes endógenos (derivados do hospedeiro) para seu crescimento (p. ex., proteínas salivares e glicoproteínas), mas, em sobreposição a estes, podem ocorrer ingestões súbitas e irregulares de altas concentrações de carboidratos dietéticos, como glicose, frutose e sacarose. A boca é evidentemente aeróbica e, ainda assim, anaeróbios estritos e bactérias anaeróbicas podem persistir dentro de biofilmes nas superfícies bucais (língua, dentes) e compõem o grupo mais numeroso de bactérias nesses locais. Os organismos precisam fixar-se firmemente a uma superfície para evitar que sejam lavados pelo fluxo de saliva e engolidos. Assim, a maioria dos organismos (e a maioria das doenças) é encontrada em locais protegidos e estagnados em torno da dentição (ver Figura 7.1).

A saliva desempenha outras funções na regulação do crescimento e da atividade metabólica da microbiota bucal. Ela ajuda a manter o pH na cavidade bucal em valores em torno de 6,75 a 7,25 e a temperatura por volta de 35 a 36°C, que é ideal para o crescimento de muitos microrganismos. A saliva contém glicoproteínas e proteínas que agem como a principal fonte de carboidratos, peptídios e aminoácidos para o crescimento microbiano. As bactérias devem agir cooperativamente, a fim de degradar as cadeias laterais dos oligossacarídeos e as cadeias peptídicas principais das glicoproteínas, como as mucinas (Figura 7.2, reações 1 e 2). O ácido é produzido relativamente de modo lento a partir do metabolismo desses compostos, e a amônia e o bicarbonato são produzidos a partir de aminoácidos como contrapartida ao ácido. A arginina deiminase (Figura 7.2, reação 3) e a subsequente degradação de citrulina produzem amônia e dióxido de carbono. A ureia contida na saliva também pode contribuir para a produção de amônia e de dióxido de carbono (Figura 7.2, reação 4), e para que haja apenas um baixo risco de desmineralização do esmalte. É importante salientar que a saliva é uma fonte suficiente de nutrientes para sustentar o crescimento de uma microbiota bucal natural e diversificada, na ausência de outros nutrientes. Por último, a saliva oferece um espectro de fatores de defesa inatos e específicos da imunidade do hospedeiro e essenciais para a manutenção de uma boca saudável[60] (ver Capítulo 6).

Uma dieta rica em carboidratos aumenta a taxa de crescimento e a produção de ácidos de muitas bactérias bucais. Assim, ficou demonstrado que o acúmulo de placa bacteriana após 4 dias, no que diz respeito à extensão, ao peso e aos números reais de bactérias, é maior quando os indivíduos consomem uma dieta suplementada com doces contendo sacarose, em comparação a uma dieta-controle sem sacarose adicionada.[80] O que pode ser clinicamente mais importante, no entanto, é que uma dieta rica em sacarose pode mudar a composição da microbiota, promovendo um baixo pH, capaz de inibir o crescimento de muitas das bactérias benéficas encontradas naturalmente na placa dentária, e selecionando, assim, as espécies mais tolerantes ao ácido (ver detalhes mais adiante).

As bactérias do biofilme dental, como *Streptococcus* e *Actinomyces*, podem utilizar a maioria dos açúcares alimentares.[76,90,91] Essas bactérias incorporam monossacarídeos, dissacarídeos e oligossacarídeos por meio das proteínas ligadas ao açúcar associadas à membrana celular e/ou ao sistema fosfotransferase fosfoenolpiruvato:açúcar (PEP-PTS; Figura 7.2, reações 5 e 6). O primeiro sistema permeia açúcares nas células e, posteriormente, os fosforila usando ATP. O PEP-PTS é um sistema de "translocação de grupo", que transporta os açúcares em células com a fosforilação de açúcares por uma ligação fosforila de alta energia de PEP, e consiste em dois componentes: proteínas específicas para açúcares para a translocação do açúcar (ligadas à membrana celular), e proteínas não específicas para o transporte de um vínculo de ligação fosforila de alta energia de PEP para açúcares translocados (localizadas intracelularmente). Polissacarídeos, como o amido, também podem ser utilizados na placa dentária como substratos fermentáveis, em combinação à alfa-amilase salivar, que degrada de maneira eficiente o amido em glicose, maltose e oligossacarídeos.[3] Açúcares incorporados são metabolizados pela glicólise clássica (via Embden-Meyerhof-Parnas), em que uma molécula de glicose é degradada em duas moléculas de piruvato. Em condições anaeróbicas, o piruvato pode ser degradado ainda mais em lactato, pela lactato desidrogenase, e para formato e acetato, pela piruvato formato liase (Figura 7.2, reações 7 e 8). Quando há oxigênio, o piruvato pode ser convertido em acetato pela ação da piruvato desidrogenase ou piruvato oxidase (Figura 7.2, reações 9 e 10). Além disso, na presença de bicarbonato de sódio, um componente natural salivar, PEP, pode ser convertido em ácido succínico com assimilação de bicarbonato pelo fosfoenolpiruvato carboxilase e/ou pelo fosfoenolpiruvato carboxiquinase (Figura 7.2, reação 11). Quando os açúcares são fornecidos em abundância, os polissacarídeos intracelulares similares ao glicogênio (IPS, do inglês *intracellular polysaccharides*) podem ser formados a partir de glicose 6-fosfato e armazenados como reservas de energia endógena. Esses polissacarídeos podem ser utilizados quando os suprimentos de açúcares exógenos estão limitados, como durante a noite, resultando em maior produção de ácido. As cepas de *Streptococcus* e *Actinomyces* com uma alta atividade de formação de IPS, portanto, têm diversas vias acidogênicas.

Os produtos finais ácidos formados pelo metabolismo bacteriano do açúcar podem ser degradados ainda mais por alguns membros das bactérias do biofilme dental. Por exemplo, espécies de *Veillonella* utilizam lactato como fonte de energia e de carbono em condições anaeróbias e produzem formato, acetato e propionato, com o gás hidrogênio e o dióxido de carbono. O lactato também pode ser utilizado pelo *Actinomyces* e por lactobacilos em condições aeróbias e convertido em acetato e dióxido de carbono. O formato e o gás hidrogênio podem ser usados como fontes de energia e doadores de elétrons em reações metabólicas por outras bactérias do biofilme, como o *Campylobacter rectus*.

A sacarose também pode ser convertida por enzimas bacterianas glicosiltransferases e frutosiltransferases em glicanos e frutanos. Os glicanos insolúveis em água, produzidos por estreptococos do grupo *mutans*, são chamados mutanos. Ambos, glicanos e frutanos, podem consolidar a fixação bacteriana e contribuir para a matriz do biofilme, mas, desses polissacarídeos, estes últimos também são passíveis de serem metabolizados e usados como compostos de armazenamento de nutrientes extracelulares (Figura 7.2, reações 13 e 14).

Biofilmes dentais | Desenvolvimento, estrutura, composição e propriedades

Para persistir, os microrganismos bucais precisam se fixar a uma superfície e crescer para formar um biofilme, caso contrário serão perdidos

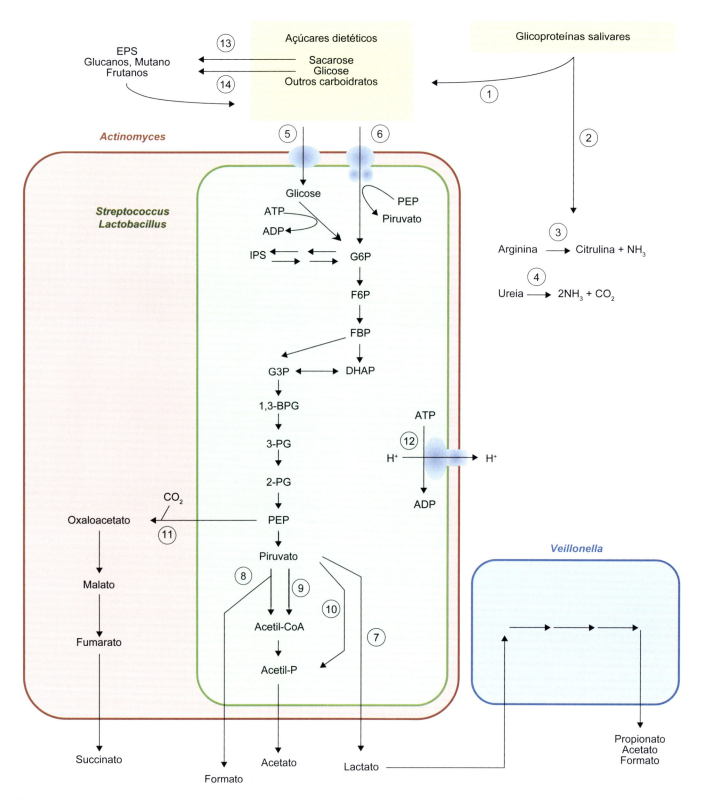

Figura 7.2 Metabolismo das bactérias bucais, responsáveis pela produção de ácido, ESP, ISP e álcalis: (**1**) glicosidases; (**2**) proteases/peptidases; (**3**) arginina deiminase; (**4**) urease; (**5**) proteínas ligadas a açúcares; (**6**) PEP-PTS; (**7**) lactato desidrogenase; (**8**) piruvato formato liase; (**9**) piruvato desidrogenase; (**10**) piruvato oxidase; (**11**) PEP carboxilase/PEP carboxiquinase; (**12**) ATPase translocadora de prótons; (**13**) glucosiltransferases; (**14**) frutosiltransferases.

de seu hábitat. As propriedades das bactérias que crescem como um biofilme são distintas daquelas expressas quando os mesmos organismos estão crescendo em cultura líquida (células planctônicas).[18,57,58] Na literatura odontológica, os termos placa dental e biofilme dental são frequentemente usados como sinônimos, mas, durante todo o capítulo, propositadamente, usa-se o termo biofilme para significar as características comuns entre biofilmes formando-se nos dentes e aqueles formando-se em outros ambientes naturais.

Desenvolvimento e estrutura do biofilme dental jovem

O desenvolvimento do biofilme dental pode ser dividido em vários estágios arbitrários, como revelado pelos estudos experimentais *in situ*:[68]

- Formação de película
- Fixação dos primeiros colonizadores bacterianos (0 a 24 h)
- Coadesão e crescimento de bactérias fixadas, levando à formação de microcolônias (4 a 24 h)
- Sucessão microbiana que leva ao aumento da diversidade de espécies concomitante com a coadesão contínua e o crescimento de microcolônias (1 a 7 dias)
- Comunidade clímax/biofilme maduro (1 semana ou mais).

Deve ser observado que a formação do biofilme é um processo altamente dinâmico, e que a fixação, o crescimento, a remoção e a recolocação de bactérias são processos que podem ocorrer ao mesmo tempo.[61]

Formação de película

Os microrganismos não colonizam diretamente a superfície do dente mineralizado. Os dentes são sempre recobertos por uma película proteica acelular, a qual começa a se formar em uma superfície de dente limpa em poucos minutos (Figuras 7.3). Em áreas não colonizadas, a película atinge uma espessura de 0,01 a 1 μm no prazo de 24 h. Os principais constituintes da película são glicoproteínas salivares, fosfoproteínas, lipídios e, em menor medida, componentes do FSG[45] (ver Capítulo 6). Restos de paredes celulares de bactérias mortas e outros produtos microbianos (p. ex., glicosiltransferases e glicanos) também têm sido identificados na película. Algumas moléculas salivares sofrem mudanças conformacionais quando se ligam à superfície do dente. Isso pode levar à exposição de novos receptores para fixação bacteriana (criptitopos; ver mais adiante). A película está principalmente localizada em sítios correspondentes a depressões no esmalte (fóssulas e sulcos periquimatais), mas não mascara completamente as características anatômicas da superfície do esmalte. Sempre que as bactérias são encontradas nessa fase inicial, são do tipo cocoides ou cocobacilares, principalmente de *Streptococcus* e *Actinomyces*[22,23], e sempre residem em depressões rasas na superfície (Figura 7.3B).

A película desempenha um papel modificador importante na cárie e na erosão, em virtude de sua natureza seletiva permeável de restringir o transporte de íons para dentro e os tecidos duros dentais para fora. A presença de uma película inibe a desmineralização do subsuperfície do esmalte *in vitro*.[100] Lavagens frequentes com leite ou creme aumentam a espessura e a densidade de elétrons da película[69], mas não está claro se tal modificação da película proporciona proteção adicional contra a desmineralização do esmalte.

A composição da película tem recebido um interesse considerável por causa de seu papel potencial na determinação da composição da microbiota inicial. É mais provável que, uma vez que os primeiros colonizadores tenham se fixado, o ambiente bucal local determine quais bactérias podem crescer e acumular-se sobre uma superfície de dente.[61]

Padrão dos primórdios da colonização bacteriana (fixação e crescimento)

Conforme a célula microbiana aproxima-se da superfície recoberta de película, são promovidas forças físicas amplas, mas relativamente fracas, entre as moléculas nas duas superfícies. Inicialmente, as bactérias são mantidas de forma inespecífica próximas da superfície do

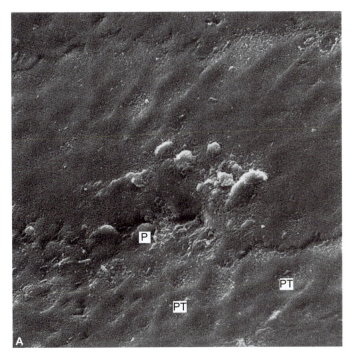 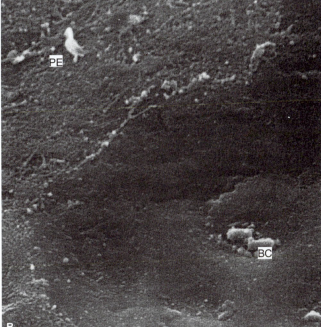

Figura 7.3 Fotomicrografias por microscopia eletrônica demonstrando a colonização microbiana de esmalte humano 4 h após a limpeza.[70] **A.** Depois de 4 h de exposição, o esmalte é recoberto por película, que é um depósito granular inicialmente localizado em fóssulas de processos de Tomes (PT) e em sulcos periquimatais (P). **B.** A primeira bactéria a colonizar a superfície do dente é do tipo cocobacilar (BC). Observa-se que o depósito granular não recobre a superfície do dente em uma camada uniforme (PE). Reproduzida, com autorização, de John Wiley & Sons.

dente sob a influência líquida das forças de van der Waals atrativas, bem como forças eletrostáticas repulsivas. Em pouco tempo, essas interações físicas fracas podem tornar-se mais fortes se as adesinas na superfície das células microbianas se envolverem em interações específicas e curtas com receptores complementares na película adquirida. Um alto grau de hidrofobicidade de superfície pode facilitar a fixação. Recentemente, tem sido sugerido que o DNA extracelular também possa estar envolvido nos processos de adesão.[37]

O modo seletivo pelo qual as bactérias se fixam à superfície do dente apoia o fato de que as bactérias contêm um sistema de reconhecimento em suas superfícies que possibilita que as adesinas das superfícies bacterianas se liguem a moléculas complementares (receptores) na película[30] (Figura 7.4). Alguns receptores foram identificados como oligossacarídeos na estrutura de proteínas das glicoproteínas da película. Por exemplo, S. sanguinis e S. oralis ligam-se especificamente a resíduos terminais de ácido siálico nas glicoproteínas salivares humanas. Além disso, S. oralis tem uma adesina de ligação à galactose. Actinomyces naeslundii apresenta apêndices de superfície denominados fímbrias; as fímbrias tipo 1 fazem a mediação da aderência às proteínas como a proteína rica em prolina e a estaterina na película, ou seja, interações proteína-proteína. Espécies de Actinomyces podem também ligar-se a resíduos galactosil nas glicoproteínas expostas como resultado da ação enzimática das neuraminidases bacterianas. A modificação dos componentes da película, seja enzimaticamente (p. ex., por neuraminidase) para expor novos receptores, seja pelas alterações de conformação após a adsorção a uma superfície para revelar receptores anteriormente ocultos (denominados criptitopos[31]), é um fator importante na regulação da colonização. O conhecimento dos mecanismos bioquímicos envolvidos na fixação pode ser explorado potencialmente para desenvolver biofilmes com propriedades acidogênicas reduzidas, por exemplo, pela utilização de moléculas para saturar os receptores utilizados pelas bactérias acidúricas, bloqueando, ao mesmo tempo, sua adesão.

Após 8 h, apenas alguns grupos de microrganismos são encontrados na superfície, abrigados pela periquimata. Numerosas bactérias, muitas das quais ocorrem em um estágio de divisão, se espalham por toda a superfície como uma monocamada (Figuras 7.5A e B). Um rápido aumento do número de bactérias é observado apenas depois de 8 a 12 h. Em algumas áreas, microrganismos se multiplicando formam multicamadas (Figura 7.5C) nas quais os organismos individuais são incorporados a uma matriz intermicrobiana. Dentro de 1 dia, a superfície do dente está quase completamente recoberta por uma manta de microrganismos. No entanto, os depósitos microbianos não são uniformes em espessura. Áreas de monocamadas são entremeadas com multicamadas, e algumas áreas não colonizadas, ainda, são recobertas por uma espessa película sem bactérias. Nessa fase inicial da colonização, as bactérias Gram-positivas e Gram-negativas não são organizadas de acordo com algum padrão específico.

Depois de 1 dia, a superfície do biofilme é composta principalmente de bactérias cocoides com filamentos dispersos (Figura 7.6A). No entanto, no decurso do 2º dia, o biofilme coloniza-se por vários organismos filamentosos com uma orientação perpendicular à superfície (Figura 7.6B).

A colonização das superfícies da raiz segue princípios semelhantes àqueles descritos para as superfícies de esmalte, mas o crescimento da microbiota prossegue mais rapidamente nas superfícies da raiz, em razão da topografia irregular da superfície. Depois de 2 dias, a espessura dos depósitos microbianos varia distintamente ao longo das superfícies de esmalte, provavelmente refletindo o padrão ondulante da periquimata, enquanto, na superfície da raiz, o biofilme apresenta uma espessura mais homogênea (Figura 7.7).

Independentemente do tipo de superfície do dente (esmalte ou raiz), os colonizadores iniciais constituem uma parte altamente selecionada da microbiota oral e são, principalmente, S. sanguinis, S. oralis e S. mitis biovar 1 (Figura 7.8).[46,73,74] Juntas, essas três espécies de estreptococos podem representar 95% dos estreptococos e 56% da microbiota inicial total. Além disso, a microbiota inicial inclui Actinomyces spp. e bactérias Gram-negativas (p. ex., Haemophilus spp. e Neisseria spp.). Curiosamente, os estreptococos do grupo mutans não contribuem de maneira significativa para a formação de biofilme precoce in vivo, apesar de essas espécies serem capazes de formar biofilmes aderentes grossos em tubos de ensaio in vitro. Os primeiros colonizadores começam a se multiplicar e formar microcolônias que, por fim, coalescerão para formar um biofilme confluente. Os primeiros colonizadores usam moléculas endógenas (p. ex., proteínas, peptídios, aminoácidos e glicoproteínas encontradas na saliva) como sua principal fonte de nutrientes, e a taxa de crescimento das bactérias orais é mais rápida durante os estágios iniciais da colonização. O metabolismo dos primeiros colonizadores altera o ambiente no biofilme em desenvolvimento, fazendo com que haja, mais tarde, condições adequadas para o crescimento dos colonizadores.

Sucessão microbiana

Conforme o biofilme amadurece, a mudança mais notável é a troca de uma comunidade dominada por Streptococcus para uma placa dominada por Actinomyces.[86] Assim, o estabelecimento inicial de uma comunidade microbiana estreptocócica parece ser um antecedente necessário para a proliferação posterior de outros organismos. Essas mudanças de população são conhecidas como sucessão microbiana.

Seu princípio é, resumidamente, que as bactérias pioneiras criam um ambiente mais atraente aos invasores secundários ou cada vez mais desfavorável a eles por causa de uma falta de nutrientes, do acúmulo de produtos metabólicos inibitórios e/ou do aumento da anaerobiose, e assim por diante. Dessa forma, a comunidade microbiana residente é gradualmente substituída por outras espécies mais adequadas para o hábitat modificado. Os colonizadores secundários também fixam-se às espécies pioneiras estabelecidas por meio de interações de receptores adesina (coadesão).[42] Por exemplo, fímbrias de tipo 2 no A. naeslundii estão envolvidas na coadesão com outras bactérias orais por interações similares às das lecitinas (interações de carboidratos-proteínas). Fusobacterium nucleatum pode coaderir a todas as bactérias colonizadoras precoces, enquanto muitos colonizadores posteriores (especialmente algumas das espécies anaeróbias) podem fazê-lo ao F. nucleatum. Este microrganismo é descrito como um "organismo-ponte" importante entre os colonizadores mais precoces e mais tardios. Durante os dias iniciais, o crescimento do biofilme se dá predominantemente como resultado da divisão celular, como evidenciado pela evolução das microcolônias colunares perpendiculares à superfície do dente.[22]

No entanto, a adsorção contínua de microrganismos únicos da saliva (coadesão) também contribui para a expansão do biofilme. Na camada de superfície, caracterizada pela alta diversidade de espécies, alguns microrganismos coagregados a outras espécies

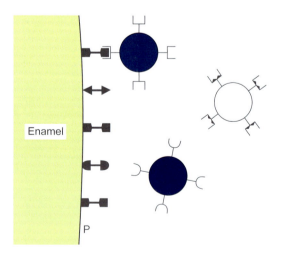

Figura 7.4 Explicação simplificada do princípio da aderência seletiva das bactérias ao esmalte. Uma fixação irreversível bem-sucedida é obtida quando as adesinas na superfície de uma bactéria ligam-se a um receptor na película (P).

formam estruturas denominadas "escovas de cerdas" ou "espigas de milho" (Figura 7.9A). As "espigas de milho" são compostas de um filamento central revestido com organismos esféricos e parecem ter uma relação direta interespécies mediada por fibrilas da superfície (Figura 7.9B).

Conforme os biofilmes dentários se desenvolvem, algumas bactérias produzem polissacarídeos, especialmente a partir do metabolismo da sacarose (ver Figura 7.2), os quais contribuem para a matriz do biofilme. Esta não é apenas um andaime físico que ajuda a suportar a estrutura do biofilme, mas também é biologicamente ativa e está

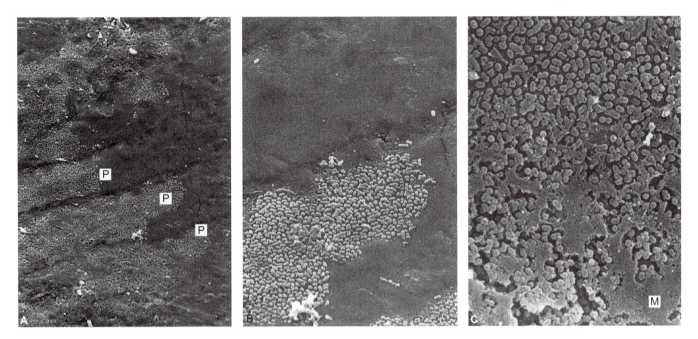

Figura 7.5 Fotomicrografias eletrônicas de varredura demonstrando a colonização microbiana de esmalte humano 12 h após a limpeza.[70] **A** e **B.** Em biofilmes de 12 horas de formação, os microrganismos se espalham em uma monocamada ao longo da periquimata (P). **C.** A monocamada de bactérias (parte superior) é gradualmente substituída por multicamadas de células (parte inferior) incorporadas a uma matriz intermicrobiana (M). Reproduzidas, com autorização, de John Wiley & Sons.

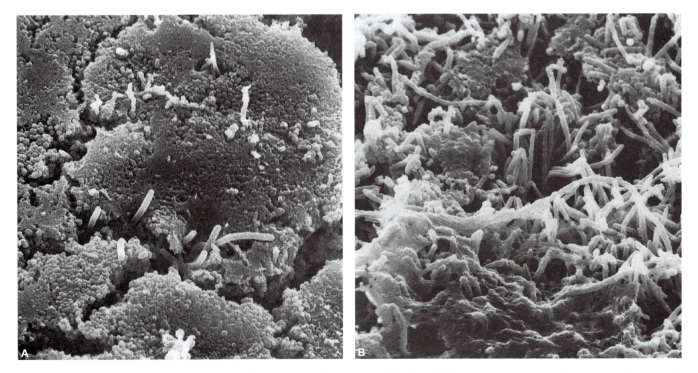

Figura 7.6 Mudanças morfológicas distintas podem ser registradas na superfície dos biofilmes, ao comparar a microbiota nos dentes após 24 h (**A**) e 48 h (**B**). Enquanto o biofilme com 24 h de duração é composto de uma massa de bactérias cocoides, da qual alguns filamentos se estendem, a microbiota com 48 h de formação é quase inteiramente dominada por organismos filamentosos.[70] Reproduzidas, com autorização, de John Wiley & Sons

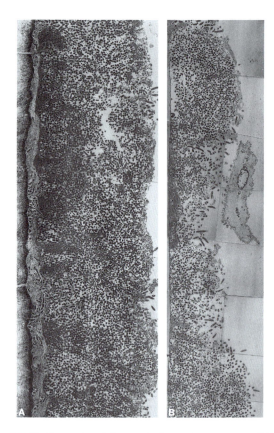

Figura 7.7 Biofilmes de 48 horas de formação nas superfícies do cemento radicular (**A**) e do esmalte (**B**), do mesmo indivíduo. Observa-se que os biofilmes microbianos são mais espessos e mais densamente compactados no cemento radicular.[67]

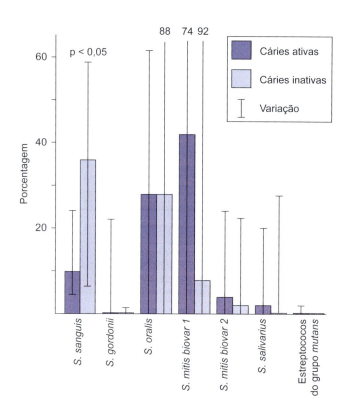

Figura 7.8 Proporções de vários estreptococos (%) de biofilme dental com 4 h de formação em indivíduos com cáries ativas e inativas.[74] Reproduzida, com autorização, de Karger Publishers.

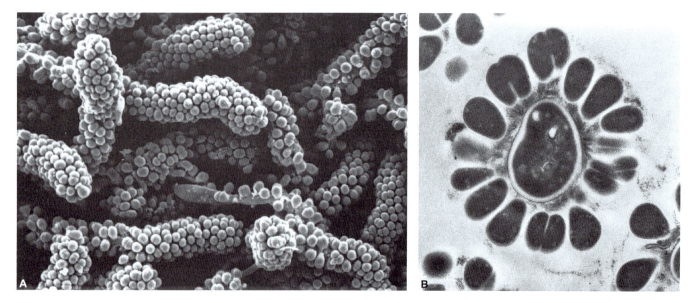

Figura 7.9 Algumas bactérias na superfície do biofilme dental se coagregam para formar estruturas de "espiga de milho" (**A**). As "espigas de milho" individuais são compostas de um filamento central coberto por microrganismos esféricos, secção transversal (**B**).[72] Reproduzidas, com autorização, de John Wiley & Sons.

envolvida na retenção de nutrientes, água (desse modo, impedindo a dessecação) e enzimas-chave dentro do biofilme.[11] À medida que a composição do biofilme em desenvolvimento se diversifica mais, as bactérias podem interagir de forma bioquímica convencional e por meio de moléculas sinalizadoras específicas.

Conforme o biofilme torna-se mais espesso, a redução da concentração de oxigênio (anaerobiose aumentada) torna-se um dos fatores que ajudam a guiar a sucessão microbiana. Assim, no desenvolvimento da placa coronariana, uma mudança progressiva é observada principalmente nas espécies aeróbias e facultativamente nas anaeróbicas nas fases iniciais, uma situação em que os microrganismos anaeróbicos facultativos e anaeróbios predominam depois de 9 dias (Figura 7.10).[81]

Composição microbiana e estrutura da comunidade clímax (biofilme maduro)

As condições ambientais nos dentes não são uniformes. Existem diferenças no grau de proteção contra as forças de remoção oral e nos gradientes de muitos fatores biológicos e químicos (p. ex., velocidade da película salivar, concentrações de glicose e conteúdo hidrogênio iônico, pH) que influenciam o crescimento da microbiota oral residente em superfícies específicas.[27] Essas diferenças se refletirão na composição do biofilme dental, particularmente em locais tão obviamente distintos como as superfícies proximais, as fissuras oclusais e os sulcos gengivais. Os gêneros bacterianos predominantes nesses locais são mostrados na Tabela 7.1, mas uma descrição completa da microbiota dental em locais específicos está além do escopo deste capítulo; assim, os leitores podem consultar textos especializados ou um livro didático mais geral (p. ex., Marsh e Martin).[60]

A composição dos biofilmes dentais é diversa e inclui uma variedade de bactérias Gram-positivas e Gram-negativas, a maioria das quais são anaeróbias facultativas ou obrigatórias. Relevante para a cárie dentária é a presença no biofilme dental de um elevado número de cocos Gram-positivos acidogênicos (produtores de ácidos), como estreptococos não *mutans* de pH baixo e estreptococos do grupo *mutans* (*Streptococcus mutans*, *Streptococcus sobrinus*; ver adiante) e os bacilos Gram-positivos, como *Actinomyces* spp. e lactobacilos. No entanto, como apontado anteriormente, o potencial acidogênico dessas bactérias pode ser reduzido por outros microrganismos na

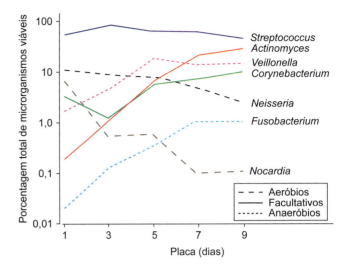

Figura 7.10 Proporções relativas dos microrganismos selecionados no desenvolvimento de biofilmes coronais (1 a 9 dias) em relação à exigência atmosférica. Dados adaptados de Ritz, 1967.[8]

placa, como *Veillonella* spp., que converte o ácido láctico a ácidos fracos como parte de uma cadeia alimentar, ou por bactérias que geram álcalis a partir de arginina (*S. sanguinis*) ou ureia (*S. salivarius*, *A. naeslundii*) (ver Figura 7.2). Isso demonstra a complexidade do desafio ao tentar encontrar correlações entre a composição microbiana do biofilme dental e o desenvolvimento de cáries (ver mais adiante) e ilustra como a doença pode ser o resultado de muitas interações entre diferentes tipos de bactérias.

À medida que o biofilme envelhece, as mudanças estruturais características são notadas na parte inferior do biofilme. A mais notável delas é a formação de uma camada interna de bactérias Gram-positivas densamente pleomórficas junto à superfície do dente (Figura 7.11). Essas bactérias, agora identificadas como *Actinomyces* (Figura 7.12)[23], encontram-se em estreita conexão com as superfícies de esmalte e da raiz. A colonização de *Actinomyces* nesse nicho particular pode ajudar a apoiar a homeostase do biofilme pela conversão de lactato em ácidos mais fracos. A parte externa dos biofilmes maduros geralmente é mais frouxamente estruturada e varia em composição (Figura 7.13).[71] Em alguns indivíduos, a microbiota externa pode ser organizada em esferas de determinado tipo de microrganismo (Figura 7.13A) enquanto, em outras espécies bacterianas diferentes, as camadas são organizadas aproximadamente paralelas à superfície do dente (Figura 7.13C). Em alguns casos, o biofilme exterior é frouxamente estruturado e não mostra qualquer padrão característico (Figura 7.13B).

Independentemente do padrão dominante da colonização, as bactérias são incorporadas a uma matriz intermicrobiana de quantidade altamente variada e densidade eletrônica distinta. Acredita-se que essa composição heterogênea, combinada com a observação de que biofilmes dentais jovens contêm canais preenchidos de fluidos e espaços vazios[99], crie gradientes de concentração e influencie as propriedades de difusão dos biofilmes. Por exemplo, foi demonstrado que as exposições a curto prazo a soluções de fluoreto (1.000 ppm de F⁻) por 30 ou 120 segundos (equivalente a escovação) resultam em penetração restrita de flúor no biofilme dental de 7 dias de duração.[97] Assim, o efeito de controle das cáries do fornecimento de fluoreto pela escovação pode ser reduzido, quando a higiene oral é inadequada.

Os biofilmes dentais devem ser de até 2 dias de duração antes da formação de ácido em resposta a um desafio de sacarose ser suficiente para causar a desmineralização do esmalte (Figura 7.14).[36] No entanto, isso não significa que as pessoas devam abster-se de limpar os dentes todos os dias. A maioria dos indivíduos não é capaz de limpar os dentes perfeitamente sempre que faz uma escovação, e

Tabela 7.1 Composição dos biofilmes em diferentes superfícies em dentes saudáveis.

Bactéria	Porcentagem de contagem viável (variação)		
	Fissuras	Superfícies proximais	Sulco gengival
Streptococcus	8 a 86	< 1 a 70	2 a 73
Actinomyces	0 a 46	4 a 81	10 a 63
BG +	0 a 21	0 a 6	0 a 37
Neisseria	+*	0 a 44	0 a 2
Veillonella	0 a 44	0 a 59	0 a 5
BG –	+*	0 a 66	8 a 20
Treponema	–	–	+
Ambiente			
Fonte de nutrientes	Saliva e dieta	Saliva, dieta e FSG	FSG
pH	Neutro-baixo	Neutro-baixo	Neutro-alto
Eh	Positivo	Ligeiramente negativo	Negativo

BG+, BG–: bacilos anaeróbicos obrigatórios Gram-positivos e Gram-negativos, respectivamente; FSG: fluido sulcular gengival; Eh: potencial redox (mensuração da extensão de anaerobiose).
*Detectado ocasionalmente.

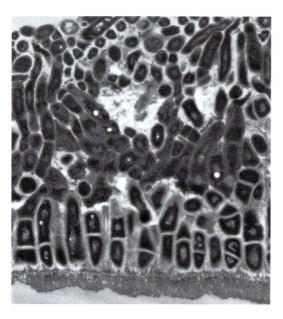

Figura 7.11 Bactérias densamente pleomórficas parecidas com *Actinomyces* formam paliçadas ao longo da superfície do dente em biofilmes dentais de 3 semanas de duração.[71] Reproduzida, com autorização, do Karger Publishers.

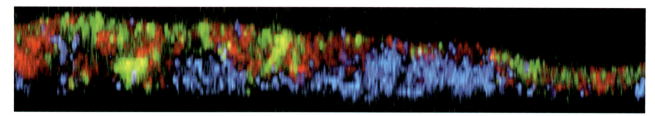

Figura 7.12 Hibridização por fluorescência *in situ* do biofilme dental bidimensional mostrando *Actinomyces* (azul), *Streptoccocus* (verde) e outras bactérias (vermelho). Observa-se a colonização preferencial de *Actinomyces* na camada interna do biofilme. Cortesia de Irene Dige.[21]

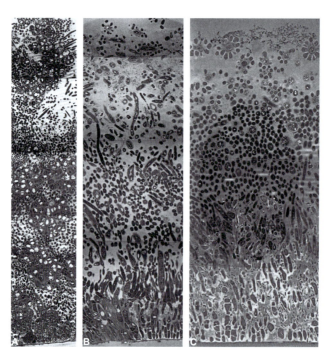

Figura 7.13 A a C. Ultraestrutura de biofilmes dentais com 2 semanas de duração de três indivíduos com padrões de colonização diferentes. Nota-se que, além das diferenças de espessura, a parte externa dos biofilmes varia em composição e em estrutura.[71] Reproduzida, com autorização, de Karger Publishers.

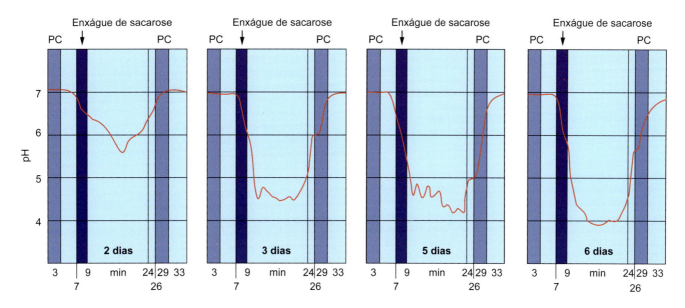

Figura 7.14 Mudanças de pH gravadas telemetricamente de biofilmes interdentais com **2, 3, 5** e **6** dias de duração em um voluntário de sexo masculino de 62 anos de idade durante e depois de 2 min de lavagens com solução de sacarose a 10%. PC: mastigar parafina. Observa-se que a taxa e a quantidade de formação de ácido aumentam com a idade do biofilme. Adaptada de Imfeld e Lutz, 1980.[36] Reproduzida, com autorização, da Academia Americana de Odontopediatria.

as bactérias deixadas sobre os dentes em locais inacessíveis podem contribuir para o crescimento do biofilme contínuo e a produção de ácido.

Propriedades do biofilme dental

As novas modalidades de imagem e as técnicas moleculares confirmaram que o biofilme dental exibe propriedades consistentes com aquelas de biofilmes presentes em outros hábitats naturais (Tabela 7.2). Assim, a livre circulação das moléculas pode ser reduzida em biofilmes orais que, com o metabolismo bacteriano, levam a gradientes em fatores-chave (oxigênio, nutrientes, pH etc.) em distâncias curtas em toda a profundidade do biofilme. O uso das pigmentações em tecidos vivos/mortos tem demonstrado que a vitalidade bacteriana varia com a maior concentração de microrganismos viáveis que existem na parte central do biofilme e revestindo quaisquer cavidades ou canais. Abordagens independentes da cultura (p. ex., amplificação de gene *16S rRNA*; hibridização fluorescente *in situ*) também demonstraram um aumento da riqueza na diversidade bacteriana em biofilmes dentais, com muitas bactérias novas e atualmente não cultiváveis sendo descritas pela primeira vez (para mais exemplos, ver Paster et al.[77], Brinig et al.[12] e Dewhirst et al.[20]).

Há mudanças mediadas direta e indiretamente na expressão de genes bacterianos durante o desenvolvimento do biofilme. Por exemplo, a ligação de bactérias bucais às proteínas salivares pode induzir genes que codificam adesinas. Durante os estágios iniciais de formação de biofilmes *in vitro* por *S. mutans* (primeiras 2 h após a fixação), 33 proteínas foram expressas diferencialmente (25 proteínas suprarreguladas e 8 infrarreguladas, ou seja, este é um efeito direto após a fixação de uma superfície), e houve um aumento na síntese relativa das enzimas envolvidas no catabolismo dos carboidratos.[98] Em contraste, algumas enzimas glicolíticas foram infrarreguladas em biofilmes mais velhos (3 dias) de *S. mutans*, enquanto as proteínas associadas a outras funções bioquímicas foram suprarreguladas.[85] A expressão de glicosiltransferases por *S. mutans* foi marcadamente suprarregulada em biofilmes mais velhos, mas isso foi considerado um resultado dos efeitos indiretos da formação de biofilmes (p. ex., limitação de nutrientes, pH reduzido).[47] À medida que os biofilmes se desenvolvem, há oportunidades crescentes para as células interagirem umas com as outras, por meio de sistemas de sinalização celular, e com outras espécies em uma escala de interações bioquímicas convencionais sinérgicas e antagônicas (Tabela 7.3).

Tabela 7.2 Propriedades dos biofilmes e comunidades microbianas.

Propriedade geral	Exemplo de biofilme dental
Arquitetura aberta	Presença de canais na placa dentária
Proteção contra as defesas do hospedeiro, dessecação etc.	Produção de polímeros extracelulares para formar uma matriz funcional; proteção física da fagocitose
Melhora da tolerância aos antimicrobianos	Redução da sensibilidade à clorexidina e aos antibióticos; transferência de genes de resistência; os efeitos da comunidade microbiana fornecem proteção mútua (ver a seguir)
Neutralização dos inibidores	Produção de catalase por células vizinhas para proteger os organismos sensíveis do peróxido de hidrogênio
Nova expressão gênica*	Síntese de proteínas novas por fixação; *upregulation* ("suprarregulação") das glicosiltransferases na placa madura
Sinalização célula-célula	Produção de moléculas de sinalização célula-célula bacteriana (p. ex., peptídio estimulante da competência) para coordenar a expressão gênica
Heterogeneidade espacial e ambiental	Gradientes de pH e O_2; coadesão entre espécies bacterianas distintas
Maior variação do hábitat	Anaeróbios bucais estritos crescem em um ambiente extremamente aeróbico; as espécies sensíveis ao ácido sobrevivem
Metabolismo mais eficiente	Catabolismo completo das macromoléculas complexas do hospedeiro (p. ex., mucinas) por consórcios; desenvolvimento de teias alimentares microbianas
Aumento da virulência	Sinergismo patogênico nos abscessos

*Uma consequência da expressão gênica alterada também pode ser um aumento na tolerância aos agentes antimicrobianos.

Tabela 7.3 Interações microbianas na placa dental.

Benéficas	Antagonistas
Complementação enzimática	Competição de nutrientes
Cadeias alimentares/teias alimentares	Produção de:
Coadesão	• bacteriocinas
Inativação dos inibidores	• peróxido de hidrogênio
Subversão das defesas do hospedeiro	• ácidos orgânicos
	Geração de pH baixo

Fica claro, a partir do que foi apresentado, que o comportamento dos microrganismos em uma superfície como parte de um biofilme pode ser muito diferente daquele observado no laboratório em sistemas de crescimento de cultura líquida homogênea convencional (cultura planctônica). De particular relevância clínica é a conclusão de que a sensibilidade das bactérias orais aos antimicrobianos é reduzida durante o crescimento em uma superfície, particularmente em biofilmes amadurecidos. Assim, foram necessárias quatro vezes a concentração de clorexidina para matar biofilmes de *S. sanguinis*, mais velhos em comparação aos mais jovens. Da mesma forma, biofilmes de diversas culturas mistas de bactérias orais foram afetados por concentrações de clorexidina equivalentes à concentração inibitória mínima (CIM) das espécies componentes (conforme determinado em cultura líquida). Concentrações dez vezes mais elevadas foram necessárias para demonstrar alguma eficácia, mas, mesmo nesses níveis elevados, algumas espécies não foram afetadas.[40] Resultados semelhantes têm sido relatados com outros agentes antimicrobianos utilizados em cremes dentais e enxaguatórios, em alguns casos até 500 vezes a CIM de amoxicilina e doxiciclina (conforme determinado por culturas líquidas) foram necessárias para eliminar biofilmes de *S. sanguinis*.[44] Estudos de biofilmes de placas naturais mostraram que a clorexidina afetou apenas as camadas externas das células em biofilmes de 24 e de 48 h de duração, sugerindo a dissolução do agente na superfície do biofilme ou uma falta de penetração.[101] Tais observações podem explicar, em parte, por que o tratamento antimicrobiano até agora não foi uma abordagem totalmente bem-sucedida para o controle da cárie dentária.

A placa dentária não é apenas um exemplo de um biofilme, mas também funciona como uma comunidade microbiana, ou seja, como um consórcio de microrganismos em interação.[58] A significância disso é que as propriedades de uma comunidade microbiana são mais do que a soma das espécies constituintes (Tabela 7.2). Em um biofilme complexo como a placa dental, populações de bactérias estão em estreita proximidade com outras e interagem como consequência desse contato. Essas interações podem ser benéficas para uma ou mais das espécies que estão interagindo, enquanto outras podem ser antagônicas (Tabela 7.3). Como afirmado anteriormente, a produção de compostos antagônicos é um mecanismo pelo qual as espécies microbianas exógenas podem ser excluídas da boca (resistência à colonização). Além disso, a produção de inibidores pode fornecer um microrganismo com uma vantagem competitiva ao interagir com outros membros da comunidade. Embora a competição por nutrientes seja um fator altamente significativo na determinação da prevalência de uma espécie dentro de um hábitat, como a boca, provou-se que as bactérias também têm de colaborar para catabolizar completamente os nutrientes bioquimicamente complexos derivados do hospedeiro, como suas mucinas salivares. As ações orquestradas e sequenciais de espécies individuais com padrões complementares de atividade de glicosidase e protease são necessárias para metabolizar totalmente tais glicoproteínas. Da mesma forma, um alimentador primário (um microrganismo que metaboliza inicialmente um substrato) promove produtos que podem ser metabolizados para produtos ainda mais simples por alimentadores secundários (organismos que utilizam os produtos gerados pelo metabolismo dos alimentadores primários), levando, assim, ao desenvolvimento de cadeias alimentares.[15] Um exemplo clássico é a utilização do lactato, produzido a partir do metabolismo dos açúcares pelas bactérias sacarolíticas, pela *Veillonella* spp. (ver Figura 7.2). É provável que interdependências metabólicas contribuam significativamente para a manutenção da homeostase microbiana na placa dental.

Algumas bactérias do biofilme dental podem secretar pequenas moléculas de sinalização, difusíveis, que lhes possibilitam coordenar as suas atividades. As bactérias Gram-positivas usam pequenos peptídios, e o *S. mutans* sintetiza um peptídio estimulante de competências. Acredita-se que este peptídio aumente a tolerância ácida e induza a competência genética em células vizinhas de *S. mutans*, de modo que a capacidade de incorporar o DNA (transformação) foi maior para as células de crescimento do biofilme. Assim, a bactéria pode ser capaz de transferir material genético mais facilmente nos biofilmes, incluindo características de virulência ou resistência a antibióticos. Sistemas de comunicação diferentes operam entre as bactérias Gram-negativas (p. ex., elas usam autoindutor-2; AI-2) e podem operar entre muitos gêneros de bactérias para coordenar a expressão gênica, enfatizando a necessidade de observar a placa como um consórcio de microrganismos trabalhando em parceria. Os biofilmes também facilitam a comunicação via transferência horizontal de genes (ver Marsh[58]). Provas de transferência horizontal de genes entre bactérias orais residentes (*S. mitis*, *S. oralis*) e patógenos oportunistas (*Streptococcus pneumoniae*) procedem da identificação de genes de resistência à penicilina com uma estrutura de mosaico comum, que também enfatiza a necessidade de cautela ao prescrever antibióticos.

O metabolismo microbiano dentro da placa produz gradientes localizados em fatores que afetam o crescimento de outras espécies (p. ex., pH, oxigênio dissolvido, nutrientes essenciais e acumulação de produtos do metabolismo e inibidores).[55] Desse modo, as bactérias podem modificar seu ambiente local. Esses gradientes levam ao desenvolvimento da heterogeneidade ambiental e asseguram a coexistência das espécies que seriam incompatíveis entre si em um hábitat homogêneo, possibilitando o estabelecimento de uma comunidade microbiana mais diversificada. As comunidades microbianas exibem uma ampla gama de hábitats e demonstram um aumento da eficiência metabólica, que pode ser previsto a partir de dados laboratoriais resultados de estudos de cultura pura.[59] As comunidades microbianas também são mais capazes de lidar com pequenas perturbações ambientais e tensões, e, em alguns casos, as bactérias componentes demonstram uma maior patogenicidade potencial ("sinergismo patogênico"), muitas vezes visto em abscessos dentários, os quais geralmente têm uma etiologia polimicrobiana.

Microbiologia da cárie | Breve perspectiva histórica

Mais de um século atrás, o Dr. Miller[63] reconheceu o papel da microbiota oral residente em cáries. Ele introduziu a denominada teoria "químico parasitária" da cárie, sugerindo que, para a cárie poder se desenvolver, "dois fatores sempre devem estar em funcionamento: a ação dos ácidos e a ação dos germes". No entanto, ao contrário de seus colegas contemporâneos (Black e Williams), Miller não estava ciente do papel etiológico fundamental do biofilme dental e acreditava que as bactérias que produziam ácidos orgânicos eram, principalmente, as que viviam na saliva. Foi somente depois do fim da década de 1940, com o desenvolvimento dos antibióticos, que estudos experimentais utilizando animais livres de germes forneceram uma introspecção mais profunda da microbiologia da cárie. As experiências mostraram que os roedores desenvolveram cáries quando infectados com bactérias específicas, e que a cárie pode ser transmitida de animal para animal, enquanto outros estudos provaram o papel essencial dos açúcares fermentáveis na dieta.[28,39] As bactérias podem ser classificadas em termos de sua cariogenicidade, e o grupo mais cariogênico foi o dos estreptococos do grupo *mutans*, especialmente *S. mutans* e *S. sobrinus*. O papel das bactérias também foi confirmado em estudos de tratamento. Antibióticos e imunização contra a cepa inoculada causaram uma diminuição do número das bactérias na placa e em lesões de cárie, em comparação aos animais do grupo-controle. No entanto, é importante compreender que as condições experimentais aplicadas nos estudos mencionados foram altamente artificiais, como na maioria dessas análises, sendo os animais inoculados com apenas uma única cepa bacteriana. Essa configuração experimental é muito diferente da encontrada na cavidade oral humana, que contém uma comunidade de bactérias em interação. Contudo, apesar dessas limitações, tais observações foram usadas para indicar, por cientistas de renome, que a cárie dentária é uma infecção específica com os estreptococos do grupo *mutans* como os principais "patógenos"[48,93], uma visão que ainda prevalece em muitos países na atualidade.

Todavia, a cárie dentária não preenche os princípios clássicos de uma doença infecciosa específica.[26] Historicamente, para um microrganismo a ser considerado um agente etiológico responsável por uma doença, seria necessário satisfazer aos postulados de Koch. Assim, o microrganismo deve ser:

- Encontrado em todos os casos da doença, com uma distribuição correspondente para as lesões observadas
- Cultivado em meios artificiais para várias subculturas
- Uma subcultura pura precisa produzir a doença em um animal suscetível.

Conforme mencionado anteriormente, a relação entre estreptococos do grupo *mutans* e cáries não é absoluta. Proporções relativamente altas de estreptococos do grupo *mutans* podem sobreviver nas superfícies do dente sem cárie em desenvolvimento, enquanto o oposto também é verdadeiro – ou seja, a cárie pode surgir na aparente ausência desses organismos.[60,68] Portanto, em vez de necessariamente iniciar o processo de cárie, uma consequência natural de estreptococos do grupo *mutans* pode refletir uma perturbação da homeostase do biofilme dental. Se o equilíbrio homeostático é afetado, podem ocorrer alterações nas proporções relativas dos microrganismos que compõem a comunidade microbiana, o que pode predispor um sítio à doença (uma infecção oportunista). Portanto, pode ser mais apropriado pensar na cárie dentária como uma "infecção endógena" ou como um exemplo de uma "catástrofe ecológica" (menor).[56]

Problemas metodológicos nos estudos microbiológicos da cárie dentária

A alta diversidade de espécies no biofilme dental torna bastante trabalhoso realizar estudos microbiológicos da cárie. Portanto, por muitos anos, com fácil acesso aos meios de cultura seletivos, alguns pesquisadores estudaram apenas os principais suspeitos de cárie: estreptococos do grupo *mutans* e lactobacilos. Tendo em conta a discussão anterior, deve ficar claro, entretanto, que tal abordagem microbiológica simplificada pode ser muito enganosa ao tentar compreender a etiologia da cárie.

Tradicionalmente, a composição do biofilme dental era determinada pela cultura dos organismos constituintes de uma gama de placas de ágar seletivas e não seletivas, incubadas em condições adequadas, por vários períodos. A identidade das colônias microbianas resultantes é obtida por meio da aplicação de testes fisiológicos, bioquímicos e sorológicos. No entanto, comparações recentes do total viável *versus* contagem microscópica total demonstraram que apenas cerca de 40 a 50% da microbiota oral podem ser cultivada e que muitos grupos de microrganismos estão sendo subestimados. Muitos estudos atuais estão usando abordagens independentes de cultura (molecular) em que o DNA é amplificado (principalmente sequências de genes *16S rRNA*) de uma amostra de placa bacteriana usando iniciadores universais, parcialmente sequenciados e comparados a sequências conhecidas em bases de dados internacionais. Os novos organismos e os organismos encontrados anteriormente apenas em números baixos usando a cultura foram identificados, particularmente a partir de lesões avançadas (ver mais adiante).

Deve-se também prestar atenção no desenho do estudo ao avaliar os resultados das investigações microbiológicas da cárie. Evidências do papel da placa bacteriana na cárie dental em seres humanos vêm tanto de estudos transversais quanto longitudinais, nos quais a composição microbiana de placa está relacionada com a integridade da superfície do dente subjacente (Figura 7.15). Em estudos transversais, as superfícies do dente são amostradas em um ponto único de tempo, e a composição microbiana de placa está relacionada com o *status* de cárie da superfície do dente naquela época. Uma limitação desse tipo de estudo é que não pode ser estabelecido se as espécies isoladas no momento do diagnóstico da lesão causaram a cárie ou se deram como resultado da lesão; assim, eles demonstram somente associações. Em contraste, os estudos longitudinais coletam amostras regularmente, durante um período definido, das superfícies que, de início, são clinicamente saudáveis, mas das quais uma parte desenvolverá cárie no decorrer do estudo. A microbiota, então, pode ser comparada no mesmo local, antes e após o diagnóstico de uma lesão; e entre as superfícies que ficaram cariadas e aquelas que permaneceram livres de cáries ao longo do estudo. Este tipo de projeto de estudo é mais caro e difícil de realizar, mas é mais provável de estabelecer relações de causa e efeito. Tanto os desenhos de estudos transversais quanto os longitudinais sofrem com o fato de que muitas vezes é difícil determinar exatamente quando uma lesão incipiente pode ser detectada clinicamente, pois esta é, em essência, uma questão sobre o refinamento do método diagnóstico (conferir Capítulo 10). Da mesma forma, em estudos longitudinais do desenvolvimento da lesão, os critérios de diagnóstico clínico de cárie aplicados devem ser suficientemente sensíveis para refletir as alterações na atividade da lesão (conferir Capítulo 11). Como alternativa, o desenvolvimento da lesão pode ser avaliado usando um modelo experimental *in situ*, onde o conteúdo mineral da superfície do dente natural, usado em aparelhos intrabucais de voluntários humanos, é monitorado em paralelo às mudanças na composição do biofilme.[75]

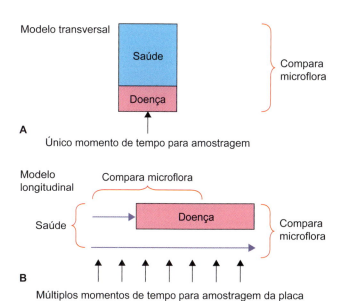

Figura 7.15 Distinção entre desenhos de estudos transversais e longitudinais para investigar o papel das bactérias do biofilme dental no desenvolvimento das cáries. Os estudos transversais são relativamente rápidos e fáceis de executar em diferentes categorias da população, mas só mostram associações entre a microbiota e a cárie, já que cada sítio é amostrado apenas em um ponto único de tempo. Os estudos longitudinais fornecem mais reflexões sobre a etiologia microbiana da cárie dentária, visto que a microbiota pode ser comparada (**A**) antes e após o diagnóstico de uma lesão e (**B**) entre sítios que desenvolveram cárie e aqueles que permaneceram livres de cáries. Para serem investigados clinicamente, todos os locais devem estar livres de cáries no início da amostragem.

108 Parte 2 • Lesão de Cárie e seus Determinantes Biológicos

A maioria dos estudos ainda depende da cultura convencional do biofilme, com alguns apenas centrando-se na detecção dos principais patógenos suspeitos (estreptococos do grupo mutans e lactobacilos), com o risco de que isso possa se tornar uma profecia autorrealizada. O desenvolvimento recente de um meio de cultura apropriado para a recuperação e a cultura de bifidobactérias orais levou a vários estudos que abrangem agora esse grupo de bactérias produtoras de ácido e tolerantes aos ácidos com as cáries em crianças[52] e em adultos mais velhos.[6] Alguns estudos atuais agora implantam abordagens moleculares independentes das culturas, que forneceram reflexões adicionais sobre a diversidade da microbiota das lesões avançadas. No entanto, alguns deles ignoram o fato de a cárie dentária ser uma doença localizada dos dentes.[76] Assim, a fim de obter uma quantidade suficiente de bactérias para análises moleculares, os biofilmes foram coletados pelo agrupamento de placa ou pela coleta de saliva como variáveis indicadoras de cárie. No entanto, é improvável que as estratégias de amostragem que não refletem os nichos ambientais precisamente definidos sobre os dentes produzam uma visão detalhada da ecologia das cáries.

Microbiologia das cáries

Cáries de esmalte

As fissuras são os locais com maior tendência a desenvolver cáries da dentição e nos quais foi encontrada a correlação mais forte entre os níveis de estreptococos do grupo mutans no biofilme e as cáries. Numerosos estudos transversais e longitudinais têm mostrado uma forte relação entre as proporções de estreptococos do grupo mutans no biofilme e a detecção de uma lesão de cárie, ainda que não absoluta; e há lesões em que esses organismos não foram detectados no biofilme sobrejacente e casos de estreptococos do grupo mutans que persistem na ausência de uma lesão (para exemplos, consultar Lang et al.[43], Loesche e Straffon[49], Loesche et al.[50] e Loesche et al.[51]) (Tabela 7.4). Com esses estudos, um dos desafios é que a composição do biofilme varie em diferentes partes da fissura[62], e os primeiros sinais das cáries de fissura desenvolvem-se ao longo da entrada da fissura, em vez de dentro da fissura propriamente (ver Capítulo 5).

Existe um problema semelhante com estudos das superfícies proximais: é difícil diagnosticar com precisão as lesões iniciais, mas o biofilme inevitavelmente é removido de toda a área interproximal durante a amostragem, incluindo aquele esmalte sobrejacente saudável, bem como do esmalte cariado. Os primeiros estudos transversais relataram uma correlação positiva entre os níveis de estreptococos do grupo mutans elevados e o desenvolvimento de lesão[35], embora uma associação menos evidente tenha sido encontrada em um estudo longitudinal de crianças inglesas. Em alguns locais, os estreptococos do grupo mutans podem ser encontrados em números elevados antes da detecção radiográfica de desmineralização, enquanto algumas lesões se desenvolveram na aparente ausência dessas bactérias.[33] Novamente, os estreptococos do grupo mutans também poderiam ocorrer em alguns sítios por períodos prolongados em números elevados sem qualquer evidência de cárie.

Vários estudos mostraram uma associação entre os níveis elevados de estreptococos do grupo mutans e as cáries que progridem rapidamente em lactentes pequenos alimentados com mamadeiras contendo fórmulas com alto teor de carboidratos.[48] No entanto, um estudo recente de cárie grave na primeira infância das superfícies de dentes diferentes em vários estágios de formação de cárie, usando uma combinação de técnicas de culturas anaeróbicas e de base molecular, descobriu que a doença foi associada a uma microbiota diversificada, incluindo algumas espécies anteriormente não cultivadas. As espécies mais estreitamente associadas a esta forma grave de cárie incluíam S. mutans, Scardovia wiggsiae, Veillonella parvula, Streptococcus cristatus e Actinomyces gerencseriae.[92] Resultados semelhantes foram relatados em um estudo prévio de cáries na primeira infância, utilizando abordagens independentes de cultura, mas com a limitação de as amostras de biofilme dental terem sido reunidas antes da análise. S. sanguinis foi associado a esmalte saudável, enquanto A. gerencseriae, Bifidobacterium spp., S. mutans, S. salivarius, Streptococcus constellatus, Streptococcus parasanguinis, Lactobacillus fermentum e Veillonella spp. foram associados a cáries.[4] Os dados sugeriram que algumas Actinomyces spp. podem ser significativas no início das cáries, enquanto Bifidobacterium spp. podem desempenhar um papel nas lesões mais avançadas. Da mesma forma, em um estudo de base molecular de placa em pool de cárie na dentição primária e em dentes permanentes em crianças, demonstrou-se que um grande número de espécies, além de S. mutans, desempenhava um papel na progressão da cárie. Essas bactérias incluíam membros dos gêneros Veillonella, Lactobacillus, Bifidobacterium, Propionibacterium, Actinomyces e Atopobium, além de não estreptococos S. mutans de baixo pH.[2]

As cáries rampantes também podem ocorrer em pessoas que experimentam uma mudança excepcional no ambiente bucal, como aquelas com taxas de fluxo salivar acentuadamente reduzidas em virtude de radioterapia ou medicação. Em um estudo clássico, a xerostomia induzida por radiação produziu aumentos acentuados nas proporções de S. mutans, lactobacilos e Candida spp. na placa dental em pool em detrimento de S. sanguis, Neisseria e Fusobacterium. S. mutans ganhou destaque no biofilme dentro das primeiras semanas de irradiação, antes do início da cárie, enquanto o crescimento de lactobacilos foi mais lento, possivelmente refletindo as propriedades acidúricas desse gênero. No entanto, depois de 8 meses, o nível de lactobacilos na placa superou o de S. mutans, demonstrando o profundo impacto da redução do fluxo de saliva na ecologia microbiana e na formação de cáries.[13]

Coletivamente, os dados de várias pesquisas de várias superfícies dentárias, de pacientes de diferentes grupos de idade de numerosos países e populações com variados hábitos alimentares, e assim por diante, têm demonstrado uma forte associação positiva entre o aumento dos níveis de estreptococos do grupo mutans e o início da desmineralização. No entanto, nem todos os estudos identificaram todas as bactérias presentes nas amostras clínicas, e alguns se concentram apenas em microrganismos já implicados na doença (p. ex., estreptococos do grupo mutans e lactobacilos). Várias espécies bacterianas podem contribuir para a desmineralização, enquanto outras podem reduzir o impacto da produção de ácidos utilizando o lactato produzido a partir do metabolismo do açúcar (p. ex., Veillonella spp.) ou pela produção de álcalis a partir de componentes da saliva (S. salivarius, S. sanguinis, A. naeslundii) (ver Figura 7.2). Além disso, "estreptococos do grupo mutans" é um termo geral para várias espécies estreitamente relacionadas de estreptococos originalmente descritos como diferentes sorotipos de S. mutans. O nome específico S. mutans é agora limitado a isolados humanos anteriormente pertencentes a sorotipos c, e e f. Esta é a espécie mais comumente isolada do biofilme dental humano. A espécie mais prevalente a seguir é S. sobrinus (anteriormente, S. mutans sorotipos d e g). Algumas dessas cepas produzem mais ácido a partir da sacarose do que o S. mutans[19], e é preferível, portanto, que esses estreptococos do grupo mutans sejam identificados no nível da espécie.

Tabela 7.4 Proporções médias de estreptococos do grupo mutans (EM) e de lactobacilos (L) nos dentes de crianças em idade escolar (7 a 8 anos) que se mantiveram sem cáries ou que desenvolveram uma lesão cariosa durante um estudo longitudinal.[51]

| Tempo (meses) antes do diagnóstico de cáries | Proporção média em placas na fissura | | | | | |
| | Sítios de cáries | | Sítios restaurados | | Sítios sem cáries | |
	EM	L	EM	L	EM	L
0	29	8	—	—	9	2
6	25	8	15	3	17	1
12	16	1	20	2	9	3
18	9	< 1	16	1	11	1

Cárie de superfície radicular e dentina infectada

Os primeiros estudos que utilizaram modelos animais e estudos epidemiológicos em seres humanos sugeriram um papel-chave para as bactérias filamentosas Gram-positivas, especialmente *Actinomyces* spp., em cáries da superfície radicular. Estudos posteriores não conseguiram confirmar tal associação, possivelmente porque os primeiros estudos focavam exclusivamente em dentina radicular infectada. Em estudos transversais de biofilme sobrejacente às superfícies radiculares cariadas, os estreptococos do grupo *mutans*, sozinhos ou em combinação com lactobacilos, foram isolados mais frequentemente ou em proporções maiores do que nas superfícies radiculares saudáveis.[7,9,14,29,38,95] No entanto, como ocorre com as cáries de esmalte, essa relação não é absoluta. Os estreptococos do grupo *mutans* podem ser isolados de superfícies saudáveis[14,38], e, em alguns estudos, não foi possível detectar qualquer diferença na proporção de estreptococos do grupo *mutans* entre as superfícies saudáveis e cariosas.[24,25] Em um estudo, não foi possível detectar diferenças claras na composição microbiana da placa bacteriana nas superfícies radiculares cariadas e saudáveis.[82]

Estudos mais recentes usando um novo meio de ágar seletivo ou não seletivo com técnicas de amostragem inovadoras têm mostrado que a microbiota das cáries radiculares é diversificada e, além de estreptococos do grupo *mutans* e lactobacilos, são comuns os *Actinomyces*, estreptococos não *mutans*, *Bifidobacterium*, *Rothia*, *Veillonella*, *Candida*, enterococos e espécies anaeróbicas Gram-negativas como *Prevotella intermedia* e *Capnocytophaga* spp.[8,10,53,75,83] (Tabela 7.5). A presença dos microrganismos anaeróbios Gram-negativos pode ser significativa desde que a cárie radicular envolva tanto a desmineralização dos tecidos, em decorrência da produção de ácido, quanto a proteólise da matriz colágena da dentina.

Como afirmado anteriormente, um problema crucial da maioria dos estudos microbiológicos da cárie é a falta de uma definição precisa do início da formação de lesão e/ou da atividade de desmineralização das lesões estudadas. Em virtude da natureza dinâmica das cáries, a perda de minerais varia ao longo do tempo, não só entre diferentes lesões, mas também no interior do lesão individual, dependendo da atividade metabólica da microbiota. Estudos de associações entre microbiota e as cáries, portanto, devem, de preferência, ser realizados em lesões com idade e história conhecidas. Um estudo que aplicou essa abordagem sugeriu que as lesões que se apresentam com a perda de minerais mais elevada (conforme avaliado por microrradiografia das lesões de cárie radicular desenvolvidas durante 3 meses *in situ*) foram dominadas por poucas espécies acidogênicas, como *Actinomyces* spp., ou uma combinação de estreptococos do grupo *mutans* e lactobacilos.[75] As lesões que perderam apenas uma pequena quantidade do mineral foram associadas a uma microbiota mais diversificada, incluindo várias espécies acidogênicas (estreptococos do grupo *mutans*,

Actinomyces spp., *Lactobacillus* spp. e *S. mitis* biovar 1) e espécies metabolizadoras de lactato (*Veillonella* spp.). Tais diferenças no padrão e no potencial acidogênico da microbiota são suscetíveis de refletir as diferenças na ecologia das lesões e implicam que, a fim de compreender a ecologia da cárie, pode ser necessário recuperar a microbiota total de um sítio.

Nas lesões com cavitação em estágio avançado de cáries radiculares, nomeadamente os níveis mais elevados de *S. mutans* foram relatados, possivelmente em detrimento de *Actinomyces* spp., enquanto lactobacilos foram mais comuns nos locais com dentina amolecida e necrótica.[84] Outros estudos também relataram altas proporções de lactobacilos e outros bacilos Gram-positivos na dentina infectada[5], incluindo várias espécies de *Actinomyces*, como *A. israelii* e *A. gerencseriae*.[10] Obrigatoriamente, bactérias Gram-negativas anaeróbicas também existem, mas em menores níveis do que na placa sobrejacente à lesão. Seu papel seria ainda importante na contribuição para as atividades proteolíticas e colagenolíticas associadas à ruptura dos tecidos.

Recentemente, análises moleculares foram realizadas em biofilmes de dentina cariada, a fim de descrever de modo pleno a diversidade microbiana das lesões. Uma variedade de lactobacilos, compostos por 50% das espécies detectadas, foi identificada com *Prevotella* spp. inovadora. Outros táxons incluíam aqueles mais comumente vistos na placa subgengival, como *Selenomonas* spp., *Dialister* spp., *Eubacterium* spp. e *Fusobacterium* spp.[16,65]; uma *Propionibacterium* sp. inovadora também foi relatada.[64] Assim, é plausível que a diversidade e as proporções dos microrganismos dentro da microbiota mudem conforme o andamento da lesão por meio dos tecidos dentários, provavelmente em resposta direta a alterações nas condições ambientais críticas. Estas incluem alterações no pH, o grau de anaerobiose e as alterações para as principais fontes de nutrientes.

Em resumo, muitos estudos têm mostrado que os estreptococos do grupo *mutans* podem ser isolados mais frequentemente e em números mais altos de uma variedade de lesões de cárie, embora algumas lesões avançadas de dentina em geral produzam uma microbiota mais diversificada, incluindo espécies acidogênicas e proteolíticas trabalhando em conjunto. Uma característica constante de estudos clínicos foi a constatação de que a associação de estreptococos do grupo *mutans* com cáries não é absoluta. Assim, os estreptococos do grupo *mutans* podem persistir em locais sem desmineralização, embora não possam ser recuperados de uma proporção das lesões, sugerindo um papel relevante também para outras bactérias. O envolvimento de outras espécies não é inesperado quando são considerados os recursos que estão associados ao potencial cariogênico dos organismos. Estas serão descritas na seção a seguir. Pode ser reconfortante para o estudante de Odontologia saber que é menos importante lembrar os nomes específicos das bactérias do que entender seu papel potencial na comunidade do biofilme na saúde e na doença.

Características cariogênicas das bactérias do biofilme dental

Para que as bactérias desempenhem um papel relevante nas cáries, elas devem apresentar certas características promotoras de cáries:

- Capacidade de transportar rapidamente açúcares fermentáveis quando em competição com outras bactérias da placa e a conversão de tais açúcares em ácido. A maioria das bactérias sacarolíticas na placa dentária, incluindo estreptococos do grupo *mutans*, tem diversos sistemas de transporte de açúcar, incluindo sistemas de PEP-PTS de alta afinidade, capazes de eliminar açúcares, mesmo quando estão presentes no ambiente bucal somente em baixas concentrações. Os açúcares incorporados prontamente são convertidos em ácidos pelos caminhos baseados na glicólise (ver Figura 7.2)
- Capacidade de manter o metabolismo do açúcar em condições ambientais extremas, como em um pH baixo. Várias bactérias bucais são capazes de tolerar condições ácidas por períodos prolongados. Por exemplo, bifidobactérias, lactobacilos e estreptococos do grupo *mutans* não só permanecem viáveis a um pH baixo, mas também conseguem continuar a crescer e a metabolizar – ou seja, elas são

Tabela 7.5 Proporções médias de bactérias selecionadas* de desenvolvimento de biofilmes nas superfícies radiculares com e sem cáries.[8]

Bactéria	Saudável	Cáries na superfície radicular	
		Inicial (mole)	Avançado (duro)
Estreptococos do grupo *mutans*	2	34	8
Streptococcus sanguinis	19	11	48
Actinomyces naeslundii	12	13	13
Lactobacilos	ND	1	1
Veillonella	ND	4	2

*Uma série de outras espécies de *Actinomyces* foi isolada da dentina infectada de lesões de cárie radicular ativas, incluindo *A. gerencseriae*, *A. israelii*, *A. odontolyticus* e *A. georgiae*.[10]
ND: não determinado.

acidogênicas e acidúricas. Essa capacidade depende de uma série de propriedades bioquímicas: a atividade da ATPase translocadora de prótons (exclusão de prótons de dentro para fora das células bacterianas; ver Figura 7.2, reação 12); a produção de álcalis, pela atividade das ureases bacterianas, da arginina deiminase e de outros sistemas produtores de álcalis (ver Figura 7.2, reações 3 e 4); a impermeabilidade de prótons da membrana celular bacteriana; e a produção de proteínas de estresse (proteção das proteínas estruturais e funcionais celulares contra a desnaturação ácida)[89]

- Produção de polissacarídeos extracelulares (EPS, do inglês *extracelular polysaccharides*) e IPS. EPS incluem glicanos e frutanos, que contribuem para a matriz do biofilme. Além de apoiar a estrutura do biofilme, a matriz pode ajudar a concentrar ácidos em distintas regiões do biofilme. Ainda, os frutanos são instáveis e podem ser metabolizados pelas bactérias do biofilme em condições de restrição de carboidratos. IPS são compostos de armazenamento de glicogenoides que podem ser usados para a produção de energia e convertidos em ácido quando açúcares livres não estão disponíveis na boca. Assim, o metabolismo de IPS pode prolongar os períodos sobre os quais os biofilmes podem gerar ácidos (e, portanto, criar um baixo pH no biofilme).

Sabe-se que os estreptococos do grupo *mutans* têm todas essas propriedades e, portanto, são considerados uma das bactérias mais cariogênicas.[48] No entanto, essas propriedades não são específicas para os estreptococos do grupo *mutans*, da mesma forma que a existência de alguns fatores de virulência (p. ex., toxina da cólera para *Vibrio cholerae*, toxina *pertussis* para *Bordetella pertussis*) ajuda a definir certos patógenos médicos clássicos. Com efeito, os perfis acidogênicos e acidúricos de determinadas espécies situam-se ao longo de um *continuum*, com evidências crescentes de sobreposição considerável. As cepas de espécies de estreptococos não *mutans*[94,96] – por exemplo, *S. mitis*, *S. gordonii*, *S. anginosus* e *S. oralis*[19] – têm sido isoladas e podem ser tão acidogênicas e ácido-tolerantes quanto alguns estreptococos mutans (Figura 7.16). Como essas espécies são predominantes entre os primeiros colonizadores dos dentes[74], elas poderiam desempenhar um papel importante na preparação do ambiente para torná-lo adequado ao desenvolvimento de espécies mais acidúricas, como estreptococos do grupo *mutans* e lactobacilos. Daí a importância de as três propriedades promotoras de cáries descritas poderem variar conforme o estágio e a atividade de formação da lesão. Portanto, não é surpreendente que os estreptococos grupo *mutans* e as bactérias com características semelhantes de promoção de cáries sejam encontradas em proporções elevadas em sítios de cáries. No entanto, deve ser apreciado que outras bactérias também podem contribuir para o potencial cariogênico do biofilme. Algumas dessas questões são mais bem desenvolvidas na seção a seguir.

"Hipótese da placa ecológica" | O papel das bactérias do biofilme dental na etiologia da cárie dentária

Durante muitos anos, havia duas principais escolas de pensamento sobre o papel da placa bacteriana na etiologia da cárie. A hipótese da placa específica propunha que, fora do conjunto diversificado de microrganismos que compreendem a microbiota residente, apenas um único ou um pequeno número de espécies estava ativamente envolvido na doença. Essa proposta era fácil para promover porque concentrava seus esforços em controlar a doença, orientando medidas de prevenção e tratamento contra um número limitado de organismos, como por vacinação ou terapia genética, ou por tratamento antimicrobiano (conferir Capítulo 16). Em contraste, a hipótese da placa inespecífica considerava que a doença era resultado da atividade global da microbiota da placa total, para que não apenas aquelas espécies que faziam o ácido, mas também aquelas que produziam os álcalis ou consumiam lactato, fossem consideradas. Assim, uma mistura heterogênea de microrganismos poderia desempenhar um papel na doença. Em alguns aspectos, os argumentos sobre os méritos relativos dessas hipóteses podem ser apenas uma questão semântica,

uma vez que as doenças mediadas pelo biofilme são essencialmente infecções de cultura mista (polimicrobianas), mas nas quais apenas determinadas espécies (talvez um número limitado) são capazes de predominar. Os argumentos, então, concentram-se nas definições dos termos específicos e inespecíficos. Subsequentemente, uma hipótese alternativa foi proposta (a hipótese da "placa ecológica"), reconciliando elementos-chave das duas hipóteses anteriores.[56] Em síntese, a hipótese da placa ecológica propõe que os microrganismos associados à doença também podem estar presentes em sítios saudáveis, mas em níveis demasiadamente baixos para ser clinicamente relevantes. A doença seria o resultado de uma mudança no equilíbrio da microbiota residente, impulsionada por uma mudança nas condições ambientais locais. No caso da cárie dentária, repetidas condições de baixo pH na placa após a ingestão frequente de açúcar (ou diminuição da depuração de açúcar em decorrência de uma redução da secreção salivar) favoreceriam o crescimento de espécies acidúricas e acidogênicas e, assim, predisporiam um sítio à cárie (Figura 7.17).

Uma característica constante da maioria dos estudos clínicos descritos anteriormente seria o ocasional, mas regular, encontro de sítios cariados nos quais nenhum estreptococo do grupo *mutans* pode ser isolado. Como já discutido, isso sugere que bactérias acidogênicas diferentes dos estreptococos do grupo *mutans* podem dar uma contribuição biologicamente significativa para a força do desafio cariogênico em um sítio.[94,96] A situação inversa também não é incomum, em que estreptococos do grupo *mutans* são encontrados em números elevados na placa, mas com a aparente ausência de qualquer desmineralização do esmalte subjacente.

Isso pode decorrer da

- Estrutura do biofilme e da localização dos estreptococos do grupo *mutans* no biofilme
- Presença de espécies consumidoras de lactato (p. ex., *Veillonella*)
- Produção de álcalis para elevar o pH local (p. ex., a produção de amônia a partir da ureia ou da arginina pelo *S. salivarius* e *S. sanguinis*, respectivamente).

Outros fatores também serão significativos, como a influência da dieta e da química do esmalte. Essas observações servem para enfatizar a natureza multifatorial da cárie (ver Capítulo 4), que envolve a interação de uma microbiota acidogênica/acidúrica em uma superfície do dente, alimentada por uma dieta composta da frequente ingestão de carboidratos rapidamente fermentáveis.

Em conjunto, esses resultados possibilitam que um modelo dinâmico seja construído para explicar as alterações na ecologia da placa dentária que levam ao desenvolvimento de uma lesão de cárie (ver Figura 7.17). As bactérias potencialmente acidogênicas/acidúricas podem ser encontradas naturalmente em um biofilme dental, mas, em pH neutro, esses microrganismos são fracamente competitivos e podem existir apenas como uma pequena proporção da comunidade da placa total. Nessa situação, a produção de ácidos por tais bactérias é clinicamente insignificante ou pode ser contrabalançada por outras bactérias, e os processos de desmineralização e remineralização estão em equilíbrio. Se a frequência de aumentos da ingestão de carboidratos fermentáveis e/ou o fluxo salivar é prejudicada, então o biofilme passa mais tempo abaixo do pH crítico para a desmineralização do esmalte (aproximadamente pH 5,5). O efeito disso sobre a ecologia microbiana seria duplo. Condições de baixo pH favorecem a proliferação de bactérias acidúricas (e acidogênicas) (especialmente estreptococos do grupo *mutans* e lactobacilos, mas não exclusivamente)[94], ao mesmo tempo que inclina o equilíbrio no sentido da desmineralização. Maiores números de bactérias acidúricas como estreptococos do grupo *mutans* e lactobacilos na placa resultariam em mais ácido, produzido em taxas ainda mais rápidas, aumentando mais ainda a desmineralização. Outras bactérias também poderiam produzir ácido sob condições semelhantes, mas a um ritmo mais lento, ou dar início a lesões na ausência de outras espécies acidúricas (mais evidentes) em um hospedeiro mais suscetível. Se espécies altamente acidúricas a princípio não estavam presentes, então, as repetidas condições de pH baixo, com a inibição de microrganismos concorrentes, podem aumentar a probabilidade de colonização por estreptococos do grupo *mutans* ou lactobacilos. Essa sequência de eventos poderia representar a falta de especificidade na etiologia microbiana da cárie e explicar o padrão de sucessão bacteriana observado em muitos estudos clínicos. Esse modelo constitui a base da hipótese da placa ecológica (Figura 7.17).[56] Nessa hipótese, a cárie é uma consequência de alterações no equilíbrio natural da microbiota residente na placa provocada por uma alteração nas condições ambientais locais (p. ex., condições repetidas de açúcar em níveis elevados e baixo pH no biofilme). Ela também reconhece a relação dinâmica que existe entre a microbiota e o hospedeiro, para que o impacto de alterações em fatores-chave do hospedeiro (p. ex., fluxo de dieta e saliva) na composição da placa também seja levado em conta. Isso tem uma grande importância para a prevenção das cáries, estando implícito na hipótese o conceito de que a doença pode ser controlada, orientando os patógenos putativos (estreptococos do grupo *mutans* e outras espécies acidogênicas/acidúricas), por meio da interferência nos fatores que estão dirigindo os desvios deletérios no equilíbrio da microbiota. A identificação desses pontos de controle críticos (p. ex., remoção mecânica do biofilme, estimulação da saliva e/ou controle dietético) pode levar à seleção de estratégias adequadas de prevenção das cáries que sejam adaptadas às necessidades dos pacientes individuais (conferir Capítulo 17). Desse modo, o clínico não só trata os sintomas da doença, mas também tenta identificar e interferir nos fatores que, se deixados inalterados, inevitavelmente levarão a uma progressão da doença.

Recentemente, a hipótese da placa ecológica foi estendida para a cárie dentária, com base em uma compreensão mais profunda das respostas bioquímicas microbianas ao estresse ácido no biofilme (adaptação e seleção induzidas por ácidos) e um conhecimento atualizado sobre os processos dinâmicos de desmineralização e remineralização na cárie. Na "hipótese ecológica estendida da cárie"[87,88], o processo de cárie é subdividido em três fases reversíveis, como pode

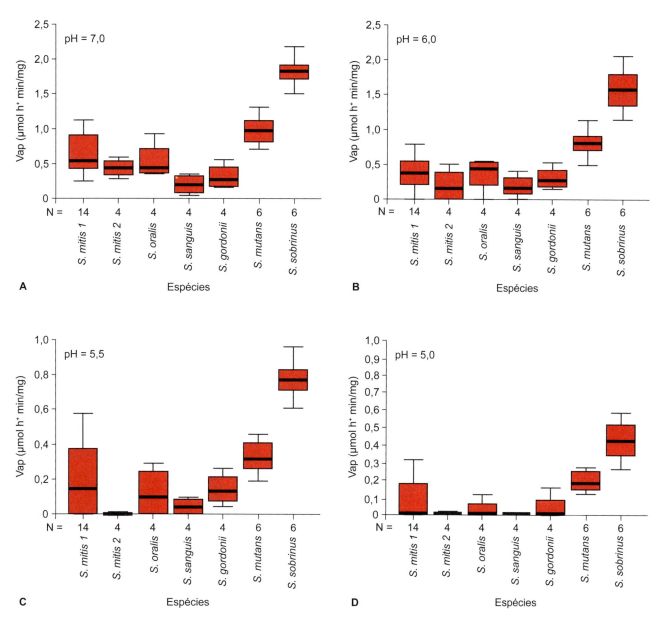

Figura 7.16 A a D. Velocidade da produção de ácido por seis espécies de estreptococos orais em valores de pH diferentes. A linha em negrito representa a mediana e, a caixa e as barras de erro, os intervalos de confiança de 95% e 75%, respectivamente.[19] Reproduzida, com autorização, de Karger Publishers.

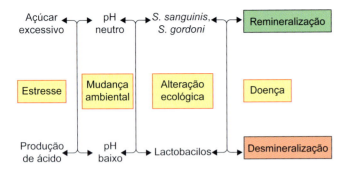

Figura 7.17 Hipótese da placa ecológica e etiologia da cárie dentária. O diagrama mostra um relacionamento dinâmico, no qual uma mudança ambiental no biofilme (p. ex., pH baixo) conduz a uma mudança no equilíbrio da microbiota residente, deslocando, assim, o equilíbrio para a desmineralização do esmalte. A cárie pode ser controlada pela inibição dos patógenos putativos (EM ou outros produtores de ácido) ou interferindo nas mudanças ambientais, conduzindo à mudança ecológica (p. ex., reduzindo o desafio ácido pelo uso de controle da ingestão de açúcar, pela estimulação de saliva e/ou pela remoção de biofilme). EM: estreptococos do grupo *mutans*. Adaptada de Marsh, 2003.[56]

ser visto na Figura 7.18. Nos biofilmes supragengivais jovens, constituídos principalmente de *Streptococcus mitis* e *Actinomyces*, as bactérias produzem ácidos por fermentação microbiana de açúcares durante as refeições; no entanto, a homeostase é mantida porque os ácidos são neutralizados rapidamente pela saliva e pela produção microbiana de álcalis (fase de estabilidade dinâmica). Nessa fase, a desmineralização e a remineralização são equilibradas e os tecidos duros dentais não sofrem uma perda mineral detectável clinicamente, apesar da alternância de períodos de produção de ácido e de álcalis. O consumo frequente de açúcares e a subsequente produção de ácidos levam à adaptação microbiana induzida por ácidos, na qual é reforçada uma variedade de respostas bioquímicas contra a acidificação ambiental. Essa série de reações bioquímicas aumenta a acidogenicidade microbiana (Figura 7.19), levando à acidificação do meio ambiente e ao equilíbrio mineral para desmineralização (fase acidogênica) (Figura 7.18). Ao mesmo tempo, mais cepas acidogênicas e acidúricas de estreptococos não *mutans* e *Actinomyces* (conhecidos como cepas de estreptococos não *mutans* de "baixo pH" e *Actinomyces*) aumentam seletivamente no biofilme. Nessa fase, as lesões de cárie estabelecidas muitas vezes mantêm um baixo pH ambiental e, posteriormente, selecionam para bactérias mais acidúricas, como estreptococos do grupo *mutans*, lactobacilos e bifidobactérias em virtude da vantagem competitiva dessas bactérias para o crescimento e a sobrevivência em pH baixo[34,66] (Figura 7.20) (fase acidúrica) (Figura 7.18). A acidogenicidade das bactérias acidúricas também pode aumentar por adaptação induzida por ácidos. A acidificação grave e prolongada resultante perturba ainda mais o equilíbrio da desmineralização e remineralização, acelerando, assim, a progressão da cárie. Na hipótese ecológica estendida da cárie, a acidificação ambiental atua como a principal força motriz para a adaptação induzida por ácido e a seleção da microbiota no biofilme dental. É importante perceber, no entanto, que essa cascata de eventos prejudicial (para o dente!) e dura (para as bactérias!) no perfil bioquímico e microbiológico do biofilme pode ser revertida em qualquer estágio de desenvolvimento pela normalização do ambiente ácido (p. ex., por restrição ou substituição ao açúcar, em casos nos quais o consumo de açúcar é excessivo). Essa abordagem também teria efeito sobre o equilíbrio mineral e a dinâmica inversa da lesão para a remineralização.

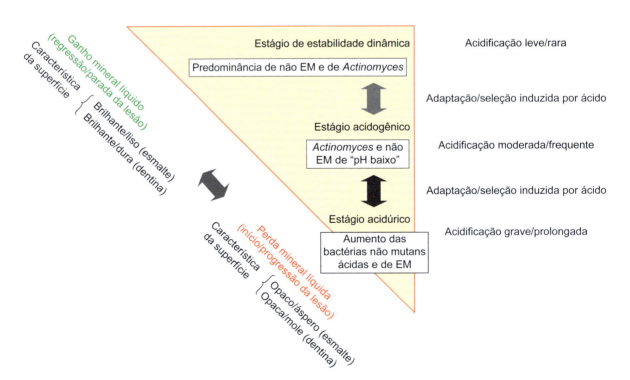

Figura 7.18 Processo de cárie, de acordo com a hipótese ecológica estendida da cárie adaptada de Takahashi e Nyvad[87,88]. Nessa hipótese, a acidificação ambiental atua como a principal força motriz para adaptação induzida por ácido e seleção induzida por ácido da comunidade microbiana enquanto passa da fase de estabilidade dinâmica por meio da fase acidogênica até a fase acidúrica. Simultaneamente, a dinâmica da lesão de cárie desloca-se no sentido de perda mineral líquida. Nota-se que as reações podem ser revertidas pela eliminação do estresse ácido.

Capítulo 7 • Biofilmes no Desenvolvimento da Cárie 113

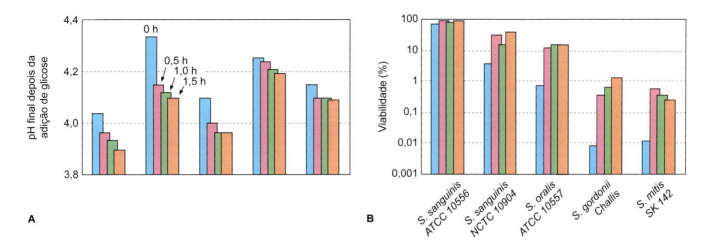

Figura 7.19 Adaptação induzida por ácidos de estreptococos não *mutans*.[89] **A.** Acidogenicidade (valores de pH final) após a adição de glicose em pH 7,0. As bactérias foram cultivadas em pH 7,0 até a fase logarítmica de crescimento e cultivadas ainda mais em pH 5,5 por 0, 0,5, 1,0, 1,5 h. **B.** Acidurância (taxa de sobrevivência) após 1 h em pH 4,0. As bactérias foram cultivadas em pH 7,0 até a fase logarítmica de crescimento e cultivadas ainda mais em pH 5,5 por 0, 0,5, 1,0 e 1,5 h. As células bacterianas tratadas foram banhadas em ágar-sangue e contadas para unidades formadoras de colônias depois da incubação anaeróbica.

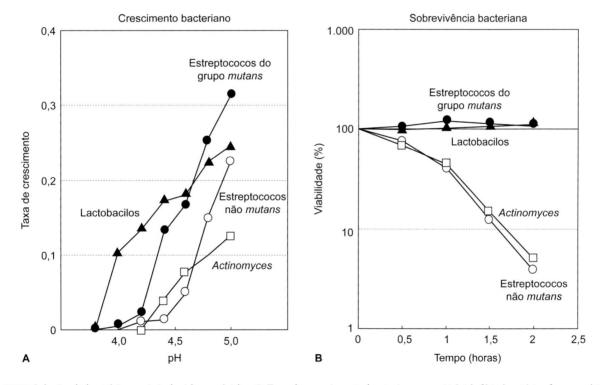

Figura 7.20 Seleção de bactérias orais induzida por ácidos. **A.** Taxa de crescimento bacteriano em pH ácido.[34] As bactérias foram cultivadas em diferentes valores de pH com controle do pH pela adição periódica de álcalis, e as taxas de crescimento bacteriano calculadas desde a fase de crescimento logarítmico. Os dados são as médias de duas cepas de estreptococos do grupo *mutans*, duas cepas de estreptococos não *mutans* e duas cepas de *Actinomyces*. **B.** Sobrevivência bacteriana em pH 4,0.[66] As células bacterianas cultivadas em pH 7,0 foram expostas ao pH 4,0 por 0, 0,5, 1, 1,5 e 2 h em solução-tampão. As células bacterianas tratadas foram banhadas em ágar-sangue e contadas para unidades formadoras de colônias após a incubação anaeróbica.

Considerações finais

Neste capítulo, foram apresentadas evidências para uma hipótese por meio da qual é possível explicar a etiologia da cárie dentária: a hipótese da placa ecológica (estendida) da cárie. De acordo com essa hipótese, postula-se que a cárie dentária seja um fenômeno biológico natural no biofilme dental como resultado de distúrbios ecológicos para a comunidade do biofilme. Tais desequilíbrios na comunidade do biofilme podem ter origem na microbiota do hospedeiro em resposta a vários fatores externos. Por exemplo, aumento na exposição aos açúcares ou comprometimento da depuração salivar podem originar um supercrescimento natural de estreptococos do grupo *mutans* e outras espécies bacterianas acidúricas. Essa hipótese é compatível com as observações clínicas anteriores de maiores proporções de espécies acidúricas nas lesões de cárie, enquanto, ao mesmo tempo, reconhece a falta de especificidade absoluta da microbiota envolvida. A hipótese ecológica também pode ajudar a explicar por que as superfícies dos dentes constantemente recobertas por biofilme não desenvolvem sempre lesões de cárie. Portanto, em virtude das muitas interações entre os diferentes tipos de bactérias do biofilme, a evolução pode não necessariamente acabar com uma perda líquida de minerais ao longo do tempo (ver Capítulo 2).

O conhecimento sobre o papel das bactérias nas cáries não é meramente uma questão teórica. A maneira pela qual é possível interpretar as características microbiológicas das cáries tem fortes implicações na escolha das suas estratégias de controle. Se se acredita que a cárie dentária resulta de uma perturbação ecológica no biofilme, então deve-se focar as estratégias preventivas em métodos que restaurem o equilíbrio ecológico da comunidade microbiana, como a remoção mecânica da placa (conferir Capítulo 15), o controle de açúcares (conferir Capítulo 8) e/ou a estimulação salivar (ver Capítulo 6).

Referências bibliográficas

1. Aas JA, Paster BJ, Stokes LN, Olsen I, Dewhirst FE. Defining the normal bacterial flora of the oral cavity. J Clin Microbiol. 2005;43:5721-32.
2. Aas JA, Griffen AL, Dardis SR, Lee AM, Olsen I, Dewhirst FE, Leys EJ, Paster BJ. Bacteria of dental caries in primary and permanent teeth in children and young adults. J Clin Microbiol. 2008;46:1407-17.
3. Aizawa S, Miyasawa-Hori H, Nakajo K, Washio J, Mayanagi H, Fukumoto S, Takahashi N. Effects of alpha-amylase and its inhibitors on acid production from cooked starch by oral streptococci. Caries Res. 2009;43:17-24.
4. Becker MR, Paster BJ, Leys EJ, Moeschberger ML, Kenyon SG, Galvin JL, Boches SK, Dewhirst FE, Griffen AL. Molecular analysis of bacterial species associated with childhood caries. J Clin Microbiol. 2002;40:1001-9.
5. Beighton D, Lynch E, Heath MR. A microbiological study of primary root caries lesions with different treatment needs. J Dent Res. 1993;72:623-9.
6. Beighton D, Al-Haboubi M, Mantzourani M, Gilbert SC, Clark D, Zoitopoulos L, Gallagher JE. Oral bifidobacteria: caries associated bacteria in older adults. J Dent Res. 2010;89:970-4.
7. Billings RJ, Brown LR, Kaster AG. Contemporary treatment strategies for root surface dental caries. Gerodontics. 1985;1:20-7.
8. Bowden GHW. Microbiology of root surface caries in humans. J Dent Res. 1990;69:1205-10.
9. Bowden GHW, Ekstrand J, McNaughton B, Challacombe SJ. The association of selected bacteria with the lesions of root surface caries. Oral Microbiol Immunol. 1990;5:345-51.
10. Brailsford SR, Tregaskis RB, Leftwich HS, Beighton D. The predominant Actinomyces spp. isolated from infected dentin of active root caries lesions. J Dent Res. 1999;78:1525-34.
11. Branda SS, Vik S, Friedman L. Kolter R. Biofilms: the matrix revisited. Trends Microbiol 2005;13:20-6.
12. Brinig MM, Lepp PW, Ouverney CC, Armitage GC, Relman DA. Prevalence of bacteria of division TM7 in human subgingival plaque and their association with disease. Appl Environ Microbiol. 2003;69:1687-94.
13. Brown LR, Dreizen S, Handler S, Johnston DA. Effect of radiationinduced xerostomia on human oral microflora. J Dent Res. 1975;54:740-50.
14. Brown RL, Billings RJ, Kaster AG. Quantitative comparisons of potentially cariogenic microorganisms cultured from noncarious and carious root and coronal tooth surfaces. Infect Immun. 1986;11:765-70.
15. Carlsson J. Growth and nutrition as ecological factors. In: Kuramitsu HK, Ellen RP, eds. Oral bacterial ecology: the molecular basis. Wymondham: Horizon Scientific Press; 2000. p. 67-130.
16. Chhour K-L, Nadkarni MA, Byun R, Martin FE, Jacques NA, Hunter N. Molecular analysis of microbial diversity in advanced caries. J Clin Microbiol 2005;43:843-9.
17. Cosseau C, Devine DA, Dullaghan E, Gardy JL, Chikatamarla A, Gellatly S, Yu LL, Pistolic J, Falsafi R, Tagg J, Hancock RE. The commensal Streptococcus salivarius K12 downregulates the innate immune responses of human epithelial cells and promotes host-microbe homeostasis. Infect Immun. 2008;76:4163-75.
18. Costerton JW, Lewandowski Z, Caldwell DE, Korber DR, Lappin-Scott HM. Microbial biofilms. Annu Rev Microbiol. 1995;49:711-45.
19. De Soet JJ, Nyvad B, Kilian M. Strain-related acid production by oral streptococci. Caries Res. 2000;34:486-90.
20. Dewhirst FE, Chen T, Izard J, Paster BJ, Tanner ACR, Yu W-H, Lakshmanan A, Wade WG. The human oral microbiome. J Bacteriol. 2010;192:5002-17.
21. Dige I. Initial biofilm formation studied by confocal laser scanning microscopy and fluorescence in situ hybridization. [PhD Thesis] Faculty of Health Sciences, Aarhus University, Denmark; 2008.
22. Dige I, Nilsson H, Kilian M, Nyvad B. In situ identification of streptococci and other bacteria in initial dental biofilm by confocal laser scanning microscopy and fluorescence in situ hybridization. Eur J Oral Sci. 2007;115:459-67.
23. Dige I, Raarup MK, Nyengaard JR, Kilian M, Nyvad B. Actinomyces naeslundii in initial dental biofilm formation. Microbiology. 2009;155:2116-26.
24. Ellen RP, Banting DW, Fillery ED. Streptococcus mutans and Lactobacillus detection in the assessment of dental root surface caries risk. J Dent Res. 1985;64:1245-9.
25. Emilson CG, Klock B, Sanford CB. Microbial flora associated with presence of root surface caries in periodontally treated patients. Scand J Dent Res. 1988;96:40-9.
26. Fejerskov O, Nyvad B. Is dental caries an infectious disease? Diagnostic and treatment consequences for the practitioner. In: Schou L, ed. Nordic dentistry 2003 yearbook. Copenhagen: Quintessence; 2003. p. 141-52.
27. Fejerskov O, Nyvad B, Larsen MJ. Human experimental caries models: intra-oral environmental variability. Adv J Dent Res. 1994;8:134-43.
28. Fitzgerald RJ, Keyes PH. Demonstration of the etiological role of streptococci in experimental caries in the hamster. J Am Dent Assoc. 1960;61:9-19.
29. Fure S, Romaniec M, Emilson CG, Krasse B. Proportions of Streptococcus mutans, lactobacilli, and Actinomyces spp. in root surface plaque. Scand J Dent Res. 1987;95:119-23.
30. Gibbons RJ. Bacterial adhesion to oral tissue: a model for infectious diseases. J Dent Res. 1989;68:750-60.
31. Gibbons RJ, Hay DI, Childs WC III, Davis G. Role of cryptic receptors (cryptitopes) in bacterial adhesion to oral surfaces. Arch Oral Biol. 1990;35:107S-14S.
32. Govoni M, Jansson EA, Weitzberg E, Lundberg JO. The increase in plasma nitrite after a dietary nitrate load is markedly attenuated by an antibacterial mouthwash. Nitric Oxide. 2008;19:333-7.
33. Hardie JM, Thomson PL, South RJ, Marsh PD, Bowden GH, McKee AS, Fillery ED, Slack GL. A longitudinal epidemiological study on dental plaque and the development of dental caries – interim results after two years. J Dent Res. 1977;56 (special issue C):C90-8.
34. Horiuchi M, Washio J, Mayanagi H, Takahashi N. Transient acidimpairment of growth ability of oral Streptococcus, Actinomyces, and Lactobacillus: a possible ecological determinant in dental plaque. Oral Microbiol Immunol. 2009;24:319-24.
35. Huis in't Veld JHJ, van Palenstein Heldeman WH, Backer Dirks O. Streptococcus mutans and dental caries in humans: a bacteriological and immunological study. Antonie van Leeuwenhoek. 1979;45:25-33.
36. Imfeld TN, Lutz F. Intraplaque acid formation assessed in vivo in children and young adults. Pediatr Dent. 1980;2:87-93.
37. Kaplan JB. Therapeutic potential of biofilm-dispersing enzymes. Int J Artif Organs. 2009;32:545-54.

38. Keltjens HMAM, Schaeken MJM, van der Hoeven JS, Hendriks JCM. Microflora of plaque from sound and carious root surfaces Caries Res. 1987;21:193-9.
39. Keyes PH. The infectious and transmissible nature of experimental dental caries. Findings and implications. Arch Oral Biol. 1960;1:304-20.
40. Kinniment SL, Wimpenny JWT, Adams D, Marsh PD. The effect of chlorhexidine on defined, mixed culture oral biofilms grown in a novel model system. J Appl Bacteriol. 1996;81:120-5.
41. Kohler B, Andreen I, Jonsson B. The effect of caries-preventive measures in mothers on dental caries and the oral presence of the bacteria Streptococcus mutans and lactobacilli in their children. Arch Oral Biol. 1984;29:879-83.
42. Kolenbrander PE, Andersen RN, Kazmerak KM, Palmer RJ. Coaggregation and coadhesion in oral biofilms. In: Allison DG, Gilbert P, Lappin-Scott HM, Wilson M, eds. Community structure and co-operation in biofilms. Cambridge: Cambridge University Press; 2000. p. 65-85.
43. Lang NP, Hotz PR, Gusberti FA, Joss A. Longitudinal clinical and microbiological study on the relationship between infection with Streptococcus mutans and the development of caries in humans. Oral Microbiol Immunol. 1987;2:39-47.
44. Larsen T, Fiehn N-E. Resistance of Streptococcus sanguis biofilms to antimicrobial agents. APMIS. 1996;104:280-4.
45. Levine MJ, Tabak LA, Reddy M, Mandel ID. Nature of salivary pellicles in microbial adherence: role of salivary mucins. In: Mergenhagen SE, Rosan B, eds. Molecular basis of oral microbial adhesion. Washington, DC: American Society of Microbiology; 1985. p. 125-30.
46. Li J, Helmerhorst EJ, Leone CW, Troxler RF, Yaskell T, Haffajee AD, Socransky SS, Oppenheim FG. Identification early microbial colonizers in human dental biofilm. J Appl Microbiol. 2004;97:1311-18.
47. Li Y, Burne RA. Regulation of the gtfBC and ftf genes of Streptococcus mutans in biofilms in response to pH and carbohydrate. Microbiology. 2001;147:2841-8.
48. Loesche WJ. Role of Streptococcus mutans in human dental decay. Microbiol Rev. 1986;50:353-80.
49. Loesche WJ, Straffon LH. Longitudinal investigation of the role of Streptococcus mutans in human fissure decay. Infect Immun. 1979;26:498-507.
50. Loesche WJ, Rowan J, Straffon LH, Loos PJ. Association of Streptococcus mutans with human dental decay. Infect Immun. 1975;11:1252-60.
51. Loesche WJ, Eklund S, Earnest R, Burt B. Longitudinal investigation of bacteriology of human fissure decay: epidemiological studies in molars shortly after eruption. Infect Immun. 1984;46:765-72.
52. Mantzourani M, Gilbert SC, Sulong HN, Sheehy EC, Tank S, Fenlon M, Beighton D. The isolation of bifidobacteria from occlusal carious lesions in children and adults. Caries Res. 2009;43:308-13.
53. Mantzourani M. Fenlon M, Beighton D. Association between Bifidobacteriaceae and the clinical severity of root surface caries lesions. Oral Microbiol Immunol. 2009;24:32-7.
54. Marsh PD. Role of the oral microflora in health. Microb Ecol Health Dis. 2000;12:130-7.
55. Marsh, PD. Oral ecology and its impact on oral microbial diversity. In: Kuramitsu HK, Ellen RP, eds. Oral bacterial ecology: the molecular basis. Wymondham: Horizon Scientific Press; 2000. p. 11-65.
56. Marsh PD. Are dental diseases examples of ecological catastrophes? Microbiology. 2003;149:279-94.
57. Marsh PD. Dental plaque as a microbial biofilm. Caries Res. 2004; 38:204-11.
58. Marsh PD. Dental plaque – biological significance of a biofilm and community life-style. J Clin Periodontol. 2005;32(Suppl 6):7-15.
59. Marsh PD, Bowden GHW. Microbial community interactions in biofilms. In: Allison DG, Gilbert P, Lappin-Scott HM, Wilson M, eds. Community structure and co-operation in biofilms. Cambridge: Cambridge University Press; 2000. p. 167-98.
60. Marsh PD, Martin MV. Oral microbiology. 5. ed. Oxford: Churchill Livingstone; 2009.
61. McNamara TF, Friedman BK, Kleinberg I. The microbial composition of human incisor tooth plaque. Arch Oral Biol. 1979;24:91-5.
62. Meiers JC, Schachtele CF. Fissure removal and needle scraping for evaluation of the bacteria in occlusal fissures of human teeth. J Dent Res. 1984;63:1051-5.
63. Miller WD. The micro-organism of the human mouth: the local and general diseases which are caused by them. Unaltered reprint of the original work by Willoughby D Miller (1853-1907) published in 1890 in Philadelphia. Karger: Basel; 1973[1890].
64. Munson MA, Banerjee A, Watson TF, Wade WG. Molecular analysis of the microflora associated with dental caries. J Clin Microbiol. 2004;42:3023-9.
65. Nadkarni MA, Caldon CE, Chhour KL, Fisher IP, Martin FE, Jacques NA, Hunter N. Carious dentine provides a habitat for a complex array of novel Prevotella-like bacteria. J Clin Microbiol. 2004;42:5238-44.
66. Nakajo K, Takahashi N, Beighton D. Resistance to acidic environments of caries-associated bacteria: Bifidobacterium dentium and Bifidobacterium longum. Caries Res. 2010;44:431-7.
67. Nyvad B. Tidlig bakterieakkumiulation pa emelje-og rodoverflader in vivo. PhD Thesis. Aarhus: Royal Dental College; 1983.
68. Nyvad B. Microbial colonization of human tooth surfaces. APMIS. 1993;101(Suppl 32):1-45.
69. Nyvad B, Fejerskov O. Experimentally induced changes in ultrastructure of pellicle on enamel in vivo. In: ten Cate JM, Leach SA, Arends J, eds. Bacterial adhesion and preventive dentistry. Oxford: IRL Press; 1984. p. 143-51.
70. Nyvad B, Fejerskov O. Scanning electron microscopy of early microbial colonization of human enamel and root surfaces in vivo. Scand J Dent Res. 1987;95:287-96.
71. Nyvad B, Fejerskov O. Structure of dental plaque and the plaque-enamel interface in human experimental caries. Caries Res. 1989;23:151-8.
72. Nyvad B, Fejerskov O. Development, structure and pH of dental plaque. In: Thylstrup A, Fejerskov O, eds. Textbook of clinical cariology. Copenhagen: Munksgaard; 1994. p. 89-110.
73. Nyvad B, Kilian M. Microbiology of the early microbial colonization of human enamel and root surfaces in vivo. Scand J Dent Res. 1987;95:369-80.
74. Nyvad B, Kilian M. Comparison of the initial streptococcal microflora on dental enamel in caries-active and in caries-inactive individuals. Caries Res. 1990;24:267-72.
75. Nyvad B, Kilian M. Microflora associated with experimental root surface caries in humans. Infect Immun. 1990;58:1628-33.
76. Nyvad B, Crielaard W, Mira A, Takahashi N, Beighton D. Dental caries from a molecular microbiological perspective. Caries Res. 2013;47:89-102.
77. Paster BJ, Bosches SK, Galvin JL, Ericson RE, Lau CN, Levanos VA, Sahasrabudhe A, Dewhirst FE. Bacterial diversity in human subgingival plaque. J Bacteriol. 2001;183:3770-83.
78. Percival RS. Changes in oral microflora and host defences with advanced age. In: Percival S, Hart A, eds. Microbiology and aging: clinical manifestations. New York: Springer; 2009. p. 131-52.
79. Petersson J, Carlstrom M, Schreiber O, Phillipson M, Christoffersson G, Jagare A, et al. Gastroprotective and blood pressure lowering effects of dietary nitrate are abolished by an antiseptic mouthwash. Free Radic Biol Med. 2009;46:1068-75.
80. Rateitschak-Pluss EM, Guggenheim B. Effects of a carbohydrate-free diet and sugar substitutes on dental plaque accumulation. J Clin Periodontol. 1982;9:239-51.
81. Ritz HL. Microbial population shifts in developing human dental plaques. Arch Oral Biol. 1967;12:1561-8.
82. Scheie AA, Luan W-M, Dahlen G, Fejerskov O. Plaque pH and microflora of dental plaque on sound and carious root surfaces. J Dent Res. 1996;75:1901-8.
83. Schupbach P, Ostervalder V, Guggenheim B. Human root caries: microbiota in plaque covering sound, carious and arrested carious root surfaces. Caries Res. 1995;29:382-95.
84. Schupbach P, Ostervalder V, Guggenheim B. Human root caries: microbiota of a limited number of root caries lesions. Caries Res. 1996;30:52-64.
85. Svensater G, Welin J, Wilkins JC, Beighton D, Hamilton IR. Protein expression by planktonic and biofilm cells of Streptococcus mutans. FEMS Microbiology Letters. 2001;205:139-46.
86. Syed SA, Loesche WJ. Bacteriology of human experimental gingivitis: effect of plaque age. Infect Immun. 1978;21:821-9.
87. Takahashi N, Nyvad B. Caries ecology revisited: microbial dynamics and the caries process. Caries Res. 2008;42:409-18.
88. Takahashi N, Nyvad B. The role of bacteria in the caries process: ecological perspectives. J Dent Res. 2011;90:294-303.

89. Takahashi N, Yamada T. Acid-induced acid tolerance and acidogenicity of non-mutans streptococci. Oral Microbiol Immunol. 1999;14:43-8.
90. Takahashi N, Yamada T. Glucose and lactate metabolism by Actinomyces naesllundii. Crit Rev Oral Biol Med. 1999;10:504-18.
91. Takahashi N, Washio J, Mayanagi G. Metabolomic approach to oral biofilm characterization – a future direction of biofilm research. J Oral Biosci. 2012;54:138-43.
92. Tanner AC, Mathney JM, Kent RL, Chalmers NI, Hughes CV, Loo CY, et al. Cultivable anaerobic microbiota of severe early childhood caries. J Clin Microbiol. 2011;49:1464-74.
93. Tanzer JM. On changing the cariogenic chemistry of coronal plaque. J Dent Res. 1989;68(spec. iss.):1576-87.
94. Van Houte J. Role of micro-organisms in caries etiology. J Dent Res. 1994;73:672-81.
95. Van Houte J, Jordan HV, Laraway R, Kent R, Soparkar PM, DePaola PF. Association of the microbial flora of dental plaque and saliva with human root surface caries. J Dent Res. 1990;69:1463-8.
96. Van Ruyven FOJ, Lingstrom P, van Houte J, Kent R. Relationship among mutans streptococci, 'low-pH' bacteria, and iodophilic polysaccharideproducing bacteria in dental plaque and early enamel caries in humans. J Dent Res. 2000;79:778-84.
97. Watson PS, Pontefract AH, Devine DA, Shore RC, Nattress BR, Kirkham J, Robinson C. Penetration of fluoride into natural biofilms. J Dent Res. 2005;84:451-5.
98. Welin J, Wilkins JC, Beighton D, Svensater G. Protein expression by Streptococcus mutans during initial stage of biofilm formation. Appl Environ Microbiol. 2004;70:3736-41.

99. Wood SR, Kirkham J, Marsh PD, Shore RC, Nattress B, Robinson C. Architecture of intact natural human plaque biofilms studied by confocal laser scanning microscopy. J Dent Res. 2000;79:21-7.
100. Zahradnik RT, Moreno EC, Burke EJ. Effect of salivary pellicle on enamel subsurface demineralization in vitro. J Dent Res. 1976; 55:664-70.
101. Zaura-Arite E, van Marle J, ten Cate JM. Confocal microscopy study of undisturbed and chlorhexidine-treated dental plaque. J Dent Res. 2001;80:1436-40.

Bibliografia

Beighton D. Can the ecology of the dental biofilm be beneficially altered? Adv Dent Res. 2009;21:69-73.

Dewhirst FE, Chen T, Izard J, Paster BJ, Tanner ACR, Yu W-H, Lakshmanan A, Wade WG. The human oral microbiome. J Bacteriol. 2010;192:5002-17.

Jakubovics NS, Kolenbrander PE. The road to ruin:the formation of disease- associated oral biofilms. Oral Dis. 2010;16:729-39.

Lemos JA, Burne RA. A model of efficiency: stress tolerance by Streptococcus mutans. Microbiol. 2008;154:3247-55.

Marsh PD, Martin MV. Oral microbiology. 5. ed. Oxford: Churchill Livingstone; 2009.

Takahashi N, Nyvad B. The role of bacteria in the caries process: ecological perspectives. J Dent Res. 2011;90:294-303.

Wade WG. The oral microbiome in health and disease. Pharmacol Res. 2012;69:137-43.

Zijnge V, van Leeuwen MB, Degener JE, Abbas F, Thurnheer T, Gmur R, Harmsen HJ. Oral biofilm architecture on natural teeth. PLoS One. 2010;5:e9321.

8

Dieta e Cáries Dentárias

C. van Loveren e P. Lingström

Histórico	117
Estudos ecológicos iniciais	117
Estudos experimentais em seres humanos	118
Influência do fluoreto na relação dieta-cáries	118
Mensuração da cariogenicidade	119
Adoçantes	124
Fatores protetores nos alimentos	130
Dieta e erosão dental	131
Conclusão	131
Referências bibliográficas	131

Histórico

Na Antiguidade, momento em que tanto o açúcar quanto o amido processado eram quase completamente ausentes na dieta, que consistia de cereais crus, grãos, raízes e ervas, encontravam-se cáries dentárias somente em baixo grau. Nas escavações recentes no Norte do Marrocos, contudo, quantidades significativas de dentes cariados foram observadas em crânios de coletores-caçadores da Idade da Pedra Intermediária e Idade da Pedra Tardia (15.000 a 13.700 anos atrás), que consumiam uma dieta incluindo pistaches, noz, pinhões e aveia selvagem.[48] No final da Idade Média, a dieta mudou para alguns, quando o açúcar da cana-de-açúcar (*Saccharum officinarum*), uma espécie de erva de crescimento forte que pode conter 13% de sacarose, foi introduzida na Europa. Quando isso aconteceu, o açúcar era um produto exclusivo e caro, disponível somente para os mais abastados. Historicamente, os dentes podres e pretos da Rainha Elisabeth I (1533-1603) foram relatados por embaixadores estrangeiros. Alguns de seus dentes também tinham sido perdidos, o que, às vezes, tornava difícil compreender o que ela dizia (http://www.elizabethi.org/contents/myths/).

No século 18, o consumo de açúcar no Reino Unido aumentou de 2 kg *per capita* para 5,5 kg em 1780. Existem referências muito precoces ao açúcar ou aos alimentos doces e às cáries dentárias feitas por Fauchard[27], em 1746, e, pouco tempo depois, por Berdmore[9], em 1769, que relatam que "quando açúcar, chá, café e guloseimas são utilizados em excesso, é notável que os dentes das pessoas mesmo em uma idade precoce apresentem más condições de seus dentes". Miller[95], que postulou a teoria químico-parasítica para as cáries, foi o primeiro a mostrar experimentalmente a relação entre carboidratos e cáries. Ele demonstrou *in vitro* que a incubação de alimentos contendo carboidratos com saliva humana pode resultar na formação de ácido láctico, que poderia causar desmineralização. A formação ácida foi maior a partir de carboidratos cozidos, como batatas e pão, do que do açúcar;

consequentemente, ele considerou o amido mais prejudicial aos dentes do que o açúcar. Embora ele estivesse bem consciente da existência de micróbios na superfície dentária e nas lesões cariosas, não identificou o papel importante da placa dental nas cáries, diferentemente de Black (ver Capítulo 7).

Estudos ecológicos iniciais

Nos anos 1930, estudos ecológicos foram relatados sobre a relação entre a prevalência de cáries dentárias e a dieta. Uma comparação entre duas tribos no Quênia, a Masai e a Kikuyu, revelou melhor saúde bucal para a primeira delas.[111] Essa diferença foi relacionada com as dietas ricas em proteínas, para a Masai, e em carboidratos, para a Kikuyu. Nos Esquimós do Leste da Groenlândia (Inuit), o *status* dental foi pior quando as pessoas residiam próximo aos entrepostos comerciais, onde o estilo de vida havia sido recentemente alterado de uma dieta dominada por carne e gordura para uma por amidos e açúcares.[114,119] Em Tristan da Cunha, uma ilha remota no Oceano Atlântico, a prevalência de cáries aumentou quando os hábitos dietéticos ocidentais foram introduzidos, após o estabelecimento de um instituto meteorológico e uma empresa de peixe em conserva.[46,138] Outro aumento nas cáries, relacionado com um consumo mais alto de carboidratos refinados, foi observado depois que os habitantes foram evacuados para a Inglaterra, entre 1961 e 1963, após uma erupção vulcânica na ilha.[29] Um efeito comparável da introdução da "civilização ocidental" foi observado em Goms na Suíça depois da abertura dessa área remota pela construção de uma autoestrada.[123] Uma redução diferente na prevalência de cáries em crianças durante e após as duas Guerras Mundiais foi observada em diversos países escandinavos e no Japão.[137,144,148] Uma mudança dietética comum foi a redução no consumo de alimentos e, concomitantemente, de açúcares refinados, principalmente açúcar e doces.

Na Basileia, Suíça, a restrição durante a Segunda Guerra Mundial reduziu o abastecimento de açúcar de aproximadamente 40 para 16 kg por pessoa por ano, resultando em um aumento na porcentagem de crianças sem cáries de aproximadamente 2 para 15%. Essa melhora da saúde bucal desapareceu quando o açúcar se tornou livremente acessível após o final da guerra. Dados similares foram apresentados pela Dinamarca, pela Finlândia e pela Noruega.[148] Como um reflexo dos dados suíços, concluiu-se que a melhora foi impressionante naquele momento, porém diminuiu com o início do fornecimento de fluoreto, as instruções sobre higiene bucal na escola e a fluoretação da água.[63] Essa observação forneceu uma munição adicional à discussão da importância relativa da restrição de açúcar *versus* o uso adequado de fluoreto como uma medida preventiva de cáries.

Em 1960, antes da introdução das pastas de dente com fluoreto, deu-se uma atenção especial ao efeito de comer entre as refeições. Crianças que comiam pouco entre as refeições exibiram 3,3 dentes decíduos cariados, perdidos ou obturados (dmft, do inglês *decayed, missing or filled primary teeth*), enquanto aquelas que comiam mais do que quatro vezes entre as refeições tinham uma média de 9,8 dmft. Em outro estudo, crianças com idade entre 6 e 13 anos residentes em um orfanato australiano, Hopewood House, consumindo uma dieta predominantemente lactovegetariana com quantidades mínimas de açúcar e farinha refinada, mostraram uma prevalência baixa de cáries em comparação a um grupo-controle. Contudo, os níveis de cáries aumentaram para aqueles encontrados na população geral quando as crianças saíram do orfanato.[41] A relação entre o consumo de açúcar e a prevalência de cáries dentárias também tem sido estudada em indivíduos com intolerância hereditária à frutose, que devem evitar ingerir frutose e sacarose. Em 17 indivíduos com intolerância à frutose, o consumo diário de açúcar foi 2,5 g, enquanto foi de 48,2 g para os indivíduos do grupo-controle. Os níveis correspondentes de dentes permanentes cariados, perdidos ou obturados (DMFT) foram 2,1 e 14,3.[87,107]

Estudos experimentais em seres humanos

Independentemente dos dados históricos, o conhecimento sobre a relação entre a dieta e as cáries dentárias baseia-se em um número limitado de estudos experimentais em seres humanos. Isso ocorre porque não é ético alterar experimentalmente uma dieta com o objetivo de levar à formação de cáries. O estudo Vipeholm, realizado em adultos residentes em um hospital de saúde mental na Suécia, onde o consumo de açúcar aumentou, registrou a relação entre uma variedade de consumo de açúcar e o aumento das cáries.[39] Os achados principais desse estudo, que durou 5 anos (1946-1951), foram os seguintes (Figura 8.1):

- Uma incidência baixa de cáries foi detectada quando a dieta quase não continha açúcar
- A taxa de progressão de cáries aumentou com a adição de açúcar à dieta, mas para um grau variável conforme o modo de consumo
- O consumo de açúcar com refeições, como bebidas doces (forma não adesiva) ou pão doce (forma adesiva), resultou em um pequeno aumento na taxa de progressão das cáries
- A frequência do consumo de açúcar influenciou nas taxas de progressão das cáries: foram observados um aumento moderado das cáries para os grupos que receberam chocolate 4 vezes/dia e outro significativo para aqueles que receberam 22 caramelos, 24 *toffees* ou 8 *toffees* nas refeições e entre elas
- Açúcar consumido entre as refeições de uma forma altamente retentiva (adesiva) resultou em uma taxa de progressão de cáries mais elevada.

Infelizmente, não se estudou o consumo de açúcar em uma forma não adesiva entre as refeições. Desse modo, a última conclusão não exclui que o açúcar em uma forma não adesiva possa ser tão cariogênico quanto uma forma adesiva!

Embora seja um clássico, o estudo Vipeholm apresenta alguns prejuízos graves, incluindo um modelo complexo no qual se realizaram numerosas modificações durante o curso do estudo. Além disso, foi feito em uma instituição e em uma população que não eram

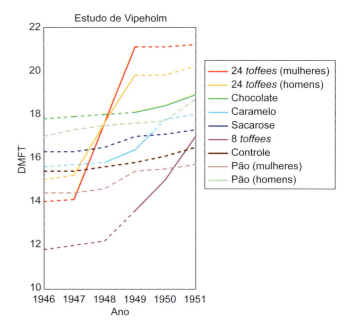

Figura 8.1 Informações a partir do estudo Vipeholm: DMFT médio por pessoa em relação ao tipo e à hora de ingerir vários tipos de açúcar e produtos contendo açúcar. As linhas contínuas representam períodos experimentais com consumo aumentado entre as refeições; já as linhas tracejadas, os períodos de controle ou de consumo aumentado somente durante as refeições.[39]

representativas de sua época ou da sociedade moderna atual. Os participantes tinham maus hábitos de higiene bucal e o uso de fluoreto era ausente. Hoje, a ética do estudo de Vipeholm seria inaceitável, mas é importante considerar que a ligação entre açúcar e cáries não estava definitivamente estabelecida quando de sua realização.

Em estudos clínicos nos quais os diferentes substitutos do açúcar foram avaliados, o desenvolvimento de cáries no grupo-controle pode ser usado como uma evidência indireta para o impacto dos açúcares sobre as cáries. O estudo sobre açúcar de Turku, um estudo longitudinal controlado realizado em seres humanos, envolveu três grupos de indivíduos adultos que, durante 25 meses, consumiram uma dieta adoçada com sacarose, frutose ou xilitol.[129] Uma redução de 85% no aumento das cáries (lesões cavitadas e não cavitadas consideradas em conjunto) foi detectada para os indivíduos no grupo xilitol e de 32% para o grupo frutose, em comparação ao grupo sacarose (Figura 8.2). Não foi observado desenvolvimento de cáries no grupo xilitol, sugerindo eficácia da remoção de sacarose na dieta de controle das cáries. Ao analisar as lesões não cavitadas e cavitadas separadamente, detectou-se que os indivíduos no grupo sacarose desenvolveram mais lesões não cavitadas do que aqueles no grupo frutose, enquanto os indivíduos no grupo frutose desenvolveram mais lesões cavitadas. Não existem boas explicações biológicas para esses achados. Portanto, a partir dos estudos sobre açúcar de Turku não é possível concluir que a substituição de sacarose por frutose seja uma medida preventiva de cáries válida.

Influência do fluoreto na relação dieta-cáries

No final dos anos 1970, antes de o fluoreto ser largamente utilizado e quando a qualidade da higiene bucal ainda era geralmente insuficiente, o impacto da dieta sobre as cáries pôde ser bem estabelecido. No momento em que a prevalência de cáries entre crianças de 12 anos de idade em 47 nações estava relacionada com o fornecimento de açúcar (monossacarídeos e dissacarídeos) *per capita*[139], o DMFT médio de 21 países com um fornecimento de açúcar abaixo de 18 kg por pessoa por ano era 1,2 (± 0,6). Para nove países com um fornecimento de açúcar médio entre 18 e 44 kg por pessoa por ano, o DMFT médio era 2,0 (± 0,7),

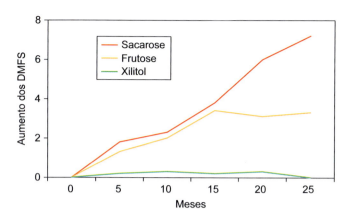

Figura 8.2 Aumento nos DMFS (cariados, perdidos, obturados) nas superfícies dentárias em três grupos no experimento de Turku com base nos achados radiográficos, incluindo manchas brancas.[129]

enquanto, para dez outros países, o DMFT médio era 4,0 (± 0,9). Em sete países onde o fornecimento de açúcar foi superior a 44 kg por pessoa por ano, o DMFT médio era tão alto quanto 8,0 (± 2,4). Sreebny considerou que aproximadamente 18 kg por pessoa por ano pode representar um limite superior de consumo de açúcar "seguro".[139]

Cerca de 10 anos mais tarde, a relação entre o consumo de açúcar e cáries estava menos clara. Em um estudo realizado em 61 países em desenvolvimento e 29 industrializados[153], aproximadamente 26% da variação nas cáries nos países em desenvolvimento era explicada pelo consumo estimado de açúcar. Nos países industrializados, contudo, menos de 1% era dessa maneira. Isso sugere que, quando o fluoreto é usado regularmente (p. ex., em países industrializados), variações no consumo de açúcar podem ter menor importância na prevalência de cáries e, subsequentemente, restrições no consumo de açúcar podem ser de menor eficácia na prevenção de cáries. Uma avaliação recente[89] também mostrou que, entre os países de alta renda, existe uma correlação negativa entre disponibilidade de açúcar e níveis de cáries, enquanto uma correlação positiva ainda era observada em países de baixa renda.

Em muitas sociedades ocidentais, o consumo de açúcares durante os últimos 30 anos permaneceu mais ou menos estável em aproximadamente 40 kg por pessoa por ano. Portanto, a redução significativa na prevenção de cáries dentárias, nesse período, na maior parte dos países industrializados, não pode ser atribuída apenas pelas mudanças na dieta, pois decorre, sobretudo, do uso disseminado de escovação dentária com fluoreto. Observações ecológicas em muitos países confirmam que o consumo de açúcar permaneceu alto nesse período de declínio das cáries (Figura 8.3). Em uma grande amostra de 1.450 crianças britânicas em idade pré-escolar, comidas e bebidas contendo açúcar não foram associadas a experiência de cáries, exceto naquelas que escovavam os dentes com pasta de dente fluoretada somente 1 vez/dia ou menos.[35]

Experimentalmente, a relação entre a frequência de consumo de carboidratos, o uso de pasta de dente fluoretada e a desmineralização do esmalte foi estudada por meio de um modelo de cáries *in situ*.[24] A desmineralização desenvolveu somente após sete ou mais ingestões de sacarose por dia quando os indivíduos usavam uma pasta de dente contendo fluoreto, enquanto, com uma pasta de dente sem fluoreto, se deu após três refeições contendo sacarose por dia.

Segundo Konig e Navia[64], a relação entre dieta e cáries dentárias é difícil de ser medida por várias razões, como:

- A variabilidade nos padrões de consumo afeta a duração da exposição dos dentes aos açúcares
- Os dados de fornecimento nacionais, reavaliações da dieta e agendas de alimentos somente fornecem uma aproximação do consumo real de alimentos e dos padrões de consumo de açúcares
- Os padrões de consumo de açúcares são relatados em uma base a curto prazo, mas as cáries normalmente levam vários anos para se formarem
- A prevalência de cáries é influenciada por diversos fatores difíceis de serem controlados, como os fatores protetores nos alimentos, a saúde bucal e os hábitos de higiene bucal (incluindo exposição ao fluoreto e nível de instrução).

Desse modo, os estudos supramencionados devem ser considerados à luz desses problemas. Além disso, está claro que somente uma porcentagem menor da variação na experiência de cáries em indivíduos pode ser explicada pelos componentes dietéticos, desde a introdução e o uso da pasta dental fluoretada. O consumo de açúcar é, provavelmente, somente um indicador de risco em indivíduos que não apresentam exposição regular ao fluoreto[15] e naqueles pacientes que têm boca seca.

Mensuração da cariogenicidade

Alegações dos alimentos em direção à cariogenicidade podem ser estimadas a partir da composição de um alimento ou testadas *in vitro*, em experimentos animais, *in situ* e *in vivo*. As limitações desses métodos tornam-se claras quando as cascatas dos processos resultam em produção ácida no biofilme dental. Em primeiro lugar, os açúcares ou carboidratos fermentáveis devem ser transferidos dos alimentos

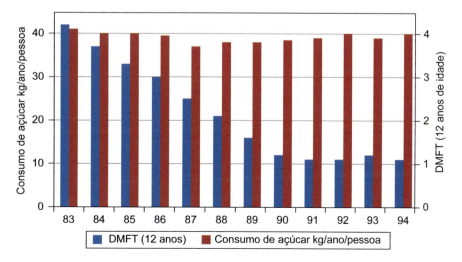

Figura 8.3 Consumo de açúcar (kg por ano por pessoa) na Dinamarca e experiência de cáries (DMFT) em crianças em idade escolar (12 anos) entre 1974 e 1997.[109]

para a placa dental, processo que é influenciado por fatores como: a consistência do alimento (sólido *versus* líquido), a eficiência da mastigação do indivíduo, a temperatura (influencia a difusão), a liberação do alimento da boca (adesivo *versus* não adesivo), a hidrólise em monossacarídeos e a localização, a composição, a consistência e o pH do biofilme dental. Uma vez que o açúcar tenha alcançado a placa, a produção de uma variedade de ácidos, primariamente o láctico e o acético, dá início à diminuição do pH local (ver Capítulo 7). O ponto final da queda induzida pelo pH depende dos números e dos tipos de bactérias existentes, e a produção ácida pode ser neutralizada pelos fatores ambientais, como tampões ou componentes antimicrobianos dos alimentos transferidos concomitantemente. Ácidos suficientes precisam ser produzidos durante determinado intervalo de tempo para desmineralizar o mineral. Por fim, o alimento será depurado, e os ácidos tamponados pela saliva, cuja produção é um atributo do indivíduo, mas que também é provocada pelo alimento, dependendo da consistência e do sabor. O resultado de todos os processos será diferente quando o alimento for considerado uma unidade simples, ou associado a outros alimentos. Por exemplo, o efeito de uma barra de chocolate ingerida entre as refeições será diferente do efeito da mesma barra consumida como sobremesa após uma refeição.

Depreende-se do relatado que é muito difícil avaliar a cariogenicidade de um alimento. Nos tópicos a seguir, serão descritas as metodologias atuais que podem ser usadas para avaliar a acidogenicidade e a cariogenicidade dos alimentos.

Mensurações do pH da placa

Todos os amidos monossacarídeos e dissacarídeos, somados aos polissacarídeos hidrolisados, podem ser fermentados pelas bactérias bucais, sendo carboidratos, portanto, potencialmente cariogênicos. O pH da placa foi mensurado pela primeira vez *in vivo* em 1940, por Stephan e Miller[141], que demonstraram que o pH na placa dos dentes anteriores superiores caiu de aproximadamente 6,5 (pH de repouso) para 5,0 dentro de 3 min depois de bochechos com glicose, levando aproximadamente 40 min para se restabelecer aos níveis pré-bochecho (Figura 8.4). Posteriormente, eles limparam a superfície do dente esquerdo e observaram que, nele, o pH não caiu após outro bochecho com sacarose, enquanto o pH no dente direito caiu novamente. Desde então, o curso de uma curva de pH na placa dental seguindo um desafio de carboidratos tem sido denominado "curva de Stephan". Em geral, a curva de Stephan clássica consiste em três fases:

- Uma queda imediata e acentuada no pH em decorrência da produção ácida bacteriana
- Um período de pH baixo no qual há um equilíbrio entre produção ácida, tamponamento e *clearance* pela saliva[76]
- Um aumento lento do pH ao valor pré-experimental quando o tamponamento e o *clearance* salivar gradualmente suplantam a produção ácida.

Em valores de pH abaixo do chamado valor de pH "crítico" para o esmalte (ao redor do pH 5,5; conferir Capítulo 9), o mineral do dente tende a se desmineralizar, enquanto a "remineralização" pode ocorrer acima desse valor.

A Figura 8.5, uma representação típica da curva de Stephan, é útil como material educativo para o paciente com cáries ativas, já que pode ajudá-lo a compreender melhor os efeitos prejudiciais dos açúcares da dieta e fazê-lo apreciar a razão pela qual um padrão de consumo frequente pode levar a uma alta progressão de cáries. Na mesma hora, é fácil explicar por que uma dieta sem exposições frequentes ao açúcar pode facilitar a "reparação" de lesões cariosas já estabelecidas.

Frequentemente, a sacarose é considerada o mais potente substrato gerador de ácido para as bactérias bucais. Contudo, com base em diversos estudos *in vitro* e *in vivo*, existem poucas ou nenhuma evidência para dar suporte a diferenças na acidogenicidade potencial entre sacarose, glicose, frutose e maltose. A lactose e a galactose podem ser menos acidogênicas[50,65,127,147] (Figura 8.6).

Atualmente, existem três possíveis métodos de mensuração do pH da placa:

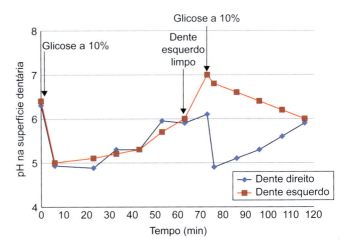

Figura 8.4 Stephan e Miller, em 1943, mediram o curso do pH nas superfícies vestibulares dos primeiros incisivos permanentes após um bochecho com glicose. Eles repetiram o experimento depois que o dente esquerdo havia sido limpo.[141]

- Método da amostragem da placa (a placa é coletada *in vivo*, e o pH mensurado *in vitro*)
- Eletrodo *microtouch* (um eletrodo para pH semelhante a uma agulha fina é inserido na placa *in vivo*)
- Método de telemetria (interproximal) (o pH é mensurado na placa em eletrodos de pH de demora *in vivo*).

Cada um desses deles pode identificar satisfatoriamente alimentos não acidogênicos quando utilizados de maneira adequada com controles positivos (sacarose a 10%) e negativos (sorbitol a 10%).[73,128] Contudo, existem diferenças no nível da curva de pH ao serem comparados os resultados após um desafio de sacarose, com o método demonstrando quedas de pH mais acentuadas. Em virtude da complexidade técnica do método telemétrico e das dificuldades em identificar pacientes adequados para o teste, o método *microtouch* atualmente é o mais comumente utilizado. A Figura 8.7 mostra a resposta do pH da placa típica de superfícies oclusais clinicamente saudáveis em comparação ao pH da placa de lesões cariosas oclusais ativas e inativas após um bochecho com sacarose usando o eletrodo *microtouch*.[28] É óbvio que a resposta acidogênica das lesões cavitadas ativas é muito mais intensa do que a das superfícies saudáveis e das lesões inativas, dando suporte, desse modo, ao conceito clínico de avaliação da atividade da lesão cariosa (conferir Capítulo 11).

A Figura 8.8 fornece exemplos de vários experimentos de telemetria de pH medindo a acidogenicidade no biofilme interproximal intacto após a ingestão de diferentes alimentos-teste.[50] Em geral, os experimentos começam com mastigação de parafina por 3 min para limpar a boca e neutralizar o pH. Então, o alimento-teste será ingerido por 2 min. Depois de outros 15 min, os indivíduos testados fazem bochecho com água ou solução de ureia, seguido de parafina por mastigação, novamente para limpar os alimentos e restabelecer o pH. Em todos os exemplos, a placa experimental tinha 5 dias de idade. A Figura 8.8A ilustra quedas do pH após bochechos com várias concentrações de sacarose. Uma quantidade tão baixa quanto 1,25% de sacarose pode reduzir o pH a níveis nos quais o mineral do dente se dissolve. A Figura 8.8B mostra que a queda do pH causada pela glicose, maltose ou sacarose é comparável. As Figuras 8.8C e D mostram que, quando o bochecho neutralizador do pH e a intervenção de mastigar são adiados, o pH permanece baixo até que os ácidos sejam limpos por um fluxo salivar estimulado ou pela remoção do alimento impactado. A Figura 8.8E demonstra o que acontece quando o creme de chocolate é ingerido no momento em que o pH ainda está baixo após uma exposição prévia ao açúcar. As Figuras 8.8C a E indicam que os modelos educativos baseados na duração de 30 min de uma queda de pH podem nem sempre ser verdadeiros, à medida que a queda do pH continua por um período muito mais longo. A Figura 8.8F mostra o curso da curva de pH induzida por um suco de frutas ácido. O pH baixo inicial relacionado com o conteúdo ácido da bebida rapidamente é neutralizado pelo sistema-tampão da placa, mas, em subsequência, o pH permanece em um nível baixo por um tempo prolongado em decorrência da fermentação do açúcar na bebida. Um segundo bochecho com suco de frutas reduziu o pH ao mesmo nível baixo do que um com sacarose a 10%.

Conforme salientado, é importante perceber que os métodos de pH da placa podem indicar somente potencial acidogênico de um produto, e não o potencial cariogênico verdadeiro. Se o perfil do pH da placa de um produto não diferir significativamente, do ponto de vista estatístico, daquele de um bochecho de sorbitol a 10%, então o alimento pode ser considerado não cariogênico.[21] Quando o perfil do pH da placa cai abaixo daquele do sorbitol, mas não abaixo de pH 5,7, um teste de cariogenicidade *in situ* é requerido para uma avaliação adicional do alimento.

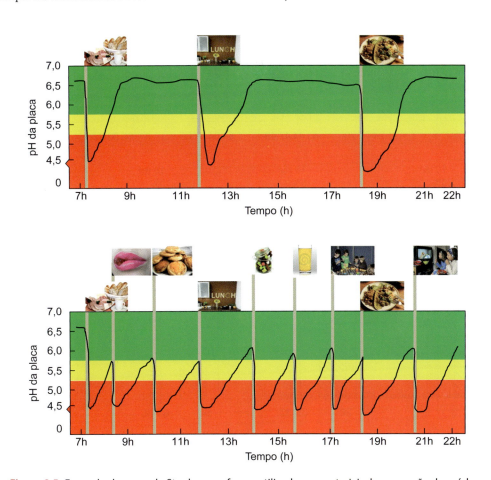

Figura 8.5 Exemplo da curva de Stephan conforme utilizado nos materiais de promoção de saúde.

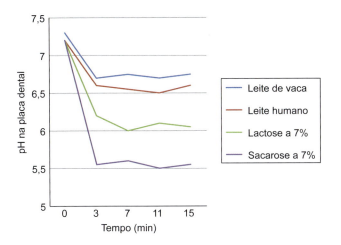

Figura 8.6 Curso do pH na placa dental até 15 min bochechando com leite humano, leite de vaca, lactose a 7% e sacarose a 7%.[127]

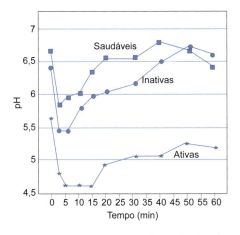

Figura 8.7 Curvas de resposta de Stephan obtidas das superfícies oclusais saudáveis, das lesões cariosas oclusais inativas e das lesões cariosas oclusais ativas profundas após um bochecho com sacarose (valores médios).[28]

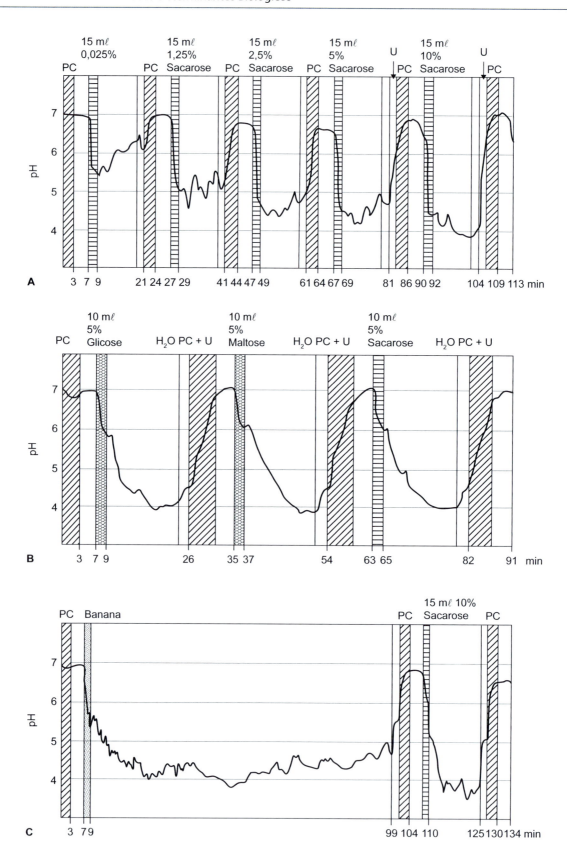

Figura 8.8 A a F. Exemplos do curso do pH na placa dental interproximal não perturbada há 5 dias medida com telemetria de pH sob várias condições de bochechos. (*continua*)

Capítulo 8 • Dieta e Cáries Dentárias   123

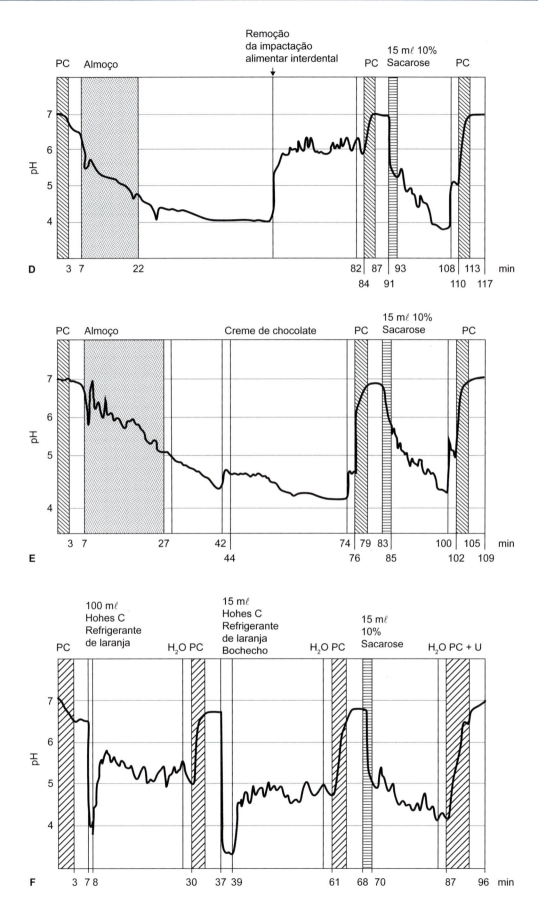

Figura 8.8 A a F. (*Continuação*) Exemplos do curso do pH na placa dental interproximal não perturbada há 5 dias medida com telemetria de pH sob várias condições de bochechos. PC: mastigar parafina; H₂O: bochecho com água; U: bochecho com ureia.[50]

Modelos de cáries *in situ*

Modelos de cáries *in situ*, ou o método de teste de cariogenicidade intrabucal, envolvem o uso de aparelhos ou outros dispositivos que requerem uma amostra de esmalte ou dentina e são usados intrabucalmente pelos participantes.[145] O ponto forte desses modelos é que todos os aspectos multifatoriais do desenvolvimento das cáries naturais geralmente estão incluídos. Comidas e bebidas podem ser testadas sob condições clinicamente relevantes, e o efeito dos alimentos nas amostras dentárias pode ser avaliado no laboratório. Issa *et al.*[55] compararam o efeito na desmineralização do esmalte *in situ* tanto de frutas inteiras quanto na forma de suco e de vegetais consumidos 7 vezes/dia, durante 10 dias. O perfil mineral de lâminas de esmalte pré-desmineralizado foi estudado antes e após o período de teste usando microrradiografia transversal e mostrou desmineralização progressiva para todos os alimentos testados. Não foram detectadas diferenças significativas entre os alimentos sólidos e na forma de sucos. Os autores concluíram que os açúcares presentes intrinsicamente em um alimento têm um potencial desmineralizante similar aos dos sem açúcar e não podem ser considerados menos cariogênicos.

Experimentos clínicos

Eventualmente, alimentos podem ser testados em experimentos clínicos usando estudos controlados randômicos, os quais, quando adequados, possibilitam a avaliação dos fatores de risco de cáries locais e a análise clínica do aumento das cáries. Por motivos éticos, está claro que estudos clínicos a longo prazo podem somente ser usados para avaliar alimentos dos quais se espera um efeito benéfico e que não sejam cariogênicos. Estudos clínicos são caros e complicados pelo fato de que o modelo do estudo em condições ideais exigiria um grupo-controle contendo açúcar, o que, atualmente, seria considerado antiético.

Adoçantes

Adoçantes não cariogênicos podem desempenhar um papel significativo no controle de cáries quando pacientes com cáries ativas com um "dente doce" não dominam o controle da placa de modo adequado (conferir Capítulo 17). Portanto, os dentistas devem ter um conhecimento significativo da cariogenicidade potencial dos adoçantes atualmente usados nos alimentos, nas bebidas e nos produtos de confeitaria das dietas modernas.

Existe um aumento acentuado no uso de alimentos de conveniência ao longo das últimas décadas. A mudança do sentido de depender de alimentos de conveniência em vez de prepará-los em casa significa que o consumidor tem pouco controle sobre a quantidade de açúcares adicionada; portanto, as pessoas podem não saber quanto açúcar estão consumindo. Não é evidente para muitas pessoas que o açúcar pode ser um constituinte importante em produtos como cereais do café da manhã, salgadinhos aromatizados (tipo batatinhas fritas), *catchup* e pão. Desse modo, simplesmente atentar-se aos doces para controlar as cáries pode ter pouco impacto na redução da atividade das cáries se um indivíduo é exposto a muitos outros produtos açucarados. Uma anotação enganosa é "sem adição de açúcar", já que, frequentemente, tais produtos contêm o açúcar do componente original (p. ex., a fruta), que pode fornecer ao produto um conteúdo de 10% de açúcar.

A Tabela 8.1 apresenta uma visão geral dos diferentes carboidratos e adoçantes com os quais os dentistas devem estar familiarizados a fim de orientar seus pacientes na escolha de substitutos dos açúcares que não são inimigos dos dentes.

Adoçantes cariogênicos

Monossacarídeos e dissacarídeos

Os monossacarídeos (glicose, frutose, galactose, ramnose e xilose) e os dissacarídeos (sacarose, maltose e lactose; Tabela 8.2) são comumente referidos como açúcares, embora o termo *açúcar* seja usado como sinônimo de sacarose. Além de transmitir um sabor doce, os açúcares têm funções importantes para a segurança e a qualidade dos alimentos, incluindo:[30]

Tabela 8.1 Diferentes tipos de carboidratos e substitutos do açúcar agrupados de acordo com sua cariogenicidade potencial e o tipo e número de sacarídeos.

Adoçantes cariogênicos

Monossacarídeos e dissacarídeos
Xarope de milho de alta frutose (HFCS)
Amidos

Agentes de volume não cariogênicos

Polímeros de frutose
Inulina
Polidextrose
Nutriose

Substitutos da sacarose

Oligossacarídeos cariogênicos	Polímeros glicose e maltodextrinas Isomalto-oligossacarídeos (IMO) Sucromalt Fruto-oligossacarídeos (FOS)
Monossacarídeos e dissacarídeos (provavelmente) não cariogênicos ou pouco cariogênicos	Tagatose Trealose Isômeros da sacarose: palatinose, trealulose, turanose, maltulose e leucrose

Substitutos da sacarose não cariogênicos

Adoçantes intensos não calóricos

Adoçantes	Vezes mais doce do que a sacarose	ADI* (mg/kg de peso corporal)
Glicirizina, monelina, traumatina, miraculina e neoesperidina DC	Traumatina: 3.000	
Acesulfame	200	15
Aspartame	160 a 220	40
Advantame	20.000	5
Ciclamato	30	7
Sacarina	300	5
Sucralose	600	15
Steviolglicosídeos: steviosida, rebaudiosida	250	4

Adoçantes calóricos

Alcoóis de açúcar	Doçura relativa à sacarose (%)	kcal/g
Monossacarídeos hidrogenados:		
• sorbitol	50 a 70	2,6
• manitol	50 a 70	1,8
• xilitol	100	2,4
• eritritol	60 a 80	0,2
• D-tagatose	75 a 92	1,5
Dissacarídeos hidrogenados:		
• isomalte	45 a 65	2,0
• lactitol	30 a 40	2,0
• maltitol	90	2,1
Hidrolisados de amido hidrogenado:	25 a 50	
• xaropes de maltitol/licasina		
• xaropes de sorbitol		

* Ingestão diária aceita.

Tabela 8.2 Composição e doçura relativa dos dissacarídeos.

Dissacarídeo	Doçura relativa à sacarose (%)	Unidade 1	Unidade 2
Sacarose (açúcar de cozinha, açúcar de cana, açúcar de beterraba ou sacarose)	100	Glicose	Frutose
Lactose (açúcar do leite)	20	Galactose	Glicose
Maltose (um produto da hidrólise do amido)	30 a 50	Glicose	Glicose

- Inibir o crescimento microbiano ao ligar água em geleias e gelatinas (efeito osmótico)
- Adicionar textura, volume, sabor e cor aos produtos (cozidos)
- Dar suporte ao crescimento de leveduras para levedação ou fermentação
- Equilibrar a acidez em molhos para saladas, caldos e condimentos.

Ao substituir açúcares, essas funções têm de ser asseguradas, além da substituição do sabor.

Xarope de milho de alta frutose

O xarope de milho de alto frutose (HFCS, do inglês *high-fructose corn syrup*) é um adoçante cariogênico produzido principalmente por motivos econômicos para ser usado em bebidas nos EUA. Feito por degradação enzimática do amido de milho, é quimicamente similar ao açúcar invertido, que consiste em 50% de frutose mais 50% de glicose. Como a frutose é mais doce do que a sacarose, tanto o açúcar invertido quanto o HCFS também são mais doces do que a sacarose. A porcentagem de frutose no HFCS pode variar de 42%, mais frequentemente usada em produtos cozidos, até 55%, encontrada somente em bebidas. O HFCS, assim como o açúcar invertido, pode ter vantagens discretas a partir de um ponto de vista cariológico. As bactérias não produzem polissacarídeos extracelulares a partir desses açúcares, mas a cariogenicidade do açúcar invertido tem sido considerada somente ligeiramente menor do que aquela da sacarose.[31]

Amidos

Não são substratos diretos para a fermentação bacteriana, mas são hidrolisados para maltose, isomaltose e glicose na cavidade bucal. Tanto as amilases salivares quanto as bacterianas podem realizar esse processo, e tem sido demonstrado que, após mastigar biscoitos, batatas fritas etc., o *clearance* de glicose é prolongado por produtos de degradação intermediária do amido, da maltotriose e da maltose. A formação ácida pode se iniciar de modo surpreendentemente rápido depois de alimentos amiláceos interagirem com a placa dental. Pollard *et al.*[117,118] testaram a acidogenicidade do pão branco, do espaguete cozido, do arroz de grãos longos cozido e de muitos outros produtos do amido, com e sem adição de açúcar. Os valores mínimos de pH medidos com eletrodos de demora mostraram que nenhum dos produtos de teste foram significativamente diferentes da solução de sacarose a 10%. Portanto, não existem dúvidas de que os amidos são acidogênicos na boca. O grau de cariogenicidade dos produtos amiláceos depende de muitos fatores. O impacto dos alimentos amiláceos na dentição, principalmente quando o amido é processado industrialmente, pode dar origem a quantidades consideráveis de ácido e seu potencial cariogênico deve ser considerado alto. Lingström *et al.*[74] têm demonstrado, com três sistemas diferentes de mensuração de pH, que a formação ácida na placa após mastigar pão macio ou batatas fritas é mais intenso e dura mais tempo do que após a ingestão de sacarose. O amido também pode influenciar a pegajosidade dos produtos[5,6], que pode ser um importante codeterminante para a cariogenicidade. Portanto, é questionável se uma recomendação para comer carboidratos complexos no lugar de açúcares diminui o risco de cáries.

Agentes de volume não cariogênicos

Aditivos para aumentar o peso ou o volume de um material alimentício que não fornecem funcionalidade ou utilidade adicional e geralmente acrescentam pouco valor nutricional e/ou poucas calorias a um material alimentar, e são usados com frequência na produção de alimentos dietéticos. Esses agentes podem ser fibrosos, o que facilita ou aumenta o trânsito intestinal e torna as fezes mais volumosas ou com retenção maior de água. Em virtude de uma ampla variedade de funções promotoras da saúde[61], eles têm amplas aplicações em vários tipos de alimentos, como doces, preparados com fruta, sobremesas lácteas, iogurte e queijo fresco, produtos de panificação, chocolate, sorvete e molhos. Considerados não cariogênicos[26,102], incluem frutanos (p. ex., inulina), polidextrose e Nutriose® (uma fibra solúvel).

Substitutos da sacarose

Os carboidratos produzidos comercialmente, incluindo polímeros de glicose e oligossacarídeos de glicose, frutose e galactose cada vez mais estão sendo usados nos produtos da alimentação diária, pois são mais baratos e seu consumo poderia ter benefícios potenciais à saúde. Por exemplo, eles podem ser mais fibrosos, menos digeríveis, conter mais ou menos energia, ou produzir uma menor elevação nos níveis de açúcares no sangue. Muitos desses sacarídeos chegam ao intestino grosso, onde estimulam o crescimento de lactobacilos e bifidobactérias, conhecidas por reduzir o crescimento de microrganismos patogênicos.[71] Contudo, muitas das espécies de bactérias encontradas no cólon também estão presentes na placa bacteriana (p. ex., bifidobactérias e lactobacilos, as quais não são necessariamente benéficas para a cavidade bucal); portanto, os efeitos desses novos carboidratos para a saúde dental tornam fundamental uma investigação. Os ingredientes que alcançam o cólon em uma forma intacta, que produz alterações específicas na composição e/ou na atividade da microbiota gastrintestinal, conferindo benefícios de bem-estar e saúde para os hospedeiros, são frequentemente denominados prebióticos.

Em geral, os fragmentos monossacarídeos, dissacarídeos e oligossacarídeos são prontamente incorporados pelas bactérias bucais e fermentados para formar ácidos. A amilase salivar hidrolisa as ligações α-1,4-glicosida para fragmentar cadeias mais longas em mono e dissacarídeos. Outras ligações podem ser hidrolisadas por enzimas bacterianas. Se os substitutos da sacarose não contêm mono, di ou oligossacarídeos, ou não são formados por hidrólise na cavidade bucal, então é possível presumir que o produto tem baixa cariogenicidade ou não é cariogênico. Contudo, conclusões definidas sobre a acidogenicidade e a possível cariogenicidade de todos os possíveis carboidratos somente podem ser tomadas a partir de dados experimentais.

Oligossacarídeos cariogênicos

Os polímeros glicose são produzidos por hidrólise ácida do amido e compreendem uma mistura de mono, di, tri, tetra, penta, hexa e heptassacarídeos e dextrinas limite-alfa. O grau de polimerização é dado pelo valor DE (glicose [dextrose] como uma porcentagem do peso seco). O DE do amido é próximo de 0, e da glicose, de 100. O das dextrinas varia entre 1 e 13, e das maltodextrinas, entre 3 e 20; e os xaropes de glicose contêm um mínimo de 20% de glicose (DE ≥ 20). Os polímeros de glicose com o mesmo DE podem, contudo, ter composições significativamente diferentes e, assim, respostas acidogênicas diferentes.

Os polímeros de glicose e as maltodextrinas são usados para aumentar o conteúdo energético dos alimentos. Podem ser prescritos por profissionais de saúde para crianças com condições clínicas como insuficiência renal, cirrose hepática, intolerância a dissacarídeos, distúrbios do metabolismo dos aminoácidos, *status* de má absorção e condições que requerem alta ingestão de energia.[101] Praticamente insípidos e inodoros, eles podem ser adicionados a uma variedade de produtos sem uma influência importante sobre o sabor ou o aroma do produto. Com frequência, os polímeros de glicose são adicionados a refrigerantes, alimentos e bebidas infantis, bebidas energéticas, sobremesas, confeitaria e suplementos energéticos.

Como mencionado, os monossacarídeos, dissacarídeos e oligossacarídeos menores podem ser fermentados diretamente na placa dental. Os oligossacarídeos maiores precisam ser primeiro hidrolisados pela amilase salivar, o que resultará em cadeias menores. A extensão da hidrólise pela amilase será determinada pelo tempo de retenção na cavidade bucal. Os polímeros de glicose são potencialmente cariogênicos; contudo, as evidências para demonstrar essa propriedade são esparsas, e a maioria dos dados procede de estudos em animais, pH da placa e ensaios laboratoriais *in vitro*. Na ausência de evidências resultantes de ensaios clínicos em seres humanos (e, como explicado previamente, não é ético realizar este tipo de estudo), o aconselhamento para o uso de polímeros de glicose deveria ser o mesmo que para os açúcares livres. Eles não deveriam ser recomendados como substitutos do açúcar. Os xaropes de glicose substituem a lactose na fórmula infantil com soja, aumentando as preocupações sobre o potencial cariogênico dessas fórmulas.

IMO, também conhecidos como glicosiloligossacarídeos, contêm monossacarídeos, principalmente α1-6 ligados – α1-6 não podem ser hidrolisadas pela amilase salivar e incluem isomaltose (glicose α1-6-glicose), isomaltulose (glicose α1-frutose, também conhecida com palatinose) e panose (glicose α1-6-glicose α1-4-glicose). Esses oligossacarídeos são produzidos comercialmente a partir do amido ou da sacarose. Estudos de pH da placa demonstraram que os IMO são menos acidogênicos do que a glicose ou sacarose, mas podem, entretanto, resultar em uma queda abaixo de 5,0 do pH (ver Moynihan[99] para uma revisão).

Sucromalte é um xarope adoçante com caloria total. Ele é considerado uma alternativa de glicemia baixa ao açúcar e HFCS. Com um conteúdo de umidade entre 20 e 25%, sua matéria seca consiste em frutose (35 a 40%), o dissacarídeo leucrose (7 a 15%), outros dissacarídeos (≤ 3%) e sacarídeos mais altos (40 a 60%).

FOS, comercializados como Neosugar, Meioligo, Actilight e Nutraflora, são resistentes à digestão no trato gastrintestinal superior e aumentam o crescimento de bifidobactérias. Raftilose (também conhecido como oligofrutose) também é amplamente usada no alimento, principalmente no Japão. Estudos experimentais sugerem que FOS são potencialmente tão cariogênicos quanto a sacarose; contudo, estudos adicionais em animais e estudos do pH da placa em seres humanos são necessários para que esse conceito seja confirmado.

Profissionais de saúde dental devem estar cientes, e alertar seus pacientes, de que oligossacarídeos não digestíveis são fermentáveis na cavidade bucal; mas, apesar disso, produtos que os contêm podem ser catalogados como sem açúcar (p. ex., comprimidos de vitamina sem açúcar). Eles não devem ser considerados seguros para os dentes.

Monossacarídeos e dissacarídeos provavelmente pouco cariogênicos e não cariogênicos

Monossacarídeos

A tagatose é similar à frutose em estrutura, sendo encontrada em muitos alimentos, incluindo laticínios. Em comparação à sacarose e a outros açúcares, produz resposta glicêmica mais baixa e zero calorias.[113] A tagatose tem atributos físicos idênticos aos da sacarose, sendo a doçura também comparável.

Dissacarídeos

A trealose constitui duas moléculas de glicose (α1-1). Encontrada naturalmente em alimentos como mel e cogumelos não processados (açúcar de cogumelo), seu efeito mais amplamente conhecido é sua capacidade de se estabilizar e proteger biologicamente moléculas ativas em muitos microrganismos. Um exemplo dessa função protetora é a planta da ressureição (*Selaginella lepidophylla*), que pode sobreviver diversos anos à secura no deserto sintetizando trealose até uma concentração de 12,5% de peso seco. A doçura é aproximadamente 45% da sacarose. Ela é usada somente em pequenas quantidades.

A sacarose tem cinco isômeros estruturais, variando no modo como as moléculas de glicose e frutose são ligadas: palatinose (isomaltulose); trealulose; turanose; maltulose; e leucrose. Alguns desses isômeros apresentam propriedades organolépticas similares às da sacarose. Esses isômeros têm sido relatados como dissacarídeos não cariogênicos, uma vez que não podem ser utilizados pelos estreptococos do grupo *mutans* como substratos para produção de ácido ou na síntese de glucanos. Demonstrou-se que a trealulose e a leucrose não são cariogênicas em ratos.[156]

Ao avaliar 146 isolados de bactérias da placa procedentes de placas de crianças pequenas para a capacidade de fermentar esses isômeros, concluiu-se que 33% dessas cepas (predominantemente *Actinomyces* spp.) fermentaram palatinose para diminuir o pH abaixo de 5,5 em culturas.[90] Entre as bactérias que fermentam palatinose, todas as cepas fermentaram trealulose, 25% turanose, 70% maltulose e 23% leucrose. Os autores concluíram que um número significativo de bactérias bucais não estreptocócicas é capaz de fermentar os isômeros da sacarose.

Substitutos da sacarose não cariogênicos

Podem ser divididos em dois grupos principais: adoçantes intensos (não calóricos); e adoçantes em volume (calóricos). Exceto por beneficiarem a saúde bucal, questões de saúde para o uso desses substitutos do açúcar incluem a redução do sobrepeso e da obesidade, e, assim, o risco de diabetes tipo 2 e pré-diabetes. Além disso, o uso desses adoçantes também pode beneficiar a saúde bucal.

Adoçantes intensos não calóricos

Existem muitos adoçantes naturais intensos sintetizados quimicamente que estão disponíveis no mercado. Alguns são milhares de vezes mais doces do que a sacarose. Contudo, não têm as mesmas propriedades funcionais, como escurecimento, cristalização e inibição microbiana, da sacarose e de outros sacarídeos, o que limita seu uso. Eles também não promovem volume. Além disso, a percepção comum de que os adoçantes intensos não calóricos podem promover perda de peso pode ser equivocada pelo fato de uma correlação positiva entre seu consumo e o aumento do índice de massa corporal em crianças e adolescentes ter sido relatada em vários estudos observacionais.[34]

A glicirrizina (obtida da raiz de alcaçuz ou regaliz), a monelina, a traumatina e a miraculina são exemplos de adoçantes intensos de ocorrência natural. As últimas três são extraídas de várias frutas. Os adoçantes alitame e aspartame são à base de aminoácidos ou peptídios, enquanto o acessulfame K, o ciclamato e a sacarina são todos adoçantes sintetizados quimicamente. A neoesperdina DC é um glicosídeo modificado, extraído da casca do limão. O aspartame é 200 vezes mais doce do que a sacarose. Portanto, quantidades muito pequenas são necessárias para adoçar os alimentos, tornando, assim, sua contribuição calórica (porque ele é feito a partir de aminoácidos, fornece 4 kcal/g) insignificante. O advantame, derivado do aspartame e da vanilina, é um adoçante artificial milhares de vezes mais doce do que a sacarose e cem vezes mais do que o aspartame, podendo ser usado em pequenas quantidades em alimentos e bebidas em comparação a outros adoçantes. Ele tem um sabor doce limpo muito similar ao aspartame com uma duração levemente mais longa de doçura.

Os adoçantes intensos são usados em uma variedade de produtos alimentícios, como refrigerantes, cerveja, confeitaria, sobremesas, sorvetes, marmelada e geleia. Eles também são empregados em dentifrícios e em adoçantes em gotas e comprimidos para uso em alimentos, no café, no chá, entre outros. Atualmente, cerca de 30% das bebidas gasosas consumidas nos EUA são adoçadas com aspartame.

Por questões de segurança, existem regulamentações rigorosas sobre o uso dos adoçantes intensos, as quais podem variar entre os países. Contudo, deve-se salientar que alguns efeitos colaterais dos adoçantes intensos foram relatados em seres humanos. Os rótulos dos alimentos precisam declarar se um produto contém adoçante e, no caso do aspartame, apresentar a informação de que tem uma fonte de fenilalanina, já que alguns indivíduos são incapazes de metabolizar esse aminoácido (portadores de fenilcetonúria).

Os adoçantes intensos não são metabolizados para ácidos pelos microrganismos da cavidade bucal, não podendo causar, assim, cáries dentárias. Entretanto, em alguns produtos alimentícios os adoçantes intensos são adicionados com açúcares (p. ex., nos refrigerantes com sabor de fruta), e esses produtos ainda podem ser cariogênicos.

A sucralose, um derivado clorado da sacarose, é agora amplamente disponível como um substituto do açúcar com um perfil sensorial muito similar ao do açúcar de cozinha.[17] Em ratos, demonstrou-se que a sucralose não é cariogênica.[13] Meyerowitz et al.[93] compararam os efeitos no pH da placa *in vivo* da sucralose a chás não adoçados e adoçados com sacarose. O curso de variação do pH em 60 min não diferiu após o consumo de chá adoçado com sucralose ou não adoçado. Em virtude de seu alto teor adoçante relativo, a sucralose é usada somente em quantidades muito pequenas, com dosagens típicas abaixo de 0,02% nos alimentos e refrigerantes. A sucralose pode ser classificada como segura para os dentes.

Glicosídeos de esteviol

A estévia é um gênero de cerca de 240 espécies de ervas e arbustos da família do girassol, nativa de regiões subtropicais e tropicais na porção oeste da América do Norte até a América do Sul. A espécie *Stevia rebaudiana*, comumente conhecida como folha doce, folha de açúcar ou simplesmente estévia, é cultivada amplamente em razão de suas folhas doces. Como um adoçante e substituto do açúcar, o sabor da estévia tem um início mais lento e uma duração mais longa do que a do açúcar, embora alguns de seus extratos possam ter sabor residual amargo ou similar ao alcaçuz em altas concentrações. Visto que seus extratos de glicosídeo de esteviol (esteviosida e rebaudiosida A) apresentam aproximadamente uma doçura 250 a 300 vezes maior que a do açúcar, a estévia atraiu a atenção com a elevação da demanda de adoçantes com baixos carboidratos e baixo conteúdo de açúcar. Como tem um efeito desprezível na glicose sanguínea, é relevante para indivíduos em dietas com controle de ingestão de carboidratos. A esteviosida e a rebaudiosida A foram testadas quanto à cariogenicidade em ratos albinos Sprague-Dawley, e concluiu-se que nenhuma das duas era cariogênica.[22] Os comprimidos que contêm estévia disponíveis comercialmente (15% de estévia, 7% de sucralose em um comprimido de lactose 70%) foram recentemente testados em um modelo de biofilme de *Streptococcus mutans in vitro* sobre placas de esmalte bovino.[33] Ocorreu certa desmineralização das placas de esmalte, mas bem menos do que após a incubação com sacarose. Os autores sugeriram que a leve desmineralização decorria do conteúdo de lactose nos comprimidos. Em conclusão, a estévia foi considerada segura para os dentes.

Adoçantes calóricos

Alcoóis de açúcar

Entre os adoçantes calóricos, os alcoóis de açúcar, como o sorbitol e o xilitol, desempenham um papel importante, em função de suas boas propriedades tecnológicas (doçura, higroscopicidade e solubilidade) e de sua aceitação regulatória e de segurança bem estabelecida. Seu uso como uma estratégia para melhorar a saúde dos dentes tem sido enfocada desde os anos 1970, sendo substâncias usadas atualmente na confeitaria, em gomas de mascar, nos chocolates, nas gelatinas e em outros doces. As principais vias de fabricação dos alcoóis de açúcar são mostradas na Figura 8.9. A Tabela 8.3 apresenta uma visão geral das principais propriedades e aplicações dos alcoóis de açúcar, indicando que nem todos são adequados para todos os tipos de produtos.

Os alcoóis de açúcar fornecem menos energia, com uma média de 2 kcal/g em comparação a 4 kcal/g fornecidas pelos monossacarídeos, pelos dissacarídeos e pelos carboidratos. Uma de suas desvantagens é que são apenas parcialmente absorvidos no intestino delgado e passam para o cólon, onde podem induzir diarreia osmótica. O alto limite de tolerância varia entre os indivíduos e entre os diferentes alcoóis de açúcar. Por essa razão, os alimentos e as bebidas contendo adoçante sem volume não são recomendados para crianças abaixo de 3 anos de idade. Alguns indivíduos podem apresentar efeito laxativo do consumo diário dos alcoóis de açúcar quando excederem 20 g de manitol e ≥ 50 g de sorbitol.

Sorbitol

Álcool de açúcar de seis carbonos, não pode ser utilizado pelos microrganismos que dominam a placa dentária. Contudo, a maioria das cepas de estreptococos do grupo *mutans*, lactobacilos e alguns outros microrganismos menos frequentemente encontrados na boca são capazes de fermentar o sorbitol. Algumas preocupações sobre a observação da fermentabilidade do sorbitol foram expressas por vários autores, em especial pelos estreptococos do grupo *mutans*, podendo limitar seu valor como um substituto do açúcar não cariogênico. É importante ter em mente que existem diferenças fundamentais entre a fermentação da sacarose e a do sorbitol pelo *S. mutans* e outros

Tabela 8.3 Propriedades e aplicações dos vários alcoóis de açúcar.

	Propriedades	Aplicações
Sorbitol cristalino	Efeito refrescante	Goma de mascar
	Compressível	Comprimido
	Criopreservação	Surimi
Maltitol cristalino	Alto ponto de fusão	Chocolate
	Cristalização	Goma de mascar, panificação
Sorbitol líquido	Umectante	Massa folhada
		Condimentos
Maltitol líquido	Anticristalizante	Balas duras
	Plastificante	Gelatina, goma de mascar
Xilitol	Efeito refrescante, cristalização	Goma de mascar
Manitol	Não higroscópico	Goma de mascar (pulverizador)
Isomalte	Cristalização	Balas duras
	Baixa higroscopicidade	

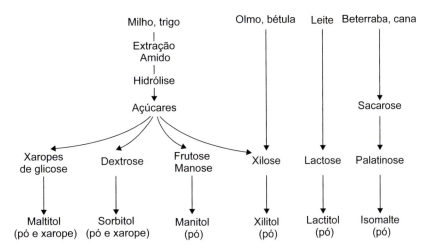

Figura 8.9 Principais rotas de fabricação dos alcoóis de açúcar.

microrganismos fermentadores de sorbitol.[10] Primeiro, a fermentação do sorbitol evolui em uma velocidade bem lenta e o pH final em culturas líquidas normalmente não alcança níveis tão baixos quanto os níveis observados regularmente com a glicose e a sacarose. Em segundo lugar, o sorbitol é metabolizado por enzimas induzíveis (enzimas em geral inativas e somente ativadas quando expostas a um substrato), as quais são sintetizadas somente quando as bactérias são expostas ao sorbitol por um período suficiente. Isso significa que, na presença de glicose, o metabolismo bacteriano é rapidamente alterado de volta para a utilização metabólica dessa fonte de energia disponível mais facilmente. Baixos níveis de glicose na saliva constantes e a liberação intermitente de quantidades maiores de glicose do amido da dieta pela amilase salivar significam que é questionável se a placa dental mantém o alto metabolismo de sorbitol. Em terceiro lugar, a degradação do sorbitol tem um perfil quantitativamente diferente de produtos finais da fermentação em comparação ao catabolismo da sacarose. Em condições anaeróbicas, o ácido láctico é o principal produto da fermentação da sacarose, enquanto o sorbitol rende quantidades consideráveis de etanol e ácido fórmico, mas uma menor proporção de ácido láctico. Essa observação é relevante porque o ácido láctico exerce um efeito desmineralizante mais potente do que outros produtos finais voláteis da fermentação (ver Capítulo 7).

Muitos estudos nos quais as alterações no pH da placa foram medidas após a realização de bochechos com solução de sorbitol, ou após o consumo de adoçantes à base de sorbitol, concluíram que o pH da placa cai somente em níveis marginais e que um pH crítico de menos de 5,7 muito raramente é obtido na placa dental após o consumo de sorbitol. Questionou-se que pode haver alterações adaptativas na placa dental com a exposição prolongada (p. ex., em um indivíduo com boca seca) e que isso poderia levar a um risco de cáries nas superfícies radiculares expostas.[59] Alguns estudos sugerem que a exposição prolongada ou frequente ao sorbitol resulta em alterações na ecologia da placa em favor das bactérias fermentadoras de sorbitol. Entretanto, existem apenas evidências anedóticas de que essas alterações adaptativas resultarão na formação de uma placa com microrganismos que metabolizam o sorbitol tão rapidamente quanto a sacarose ou a glicose.[10] Em relação aos potenciais aumentos na contagem de S. mutans, não existem dúvidas de que a exposição frequente à sacarose fornece uma vantagem ecológica para esse microrganismo acidogênico, enquanto em relação ao sorbitol praticamente não há efeitos clinicamente relevantes. Portanto, parece que as propriedades hipoacidogênicas potenciais do sorbitol não representam uma ameaça cariogênica para a maioria dos indivíduos.

Xilitol

Pentitol, o xilitol é um álcool de açúcar com cinco átomos de carbono. Vários estudos têm demonstrado que a maioria dos estreptococos bucais e outros microrganismos não o fermentam. Em contraste ao sorbitol, o xilitol exerce um efeito bacteriostático sobre os estreptococos do grupo *mutans in vivo*. O efeito inibitório aparentemente resulta da entrada do xilitol na célula bacteriana, levando a um acúmulo intracelular do xilitol 5-fosfato. Estudos ultraestruturais que avaliaram *S. mutans* e *Streptococcus sobrinus* têm mostrado que a presença do xilitol resulta em degradação celular, formação de vacúolos intracelulares e outros danos para a célula. Já está bem estabelecido que o xilitol não reduz o pH da placa *in vivo* ou *in vitro* (Figura 8.10).[103] Alguns autores levantaram a hipótese de que o xilitol possa ter um efeito inibitório sobre a produção de ácido a partir da sacarose e da glicose na placa dental. Contudo, os dados são conflitantes, já que alguns estudos *in vitro* demonstraram tal efeito[150], mas os *in vivo* não foram capazes de exibir uma ação inibitória direta do xilitol sobre a produção de ácidos a partir de açúcares.[103] Isso significa que é problemático misturar xilitol com outros açúcares no mesmo produto e, então, comercializá-los como "pouco cariogênicos". Entretanto, a não acidogenicidade do xilitol na placa dental está bem documentada e provavelmente um dos fatores mais importantes esteja relacionado com sua não cariogenicidade. Quando o xilitol é consumido frequentemente e por um longo período, observou-se que o metabolismo da placa dental se altera, resultando em menor formação de ácido a partir da sacarose.[1] Isso pode acontecer em virtude de alterações ecológicas na microbiota ou da produção reduzida da placa dental. Outro possível mecanismo é o acúmulo de xilitol 5-fosfato nas bactérias da placa após a exposição ao xilitol.

Propôs-se que o xilitol reduz a população de estreptococos do grupo *mutans* na placa[53,80], tornando-a menos aderente e reduzindo a ligação dos estreptococos do grupo *mutans* com as superfícies dentárias.[134] Esse efeito parece depender da frequência de mastigação e do nível inicial de estreptococos do grupo *mutans*[78,80,94] e pareceu persistir após a suspensão do uso habitual de xilitol.[53] Contudo, outros estudos sobre o efeito do xilitol não confirmam seu efeito inibitório sobre os estreptococos do grupo *mutans*.[11,135,152] Além disso, a relevância clínica de tais reduções bacterianas ainda precisa ser documentada.

O consumo habitual de xilitol por mulheres durante vários anos pode reduzir a transmissão mãe-filho dos estreptococos do grupo *mutans*[136], que pode prevenir as cáries na dentição decídua.[54] Em um estudo finlandês realizado nos anos 1990, mães com alto risco de cárie consumiram goma de mascar com xilitol diariamente quando os

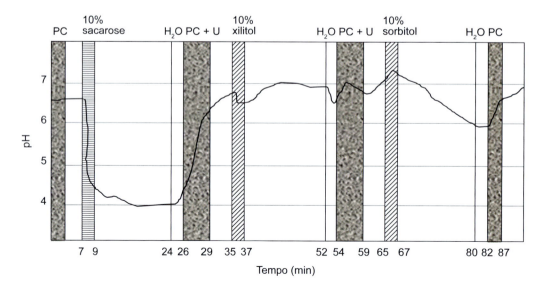

Figura 8.10 Curso do pH na placa interproximal após um bochecho com sacarose a 10%, com xilitol a 10% e com sorbitol a 10%. PC: mastigar parafina; H$_2$O: bochecho com água; U: bochecho com ureia.[103]

seus bebês tinham de 3 a 24 meses de idade. As mães de alto risco do grupo-controle receberam tratamentos semestrais com clorexidina e fluoretos. O programa com xilitol reduziu a colonização de estreptococos do grupo *mutans* e o número de cáries na primeira infância nas crianças das mães participantes. Um seguimento pós-ensaio quando as crianças tinham 10 anos de idade revelou que a idade mediana livre de cárie (dmft = 0/DMFT = 0) foi 8,2 anos no grupo xilitol e 5,8 anos no grupo-controle.[66] Assim, embora as crianças no grupo xilitol estivessem livres de cárie por períodos mais longos do que aquelas no grupo-controle, elas ainda desenvolveram cáries com o passar do tempo. Esses estudos são criticados porque a avaliação ocorreu após um longo período durante o qual o comportamento dos participantes não foi controlado. O comportamento preventivo das famílias pode ter sido bastante diferente.

Outros alcoóis de açúcar

Atualmente, polióis diferentes do sorbitol e do xilitol são usados como adoçantes de volume, especialmente em produtos da indústria de confeitaria, entre eles o manitol, o maltitol, o lactitol, o isomalte e o produto Lycasin®. Embora esses adoçantes não tenham sido avaliados tão amplamente quanto o orbital e o xilitol, estudos experimentais em animais do pH da placa *in vivo* e de incubação *in vitro* indicaram que eles têm um potencial não cariogênico ou de baixa cariogenicidade. Outros alcoóis de açúcar estão surgindo, como eritritol (um poliol de quatro carbonos).[62,85] A incubação *in vitro* com uma variedade de espécies de estreptococos demonstrou que não são produzidos ácidos a partir do eritritol.[62] Em ensaios clínicos, o eritritol apresentou efeitos similares aos do xilitol sobre a quantidade de placa e os níveis de estreptococos do grupo *mutans*.[86] Contudo, resultados de um ensaio clínico recente sugerem que, em condições relativamente baixas de cáries, o uso em ambiente escolar de pastilhas de xilitol/maltitol ou de eritritol/maltitol não tem efeito adicional preventivo das cáries superior ao programa de prevenção que inclui fluoretos.[72]

O manitol, assim como o sorbitol, é um hexitol. Ele é preparado industrialmente por hidrogenação de açúcar invertido, sacarose ou monossacarídeos. Os lactobacilos e o *S. mutans* são únicos entre os microrganismos da placa dental em sua capacidade de fermentar dois alcoóis de açúcar manitol e sorbitol (ver a seção "Sorbitol"). As enzimas manitol-6-fosfato-desidrogenase e sorbitol-6-fosfato-desidrogenase envolvidas no catabolismo do hexitol, contudo, são induzíveis (a enzima somente é ativada quando exposta a um substrato) e sua síntese é inibida pela presença de glicose na saliva.[14] De acordo com essa informação, o manitol tem baixa acidogenicidade.[2,49]

O maltitol é um poliol de 12 cabonos produzido pela hidrogenação da maltose. Esse açúcar de álcool não pode ser metabolizado pela maioria dos microrganismos da boca, mas consegue ser fermentado em baixa velocidade por estreptococos do grupo *mutans*, *Actinomyces* e algumas espécies de lactobacilos.[25] Experimentos em animais e também estudos de pH da placa em seres humanos voluntários sugeriram que o maltitol é praticamente não cariogênico. As pastilhas de maltitol, quando consumidas 4 vezes/dia, por 3 meses, não afetaram a formação de placa, a produção de ácido, nem o número de *Streptococcus mutans* e de lactobacilos na placa dental.[11]

Pesquisas sobre as propriedades dentais do lactitol (um poliol de 12 carbonos) como um adoçante de volume para substituir o açúcar da dieta revelaram que ele não era facilmente metabolizado por microrganismos bucais acidogênicos e formadores de polissacarídeos. O desenvolvimento de ácido intrabucal e a formação de placa dental a partir do lactitol em seres humanos foram substancialmente menores do que com a sacarose.[38]

Isomalte ou palatinite é uma mistura 1:1 de dois polióis com 12 carbonos. Ao avaliar a cariogenicidade do isomalte a partir de um ponto de vista bacteriológico, concluiu-se que é comparável ao sorbitol, ao maltitol e ao Lycasin®.[12]

Lycasin® é produzido a partir do amido da batata ou do milho por hidrólise enzimática ou ácida parcial e subsequente hidrogenação em altas pressão e temperatura. Vários tipos foram produzidos. Estudos em animais e ensaios bacteriológicos demonstraram que o Lycasin® tem um potencial cariogênico baixo a médio, dependendo do tipo usado. Confeitos açucarados duros adoçados com Lycasin®, com alto conteúdo de maltitol e baixo conteúdo de sacarídeos mais altos, causam uma redução relativamente pequena no pH da placa.[51]

Ensaios clínicos com sorbitol

No primeiro estudo clínico com sorbitol, as crianças que receberam comprimidos de sorbitol desenvolveram 48% menos cáries do que aquelas do grupo-controle que não os receberam.[133] Após esse estudo inicial, foram desenvolvidos muitos estudos usando gomas de mascar[8,37,79,81,97,98,115,142] e chocolates[7] adoçados. A maioria dos ensaios clínicos que avaliaram gomas de mascar adoçadas com sorbitol indicou que seu consumo diário de 3 a 5 vezes/dia entre as refeições e após as refeições tem efeito anticáries em comparação ao uso da goma de mascar. Em uma revisão sistemática, Deshpande e Jadad[23] concluíram que a fração preventiva para a goma de mascar misturada com sorbitol foi de 20%, e com sorbitol e manitol foi de 11% para dentição permanente. Mascar goma contendo sorbitol também pode ser efetiva na prevenção de cáries na dentição decídua, mas, em razão do número limitado de estudos, é impossível quantificar seu efeito. Em crianças de 6 anos de idade, mascar goma contendo sorbitol resultou em uma redução de 55% no incremento de cáries na dentição decídua quando elas foram comparadas a outras crianças de mesma idade que não fizeram uso de goma de mascar em pastilhas após um período de avaliação de 2 anos.[83] Quando as gomas em palitos com sorbitol foram mascadas, a redução foi de 30%.

Ensaios clínicos com xilitol

No primeiro ensaio clínico que avaliou o xilitol, o estudo de açúcar Turku, a sacarose da dieta foi quase completamente substituída por xilitol (ver Figura 8.2). Depois de 2 anos, o grupo sacarose tinha desenvolvido 7,2 novos DMFS, e o grupo xilitol, 0.[131] Em um estudo paralelo com duração de 1 ano que avaliou gomas de mascar, o grupo que recebeu uma goma adoçada com sacarose desenvolveu aproximadamente três novos DMFS, enquanto no grupo xilitol (as gomas foram adotadas com 50% de xilitol e 6% de sorbitol) o número de DMFS (incluindo lesões não cavitadas) foi reduzido para apenas 1.[130] A reversão das cáries pode não ser atribuída somente ao xilitol. O fluxo salivar aumentado como resultado do hábito de mascar gomas também pode ser o responsável pela redução das cáries. Entretanto, como não havia um grupo-controle mascando uma goma com placebo incluído no estudo, foi impossível distinguir entre as diferentes razões para a redução das cáries.

Os estudos Ylievska realizados na Finlândia avaliaram o efeito da frequência da mastigação: ≤ 1,5 unidade de goma de xilitol por dia, 1,5 a 2,5 unidades ou 3 unidades.[52] Após 2 anos, os incrementos de DMFS no grupo que mascou ≤ 1,5 não foram diferentes dos valores encontrados no grupo-controle que não consumiu a goma de mascar. No grupo que utilizou 1,5 a 2,5 unidades, houve uma diferença não significativa de aproximadamente 30%, e, no grupo que consumiu três unidades, a redução foi significativa, de aproximadamente 55 a 60%. A redução das cáries após o uso de gomas de mascar contendo xilitol 3 a 5 vezes/dia foi confirmada em vários estudos posteriores em crianças e adolescentes[3,52,60,79,81] e em idosos nos quais as cáries radiculares foram prevenidas.[84] Quando avaliado em uma população adulta, os participantes que usaram pastilhas de xilitol desenvolveram 40% menos lesões de cáries radiculares do que aqueles do braço-placebo.[122]

As gomas de mascar com misturas de sorbitol e xilitol também foram consideradas efetivas quando utilizadas 5 vezes/dia.[3,60,81] Analisados em conjunto, existe uma quantidade considerável de evidências sobre o uso de gomas ou doces adoçados com xilitol ou uma mistura de xilitol e sorbitol previnir cáries dentárias quando é diário e por várias vezes e muitos minutos ao dia. Comparado aos controles sem o uso de gomas de mascar, a fração prevenida variou de 59% para xilitol até 53% para a mistura de xilitol e sorbitol.[23]

Uma "remineralização" resultante do uso de álcool de açúcar foi sugerida, mas as evidências procedentes de ensaios clínicos não são conclusivas. No estudo de goma de mascar Belize, foi observado "reendurecimento" em 10 a 27% das lesões de dentina em crianças pequenas.[82] O uso de goma de mascar com xilitol 5 vezes/dia tendeu a ser mais efetivo para o "reendurecimento" do que quando a goma de mascar era utilizada menos frequentemente ou quando adoçada com sorbitol. Entretanto, os tipos de lesões apresentados na publicação eram, em sua maioria, cavidades de cáries oclusais grandes abertas facilmente sujeitas ao atrito funcional e à remoção da placa pela mastigação. Portanto, é provável que o efeito mecânico da mastigação, e não do álcool de açúcar em si, seja responsável pelas alterações clínicas observadas. Assim, apesar do que alguns autores sugerem, o presente estado da arte não apoia o efeito de "remineralização" das cáries ativas pelo xilitol.

Efeito da mastigação ou do poliol

Para medir o efeito preventivo das cáries dos polióis em si, gomas de mascar adoçadas com polióis devem ser comparadas a uma goma de mascar controle que não contenha os polióis, mas seja adoçada com um adoçante não acidogênico/não cariogênico. Recentemente, demonstrou-se que é essa goma de mascar controle foi tão efetiva quanto a goma de mascar adoçada com xilitol ou sorbitol, indicando que o efeito preventivo das cáries procedente da mastigação de goma sem açúcar está relacionado com o processo de mastigação, não sendo o efeito dos polióis.[79] A importância da mastigação também poderia explicar por que as pastilhas de goma com uma textura mais dura foram mais efetivas na prevenção das cáries do que os bastões de goma mais macios, como demonstrado no estudo Belize.[81,83] A mastigação estimula o fluxo salivar[124], assim como o hábito de chupar as pastilhas.[146] Portanto, não é surpreendente o fato de que o efeito preventivo das cáries dos confeitos adoçados com xilitol e maltitol ou polidextrose foram relatados como similares aos da goma de mascar contendo xilitol.[3] Se houvesse um efeito dos polióis por si, só ele deveria ficar visível quando os participantes fizessem bochechos com uma solução de poliol. Giertsen *et al.*[36], contudo, não demonstraram efeitos de bochechos por 4 semanas, 3 vezes/dia, durante 1 min de uma solução de xilitol a 40% sobre a taxa de fluxo salivar, sobre o número total de unidades formadoras de colônia de estreptococos ou estreptococos do grupo *mutans* na saliva, ou acúmulo de placa dental, desenvolvimento de gengivite ou sobre o potencial acidogênico da placa. Muitos dos estudos citados sugerem que certa quantidade de xilitol deveria ser consumida para ser efetiva na prevenção das cáries. Contudo, os estudos com gomas de mascar com diferentes quantidades de xilitol não apoiam essa sugestão. Por exemplo, o estudo realizado por Kandelman e Gagnon[60] indica que quantidades tão pequenas quanto 0,9 g de xilitol na goma de mascar eram suficientes para a prevenção das cáries, enquanto o estudo Ylivieska sugere que pelo menos 7 g de xilitol seriam necessários.[52] Além disso, quando comparados os grupos de xilitol/sorbitol misturados no estudo Belize, o incremento de cáries nos indivíduos que consomem a quantidade diária mais baixa de xilitol (2 g *versus* 6 g por dia) foi menor, embora a diferença não tenha sido estatisticamente significativa.[81]

Fatores protetores nos alimentos

Produtos derivados de leite

Apesar de ser uma das principais fontes de açúcares na dieta das crianças pequenas, o leite de vaca não é cariogênico. O açúcar no leite é a lactose – o açúcar menos acidogênico e cariogênico – e o leite também é conhecido por conter fatores protetores.

Em comparação ao leite de vaca, o leite materno contém mais lactose (cerca de 7% *versus* 4 a 5%) e menores concentrações de cálcio e fosfato, e pode, em teoria, ser mais cariogênico. Contudo, as evidências epidemiológicas indicam que o leite materno está associado a menor incidência de cáries dentais.[47,132] Isso pode ser um efeito secundário do *status* socioeconômico, que está relacionado com a amamentação materna e com o menor consumo de açúcares. Entretanto, não existe uma oportunidade para adicionar mais açúcar na alimentação com leite materno, e os lactentes que são amamentados têm menor probabilidade de usar mamadeiras com líquidos

açucarados.[125] Foram documentados relatos de casos de cáries dentárias graves associadas a alimentação prolongada (em geral, por mais de 2 anos) de leite materno consumido em períodos irregulares, frequentemente quando os lactentes mamavam durante a noite.[40] Entretanto, esses casos são raros e associados a práticas de alimentação incomuns (conferir Capítulo 17). A amamentação deveria ser promovida, pois fornece a melhor nutrição para o lactente.

Numerosos estudos experimentais e em animais indicaram que o queijo é um alimento anticariogênico (consultar a referência 100 para obter uma revisão mais detalhada). Especula-se que o consumo de queijo aumente o pH bucal pela estimulação do fluxo salivar e eleve as concentrações de cálcio na placa, sendo ambos mecanismos que protegem contra a desmineralização. Também foi demonstrado que as refeições contendo queijo cozido aumentam as concentrações de cálcio na placa, o que pode ser efetivo na redução das cáries.[57] Demonstrou-se que o consumo de queijo era maior em crianças que permaneciam livres de cárie por um período de 2 anos do que em crianças que desenvolviam a maioria das cáries[126], e crianças que consumiam 5 g de queijo Edam diariamente após o café da manhã por um período de 2 anos tiveram incremento significativamente menor de cáries em comparação às crianças do grupo-controle.[32] Uma relação similar foi encontrada em um estudo sueco mais recente.[110]

Os componentes lácteos que têm propriedades anticariogênicas são cálcio, fosfato, caseína e lipídios. A caseína adicionada aos alimentos (p. ex., ao chocolate) reduz a cariogenicidade, mas, como ela requer grandes quantidades – que dariam um gosto ruim ao produto – o seu uso em alimentos é evitado.[121] A digestão da caseína não destruiu a capacidade de a proteína prevenir a desmineralização do esmalte em um modelo de cáries bucais em seres humanos. Dois digestivos da caseína, caseinofosfopeptídeos (CFP) e glicomacropeptídeos (GMP), foram patenteados para uso em produtos de higiene pessoal comuns para a prevenção das cáries dentárias. Pesquisas demonstraram que CFP e GMP podem inibir o crescimento de *Streptoccocus mutans* e outras espécies bucais.[56,105,106] Adicionalmente, CFP forma *nanoclusters* com fosfato de cálcio amorfo na superfície do dente, movendo um reservatório de cálcio e íons fosfato para manter um estado de supersaturação com relação ao esmalte do dente. Em um estudo *in situ*, a maior remineralização foi produzida com goma de mascar sem açúcar com CFP-ACP, em comparação à goma sem CFP-ACP e um grupo-controle que não utilizou goma de mascar.[19]

Probióticos

A ideia de usar bactérias, frequentemente administradas nos produtos alimentícios, para modificar a virulência da placa vem sendo pesquisada há muitos anos. Foram utilizadas várias abordagens. Realizaram-se pesquisas sobre como a microbiota bucal residente associada à saúde poderia ser favorecida em detrimento das espécies associadas a doenças. Muitos estudos iniciais concentraram-se na utilização de bactérias conhecidas por competirem com as bactérias cariogênicas.[45,143,149] Outra abordagem foi substituir, por exemplo, as cepas do *Streptoccocus mutans* por cepas de virulência atenuada (com deficiência de lactate desidrogenase) e maior competitividade.[45] Outro estudo utilizou uma cepa recombinante de *S. mutans* expressando urease, a qual demonstrou reduzir a cariogenicidade da placa em um modelo animal.[18] Recentemente, alguns estudos enfocaram a manutenção de uma microbiota bucal saudável pela modificação por bactérias não residentes, na chamada abordagem probiótica. A justificativa para essa abordagem no controle da saúde bucal tem origem em estudos médicos nos quais foi demonstrado que as bactérias probióticas podem conferir benefícios de saúde pelo alívio de infecções no trato gastrintestinal (para obter uma revisão sobre o tema, consultar Nomoto[108]).

As bactérias probióticas incluem um amplo espectro de bactérias pertencentes principalmente aos gêneros *Lactobacillus* e *Bifidobcaterium*[112], habitantes comuns da microbiota bucal. Demonstrou-se que até as bactérias podem absorver a hidroxiapatita revestida de saliva *in vitro*.[20,42] Ademais, essas bactérias são capazes de fermentar uma ampla gama de açúcares *in vitro*, podendo levar à diminuição do pH além do valor "crítico" para a dissolução dos tecidos duros dentais.[43,44] As propriedades acidúricas das bactérias probióticas dão origem a preocupações de que a ingestão dos probióticos possa ter um efeito colateral negativo na promoção do desenvolvimento de lesões de cáries. Contudo, estudos clínicos não foram capazes de comprovar que a placa dental sirva como um reservatório das bactérias probióticas *in vivo*[88,120], nem que o consumo a curto prazo (comprimidos) de lactobacilos probióticos tenha um efeito sobre a produção de ácidos na placa supragengival.[88] Com o estado de conhecimento atual, portanto, é difícil conceber que as bactérias probióticas possam ter um efeito inibitório sobre as cáries dentárias, como descrito em alguns ensaios clínicos.[104,116,140] Estudos bem conduzidos com desenho de estudo adequado são necessários para esclarecer essa questão (para consultar as revisões, ver Meurman[91] e Meurman e Stamatova[92]).

Dieta e erosão dental

Além de ser a principal direcionadora das cáries dentárias, a dieta desempenha um papel importante na erosão dos dentes, um processo destrutivo que resulta na dissolução superficial dos tecidos duros dos dentes. Como será visto no Capítulo 9, uma cárie é definida como uma dissolução dos tecidos duros dentários causada por ácidos produzidos nos biofilmes que recobrem as superfícies dos dentes. Por sua vez, a erosão é definida como uma dissolução do mineral apatita causada pelos ácidos de qualquer outra origem (refrigerantes, alimentos, frutas, conteúdo estomacal, acidez do ar etc.) introduzidos no ambiente bucal. A erosão remove a camada mineral, camada por camada, da superfície dos dentes (comparar as Figuras 9.8 e 9.7, no Capítulo 9). A erosão dental é a principal guia do desgaste patológico dos dentes por exposição a substâncias ácidas, e, com a abrasão e o atrito, contribui para a natureza multifatorial dessa condição.[68]

A expressão clínica da erosão dental é modificada pelas propriedades químicas e físicas de um alimento ou uma bebida[69,77], e por fatores biológicos e comportamentais.[155] Alterações no estilo de vida e a maior disponibilidade de bebidas ácidas e sucos são consideradas responsáveis por um aumento na prevalência de erosão dental, principalmente em crianças pequenas e adolescentes.[4,96] Além disso, a melhora da higienização bucal e a obsessão por ter "dentes mais brancos" podem levar a uma consequência negativa ao deixarem os dentes em maior risco de ácidos de origem extrínseca e intrínseca.

O potencial dos alimentos e das bebidas ácidos para causar erosão é conhecido há muito tempo. Uma ampla gama de substâncias alimentares ácidas tem sido implicada em diferentes graus de evidência científica, incluindo sucos de frutas cítricas e outros sucos de frutas ácidos, bebidas gasosas ácidas, bebidas não gasosas ácidas, bebidas energéticas ácidas, vinhos, cidras, chás de ervas ácidas, frutas cítricas e outras frutas e alimentos ácidos, molhos para salada, conservas em vinagre e confeitos aromatizados com frutas ácidas (para uma revisão, ver Zero[154]). Uma preocupação específica da dieta é a ingestão crescente e elevada de bebidas ácidas, especialmente sucos e refrigerantes.[67] Nos EUA, o consumo por adolescentes de sucos de frutas e refrigerantes mais do que dobrou nos últimos 30 anos, enquanto, no mesmo período, a ingestão de leite caiu 36%.[16]

O potencial erosivo final de um alimento ou de uma bebida depende de uma interação de suas propriedades químicas (pH, conteúdo ácido total, teor de cálcio, conteúdo de fosfato e adesividade), fatores biológicos (taxa de fluxo salivar, capacidade-tampão e composição da saliva, formação de película, composição do dente e anatomia dental e dos tecidos moles) e fatores comportamentais (estilo de vida, hábitos de consumo de alimentos e bebidas, especialmente frequência, duração e cronologia da exposição). Em particular, os hábitos de ingestão de bebidas têm sido considerados em relação ao consumo, um fator que pode influenciar o risco de erosão dentária.[58] A inter-relação de todos esses fatores em uma dada superfície dentária determina o grau de saturação em relação ao mineral do dente (conferir Capítulo 9) e se a erosão ocorrerá ou não. É importante enfatizar que os fluoretos não reduzem a erosão dentária causada pelos refrigerantes,[70] pelas razões que serão apresentadas no Capítulo 9.

Conclusão

Uma dieta que não contenha açúcares de ocorrência natural e carboidratos fermentáveis não é exequível, e uma dieta que não contenha açúcares aditivos seria difícil de se concretizar e ser mantida. Entretanto, com a prática cuidadosa da higiene bucal com uma pasta de dente com fluoreto em uma dieta sensata do ponto de vista nutricional, a maioria dos indivíduos deve ser capaz de conseguir apreciar os alimentos considerados "ruins" para os dentes sem qualquer risco para a sua saúde dental. Os aspectos práticos da investigação dietética e o aconselhamento para cada paciente individual serão temas tratados no Capítulo 17.

Referências bibliográficas

1. Aguirre-Zero O, Zero DT, Proskin HM. Effect of chewing xylitol chewing gum on salivary flow rate and the acidogenic potential of dental plaque. Caries Res. 1993;27:55-9.
2. Ahlden ML, Frostell G. Variation in pH of plaque after a mouth rinse with a saturated solution of mannitol. Odontol Revy. 1975;26:1-5.
3. Alanen P, Isokangas P, Gutmann K. Xylitol candies in caries prevention: results of a field study in Estonian children. Community Dent Oral Epidemiol. 2000;28:218-24.
4. Al-Dlaigan YH, Shaw L, Smith A. Dental erosion in a group of British 14-year-old school children. Part II: influence of dietary intake. Br Dent J. 2001;190:258-61.
5. Al-Khatib GR, Toumba KJ, Duggal MS, Pollard MA, Curzon MEJ. An in vivo evaluation of the demineralising potential of maltodextrins using an intra oral cariogenicity testing method. Caries Res. 1997;30:316.
6. Al-Khatib GR, Duggal MS, Toumba KJ. An evaluation of the acidogenic potential of maltodextrins in vivo. J Dent. 2001;29:409-14.
7. Banoczy J, Hadas E, Esztary I, Marosi I, Nemes J. Three-year results with sorbitol in clinical longitudinal experiments. J Int Assoc Dent Child. 1981;12:59-63.
8. Beiswanger BB, Boneta AE, Mau MS, Katz BP, Proskin HM, Stookey GK. The effect of chewing sugar free gum after meals on clinical caries incidence. J Am Dent Assoc. 1998;127:1623-6.
9. Berdmore T. A treatise on the disorders of the teeth and gums. Dublin; 1769.
10. Birkhed D, Bar A. Sorbitol and dental caries. World Rev Nutr Diet. 1991;65:1-37.
11. Birkhed D, Edwardsson S, Ahlden M-L, Frostell G. Effects of 3 months frequent consumption of hydrogenated starch hydrolysate (LycasinR), maltitol, sorbitol and xylitol on human dental plaque. Acta Odontol Scand. 1979;37:103-15.
12. Birkhed D, Kalfas S, Svensater G, Edwardsson S. Microbiological aspects of some caloric sugar substitutes. Int Dent J. 1985;35:9-17.
13. Bowen WH, Young DA, Pearson SK. The effects of sucralose on coronal and root-surface caries. J Dent Res. 1990;69:1485-7.
14. Brown AT, Wittenberger CL. Mannitol and sorbitol catabolism in Streptococcus mutans. Arch Oral Biol. 1973;18:117-26.
15. Burt BA, Pai S. Is sugar consumption still a major determinant of dental caries? A systematic review. J Dent Educ. 2001;65:1017-24.
16. Cavadini C, Siega-Riz AM, Popkin BM. US adolescent food intake trends from 1965 to 1996. Arch Dis Child. 2000;83:18-24.
17. Cardoso JMP, Bolini HMA. Descriptive profile of peach nectar sweetened with sucrose and different sweeteners. J Sens Stud. 2008;23:804-16.
18. Clancy KA, Pearson S, Bowen WH, Burne RA. Characterization of recombinant, ureolytic Streptococcus mutans demonstrates an inverse relationship between dental plaque ureolytic capacity and cariogenicity. Infect Immun. 2000;68:2621-9.
19. Cochrane NJ, Shen P, Byrne SJ, Walker GD, Adams GG, Yuan Y, Reynolds C, Hoffmann B, Dashper SG, Reynolds EC. Remineralisation by chewing sugar-free gums in a randomised, controlled in situ trial including dietary intake and gauze to promote plaque formation. Caries Res. 2012;46:147-55.
20. Comelli EM, Guggenheim B, Stingele F, Nesser JR. Selection of dairy bacterial strains as probiotics for oral health. Eur J Oral Sci. 2002;110:218-24.

21. Curzon MEJ, Hefferren JJ. Modern methods for assessing the cariogenic and erosive potential of foods. Br Dent J. 2001;191:41-6.
22. Das S, Das AK, Murphy RA, Punwani IC, Nasution MP, Kinghorn AD. Evaluation of the cariogenic potential of the intense natural sweeteners stevioside and rebaudioside A. Caries Res. 1992;2:363-6.
23. Deshpande A, Jadad AR. The impact of polyol-containing chewing gums on dental caries: a systematic review of original randomized controlled trials and observational studies. J Am Dent Assoc. 2008;139:1602-14.
24. Duggal MS, Toumba KJ, Amaechi BT, Kowash MB, Higham SM. Enamel demineralization in situ with various frequencies of carbohydrate consumption with and without fluoride toothpaste. J Dent Res. 2001;80:1721-4.
25. Edwardsson S, Birkhed D, Mejare B. Acid production from Lycasin, maltitol, sorbitol and xylitol by oral streptococci and lactobacilli. Acta Odontol Scand. 1977;35:257-63.
26. EFSA Panel on Dietetic Products, Nutrition and Allergies (NDA). Scientific opinion on the substantiation of a health claim related to "non-fermentable" carbohydrates and maintenance of tooth mineralization by decreasing tooth demineralisation pursuant to Article 13(5) of Regulation (EC) N. 1924/20061. EFSA J. 2013;11:3329.
27. Fauchard P. Chirurgen dentiste. Paris: Pierre-Jean Mariette; 1746.
28. Fejerskov O, Scheie AA, Manji F. The effect of sucrose on plaque pH in the primary and permanent dentition of caries-inactive and -active Kenyan children. J Dent Res. 1992;71:25-31.
29. Fisher FJ. A field study of dental caries, periodontal disease and enamel defects in Tristan da Cunha. Part 2. Methods and results. Br Dent J. 1968;125:447-53.
30. Fitch C, Keim KS; Academy of Nutrition and Dietetics. Position of the Academy of Nutrition and Dietetics: use of nutritive and nonnutritive sweeteners. J Acad Nutr Diet. 2012;112:739-58.
31. Frostell G, Birkhed D, Edwardsson S, Goldberg P, Petersson LG, Priwe C, Winholt AS. Effect of partial substitution of invert sugar for sucrose in combination with Duraphat treatment on caries development in preschool children: the Malmo Study. Caries Res. 1991;25:304-10.
32. Gedalia I, Ben-Mosheh S, Biton J, Kogan D. Dental caries protection with hard cheese consumption. Am J Dent. 1994;7:331-2.
33. Giacaman RA, Campos P, Munoz-Sandoval C, Castro RJ. Cariogenic potential of commercial sweeteners in an experimental biofilm caries model on enamel. Arch Oral Biol. 2013;58:1116-22.
34. Giammattei J, Blix G, Marshak HH, Wollitzer AO, Pettitt DJ. Television watching and soft drink consumption: associations with obesity in 11- to 13- year-old schoolchildren. Arch Pediatr Adolesc Med. 2003;157:882-6.
35. Gibson S, Williams S. Dental caries in pre-school children: associations with social class, toothbrushing habit and consumption of sugars and sugar-containing foods. Further analysis of data from the national diet and nutrition survey of children aged 1.5-4.5 years. Caries Res. 1999;33:101-13.
36. Giertsen E, Emberland H, Scheie AA. Effects of mouth rinses with xylitol and fluoride on dental plaque and saliva. Caries Res. 1999;33:23-31.
37. Glass RL. A two-year clinical trial of sorbitol chewing gum. Caries Res. 1983;17:365-8.
38. Grenby TH. Latest state of research on lactitol and dental caries. Int Dent J. 1989;39:25-32.
39. Gustafsson BE, Quensel C-E, Swenander Lanke L, Lundqvist C, Grahnen H, Bonow BE, Krasse B. The Vipeholm Dental Caries Study. The effect of different levels of carbohydrate intake on caries activity in 436 individuals observed for five years. Acta Odontol Scand. 1954;11:232-364.
40. Hackett AF, Rugg-Gunn AJ, Murray JJ, Roberts GJ. Can breast feeding cause dental caries? Hum Nutr Appl Nutr. 1984;38A:23-8.
41. Harris R. Biology of the children of Hopewood House, Bowral, Australia. 4. Observations of dental caries experience extending over five years (1957-1961). J Dent Res. 1963;42:1367-99.
42. Haukioja A, Yli-Knuuttila H, Loimaranta V, Kari K, Ouwehand AC, Meurman JH, Tenovuo J. Oral adhesion and survival of probiotic and other lactobacilli and bifidobacteria in vitro. Oral Microbiol Immunol. 2006;2:326-32.
43. Haukioja A, Soderling E, Tenovuo J. Acid production from sugars and sugar alcohols by probiotic lactobacilli and bifidobacteria in vitro. Caries Res. 2008;42:449-53.

44. Hedberg M, Hasslof P, Sjostrom I, Twetman S, Stecksen-Blicks C. Sugar fermentation in probiotic bacteria – an in vitro study. Oral Microbiol Immunol. 2008;23:482-5.
45. Hillman JD. Genetically modified Streptococcus mutans for the prevention of dental caries. Antonie Van Leeuwenhoek. 2002;82:361-6.
46. Holloway PJ, James PM, Slack GL. Dental disease of inhabitants of Tristan da Cunha in 1962. Arch Oral Biol. 1962;7(Suppl):337-40.
47. Holt RD, Joels D, Winter GB. Caries in preschool children, the Camden study. Br Dent J. 1982;153:107-9.
48. Humphrey LT, de Groote I, Morales J, Barton N, Collcutt S, Bronk Ramsey C, Bouzouggar A. Earliest evidence for caries and exploitation of starchy plant foods in Pleistocene hunter-gatherers from Morocco. Proc Nat Acad Sci USA. 2014;111:954-9.
49. Imfeld T. Identification of low caries risk dietary components. Monogr Oral Sci. 1977;4:8-14.
50. Imfeld T. Identification of low caries risk dietary components. Basel: Karger; 1983.
51. Imfeld T, Muhlemann HR. Addendum to: Acid production from Swedish Lycasin (candy quality) and French Lycasin (80/85) in human dental plaque. Caries Res. 1978;12:256-63.
52. Isokangas P, Alanen P, Tiekso J, Makinen KK. Xylitol chewing gum in caries prevention: a field study in children. J Am Dent Assoc. 1988;117:315-20.
53. Isokangas P, Tenovuo J, Soderling E, Mannisto H, Makinen KK. Dental caries and mutans streptococci in the approximal areas of molars affected by habitual use of xylitol chewing gum. Caries Res. 1991;25:444-8.
54. Isokangas P, Soderling E, Pienihakkinen K, Alanen P. Occurrence of dental decay in children after maternal consumption of xylitol chewing gum, a follow-up from 0 to 5 years of age. J Dent Res. 2000;79:1885-9.
55. Issa AI, Toumba KJ, Preston AJ, Duggal MS. Comparison of the effects of whole and juiced fruits and vegetables on enamel demineralization in situ. Caries Res. 2011;45:448-52.
56. Janer C, Rohr LM, Pelaez C, Laloi M, Cleusix V, Requena T, Meile L. Hydrolysis of oligofructoses by the recombinant beta-fructofuranosidase from Bifidobacterium lactis. Syst Appl Microbiol. 2004;27;279-85.
57. Jenkins GN, Hargreaves JA. Effect of eating cheese on Ca and P concentrations of whole mouth saliva and plaque. Caries Res. 1989;23:159-64.
58. Johansson AK, Lingstrom P, Imfeld T, Birkhed B. Influence of drinking method on tooth surface pH in relation to dental erosion. Eur J Oral Science. 2004;114:484-9.
59. Kalfas S, Svensater G, Birkhed D, Edwardsson S. Sorbitol adaptation of dental plaque in people with low and normal salivary secretion rates. J Dent Res. 1990;69:442-6.
60. Kandelman D, Gagnon G. A 24-month clinical study of the incidence and progression of dental caries in relation to consumption of chewing gum containing xylitol in school preventive programs. J Dent Res. 1990;69:1771-5.
61. Kaur N, Gupta AK. Applications of inulin and oligofructose in health and nutrition. J Biosci. 2002;27:703-14.
62. Kawanabe J, Hirasawa M, Takeuchi T, Oda T, Ikeda T. Noncariogenicity of erythritol as a substrate. Caries Res. 1992;26:358-62.
63. Konig KG. Changes in the prevalence of dental caries: how much can be attributed to changes in diet? Caries Res. 1990;24(Suppl 1):16-8.
64. Konig KG, Navia J. Nutritional role of sugars in oral health. Am J Clin Nutr. 1995;62(Suppl):275S-83S.
65. Koulourides T, Bodden R, Keller S, Manson-Hing L, Lastra J, Housch T. Cariogenicity of nine sugars tested with an intraoral device in man. Caries Res. 1976;10:427-41.
66. Laitala ML, Alanen P, Isokangas P, Soderling E, Pienihakkinen K. Long-term effects of maternal prevention on children's dental decay and need for restorative treatment. Community Dent Oral Epidemiol. 2013;41:534-60
67. Larsen MJ. Degrees of saturation with respect to apatites in fruit juices and acidic drinks. Scand J Dent Res. 1975;83:13-17.
68. Larsen MJ. Erosion of the teeth. In: Fejerskov O, Kidd EAM, eds. Dental caries. The disease and its clinical management. 2. ed. Oxford: Blackwell Munsgaard; 2008:233-48.
69. Larsen MJ, Nyvad B. Enamel erosion by some soft drinks and orange juices relative to their pH, buffering effect and contents of calcium phosphate. Caries Res. 1999;33:81-7.

70. Larsen MJ, Richards A. Fluoride is unable to reduce dental erosion from soft drinks. Caries Res. 2002;36:75-80.

71. Leeds AR, Rowland IR. Gut flora and health: past, present and future. London: Royal Society of Medicine Press; 1996.

72. Lenkkeri AM, Pienihakkinen K, Hurme S, Alanen P. The cariespreventive effect of xylitol/maltitol and erythritol/maltitol lozenges: results of a double-blinded, cluster-randomized clinical trial in an area of natural fluoridation. Int J Paediatr Dent. 2012;22:180-90.

73. Lingstrom P, Birkhed D, Granfeldt Y, Bjorck I. pH measurements of human dental plaque after consumption of starchy foods using the microtouch and the sampling method. Caries Res. 1993;27:394-401.

74. Lingstrom P, Imfeld T, Birkhed D. Comparison of three different methods for measurement of plaque-pH in humans after consumption of soft bread and potato chips. J Dent Res. 1993;72:865-70.

75. Linke HA, Moss SJ, Arav L, Chiu PM. Intra-oral lactic acid production during clearance of different foods containing various carbohydrates. Z Ernahrungswiss. 1997;36:191-7.

76. Lundqvist C. Trans. by Evans CM. Oral sugar clearance: its influence on dental caries activity. Lund: CWK Gleerup; 1952.

77. Lussi A, Jaeggi T, Scharer S. The influence of different factors on in vitro enamel erosion. Caries Res. 1993;27:387-93.

78. Ly KA, Milgrom P, Roberts MC, Yamaguchi DK, Rothen M, Mueller G. Linear response of mutans streptococci to increasing frequency of xylitol chewing gum use: a randomized controlled trial. BMC Oral Health. 2006;6:6-12.

79. Machiulskiene V, Nyvad B, Baelum V. Caries preventive effect of sugar-substituted chewing gum. Community Dent Oral Epidemiol. 2001;29:278-88.

80. Makinen KK, Soderling E, Isokangas P, Tenovuo J, Tiekso J. Oral biochemical status and depression of Streptococcus mutans in children during 24- to 36-month use of xylitol chewing gum. Caries Res. 1989;23:261-7.

81. Makinen KK, Benett CA, Hujoel PP, Isokangas PJ, Isotupa KP, Rape HR, Makinen P-L. Xylitol chewing gums and caries rates: a 40-month cohort study. J Dent Res. 1995;74:1904-13.

82. Makinen KK, Makinen P-L, Pape HR Jr, Allen P, Benett CA, Isokangas PJ, Isotupa KP. Stabilisation of rampant caries: polyol gums and arrest of dentine caries in two long-term cohort studies in young subjects. Int Dent J. 1995;45:93-107.

83. Makinen KK, Hujoel PP, Benett CA, Isotupa KP, Makinen P-L, Allen P. Polyol chewing gums and caries rates in primary dentition: a 24-month cohort study. Caries Res. 1996;30:408-17.

84. Makinen KK, Pemberton D, Makinen P-L, Chen C-Y, Cole J, Hujoel PP, Lopatin D, Lambert P. Polyol-combinant saliva stimulants and oral health in Veterans Affairs patients – an exploratory study. Spec Care Dentist. 1996;16:104-15.

85. Makinen KK, Isotupa KP, Kivilompolo T, Makinen P-L, Toivanen J, Soderling E. Comparison of erythritol and xylitol saliva stimulants in the control of dental plaque and mutans streptococci. Caries Res. 2001;35:129-35.

86. Makinen KK, Saag M, Isotupa KP, Olak J, Nommela R, Soderling E, Makinen PL. Similarity of the effects of erythritol and xylitol on some risk factors of dental caries. Caries Res. 2005;39:207-15.

87. Marthaler TM. Hereditary fructose intolerance. Br Dent J. 1967; 120:597-9.

88. Marttinen A, Haukioja A, Karjalainen S, Nylund L, Satokari R, Ohman C, Holgerson P, Twetman S, Soderling E. Short-term consumption of probiotic lactobacilli has no effect on acid production of supragingival plaque. Clin Oral Investig. 2011;16:797-803.

89. Masood M, Masood Y, Newton T. Impact of national income and inequality on sugar and caries relationship. Caries Res. 2012;46:581-8.

90. Matsuyama J, Sato T, Hoshino E, Noda T, Takahashi N. Fermentation of five sucrose isomers by human dental plaque bacteria. Caries Res. 2003;37:410-5.

91. Meurman JH. Probiotics: do they have a role in oral medicine and dentistry? Eur J Oral Sci. 2005;113:188-96.

92. Meurman JH, Stamatova I. Probiotics: contributions to oral health. Oral Dis. 2007;13:443-51.

93. Meyerowitz C, Syrrakou EP, Raubertas RF. Effect of sucralose – alone or bulked with maltodextrin and/or dextrose – on plaque pH in humans. Caries Res. 1996;30:439-44.

94. Milgrom P, Ly KA, Roberts MC, Rothen M, Mueller G, Yamaguchi DK. Mutans streptococci dose response to xylitol chewing gum. J Dent Res. 2006;85:177-81.

95. Miller WD. The microorganisms of the human mouth. Philadelphia, PA: S.S.White; 1890.

96. Millward A, Shaw L, Smith AJ, Rippin JW, Harrington E. The distribution and severity of tooth wear and the relationship between erosion and dietary constituents in a group of children. Int J Paediatr Dent. 1994;4:152-7.

97. Moller IJ. Sorbitol containing chewing gum and its significance for caries prevention. Dtsch Zahnärztl Z. 1977;32(Suppl 1):66-70.

98. Moller IJ, Poulsen S. The effect of sorbitol-containing chewing gum on the incidence of dental caries, plaque and gingivitis in Danish schoolchildren. Community Dent Oral Epidemiol. 1973;1:58-67.

99. Moynihan PJ. Update on the nomenclature of carbohydrates and their dental effects. J Dent. 1998;26:209-18.

100. Moynihan P. Foods and factors that protect against dental caries. Nutr Bull. 2000;25:281-6.

101. Moynihan PJ, Gould MEL, Huntley N, Thorman S. Effect of glucose polymers in water, milk and a milk substitute (Calogen) on plaque pH in vitro. Int J Paediatr Dent. 1996;6:19-24.

102. Muhlemann HR. Polydextrose – ein kalorienarmer Zuckersatzstoff. Zahnmedizinische Prufungen. Swiss Dent. 1980;1:29.

103. Muhlemann HR, Schmid R, Noguchi T, Imfeld T, Hirsch RS. Some dental effects of xylitol under laboratory and in vivo conditions. Caries Res 1977;11:263-76.

104. Nase L, Hatakka K, Savilahti E, Saxelin M, Ponka A, Poussa T, et al. Effect of long-term consumption of a probiotic bacterium, Lactobacillus rhamnosus GG, in milk on dental caries and caries risk in children. Caries Res. 2001;35:412-20.

105. Neeser JR, Chambaz A, Del Vedovo S, Prigent MJ, Guggenheim B. Specific and nonspecific inhibition of adhesion of oral Actinomyces and streptococci to erythrocytes and polystyrene by caseinoglycopeptide derivatives. Infect Immun. 1988;56:3201-8.

106. Neeser JR, Golliard M, Woltz A, Rouvet M, Dillmann ML, Guggenheim B. In vitro modulation of oral bacterial adhesion to saliva-coated hydroxyapatite beads by milk casein derivatives. Oral Microbiol Immunol. 1994;9:193-201.

107. Newbrun E, Hoover C, Mettraux G, Graf H. Comparison of dietary habits and dental habits of subjects with hereditary fructose intolerance and control subjects. J Am Dent Assoc. 1980;101:619-26.

108. Nomoto K. Prevention of infections by probiotics. J Biosci Bioeng. 2005;100:583-92.

109. Nyvad B. Sukker og caries. In: Molgaard C, Lyhne Andersen N, Barkholt V, Grunnet N, Hermansen K, Pedersen BK et al. (eds.). Sukkers sundhedsmæssige betydning. Copenhagen: Danish Board of Nutrition; 2003. p. 59-67.

110. Ohlund I, Holgerson PL, Backman B, Lind T, Hernell O, Johansson I. Diet intake and caries prevalence in four-year-old children living in a low-prevalence country. Caries Res. 2007;41:26-33.

111. Orr JB, Gilks KL. Studies of nutrition: the physique and health of two African tribes. Medical Research Council Special Report Series N. 155. London: Medical Research Council; 1931.

112. Ouwehand AC, Salminen S, Isolauri E. Probiotics: an overview of beneficial effects. Antonie Van Leeuwenhoek. 2002;82:279-89.

113. Patra F, Tomar SK, Arora S. Technological and functional applications of low-calorie sweeteners from lactic acid bacteria. J Food Sci. 2009;74:R16-23.

114. Pedersen PO. Ernahrung und Zahnkaries primitiver und urbanisierter Gronlander. Dtsch Zahn Mund Kieferheilkd. 1939;6:728-35.

115. Petersen PE, Razanamihaja N. Carbamide-containing polyol chewing gum and prevention of dental caries in Madagascar. Int Dent J. 1999;49:226-30.

116. Petersson LG, Magnusson K, Hakestam U, Baigi A, Twetman S. Reversal of primary root caries lesions after daily intake of milk supplemented with fluoride and probiotic lactobacilli in older adults. Acta Odontol Scand. 2011;69:321-7.

117. Pollard MA. Potential cariogenicity of starches and fruits as assessed by the plaque-sampling method and an intraoral cariogenicity test. Caries Res. 1995;29:68-74.

118. Pollard MA, Imfeld T, Iseli M, Borgia A, Curzon MEJ. Acidogenicity of cereals and fruit using the indwelling electrode to measure plaque pH. Caries Res. 1993;27:215.

119. Price WA. Eskimo and Indian field studies in Alsaka and Canada. J Am Dent Assoc. 1936;23:417-37.
120. Ravn I, Dige I, Meyer RL, Nyvad B. Colonization of the oral cavity by probiotic bacteria. Caries Res. 2012;46:107-12.
121. Reynolds EC, Black CL. Cariogenicity of a confection supplemented with sodium caseinate at a palatable level. Caries Res 1989;23:368-70.
122. Ritter AV, Bader JD, Leo MC, Preisser JS, Shugars DA, Vollmer WM, Amaechi BT, Holland JC. Tooth-surface-specific effects of xylitol: randomized trial results. J Dent Res. 2013;92:512-7.
123. Roos A. Kulturzerfall und Zahnverderbnis. Bern: Hans Huber; 1962.
124. Rosenhek M, MacPherson LMD, Dawes C. The effects of chewinggum stick size and duration of chewing on salivary flow rate and sucrose and bicarbonate concentrations. Arch Oral Biol. 1993;38:885-91.
125. Rugg-Gunn AJ, Nunn JH. Nutrition, diet and oral health. Oxford: Oxford University Press; 1999.
126. Rugg-Gunn AJ, Hackett AF, Appleton DR, Jenkins GN, Eastoe JE. Relationship between dietary habits and caries increment assessed over two years in 405 English adolescent schoolchildren. Arch Oral Biol. 1984;29:983-92.
127. Rugg-Gunn AJ, Roberts GJ, Wright WG. Effect of human milk on plaque pH in situ and enamel dissolution in vitro compared with bovine milk, lactose, and sucrose. Caries Res. 1985;19:327-34.
128. Scheie AA, Fejerskov O, Lingstrom P, Birkhed D, Manji F. Use of palladium touch microelectrodes under field conditions for in vivo assessment of dental plaque pH in children. Caries Res. 1992;26:44-51.
129. Scheinin A, Makinen KK. Turku sugar studies I–XXI. Acta Odontol Scand. 1975;33(Suppl 70):1-351.
130. Scheinin A, Makinen KK, Tammisalo E, Rekola M. Turku sugar studies. XVIII. Incidence of dental caries in relation to 1-year consumption of xylitol chewing gum. Acta Odontol Scand. 1975;33(Suppl 70):307-16.
131. Scheinin A, Makinen KK, Ylitalo K: Turku sugar studies. V. Final report on the effect of sucrose, fructose and xylitol diets on caries incidence in man. Acta Odontol Scand. 1975;33(Suppl 70):67-104.
132. Silver DH. A longitudinal study of infant feeding practice, diet and caries, related to social class in children aged 3 and 8-10 years. Br Dent J. 1987;163:296-300.
133. Slack GL, Millward E, Martin WJ. The effect of tablets stimulating salivary flow on the incidence of dental caries: a two-year clinical trial. Br Dent J. 1964;116:105-8.
134. Soderling E, Isokangas P, Tenovuo J, Mustakallio S, Makinen KK. Long-term xylitol consumption and mutans streptococci in plaque and saliva. Caries Res. 1991;25:153-7.
135. Soderling E, Trahan L, Tammialai-Salonen T, Hakkinen L. Effects of xylitol, xylitol-sorbitol, and placebo chewing gums on the plaque of habitual xylitol consumers. Eur J Oral Sci. 1997;105:170-7.
136. Soderling E, Isokangas P, Pienihakkinen K, Tenovuo J, Alanen P. Influence of maternal xylitol consumption on mother-child transmission of mutans streptococci: 6-year follow up. Caries Res. 2001;35:173-7.
137. Sognnaes RF. Analysis of wartime reduction of dental caries in European children. Am J Dis Child. 1948;75:792-821.
138. Sognnaes RF. Oral health survey of Tristan Da Cunha. Results of the Norwegian Scientific Expedition to Tristan da Cunha, 1937-1938, N. 24. Oslo: Det Norske Videnskaps-Akademi; 1954.
139. Sreebny LM. Sugar availability, sugar consumption and dental caries. Community Dent Oral Epidemiol. 1982;10:1-7.
140. Stecksen-Blicks C, Holgerson PL, Twetman S. Effect of xylitol and xylitol-fluoride lozenges on approximal caries development in high-caries-risk children. Int J Paediatr Dent. 2008;18:170-7.
141. Stephan RM, Miller BF. A quantitative method for evaluating physical and chemical agents which modify production of acids in bacterial plaques on human teeth. J Dent Res. 1943;22:45-53.
142. Szoke J, Banoczy J, Proskin HM. Effect of aftermeal sucrose-free gum chewing on clinical caries. J Dent Res. 2001;80:1725-9.
143. Tagg JR, Dierksen KP. Bacterial replacement therapy: adapting 'germ warfare' to infection prevention. Trends Biotechnol. 2003;21:217-3.
144. Takeuchi M. Epidemiological study on dental caries in Japanese children before, during and after World War II. Int Dent J. 1961;11:443-57.
145. Ten Cate JM. Patient selection and appliance design in intra-oral models. J Dent Res. 1992;71(Spec No):908-10.
146. Tenovuo J, Hurme T, Ahola A, Svedberg C, Ostela I, Lenander-Lumikari M, Neva M. Release of cariostatic agents from a new buffering fluoride- and xylitol-containing lozenge to human whole saliva in vivo. J Oral Rehabil. 1997;24:325-31.
147. Thomson ME, Thomson CW, Chandler NP. In vitro and intra-oral investigations into the cariogenic potential of human milk. Caries Res. 1996;30:434-8.
148. Toverud G. The influence of war and post war conditions on the teeth of Norwegian school children II and III. Millbank Mem Fund Q. 1957;35:127-96.
149. Van der Hoeven JS, de Jong MH, Rogers AH, Camp PJ. A conceptual model for the co-existence of Streptococcus spp. and Actinomyces spp. in dental plaque. J Dent Res. 1984;63:389-92.
150. Waler SM, Rolla G. Effect of xylitol on dental plaque in vivo during carbohydrate challenge. Scand J Dent Res. 1983;91:256-9.
151. Weiss RL, Trithart AH. Eating habits and dental caries experience in preschool children. Am J Public Health Nations Health. 1960;50:1097-104.
152. Wennerholm K, Arends J, Birkhed D, Ruben J, Emilson CG, Dijkman AG. Effect of xylitol and sorbitol in chewing gums on mutans streptococci, plaque pH and mineral loss of enamel. Caries Res. 1994;28:48-54.
153. Woodward, Walker ARP. Sugar consumption and dental caries: evidence from 90 countries. Br Dent J. 1994;176:297-302.
154. Zero DT. Etiology of dental erosion: extrinsic factors. Eur J Oral Sci. 1996;104:162-77.
155. Zero DT, Lussi A. Etiology of enamel erosion: intrinsic and extrinsic factors. In: Addy M, Embery G, Edgar M, Orchardson R, eds. Tooth wear and sensitivity. Martin Dunitz, Ltd.; 2000. p. 121-39.
156. Ziesenitz SC, Siebert G, Imfeld T. Cariological assessment of leucrose [d-glucopyranosyl-alpha(1-5)-d-fructopyranose] as a sugar substitute. Caries Res. 1989;23:351-7.

9

Desmineralização e Remineralização | Chave para Compreender as Manifestações Clínicas da Cárie

O. Fejerskov e M. J. Larsen

Introdução	135
Mineral do esmalte	135
Estabilidade dos fosfatos de cálcio	136
Dissolução do cristal	136
Solubilidade da apatita aumentou pelo ácido	137
Efeito do carbonato e do fluoreto sobre a dissolução da apatita e seu crescimento	138
Desmineralização e remineralização dos tecidos duros dentais	139
Desmineralização das cáries	140
Remineralização do esmalte	141
Remineralização da dentina	144
Referências bibliográficas	148
Bibliografia	148

Introdução

É comum dizer que os "dentes são banhados pela saliva", dando a errada impressão de que a cavidade bucal é como uma pia tampada, cheia de saliva. E isso porque, na verdade, a saliva somente cobre os dentes com um filme delgado de cerca de 10 μm de espessura. Esse filme fluido está constantemente em movimento ao longo das superfícies dentárias à medida que o indivíduo engole, mastiga e realiza as demais atividades bucais. A composição da saliva e a velocidade do filme salivar desempenham um papel significativo na manutenção da integridade dos tecidos duros do dente.

Quando se discutem as reações químicas da apatita biológica nos tecidos duros do dente, deve-se observar que a situação não é tão simples quanto ter uma hidroxiapatita pura exposta à fase líquida circundante de composição conhecida. As proteínas de origem salivar cobrirão todos os tecidos dentários expostos (ver Capítulo 6). O filme orgânico muito delgado nas superfícies dentárias – chamado de película – é formado como resultado da adsorção seletiva das proteínas salivares nas superfícies dentárias.[1,26] A superfície de hidroxiapatita é anfotérica, ou seja, liga proteínas ácidas e básicas igualmente bem. Contudo, as proteínas ácidas podem ser dessorvidas pelo fosfato ou por outros ânions, enquanto as básicas podem sê-lo pelo cálcio. A superfície da hidroxiapatita tem uma carga negativa, já que os grupos fosfato próximos da superfície dos cristais abrigam mais ou menos os grupos cálcio carregados positivamente.

O objetivo deste capítulo é fazer o leitor observar a dinâmica química de como os tecidos duros do dente se dissolvem na cavidade bucal e interagem com a saliva e o fluido do biofilme (o fluido da placa). Somente ao compreender essa situação é possível apreciar a dinâmica da desmineralização e da remineralização – ou "des" e "remin", como frequentemente se diz na clínica. Tem havido muito exagero a respeito da remineralização nas últimas duas a três décadas, então, como clínico, é importante saber o que isso significa e o que pode ser feito clinicamente para promover as condições que favoreçam a remineralização.

Mineral do esmalte

Os cristais de esmalte diferem da hidroxiapatita pura, pois contêm vários íons inorgânicos estranhos. A estrutura reticulada da apatita é especialmente "flexível" e possibilitará a inclusão de íons estranhos nos sítios normalmente reservados para o cálcio, o fosfato e os íons hidroxila. Nos cristais de esmalte, alguns íons fosfato, por exemplo, são substituídos por íons carbonato, frequentemente com a substituição simultânea de cálcio por sódio. Contudo, existe um limite sobre quanto carbonato pode ser acomodado dessa maneira sem comprometer a estrutura reticulada. Além disso, alguns íons hidroxila são substituídos por íons fluoreto, mas não há um limite para a possível extensão desse processo – 100% de substituição resulta em fluoroapatita, mas esse mineral é raramente encontrado nos tecidos biológicos (uma exceção é o ameloide do tubarão). É possível dizer que o carbonato e o fluoreto são parte do cristal porque eles alteram as dimensões da estrutura reticulada. A apatita do esmalte e a maioria das outras apatitas biológicas, portanto, são uma hidroxiapatita flúor-carbonada. Outros íons normalmente incorporados na apatita biológica, mas em uma extensão menor, são o cloreto e o magnésio. Outras substituições, ainda, são possíveis (p. ex., estrôncio por cálcio), mas não qualitativamente importantes.

Os cristais de esmalte têm uma área de superfície muito ampla, possibilitando que haja maior oportunidade para a adsorção de íons estranhos. É provável que todos os íons mencionados anteriormente sejam adsorvidos na superfície em uma camada de ligação à água, a "concha de hidratação", inclusive os íons HPO_4^{2-} e Ca^{2+} (Figura 9.1). Esses íons são prontamente intercambiáveis, diferentemente dos íons na estrutura reticulada. Também adsorvidos na superfície cristalina estão os elementos-traço de esmalte, como potássio, zinco, chumbo e cobre.[3] Na Figura 9.1B, assume-se que a superfície de apatita está carregada negativamente, atraindo, então, íons carregados positivamente, que, por sua vez, atraem íons carregados negativamente, e assim por diante. Após uma curta distância de três a cinco camadas de íons, esses efeitos ligantes são muito fracos e desorganizados. Em tal sistema, as moléculas de água são facilmente aprisionadas em função de suas cargas positivas e negativas separadas estereologicamente. A água compreende a principal parte do ambiente de cada cristal, sendo denominado, como detalhado anteriormente, "concha de hidratação". Essa concha somente pode ser removida se os cristais forem aquecidos a temperaturas de cerca de 500°C por períodos prolongados. A difusão final e a substituição dos íons no interior do cristal são um processo extremamente lento.

Além das variações na superfície do cristal decorrentes da adsorção, a massa de cristal de esmalte não é homogênea. Existe uma razão para acreditar que os cristais de esmalte são recobertos por uma camada indistinta de minerais apatíticos, que têm uma estabilidade maior (p. ex., menos carbonatos e/ou mais fluoretos). Assim, a extensão das substituições não é constante em todo o cristal.

Estabilidade dos fosfatos de cálcio

Acima do pH 4,3, a hidroxiapatita é o mineral de fosfato de cálcio mais estável, o que é compreensível porque ela é a forma depositada durante o desenvolvimento do tecido. Contudo, depois da erupção do dente, a apatita da porção externa do esmalte e da dentina é exposta a uma ampla variação no pH pelas dietas, por refrigerantes e pelo metabolismo da placa. Um diagrama de fase (Figura 9.2) pode ser usado para prever que, abaixo do pH 4,1, a bruxita é mais estável do que a hidroxiapatita, e que a primeira pode precipitar-se como cristais separados ou recobrir os cristais de esmalte existentes. Contudo, acima do pH 4,3, a hidroxiapatita é mais estável do que qualquer um dos outros três fosfatos de cálcio conhecidos. Além disso, a presença de íons adicionais, fluoreto ou magnésio, pode resultar em outros minerais de fosfato de cálcio estáveis, como a fluoroapatita e a whitlockita (fase fosfato de cálcio), precipitando-se na existência de hidroxiapatita.

Dissolução do cristal

Todos os minerais têm uma solubilidade inerente e fixa em água a qualquer temperatura determinada. A dissolução em água pura é relativamente rápida a princípio, mas fica mais lenta conforme a acumulação dos íons dos cristais na solução. Eventualmente, a dissolução líquida cessa e a solução é denominada saturada em relação àquele mineral, embora permaneça uma lenta troca de íons entre os cristais e a solução. A água é quase única em sua capacidade de dissolver os cristais inorgânicos. Suas moléculas criam sua trajetória na superfície do cristal e desalojam os íons da estrutura reticulada por meio de sua capacidade de reduzir as forças de atração entre os íons de cargas opostas, uma função da alta constante dielétrica da água. Além disso, as moléculas de água circundam os íons recém-liberados e essa energia de hidratação supera a energia da estrutura reticulada que mantém os cristais unidos.

A característica de ser ou não uma solução saturada em relação à hidroxiapatita pode ser determinada a partir do princípio do produto de solubilidade. Essa teoria é derivada da lei de ação da massa, que afirma que a velocidade de uma reação é proporcional ao produto das massas das substâncias reagentes, cada uma delas elevada a uma potência igual ao número de moléculas que participa da reação. Por convenção, quando uma massa de unidade de hidroxiapatita sólida se dissolve, cinco íons cálcio, três íons fosfato trivalentes e um íon hidroxila são liberados em solução:

$$Ca_5(PO_4)_3OH \leftrightarrow 5Ca^{2+} + 3PO_4^{3-} + OH^-$$

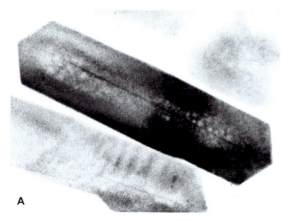 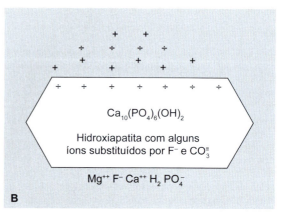

Figura 9.1 A. Corte transversal do cristal de esmalte a partir da superfície mais externa do esmalte humano altamente mineralizado. Os cristais hexagonais exibem uma linha central escura e uma estriação na estrutura reticulada com um intervalo de 0,817 nm (cerca de 8,2 Å) entre as linhas que se intersectam em um ângulo de 60° refletindo a célula unitária de hidroxiapatita.[32] Reproduzida, com autorização, da Oxford University Press. **B.** Desenho esquemático de um cristal de esmalte "típico". Esses cristais têm cerca de 350 Å de espessura e 1.000 Å de largura. Os íons na concha de hidratação podem ser trocados facilmente. Uma vez que os íons são ligados à estrutura reticulada de hidroxiapatita (p. ex., fluoretos), eles não são mais facilmente trocados, a menos que o cristal seja dissolvido.

Capítulo 9 • Desmineralização e Remineralização | Chave para Compreender as Manifestações Clínicas da Cárie

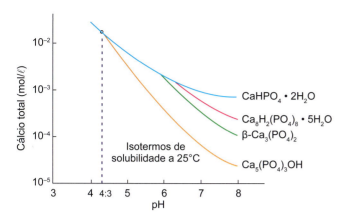

Figura 9.2 Diagrama de fase de solubilidade a 25°C para sais de fosfatos de cálcio que podem se formar em condições fisiológicas. Adaptada de Brown, 1973.[2] Reproduzida, com autorização, do Departamento do Comércio dos EUA.

Assim, o produto da atividade iônica em relação à hidroxiapatita IAP_{HA} é determinado pela multiplicação da concentração de íon cálcio (ou, melhor, pela atividade química) elevada à quinta potência, com a concentração do fosfato trivalente elevada à terceira potência pela concentração de hidroxila, todos em móis por litro:

$$IAP_{HA} = (Ca^{2+})^5 \times (PO_4^{3-})^3 \times (OH^-)$$

Na solução muito diluída, a atividade de um íon é similar à sua concentração, mas, conforme a concentração de sal dissolvido aumenta, a atividade torna-se significativamente menor do que a concentração, por causa das interações entre os íons. A atividade está relacionada com a concentração pelo coeficiente de atividade, que pode ser calculado com conhecimento da potência iônica, ou seja, o conteúdo de sal em uma solução. A concentração, por sua vez, é afetada pela extensão da formação de íons complexos (p. ex., $CaH_2PO_4^+$).

Quando uma solução contendo hidroxiapatita está saturada e o mineral está em equilíbrio com os íons em solução, o IAP_{HA} é igual ao produto de solubilidade da hidroxiapatita KSP_{HA}, uma constante que tem um valor $7,41 \times 10^{-60}$ mol^9/ℓ^9 a 37°C. Assim, em equilíbrio:

$$IAP_{HA} = KSP_{HA} = (Ca^{2+})^5 \times (PO_4^{3-})^3 \times (OH^-) = 7,41 \times 10^{-60} \text{ mol}^9/\ell^9$$

Esse valor poderia também resultar, por exemplo, das concentrações da solução de cálcio e fosfato de 0,2925 mmol/ℓ a pH 6 e 37°C (Tabela 9.1, caso 2).

Diversos sais (p. ex., NaCl) são muito mais solúveis em água quente do que água fria, mas a hidroxiapatita e a maioria dos outros fosfatos de cálcio são levemente mais solúveis em água fria (p. ex., KSP_{HA} $3,72 \times 10^{-58}$ mol^9/ℓ^9 a 25°C). Portanto, quando um indivíduo bebe fluidos quentes, não há maior probabilidade de seus dentes dissolverem do que quando bebem o mesmo fluido, mas em temperatura fria.

Solubilidade da apatita aumentou pelo ácido

Diferentemente de muitos sais, como o sal de cozinha (NaCl), a solubilidade da hidroxiapatita e de outros fosfatos de cálcio é muito afetada pelo pH da água na qual é dissolvida, o que foi explicado anteriormente. À medida que PO_4^{3-} e OH^- se acumulam em solução com Ca^{2+}, a velocidade de dissolução da hidroxiapatita é gradualmente alentecida e cessa, conforme a saturação da solução. Se ácido é adicionado, os íons PO_4^{3-} e OH^- combinam com H^+ para formar íons HPO_4^{2-} e H_2O, respectivamente, assim removendo uma proporção dos íons PO_4^{3-} e OH^- da solução:

$$Ca_5(PO_4)^3 OH \leftrightarrow Ca^{2+} + 3PO_4^{3-} + OH^-$$
$$\downarrow H^+ \quad \downarrow H^+$$
$$HPO_4^{2-} \quad H_2O$$
$$\downarrow H^+$$
$$H_2PO_4^-$$

Nesse caso, há uma redução do IAP_{HA}; a solução é, então, denominada insaturada e mais hidroxiapatita se dissolve até o restabelecimento da faturação. Por exemplo, na Tabela 9.1, caso 1, em que o pH da solução com 0,2925 mmol/ℓ de cálcio e fosfato é alterado para pH 5, o IAP_{HA} agora é muito menor do que KSP_{HA} e a solução está insaturada. Contudo, quando o pH é 7, o IAP_{HA} é maior que o KSP_{HA} e a solução é supersaturada em relação à hidroxiapatita (Tabela 9.1, caso 3). Quando o pH de uma solução supersaturada é reduzido gradualmente, há um ponto no qual a solução torna-se imediatamente saturada em relação ao mineral em questão. No exemplo na Tabela 9.1, esse pH é 6. Fisicamente, a dissolução de um cristal de hidroxiapatita não é isotrópico, mas prossegue mais rapidamente ao longo do eixo c. Isso pode resultar em uma cavidade central nos cristais parcialmente dissolvidos, um fenômeno algumas vezes observado nas imagens ao microscópio eletrônico de esmalte cariado (Figura 9.3).[30]

É aparente a partir da equação de produto de solubilidade que, se houver um excesso de um íon na solução, então menos de outros será necessário para que se atinja o KSP_{HA}. Algumas vezes, isso é chamado de efeito do "íon comum" e explica por que adição de cálcio ou de fosfato a uma solução na qual a hidroxiapatita está dissolvida reduz a quantidade que será dissolvida. O princípio do produto da solubilidade também explica por que a remoção do cálcio de uma solução em equilíbrio (p. ex., como agente de ligação ao cálcio, como o ácido etilenodiaminotetracético), causará a dissolução de uma maior quantidade de hidroxiapatita.

Uma vez que o produto da atividade da hidroxiapatita é uma função da concentração de íons cálcio elevada à quinta potência, pode-se prever que uma alteração na concentração da solução de cálcio poderia ter o efeito mais profundo sobre IAP_{HA}. Contudo, alteração no pH afeta tanto o OH^- quanto a proporção do fosfato total presente na forma de PO_4^{3-}, bem como a formação do íon complexo, e, com as concentrações típicas encontradas nos fluidos bucais, alteração no pH tem um efeito maior sobre o produto da atividade do que a alteração da concentração de cálcio.[21]

Tabela 9.1 Concentrações de cálcio e fosfato, atividades e produtos da atividade em relação à hidroxiapatita para a mesma solução em pH 5, 6 e 7 e a uma temperatura de 37°C.

	Caso 1	Caso 2	Caso 3
pH	5,0	6,0	7,0
Potência básica (mol/ℓ)	$8,887 \times 10^{-4}$	$8,926 \times 10^{-4}$	$9,653 \times 10^{-4}$
Concentração total de cálcio (mol/ℓ)	$2,925 \times 10^{-4}$	$2,925 \times 10^{-4}$	$2,925 \times 10^{-4}$
Atividade de Ca^{2+} (mol/ℓ)	$2,553 \times 10^{-4}$	$2,539 \times 10^{-4}$	$2,452 \times 10^{-4}$
Concentração total de fosfato (mol/ℓ)	$2,925 \times 10^{-4}$	$2,925 \times 10^{-4}$	$2,925 \times 10^{-4}$
Concentração total de PO_4^{3-} (mol/ℓ)	$1,652 \times 10^{-13}$	$1,546 \times 10^{-11}$	$9,395 \times 10^{-10}$
Atividade de PO_4^{3-} (mol/ℓ)	$1,215 \times 10^{-13}$	$1,136 \times 10^{-11}$	$6,822 \times 10^{-10}$
Atividade de OH^- (mol/ℓ)	$4,787 \times 10^{-10}$	$4,787 \times 10^{-9}$	$4,787 \times 10^{-8}$
Produto da atividade total (mol^9/ℓ^9) $(Ca^{2+})^5 \times (PO_4^{3-}) \times OH^-$	$9,31 \times 10^{-67}$	$7,41 \times 10^{-60}$	$1,35 \times 10^{-53}$

Em todos os casos, as concentrações totais de cálcio e fosfato são as mesmas: 0,2925 mmol/ℓ. No caso 2, $IAP_{HA} = KSP_{HA}$ ($7,41 \times 10^{-60}$); assim, essa solução está saturada em relação à hidroxiapatita.

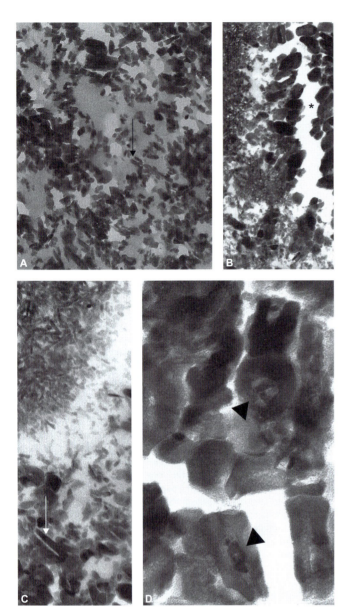

Figura 9.3 Micrografias por microscópio eletrônico de transmissão de uma parte do corpo de uma lesão de cárie gravemente desmineralizada (A). As setas em (A) e (C) indicam os cristais com dissolução central. B e D. Os chamados cristais de cáries são mostrados. Alguns deles são de fato cristais dissolvidos por redeposição de minerais no centro dos cristais, como indicado pelas cabeças das setas.

Em resumo, os cristais de hidroxiapatita se dissolvem em ácido porque a solução circundante torna-se insaturada pela remoção dos íons PO_4^{3-} e OH^- a partir da solução. A força motriz para a dissolução é o grau de subsaturação.

Efeito do carbonato e do fluoreto sobre a dissolução da apatita e seu crescimento

As substituições de íons influenciam as propriedades físicas e químicas dos minerais e, mais importante ainda, em relação ao esmalte, alteram sua solubilidade. A inclusão do carbonato torna a hidroxiapatita mais solúvel[17], mas a de fluoretos tem o efeito oposto, reduzindo o KSP efetivo. A fluoroapatita, que tem um KSP_{FA} de $3,2 \times 10^{-61}$, é menos solúvel do que a hidroxiapatita, mas aproximadamente 50% de substituição produz o mineral menos solúvel: $KSP_{FHA0,5}$ $6,6 \times 10^{-63}$.[16] Em virtude da quantidade relativamente pequena de fluoreto no esmalte nativo, o carbonato apresenta um efeito sobreposto na solubilidade do esmalte aumentando o $KSP_{esmalte}$ para $5,5 \times 10^{-55}$ [15], embora existam evidências de que somente o material da junção prismática é tão solúvel quanto[25], com o volume do mineral do esmalte tendo um KSP próximo de 10^{-58}. Ao determinar o *status* de saturação dos fluidos bucais em relação ao esmalte, um KSP dessa ordem deveria ser usado em vez do KSP_{HA}. Contudo, em razão da natureza intercambiável do mineral do esmalte, é difícil determinar com exatidão o $KSP_{esmalte}$.

Os traços de fluoreto na solução quando a hidroxiapatita se dissolve tornam a solução altamente supersaturada em relação à fluorapatita, especialmente a flúor-hidroxiapatita, que tende a se precipitar ou ter um supercrescimento sobre a hidroxiapatita existente. Quantidades pequenas de fluoreto são, portanto, removidas da solução durante o crescimento dos cristais de apatitas. Contudo, como apatitas sem carbonato ou com baixas concentrações de carbonato são menos solúveis, tenderão a se formar de preferência em detrimento da apatita original. Assim, quando um cristal de flúor hidroxiapatita carbonatado se dissolve e reprecipita, o fluoreto tende a ser incorporado, enquanto o carbonato é descartado.[13] O efeito global dessa solução de fluoreto é reduzir drasticamente a quantidade de cálcio que pode ser liberado do esmalte em solução ácida. Essa é a base científica para a visão atual de que as baixas concentrações de fluoreto em solução no ambiente do dente são mais benéficas para reduzir as cáries do que as altas concentrações de fluoreto incorporadas no esmalte (Figura 9.4), conforme afirmado por Fejerskov *et al*.[4]

Se o esmalte pulverizado é exposto repetidas vezes ao ácido, sua dissolução torna-se incongruente, significando que os produtos iniciais não são aqueles esperados a partir do mineral do esmalte. Carbonato, sódio e magnésio são liberados preferencialmente durante a primeira exposição[12], o que pode refletir a liberação de íons adsorvidos ou a dissolução do mineral do esmalte e a simultânea reprecipitação de flúor-hidroxiapatita mais perfeita com uma solubilidade menor. Durante tal processo de reprecipitação, os cristais podem ficar recobertos com uma fase de fosfato de cálcio diferente (p. ex., bruxita), que, então, se torna a fase "controladora da solubilidade".[22] Além disso, os cristais de whitloquita separados podem se precipitar[25], podendo levar à formação de "cristais de cárie", sendo por vezes observados os cristais roeboides relativamente grandes na periferia do prisma no esmalte cariado (ver Figura 9.3).

O esmalte não é homogêneo em toda a sua espessura. Por exemplo, os cristais de até 50 a 100 μm na superfície externa contêm mais fluoretos e menos carbonato do que os cristais na estrutura do esmalte no momento da erupção (conferir Capítulo 14), em virtude,

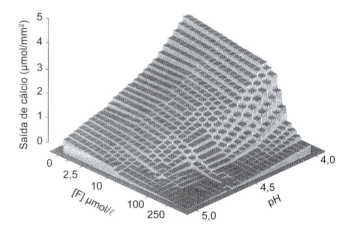

Figura 9.4 Saída de cálcio do esmalte durante a desmineralização em soluções inicialmente contendo 2,2 mmol/ℓ de cloreto de cálcio e 2,2 mmol/ℓ de fosfato de potássio, ajustado para o pH e para os níveis de fluoreto [F] indicados. Para verificar a figura original, consultar Ten Cate e Duijsters, 1983.[27,28]

muito provavelmente, das flutuações no pH que acompanham as frequentes modulações celulares dos ameloblastos durante a maturação pré-eruptiva.[8] Isso torna, em princípio, os micrômetros externos do esmalte menos solúveis do que a massa do tecido.

Desmineralização e remineralização dos tecidos duros dentais

Sob condições fisiológicas (pH 7,4), a saliva e os fluidos bucais são supersaturados em relação à hidroxiapatita e à fluorapatita (Figura 9.5) – esta é a condição prévia necessária para a manutenção da apatita dental na boca. Se os fluidos bucais fossem insaturados em relação à apatita, os tecidos duros dentais sofreriam dissolução. Em geral, quanto mais alta a supersaturação em relação ao sal real, maior a tendência para a sua formação. Assim, as barras na Figura 9.5 indicam uma tendência considerável para a formação de flúor-hidroxiapatita e hidroxiapatita, em particular quando a secreção salivar é estimulada. Isso explica por que a maioria dos cálculos supragengivais consiste em uma mistura de flúor-hidroxiapatita e hidroxiapatita, bem como mostra que não existe uma justificativa para adicionar cálcio ou fosfato extra a vários compostos dietéticos – a saliva já está supersaturada. O único efeito pode ser melhorar a formação dos cálculos dentários! Ocasionalmente, o fosfato octacálcico ou a bruxita têm sido observados como componentes dos cálculos. A Figura 9.5 mostra que a saliva está insaturada em relação ao fluoreto de cálcio, o que explica por que esse sal somente existe na cavidade bucal por um período limitado (p. ex., após tratamentos tópicos de fluoreto com alta concentração de fluoreto, como vernizes e soluções de NaF a 2%) e, invariavelmente, se dissolverá. Quando se forma CaF_2 dentro de uma superfície de esmalte porosa (p. ex., depois do condicionamento ácido seguido pelo tratamento tópico com flúor), ele evidentemente se dissolverá em uma velocidade mais lenta (vários dias) do que se o fosse em uma superfície dentária mais externa.

Quando o pH no meio circundante (saliva/fluido da placa) diminui, a solubilidade da apatita mineral do dente aumenta drasticamente (Figura 9.6). Em geral, a solubilidade da apatita aumenta em um fator 10 em relação a uma gota de cada unidade de pH única. Portanto, o mineral é vulnerável a um ambiente ácido. A exposição aos ácidos pode levar a dois tipos de lesão: a lesão de cárie (Figura 9.7) e a erosão (Figura 9.8). Os estágios iniciais da formação da lesão de cárie são caracterizados por uma dissolução parcial do esmalte mais externo, sendo quase uma erosão, mas, à medida que as condições químicas mencionadas prevalecem, o processo instantaneamente resulta em uma camada superficial bem mineralizada com espessura de 20 a 50 μm e um corpo subsuperficial da lesão com perda mineral (Figura 9.7). Conforme esses processos continuam por períodos prolongados, até 30 a 50% de perda mineral pode ocorrer, estendendo-se profundamente no esmalte e na dentina (ver Figuras 5.28E e 5.34B), enquanto permanece parcialmente uma zona superficial bem mineralizada com espessura de 20 a 80 μm.

Em contraste, a lesão por erosão mostra características de desmineralização completa, ou seja, é uma dissolução camada por camada. Assim, os tecidos duros dos dentes remanescentes após até mesmo erosões extensas não mostram sinais de desmineralização parcial, exceto a dissolução superficial, mas parte do esmalte é removida. O conteúdo mineral do esmalte remanescente está inalterado. Portanto, isoladamente, não existe uma superfície porosa para que os minerais se redepositem sobre ela; como uma consequência lógica, o flúor não ajuda no tratamento, e nem mesmo na prevenção das erosões que surgem (p. ex., a explicação química apresentada anteriormente neste capítulo).

As características histológicas são refletidas na aparência clínica: a lesão de cárie ativa é branca, porosa e opaca, enquanto a aparência do esmalte erodido geralmente é dura e brilhante.

Um terceiro tipo de dissolução de esmalte por ácidos é observado quando o esmalte é condicionado para retenção de restaurações em resina. O padrão de condicionamento é similar ao da erosão, no sentido de que há condicionamento superficial sem a formação de uma camada superficial que recubra uma desmineralização subsuperficial. Contudo, o condicionamento ácido penetra consideravelmente mais profundo no esmalte e expõe o padrão prismático em muito maior extensão do que é observado no esmalte sujeito à erosão. Quando a água, nessas superfícies condicionadas, é removida por secagem (ver a micrografia eletrônica de varredura na Figura 9.9), a área condicionada adquire uma aparência branca e porosa.

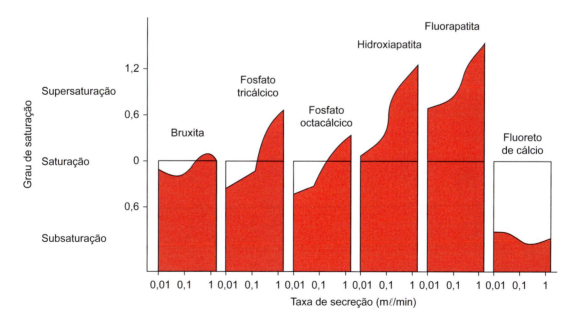

Figura 9.5 Graus de saturação em relação aos vários fosfatos de cálcio e ao fluoreto de cálcio na saliva da parótida.[14] Os graus de saturação são dados pelo log n (produto do íon na saliva)/(produto de solubilidade), em que n é o número de íons no sal real. Todos os sais podem, pelo menos ocasionalmente, se dar na cavidade bucal como parte dos dentes ou dos cálculos, ou como um precipitado após a aplicação tópica de flúor. A saliva é altamente supersaturada em relação às apatitas, sendo a base da integridade dos dentes na boca. A saturação em relação ao outro fosfato de cálcio explica sua ocorrência nos cálculos, enquanto a subsaturação relacionada com o fluoreto de cálcio mostra que a saliva invariavelmente dissolve esse sal. Reproduzida, com autorização, de Elsevier.

A cárie é definida como uma dissolução química dos tecidos duros do dente por produtos bacterianos ácidos oriundos da degradação de açúcares de baixo peso molecular. Em contraste, explica-se a erosão como uma dissolução do mineral apatita causada pelos ácidos de qualquer outra origem, introduzidos no ambiente bucal, exceto aqueles usados para condicionamento do esmalte e da dentina com o propósito de aumentar a retenção durante os procedimentos de dentística restauradora.

Desmineralização das cáries

À medida que o pH é reduzido nos fluidos bucais, na saliva e no fluido da placa, a supersaturação em relação à hidroxiapatita é reduzida e, ao alcançar-se o pH "crítico", os fluidos tornam-se imediatamente saturados em relação a ela. Como a fluorapatita é menos solúvel do que a hidroxiapatita, o fluido da placa permanece supersaturado em relação à primeira quando está subsaturado em relação à segunda

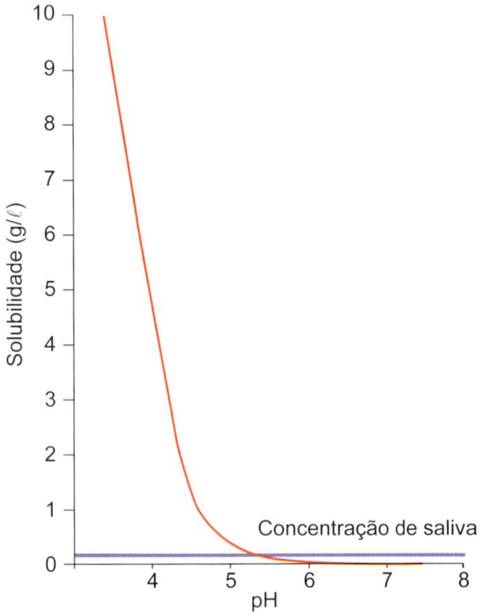

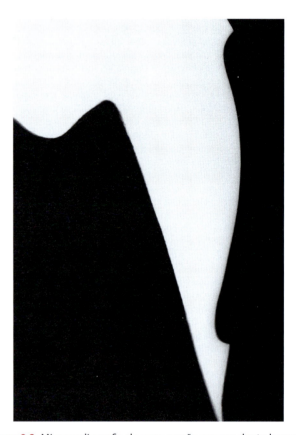

Figura 9.6 Solubilidade da hidroxiapatita como uma função do pH. As concentrações salivares de cálcio e fosfato são indicadas pela linha horizontal. A solubilidade da apatita aumenta consideravelmente à medida que há uma queda no pH. Deve-se notar que as cáries se desenvolvem em uma faixa de pH que varia de 4 a 5,5, enquanto os dentes sofrem erosão em uma faixa de pH de 2,5 a 4,0.

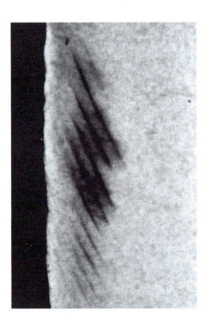

Figura 9.7 Microrradiografia de uma lesão tipo mancha branca mostrando a lesão desmineralizada subsuperficial profundamente a uma camada superficial relativamente bem mineralizada. Nota-se a perda preferencial de mineral ao longo das estrias de Retzius nas quais elas e o padrão de prismas tornam-se claramente visíveis.

Figura 9.8 Microrradiografia de uma erosão em um dente humano. Não é observada desmineralização subsuperficial, pois o esmalte é dissolvido camada a camada.

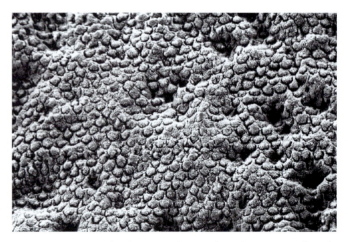

Figura 9.9 Micrografia eletrônica de varredura de uma superfície de esmalte após o condicionamento ácido com ácido fosfórico. Observa-se claramente o padrão prismático, com limites dos prismas em formato de arcadas acentuadas.

(Figuras 9.10 e 9.11). Nessas condições, formam-se as lesões de cárie. A hidroxiapatita subsuperficial dissolve-se, enquanto a flúor-hidroxiapatita é formada nas camadas superficiais do esmalte. Em geral, quanto mais subsaturado o fluido da placa, em relação à hidroxiapatita (quanto mais baixo o pH baixo), maior a tendência para a dissolução da apatita do esmalte.

A supersaturação concomitante em relação à fluorapatita é responsável pela manutenção e pela integridade da camada superficial. Experimentalmente, quanto mais supersaturada a solução, em relação à fluorapatita, mais espessa e menos desmineralizada permanecerá a camada superficial. Contudo, é muito importante refletir que, em um ambiente bucal cariogênico com inúmeras flutuações no pH por dias, meses e anos, essas zonas superficiais estarão constantemente dissolvendo os minerais e provocando sua redeposição, o que se reflete em uma aparência superficial altamente irregular, quase lembrando roído de traça, como observado na microrradiografia (Figura 9.12). Essa formação de fluorapatita à custa da hidroxiapatita no esmalte superficial leva, com o passar do tempo, a alto conteúdo de flúor hidroxiapatita na camada superficial das lesões de cárie (Figura 9.13).

Na Figura 9.13, é possível observar que a concentração de fluoretos no corpo subsuperficial da lesão de esmalte não está aumentada. Desde que a camada superficial permaneça intacta e tenha um conteúdo mineral razoável, os fluoretos não se difundem para o corpo da lesão. Em vez disso, o fluoreto reage conforme se difunde para dentro, causando a formação da flúor-hidroxiapatita nas camadas mais externas, predominantemente. Em relação a vários aspectos, a camada superficial exerce um efeito protetor para impedir que haja uma dissolução adicional do corpo da lesão, desde que as flutuações do pH estejam na faixa de 4,0 a 5,6 (ver Figura 9.10).

Remineralização do esmalte

Como será visto mais adiante, a remineralização do esmalte requer que os íons de cálcio e fosfato sejam capazes de se difundir para o esmalte subsuperficial poroso geralmente por meio de uma zona superficial relativamente intacta. Todos os poros no esmalte – normais ou esmalte cariado poroso – não estão "vazios", mas preenchidos com proteínas. As proteínas salivares penetram na superfície do esmalte, mas é necessário saber que, nos dentes com vitalidade pulpar, existe um fluxo de saída de íons da dentina pelo esmalte em decorrência da pressão sanguínea na polpa. Em geral, os íons somente penetram lentamente na lesão com uma camada superficial intacta, mesmo em condições extremas promovidas em laboratório. É improvável que uma flutuação única do pH afete o pH no interior de uma lesão.[11] O efeito de uma queda no pH é maior quando a camada superficial está rompida. Em experimentos que promovem condições extremas em laboratório[9,10], tentou-se preencher consecutivamente os poros nas lesões de esmalte desmineralizado com íons fosfato e cálcio, ocasião em que o pH no ambiente estava elevado para criar o estágio de supersaturação dentro do esmalte. Contudo, não foi observada a ocorrência de remineralização do esmalte cariado: os minerais se depositaram na superfície do dente (Figura 9.14), em vez de remineralizarem a lesão de cárie porosa subsuperficial formada *in vivo* sob condições naturais. A remineralização das lesões dentárias requer a presença de cristais de apatita parcialmente desmineralizados que possam crescer em tamanho como resultado da exposição às soluções supersaturadas em relação à apatita. A formação de cristais inteiramente novos em uma lesão subsuperficial não é provável, mas é observada na superfície das lesões de esmalte na qual ocorreram numerosas flutuações no pH (Figura 9.15). Essas condições estabelecem os limites até os quais pode se esperar que aconteça remineralização.

Como uma erosão é caracterizada como uma lesão na qual o esmalte desgastado é eliminado e os cristais são perdidos, pouca ou talvez nenhuma remineralização do esmalte erodido pode ser esperada, embora a lesão seja exposta à saliva supersaturada por longos períodos. A superfície condicionada é recoberta por proteínas salivares e, rapidamente, os cristais condicionados mais externos sofrem abrasão e são eliminados (ver Capítulo 5). Mesmo após semanas, a superfície exibe uma aparência desbotada do esmalte que sofreu condicionamento ácido (Figura 9.16).

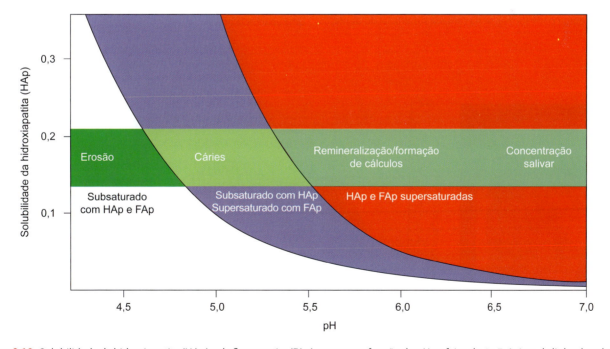

Figura 9.10 Solubilidade da hidroxiapatita (HAp) e da fluorapatita (FAp) como uma função do pH na faixa de 4 a 7. Acima da linha de solubilidade para HAp, as soluções serão supersaturadas em relação à HAp e à FAp. Na saliva, podem se dar a formação de cálculos e a remineralização das lesões de cárie. Entre duas linhas de solubilidade, as soluções serão subsaturadas e saturadas – em relação à HAp e à FAp, respectivamente. Na saliva, a HAp tende a se dissolver e FAp pode se formar, ou seja, a lesão de cárie pode se desenvolver. Abaixo da linha de solubilidade para FAp, ambas as formas de apatitas podem se se dissolver, levando ao desenvolvimento de erosões.

142 Parte 2 • Lesão de Cárie e seus Determinantes Biológicos

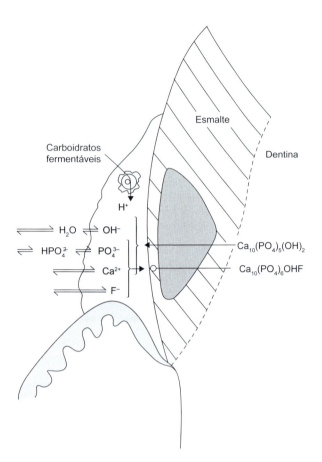

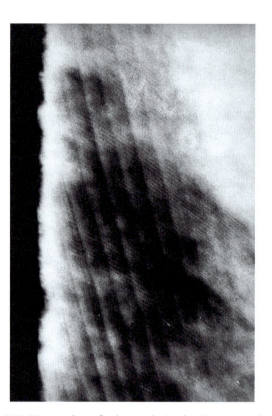

Figura 9.11 Desenho esquemático mostrando o efeito das numerosas flutuações no pH sobre o biofilme no esmalte dentário. Esse diagrama reflete a solubilidade da hidroxiapatita e da fluorapatita como uma função do pH na faixa de 4,5 a 5,5 – como demonstrado na Figura 9.10. Enquanto a hidroxiapatita se dissolve na região subsuperficial, a apatita fluoretada pode formar-se na camada superficial do dente.

Figura 9.12 Microrradiografia de uma lesão de cárie no esmalte com uma perda altamente variável nos minerais no corpo da lesão. Tanto as linhas de Retzius quanto o padrão prismático com estrias transversais de vários prismas são observados nitidamente. Nota-se como o grau aparentemente maior da camada superficial bem mineralizada exibe uma dissolução superficial evidente ao longo de toda a superfície, tendo como resultado uma aparência de roído de traça. Clinicamente, isso será aparente como uma rugosidade superficial ao se movimentar a ponta de uma sonda exploradora sobre a superfície – e a lesão terá uma aparência opaca.

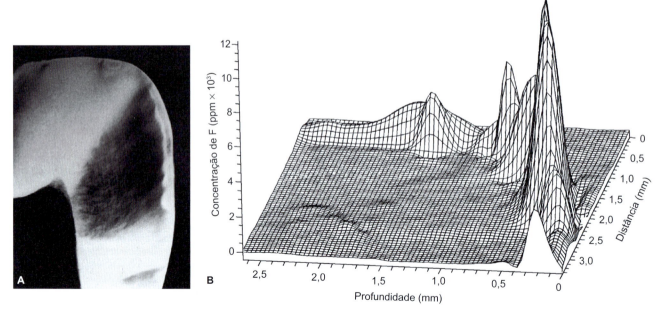

Figura 9.13 A. Microrradiografia de uma lesão de cárie com uma camada superficial bem mineralizada, sob a qual a desmineralização subsuperficial estende-se até a dentina e profundamente a ela. **B.** O gráfico demonstra um alto conteúdo de fluoretos na camada superficial e muito pouco fluoreto no corpo da lesão subsuperficial, apesar da alta exposição aos fluoretos. Um aumento leve no limite entre o esmalte e a dentina pode ser observado.

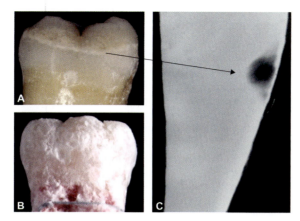

Figura 9.14 Tentativa laboratorial de pegar dentes com lesões de cárie ativa (**A**) e (**C**) e expô-los consecutivamente às soluções saturadas em relação ao fosfato e ao cálcio, respectivamente, a fim de preencher os poros das lesões com esses íons, após a elevação do pH das soluções, para criar uma supersaturação dentro das lesões de esmalte. O único resultado foi a deposição mineral na superfície dos dentes (**B**).[9,10] Reproduzida, com autorização, da John Wiley & Sons.

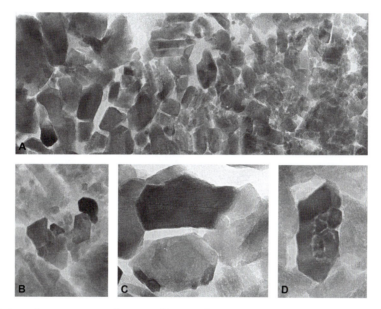

Figura 9.15 Micrografias eletrônicas de transmissão das superfícies de lesões de cárie em remineralizadas inativas. Além dos depósitos minerais irregulares entre os cristais de esmalte hexagonais (**A**), numerosos cristais hexagonais pequenos se formaram sobre os cristais maiores parcialmente desmineralizados (**B** e **C**), acabando no interior dos cristais dissolvidos (**D**).

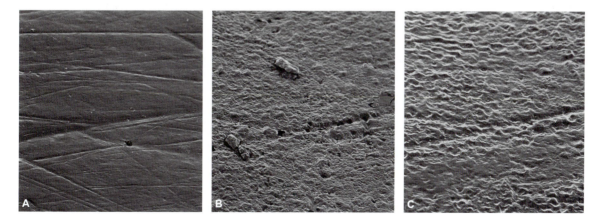

Figura 9.16 Micrografias eletrônicas de varredura de réplicas de uma superfície de esmalte antes (**A**) e depois do condicionamento ácido (**B**). Após 3 semanas, pode-se perceber o padrão de condicionamento típico dos prismas. O esmalte arranhado (pela escovação com uma pasta de dentes abrasiva) em **A** pode ser observado também em **B** e **C**, enquanto as pequenas arranhaduras são eliminadas.

Em contraste, a lesão de cárie contém cristais parcialmente desmineralizados e tem sido observada remineralização considerável do esmalte superficial nas lesões livres de placa (Figura 9.17). Assim, a remineralização superficial das lesões de cárie que se desenvolveram durante o tratamento ortodôntico não é um achado incomum (ver Capítulo 5), deixando o corpo da lesão como uma cicatriz branca sob uma camada dura brilhante (Figura 9.17) e durante as condições experimentais *in situ* na Figura 9.18. As alterações superficiais são uma combinação de abrasão do esmalte poroso e de uma lenta redeposição dos minerais no interior e sobre os cristais parcialmente dissolvidos (ver Figura 9.16). Em virtude da difusão lenta, contudo, não parece possível manter a supersaturação necessária no fluido da lesão; portanto, a remineralização do corpo da lesão não é obtida em qualquer grau significativo *in vivo*! A camada superficial da lesão protege o corpo da lesão subjacente não apenas da desmineralização, mas também da remineralização.

Quando as lesões de cárie são desenvolvidas de modo experimental *in situ*, em que essas condições foram estudadas sistematicamente (Figuras 9.18 e 9.19), é aparente que a chamada "remineralização" na clínica seja predominantemente um resultado da modificação superficial (abrasão e incorporação de minerais). Desse modo, isso explica completamente as características histológicas das lesões de cárie naturais suprimidas quando examinadas na microrradiografia (Figura 9.20).

Em raras ocasiões, o corpo da lesão pode ser remineralizado quando as camadas superficiais foram perdidas e o biofilme que recobre a área superficial exposta rugosa é removido. Em tais condições raras, existe livre acesso para os íons cálcio, fosfato e fluoreto (Figura 9.21). Contudo, nota-se que a perda da camada superficial também significa livre acesso dos ácidos cariogênicos e, assim, um aumento na taxa de desmineralização. Portanto, com a possível exceção das lesões ortodônticas, a remoção terapêutica da camada superficial para aumentar a remineralização *não* é recomendada.

Remineralização da dentina

Como visto no Capítulo 5, a lesão de cárie natural na superfície radicular é caracterizada por uma perda de mineral subsuperficial muito semelhante àquela vista nas cáries de esmalte. Isso é verdadeiro independentemente de as cáries se desenvolverem enquanto a superfície radicular ainda está recoberta por cemento ou se já tem dentina exposta. Do ponto de vista químico, portanto, é tentador sugerir que os eventos físico-químicos básicos que levam a uma lesão de superfície radicular natural estabelecida são muito similares àqueles que ocorrem durante o desenvolvimento das cáries de esmalte. Dito isso, é importante compreender que a composição estrutural global do cemento e da dentina resulta em diferenças substanciais

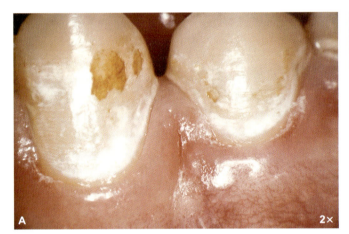 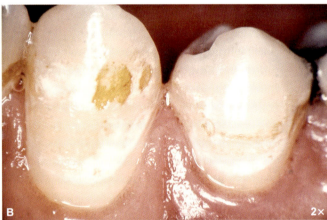

Figura 9.17 A e B. Lesões de cárie de esmalte ativas após a remoção dos bráquetes ortodônticos e após 1 mês da higienização bucal adequada. As lesões diminuíram um pouco em grau de opacidade (parcialmente pela captação de minerais, mas em especial pelo polimento da superfície) e estão inativas, mas permanecem em alguns pontos como cicatrizes no esmalte.

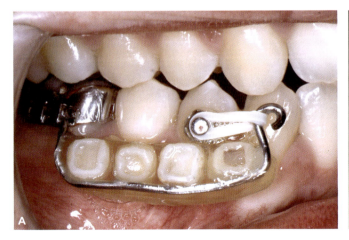 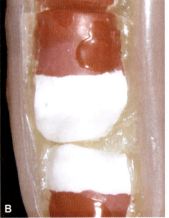 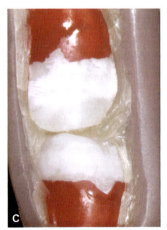

Figura 9.18 Desenvolvimento e remineralização de lesão de cárie experimental *in situ*. **A.** Exemplo de como pequenas amostras de esmaltes podem ser inseridas em um dispositivo e colocadas na boca de voluntários por 1 mês. **B.** As lesões de cárie criadas em laboratório são expostas aos procedimentos de higiene bucal adequados e seguidas por 3 meses (**C**). Nota-se que mesmo uma lesão de cárie artificial subsuperficial muito padronizada não pode ser eliminada totalmente pela incorporação mineral e pelo polimento dentário extenso com uma pasta de dente contendo fluoretos.

Capítulo 9 • Desmineralização e Remineralização | Chave para Compreender as Manifestações Clínicas da Cárie   145

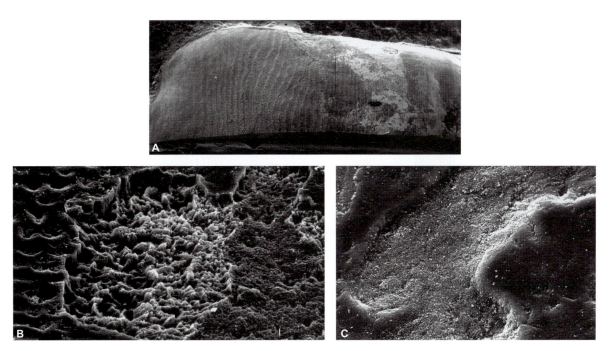

Figura 9.19 **A** a **C.** Micrografias eletrônicas de varredura das lesões mostradas na Figura 9.18B e C. Nota-se como a superfície condicionada (**B**) está parcialmente polida e desgastada após 3 meses.

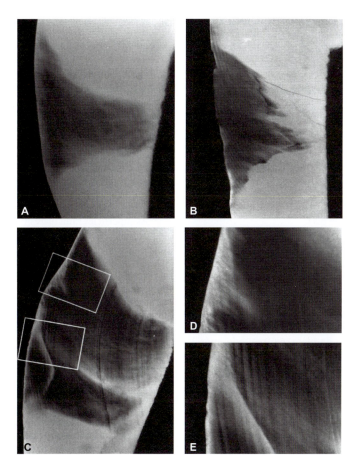

Figura 9.20 Microrradiografias de três lesões de cárie inativas que haviam ficado suprimidas por vários anos. Nota-se que a desmineralização se estende por todo o esmalte. A zona superficial varia muito em termos de conteúdo mineral entre as diferentes lesões (**A** e **B**) e dentro de cada uma das lesões (**C** a **E**).

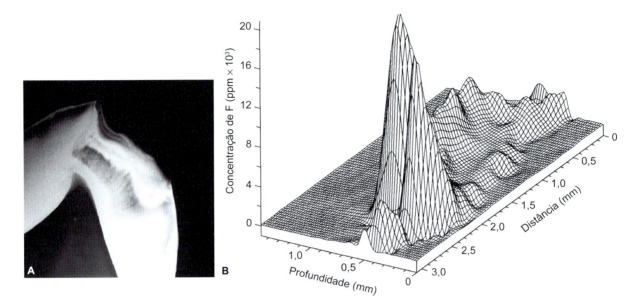

Figura 9.21 A. Microrradiografia de uma lesão de cárie remineralizada por vários anos *in vivo*. A camada superficial desse terceiro molar sofreu abrasão, dando acesso à saliva ao corpo da lesão e resultando em uma considerável captação do mineral. **B.** O gráfico da imagem do fluoreto mostra a captação de quantidades extraordinárias de fluoreto nas zonas remineralizadas da lesão.

na maneira pela qual os microrganismos interagem com a dentina e com as superfícies radiculares durante o desenvolvimento das lesões de cárie (ver Capítulo 5). Assim, além dos eventos químicos inorgânicos, provavelmente haverá uma atividade proteolítica a fim de remover parte da matriz colágena restante após a desmineralização. Para compreender os eventos químicos que ocorrem durante o desenvolvimento da lesão de cárie na dentina e no cemento, diferentes modelos *in situ* foram usados para a experimentação. Um modelo *in situ* é uma amostra de tecidos do dente inserido em um ambiente bucal humano para estudar a formação da lesão (ver Figura 9.18). Contudo, a evolução dos modelos de cárie *in situ* pode diferir substancialmente dependendo de seu desenho[5], e, portanto, a escolha do modelo pode influenciar as conclusões a partir desses estudos. Por exemplo, em um desenho, as amostras de raiz foram montadas em uma posição abrigada abaixo das bandas ortodônticas em aparelhos palatinos expostas ao ambiente bucal por 1 a 4 semanas.[19] O tipo de lesão da superfície radicular criada nessas condições é caracterizado por um condicionamento da superfície rasa.

Contudo, esta seção considerará os eventos químicos que ocorrem quando as lesões da superfície radicular se desenvolvem ao longo de 3 a 6 meses nas condições em que as superfícies são livremente expostas aos fluidos bucais.[18] Na Figura 9.22, os depósitos microbianos na superfície dos dentes não foram removidos durante os primeiros 3 meses do estudo. Durante o segundo período de 3 meses, dois tratamentos tópicos com solução de fluoreto de sódio a 2% foram administrados por 2 min, um deles no início do período de tratamento, quando se iniciou a remoção da placa, e o segundo após 1 mês e meio da remoção regular das placas. A ilustração mostra que o tratamento resultou em um ganho mineral global na camada superficial e dentro do corpo da lesão. Em um experimento separado durante o segundo período de 3 meses, não foram assumidas medidas de higiene bucal adicionais, resultando em perda mineral adicional (Figura 9.23). Com base em tais experimentos, não é possível extrair conclusões sobre a importância relativa da pasta de dente fluoretada, do tratamento tópico com fluoretos e da remoção de placa na evolução do desenvolvimento da lesão. É interessante observar que nenhum dos estudos tentou diferenciar o efeito da remoção da placa daquele obtido com uso apenas de flúor sobre o desenvolvimento da lesão. Contudo, o uso tópico de fluoretos inibe a formação de cáries, especialmente quando a limpeza dos dentes é insuficiente.[20]

Observa-se que as lesões de cárie radiculares que progridem ativamente podem ser suprimidas com um aumento no conteúdo mineral da camada superficial. Talvez esse maior conteúdo mineral resulte da exposição diária aos fluoretos contidos na pasta de dente fluoretada combinado a uma redução no desafio cariogênico em virtude da remoção regular da placa. De muitas maneiras, os eventos químicos básicos que ocorrem durante o desenvolvimento da lesão de cárie no esmalte, na dentina e no cemento parecem ser similares. Como enfatizado neste capítulo, espera-se que a fluorapatita seja gradualmente acumulada nas superfícies dos tecidos como resultado dos processos vigentes de desmineralização e remineralização. Assim, a lesão de cárie de esmalte subsuperficial é recoberta por uma camada superficial com alto conteúdo de fluoretos – mais alta do que aquela encontrada no esmalte normal circundante – e, do mesmo modo, a camada superficial bem mineralizada que recobre uma lesão de dentina ou cemento subsuperficial contém um conteúdo de fluoreto mais alto do que aquela dos tecidos normais.[31]

As superfícies radiculares (cemento exposto/dentina) parecem ser mais suscetíveis aos ataques de cáries do que as superfícies de esmalte. Uma manifestação clínica desse fato é a ocorrência de cáries de dentina em alguns pacientes com boca seca, nos quais o esmalte está livre de cáries. No estudo *in situ* mencionado, foi surpreendente que, mesmo com controle diário da placa, as superfícies radiculares, saudáveis, mas previamente não expostas ao ambiente bucal, sofreram alterações na distribuição mineral. Isso pode levar a uma perda mineral subsuperficial apenas detectável com um microscópio. As superfícies radiculares não erupcionadas que se tornam expostas ao ambiente bucal como resultado da retração gengival ou cirurgia periodontal têm uma grande tendência ao desenvolvimento de lesão.[7,23] Os cristais de apatitas muito pequenos na dentina e no cemento, comparados àqueles do esmalte, têm uma superfície mais reativa. Assim, as superfícies radiculares não erupcionadas expostas ao ambiente bucal podem sofrer uma modificação substancial do conteúdo mineral como resultado da atividade metabólica nos biofilmes. Isso pode explicar as diferenças na compactação dos cristais e em seu tamanho nas superfícies radiculares não expostas e nas superfícies radiculares cariadas expostas (Figura 9.24). Esses processos refletem a captação substancial e a redeposição dos minerais nos cristais parcialmente dissolvidos. A permeabilidade e a reatividade das superfícies radiculares podem se alterar de modo que acabem se tornando menos suscetíveis aos desafios cariogênicos futuros.[29]

Capítulo 9 • Desmineralização e Remineralização | Chave para Compreender as Manifestações Clínicas da Cárie   147

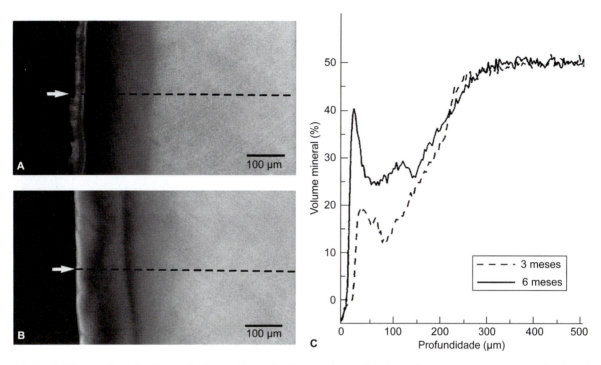

Figura 9.22 A e B. Microrradiografia de uma lesão de cárie radicular experimental *in situ* após 3 meses com remoção de placa diariamente, seguida por 3 meses com remoção de placa diariamente associada a tratamento tópico com fluoreto. C. O conteúdo mineral como uma função da profundidade correspondente às linhas pontilhadas em A e B. O tratamento resultou em um ganho global mineral em virtude de um aumento no conteúdo mineral na camada superficial e da formação de uma zona mineral no corpo da lesão com uma profundidade de 125 μm em relação à superfície. Barra da escala: 100 μm. Para ver a figura original, consultar Nyvad *et al.*, 1997.[18] Reproduzida, com autorização, da Sage Publications.

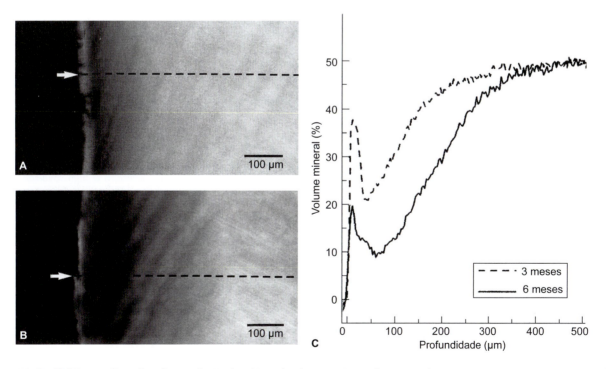

Figura 9.23 A e B. Microrradiografias de uma lesão de cárie radicular experimental *in situ* após 3 meses e 6 meses sem remoção de placa. C. O conteúdo mineral como uma função da profundidade corresponde às linhas pontilhadas em A e B. Nota-se que a profundidade da lesão aumentou e que o conteúdo mineral na camada superficial apresentou uma redução com o passar do tempo. Barra da escala: 100 μm. Para ver a figura original, consultar Nyvad *et al.*, 1997.[18] Reproduzida, com autorização, de Sage Publications.

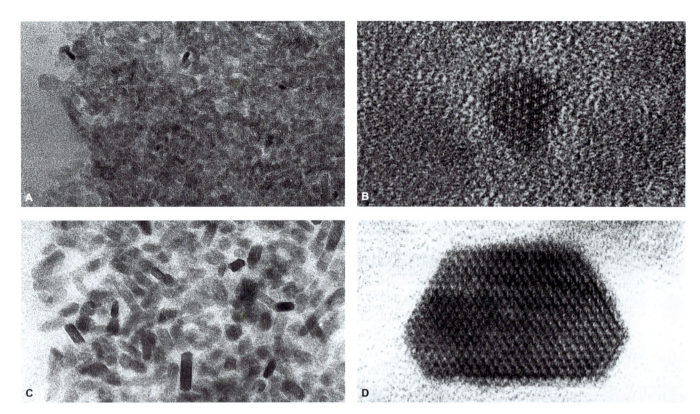

Figura 9.24 Imagens microscópicas eletrônicas de transmissão do cemento normal não exposto ao ambiente bucal (**A** e **B**) e exposto à superfície radicular (**C** e **D**). Nota-se a diferença no tamanho dos cristais mostrando evidências de crescimento do cristal quando os cristais de apatitas no cemento foram expostos à cavidade bucal. Para ver a figura original, consultar Tohda *et al.*, 1996.[31] Reproduzida, com autorização, da Sage Publications.

Os eventos complexos que levam à perda mineral e à deposição nos tecidos duros dos dentes expostos ao ambiente bucal não são totalmente compreendidos. Embora os modelos *in situ* possam imitar as condições dos eventos físico-químicos que ocorrem durante a formação da lesão *in vivo*, deve-se lembrar, por exemplo, que os dentes com um órgão pulpar dentinário com vitalidade responderam à maioria dos estímulos exógenos pela aposição de minerais ao longo e no interior dos túbulos dentinários.[6] Esse fenômeno, com o fluxo de saída do fluido dentinário a partir da polpa, pode ser esperado como um fator que reduza significativamente a taxa de progressão da lesão *in vivo* na dentina.[24] Isso pode explicar por que as cáries parecem progredir mais rapidamente nos dentes sem vitalidade pulpar.

Referências bibliográficas

1. Bernardi G, Kawasaki T. Chromatography of polypeptides and proteins on hydroxyapatite columns. Biochim Biophys Acta. 1968;160:301-10.
2. Brown WE. Solubilities of phosphates and other sparingly soluble compounds. In: Griffith EJ, Beeton A, Spencer JM, Mitchell DT, eds. Environmental phosphorus handbook. New York: John Wiley & Sons, Inc.; 1973. p. 203-39.
3. Curzon MEJ, Cutress TW. Trace elements and dental disease. Bristol: John Wright; 1983.
4. Fejerskov O, Thylstrup A, Larsen MJ. Rational use of fluorides in caries prevention. A concept based on possible cariostatic mechanisms. Acta Odont Scand. 1981;39:241-49.
5. Fejerskov O, Nyvad B, Larsen MJ. Human experimental caries models: intra-oral environmental variability. Adv Dent Res. 1994;8:134-43.
6. Frank RM, Vogel JC. Ultrastructure of the human odontoblast process and its mineralisation during dental caries. Caries Res. 1980;14:367-80.
7. Furseth R. A study of experimentally exposed and fluoride treated dental cementum in pigs. Acta Odontol Scand. 1970;28:833-50.
8. Josephsen K, Takano Y, Frische S, Praetorius J, Nielsen S, Aoba T, et al. Ion transporters in secretory and cyclically modulating ameloblasts: a new hypothesis for cellular control of preeruptive enamel maturation. Am J Physiol Cell Physiol. 2010;299:1299-307.
9. Larsen MJ, Fejerskov O. Remineralization from a clinical point of view. Dtsch Zahnärztl Z. 1987;42:91-4.
10. Larsen MJ, Fejerskov O. Chemical and structural challenges in remineralization of dental enamel lesions. Scand J Dent Res. 1989;97:285-96.
11. Larsen MJ, Pearce EIF. Some notes on the diffusion of acidic and alkaline agents into natural human caries lesions in vitro. Arch Oral Biol. 1992;37:411-16.
12. Larsen MJ, Pearce EIF, Jensen SJ. Notes on the dissolution of human dental enamel in dilute acid solutions at high solid/solution ratio. Caries Res. 1993;27:87-95.
13. LeGeroz RZ. Chemical and crystallographic events in the caries process. J Dent Res. 1990;69:567-74.
14. McCann HG. The solubility of fluorapatite and its relationship to that of calcium fluoride. Arch Oral Biol. 1968;13:987-1001.
15. Moreno EC, Zahradnik RT. Chemistry of enamel subsurface demineralisation in vitro. J Dent Res. 1974;53:226-35.
16. Moreno EC, Kresak M, Zahradnik RT. Fluoridated hydroxyapatite solubility and caries formation. Nature 1974;247:64-5.
17. Nelson DGA. The influence of carbonate on the atomic structure and reactivity of hydroxyapatite. J Dent Res. 1981;60:1621-9.
18. Nyvad B, ten Cate JM, Fejerskov O. Arrest of root surface caries in situ. J Dent Res. 1997;76:1845-53.
19. Ögaard B, Rølla G, Arends J. In vivo progress of enamel and root surface lesions under plaque as a function of time. Caries Res. 1988;22:302-5.
20. Ögaard B, Arends J, Rølla G. Action of fluoride on initiation of early root surface caries in vivo. Caries Res. 1990;24:142-4.
21. Pearce EIF. Relationship between demineralisation events in dental enamel and the pH and mineral content of plaque. Proc Finn Dent Soc. 1991;87:527-39.

22. Pearce EIF, Larsen MJ, Cutress TW. Studies on the influence of fluoride on the equilibrating calcium phosphate phase at a high enamel/acid ratio. Caries Res. 1995;29:258-65.
23. Selvig KA, Zander HA. Chemical analysis and microradiography of cementum and dentin from periodontally diseased teeth. J Periodontol. 1962;33:303-10.
24. Shellis RP. Effects of a supersaturated pulpal fluid on the formation of caries–like lesions on the roots of human teeth. Caries Res. 1994;28:14-20.
25. Shellis RP, Heywood BR, Wahab FK. Formation of brushite, monetite and whitlockite during equilibration of human enamel with acid solutions at 37°C. Caries Res. 1997;31:71-7.
26. Sønju T, Rølla G. Chemical analysis of the acquired pellicle formed in two hours on cleaned human teeth in vivo. Rate of formation and amino acid analysis. Caries Res. 1973;7:30-8.
27. Ten Cate JM, Duijsters PP. Influence of fluoride in solution on tooth demineralization. I. Chemical data. Caries Res. 1983;17:193-9.
28. Ten Cate JM, Duijsters PP. Influence of fluoride in solution on tooth demineralization. II. Microradiographic data. Caries Res. 1983;17:513-19.
29. Ten Cate JM, Jongebloed WL, Simons YM, Exterkate RAM. Adaptation of dentin to the oral environment. In: Thylstrup A, Leach SA, Qvist V, eds. Dentine and dentine reactions in the oral cavity. Oxford: IRL Press; 1987. p. 67-76.
30. Tohda H, Takuma S, Tanaka N. Intracrystalline structure of enamel crystals affected by caries. J Dent Res. 1987;66:1647-53.
31. Tohda H, Fejerskov O, Yanagisawa T. Transmission electron microscopy of cementum crystals correlated with Ca and F distribution in normal and carious human root surfaces. J Dent Res. 1996;75:949-54.
32. Yanagisawa T, Takuma S, Tohda H, Fejerskov O, Fearnhead RW. High resolution electron microscopy of enamel crystals in cases of human dental fluorosis. J Electron Microsc. 1989;38:441-8.

Bibliografia

Elliot JC. Structure and chemistry of the apatites and other calcium orthophosphates. Amsterdam: Elsevier; 1994.

Holden A, Morrison P. Crystals and crystal growing. Cambridge: MIT Press; 1982.

LeGeros RZ. Calcium phosphates in oral biology and medicine. Basel: Karger; 1991.

Schroeder HE. Formation and inhibition of dental calculus. Berne: Hans Huber; 1969.

Parte 3
Diagnóstico

10 Fundamentos da Prática de um Bom Diagnóstico
11 Diagnóstico Visual-tátil das Cáries
12 Métodos Adicionais de Detecção da Cárie

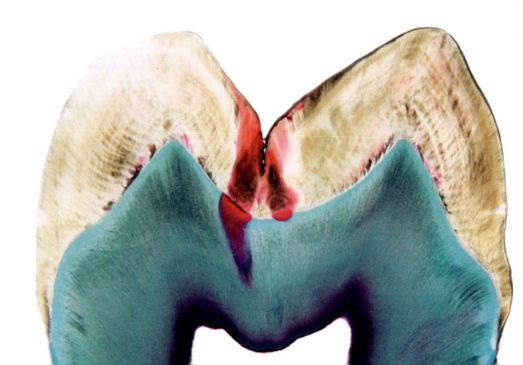

10
Fundamentos da Prática de um Bom Diagnóstico

V. Baelum, B. Nyvad, H.-G. Gröndahl e O. Fejerskov

Introdução	153
Trabalho do dentista	154
Exame dentário | O melhor interesse dos pacientes	155
O que procurar | O que é cárie	155
Riqueza de métodos e critérios para o diagnóstico da cárie	157
Evolução nos métodos de diagnóstico da cárie	157
Avaliação do teste de diagnóstico no paradigma do padrão essencialístico	157
Métodos de avaliação de diagnóstico da cárie	159
Avanços no raciocínio do padrão-ouro essencialístico	159
Avaliação do teste diagnóstico no paradigma nominalístico de cárie	160
Erros inter e intraexaminadores no diagnóstico da cárie	161
Como lidar com a inevitável incerteza do diagnóstico	162
Argumento adicional para produzir diagnóstico	162
Considerações finais	163
Referências bibliográficas	163

Introdução

É comum dizer que a Odontologia é um trabalho estético, como aludido na expressão "a arte da Odontologia", cujos meios e métodos somente podem ser aprendidos e otimizados pelo acúmulo de experiência clínica. Isso não é verdade. Também há conceitos, princípios, regras e orientações, sendo necessário avaliar a evidência e adquirir conhecimento científico para ganhar uma plataforma (uma base de conhecimento), que pode construir a experiência clínica.

Neste capítulo, serão revisados os alicerces científicos e conceituais do diagnóstico da cárie. Os estudantes de Odontologia e os profissionais da área podem obter um entendimento mais profundo dos elementos básicos necessários para criar uma boa estratégia de diagnóstico a fim de usá-la na prática clínica diária. Os dentistas, que querem ser capazes de adaptar suas habilidades essenciais diagnósticas a diferentes configurações e escolher as melhores alternativas de tratamento, devem ter um entendimento completo do fundamento da tomada de decisão clínica. As atividades e os processos de decisão envolvidos no diagnóstico da cárie não são idênticos para todos os pacientes ou em diferentes populações com distintos perfis de cárie. Também não é possível assumir que

o diagnóstico da cárie permanecerá imutável no futuro. Portanto, é vital que o dentista tenha claros os os fatores que influenciam a prática diagnóstica.

Os fundamentos para a prática diagnóstica são estabelecidos durante o treinamento de graduação. Este capítulo, portanto, inicia mostrando como a Odontologia é normalmente ensinada aos brilhantes, mas inocentes estudantes. Depois, será explorada a preocupação com o diagnóstico da cárie, mostrando duas linhas bastante diferentes de pensamento operatório na sua abordagem. Por fim, será enfatizado que o diagnóstico da cárie, independentemente do método usado, é um empreendimento sujeito a erro e que as decisões diagnósticas são tomadas por incertezas. A adição de métodos diferentes de diagnóstico da cárie ou a repetição dos métodos de diagnóstico inevitavelmente resultam em mais erros diagnósticos. Essa incerteza fundamental diagnóstica demanda que o dentista exercite considerável grau de restrição quando fizer um diagnóstico de cárie, o qual pode ter consequências negativas irremediáveis se for feito incorretamente. Na maioria das populações contemporâneas, existe um declínio contínuo na prevalência de cárie, na incidência da cárie e na gravidade das lesões cariosas. Portanto, o risco de causar resultados adversos à saúde decorre cada vez mais de uma intervenção operatória excessivamente zelosa de lesões cariosas negligenciadas.

Trabalho do dentista

A Odontologia clínica é ensinada sob a tutela do mestre clínico[69], o "especialista" clínico. A "arte e o ofício" das decisões diagnósticas e terapêuticas são aprendidas principalmente pelo ensino direto. Infelizmente, o alicerce científico e conceitual das práticas ensinadas durante essas sessões clínicas podem não receber a atenção adequada. É certo que os mestres clínicos e os dentistas gerais do mesmo modo tendem a ser muito relutantes em formalizar o processo clínico de tomada de decisões, preferindo vê-las como parte da "arte da Odontologia".[8] Este conceito implica que o processo clínico de tomar decisão é informal e intuitivo e somente pode ser aperfeiçoado por meio de experiência clínica acumulada. Os estudantes de Odontologia aprendem a reproduzir o que escutaram e aprenderam com o mestre, cujas opiniões, percepções, tendências e valores de julgamento determinam as práticas adotadas. A falta de uma estratégia para treinamento do mestre pode resultar em professores inconsistentes e até mesmo contraditórios.

"Arte da Odontologia" e roteiros da cárie

Quando as inconsistências ou as contradições se tornam óbvias, os estudantes de Odontologia normalmente escutam que elas resultam "da variação natural do melhor julgamento clínico individual do dentista em relação a cada paciente"[8], isto é, refletem "a arte da Odontologia" a ser aprendida pelo estudante. Não é esperado dos estudantes que explorem as diferenças, nem que desafiem os argumentos. Ao contrário, eles são encorajados a tentar entender e memorizar o máximo possível das particularidades de cada paciente ("dois pacientes não são iguais!") e de cada situação clínica, a fim de incorporar esses detalhes em um levantamento mental de roteiros clínicos.[10] Esses roteiros abrangem considerações diagnósticas diferenciais, ou seja, a distinção entre lesões cariosas, de um lado, e lesões fluoróticas, opacidades do esmalte e hipoplasias de outro. Assim, os roteiros da cárie servem como manuais para o processo clínico integral de tomar decisão para usar sempre quando houver uma apresentação clínica similar.

Desse modo, uma decisão clínica na Odontologia não pode ser dividida em diagnóstico e terapia como entidades diferentes. O diagnóstico da cárie não é uma atividade realizada completamente independente das opções de intervenção, e a decisão clínica é uma ação mais caracterizada pela execução desse roteiro, como "esse quadro clínico precisa dessa intervenção".[10]

Variação nas decisões clínicas

Em vista do processo de aprendizado descrito, não é de se estranhar que muitos dentistas se concentrem nos pormenores de cada apresentação clínica e valorizem as opiniões de especialistas e a experiência clínica muito mais do que evidências científicas e orientações práticas baseadas em evidências. É igualmente não surpreendente que exista uma grande variação no modo como a Odontologia é praticada[9,71,72,74], característica tanto para as decisões tomadas para o diagnóstico quanto para a terapêutica, implicando a ideia de que alguns dentistas fornecem melhor ou mais eficientemente cuidado dentário do que outros, mesmo diante de pacientes similares.

Essa variação é um problema? Não é possível apenas deixar as coisas do modo que estão e continuar a permitir que os dentistas desenvolvam seus catálogos particulares de roteiros clínicos? A resposta é um claro *não*. Enquanto essa considerável variação não for vista como uma área de maior preocupação entre os profissionais, será um problema tangível para os pacientes se eles perceberem que recebem padrões diferentes de cuidado com diferentes profissionais. Em uma época na qual a expectativa dos pacientes aumentou, assim como os litígios por eles iniciados, portanto, pode ser uma mudança inteligente para o dentista encarar uma variação para não ser preso por

acusações de antiética deliberada[73], por meio da qual a credibilidade desse profissional poderá ser irremediavelmente perdida entre a população para a qual presta serviços.[32,111]

O roteiro da cárie pode ser modificado?

Os roteiros de cárie dos dentistas são influenciados por muitos fatores[10], incluindo as características pessoais do profissional, como idade e experiência, habilidade e diligência, conhecimento e tolerância para incertezas; os preconceitos do dentista, que dizem respeito à percepção da utilidade das restaurações, às preferências de tratamento, às técnicas de diagnóstico usadas e à experiência com situações fora do comum (como inocuamente ver uma lesão que se verifica abranger uma lesão cariosa mole que se amplia de todo modo para a polpa); e, por fim, as características do consultório, como o negócio, o tamanho, o sistema de trabalho, os equipamentos, as orientações e a equipe.

Se a variação nas decisões clínicas tomadas pelos dentistas é reduzida, alguns deles precisam mudar seus roteiros clínicos de cárie. Isso pode ser alcançado de um ou dois modos:[10] pela introdução no roteiro da cárie de um novo fator saliente; ou, mais provavelmente, por uma reinterpretação dos fatores salientes existentes, sendo muitos os seus exemplos. Sabe-se que dentistas mais velhos tendem a ser menos agressivos em suas decisões de intervenção[7], provavelmente em virtude da experiência clínica acumulada que possibilita gradualmente a reinterpretação de alguns dos fatores que determinam seus roteiros de cárie. Consequentemente, esses profissionais podem ter tido a experiência de que as cáries não progridem à taxa que pensavam ou que as restaurações não duram tanto quanto foram levados a acreditar. Outros exemplos compreendem a observação de que dentistas australianos que atenderam em uma região com água fluoretada se acharam mais inclinados a adotar uma atitude esperada quando apresentados à certa radiografia de lesão do que os dentistas que trabalham na Noruega.[42] Isso foi atribuído ao fato de os dentistas australianos terem experiências diferentes em relação à progressão da lesão cariosa. Outros notaram que é menos provável que os dentes com cárie ou restaurações "insatisfatórias" sejam restaurados quando localizados em pacientes que residem em áreas fluoretadas do que quando encontrados naqueles de uma área não fluoretada.[49,50]

Nesse contexto, é importante perceber que os pacientes observados na faculdade de odontologia não são, normalmente, representativos da população geral. Tende-se a admitir esses pacientes com base nas necessidades de procedimentos mecânicos específicos e técnicos, ensinados durante o treinamento da graduação. Isso significa que o espectro da doença bucal apresentada ao estudante de Odontologia pode ser muito tendencioso à doença bucal mais prevalente e grave do que o é, na realidade, a característica para a população geral. Desse modo, o estudante de Odontologia pode ficar com a impressão de que a boa prática odontológica depende mais de intervenção mecânica e/ou técnica do que o adequado para a população geral.

Os exemplos apresentados dizem respeito à propensão de intervir, isto é, *se e como* intervir terapeuticamente para certa apresentação clínica ou radiográfica. Entretanto, inúmeros passos foram tomados antes de atingir o estágio de decidir sobre as intervenções, como os métodos de prontuário clínico empregados e a adição de radiografias interproximais ou outro método diagnóstico. Essas decisões não são feitas conscientemente e de novo para cada dente em cada paciente, mas ditadas pelas rotinas e práticas do dentista, aprendidas na faculdade e modificadas posteriormente pela experiência. Portanto, essas decisões diagnósticas também contribuem como uma fonte de variação nas decisões clínicas entre os dentistas.

Felizmente, a evidência sugere que a variação a partir dessa fonte pode ser reduzida. Por consequência, um estudo do desempenho do diagnóstico dos dentistas antes e depois de atendimento em um seminário de 1 h e 50 min com explicação dos elementos-chave do diagnóstico clínico mostrou que as decisões diagnósticas melhoraram e se tornaram mais consistentes, como resultado de uma curta formação de raciocínio probabilítico.[24] Ao mesmo tempo que o aprendizado sobre a incerteza para melhorar a consistência diagnóstica é ser visto como algo bastante paradoxal, existem exemplos análogos de outros ramos da Odontologia que ilustram que a experiência clínica e o conhecimento não garantem diagnósticos mais consistentes.[46]

Exame dentário | O melhor interesse dos pacientes

Os pacientes procuram os consultórios odontológicos em virtude de uma ou duas razões diferentes: eles têm um problema dentário concreto e tangível, como dor de dente ou mobilidade dentária; ou desejam uma revisão de rotina. Em muitos países de alta renda, os exames de avaliação de rotina predominam no contato entre dentista e paciente, enquanto, nos de baixa renda, os contatos direcionados por sintomas são muito mais frequentes, como certamente o era há décadas nos países de alta renda.

Visita odontológica direcionada por sintoma

Esses dois cenários, a visita odontológica direcionada por sintoma e a revisão de rotina (avaliação), têm fundamentalmente diferentes implicações para os pacientes. A primeira é estritamente iniciada pelo paciente e suscitada pelos sintomas atuais, ou seja, queixas concretas e tangíveis que fazem o paciente procurar ajuda para obter alívio do sintoma. O sucesso ou o fracasso do dentista é óbvio em tais circunstâncias. Se as atividades diagnósticas realizadas resultarem na identificação das fontes e causas do problema e se a intervenção decorrente resultar no alívio do sintoma, a gratificação é imediata tanto para o dentista quanto para o paciente: o diagnóstico estava correto; o dentista resolveu o problema; e os sintomas do paciente acabaram.

Visita de rotina para revisão (avaliação)

Por sua vez, a visita de revisão de rotina envolve um paciente assintomático e corresponde a um exame de avaliação. Em muitos casos, é originada mais por algum esquema de retorno idealizado pelo dentista do que por iniciativa do paciente. Durante essa visita, o dentista procura sinais de doenças bucais, o que inclui um exame de todas as superfícies dentárias para a presença de sinais de cárie. Se tais sinais forem encontrados, alguma intervenção é realizada para prevenir o progresso da doença. Desse modo, a gratificação do dentista e do paciente é baseada em um conjunto de pressupostos que podem ser resumidos como: se o exame de avaliação não foi realizado e as intervenções não foram feitas, o paciente terá pior resultado no futuro.

Entretanto, as duas situações têm em comum o fato de que os profissionais dirão que realizaram suas atividades buscando o melhor interesse do paciente. Em outras palavras, a procura de cárie visa a achar as causas dos sintomas tangíveis apresentados pelo paciente ou a prevenir as lesões cariosas assintomáticas de se desenvolverem em sintomas tangíveis com todas as suas possíveis e lamentáveis sequelas.

O que procurar | O que é cárie

O leitor perspicaz deste livro indubitavelmente já terá percebido que a noção de cárie varia. Muitos dos termos exibidos nos capítulos anteriores e que serão exibidos nos seguintes pertencem à cárie dentária, mas por perspectivas bastante diferentes, como da Química, da Bioimagem, da Microbiologia, da Patologia e da Epidemiologia. Isso ilustra a falta de um entendimento comum do significado para o termo cárie.[15] Essa ambiguidade deriva, por sua vez, de uma fundamental falta de clareza sobre o que constitui a "doença".[114,115,135] Um entendimento popular de "cárie dentária" defende que a doença cárie é um processo – um tipo de mecanismo geralmente denominado "processo carioso" – que transforma as causas diretas (o biofilme microbiano sobre as superfícies dentárias e os carboidratos fermentáveis da alimentação) nos sinais e sintomas da cárie, isto é, as lesões cariosas (Figura 10.1). Esse entendimento, denominado essencialístico[115,135], logicamente é errôneo.[15] Contudo, tem levado à lamentável crença na existência de uma "verdade" da cárie fixa, colocada em algum lugar no limbo entre as causas e os sinais e sintomas da cárie. O significado disso talvez seja mais bem compreendido por meio de uma cronologia. Consequentemente, as causas da cárie precisam – pelo mérito da definição de uma causa – preceder o processo da cárie, que – se o processo da cárie causa sinais e sintomas – precisa preceder os sinais e sintomas que provoca (Figura 10.1). Essa crença errada é a base para afirmações como "o diagnóstico é o ato ou a arte de identificar uma doença pelos seus sinais e sintomas"[76] e "o diagnóstico é definido como a determinação da doença, mas não como a determinação de seus sinais e sintomas".[120]

Entretanto, não há doença, chamada cárie, que difira de seus sinais e sintomas. Isso é ilustrado pela notável ausência do termo cárie dentária na Figura 10.2, que também mostra que o "processo cárie" não é mais do que uma descrição conveniente para o complexo inteiro de fatores causais que produz os sinais e sintomas rotulados como "lesões cariosas". O resultado dos processos causais é a formação das lesões cariosas. Portanto, a cárie dentária não é mais do que um rótulo ligado às apresentações clínicas que dividem certas características definidas. Em outras palavras, a cárie dentária é um termo que descreve os sinais e sintomas resultantes da conclusão do complexo causal da cárie. Essa cárie vista é denominada nominalística (Figura 10.1). Nominalismo é o alicerce do velho dito "não há doenças, apenas pessoas doentes", o qual afirma que o controle clínico das pessoas doentes é muito facilitado pelo uso das classificações da doença, já que o nome de uma doença (p. ex., "cárie dentária") pode (de modo muito pequeno) ser usado para comunicar todo o conhecimento sobre a etiologia, a patogênese, o tratamento e o prognóstico relevante para o paciente com o conjunto particular dos sinais e sintomas, rotulado "cárie dentária".

Conceito essencialístico *versus* conceito nominalístico de cárie

O entendimento da distinção entre os conceitos essencialístico e nominalístico de cárie é importante para compreender o alicerce lógico do diagnóstico da cárie. A visão essencialística leva à crença na existência de uma verdade da cárie, um fundamento, denominada cárie "padrão", contra o fato de que os métodos e o critério de diagnóstico da cárie podem ser avaliados. O diagnóstico da cárie, desse modo, se torna uma questão de pesquisa para a verdade da cárie e essa visão assume que existe uma distinção fixa e universal entre "cárie" e "dente saudável". Entretanto, como será visto mais adiante, a verdade sobre a cárie é dificilmente perceptível, e a distinção entre "cárie" e "dente saudável", indefinível.

A visão nominalística da cárie leva a uma abordagem centrada no paciente, porque os rótulos de cárie dentária e lesões cariosas servem

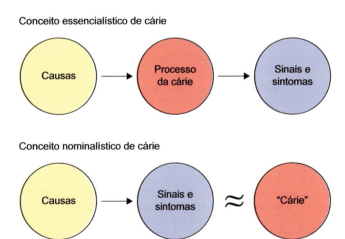

Figura 10.1 Conceitos de cárie essencialísticos *versus* nominalísticos. O conceito essencialístico sustenta que existe uma cárie verdadeira interposta entre as causas e os sinais e sintomas. O nominalístico afirma que a cárie dentária não mais é do que uma marca unida às superfícies dentárias compartilhando certas características marcantes, isto é, um modo conveniente e sucinto para descrever os sinais e sintomas.

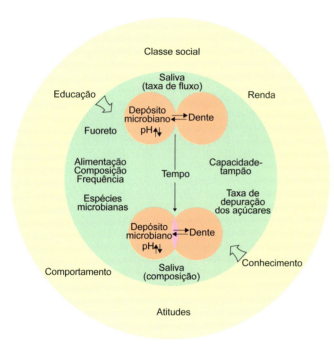

Figura 10.2 O "processo de cárie" – uma ilustração esquemática das causas das lesões cariosas (= sinais e sintomas). Aquelas causas que agem no nível de superfície dentária são encontradas no círculo interno, enquanto os determinantes mais distantes são encontrados no círculo externo. Adaptada de Fejerskov e Manji.[43] Reproduzida, com autorização, da University of North Carolina School of Dentistry.

a necessidades particulares – isto é, de um modo, torna possível alcançar o melhor resultado de saúde a longo prazo para o dente ou o paciente em questão. Não há preocupação com a "verdade" da cárie, porque se sabe que ela é indefinível. O foco está nos benefícios da saúde em realizar a atividade diagnóstica. Deve-se procurar otimizar os resultados da saúde, selecionando métodos e categorias diagnósticos que levem a melhores intervenções e resultados de saúde a longo prazo para o paciente. A estreita ligação entre as opções de controle e as categorias relevantes diagnósticas de cárie é um ponto central do conceito nominalístico de cárie.

Elusiva verdade sobre a cárie

A verdade é necessariamente elusiva sobre um processo causal (Figura 10.2) que não se pode observar[135], embora seja possível observar alguns dos componentes essenciais, como o biofilme sobre as superfícies dentárias. A partir de campos científicos relacionados (ver Capítulos 5 a 7 e 9), sabe-se que algo (os processos causadores da cárie) está acontecendo na interface entre o dente e o biofilme, o que se pode chamar de "cárie" (isso é o que os essencialistas farão). Entretanto, isso leva à conclusão de que a formação da lesão cariosa é onipresente onde quer que um biofilme esteja unido a uma superfície dentária[43], o que não é verdade. Além disso, por essa lógica, a existência do biofilme deveria simplesmente ser usada para diagnosticar a cárie, e não seria realmente necessário inspecionar a superfície dentária para mais nada. Isso não tem ajudado porque os processos que acontecem na interface entre o biofilme e o dente não são de um único caminho que leva à desmineralização e à formação de lesão cariosa. Por exemplo, esses processos podem, às vezes, seguir na direção oposta, formando o cálculo dental, o que não é compatível com o entendimento essencialístico da cárie.

Tentou-se de diversas maneiras definir a cárie como uma perda mineral[58], mas imediatamente surgiram os problemas. Em consequência, a próxima questão é: quanto de perda mineral deve acontecer para compreender o diagnóstico de cárie dentária? Qualquer perda mineral, não importa quão infinitesimalmente pequena, é uma perda mineral. Com isso, a avaliação de verdade da cárie se torna dependente da resolução dos instrumentos e da tecnologia de medição disponível. A princípio, é possível imaginar aparelhos para medição com resolução infinitamente alta e a microscopia eletrônica de resolução de alta resolução pode registrar a perda mineral em nível de cristal. Portanto, não é possível afirmar uma verdade fixa de cárie que seja independente de uma escala de medida. Décadas atrás, Mandelbrot[89] mostrou que o comprimento das curvas geográficas, como as do litoral, não tem um valor verdadeiro e que qualquer estimativa obtida sempre se refere a uma escala específica de medida. O mesmo vale para a cárie: o diagnóstico "saudável" ou "livre de cárie" sempre se refere a uma escala de medida refletida na resolução do instrumento diagnóstico.

Mesmo se fosse possível medir a primeira perda mineral da superfície do esmalte, isso faria pouco sentido do ponto de vista clínico. Segundo a Figura 10.3, as atividades metabólicas que acontecem no biofilme sobre a superfície do dente resultam em flutuações do pH. Essas flutuações podem ser pequenas e erráticas[44,45,116] e até mesmo ocorrer na ausência de estímulo externo nítido, como a ingestão de sacarose.[116] Quando os efeitos de tais flutuações do pH são acumulados com o passar do tempo, descrevem uma série de perdas minerais ("desmineralização") ou ganhos ("remineralização") dos tecidos duros dentários[90], dependendo da composição química da placa. A maioria dos episódios de perdas minerais será equilibrada por episódios de ganhos e a série inteira de acontecimentos não causará sinais e sintomas discerníveis de cárie (lesões cariosas); muito menos colocará em perigo a integridade da estrutura dentária. Enquanto os resultados dos processos ficam dentro desses limites, não é necessário se preocupar com a situação exata (a "verdade") em relação à perda ou ao ganho mineral, porque estes são transitórios e autolimitantes por natureza. Os processos biológicos descritos são fisiológicos, ocorrem em qualquer biofilme sobre uma superfície dentária e não devem ser confundidos com a cárie.

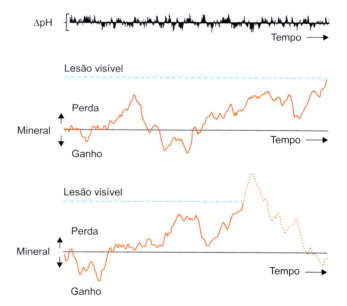

Figura 10.3 Ilustração esquemática de microeventos em uma superfície, com o passar do tempo. A linha de flutuação superior indica flutuações do pH em um biofilme durante um período (minutos, horas, dias). As curvas mostram diferentes exemplos de flutuação de perda mineral ou ganho no esmalte como resultado de inúmeras flutuações no pH. As linhas horizontais pontilhadas indicam o local no qual a perda mineral pode ser vista clinicamente como mancha branca.

São duas as mensagens-chave:

- Não há sentido em continuar a se incomodar com tentativas para refinar a procura pela "verdade" sobre a cárie. É preciso considerar o que é sensato e significativo da perspectiva do resultado clínico da saúde de um paciente orientado. O paradigma de cárie de padrão essencialístico é inútil porque leva para um beco sem saída na pesquisa de uma "verdade" alusiva de cárie
- Para o futuro, deve-se basear no paradigma nominalístico, centrado no paciente, de acordo com o qual a escolha do critério diagnóstico da cárie corresponde às intervenções, a fim de alcançar resultados melhores de saúde a longo prazo para o dente e para o paciente.

Riqueza de métodos e critérios para o diagnóstico da cárie

Como ficará evidente nos Capítulos 11 e 12, as opções de diagnóstico da cárie disponíveis para o dentista são abundantes e abrangentes. Em termos gerais, estão dentro de um de três grupos: os clássicos, os novatos e os perspectivos. Os clássicos abrangem a inspeção tátil-visual, que pode agregar a transiluminação com fibra óptica (FOTI, do inglês *fiber-optic transillumination*) e a radiografia interproximal, incluindo a radiografia digital (Capítulos 11 e 12);[3,33,58,65-68,70,100,133] os novatos englobam o *laser* fluorescente (DIAGNOdent®), o *laser* fluorescente quantitativo (QLF, do inglês *quantitative laser fluorescence*) e o monitor eletrônico de cárie (ECM, do inglês *electrical caries monitor*) (conferir Capítulo 12);[11,52,78,83,86,104,118,119,124,125] e os perspectivos baseiam-se em técnicas de microscopia multifótons, termografia, espectroscopia de infravermelho, tomografia de coerência óptica, ultrassonografia e imagem Terahertz[26,54], ainda não desenvolvida para uso clínico.

Em cada método diagnóstico, existem vários conjuntos diferentes de critérios para serem usados com o método. Os métodos clássicos ilustram isso; Ismail[68], por exemplo, identificou 29 diferentes conjuntos de critérios visuais-táteis para diagnóstico da cárie relatados na literatura entre 1966 e 2000. Dentro desses critérios, as atuais manobras durante o exame clínico visual-tátil podem variar bastante, como em relação ao uso dos exploradores[55] ou à necessidade percebida de limpar e secar os dentes antes do exame.[68] Do mesmo modo, a radiografia interproximal cobre uma variedade de opções[58,132,133], incluindo a convencional e a digital, o número de radiografias, os diferentes filmes e o armazenamento de tipos de placa de fósforo, assim como os diferentes critérios usados para descrever as observações radiográficas.

Evolução nos métodos de diagnóstico da cárie

Existem poucas dúvidas de que a maioria das atividades diagnósticas da cárie realizadas na prática clínica moderna evoluiu a partir da tradicional. Elas são profundamente enraizadas na história da Odontologia. Até o começo do século 20, a única opção de diagnóstico de cárie disponível para o dentista era a inspeção clínica visual-tátil, ou exame "instrumental-ocular"[109], como era então chamado. O início do século 20 foi a época para os proponentes de teoria de infecção focal[14,22,130], quando a principal preocupação entre os dentistas não era tanto a cárie, mas o perigo de que ela pudesse levar a "dentes despolpados". O dente "despolpado" era considerado um sério risco para graves doenças sistêmicas em outras partes do corpo e, por décadas, as radiografias periapicais foram usadas para diagnosticar tais dentes. Entretanto, em 1925, foi proposta uma forma diferente de radiografia[109] – o exame de radiografia interproximal – para ser usada anual ou semestralmente para detectar cavidades de cárie antes que caussassem dor, já que dor é indicativo de envolvimento pulpar. Raper[109] notou que os dentistas negligenciavam muitas cavidades cariosas quando usavam apenas o exame "instrumental-ocular", demonstrando isso colocando uma jovem com uma "dentição muito boa" sob exame de radiografia interproximal que revelou cinco cavidades e duas restaurações insuficientes. A jovem, subsequentemente, foi a dez dentistas independentes para um "exame comum instrumental-ocular" focado nas observações "entre os dentes". Isso resultou em "dez a cada dez não acharam o que a radiografia havia revelado".[109] Esse raciocínio marcou o nascimento do conceito da produção adicional de diagnóstico da cárie, que será discutido a seguir.

Avaliação do teste de diagnóstico no paradigma do padrão essencialístico

Apesar dos óbvios defeitos do paradigma de padrão essencialístico, quase exclusivamente as abordagens do dentista para a avaliação dos métodos de diagnóstico da cárie são baseadas na crença equivocada da existência de uma cárie "verdadeira", uma cárie-padrão. Em vista da popularidade do raciocínio que se seguiu a partir dessa crença, é importante entender alguns detalhes dos métodos usados e suas limitações.

No paradigma-padrão, o foco da atenção é o grau de exatidão do diagnóstico, a qual se estima pela comparação dos achados ao uso de método de teste de diagnóstico com a "verdade" expressa pelo método de referência padrão, que será visto a seguir.

As observações feitas com o uso do método de teste de diagnóstico da cárie pertencem a uma entre quatro escalas de medidas (Tabela 10.1): a dicotômica; a nominal; a ordinal; ou a escala numérica (contínua ou discreta). Uma escala de medição dicotômica (ou binária) é aquela na qual as observações caem em uma de duas categorias possíveis, como a presença ou a ausência da cavidade. Uma escala de medida nominal é aquela na qual as observações pertencem a uma de várias categorias, como hígido/cárie de esmalte/cárie dentinária/restaurado. Para as observações pertencentes a uma escala ordinal, é possível ordenar a classificação das categorias como nenhum/leve/moderado/grave, mas a distância entre as categorias – isto é, quanto pior é "moderado" do que "leve" – não é sabida. Para as medidas pertencentes a uma escala numérica, é possível ordenar a classificação das observações e dizer exatamente quão distantes elas estão. Na escala numeral discreta, as observações são restritas por inteiro, enquanto aquelas na escala numérica contínua podem assumir qualquer valor. Um exemplo da última é a fluorescência induzida de apatita quando os tecidos duros dentários são expostos à luz coerente a partir de *laser*. A fluorescência pertence a uma escala contínua de medida contínua, mas pode ser expressa como um número inteiro, como é feito pelo aparelho DIAGNOdent para a detecção de cárie, em que o sinal é convertido em um número inteiro com variação teórica de 0 a 99.

Os registros de diagnóstico de cárie clínico e radiográfico normalmente pertencem à escala dicotômica, nominal ou ordinal (Tabela 10.1), enquanto os métodos mais avançados, como o *laser* fluorescente (DIAGNOdent®, QLF) e o medidor de resistência elétrica (ECM), a princípio, produzem registros em uma escala numérica contínua que, como mostrado anteriormente, pode ser convertido para uma escala numérica discreta.

Tabela 10.1 Exemplos de escalas de medidas em diagnóstico da cárie.

	Escala de medidas			
	Dicotômica	Nominal	Ordinal	Numérica
Método diagnóstico	Visual-tátil	Visual-tátil ou radiográfico	Radiográfico	*Laser* fluorescente
Resultados possíveis	Cavidade presente Cavidade ausente	Hígido Cariado Restaurado Restaurado com cárie Ausente	Hígido Lesão < 1/2 em esmalte Lesão > 1/2 em esmalte, mas não em dentina Lesão em dentina, mas < 1/2 dentro Lesão > 1/2 dentro da dentina	Leitura variando de 0 a 99

Exatidão do diagnóstico | Sensibilidade e especificidade

Se as observações diagnósticas de cárie se originam de uma escala dicotômica, é muito fácil comparar os achados com a "verdade" de cárie, como expresso pelo método de referência padrão. Isso é feito em uma simples tabela 2 × 2 (Tabela 10.2). A partir dela, é possível calcular a sensibilidade do teste diagnóstico como VP/(VP+FN) e a especificidade como VN/(FP+VN). A sensibilidade do teste expressa a probabilidade que o método diagnóstico (o teste) indique "cárie" quando a cárie está verdadeiramente presente; e a especificidade a probabilidade que o teste indique "nenhuma cárie" quando a cárie verdadeiramente não está presente. O método do teste diagnóstico de cárie ideal tem sensibilidade = especificidade = 1, indicando que o teste sempre reflete o verdadeiro estado das situações.

Da perspectiva clínica, os valores da sensibilidade e da especificidade não são muito interessantes, já que se baseiam em um conhecimento prévio do estado verdadeiro das situações: presença ou ausência de cárie. Na vida real – a situação do diagnóstico clínico –, a "verdade" da cárie não é conhecida e as probabilidades de interesse do dentista seriam os valores preditivos positivos e negativos do teste diagnóstico de cárie em questão. Com relação à Tabela 10.2, é mais interessante para o clínico saber se um resultado positivo do teste diagnóstico pode ser confiável como evidência de cárie (valor preditivo positivo) e se um resultado negativo do teste é realmente indicativo de uma superfície hígida (valor preditivo negativo).

Valores preditivos positivos e negativos

Na pesquisa de diagnóstico da cárie, os valores preditivos têm sido calculados a partir dos mesmos conjuntos de dados que deram origem aos parâmetros exatos (baseados nos dados correspondentes da Tabela 10.2) ou da aplicação do teorema de Bayes. Este teorema pode ser usado para converter as probabilidades anteriores de doença (por meio dos valores da sensibilidade e da especificidade) às probabilidades posteriores de doença (expressas nos valores preditivos positivos e negativos). Os conceitos de probabilidades anteriores e posteriores talvez sejam mais bem entendidos com um exemplo. Suponha-se que um homem telefone para o consultório de um dentista perguntando se o profissional acha que ele pode ter cárie. Na ausência de qualquer outra informação, a melhor estimativa da probabilidade de cárie seria 0,50, correspondendo à metade da chance de acertar a adivinhação. Pensando que, quanto mais velho o homem, maior a probabilidade de ter cárie, provavelmente o dentista tentaria ter uma ideia mais completa da estimativa (p. ex., perguntando qual é a idade do homem). Faz parte ter em conta o histórico do paciente, o que pode ser considerado um teste diagnóstico (muito simples). Se, além disso, o profissional, por acaso, souber que a prevalência de cárie entre homens de 50 e 59 anos de idade (a faixa etária a qual o homem pertence) em sua região é de 90%, pode corrigir sua estimativa de probabilidade de cárie anterior de 0,50 para uma estimativa de 0,90. Isso é exatamente o que o teorema de Bayes faz: a revisão das probabilidades de doença anterior (não tão informada) em probabilidades de doença posterior (mais informado) com o uso de nova evidência (informação de teste diagnóstico).

O teorema de Bayes dita que os valores preditivos de cárie positivos (PV+) e os negativos (PV–) podem ser calculados por meio das seguintes fórmulas:

$$PV+ = \frac{Prev \times Sens}{Prev \times Sens + (1 - Prev) \times (1 - Espec)}$$

e

$$PV- = \frac{(1 - Prev) \times Espec}{(1 - Prev) \times Espec + Prev \times (1 - Sens)}$$

Em que: Sens e Espec denotam a sensibilidade e a especificidade, respectivamente, e Prev, a prevalência de cárie (probabilidade anterior).

Um método relacionado envolve o uso de fator de correção[47] para converter probabilidades de doença anterior para as de doença posterior. O fator de correção para um resultado de teste positivo é definido como a sensibilidade/(1 − especificidade) e aquele para um resultado negativo é (1 − sensibilidade)/especificidade. As chances estão matematicamente relacionadas com as probabilidades da doença pela fórmula Chance = P/(1 − P), e os valores preditivos relevantes são facilmente calculados.

Curvas recebedoras das características da operação (curva ROC)

Quando as observações do diagnóstico da cárie pertencem a uma escala ordinária ou numeral (Tabela 10.1), é possível calcular pares de estimativas de sensibilidade e especificidade para cada valor limite possível que possa ser usado, a fim de mudar as escalas de medidas em escala dicotômica. Os pares de estimativas exatas definidas por (1 − especificidade, sensibilidade) são pontos definidores para uma curva denominada curva recebedora de característica da operação (ROC, do inglês *receiver operating characteristic*) (Figura 10.4). O teste diagnóstico ideal no paradigma padrão-ouro tem sensibilidade = 1, indicando que todas as lesões cariosas foram encontradas; e 1 − especificidade = 0, apontando que nenhuma superfície hígida foi erroneamente considerada cariosa. Isso corresponde ao ponto definido pelo ponto superior da esquerda no diagrama da Figura 10.4.

As curvas ROC são normalmente resumidas pelo cálculo da área abaixo da curva (AUC, do inglês *area under the curve*), como uma fração abrangente entre 0 e 1. O valor numérico da AUC para um dado teste diagnóstico de cárie pode ser interpretado como a probabilidade que uma lesão cariosa escolhida aleatoriamente suscite um

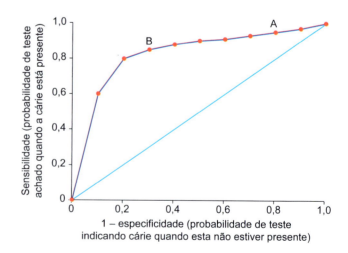

Tabela 10.2 Matriz do teste diagnóstico para o resultado do teste dicotômico (T) no diagnóstico da cárie.

		Estado verdadeiro da cárie = padrão-ouro	
		Cárie presente	Cárie ausente
Resultado do teste	T+	Verdadeiro positivo (VP)	Falso-positivo (FP)
	T–	Falso-negativo (FN)	Verdadeiro negativo (VN)

Figura 10.4 Curva ROC conectando pontos determinados por (1 − especificidade, sensibilidade). Trata-se de um teste de cárie hipotético com nove valores-limite [os pontos extremos (0,0) e (1,1) não contam como valores-limite, porque correspondem, respectivamente, à presença de cárie nunca declarada ou sempre declarada]. Ver o texto para a explicação dos pontos A e B.

valor mais alto para o teste diagnóstico do que uma superfície hígida escolhida aleatoriamente.[56,80] Um valor AUC de 0,50 corresponde à área abaixo da diagonal da Figura 10.4 e indica uma chance meio a meio de que a superfície cariosa suscitará um valor mais alto do teste do que a superfície hígida. Em outras palavras, um valor AUC de 0,50 mostra um teste diagnóstico de cárie inútil.

Métodos de avaliação de diagnóstico da cárie

Embora o exame clínico e a radiografia interproximal tenham permanecido as peças centrais do diagnóstico da cárie desde o início do século 20, uma abordagem mais formal para a avaliação dos métodos de diagnóstico da cárie clínico e radiográfico teve que esperar a metade e o final do mesmo século. Com a Segunda Guerra Mundial, a atenção foi transferida para as infecções focais como a principal preocupação em relação à cárie, em virtude de questões relacionadas com o melhor modo de tratar e prevenir a doença. No final da década de 1930, os efeitos benéficos do fluoreto sobre a incidência de cárie começaram a se cristalizar e a precisão (eficácia ou exatidão) dos diagnósticos da cárie, clínicos e radiográficos, gradualmente se tornou uma área de interesse.[4,21] Começando com avaliações estatísticas formais da reprodutibilidade (confiabilidade) dos métodos diagnósticos radiográficos[6], as avaliações estatísticas formais também instigavam a precisão (eficácia) dos diagnósticos da cárie feitos[31] com o uso de metodologia padrão-ouro. As questões de precisão e reprodutibilidade dos métodos diagnósticos foram bastante expandidas quando a epidemiologia de cárie ganhou interesse e foi solicitada para a padronização dos métodos diagnósticos e de critério e calibração dos examinadores. Os métodos de avaliação do teste diagnóstico, então descritos, foram aplicados cada vez mais para avaliar a introdução de novas opções diagnósticas desenvolvidas e oferecidas para uso na prática odontológica durante as últimas décadas.

Avanços no raciocínio do padrão-ouro essencialístico
O que é a cárie padrão-ouro?

Como visto anteriormente, a verdade sobre a cárie é elusiva. Não é de surpreender, portanto, que uma abundância de diferentes métodos tenha sido proposta e usada para o estabelecimento do padrão-ouro da cárie.[58,64,134] A variação é tão grande nos métodos de referência do padrão-ouro que o teste investigado em um estudo pode servir como método padrão-ouro em outros.[58,60] Não somente tantos padrões-ouro podem levar a um raciocínio circular, mas também há um perigo considerável de que novos métodos de referência sejam adotados apenas para mostrar nenhuma diferença estatisticamente significativa em relação aos mais velhos. A partir do momento em que um novo método de teste nunca possa ser observado para um melhor resultado quando em comparação ao método de referência (padrão-ouro)[134], há um perigo real de que o uso confuso da metodologia padrão-ouro possa fazer os novos testes parecerem métodos piores mesmo quando, na realidade, são melhores.[47]

Espectro de tendência e portabilidade

A referência padrão-ouro para a cárie geralmente é estabelecida com o uso de métodos in vitro aplicados em dentes extraídos avaliados para a presença ou a profundidade da desmineralização[58,64] por métodos radiográficos, visuais ou histológicos. Os materiais dentários disponíveis para tais avaliações, em geral, são limitados e seletivos, e o uso desses métodos in vitro comumente resulta em um espectro distorcido da doença em comparação ao espectro da doença que poderia ser observado in vivo nas populações, para as quais os métodos diagnósticos da cárie são destinados. Revisões abrangentes por Bader et al.[12,13] mostraram que a "prevalência" da cárie nas "populações" dentárias usadas para avaliações "padrão-ouro" dos métodos diagnósticos da cárie, com frequência, é excessivamente alta (50 a 90%) comparada à situação nas populações naturais que vivem livremente, nas quais as estimativas de menos do que 20% são mais prováveis. Isso significa que as lesões cariosas são grosseiramente super-representadas nas "populações" dentárias estudadas, enquanto as superfícies hígidas, gravemente sub-representadas. É cada vez mais reconhecido que os parâmetros diagnósticos exatos, a sensibilidade e a especificidade não são testes diagnósticos constantes, pois variam de acordo com o espectro da doença.[18,47,51,77,108] E o espectro da doença é, por sua vez, influenciado por fatores sociodemográficos, incluindo idade, gênero, local de residência e acesso ao cuidado odontológico. Isso significa que existe um risco considerável de que a maioria das estimativas exatas fornecidas pela literatura possa ter relevância e portabilidade limitadas para o diagnóstico da cárie nas populações de vida livre. Esse problema também afeta os valores preditivos se calculados por meio do teorema de Bayes, o método de fator de correção, ou a partir de tabelas tendenciosas que dão origem aos parâmetros de sensibilidade e especificidade. De qualquer maneira, os valores preditivos obtidos alcançarão, do mesmo modo, uma portabilidade limitada para as populações de vida livre e, portanto, é provável que tenham modesta relevância para as tomadas de decisão do diagnóstico clínico de cárie.

Problemas na interpretação da sensibilidade e especificidade

Como indicado anteriormente, esse diagnóstico de cárie ideal tem valores de sensibilidade e de especificidade iguais a 1, os valores preditivos iguais a 1 e uma área abaixo da curva ROC igual a 1. Entretanto, na vida real, esses parâmetros nunca alcançam 1 e algumas compensações precisam ser feitas. Uma regra idealizada para a avaliação da adequação do teste diagnóstico a partir das estimativas da sensibilidade e da especificidade é baseada no índice de Youden.[136] O valor do índice é o valor máximo da soma dos parâmetros exatos menos 1 (i. e., máx.[sensibilidade + especificidade – 1]), acima de todos os pontos de corte possíveis (patamares de valores), se aplicável. A taxa do índice de Youden está entre 0 (indicando uma precisão limitada do teste) e 1 (indicando um alto grau de precisão do teste).[117] Os valores necessários desse índice para que um teste seja considerado útil são normalmente acima de 0,6 e nenhum teste diagnóstico de cárie foi mostrado preenchendo totalmente esse requisito, como evidente pela extensa revisão de métodos diagnósticos de cárie por Bader et al.[12,13]

No índice de Youden, a mesma importância é dada à sensibilidade e à especificidade do teste, significando que as consequências de fazer um diagnóstico falso-positivo são consideradas equivalentes àquelas de um diagnóstico falso-negativo. Isso, entretanto, não é uma suposição válida. Existe uma grande diferença entre as consequências a longo prazo de fazer erroneamente uma restauração e as de negligenciar uma lesão cariosa. Essa diferença se torna até mesmo maior em participantes odontológicos regulares em populações de baixo índice de cárie, nos quais a lesão negligenciada provavelmente é encontrada na consulta seguinte, antes de ter progredido para uma extensão que alterará as opções de tratamento.

Lesão cariosa | Manter ou eliminar?

A expectativa é de que os testes diagnósticos ajudem a alcançar o duplo objetivo de manter e eliminar a doença. Entretanto, geralmente são bons em somente uma ou outra, mas raramente nas duas.[126] Nas abordagens de sensibilidade 1, o teste é bom para detectar doença quando está presente, enquanto, nas abordagens de especificidade 1, o teste é bom para detectar saúde. Entretanto, é preciso maior cuidado ao interpretar os valores absolutos de sensibilidade e especificidade, como o exemplo fornecido na Tabela 10.3. Os dados mostrados originaram-se de um estudo in vivo[61] de três métodos diagnósticos comumente usados para a detecção de cavidade em superfícies proximais: o exame clínico visual-tátil convencional; a radiografia interproximal; e a FOTI. Nem a FOTI nem a radiografia interproximal possibilitam a detecção imediata de cavidades, e as observações de ambas necessitam de interpretação. Com a FOTI, uma sombra com extensão dentro da dentina foi interpretada como evidência de cavitação; com a radiografia interproximal, a radiolucidez que se estendia dentro da dentina presumia uma cavitação. O status de cavitação verdadeira das

Tabela 10.3 Número de erros resultados da aplicação de três métodos diagnósticos de cárie usados para detectar lesões cavitadas.

	N	Método diagnóstico da cárie					
		Visual-tátil		FOTI		Radiográfico	
A "verdade"		C	NC	C	NC	C	NC
Cavitação (C)	60	21	39	2	58	38	22
Nenhuma cavitação (NC)	940	14	926	1	939	70	870
Total N	1.000	35	965	3	997	108	892
Valores preditivos		0,60	0,96	0,67	0,94	0,35	0,98

Os métodos incluem o exame clínico visual-tátil (sensibilidade 0,342, especificidade 0,985), FOTI (sensibilidade 0,041, especificidade 0,999) e a radiografia interproximal (sensibilidade 0,631, especificidade 0,925). Prevalência suposta de 6% de uma cavidade verdadeira.

superfícies foi subsequentemente estabelecido por uma inspeção visual direta das superfícies, depois da separação com o uso de anel de borracha ortodôntico ou molas de separação por 3 dias.

O método clínico visual foi observado para produzir o número total mais baixo de erros de diagnósticos (5,3% de todos os diagnósticos), seguido de perto pela FOTI (5,9%), enquanto a radiografia interproximal aproximadamente dobrou o número total de erros (9,2%).

A direção dos erros difere: enquanto aqueles promovidos no exame clínico visual-tátil e com a FOTI tendiam para as cavidades cariosas negligenciadas (65% e 97% respectivamente, das 60 cavidades negligenciadas), a radiografia interproximal produziu um sobrepeso de diagnóstico de cavidade falso-positivo (65% dos 108 diagnósticos positivos eram falsos) (Tabela 10.3). Isso ocorreu apesar de a radiografia interproximal ter o valor de índice Youden mais alto (0,556 para a radiografia interproximal *versus* 0,327 para o exame clínico visual-tátil e 0,040 para o FOTI), a sensibilidade mais alta (0,631 *versus* 0,342 e 0,041) e, aparentemente, apenas uma especificidade levemente mais baixa (0,925) em comparação a exame clínico visual-tátil (0,985) e FOTI (0,999). Entretanto, é precisamente a combinação da especificidade levemente mais baixa e a alta ocorrência de superfícies não cavitadas (a baixa prevalência de cárie) que resulta na produção substancial pela radiografia interproximal de mais diagnósticos falso-positivos do que pelo exame clínico visual-tátil.

Os valores preditivos mostrados na Tabela 10.3 indicam que a cavitação é mais bem eliminada por radiografia interproximal (PV− = 0,98), enquanto a cavitação é mais bem conservada pelo exame clínico visual-tátil (PV+ = 0,60). (A FOTI pareceu ter um valor preditivo positivo levemente mais alto do que o exame clínico, mas um cálculo baseado somente nos três diagnósticos positivos é bastante inviável.) Em outras palavras, se esses resultados fossem aplicados universalmente, indicariam que se deve confiar nos achados clínicos visuais-táteis positivos e nos achados interproximais negativos.

Problemas na interpretação das curvas recebedoras das características da operação

Geralmente, os valores AUC têm sido usados para comparar os métodos de teste de diagnóstico de cárie[40,53,62,95], normalmente testando a hipótese nula de que os valores AUC para dois métodos alternativos não diferenciam de modo significativo estatisticamente. Raramente, esses estudos discutem a importante e fundamental distinção entre significância clínica e estatística, tal como a observação de que nenhuma diferença significativa estatisticamente entre dois métodos geralmente orienta (engana) pesquisas a concluírem igualmente os métodos. Essa questão é muito problemática em virtude da falta de um acordo sobre o padrão-ouro de cárie mais apropriado, levando à citada confusão entre os métodos de testes de diagnóstico e os de referência padrão-ouro.

As curvas ROC são interpretadas como medidas globais de teste diagnóstico de desempenho porque produzem um simples resumo, a curva ou a AUC, que condensa várias opções alternativas para o limite diagnóstico (ponto de corte), usadas para declarar a presença ou a ausência da cárie em um único número. Isso significa que as curvas ROC e suas áreas não têm aplicabilidade imediata para o diagnóstico clínico. Na situação clínica, não é possível agir sobre uma curva ROC ou um valor AUC; é necessário selecionar o nível de limite diagnóstico – apenas um ponto entre muitos que definem a curva ROC. Isso talvez seja mais bem compreendido ao considerar a Figura 10.4, que mostra a curva ROC para o hipotético teste diagnóstico de cárie com nove possíveis valores limites, supondo que eles sejam: lesão < 1/4 em esmalte; ≥ 1/4 em esmalte; ≥ 1/2 em esmalte; ≥ 3/4 em esmalte; mas < 1/4 em dentina; ≥ 1/4 em dentina; ≥ 1/2 em dentina; ≥ 3/4 em dentina; ou alcançando a polpa. Se for escolhido o nível de limite diagnóstico no ponto A = ≥ 1/4 em esmalte, serão encontradas mais lesões cariosas do que se se escolher um nível de limite mais restrito para um diagnóstico positivo, como no ponto B = ≥ 1/2 em dentina. Se for escolhido o limite A, será diagnosticada uma cárie com alta sensibilidade (0,95), mas com baixa especificidade (0,20); e, se for selecionado o limite B, será diagnosticada uma cárie com sensibilidade um pouco mais baixa (0,85), mas especificidade mais alta (0,70). Desse modo, retorna-se para a situação descrita anteriormente, na interpretação das estimativas de sensibilidade e especificidade. Para o propósito de seleção do limite diagnóstico, é necessário fazer uma compensação entre a sensibilidade e a especificidade. Isso significa tomar uma decisão sobre um diagnóstico falso-positivo (diagnóstico de lesão muito agressiva) ou falso-negativo (lesões negligenciadas), o que não deve ser feito apenas com base na curva ROC ou na estimativa AUC.

Precisão no diagnóstico da cárie

A Odontologia é um ofício que tem crescido a partir de suas raízes de um atendimento caseiro na tentativa de abranger uma abordagem profissional e baseada em evidência científica para as atividades realizadas. Visto por essa perspectiva, as avaliações realizadas da precisão dos métodos de diagnóstico de cárie baseados no raciocínio padrão-ouro essencialístico precisam ser complementadas. Entretanto, como mostrado anteriormente, o pensamento essencialístico leva a falhas quando as características definidas "verdadeiras" são encontradas em processos fisiológicos que ocorrem naturalmente, como aqueles determinados pela atividade microbiana em biofilmes localizados sobre as superfícies dentárias. Os sistemas e os processos biológicos tendem a envolver uma multiplicidade de mecanismos de autorregulação, que influenciam o diagnóstico porque uma sequência potencialmente deletéria de acontecimentos em um sistema biológico está, em geral, naturalmente contrabalançado por uma sequência subsequente benéfica de eventos e não requer diagnóstico nem intervenção. Apenas deve-se pensar nos inúmeros "erros" que ocorrem durante inumeráveis divisões celulares diárias necessárias para a manutenção da função de um órgão humano. Esses são cuidados por mecanismos de limpeza que ocorrem naturalmente. Essa autorregulação significa que a pesquisa diagnóstica cada vez mais reconhecerá que tentar identificar o "primeiro passo" em uma sequência potencialmente deletéria de eventos pode valer para entrar em um beco sem saída. Os estudiosos e os clínicos igualmente devem se preocupar com a identificação de "pontos sem retorno" relevantes clinicamente, os quais podem ser definidos como pontos que, se estiverem superados, de maneira palpável alteram o prognóstico para o paciente ou alteram substancialmente as opções de tratamentos em direção ao pior.

Avaliação do teste diagnóstico no paradigma nominalístico de cárie

Até agora, foi visto que não existe modo fácil ou "objetivo" para decidir se um diagnóstico de cárie está correto ou não. A chave para um diagnóstico de cárie apropriado não é encontrada em um método de referência padrão-ouro, mas nos resultados das atividades diagnósticas de cárie. O melhor método é aquele que resulta no melhor resultado de saúde dental a longo prazo para o dente e para o paciente. Por isso, a abordagem mais relevante para a avaliação do teste diagnóstico de cárie usa o ensaio clínico controlado randomizado (ECCR), concebido para determinar se um novo método diagnóstico de cárie resulta em melhores resultados de saúde a longo prazo do que o método tradicional. Seu emprego possibilita a avaliação do resultado da saúde dentária, determinado profissionalmente, e pode também incluir a avaliação das preferências do paciente e os aspectos financeiros. Entretanto, nenhum ECCR foi realizado, mas é preciso ter em conta uma abordagem diferente.

As abordagens realizadas são a clarificação e a elucidação dos fatores-chave salientes envolvidos na elaboração de um roteiro de cárie.[10] Como destacado anteriormente neste capítulo, um número de fatores determina a natureza e o conteúdo do "esse quadro clínico necessita dessa intervenção" como roteiro da cárie usado pelos dentistas para os propósitos de controle da cárie.

Resultados de saúde a longo prazo | Opções de controle

Como destacado anteriormente, as opções de controle da cárie são cruciais para determinar o que deve ser diagnosticado. As lesões cariosas cavitadas, em geral, precisam de restaurações porque é muito difícil mantê-las sob controle de placa suficiente para prevenir sua maior progressão. As cavidades localizadas nas superfícies vestibulares, facilmente acessíveis e ocasionais nas superfícies oclusais, poderiam ser isentas dessa regra geral, já que é possível manter tais cavidades bastante livres de placa e, portanto, deter a progressão.[99] Entretanto, as considerações estéticas podem evitar que o paciente aceite essa opção de controle, já que as lesões cariosas detidas tendem a ficar escuras e esteticamente desagradáveis. As lesões não cavitadas podem ser classificadas como inativas/detidas ou como ativas/contínuas (conferir Capítulo 11). Obviamente, uma lesão cariosa não cavitada inativa não necessita de intervenção, a menos que o paciente expresse preocupações estéticas. As opções de controle para a lesão cariosa não cavitada ativa não são operatórias e incluem o controle da placa, o uso de fluoretos tópicos e a intervenção alimentar (conferir Capítulo 17).

Por conseguinte, a informação procurada durante a realização de exames clínicos diagnósticos de cárie visa à cavitação da lesão e à atividade da lesão, já que essas características são decisivas para as melhores opções de controle e o melhor resultado de saúde a longo prazo.

Erros inter e intraexaminadores no diagnóstico da cárie

Qualquer método de teste diagnóstico de cárie é propenso a erro, em função da reprodutibilidade intra e interexaminadores menos do que perfeita.[61,87,100] Os dentistas não são capazes de reproduzir completamente seus próprios registros de cárie nem aqueles de seus colegas. Um exemplo real disso é mostrado na Tabela 10.4.[100] Foi pedido a um dentista para repetir em dias diferentes os exames clínicos dentários feitos em 50 crianças. Durante o primeiro exame, o dentista observou 90 cavidades nas 5.510 superfícies dentárias examinadas. No segundo, um número similar (87) de cavidades foi observado, indicando uma diferença de "somente" três cavidades entre os dois exames. Na literatura científica diagnóstica dentária, é lugar-comum descrever o acordo entre os exames ou entre os examinadores usando o porcentual de concordância. A Tabela 10.4 mostra como isso estava alto, equivalente a 99%, em todos os diagnósticos feitos. Entretanto, pelo fato de que algum acordo pode ter sido obtido por acaso, também é habitual responder por isso pelo cálculo do acordo corrigido pelo acaso na forma do índice κ de Cohen.[25] No exemplo fornecido na Tabela 10.4, o κ era 0,82, indicando um acordo que era 82% do máximo obtido.

Esse é um acordo bom ou ruim? A literatura científica odontológica geralmente responde a essa questão referindo-se ao valor κ com uma das escalas normativas publicadas para a interpretação dos valores κ.[23,79] Dependendo da escolha da escala de referência, um valor κ

Tabela 10.4 Exemplo de tabela de dados resultante da avaliação sobre a confiabilidade intraexaminadores do diagnóstico de cárie feita no nível da cavidade.

| Primeiro exame | | Segundo exame | | |
Nenhuma cavidade	Cavidade	Nenhuma cavidade	Cavidade	
–	–	5.406	14	5.420
–	–	17	73	90
–	–	5.423	87	5.510

% de concordância = 5.479 × 100/5.510 = 99,4%.
$\kappa = (P_{obs} - P_{exp})/1 - P_{exp}) = 0,82$.

de 0,82 justificaria descrições como "muito bom", "excelente" ou "quase perfeito". Infelizmente, tais descrições geralmente levam os dentistas estudiosos a ignorarem completamente a existência dos erros de medidas, o que é uma falha fundamental em muitos raciocínios diagnósticos dentários. A Tabela 10.4 mostra que 104 dentes receberam diagnósticos de cavidade de um ou outro examinador. Somente 73 (70%) desses eram do mesmo dente e, do ponto de vista de um clínico, seria possível, na verdade, duvidar se a confirmação de somente 70% das cavidades é sugestiva da quase perfeita reprodutibilidade do método diagnóstico da cárie. Na vida real, o dentista provavelmente restauraria todas as 90 cavidades observadas no primeiro exame, embora 17 delas não estivessem confirmadas, já que um segundo exame estaria sendo feito. Os dados da reprodutibilidade da Tabela 10.4 sugerem que um novo exame das crianças (p. ex., depois do período de retorno de 6 meses) poderia resultar em um adicional de 14 cavidades detectadas e restauradas. Indubitavelmente, a maioria dos dentistas perceberia as cavidades adicionais observadas na segunda visita como resultante da progressão de cárie, bem como nunca realizariam o provável excesso de tratamento das 17 cavidades não confirmadas que restauraram seguindo o primeiro exame (Tabela 10.4).

O exemplo destaca que as decisões diagnósticas são tomadas sob incerteza e que a repetição dos métodos diagnósticos menos do que perfeitos leva a um acúmulo de erros diagnósticos. Como não existe um método diagnóstico livre de erro, deve-se entender essa incerteza e integrá-la ao levantamento do roteiro clínico. Os exames de avaliação dentária de rotina (visita de controle) envolvem a repetição regular dos métodos diagnósticos menos do que perfeitos em pacientes assintomáticos, o que, claramente, pede por uma consideração do acordo intraexaminador para os métodos diagnósticos. O acordo interexaminador no diagnóstico dentário é normalmente mais baixo do que o intraexaminador[61,87,100], e esses achados implicam que pode ser arriscado submeter os pacientes a exames dentários de rotina frequentemente, tal como ilustram o risco adicional de erros diagnósticos com a mudança de dentista. Como muitos dentistas ainda têm o tratamento restaurador como "o tratamento da cárie"[39], esses erros diagnósticos acrescentam o risco de inserir o paciente no ciclo da re-restauração[34-38], denominado "iatrogenia".[37]

Um famoso exemplo de amigdalectomia publicado há mais de 70 anos[2,17], e confirmado posteriormente por outros tratamentos,[5] pode ser usado para ilustrar o potencial problema envolvido. O estudo da amigdalectomia foi baseado em uma avaliação de 1.000 crianças com 11 anos de idade para a necessidade de amigdalectomia. As crianças consideradas negativas no primeiro exame físico eram reexaminadas por outro médico e esse esquema continuou por três ciclos. O estudo demonstrou nitidamente que submeter-se a mais exames de avaliação causaria mais "doença" a ser encontrada e o absurdo resultado final foi que de somente 65 das 1.000 crianças ainda permaneceriam sem tratamento depois de três exames de avaliação de rotina. Embora esse exemplo seja extremo, vale a pena não esquecê-lo, considerando que os dentistas encorajam a população atendida a adotarem o padrão de atendimento odontológico envolvendo exames de avaliação de rotina a cada 6 a 12 meses.[94,98]

Como lidar com a inevitável incerteza do diagnóstico

Primeiro, é necessário perceber que errar é humano. A perfeição simplesmente não é compatível com a observação humana. O profissional de Odontologia deve, de maneira clara, se empenhar para reduzir os erros diagnósticos, podendo indubitavelmente alcançar muito mais a esse respeito. A regular calibragem prática pode reduzir as diferenças entre os dentistas e fazê-los ver mais sobre as diferentes apresentações clínicas. Entretanto, ninguém nunca foi capaz de demonstrar que os erros diagnósticos podem ser erradicados por meio de intensa calibragem. Os dados apresentados na reprodutibilidade intraexaminador no diagnóstico da cárie testemunham isso, já que nenhum examinador relatou consistentemente ser capaz de evitar erros diagnósticos no diagnóstico da cárie. A conclusão é que é necessário acomodar o fato de que não se pode erradicar completamente os erros diagnósticos no diagnóstico da cárie, já que são fatos inevitáveis que necessitam ser levados em conta nas decisões clínicas.

A questão fundamental a responder é: o que acontecerá se o dentista fizer um diagnóstico errado? O diagnóstico falso-positivo de uma cavidade em um lugar onde não existe cavidade pode desnecessariamente colocar o dente dentro do círculo vicioso de re-restauração.[20,39] As restaurações têm uma sobrevida limitada em relação à expectativa de vida humana[20,105,107,112,131], tendendo a crescer mais a cada substituição.[20,39] Cada substituição realizada é um risco de efeitos adversos sobre a polpa, um considerável risco de dano iatrogênico aos dentes vizinhos[81,85,91,106] e custos financeiros para o paciente.

As consequências de um diagnóstico falso-negativo de uma cavidade (negligenciar uma cavidade cariosa) dependem de vários fatores. Se o paciente em questão é de alto risco para progressão rápida da cárie e somente vai ao dentista no caso de sintomas, existe um risco real de que uma cavidade cariosa negligenciada possa progredir para o envolvimento pulpar e a uma séria degradação dos tecidos duros dentários, causando dor e colocando em perigo a sobrevida do dente, antes que um dentista tenha a chance de detectá-la. Entretanto, a evidência sugere que esse risco geralmente é exagerado. Estudos mostram que o risco de um dente decíduo ser extraído[97,122], desenvolver dor[96] ou precisar ser extraído em decorrência da dor[96,123] não é influenciado pelo fato de o dente estar ou não restaurado. Enquanto esses resultados podem, em parte, ser explicados pelas dificuldades em realizar restaurações adequadas em crianças[112], também servem para desafiar uma filosofia de tratamento amplamente defendida.

Contudo, se o paciente que teve a cavidade cariosa negligenciada é caracterizado por progressão cariosa lenta e vai ao dentista regularmente, é provável que a cavidade negligenciada seja detectada na próxima visita ao consultório antes que qualquer destruição tecidual adicional séria tenha ocorrido. Se esse é o caso, as consequências resultantes à saúde por ter uma lesão negligenciada podem ser limitadas.

O diagnóstico falso-positivo de uma lesão cariosa não cavitada ativa não resultará em tratamento operatório, mas em intervenção não operatória, incluindo o controle da placa, administração de fluoreto tópico e intervenção alimentar. Embora isso represente um custo para o paciente, não leva a um resultado deletério para a saúde.

As consequências de negligenciar uma lesão cariosa não cavitada ativa (um diagnóstico falso-negativo) dependem de vários fatores. Se o paciente é cárie-ativo e não vai ao dentista regularmente, existe um risco de que a lesão progrida para o estágio de cavitação antes que seja detectada. Desse modo, a consequência poderá ser uma desnecessária entrada no ciclo de restauração, como visto anteriormente. Entretanto, se o paciente mostra baixo risco ou progressão lenta de cárie e/ou vai regularmente ao dentista, é provável que a lesão cariosa seja detectada na próxima consulta, antes de ter progredido para o estágio de cavitação.

O maior segmento da população que vive em países de alta renda é caracterizado pelo contínuo declínio na prevalência e na gravidade das lesões cariosas, indicando uma redução contínua na taxa de progressão da cárie (ver Capítulo 4). As respostas para as questões fundamentais discutidas implicam que, em tais circunstâncias, os dentistas devem adotar critérios diagnósticos de cárie

muito rigorosos e possibilitar que sejam levantadas todas as dúvidas diagnósticas para benefício do dente pela escolha das opções não operatórias em detrimento das opções operatórias irreversíveis. Nas populações dos países de alta renda, caracterizadas pelo aumento da incidência da cárie, o dentista deve ser diligente e meticuloso na detecção dos sinais dos estágios não cavitados da formação da lesão cariosa, para adiar o máximo possível a entrada no ciclo vicioso de re-restauração. Nessas populações de alto nível de cárie, o benefício da dúvida em relação à presença ou ausência de lesões não cavitadas deve tender a fornecer tratamento não operatório. Em outras palavras, o possível custo da realização desnecessária de tratamento não operatório não deve excluir seu uso de rotina se houver suspeita de lesões não cavitadas. Também fica claro que a clássica Odontologia do consultório tem pouca chance de exercer influência sobre a situação da cárie em populações nas quais a doença está aumentando, e estratégias precisam ser realizadas para proporcionar controle efetivo da situação de cárie.

Argumento adicional para produzir diagnóstico

Como mencionado anteriormente, a radiografia interproximal foi apresentada como um auxílio para o exame clínico visual da cárie com base no argumento de que ela leva à detecção de lesões que, caso contrário, permaneceriam não detectadas. Esse argumento para produzir diagnóstico adicional é efetivamente um argumento de sensibilidade de reforço, embora isso não implique que se deva aderir à tradição padrão-ouro. O argumento adicional produzido ainda é frequentemente referido na literatura diagnóstica da cárie, embora o foco tenha se afastado da detecção das cavidades para a detecção dos estágios iniciais da formação da lesão cariosa[57,59,75] e também a chamada cárie "escondida" nas superfícies oclusais.[128,129]

Na realidade, a maioria dos estudos que comparam a produção de diagnóstico de um exame clínico à de uma radiografia conclui que substancialmente mais lesões são detectadas nas superfícies proximais[30,63,75,82,102] e nas superfícies oclusais[27,48,103,127] com o uso de radiografia interproximal do que por somente exame clínico. Isso explica a recomendação comum para usar a radiografia interproximal como auxílio para o exame clínico. Está implícito no argumento adicional para produzir diagnóstico que o diagnóstico positivo tem sido alcançado quando ao menos um dos métodos de teste diagnóstico usado é positivo. Entretanto, enquanto essa regra de decisão aumenta a sensibilidade do teste diagnóstico combinado, também diminui a especificidade, o que, provavelmente, levará à consequência involuntária de aumentar o número total de erros de diagnóstico.[16] Com o uso dos dados da Tabela 10.3, é possível mostrar que a radiografia interproximal adicional para o exame visual tátil, e considerando um diagnóstico positivo alcançado quando ao menos um dos testes diagnósticos é positivo, resultará em um aumento no número total de erros de 53 (exame visual-tátil somente) para 97 (ambos os métodos combinados). Mais cavidades são corretamente detectadas, mas isso ocorre à custa de um aumento no número de diagnóstico falso-positivo de 14 para 83! Portanto, métodos de teste diagnóstico adicional também significam erro diagnóstico.[16]

O potencial de magnitude e seriedade desse problema também foi salientado em um estudo da variação entre dentistas em radiografia de diagnóstico de cárie.[41] O estudo indicou que os dentistas geralmente produzem muitos diagnósticos falso-positivos de cárie de dentina quando examinam superfícies proximais ou oclusais hígidas ou com cárie de esmalte, como é, na realidade, a maioria das superfícies. No geral, 21% dos diagnósticos feitos eram falso-positivos e mais de 70% dos dentistas tiveram, ao menos, três diagnósticos falso-positivos de 16 possíveis.

"Em terra de cego, quem tem um olho é rei"

É uma séria limitação do argumento adicional para produzir diagnóstico de que a produção atual observada depende do critério diagnóstico usado com os métodos diagnósticos adicionados. A adição da radiografia interproximal realmente é apenas aparente quando o critério clínico for restrito a registrar somente lesões cavitadas.[16] Quando o exame clínico da cárie também é composto do registro de estágios não cavitados da formação da lesão, o valor adicionado da radiografia interproximal não é mais óbvio.[16,87,88] De fato, esses estudos indicam que, em tais circunstâncias, o exame clínico da cárie resultará na detecção de muito mais lesões do que o exame da radiografia interproximal, indicando que o exame clínico é superior na detecção de lesões cariosas incipientes[87,88] que podem ser controladas por meios não operatórios (conferir Capítulo 11).

Diferentes métodos diagnósticos contam diferentes histórias

Ao considerar a possibilidade de adicionar outro método diagnóstico da cárie ao exame visual-tátil básico, é preciso explicar o fato de que diferentes métodos diagnósticos retratam aspectos bastante diferentes das lesões de cárie. Dependendo das especificidades dos critérios diagnósticos utilizados, o exame clínico visual-tátil se concentra principalmente em características da superfície (conferir Capítulo 11) e, em menor extensão, no tamanho/profundidade da lesão. Por sua vez, as observações da radiografia interproximal refletem essencialmente a profundidade da penetração da desmineralização para os tecidos dentais duros, e os métodos avançados refletem, ainda, outros aspectos físico-químicos das lesões de cárie (conferir Capítulo 12).

Portanto, as observações adicionais não são uma questão simples e envolvem várias questões sobre o critério do uso que melhor retrata a mesma dimensão subjacente ou as características procuradas. Retomando o exemplo dado na Tabela 10.3, o critério da radiografia interproximal diagnóstica usada para indicar cavitação era uma extensão radiolúcida ao menos no terço externo da dentina.[61] Desse modo, a suposição feita era de que toda extensão radiolúcida dentro do terço externo da dentina representa lesão cariosa cavitada. Mas isso é uma questão sustentável? A Figura 10.5 mostra que não. A literatura científica também pende para uma resposta negativa, como o fato de que somente dois pequenos estudos[93,113] foram capazes de demonstrar cavitação clínica em todas (100%) as lesões de radiografia proximal que se estendiam dentro da dentina. A maioria dos outros estudos indica uma alta frequência de cavitação (75 a 90%)[1,28,29,92] ou uma substancial frequência mais baixa de cavitação (28 a 65%)[19,84,101,110,121] de lesões radiográficas de dentina (conferir também a Tabela 12.1). Portanto, se, de modo indiferente, a observação de uma lesão radiográfica de dentina for usada para prevalecer sobre a observação clínica, o risco de que uma restauração desnecessária seja realizada pode ser substancial. Há muitos efeitos adversos associados à realização de uma restauração, incluindo dano iatrogênico aos dentes vizinhos[81,85,91,106] e longevidade da restauração limitada[20,105,107,112,131] (conferir Capítulo 21). Uma vez que se aceitam esses efeitos adversos quando a restauração é necessária, ela é intolerável em situações nas quais possa ser evitada.

Considerações finais

Neste capítulo, foram demonstradas duas linhas de pensamento diferentes no raciocínio do diagnóstico da cárie. A visão essencialística busca uma "verdadeira" cárie, enquanto a nominalística está mais preocupada com o diagnóstico capaz de refletir as melhores opções de controle da cárie. Até o momento, o primeiro tem dominado o diagnóstico da cárie e a avaliação de seu teste diagnóstico, embora as mudanças nos conceitos de cárie tenham fornecido a informação de que esse paradigma padrão-ouro de aumento é inadequado. De acordo com a visão nominalística, o ponto crucial do diagnóstico é classificar as lesões cariosas para refletir as melhores opções de controle, o que, por sua vez, necessita de um profundo entendimento dos processos causais da cárie e de como eles podem ser influenciados.

O papel central da inspeção clínica e do exame com radiografia interproximal para o diagnóstico da cárie não se origina das avaliações de teste diagnósticas formais, mas está profundamente enraizado na história da Odontologia. A radiografia interproximal foi introduzida como um auxílio para o exame clínico da cárie há mais de 80 anos, com o uso de argumento adicional para a produção de diagnóstico. Entretanto, uma produção diagnóstica adicional da radiografia interproximal é perceptível somente quando o exame clínico é limitado ao diagnóstico de cavidade. O benefício adicional da radiografia interproximal pode ser questionado quando o exame clínico abrange os estágios não cavitados da formação da lesão cariosa. O exame clínico visual-tátil e a radiografia interproximal capturam diferentes características das lesões cariosas, e as características mais relevantes para a seleção das melhores opções de controle são aquelas refletidas no exame visual-tátil da cárie.

Com base nessas considerações, sugere-se que a boa prática do diagnóstico da cárie envolva os seguintes elementos:

- Seleção de um método diagnóstico visual-tátil que vincule diretamente as opções de controle da cárie: cavitada *versus* não cavitada e ativa *versus* detida são as características que determinam as opções de controle, devendo, consequentemente, ser registradas
- Esgotamento total do método diagnóstico visual-tátil: registrar as lesões não cavitadas é obrigatório
- Consideração cuidadosa com os prós e os contras em adicionar outros métodos de teste diagnóstico, como uma radiografia interproximal ao método visual-tátil
- Atenção contínua para a possibilidade de erros diagnósticos, como o fato de que as dúvidas sempre devem tender à direção das decisões menos invasivas.

Referências bibliográficas

1. Akpata ES, Farid MR, Al-Saif K, Roberts EAU. Cavitation at radiolucent areas on proximal surfaces of posterior teeth. Caries Res. 1996;30:313-6.
2. American Child Health Association. Physical defects: the pathway to correction. New York: American Child Health Association; 1934. p. 80-96.
3. Analoui M, Stookey GK. Direct digital radiography for caries detection and analysis. Monogr Oral Sci. 2000;17:1-19.

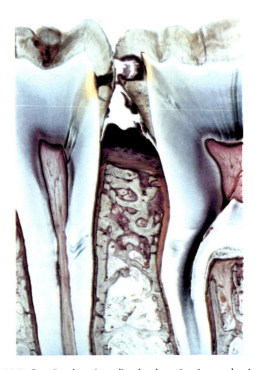

Figura 10.5 Secção desmineralizada do primeiro molar inferior e segundo pré-molar inferior, ambos mostrando lesões cariosas com complicações no complexo dentina-polpa. Apenas o primeiro molar mostra uma cavidade, e o pré-molar pode ser registrado como hígido. Coleção Hanagawa. Ciba University, Japão. Cortesia do Professor T. Yanigazawa.

4. Arnold FA, Dean HT, Singleton DE. The effect on caries incidence of a single topical application of a fluoride solution to the teeth of young adult males of a military population. J Dent Res. 1944;23:155-62.

5. Ayanian JZ, Berwick DM. Do physicians have a bias toward action? A classic study revisited. Med Decis Making. 1991;11:154-8.

6. Backer Dirks O, van Amerongen J, Winkler KC. A reproducible method for caries evaluation. J Dent Res, 1951;30:346-59.

7. Bader JD, Shugars DA. Understanding dentists' restorative treatment decisions. J Publ Health Dent. 1992;52:102-10.

8. Bader JD, Shugars DA. Variation in dentists' clinical decisions. J Publ Health Dent. 1995;55:181-8.

9. Bader JD, Shugars DA. Variation, treatment outcomes, and practice guidelines in dental practice. J Dent Educ. 1995;59:61-95.

10. Bader JD, Shugars DA. What do we know about how dentists make caries-related treatment decisions? Community Dent Oral Epidemiol. 1997;25:97-103.

11. Bader JD, Shugars DA. A systematic review of the performance of a laser fluorescence device for detecting caries. J Am Dent Assoc. 2004;135:1413-26.

12. Bader JD, Shugars DA, Bonito AJ. Systematic reviews of selected caries diagnostic and management methods. J Dent Educ. 2001;65:960-8.

13. Bader JD, Shugars DA, Bonito AJ. A systematic review of the performance of methods for identifying carious lesions. Publ Health Dent. 2002;62:201-13.

14. Baelum V. The epidemiology of destructive periodontal disease. Causes, paradigms, problems, methods and empirical evidence. [Dissertation.] Aarhus: University of Aarhus; 1998.

15. Baelum V, Heidmann J, Nyvad B. Dental caries paradigms in diagnosis and diagnostic research. Eur J Oral Sci. 2006;114:263-77.

16. Baelum V, Hintze H, Wenzel A, Danielsen B, Nyvad B. Implications of caries diagnostic strategies for clinical management decisions. Community Dent Oral Epidemiol. 2012;40:257-66.

17. Bakwin H. Pseudoxia pediatrica. N Engl J Med. 1945;232:691-7.

18. Begg CB, Greenes RA. Assessment of diagnostic tests when disease verification is subject to selection bias. Biometrics. 1983;39:207-15.

19. Bille J, Thylstrup A. Radiographic diagnosis and clinical tissue changes in relation to treatment of approximal carious lesions. Caries Res. 1982;16:1-6.

20. Brantley CF, Bader JD, Shugars DA, Nesbit SP. Does the cycle of restorations lead to larger restorations? J Am Dent Assoc. 1995;126:1407-13.

21. Burket LW. The accuracy of clinical and roentgenologic diagnosis of dental caries as determined by microscopic studies. J Dent Res. 1941;20:70-6.

22. Burt BA. Influences for change in the dental health status of populations: an historical perspective. J Publ Health Dent. 1978;38:272-88.

23. Byrt T. How good is that agreement? Epidemiology. 1996;7:561.

24. Choi BCK, Jokovic A, Kay EJ, Main PA, Leake JL. Reducing variability in treatment decision-making: effectiveness of educating clinicians about uncertainty. Med Educ. 1998;32:105-11.

25. Cohen J. A coefficient of agreement for nominal scales. Educ Psychol Meas. 1960;20:37-46.

26. Colston Jr BW, Everett MJ, Sathyam US, DaSilva LB, Otis LL. Imaging of the oral cavity using optical coherence tomography. Monogr Oral Sci. 2000;17:32-55.

27. Creanor SL, Russell JI, Strang DM, Stephen KW, Burchell CK. The prevalence of clinically undetected occlusal dentine caries in Scottish adolescents. Br Dent J. 1990;169:126-9.

28. De Araujo FB, Rosito DB, Toigo E, dos Santos CK. Diagnosis of approximal caries: radiographic versus clinical examination using tooth separation. Am J Dent. 1992;5:245-8.

29. De Araujo FB, de Araujo DR, dos Santos CK, de Souza MA. Diagnosis of approximal caries in primary teeth: radiographic versus clinical examination using tooth separation. Am J Dent. 1996;9:54-6.

30. De Vries HCB, Ruiken HMHM, König KG, Van't Hof MA. Radiographic versus clinical diagnosis of approximal carious lesions. Caries Res. 1990;24:364-70.

31. Downer MC. Concurrent validity of an epidemiological diagnostic system for caries with the histological appearance of extracted teeth as validating criterion. Caries Res. 1975;9:231-46.

32. Ecenbarger W. How honest are dentists? Reader's Digest. 1997;(February):50-6.

33. Ekstrand KR. Improving clinical visual detection – potentials for caries clinical trials. J Dent Res. 2004;83(Spec Iss C):C67-C71.

34. Elderton RJ. Implications of recent dental health services research on the future of operative dentistry. J Publ Health Dent. 1985;45:101-5.

35. Elderton RJ. Scope for change in clinical practice. J R Soc Med. 1985;78(Suppl):27-32.

36. Elderton RJ. Clinical studies concerning re-restoration of teeth. Adv Dent Res. 1990;4:4-9.

37. Elderton RJ. Iatrogenesis in the treatment of dental caries. Proc Finn Dent Soc. 1992;88:25-32.

38. Elderton RJ. Overtreatment with restorative dentistry: when to intervene? Int Dent J. 1993;43:1-24.

39. Elderton RJ. Preventive (evidence-based) approach to quality general dental care. Med Princ Pract. 2003;12(Suppl 1):12-21.

40. Ellwood RP, Côrtes DF. In vitro assessment of methods of applying the electrical caries monitor for the detection of occlusal caries. Caries Res. 2004;38:45-53.

41. Espelid I, Tveit AB. A comparison of radiographic occlusal and approximal caries diagnoses made by 240 dentists. Acta Odontol Scand. 2001;59:285-9.

42. Espelid I, Tveit AB, Riordan PJ. Radiographic caries diagnosis by clinicians in Norway and Western Australia. Community Dent Oral Epidemiol. 1994;22:214-9.

43. Fejerskov O, Manji F. Reactor paper: Risk assessment in dental caries. In: Bader JD, ed. Risk assessment in dentistry. Chapel Hill, NC: University of North Carolina Dental Ecology; 1990. p. 215-17.

44. Fejerskov O, Scheie AA, Birkhed D, Manji F. Effect of sugarcane chewing on plaque pH in rural Kenyan children. Caries Res. 1992; 26:286-9.

45. Fejerskov O, Scheie AA, Manji F. The effect of sucrose on plaque pH in the primary and permanent dentition of caries-inactive and -active Kenyan children. J Dent Res. 1992;71:25-31.

46. Fleiss JL, Mann J, Paik M, Goultchin J, Chilton NW. A study of inter- and intra-examiner reliability of pocket depth and attachment level. J Periodont Res. 1991;26:122-8.

47. Fletcher RH, Fletcher SW, Wagner EH. Clinical epidemiology. The essentials, 3rd ed. Baltimore, MD: Lippincott Williams & Wilkins; 1996.

48. Fracaro MS, Seow WK, McAllan LH, Purdie DM. The sensitivity and specificity of clinical assessment compared with bitewing radiography for detection of occlusal dentin caries. Pediatr Dent. 2001;23:204-10.

49. Grembowski D, Milgrom P. The influence of dentist supply on the relationship between fluoridation and restorative care among children. Med Care. 1988;26:907-17.

50. Grembowski D, Fiset L, Milgrom P, Conrad D, Spadafora A. Does fluoridation reduce the use of dental services among adults? Med Care. 1997;35:454-71.

51. Guggenmoos-Holzmann I, van Houwelingen HC. The (in)validity of sensitivity and specificity. Stat Med. 2000;19:1783-92.

52. Haak R, Wicht MJ. Caries detection and quantification with DIAGNOdent: prospects for occlusal and root caries? Int J Comput Dent. 2004;7: 347-58.

53. Haak R, Wicht MJ. Grey-scale reversed radiographic display in the detection of approximal caries. J Dent. 2005;33:65-71.

54. Hall A, Girkin JM. A review of potential new diagnostic modalities for caries lesions. J Dent Res. 2004;83(Spec Iss C):C89-C94.

55. Hamilton JC, Stookey G. Should a dental explorer be used to probe suspected carious lesions? J Am Dent Assoc. 2005;136:1526-32.

56. Hanley JA, McNeil BJ. The meaning and use of the area under a receiver operating characteristic (ROC) curve. Radiology. 1982; 143:29-36.

57. Hintze H. Screening with conventional and digital bite-wing radiography compared to clinical examination alone for caries detection in low-risk children. Caries Res. 1993;27:499-504.

58. Hintze H. Radiography for the detection of dental caries lesions. Dissertation. Aarhus: University of Aarhus; 2004.

59. Hintze H, Wenzel A. Clinically undetected dental caries assessed by bitewing screening in children with little caries experience. Dentomaxillofac Radiol. 1994;23:19-23.

60. Hintze H, Wenzel A. Diagnostic outcome of methods frequently used for caries validation. Caries Res. 2003;37:115-24.

61. Hintze H, Wenzel A, Danielsen B, Nyvad B. Reliability of visual examination, fibre-optic transillumination, and bite-wing radiography, and reproducibility of direct visual examination following tooth separation for the identification of cavitated carious lesions in contacting approximal surfaces. Caries Res. 1998;32:204-9.
62. Hintze H, Wenzel A, Frydenberg M. Accuracy of caries detection with four storage phosphor systems and E-speed radiographs. Dentomaxillofac Radiol. 2002;31:170-5.
63. Hopcraft MS, Morgan MV. Comparison of radiographic and clinical diagnosis of approximal and occlusal dental caries in a young adult population. Community Dent Oral Epidemiol. 2005;33:212-8.
64. Huysmans M-CDNJM, Longbottom C. The challenges of validating diagnostic methods and selecting appropriate gold standards. J Dent Res. 2004;83(Spec Iss C):C48-C52.
65. International Caries Detection and Assessment System (ICDAS) Coordinating Committee. Criteria manual (draft). International Caries Detection and Assessment System (ICDAS II). Indianapolis: Indiana Conference; 2005. p. 1-31.
66. International Caries Detection and Assessment System (ICDAS) Coordinating Committee. Rationale and evidence for the International Caries Detection and Assessment System (ICDAS II) (draft). Indianapolis: Indiana Conference; 2005. p. 1-43.
67. Ismail AI. Clinical diagnosis of precavitated carious lesions. Community Dent Oral Epidemiol. 1997;25:13-23.
68. Ismail AI. Visual and visuo-tactile detection of dental caries. J Dent Res. 2004;83(Spec Iss C):C56-C66.
69. Ismail AI, Bader JD. Evidence-based dentistry in clinical practice. J Am Dent Assoc. 2004;135:78-83.
70. Ismail AI, Sohn W. A systematic review of clinical diagnostic criteria of early childhood caries. J Publ Health Dent. 1999;59:171-91.
71. Kay EJ, Nuttall NM. Relationship between dentists' treatment attitudes and restorative decisions made on the basis of simulated bite-wing radiographs. Community Dent Oral Epidemiol. 1994;22:71-4.
72. Kay E, Nuttall N. Clinical decision making – an art or a science? Part I: an introduction. Br Dent J. 1995;178:76-8.
73. Kay E, Nuttall N. Clinical decision making – an art or a science? Part II: making sense of treatment decisions. Br Dent J. 1995;178:113-6.
74. Kay EJ, Nuttall NM, Knill-Jones R. Restorative treatment thresholds and agreement in treatment decision-making. Community Dent Oral Epidemiol. 1992;20:265-8.
75. Kidd EAM, Pitts NB. A reappraisal of the value of the bitewing radiograph in the diagnosis of posterior approximal caries. Br Dent J. 1990;169:195-200.
76. Kidd EAM, Mejáre I, Nyvad B. Clinical and radiographic diagnosis. In: Fejerskov O, Kidd E, eds. Dental caries: the disease and its clinical management. Oxford: Blackwell Munksgaard; 2003. p. 111-28.
77. Knottnerus JA, Leffers P. The influence of referral patterns on the characteristics of diagnostic tests. J Clin Epidemiol. 1992;45:1143-54.
78. Kühnish J, Heinrich-Weltzien R. Quantitative light-induced fluorescence (QLF) – a literature review. Int J Comput Dent. 2004;7:325-38.
79. Landis JR, Koch GG. The measurement of observer agreement for categorical data. Biometrics. 1977;33:159-74.
80. Lee WC. Probabilistic analysis of global performances of diagnostic tests: interpreting the Lorenz curve-based summary measures. Stat Med. 1999;18:455-71.
81. Lenters M, van Amerongen WE, Mandari GJ. Iatrogenic damage to the adjacent surfaces of primary molars, in three different ways of cavity preparation. Eur Arch Paediatr Dent. 2006;7:6-10.
82. Llena-Puy C, Forner L. A clinical and radiographic comparison of caries diagnosed in approximal surfaces of posterior teeth in a low-risk population of 14-year-old children. Oral Health Prev Dent. 2005;3:47-52.
83. Longbottom C, Huysmans M-CDNJM. Electrical measurements for use in caries clinical trials. J Dent Res. 2004;83(Spec Iss C):C76-9.
84. Lunder N, von der Fehr FR. Approximal cavitation related to bite-wing image and caries activity in adolescents. Caries Res. 1996;30:143-7.
85. Lussi A, Gygax M. Iatrogenic damage to adjacent teeth during classical approximal box preparation. J Dent. 1998;26:435-41.
86. Lussi A, Hibst R, Paulus R. DIAGNOdent: an optical method for caries detection. J Dent Res. 2004;83(Spec Iss C):C80-3.
87. Machiulskiene V, Nyvad B, Baelum V. A comparison of clinical and radiographic caries diagnoses in posterior teeth of 12-year-old Lithuanian children. Caries Res. 1999;33:340-8.
88. Machiulskiene V, Nyvad B, Baelum V. Comparison of diagnostic yields of clinical and radiographic caries examinations in children of different age. Eur J Paediatr Dent. 2004;5:157-62.
89. Mandelbrot B. How long is the coast of Britain? Statistical self-similarity and fractional dimension. Science. 1967;156:63-8.
90. Manji F, Fejerskov O, Nagelkerke NJD, Baelum V. A random effects model for some epidemiological features of dental caries. Community Dent Oral Epidemiol. 1991;19:324-8.
91. Medeiros VAF, Seddon RP. Iatrogenic damage to approximal surfaces in contact with Class II restorations. J Dent. 2000;28:103-10.
92. Mejare I, Malmgren B. Clinical and radiographic appearance of proximal carious lesions at the time of operative treatment in young permanent teeth. Scand J Dent Res. 1986;94:19-26.
93. Mejare I, Grondahl HG, Carlstedt K, Grever AC, Ottoson E. Accuracy at radiography and probing for the diagnosis of proximal caries. Scand J Dent Res. 1985;93:178-84.
94. Mettes TG, Bruers JJM, van der Sanden WJM, Verdonschot EH, Mulder J, Grol RP, Plasschaert AJ. Routine oral examinations: differences in characteristics of Dutch general dental practitioners related to type of recall interval. Community Dent Oral Epidemiol. 2005;33:219-26.
95. Mileman PA, van den Hout WB. Comparing the accuracy of Dutch dentists and dental students in the radiographic diagnosis of dentinal caries. Dentomaxillofac Radiol. 2002;31:7-14.
96. Milsom KM, Tickle M, Blinkhorn AS. Dental pain and dental treatment of young children attending the general dental service. Br Dent J. 2002;192:280-4.
97. Milsom KM, Tickle M, King D, Kearney-Mitchell P, Blinkhorn AS. Outcomes associated with restored and unrestored deciduous molar teeth. Prim Dent Care. 2002;9:16-19.
98. NHS National Institute for Clinical Excellence. Dental recall. Recall interval between routine dental examinations. London: National Institute for Clinical Excellence; 2004. p. 1-38.
99. Nyvad B, Fejerskov O. Active root surface caries converted into inactive caries as a response to oral hygiene. Scand J Dent Res. 1986;94:281-4.
100. Nyvad B, Machiulskiene V, Baelum V. Reliability of a new caries diagnostic system differentiating between active and inactive caries lesions. Caries Res. 1999;33:252-60.
101. Pitts NB, Rimmer PA. An in vivo comparison of radiographic and directly assessed clinical caries status of posterior approximal surfaces in primary and permanent teeth. Caries Res. 1992;26:146-52.
102. Poorterman JHG, Aartman IH, Kalsbeek H. Underestimation of the prevalence of approximal caries and inadequate restorations in a clinical epidemiological study. Community Dent Oral Epidemiol. 1999;27:331-7.
103. Poorterman JHG, Weerheijm KL, Groen HJ, Kalsbeek H. Clinical and radiographic judgement of occlusal caries in adolescents. Eur J Oral Sci. 2000;108:93-8.
104. Pretty IA, Maupomé G. A closer look at diagnosis in clinical dental practice: Part 5. Emerging technologies for caries detection and diagnosis. J Can Dent Assoc. 2004;70:540a-i.
105. Qvist V. Longevity of restorations in primary teeth. In: Hugoson A, Falk M, Johansson S, eds. Consensus conference on caries in the primary dentition and its clinical management. Jönköping: The Institute for Postgraduate Dental Education; 2002. p. 69-83.
106. Qvist V, Johannessen L, Bruun M. Progression of approximal caries in relation to iatrogenic preparation damage. J Dent Res. 1992;71:1370-3.
107. Qvist V, Laurberg L, Poulsen A, Teglers PT. Longevity and cariostatic effects of everyday conventional glass-ionomer and amalgam restorations in primary teeth: three-year results. J Dent Res. 1997;76:1387-96.
108. Ransohoff DF, Feinstein AR. Problems of spectrum and bias in evaluating the efficacy of diagnostic tests. N Engl J Med. 1978;299:926-30.
109. Raper HR. Practical clinical preventive dentistry based upon periodic roentgen-ray examinations. J Am Dent Assoc. 1925;12:1084-100.
110. Ratledge DK, Kidd EAM, Beighton D. A clinical and microbiological study of approximal carious lesions. Part 1: the relationship between cavitation, radiographic lesion depth, the site-specific gingival index and the level of infection of the dentine. Caries Res. 2001;35:3-7.

111. Renshaw J. After the first 125 years of the BDJ where might clinical dentistry be heading? Br Dent J. 2005;199:331-7.

112. Roeleveld AC, van Amerongen WE, Mandari GJ. Influence of residual caries and cervical gaps on the survival rate of class II glass ionomer restorations. Eur Arch Paediatr Dent. 2006;7:85-90.

113. Rugg-Gunn AJ. Approximal carious lesions. A comparison of the radiological and clinical appearances. Br Dent J. 1972;133:481-4.

114. Scadding JG. Diagnosis: the clinician and the computer. Lancet. 1967;2:877-82.

115. Scadding JG. Essentialism and nominalism in medicine: logic of diagnosis in disease terminology. Lancet. 1996;348:594-6.

116. Scheie AA, Fejerskov O, Lingström P, Birkhed D, Manji F. Use of palladium touch microelectrodes under field conditions for in vivo assessment of dental plaque pH in children. Caries Res. 1992;26:44-51.

117. Schisterman EF, Perkins NJ, Liu A, Bondell H. Optimal cut-point and its corresponding Youden index to discriminate individuals using pooled blood samples. Epidemiology. 2005;16:73-81.

118. Stookey GK. Optical methods – quantitative light fluorescence. J Dent Res. 2004;83(Spec Iss C):C84-8.

119. Stookey GK. Quantitative light fluorescence: a technology for early monitoring of the caries process. Dent Clin North Am. 2005;49:753-70.

120. Ten Bosch JJ, Angmar-Mansson B. Characterization and validation of diagnostic methods. Monogr Oral Sci. 2000;17:174-89.

121. Thylstrup A, Bille J, Qvist V. Radiographic and observed tissue changes in approximal carious lesions at the time of operative treatment. Caries Res. 1986;20:75-84.

122. Tickle M, Milsom K, Kennedy A. Is it better to leave or restore carious deciduous molar teeth? A preliminary study. Prim Dent Care. 1999;6:127-31.

123. Tickle M, Milsom K, King D, Kearney-Mitchell P, Blinkhorn A. The fate of the carious primary teeth of children who regularly attend the general dental service. Br Dent J. 2002;192:219-23.

124. Tranæus S, Shi X-Q, Angmar-Månsson B. Caries risk assessment: methods available to clinicians for caries detection. Community Dent Oral Epidemiol. 2005;33:265-73.

125. Van der Veen MH, de Josselin de Jong E. Application of quantitative light-induced fluorescence for assessing early caries lesions. Monogr Oral Sci. 2000;17:144-62.

126. Verdonschot EH, Bronkhorst EM, Burgersdijk RCW, König KG, Schaeken MJM, Truin GJ. Performance of some diagnostic systems in examinations for small occlusal carious lesions. Caries Res. 1992;26:59-64.

127. Weerheijm KL, Groen HJ, Bast AJJ, Kieft JA, Eijkman MAJ, van Amerongen WE. Clinically undetected occlusal dentine caries: a radiographic comparison. Caries Res. 1992;26:305-9.

128. Weerheijm KL, Gruythuysen RJM, van Amerongen WE. Prevalence of hidden caries. J Dent Child. 1992;59:408-12.

129. Weerheijm KL, Kidd EAM, Groen HJ. The effect of fluoridation on the occurrence of hidden caries in clinically sound occlusal surfaces. Caries Res. 1997;31:30-4.

130. Weintraub JA, Burt BA. Oral health status in the United States: tooth loss and edentulism. J Dent Educ. 1985;49:368-76.

131. Wendt LK, Koch G, Birkhed D. Replacements of restorations in the primary and young permanent dentition. Swed Dent J. 1998;22:149-55.

132. Wenzel A. Current trends in radiographic caries imaging. Oral Surg Oral Med Oral Pathol. 1995;80:527-39.

133. Wenzel A. Bitewing and digital bitewing radiography for detection of caries lesions. J Dent Res. 2004;83(Spec Iss C):C72-5.

134. Wenzel A, Hintze H. The choice of gold standard for evaluating tests for caries diagnosis. Dentomaxillofac Radiol. 1999;28:132-6.

135. Wulff HR. What is understood by a disease entity? J R Coll Physicians Lond. 1979;13:219-20.

136. Youden WJ. An index for rating diagnostic tests. Cancer. 1950;3:32-5.

11

Diagnóstico Visual-tátil das Cáries

B. Nyvad, V. Machiulskiene, V. M. Soviero e V. Baelum

Introdução	167
Processo diagnóstico	168
Por que diagnosticar as cáries	168
Diagnóstico a partir de uma perspectiva da cárie dental	168
Diagnóstico das lesões de cárie	170
Melhores critérios diagnósticos de cárie dos exames visuais-táteis	170
Critérios visuais-táteis comumente usados	172
Diagnóstico diferencial	176
Exame visual-tátil das cáries | Abordagem clínica sistemática	177
Adjuvantes adicionais para o diagnóstico	181
Benefícios e limitações do diagnóstico	181
Referências bibliográficas	183

Introdução

Este capítulo sobre o diagnóstico visual-tátil das cáries discute a fundamentação básica da cariologia clínica. Dentistas fazem o diagnóstico de cárie todos os dias em sua vida profissional. Fazem mesmo? Considere-se, por um momento, a descrição de cárie no Capítulo 2: "cárie é o resultado das atividades metabólicas nos depósitos microbianos que recobrem a superfície dentária em determinado local". Claramente, a inspeção clínica dos dentes no consultório odontológico não possibilita que o dentista observe o processo de cárie em si. Os dentistas examinam as consequências da atividade metabólica microbiana quando observam os sinais das lesões que se formaram como *resultado* desse processo. Essa é a essência do diagnóstico das cáries: a detecção dos sinais e sintomas de cáries.

A história dos exames visuais-táteis da cárie remonta à Antiguidade. Contudo, os critérios diagnósticos de cárie usados, bem como os meios e métodos empregados para tal, mudaram ao longo do tempo. Até cerca de 90 anos atrás, quando a radiografia interproximal foi introduzida[60], o diagnóstico clínico das cáries dependia completamente de uma combinação do exame visual-tátil dos dentes, por meio do uso de uma sonda para pesquisar as lesões de cárie. Essa prática ainda prevalece, especialmente nos países em que os dentistas não têm fácil acesso a uma radiografia dentária ou a outros métodos diagnósticos "avançados". Contudo, simultaneamente, com a disseminação da radiografia interproximal, gerações de dentistas parecem ter perdido a confiança no exame clássico visual-tátil das cáries. Essa superação do exame visual-tátil pela radiografia interproximal tem muitas explicações, como a fascinação geral com a tecnologia e a necessidade de documentação. Entretanto, o risco de subdiagnóstico[60] (Capítulo 10) é provavelmente a principal razão pela qual a maioria dos cursos de cariologia continua a enfatizar a importância dos exames radiográficos interproximais repetidos. Esse conceito ainda assombra a profissão, apesar de uma taxa consideravelmente menor de progressão da lesão em muitas populações da atualidade. Como consequência, em algumas partes do mundo, atualmente, é considerado inadequado fazer a triagem de um paciente para cáries sem realizar, simultaneamente, um exame radiográfico.[14] Existem várias razões pelas quais essa crença e a prática clínica resultante dela são muito infelizes, e este capítulo demonstrará que a grande maioria das lesões de cárie iniciais é mais bem diagnosticada apenas utilizando métodos visuais-táteis, mesmo em áreas de difícil acesso, como as superfícies proximais. Contudo, para isso, o dentista deve ter o conhecimento e as habilidades necessárias.

Os objetivos deste capítulo são discutir a fundamentação teórica e a aplicação prática do exame visual-tátil das cáries e mostrar que ele é o único método clínico que fornece as informações necessárias para a seleção do tratamento adequado.

Processo diagnóstico

Em Odontologia, frequentemente volta-se à Medicina ao buscar esclarecer conceitos e métodos, e o diagnóstico das cáries não é exceção. Em Medicina, diagnóstico é definido como "a arte ou a ação de identificar uma doença a partir de seus sinais e sintomas".[49]

Perspectiva médica do diagnóstico

O raciocínio diagnóstico médico é considerado um processo complexo que envolve elementos do padrão de reconhecimento simples (sinais e sintomas patognomônicos), considerações sobre a probabilidade dos vários diagnósticos diferenciais alternativos e a geração de hipóteses sobre a doença subjacente, seguidos por exames de diagnóstico, cujos resultados podem ser usados para descartar a hipótese em favor de uma alternativa diagnóstica (raciocínio hipotético-dedutivo).[68] Basicamente, um paciente apresenta-se com uma queixa (sintoma) (p. ex., dor abdominal) e o clínico traça uma lista mental das doenças com maior probabilidade de causar o sintoma (uma lista de diagnósticos prováveis). Usando o diagnóstico hipotético mais provável como ponto de partida, inicia-se um processo dedutivo que envolve o registro do histórico do paciente, a realização de um exame físico e a prescrição de testes diagnósticos para que sejam obtidas informações que possibilitarão ao clínico confirmar ou refutar essa hipótese diagnóstica. Esse processo de reconhecimento de padrões e testes das hipóteses alternativas do diagnóstico é continuado até que um diagnóstico final – compatível com os resultados dos vários exames realizados – seja alcançado. À medida que o diagnóstico tenha sido estabelecido, inicia-se o processo de seleção do tratamento, o qual, em geral, nesse cenário, é bastante direto. Caso, por motivos imprevistos, o paciente não responda ao tratamento, o médico pode, em última análise, ter que reconsiderar e revisar o diagnóstico.

Perspectiva odontológica

Os universos de diagnóstico médico e odontológico diferem em aspectos importantes.[6] A maioria dos pacientes que procuram um consultório odontológico de clínica geral em países de alta renda é assintomática e faz isso para uma verificação de rotina acreditando que, assim, conseguirá melhores resultados em sua saúde bucal. Isso inclui o exame de triagem para cáries, doenças periodontais e outras formas de patologia bucal. O dentista não deveria negligenciar a doença bucal/patologia que necessita de tratamento e, ao mesmo tempo, precisa evitar diagnósticos não justificados que levem a um tratamento excessivo. Portanto, a principal tarefa para o dentista não é detectar qual doença o paciente tem, mas definir se ele tem cáries, doença periodontal ou outras formas de patologia bucal e, não menos importante, se ele se beneficiará com o tratamento. A lógica por trás dessa estratégia é que o curso dessas doenças pode ser alterado para melhor, caso elas sejam detectadas e tratadas antes de atingirem um estágio no qual produzam sintomas ou necessitem de uma intervenção mais invasiva. Portanto, na prática odontológica, o diagnóstico está intimamente relacionado com as opções de tratamento.

Roteiros de cáries

Ao realizar a triagem para doenças bucais, o dentista não usa a abordagem do diagnóstico diferencial descrita para a situação médica. Os dentistas sabem que estão examinando um número relativamente limitado de doenças bucais (cáries, periodontite, lesões de mucosa). Além disso, as principais doenças bucais afetam diferentes localizações anatômicas (p. ex., a mucosa bucal, o periodonto ou os tecidos duros dos dentes), as quais são examinadas separadamente. Embora o número de doenças patológicas de relevância no diagnóstico diferencial seja limitado, é muito difícil repetir o raciocínio diagnóstico diferencial para cada superfície dentária em cada paciente. Um exame de cáries de um paciente com a arcada dentária completa de 32 dentes envolveria, assim, realizar 148 processos diagnósticos diferenciais (20 molares e pré-molares com cinco superfícies e mais 12 incisivos e caninos com quatro superfícies). Claramente, isso não acontece. Quando os dentistas fazem o diagnóstico de cárie, usam "roteiros de cárie" preconcebidos para identificar manifestações clínicas específicas de interesse. Todas as considerações de diagnóstico diferencial relevantes para o exame dos tecidos duros dos dentes, bem como todas aquelas de tratamento, são incorporadas nesses roteiros de cáries. O raciocínio diagnóstico de cáries consiste predominantemente em uma classificação do tipo "esta manifestação clínica precisa deste tipo de tratamento" para as superfícies dos dentes.[4] Contudo, como será visto mais adiante neste capítulo, as manifestações clínicas procuradas e os roteiros de cárie utilizados vêm variando com o passar do tempo, em virtude das mudanças nos conhecimentos sobre os processos de cárie e as opções de tratamento disponíveis.

Por que diagnosticar as cáries

A literatura médica sobre o diagnóstico faz menção a pelo menos cinco motivos pelos quais o diagnóstico é importante:[37]

- Detectar e excluir a presença de doença
- Avaliar o prognóstico
- Contribuir para o processo de tomada de decisão em relação ao manejo diagnóstico e terapêutico adicional
- Informar o paciente
- Monitorar o curso clínico da doença.

Como discutido anteriormente, essa lista se aplica bem à situação médica em virtude do enfoque médico no diagnóstico diferencial. Contudo, a situação é diferente na Odontologia, tendendo a ser o oposto. No diagnóstico das cáries, sabe-se exatamente a doença que está sendo procurada, isto é, os sinais e os sintomas atribuídos às cáries dentais. Não se realiza um diagnóstico diferencial clássico no sentido médico, e sim se procura diferenciar entre superfícies dentárias "livres de cárie" e "afetadas pela cárie", do mesmo modo que se tenta classificar as lesões em categorias. Quando se seleciona uma classificação de lesões, sempre se deve saber que os exames de cárie estão sendo realizados, a fim de influenciar a evolução da saúde bucal do paciente, para que obtenha uma melhor condição. Portanto, uma classificação das lesões deve refletir as melhores opções de manejo das cáries disponíveis. Quando as opções de manejo das cáries são modificadas em razão de novas evidências, as classificações das lesões devem ser modificadas de acordo com esses conhecimentos, para garantir que se alcancem os melhores benefícios de saúde possível para os pacientes.

Diagnóstico a partir de uma perspectiva da cárie dental

Com base nessa discussão, é preciso revisar a lista de motivos para o diagnóstico, fornecida por Knottnerus e van Weel[37], para que fique de acordo com o diagnóstico das cáries. Diagnosticam-se – ou, talvez mais corretamente, *classificam-se* – as lesões de cárie para:

- Alcançar a melhor evolução de saúde para o paciente pela seleção da melhor opção de manejo para cada tipo de lesão
- Informar o paciente
- Monitorar o curso clínico da doença.

Classificação das lesões de cárie e melhores opções de manejo

Agora, deveria estar claro que não se pode discutir a melhor classificação diagnóstica das lesões de cárie sem a devida referência às opções de manejo disponíveis. Como visto nos Capítulos 7 e 9, uma lesão de cárie pode ocorrer quando a atividade metabólica das bactérias no biofilme desvia o equilíbrio fisiológico na interface biofilme-dente em direção à perda mineral líquida. Se não sofrer interferências, essa perda mineral pode prosseguir até que toda a coroa do dente tenha sido destruída, deixando apenas a raiz exposta (a palavra cárie tem origem no termo latino *caries*, que significa apodrecimento). Desse modo, a classificação das cáries deveria refletir as melhores opções de manejo para os diferentes estágios das lesões.

Lesões de cárie cavitadas

Um estágio distintivo no processo de cárie é o de formação da cavidade (cavitação). Quando uma cavidade de cárie foi formada, é muito mais difícil controlar o biofilme pelos procedimentos de higienização bucal. Portanto, o tratamento de escolha para essas lesões cavitadas, em geral, envolve a intervenção operatória na forma de restaurações (conferir Capítulo 19). Essa intervenção não tratará as causas das cáries, mas a restauração do dente facilita a higienização bucal adequada. Uma exceção a essa regra são as lesões cavitadas com o assoalho duro (lesão inativa), para as quais o paciente já aprendeu a controlar de maneira adequada o biofilme (conferir Capítulo 13). Tais lesões podem precisar apenas ser restauradas por questões funcionais ou estéticas.

Lesões de cáries não cavitadas ou microcavitadas

Podem ser tratadas de maneira não operatória (conferir Capítulos 13 a 18). Assim como as superfícies clinicamente saudáveis, todas as lesões não cavitadas deveriam, no mínimo, ser submetidas à prevenção básica, como escovação dentária diária com pastas de dente contendo fluoretos. Esse esquema é um método simples, mas altamente efetivo de controle das cáries de forma não operatória, quando realizado adequadamente (conferir Capítulos 13 e 14). Contudo, dependendo do estado de atividade das lesões e dos fatores de risco do paciente, algumas lesões não cavitadas podem necessitar de tratamentos não operatórios profissionais (conferir Capítulo 17).

Lesões ativas

As lesões não cavitadas ativas sempre requerem manejo não operatório profissional, já que é provável que progridam se não forem tratadas[54] (Figura 11.1). Por meio de tratamento aplicado profissionalmente, as lesões de cárie não cavitadas progressivas (ativas) com ou sem formação de microcavidade podem ser transformadas em lesões de cárie não cavitadas suprimidas (inativas). Instruções específicas para a lesão sobre a melhora dos procedimentos de higienização bucal são fundamentais, uma vez que o manejo mais efetivo para as lesões de cárie não cavitadas ativas envolve a remoção diária do biofilme com o uso de pasta de dente fluoretada. Ocasionalmente, o dentista pode precisar ajudar o paciente a alcançar esse objetivo, realizando uma limpeza regular profissional nos dentes. A aplicação tópica de flúor é outra opção de manejo profissional que pode ser aplicada nos pacientes com lesões não cavitadas ativas graves. Além disso, em alguns pacientes, o controle das cáries não pode ser obtido sem instruções sobre uma dieta adequada. Isso enfatiza o importante fato de que a filosofia geral de tratamento para as lesões ativas defendida na árvore de tomada de decisões na Figura 11.1 ("lesões de cáries ativas precisam de manejo profissional") deveria ser personalizada para as necessidades individuais do paciente (conferir Capítulo 17).

Lesões inativas

Contudo, as lesões inativas/suprimidas não requerem intervenção profissional (Figura 11.1), já que esta seria, de fato, uma perda de tempo e de dinheiro. É importante observar que as lesões de cárie não cavitadas inativas também podem ser observadas em pacientes que nunca receberam intervenções profissionais não operatórias, já que a supressão das lesões pode acontecer em resposta à erupção do dente e a alterações relevantes no comportamento de saúde bucal.

Como será visto mais adiante neste capítulo, as lesões de cárie não cavitadas ativas e inativas têm características clinicamente distintas. O método de diagnóstico ideal para as cáries, portanto, é aquele que torna possível distinguir as lesões de cáries cavitadas das não cavitadas. O exame clínico visual-tátil é o único método até o momento disponível que pode alcançar esse objetivo.

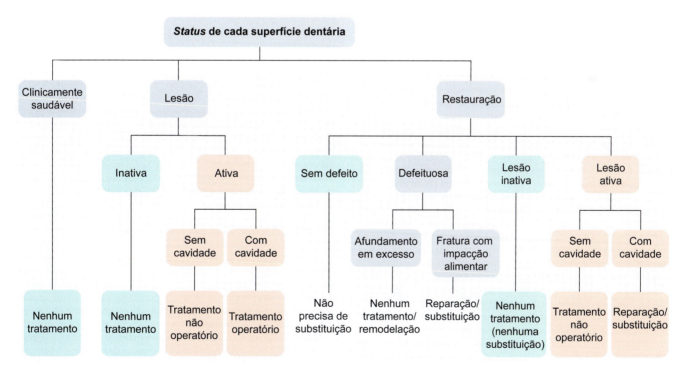

Figura 11.1 Árvore de tomada de decisões para as cáries dentárias, incluindo a avaliação da atividade como um fator importante no processo de decisão. O fluxograma promove o conceito de que as lesões ativas – cavitadas ou não, bem como as recorrentes – precisam de manejo profissional, enquanto as lesões inativas não necessitam de nada além da escovação dentária autorrealizada com pasta de dente fluoretada. O fluxograma não considera os fatores individuais que podem influenciar a modalidade ou a intensidade do tratamento profissional. Consultar o texto para obter explicações adicionais. Modificada de Nyvad e Fejerskov, 1997.[52] Reproduzida, com autorização, da John Wiley & Sons.

Informar o paciente

O paciente é fundamental para o manejo do processo de cáries. É ele quem controlará o processo, e não o profissional dentista. O papel dos dentistas é informar o paciente sobre o diagnóstico e as opções de tratamento, e dizer se algumas ações serão necessárias.

Muitos pacientes ainda esperam que o dentista "cuide de sua boca" e pensam que o controle da cárie pode ser obtido meramente visitando o consultório em intervalos regulares. Se o dentista não compartilha o diagnóstico com os pacientes e eles não são informados de seu papel fundamental para o controle e o manejo das lesões de cárie, isso pode levar ao desapontamento, na melhor das hipóteses, a ou ações legais, na pior delas.

Avaliação longitudinal do processo de cáries

Uma vez que tenha sido decidido intervir nas lesões de cárie ativas, o dentista deve monitorar a evolução ao longo do tempo e registrar quaisquer alterações na integridade superficial e no *status* de atividade (conferir Capítulo 17). Uma lesão ativa convertida em lesão inativa ou que regride para uma superfície saudável é considerada um desfecho positivo. As lesões que permanecem ativas mais frequentemente refletem uma falta de colaboração. Em tais casos, deve-se considerar se a intervenção escolhida foi adequada.

Realizar o monitoramento longitudinal das cáries também é relevante em nível populacional. Os planejadores dos serviços de saúde organizam os estudos epidemiológicos para a vigilância do *status* de cárie em populações selecionadas. Tais relatos são usados para identificar possíveis tendências no perfil de cáries em determinadas populações ao longo do tempo em uma tentativa de alocar os recursos econômicos limitados da maneira mais adequada.

Diagnóstico das lesões de cárie

Os sinais e sintomas da cárie formam um *continuum* completo de alterações que vão desde uma lesão mal discernível em nível ultraestrutural até as cavidades evidentes. Esse fato levanta uma questão sobre qual limiar (inferior) deve ser usado para diferenciar as cáries das não cáries. Até o momento, esse limiar inferior tem sido determinado predominantemente pelos limites de detecção dos métodos diagnósticos tradicionais, ou seja, o que é passível de detectar com base no exame visual-tátil ou nas radiografias interproximais. Atualmente, a baixa prevalência de cáries dentais observada em muitos países impulsionou os pesquisadores a procurarem ferramentas diagnósticas mais refinadas, que possam detectar as lesões de cárie de modo ainda mais precoce (Capítulo 12), o que foi essencialmente guiado pela ideia de que, quanto antes uma lesão é detectada, melhores as possibilidades de uma intervenção não operatória ser bem-sucedida. Contudo, existem várias razões pelas quais essa filosofia de detecção precoce pode ser questionada. Primeiro, reduzir o limiar diagnóstico não resulta simplesmente na detecção de mais lesões pequenas, mas também em um maior número de diagnósticos falso-positivos, porque o diagnóstico das cáries, como qualquer outro processo de medição, tende a erros (ver Capítulo 10). Uma consequência da redução do limiar de detecção, portanto, seria um número maior de tratamentos não operatórios desnecessários. Em segundo lugar, muitas lesões subclínicas apresentarão supressão ou regressão sem intervenção profissional ativa como resultado dos processos fisiológicos naturais no biofilme.[20] Assim, reduzir o limiar de diagnóstico pode não ser uma medida custo-efetiva. Por fim, ainda não existe uma alternativa avançada para o diagnóstico das cáries que seja melhor do que o exame clínico visual-tátil, que torna possível uma distinção entre as lesões não cavitadas ativas e inativas. O uso de métodos diagnósticos avançados de alta resolução, portanto, colaborará para o aumento do problema citado anteriormente de tratamento não operatório desnecessário, principalmente porque tais métodos não podem diferenciar entre as lesões ativas com necessidades de tratamento e as inativas, para as quais o tratamento não tem efeito.

Numerosos estudos têm demonstrado que as lesões de cárie detectáveis clinicamente podem ser suprimidas por intervenções não operatórias em qualquer estágio de desenvolvimento da lesão quando o controle da placa é adequado (ver Nyvad e Fejerskov[52] para uma revisão mais detalhada), em particular quando as lesões são facilmente acessíveis para higienização.[2,3,5] Assim, ainda é preciso demonstrar que a redução no limiar diagnóstico por meio de métodos diagnósticos da cárie mais refinados trará maior benefício de saúde para os pacientes, superando os custos adicionais relacionados com o tratamento desnecessário. Até que tais evidências tenham sido apresentadas, não é possível recomendar a redução do limiar diagnóstico abaixo daquele que pode ser obtido pelo exame visual-tátil para os propósitos de prática clínica. Contudo, isso não impede que métodos mais avançados com propósitos de pesquisa sejam utilizados (conferir Capítulo 12).

Melhores critérios diagnósticos de cárie dos exames visuais-táteis

Como visto no Capítulo 3, as lesões de cáries são encontradas em muitos tamanhos e formatos, com características de superfície e cores distintas. Isso pode explicar por que a literatura descreveu uma grande variedade de classificações visuais ou visuais e táteis para as lesões de cárie.[28] Cada uma delas foi desenvolvida para servir a propósitos específicos para pesquisadores individuais e, portanto, pode ser difícil para o clínico avaliar criticamente sua utilidade. Algumas classificações enfocam especificamente a presença de lesões cavitadas, enquanto outras buscam incluir tanto as lesões cavitadas quanto as não cavitadas. Outras estão preocupadas principalmente com a estimativa da profundidade da lesão, enquanto algumas ainda classificam as lesões de acordo com os tecidos dentários envolvidos.

Nos últimos anos, foi adicionada uma nova dimensão ao exame de cáries visual-tátil clássico: o conceito de avaliação da atividade da lesão.[53] Assim, demonstrou-se que, além de determinar a integridade superficial de uma lesão (cavitada ou não cavitada), é sensato classificar as lesões de acordo com seu estado de atividade com base nas características superficiais (ativas ou inativas).[54] Essas observações mostram-se bastante promissoras para a cariologia clínica, uma vez que o registro simples de tais achados tem valor prognóstico, podendo ajudar no plano de tratamento e no monitoramento das lesões individuais ao longo do tempo.

É importante enfatizar que não existe um conjunto universal de critérios diagnósticos ou de limiares diagnósticos que possam ser recomendados para todos os propósitos. Depende de o clínico/pesquisador escolher a classificação que melhor se adapta a seu propósito. Para alguns levantamentos epidemiológicos, nos quais a confiabilidade e a comparabilidade com levantamentos prévios podem ser aspectos-chave, uma classificação que registre as cavidades somente pode ser ocasionalmente indicada. Contudo, em ambientes clínicos e de pesquisa, atualmente, é fundamental que sejam registradas tanto as lesões cavitadas quanto as não cavitadas.[29,57] Quando um clínico/pesquisador deseja monitorar as alterações no estado de atividade das lesões ao longo do tempo, é essencial aplicar um método diagnóstico cuja efetividade tenha sido comprovada para tais propósitos.

Com frequência, os métodos de diagnóstico de cárie são introduzidos sem muita avaliação científica prévia. Isso é altamente desaconselhável, pois, posteriormente, uma técnica diagnóstica pode não ser capaz de fornecer o que promete. Comumente, afirma-se que o requisito fundamental para um bom método de diagnóstico é que ele seja válido e confiável. Contudo, não houve concordância entre os limites predeterminados para a validade e a confiabilidade dos testes diagnósticos de cárie. É importante, portanto, compreender bem esses conceitos.

Conceito de validade

Um método válido resulta nas mensurações do que se propõe a medir.[38] Por exemplo, sempre que for registrada clinicamente uma cavidade cariada em uma superfície proximal, esses registros clínicos representarão o estado real da superfície. No caso de cavidades de cáries proximais, (teoricamente!) seria possível estabelecer a verdade extraindo os dentes e verificando a existência das cavidades por meio de uma inspeção meticulosa em laboratório. Isso é denominado "verdade do padrão-ouro". Se essa experiência fosse colocada em prática, seria promovida uma tabela 2 × 2 – como mostra o exemplo da Tabela 11.1. Obviamente, para o teste perfeitamente válido, os resultados demonstrariam uma combinação perfeita com a verdade no padrão-ouro. Contudo, somente em ocasiões muito raras os testes têm sido descritos como perfeitamente válidos e, geralmente, se enfrenta uma situação na qual devem ser consideradas as consequências dos erros cometidos. No exemplo hipotético da Tabela 11.1, há 15 diagnósticos verdadeiro-positivos (VP) da cavidade e 10 diagnósticos falso-negativos (FN), ou seja, não foram percebidas 10 cavidades. Assim, pode-se calcular a capacidade desse teste para encontrar as cavidades, como sensibilidade do teste VP/(VP FN) = 15/(15 + 10) = 0,60 (Tabela 11.1). Também foram realizados cinco diagnósticos falso-positivos (FP) e 170 verdadeiro-negativos (VN). Esses números podem ser usados para expressar a capacidade do teste para excluir as cavidades nas quais não existem cavidades: especificidade do teste VN/(VN + FP) = 170/(170 + 5) = 0,97. Aparentemente, nesse caso, esse teste diagnóstico clínico foi mais bem adaptado para descartar as cavidades (especificidade) do que para detectá-las (sensibilidade), mas o inconveniente também envolve o equilíbrio das consequências para a saúde, por ter deixado passar despercebidas 10 cavidades contra o diagnóstico de cinco cavidades inexistentes (ver Capítulo 10).

O conceito de validade descrito é uma forma de validade de critério denominada *validade concomitante*. Esse conceito necessita de uma referência padrão-ouro de verdade. Contudo, como visto mais profundamente no Capítulo 10, em geral, não é possível identificar uma referência real de verdade. Um exemplo disso é o diagnóstico das cáries ativas, uma vez que não existe um padrão-ouro para avaliar a atividade das cáries. Em tais circunstâncias, deve-se recorrer a uma forma diferente de critérios de validade, denominada *validade preditiva*. Ela utiliza o fato de que uma lesão ativa verdadeira – caso não interfiram em relação a ela – progredirá, o que não acontecerá se a lesão for realmente inativa. Em outras palavras, há maior probabilidade de progressão para uma lesão de cárie julgada como ativa do que para uma julgada como inativa.

Essa abordagem foi usada por Nyvad et al.[54] para determinar se certas categorias diagnósticas eram melhores do que outras para prever um determinado desfecho (p. ex., cavitação). Esse método de avaliação da validade é especialmente significativo porque tem implicações clínicas diretas no prognóstico e nas decisões de tratamento[54] (ver mais adiante neste capítulo).

Contudo, a partir da perspectiva do paciente, as informações sobre a validade dos critérios são relativamente desinteressantes. O que importa para o paciente não é uma avaliação precisa do estado real ou do estado previsto das situações, mas, em vez disso, o prognóstico de sua condição sob diferentes alternativas de tratamento.[67] Os pacientes somente se beneficiarão de um teste diagnóstico se as informações promovidas pelo teste puderem ser usadas para alterar a decisão de tratamento subsequente na direção de um melhor desfecho de saúde.[40] A relevância clínica de um método diagnóstico de cárie está, portanto, intimamente relacionada com sua capacidade de alterar o tratamento em direção a intervenções que alcancem melhores desfechos de saúde a longo prazo (ver Capítulo 10).

Conceito de confiabilidade

Trata-se de um método diagnóstico confiável que pode ser usado pelo mesmo examinador ou por examinadores diferentes, de modo que obtenham resultados idênticos. A confiabilidade de um método diagnóstico pode ser avaliada com facilidade – por exemplo, examinadores (independentes) repetirem diversos exames de um número de pacientes dentro de um intervalo de tempo suficientemente curto para garantir que não haja uma alteração real na situação da doença. Os exames podem ser repetidos por um único examinador, caso denominado *confiabilidade* intraexaminador, ou por diferentes examinadores, confiabilidade interexaminador.

No cenário mais simples, em que o método diagnóstico diferencia entre a presença e ausência da doença (p. ex., com cavidade ou sem cavidade), os resultados de exames repetidos podem ser apresentados em uma tabela 2 × 2 (Tabela 11.2). Se a confiabilidade for calculada como a proporção de concordância observada, ela será alta, chegando a 0,99. Contudo, a proporção de concordância observada pode ser mal interpretada se não se considerar que, quando a maioria das superfícies está livre de cáries, existe um risco substancial de que parte desta concordância esteja refletindo a casualidade. A analogia é, se um indivíduo completamente ignorante no assunto realiza um teste de múltipla escolha, ao acaso, terá uma chance de assinalar algumas respostas corretas. Por essa razão, tornou-se comum na pesquisa de diagnóstico dental expressar a confiabilidade na forma de κ, que é uma medida da concordância corrigida pelo acaso. O valor de κ para os dados mostrados na Tabela 11.2 é de 0,74, mostrando que a concordância entre os dois examinadores foi de 74% do máximo obtido, além da concordância aleatória.

Como visto no Capítulo 10, esse valor κ geralmente é interpretado na literatura do diagnóstico das cáries como indicativo de uma alta confiabilidade. Infelizmente, nem a concordância κ observada nem aquela corrigida podem ser usadas para julgar se o teste diagnóstico é bom para a prática clínica. Os dois dentistas, AA e BB (Tabela 11.2), diagnosticaram um número similar de cavidades, 162 e 158, respectivamente. Embora isso possa parecer bom, na realidade é problemático do ponto de vista clínico que os dois dentistas somente concordaram em 120 (60%) do total de 200 cavidades diagnosticadas por um ou pelo outro profissional. A consequência prática de tais observações de uma confiabilidade inferior à perfeição deveria ser evidente se assumido que os pacientes consultaram primeiro o dentista AA, com o qual as 158 restaurações "necessárias" foram feitas, e, então, visitou o dentista BB somente para ter o tratamento de

Tabela 11.1 Tabela 2 × 2 gerada ao verificar o diagnóstico de cavidades proximais em 200 primeiros molares examinados consecutivamente por meio da extração subsequente e da inspeção dos dentes.

		Padrão-ouro (a verdade)		
		Cavidade	Sem cavidade	
Resultado do exame clínico (o teste dos autores)	Cavidade	15 = VP	5 = FP	20
	Sem cavidade	10 = FN	170 = VN	180
	Total	25	175	200

VP: diagnósticos verdadeiro-positivos – 15; FP: diagnósticos falso-positivos – 5; FN: diagnósticos falso-negativos – 10; VN: diagnósticos verdadeiro-negativos – 170.
Sensibilidade é a capacidade de o teste detectar cavidades quando essas cavidades estão realmente presentes: TP/(TP + FN) = 15/25 = 0,60.
Especificidade é a capacidade de o teste descartar cavidades onde realmente não existem essas cavidades: TN/(TN + FP) = 170/175 = 0,97.

Tabela 11.2 A tabela 2 × 2 hipotética pode ser promovida ao avaliar a confiabilidade interexaminador do diagnóstico de cavidades em 6 mil superfícies em 50 pacientes examinados consecutivamente.

		Examinador BB		
		Cavidade	Sem cavidade	
Examinador AA	Cavidade	120	38	158
	Sem cavidade	42	5.800	5.842
	Total	162	5.838	6.000

Proporção de concordância observada: (120 + 5.800)/6.000 = 0,99.
Proporção de concordância corrigida pela casualidade κ = 0,74.

restauração de 42 cavidades adicionais! Com esse nível de confiabilidade, poder-se-ia aconselhar os pacientes a não trocarem de dentista, e em todos os casos não visitar o dentista muito frequentemente, uma vez que a confiabilidade intraexaminador dos métodos diagnósticos de cárie é, em geral, apenas marginalmente melhor do que a confiabilidade interexaminador. No Capítulo 10, essa discussão sobre como atuar clinicamente em tais circunstâncias foi mais expandida.

Critérios visuais-táteis comumente usados

As seguintes classificações diagnósticas representam exemplos selecionados de estratégias aplicadas comumente para o diagnóstico visual-tátil das cáries. Nota-se que os métodos diferem em sua abordagem clínica. Além disso, os exemplos ilustram como as diferenças nos critérios diagnósticos podem influenciar o desfecho clínico em termos do número de lesões detectadas, bem como a distribuição das características individuais das lesões, como a integridade superficial (cavitadas/não cavitadas) e o estado de atividade (ativas/inativas) (Figura 11.2).

Registrar somente as cavidades

A Organização Mundial da Saúde (OMS) recomenda que as lesões de cárie sejam diagnosticadas em nível da cavitação.[66] Uma sondagem do índice periodontal comunitário (IPC) deveria ser usada para verificar o diagnóstico quando uma lesão tem uma "cavidade inconfundível, esmalte socavado ou assoalho ou parede detectavelmente amolecida". Essa abordagem ainda é defendida pela crença de que não é possível obter um diagnóstico confiável dos estágios não cavitados das cáries.[66] Mesmo assim, vários estudos têm demonstrado que essa afirmação não se confirma quando os examinadores estão totalmente treinados e calibrados (p. ex., Ismail et al.[30], Manji et al.[46], Nyvad et al.[53], Pitts e Fyffe[58]). Ao focar apenas as cavidades evidentes, a abordagem da OMS para o diagnóstico das cáries ignora a oportunidade de intervenções não operatórias e, portanto, não pode ser recomendada no manejo moderno das cáries.

Registrar as lesões cavitadas e não cavitadas

Como discutido anteriormente, os registros atuais das cáries nos levantamentos e nos estudos clínicos requerem que as lesões sejam avaliadas no nível de diagnóstico não cavitado. Pitts e Fyffe[58] apresentaram uma classificação na qual as lesões não cavitadas foram incluídas com os estágios de cáries cavitadas. O espelho clínico sem ampliação da imagem é uma sonda exploradora comum usada pelos examinadores, quando os seguintes níveis de diagnóstico foram aplicados:

- Lesões em esmalte, sem cavidade (D_1)
- Lesões em esmalte, com cavidade (D_2)
- Lesões em dentina, com cavidade (D_3)
- Lesões em dentina com cavidade até a polpa (D_4).

A principal vantagem de incluir as lesões não cavitadas na classificação é proporcionar um quadro mais realista da experiência total de cáries nos indivíduos ou nas populações. O registro das cáries que inclui os diagnósticos de lesões não cavitadas tipicamente aumenta o rendimento diagnóstico para mais de 100% em comparação à contagem apenas das lesões com cavidades[1,43,46,47,58] (ver Figura 11.2). Os examinadores treinados podem realizar com confiança o diagnóstico das lesões no nível não cavitado, e a abordagem diagnóstica é compatível com a filosofia do controle das cáries por métodos não operatórios. Contudo, o método não informa sobre o *status* de atividade das lesões.

Avaliação da profundidade das lesões

Ekstrand et al.[16] apresentaram um sistema de classificação visual para avaliar a profundidade de penetração das lesões, incluindo os estágios não cavitados das cáries. Os autores realizaram um exame visual (sem o uso de uma sonda!) de superfícies oclusais limpas de dentes extraídos e demonstraram que as alterações macroscópicas distintas na superfície oclusal estavam relacionadas com a profundidade histológica da lesão.[17] Eles usaram os seguintes códigos:

- Sem alteração ou alteração leve na translucidez do esmalte após uma secagem prolongada com o ar (5 segundos)
- Opacidade ou alteração da coloração pouco visível nas superfícies úmidas, mas visível e evidente após a secagem com o ar
- Opacidade ou alteração da coloração visível e evidente sem a secagem com o ar
- Ruptura localizada do esmalte no esmalte opaco ou com alteração de coloração e/ou alteração de coloração acinzentada da dentina subjacente
- Cavitação no esmalte opaco ou com alteração de coloração expondo a dentina.

Esse método diagnóstico é baseado no fenômeno bem conhecido de que as propriedades ópticas das lesões não cavitadas podem ser alteradas caso a lesão seja examinada em um estágio seco ou úmido.[63] Quando uma lesão de esmalte úmida é seca, ela torna-se mais opaca, por causa do aumento da difusão da luz no tecido poroso. Esse fenômeno também explica por que uma lesão visível distintamente no estágio úmido penetra de maneira mais profunda no tecido do que uma lesão que somente pode ser vista quando examinada seca. Uma lesão não cavitada somente visível após uma secagem completa pode ter penetrado a meio caminho no esmalte. Contudo, quando uma lesão não cavitada é visível em um dente úmido, a desmineralização pode estender-se para a dentina externa.[17]

Os critérios do Sistema Internacional de Detecção e Avaliação das Cáries (International Caries Detection and Assessment System – ICDAS) são exemplos de um método de detecção de cáries baseado na avaliação da profundidade da lesão (http://www.icdas.org/what-is-icdas). Considerou-se que tais critérios são confiáveis[31] e válidos para avaliar a profundidade da lesão usando uma abordagem padrão-ouro em dentes extraídos.[32] Contudo, apesar da propagação disseminada dos ICDAS, ainda não foi avaliado se esse método particular de diagnóstico visual das cáries é capaz de indicar o prognóstico das lesões. Além disso, o modo de dois dígitos para registrar consome muito tempo e é difícil de aplicar na prática clínica.[12]

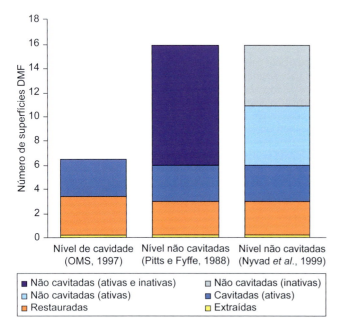

Figura 11.2 Perfil de cáries de crianças lituanas de 12 anos de idade, exemplificado por três classificações visuais-táteis diferentes de lesão de cárie. Observa-se a diferença no desfecho clínico com relação ao número total de lesões, lesões cavitadas e não cavitadas, e lesões ativas e inativas.[43]

Avaliação da atividade da lesão | Critérios de Nyvad

A avaliação da atividade da lesão foi introduzida como um método visual-tátil refinado de detecção de cáries que possibilita aos dentistas monitorarem as alterações dinâmicas na progressão da lesão com o passar do tempo.[53] A justificativa patológica e biológica do método baseia-se na observação de que as características superficiais do esmalte e da dentina sofrem alteração em resposta às mudanças na atividade metabólica do biofilme que recobre a superfície dentária (para uma revisão, consultar Thylstrup *et al.*[64]) (ver Capítulo 5). Assim, em vez de se concentrar em uma estimativa precisa da profundidade da lesão, a avaliação da atividade da lesão enfoca as características superficiais das lesões. Duas características distintas são abordadas: *atividade*, conforme refletido pela textura superficial da lesão; e *integridade*, conforme expresso pela ausência de uma cavidade ou microcavidade na superfície.

De acordo com os critérios de Nyvad, todas as lesões – inclusive as restaurações – deveriam ser atribuídas a uma das seguintes nove categorias diagnósticas:

- Ativa, não cavitada (escore 1)
- Ativa, não cavitada com microcavidades (escore 2)
- Ativa, cavitada (escore 3)
- Inativa, não cavitada (escore 4)
- Inativa, não cavitada com microcavidades (escore 5)
- Inativa, cavitada (escore 6)
- Restaurada (escore 7)
- Restaurada com cáries ativas (escore 8)
- Restaurada com cáries inativas (escore 9).

A lesão de cárie de esmalte não cavitada ativa típica é uma opacidade esbranquiçada/amarelada com perda de brilho, que exibe uma aparência "porosa" ou "leitosa". A superfície tem uma textura rugosa quando a ponta de uma sonda afiada é movimentada suavemente sobre a superfície (Figuras 11.3A e B). Por sua vez, as lesões de cárie de esmalte não cavitadas inativas são geralmente brilhantes e têm uma textura lisa quando de uma sondagem suave (Figuras 11.3C e D). A cor de uma lesão inativa pode variar de esbranquiçada até acastanhada ou preta, mas esta não é uma característica diagnóstica diferencial confiável para distinguir entre as lesões não cavitadas ativas e inativas.

Algumas lesões ativas exibem defeitos superficiais rasos localizados na superfície de esmalte que não apresenta cavidades além dessas alterações. Tais microcavidades podem surgir como resultado do desgaste e da abrasão na cavidade bucal[2,9] (Figura 11.3E). As microcavidades em um estágio ativo têm bordos afiados. Quando o ambiente local apresenta alterações (p. ex., como resultado da erupção dentária), os bordos de tais defeitos rasos podem tornar-se lisos. Assim, as lesões de esmalte com uma topografia geral lisa devem ser registradas como lesões inativas, apesar da presença de uma microcavidade (Figura 11.3F).

Para as lesões cavitadas (colapso total do esmalte), os critérios diagnósticos assemelham-se àqueles aplicados para as cáries de dentina/cáries radiculares (ver mais adiante), em geral nos quais as lesões ativas são amareladas, amolecidas ou com textura de couro (Figura 11.3G), enquanto as inativas são brilhantes e apresentam uma textura dura durante a sondagem suave (Figura 11.3H). As lesões inativas frequentemente assumem uma coloração acastanhada ou preta, mas, novamente, a cor não é um critério conclusivo para a atividade.

A avaliação da atividade da lesão também pode ser aplicada na dentição decídua.[61] Os exemplos típicos dos escores de Nyvad na dentição decídua são apresentados na Figura 11.4.

A opacidade porosa de uma lesão de cárie de esmalte ativa está relacionada com dois fenômenos independentes. A aparência opaca é explicada por um aumento na porosidade interna da lesão em decorrência da desmineralização subsuperficial. Já a porosa é causada pela dissolução dos espaços de esmalte intercristalinos na zona mais superficial da lesão que ocorre após um período de perda líquida de mineral (erosão superficial). Quando a superfície é erodida, o esmalte perde sua aparência brilhante em virtude da retrodifusão difusa

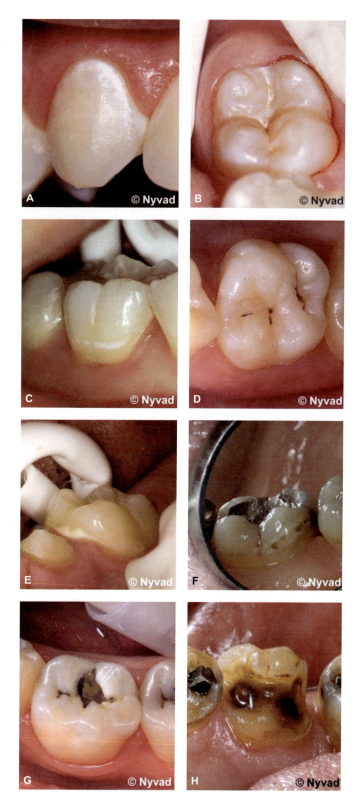

Figura 11.3 Manifestações clínicas típicas de lesões de cárie ativas e inativas.[53] **A.** Lesão não cavitada ativa na superfície lisa. **B.** Lesão não cavitada na superfície oclusal. **C e D.** Lesão não cavitada inativa na superfície lisa (**C**) e na superfície oclusal. **E.** Lesão não cavitada ativa com microcavidade na superfície proximal. **F.** Lesão não cavitada inativa com microcavidade na superfície lisa. **G.** Lesões cavitadas ativas. **H.** Lesões inativas. Consultar o texto para obter explicações adicionais. A, B e D: Nyvad *et al.*, 1999.[53] Reproduzida, com autorização, da Karger Publishers.

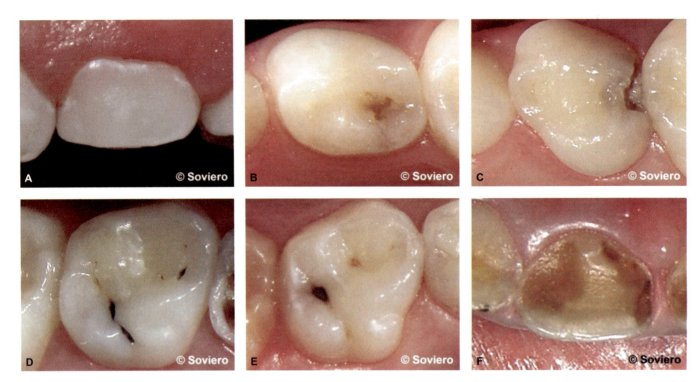

Figura 11.4 Manifestações clínicas típicas de lesões de cárie ativas e inativas na dentição decídua. **A.** Lesão não cavitada ativa na superfície vestibular. **B.** Lesão não cavitada ativa com microcavidade na superfície oclusal. **C.** Lesão cavitada ativa na superfície proximal. **D.** Lesão não cavitada inativa na superfície oclusolingual. **E.** Lesão não cavitada inativa com microcavidade na superfície oclusal. **F.** Cavidade inativa na superfície lingual.

da luz[64] (Figura 11.5A). Essa é a razão pela qual uma lesão de cárie de esmalte ativa pode parecer mais branca e mais opaca do que uma lesão de esmalte inativa.

Se a superfície de uma lesão ativa for exposta a perturbações mecânicas regulares por, por exemplo, escovação dentária, então a lesão gradualmente assume uma superfície lisa; contudo, dependendo da profundidade da desmineralização, a porosidade interna frequentemente persiste (Figura 11.5B). Portanto, na maioria dos casos, a lesão inativa é observada como uma "cicatriz" no esmalte (ver Capítulo 5).

Esse sistema de classificação tão refinado necessita que os dentes estejam limpos e secos. Depósitos bacterianos aderidos inter-relacionados fisicamente com a superfície de esmalte erodido[22], com frequência, recobrem as lesões não cavitadas ativas, e a remoção desse biofilme (usando a lateral da sonda ou uma escova) é uma parte integrante do processo diagnóstico. A sonda nunca deve ser usada para perfurar vigorosamente os tecidos, mas ela serve como uma ferramenta tátil altamente refinada. A sondagem intempestiva e descuidada pode forçar a sonda pela zona superficial da lesão e criar uma cavidade. De fato, a perfuração com a sonda requer movimento firme, que impede a abordagem tátil utilizada com os critérios de Nyvad.

Para algumas lesões, pode ser difícil decidir qual seleção deve ser classificada como ativa ou inativa, uma vez que as lesões frequentemente contêm elementos tanto dos sítios ativos quanto inativos. Contudo, a partir de uma perspectiva terapêutica, é importante não deixar passar despercebida uma lesão ativa. Portanto, uma lesão é classificada como ativa em todos os casos nos quais alguma parte da lesão revelar os sinais clássicos de atividade (opacidade e rugosidade). Quando se adotaram tais regras de decisão, foi demonstrado que os critérios de Nyvad são confiáveis quando utilizados em condições epidemiológicas por examinadores treinados, tanto nas dentições decíduas quanto nas permanentes.[53,61]

Como discutido previamente, as avaliações da atividade da lesão não podem ser validadas pela abordagem clássica de padrão-ouro, já que não existe um padrão-ouro para a atividade das cáries. Contudo, demonstrou-se que as avaliações da atividade têm uma validade preditiva para atividade da lesão quando usadas em um ensaio clínico do efeito da escovação dentária supervisionada diariamente com pasta de dente fluoretada.[54] Assim, mostrou-se que as lesões não cavitadas ativas têm um risco maior de progredir para uma cavidade do que as lesões não cavitadas inativas, as quais, por sua vez, têm um maior risco de progressão para uma cavidade do que as superfícies saudáveis. As implicações importantes dessas predições são que as avaliações da atividade apresentam um valor prognóstico e, portanto, podem ajudar a guiar o curso subsequente do tratamento (ver a árvore de tomada de decisões na Figura 11.1).

Para a documentação e o monitoramento das alterações clínicas na atividade da lesão de cárie, símbolos específicos foram criados para as diferentes categorias de lesão (Figura 11.6). As lesões ativas são indicadas no diagrama de cáries por círculos preenchidos (lesões não cavitadas sem/com microcavidades) e quadrados preenchidos (cavidades), enquanto as lesões inativas são marcadas por círculos vazios e quadrados vazios, respectivamente. Tais símbolos foram usados com sucesso na Faculdade de Odontologia em Aarhus durante os últimos 20 anos e, recentemente, foram introduzidos em um registro computadorizado de pacientes. Alternativamente, com propósitos epidemiológicos, por exemplo, cada escore de atividade pode ser registrado por um dígito único.

Cáries da superfície radicular

Fejerskov *et al.* introduziram uma classificação para diagnosticar as lesões de superfície radicular que integra a avaliação da atividade e a avaliação da integridade superficial.[21] Os critérios foram desenvolvidos com base em observações empíricas de tratamentos não operatórios experimentais das cáries da superfície radicular[51] (ver Capítulo 13, Figuras 13.4A a D). As lesões ativas foram descritas como amolecidas ou com textura de couro (Figura 11.7A) e, geralmente, encontradas em sítios de retenção de placa próximos da margem gengival ou ao longo da junção amelocementária. Com frequência, as lesões inativas, por sua vez, eram localizadas a certa distância da margem gengival, tinham consistência dura à sondagem suave e comumente

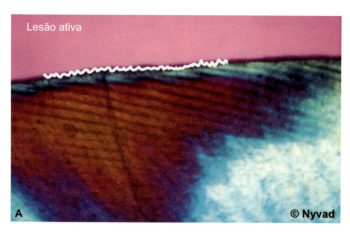
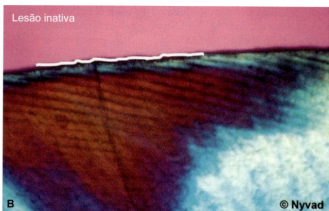

Figura 11.5 Imagens microscópicas por luz polarizada da lesão de cárie de esmalte não cavitada mostrando perda de mineral subsuperficial responsável pela aparência opaca da lesão na clínica. O contorno branco na camada superficial da lesão indica a principal diferença entre uma lesão ativa áspera/opaca (**A**) e uma lesão inativa lisa/brilhante (**B**).

se apresentavam com uma aparência brilhante (Figura 11.7B). A cor da lesão não foi útil para diferenciar entre os estágios ativos e inativos. As seguintes categorias diagnósticas foram propostas:

- Lesão inativa sem destruição superficial
- Lesão inativa com formação de cavidade
- Lesão ativa sem destruição superficial definida
- Lesão ativa com destruição superficial (cavitação), mas a cavidade é estimada como não excedendo 1 mm de profundidade (visualmente)

- ● Cárie ativa não cavitada
- ■ Cárie ativa cavitada
- ○ Cárie inativa não cavitada
- □ Cárie inativa cavitada

Figura 11.6 Símbolos para indicar atividade da lesão no odontograma. As lesões ativas são marcadas por círculos preenchidos (não cavitadas) e quadrados preenchidos (cavitadas), enquanto as lesões inativas são marcadas por círculos vazios e quadrados vazios, respectivamente.

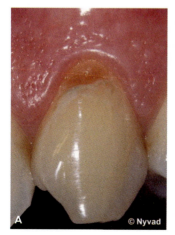
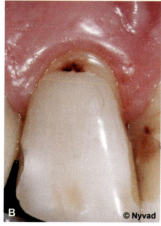

Figura 11.7 A. Lesão de cárie ativa da superfície radicular no canino superior apresentando uma superfície amolecida. **B.** Lesão de cárie inativa na superfície radicular no incisivo superior mostrando uma superfície lisa com alteração de coloração.

- Lesão ativa com uma profundidade de cavidade excedendo 1 mm, mas não envolvendo a polpa
- Lesão provavelmente penetrando a polpa
- Restauração confinada à superfície radicular ou estendendo-se da superfície coronariana para a superfície radicular
- Restauração como uma lesão ativa (secundária) ao longo da margem
- Restauração como uma lesão inativa (secundária) confinada à margem.

Cárie recorrente (secundária)

O termo cárie recorrente (secundária) refere-se a uma cárie na margem das restaurações.[50] Assim, esse tipo de cárie reflete o resultado de um controle de placa malsucedido. As lesões de cárie recorrente são mais frequentemente localizadas nas margens gengivais das restaurações, tanto na face proximal quanto, algumas vezes, nas superfícies lisas livres, pois é nessas regiões que o biofilme pode estagnar. Em geral, as cáries recorrentes são menos diagnosticadas na margem das restaurações oclusais, pois, nessas áreas, é mais fácil fazer a higienização.

O diagnóstico das cáries recorrentes pode ser realizado de acordo com os critérios de Nyvad diferenciando entre cavitadas e não cavitadas, bem como os estágios ativos e inativos das cáries. Essa abordagem orienta automaticamente o tratamento subsequente (ver Figura 11.1). Assim, as lesões recorrentes ativas não cavitadas nas quais é mais fácil realizar a remoção da placa devem ser manejadas principalmente por procedimentos não operatórios (Figura 11.8A), enquanto as lesões recorrentes inativas não cavitadas não precisam de outro tratamento além da escovação dentária diária (Figura 11.8B). Contudo, as lesões ativas com formação de cavidade (amolecidas à sondagem!), que não podem ser limpas adequadamente, deveriam ser reparadas ou substituídas (Figuras 11.8C e D). O diagnóstico das cáries nas margens de uma restauração algumas vezes é difícil, mas é imperativo diferenciar as lesões recorrentes dos afundamentos (Figura 11.8E) e dos defeitos menores. Os afundamentos e os defeitos menores, incluindo os excessos (Figuras 11.8F a H), podem ser manejados adequadamente com a remodelação.[50] Reparar e remodelar poupam tecido dental e são alternativas confiáveis à completa substituição das restaurações.[24] Ocasionalmente, sombras escuras refletindo uma restauração de amálgama subjacente (Figura 11.8A), ou a pigmentação das restaurações em compósito em virtude do amálgama residual (Figura 11.8I), podem confundir o diagnóstico. Alguns dentistas rotineiramente substituem as restaurações que apresentam pigmentação ou defeitos menores (Figuras 11.8F a I) pela ideia de que tais sinais clínicos sejam indicativos de microinfiltração que leva às cáries. Contudo, a cárie recorrente não se desenvolve como resultado da microinfiltração ao longo da interface dente-restauração.[50] As bactérias podem invadir a dentina por meio de espaços maiores entre uma restauração e um dente (largura > 0,4 mm)[34,36], mas os afundamentos estreitos geralmente não tendem à invasão bacteriana e não deveriam ser confundidos com cáries recorrentes, que se desenvolvem como uma lesão superficial similar às lesões de cárie primária (ver Capítulo 5).

Diagnóstico diferencial

Ao realizar um diagnóstico de cáries, deve-se observar que nem todas as lesões opacas na superfície dos dentes representam cáries dentais. Todas as opacidades refletem uma redução no conteúdo mineral do esmalte, mas essas reduções podem ser causadas por

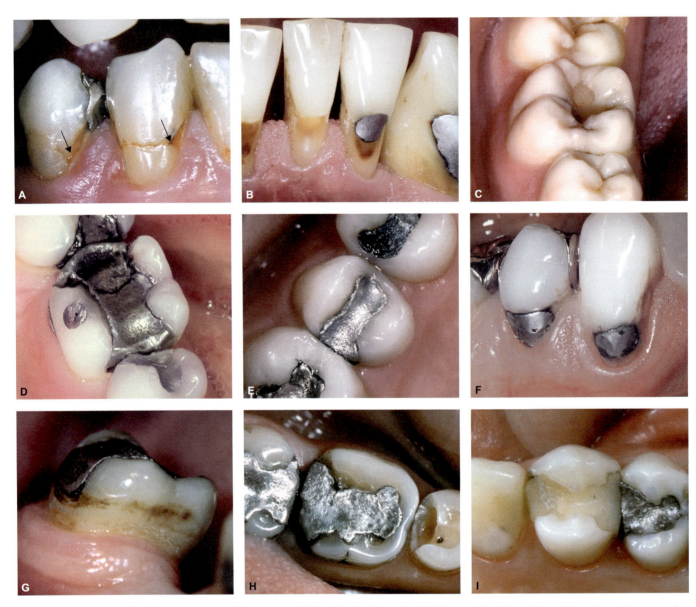

Figura 11.8 A. Lesões de cárie recorrentes ativas na superfície radicular do canino inferior e pré-molar próximo de restaurações em resina composta com material em excesso (setas). Essas lesões deveriam ser tratadas por intervenção não operatória (higiene melhorada específica para o sítio e aplicação tópica de fluoretos) com remodelação das lesões para facilitar a remoção do biofilme. Observa-se também a sombra escura na face vestibular do pré-molar refletindo a restauração de amálgama subjacente. **B.** Lesão recorrente inativa da superfície radicular próxima de restauração de amálgama no incisivo inferior. Não é necessário realizar tratamento. **C.** Lesão de cárie recorrente ativa próxima de restauração com resina composta na superfície oclusal. A lesão precisa de tratamento operatório porque a cavidade não pode ser limpa adequadamente. A cavidade é amolecida à sondagem. **D.** Essa restauração fraturou na região do istmo e parte da restauração está solta. Ocorre a formação de biofilme abaixo do amálgama solto, resultando em uma lesão de cárie recorrente aguda ativa que precisa de tratamento operatório. A cavidade é amolecida à sondagem. **E.** Afundamento ao longo das margens da restauração de amálgama mais provavelmente desenvolvido em função de excesso na restauração. Não são detectadas cáries. Nenhum tratamento é necessário. **F.** Restaurações de amálgama gengivais com margens pigmentadas e cárie recorrente inativa. A remodelação das restaurações pode facilitar a higienização bucal. **G.** Amálgama na face vestibular com excesso de material e cárie recorrente inativa. A restauração deve ser remodelada para facilitar a limpeza. **H.** Restaurações de amálgama antigas com erosão na boca do paciente. Observa-se que a anatomia normal dos dentes foi perdida e que as restaurações estão elevadas acima da superfície de esmalte/dentina erodida. Apesar das margens deficientes, não existe cárie presente. Os autores não defendem qualquer tipo de tratamento. A restauração no pré-molar vizinho foi perdida em virtude da progressão da erosão. **I.** Margens pigmentadas da restauração em compósito no pré-molar superior. A pigmentação pode decorrer da remoção incompleta da restauração de amálgama prévia. Não existe necessidade de substituição se as margens da restauração estiverem clinicamente intactas.

diferentes mecanismos, seja durante a formação do esmalte, seja na fase pós-eruptiva. As considerações do diagnóstico diferencial das lesões opacas brancas são especialmente relevantes nas populações que apresentam evidências de fluorose dental. Em virtude de sua origem de desenvolvimento, a fluorose dental tem uma distribuição simétrica em dentes homólogos.[13,62] Por isso, o exame dos dentes sempre deve ser iniciado por uma rápida triagem de toda a dentição, a fim de identificar possíveis alterações do esmalte distribuídas simetricamente em ambos os lados da arcada dentária. Nos casos leves (TF1), a fluorose aparece como estrias horizontais brancas finas, refletindo o padrão de esmalte das periquimatas. Quando essas linhas brancas convergem (TF2) na parte gengival de um dente, podem ser sugestivas de lesões de cárie não cavitadas inativas (lisas à sondagem) (Figura 11.9). Contudo, a lesão de cárie de esmalte não cavitada típica contrasta com a lesão decorrente da fluorose, por ter o formato arqueado, em forma de banana ou rim, refletindo a retenção de placa ao longo da curvatura da localização presente (ou antiga) da margem gengival (ver Figuras 11.3A e C a 11.5 e 11.9). Desse modo, as principais características diferenciais para uma lesão de cárie inativa e uma fluorose dental leve são o formato da lesão e a distribuição nos dentes. Evidentemente, as lesões de cárie não cavitadas podem acidentalmente existir em ambos os lados da arcada. Contudo, na maioria dos casos de fluorose dental, ocorrem lesões opacas brancas em vários grupos de dentes homólogos, como um indicativo de sua origem sistêmica (consultar Nyvad et al.[55] para obter uma revisão).

As opacidades de outra origem que não a fluorose raramente representam um problema de diagnóstico diferencial, pois elas são, sobretudo, de formato redondo ou oval com uma delimitação clara em relação ao esmalte adjacente. Aparecem em dentes únicos, principalmente nos incisivos (Figura 11.10), e predominantemente nos dois terços incisais da coroa.

Ocasionalmente, placas de opacidade esbranquiçada, amarelada ou acastanhada de esmalte ocorrem em vários molares e incisivos no mesmo indivíduo (hipomineralização molar-incisivo – HMI). A HMI é definida como uma hipomineralização de origem sistêmica de um a quatro dos primeiros molares permanentes, frequentemente associada a incisivos afetados.[65] Os primeiros molares permanentes são os dentes mais comumente afetados, mas os segundos molares decíduos, com frequência, também são comprometidos.[18] Dependendo da gravidade da hipomineralização, tais defeitos de desenvolvimento podem exibir uma superfície amolecida com ou sem perda pós-eruptiva de esmalte (Figura 11.11). As opacidades acastanhadas, caracterizadas por um alto conteúdo de proteína[19], estão especialmente em risco de ruptura do esmalte logo após a erupção, uma condição que pode levar a rápida progressão das cáries, por causa do comprometimento do controle da placa na área da dentina sensível exposta (Figura 11.11D). Em geral, é fácil diferenciar as opacidades/hipoplasias associadas à HMI das cáries quando elas ocorrem nas áreas do dente normalmente não afetadas por cáries (p. ex., ponta das cúspides; Figura 11.11A a C). Índices mais altos de dentes cariados, perdidos e restaurados (DMFT, do inglês *decayed, missing, and filled teeth*) foram relatados em crianças com HMI em comparação a crianças sem essa alteração.[11,39] Contudo, permanece sem resposta se esse achado decorre do fato de as crianças com HMI terem uma atividade de cárie global mais alta ou se o índice DMFT é elevado pelo aumento do tratamento restaurador dos dentes afetados por hipoplasia grave.[10,25]

Nos últimos anos, os dentistas têm observado um aparente aumento na ocorrência de lesões subgengivais em pacientes inativos para as cáries de outros tipos (Figura 11.12A). Alguns pesquisadores afirmam que tais lesões cavitadas podem representar lesões de cárie radicular[33], mas, na maioria dos casos, sua localização subgengival torna mais plausível que elas sejam reabsorções radiculares cervicais externas. Primeiro, o biofilme nesse nicho ecológico é privado dos carboidratos da dieta que poderiam desviar o equilíbrio ecológico (ver Capítulo 7); e, em segundo lugar, o pH alcalino do fluido gengival dificulta a preservação de um ambiente ácido por longos períodos.[7] Portanto, a reabsorção radicular cervical externa sempre deveria ser considerada um possível diagnóstico diferencial quando são observados defeitos radiculares subgengivalmente.[23] As lesões de cáries das superfícies radiculares ocasionalmente podem aparecer em uma localização subgengival pelo inchaço secundário dos tecidos gengivais. Contudo, é relativamente fácil diferenciar as lesões de cáries radiculares das reabsorções radiculares cervicais, pois estas últimas são duras à sondagem se dão com bordos socavados e cortantes (Figura 11.12B). Além disso, as reabsorções radiculares podem ser associadas ao tecido de granulação, que tem uma coloração mais vermelha do que a gengiva circundante e sangra livremente durante a sondagem. Por fim, a maioria das reabsorções radiculares é assintomática até um estágio muito avançado em seu desenvolvimento.[23]

Exame visual-tátil das cáries | Abordagem clínica sistemática

O exame clínico das cáries deve ser realizado de modo sistemático após cada quadrante da boca ter sido isolado com roletes de algodão e um dispositivo de aspiração para impedir a saliva de molhar os dentes depois de secos (Figura 11.13). Para objetivos práticos, o exame deve começar com os molares superiores direitos, movimentando dente a dente até os molares superiores do lado esquerdo; então, passa para os molares inferiores do lado esquerdo e prossegue até chegar, por fim, aos molares inferiores do lado direito. Recomenda-se examinar todas as superfícies dos dentes na mesma ordem, a partir da superfície oclusal, passando para a mesial, vestibular e a distal, e,

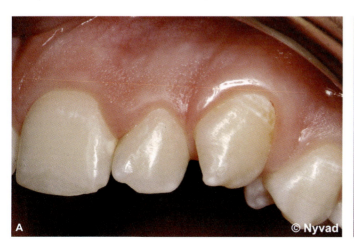
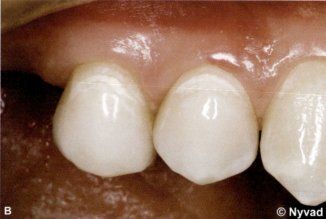

Figura 11.9 Fluorose dental (TF1) na parte gengival de pré-molares e caninos superiores (**A**). Observam-se as finas linhas horizontais brancas que refletem o padrão de esmalte de periquimatas. Essa manifestação clínica é distintamente diferente das lesões de cárie não cavitadas inativas em formato arqueado (**B**), refletindo a retenção de placa ao longo da antiga margem gengival.[55] Reproduzida, com autorização, da John Wiley & Sons.

178　Parte 3 • Diagnóstico

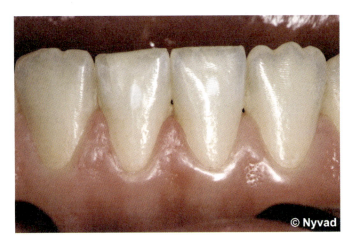

Figura 11.10 Opacidades bem demarcadas de origem não relacionada com os fluoretos na porção incisal dos incisivos inferiores.[55] Reproduzida, com autorização, da John Wiley & Sons.

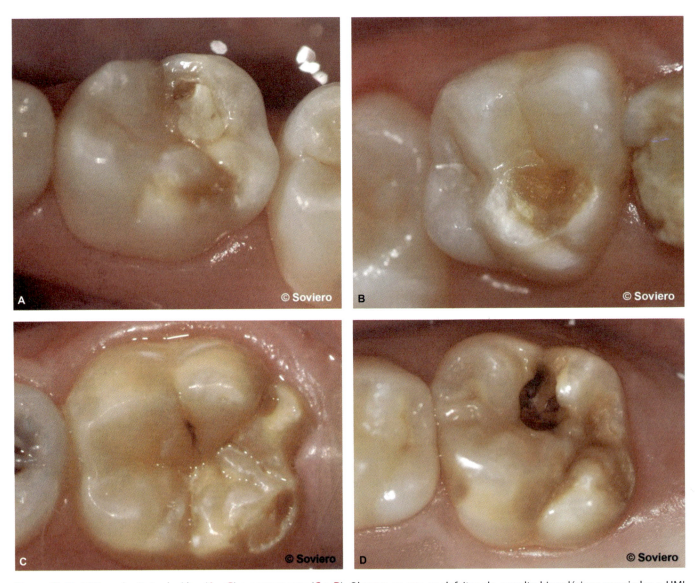

Figura 11.11 HMI na dentição decídua (**A** e **B**) e permanente (**C** e **D**). Observa-se que os defeitos de esmalte hipoplásicos associados a HMI são fáceis de serem diferenciados das cáries quando encontrados em áreas do dente comumente não afetadas pelas cáries, como as cúspides. **D.** Lesão de cárie cavitada ativa com esmalte socavado desenvolvida na fossa oclusal central. Nesse estágio avançado do desenvolvimento da lesão, não é possível afirmar se a cárie foi acelerada em função da presença de um defeito hipoplásico na fissura. Observam-se, também, as áreas de esmalte opaco em todos os dentes afetados pela HMI.

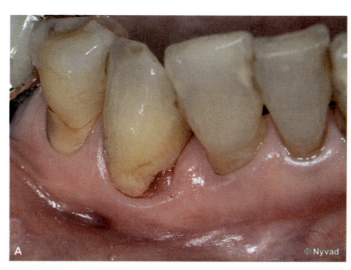
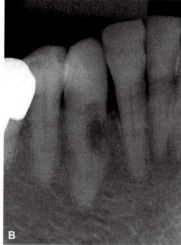

Figura 11.12 A. Manifestação clínica da reabsorção radicular cervical invasiva no canino inferior. Observam-se o bordo oclusal cortante da lesão e a presença de tecido de granulação avermelhado. **B.** É evidente, a partir da radiografia, que a lesão é subgengival. Existe uma pequena abertura para o ligamento periodontal.[69] Reproduzida, com autorização, da John Wiley & Sons.

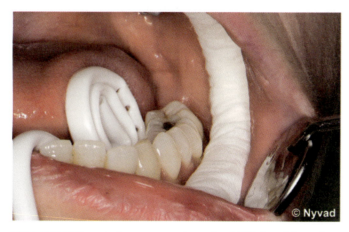

Figura 11.13 Preparação para um exame visual-tátil das cáries após o isolamento dos dentes com roletes de algodão e um dispositivo aspirador.

Os dentes são examinados com a ajuda de um espelho clínico odontológico e uma sonda exploradora (ver mais adiante). O espelho clínico é usado para deslocar as bochechas e os lábios, a fim de facilitar a visualização em áreas de difícil acesso sobre os dentes. Refletir a luz do espelho clínico é uma técnica que pode ser aplicada para inspecionar as superfícies que não podem ser observadas diretamente, bem como para pesquisar sombras escuras, que podem ser sugestivas de lesões de dentina (Figura 11.14A). A luz transmitida de um refletor clínico é especialmente útil para examinar as superfícies proximais dos dentes anteriores (Figura 11.14B). Muitos dentistas não procuram lesões não cavitadas nas superfícies proximais. Entretanto, mesmo se o acesso direto a uma superfície proximal é limitado, uma inspeção cuidadosa pode revelar uma lesão não cavitada que se estende para as superfícies vestibulares ou linguais (Figura 11.14C).

Uso sensato das sondas exploradoras

Caso os dentes estejam recobertos por grande quantidade de placa, é necessário limpá-los antes que possa ser realizado um diagnóstico de cárie adequado (Figura 11.15). Entretanto, é preciso levar em consideração que a presença de placa recobrindo uma lesão pode ser de valor diagnóstico quando se avalia a atividade da lesão. A placa pegajosa aderindo a uma lesão de esmalte porosa/opaca é um achado fortemente indicativo de atividade. Portanto, na maioria das situações, é mais sensato remover a placa concomitantemente à realização do exame de cáries, em vez de removê-la antes do procedimento. Nesse caso, com o objetivo de remover a placa, bem como para avaliar a rugosidade superficial, recomenda-se o uso de uma sonda metálica com ponta afilada. A sonda serve a dois propósitos: remover o biofilme (usando a lateral da sonda!) para verificar os sinais de desmineralização e a ruptura da superfície; e para "sentir" a textura da superfície da lesão, que pode ser percebida por meio de pequenas vibrações do instrumento pelo dedo que apoia a sonda ao movimentar a ponta em um ângulo de 20 a 40° em relação à superfície (Figura 11.16A). Pode ser preciso certo treinamento para aprender essa habilidade tátil, mas, uma vez que essa habilidade tenha sido adquirida, ela será uma ótima coadjuvante para avaliação visual. Definitivamente, o profissional deveria se abster de "perfurar" de maneira vigorosa os tecidos, pelo risco de causar danos irreversíveis à camada superficial de uma lesão não cavitada[15] (Figura 11.16B), que poderia acelerar potencialmente a progressão da lesão localizada. A avaliação histológica tem demonstrado que a sondagem suave não perturba a integridade da superfície das lesões não cavitadas.[42] Um exame clínico para detecção de cáries realizado de acordo com esses princípios leva cerca de 5 a 10 min, dependendo do *status* das cáries do paciente.[53,61]

finalmente, as superfícies bucais. Um padrão de exames consistente garante que não se deixe de examinar nenhum dente ou superfície. Nos casos de lesões grandes extensas, existem certas regras de decisão relativas a superfícies que devem ser registradas. Geralmente, a lesão de cárie detectada está localizada na superfície na qual se originou, mesmo quando se estende levemente para a superfície vizinha. Contudo, quando a lesão se estende a partir da superfície de origem percebida e mais de um terço em uma superfície adjacente, pode-se considerá-la envolvendo duas superfícies.

Boa iluminação e dentes limpos e secos

O exame visual-tátil das cáries requer uma boa iluminação e que os dentes estejam limpos e secos. A iluminação adequada é uma parte essencial do diagnóstico da atividade das lesões de cárie. As características superficiais típicas das lesões de cárie não cavitadas, como perda do brilho, rugosidade e alteração da coloração, podem ser observadas somente com luz direta. Uma secagem completa é realizada com o jato de ar à intensidade média de uma seringa tríplice. A coloração da lesão de esmalte não cavitada é mais facilmente alterada quando o dente está seco, pois a diferença no índice de refração entre o esmalte cariado e saudável é maior quando a água é removida do tecido poroso. Não é exequível determinar um tempo de secagem padronizado, pois a umidade e o fluxo salivar na cavidade bucal podem variar consideravelmente de um lugar e de um paciente para outro.

Alguns pesquisadores estão preocupados com o fato de que a sondagem de lesões com suspeita de cárie possa servir para disseminar a placa infectada (p. ex., estreptococos do grupo *mutans*) para outros dentes da mesma boca[41], facilitando, assim, o desenvolvimento da lesão de cárie. Contudo, essa preocupação não foi confirmada pelos estudos longitudinais de sondagens repetidas nas fissuras de segundos molares em intervalos regulares.[27] Além disso, essa hipótese é incompatível com o conceito ecológico das cáries. Os microrganismos transferidos não sobreviveriam, a menos que seu novo nicho ecológico favorecesse sua existência (ver Capítulo 7).

Sítios de predileção das cáries

Em todos os dentes, existem sítios nos quais há maior risco de desenvolvimento de lesão. Eles refletem as áreas de estagnação da placa dental, principalmente aquelas ao longo das margens gengivais, fissuras oclusais e margens gengivais das restaurações. Além disso, os sítios de predileção das cáries variam muito de acordo com a idade do paciente. Nas crianças em idade pré-escolar, a superfície distal do primeiro molar decíduo é a região com maior tendência a cáries, seguida pela superfície mesial do segundo molar decíduo. As crianças com o primeiro e o segundo molares permanentes erupcionados requerem

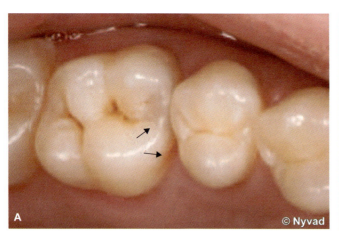
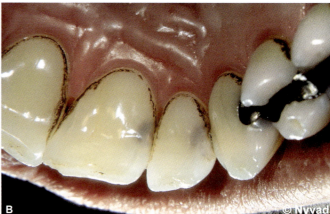
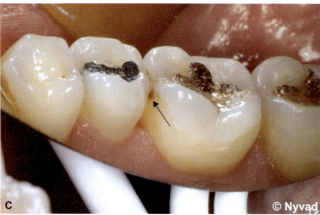

Figura 11.14 A. Luz refletida do espelho clínico revela uma sombra escura na superfície proximal mesial do primeiro molar superior (seta). Observa-se também a ocorrência de uma lesão não cavitada na porção mesiolingual da mesma superfície (seta). **B.** Luz transmitida do refletor possibilitando a detecção de lesões proximais nos dentes anteriores superiores. **C.** Lesão não cavitada inativa na superfície mesial do molar inferior detectada após a inspeção cuidadosa usando um espelho clínico (seta).

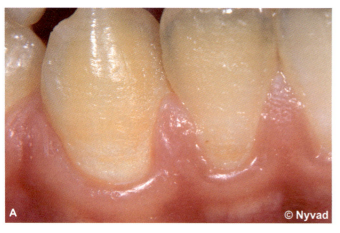
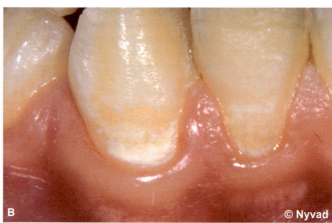

Figura 11.15 Caninos e incisivos inferiores (**A**) antes e (**B**) depois da remoção da placa. Observa-se a ocorrência de lesões não cavitadas ativas típicas após a placa ter sido removida com a parte lateral de uma sonda.

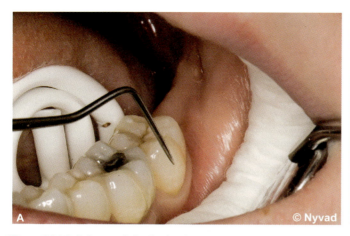 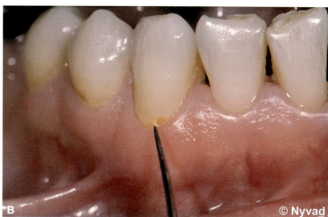

Figura 11.16 A. Exame da lesão de cárie não cavitada usando a ponta de uma sonda afilada que é movimentada suavemente sobre a superfície da lesão em um ângulo de 20 a 40° para avaliar a textura da lesão. **B.** A perfuração forçada com a sonda perpendicular à lesão deveria ser evitada, para não causar danos à superfície da lesão.

especial atenção. Por causa do período de erupção relativamente longo, os molares permanentes correm um risco maior de desenvolver lesão, especialmente nas superfícies oclusais.[8] Em adolescentes, as superfícies distais dos segundos pré-molares e as superfícies mesiais dos segundos molares tendem especialmente mais ao desenvolvimento de lesão.[48] Em pacientes idosos, com retração gengival, as cáries radiculares podem tornar-se um problema. As lesões de cáries radiculares são confinadas aos sítios de estagnação, como a área ao longo da margem gengival, a junção amelocementária e outras irregularidades de difícil acesso para higienização na superfície radicular.

Adjuvantes adicionais para o diagnóstico

Transiluminação com fibra óptica

A transiluminação com fibra óptica (FOTI, do inglês *fiver-optic transillumination*) é um método diagnóstico no qual a luz visível é transmitida através do dente a partir de uma fonte de luz intensa (p. ex., de uma sonda fina como diâmetro de saída de 0,3 a 0,5 mm). Se a luz transmitida revelar uma sombra quando o dente é observado a partir da superfície oclusal, essa imagem pode ser associada à existência de uma lesão de cárie. Um feixe estreito de luz é de importância crucial quando a técnica é usada na região de pré-molares e molares. Para o desempenho ótimo da sonda, ela deveria ser introduzida pela face vestibular ou lingual em um ângulo de cerca de 45° com as superfícies proximais apontando apicalmente, enquanto se procuram sombras escuras no esmalte ou na dentina (Figura 11.17). As sombras são mais bem observadas quando a luz do consultório está desligada.

Embora a transiluminação seja um método complementar simples, rápido, barato e bem conhecido pela maioria dos profissionais para diagnosticar as cáries proximais nos dentes anteriores (ver Figura 11.14B), o método de fibra óptica nunca se tornou amplamente aceito para a detecção de lesões nas superfícies proximais nas regiões de pré-molares e molares. Uma das razões para isso pode ser o fato de que a sensibilidade do método é baixa.[5] Mesmo se a especificidade tenha sido relatada como relativamente alta (88 a 100%), dependendo do tipo de superfície e do tipo de lesão[5], ainda precisa ser documentado que a FOTI adiciona substancialmente informações ao exame clínico das cáries para a detecção das lesões de cárie.

Afastamento dos dentes

É previsto que a ocorrência de uma cavidade, se não houver interferência, aumentará a velocidade de progressão de uma lesão de cárie. Nem as radiografias nem a FOTI podem ajudar a identificar a presença de uma cavidade nas superfícies proximais de contato. Portanto, outros métodos, como o afastamento dos dentes, foram introduzidos. Com essa técnica, separadores elásticos ortodônticos são aplicados por 2 a 3 dias ao redor das áreas de contato das superfícies a serem diagnosticadas, após os quais o acesso para a inspeção e a sondagem é melhorado (Figura 11.18).

A maioria dos estudos que aplicaram o afastamento dentário detectou mais lesões de esmalte não cavitadas do que o exame visual-tátil sem o afastamento ou o exame radiográfico com tomadas interproximais.[26,59] Contudo, a acessibilidade para inspeção após a separação do dente nem sempre é melhorada o quanto precisaria ser, e o uso da técnica pode criar certo desconforto, especialmente em pacientes com dentições estabelecidas. Além disso, requer uma consulta adicional. Portanto, atualmente, não se recomenda a técnica para uso de rotina na prática geral, ainda que, no passado, tenha promovido um conhecimento importante sobre a relação entre a profundidade da lesão radiográfica e a presença/ausência de formação de cavidade nas superfícies proximais de contato.[26,59] Tais informações são altamente úteis quando é preciso decidir quanto ao tratamento de uma lesão de dentina observada radiograficamente pela modalidade operatória ou não operatória (conferir Capítulo 19).

Ampliação

Alguns livros didáticos atuais defendem o uso da ampliação no diagnóstico das cáries. Certamente, a maioria dos dentistas com mais de 40 anos de idade deveria estar preocupada com as potenciais dificuldades de visualização e utilização de óculos de grau. Contudo, é preciso enfatizar que não existem evidências científicas que afirmem que a ampliação por si só possa melhorar a detecção de cáries nos ambientes clínicos.

Benefícios e limitações do diagnóstico

Neste capítulo, foi revista a aplicação clínica do exame visual-tátil das cáries. Concluiu-se que esse exame, incorporando uma avaliação da atividade de acordo com os critérios sugeridos por Nyvad et al.[53], atualmente, é a melhor opção para realizar o diagnóstico de cáries. Esses critérios são os únicos que refletem as opções de manejo baseado em evidências disponíveis atualmente para os diferentes estágios de deformação da lesão de cárie. É importante salientar que se demonstrou que tais critérios têm valor preditivo para a atividade da lesão, o que significa que são altamente relevantes para o processo de tomada de decisão clínica. Os critérios podem ser aplicados para todas as lesões de cárie, incluindo as cáries das superfícies radiculares, as recorrentes e as dos dentes decíduos. Por fim, mas não menos importante, o exame visual-tátil das cáries é rápido e simples de realizar, não requer equipamento caro e prevê radiação indesejada.

É necessário refletir que a efetividade de um exame de cárie visual-tátil depende muito do nível de diagnóstico das cáries utilizado.[43,45] Quando os diagnósticos de lesões não cavitadas são incluídos na classificação, o rendimento diagnóstico do exame visual-tátil das cáries é superior àquele resultado do exame radiográfico (Figura 11.19). Essa observação pode parecer surpreendente, uma vez que frequentemente se postula que a radiografia é superior ao exame clínico das cáries na detecção da lesão, principalmente nas superfícies proximais.[35,56] Contudo, perdas menores dos minerais não podem ser detectadas nas radiografias, e o rendimento diagnóstico adicional da radiografia interproximal é confinado às lesões diagnosticadas em nível de cavidade/dentina (Figura 11.19). Além disso, o exame radiográfico é incapaz de determinar a atividade da lesão e a formação de cavidade, e sofre com o alto número de diagnósticos falso-positivos (ver Capítulo 10). Nem todas as lesões dentinárias que aparecem na radiografia precisam de uma restauração, e confiar demais no diagnóstico radiográfico invariavelmente leva ao tratamento excessivo (conferir Capítulo 12). O exame visual-tátil das cáries e a avaliação da atividade contornam esse problema pela identificação da maioria das lesões indicadas para tratamento profissional. Certamente, os sinais clínicos como as sombras escuras oclusais e proximais requerem análises complementares. Contudo, somente após ter explorado todo o potencial do exame visual-tátil será o momento de considerar se deverão ser empregadas ferramentas diagnósticas de cáries adicionais.

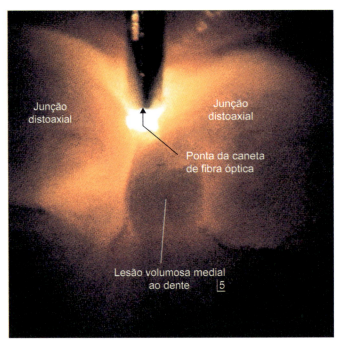

Figura 11.17 Lesão de cárie detectada por FOTI na face mesial do segundo pré-molar superior (seta). A lesão é observada como uma mancha escura. Reproduzida, com cortesia, do Dr. C. Pine.

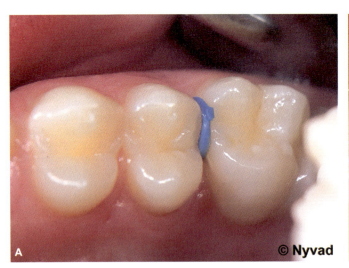 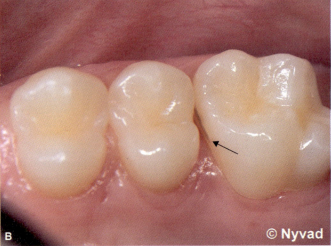

Figura 11.18 A. Um separador elástico ortodôntico foi aplicado entre os pré-molares e molares superiores. Para inserir o separador, o elástico é esticado entre duas pinças cirúrgicas, e metade é introduzida no ponto de contato. **B.** Depois de 2 a 3 dias, o separador é removido. Agora, é possível observar e "sentir" a textura superficial da lesão com a ponta de uma sonda.

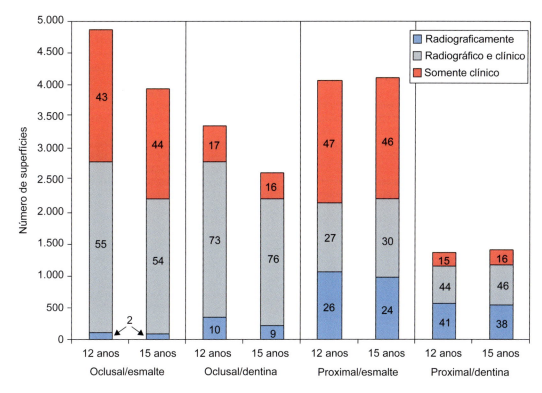

Figura 11.19 Rendimentos diagnósticos relativos dos exames radiográficos e clínicos das superfícies proximais e oclusais em níveis de lesões cavitadas e não cavitadas, respectivamente. Os dados foram obtidos de crianças examinadas na faixa de idade dos 12 aos 15 anos. Observa-se que, no nível de diagnóstico de lesões não cavitadas/de esmalte, o exame clínico (somente) revelou o maior número de lesões do que o método radiográfico (somente). Apenas para as lesões proximais, em nível de cavidade/dentina do diagnóstico, o método radiográfico (somente) teve melhor desempenho do que o exame clínico (somente). A idade dos indivíduos não influenciou os resultados.[44,45] Adaptada de Machiulskiene et al., 2004.[45]

Referências bibliográficas

1. Amarante E, Raadal M, Espelid I. Impact of diagnostic criteria on the prevalence of dental caries in Norwegian children aged 5, 12, and 18 years. Community Dent Oral Epidemiol. 1998;26:87-94.
2. Årtun J, Thylstrup A. Clinical and scanning electron microscopic study of surface changes of incipient caries lesions after debonding. Scand J Dent Res. 1986;94:193-201.
3. Backer Dirks O. Posteruptive changes in dental enamel. J Dent Res. 1966;104:480-5.
4. Bader JD, Shugars DA. What do we know about how dentists make caries-related treatment decisions? Community Dent Oral Epidemiol. 1997;25:97-103.
5. Bader JD, Sugars DA, Bonito AJ. Systematic reviews of selected dental caries diagnostic and management methods. J Dent Educ. 2001;65:960-8.
6. Baelum V, Heidmann J, Nyvad B. Dental caries paradigms in diagnosis and diagnostic research. Eur J Oral Sci. 2006;114:263-77.
7. Bickel M, Cimasoni G. The pH of human crevicular fluid measured by a new microanalytical technique. J Periodontol Res. 1985;20:35-40.
8. Carvalho JC, Ekstrand KR, Thylstrup A. Dental plaque and caries on occlusal surfaces of first permanent molars in relation to stage of eruption. J Dent Res. 1989;68:773-9.
9. Carvalho JC, van Neeuwenhuysen J-P, Maltz M. Traitement non opératoire de la carie dentaire. Réal Clin. 2004;15:235-48.
10. Carvalho JC, Silva EF, Gomes RR, Fonseca JAC, Mestrinho HD. Impact of enamel defects on early caries development in preschool children. Caries Res. 2011;45:353-60.
11. Da Costa-Silva CM, Jeremias F, Souza JF, Cordeiro RCL, Santos-Pinto L, Zuanon ACC. Molar-incisor hypomineralization: prevalence, severity and clinical consequences in Brazilian children. Int J Paediatr Dent. 2010;20:426-34.
12. De Amorim RG, Figueiredo MJ, Leal SC, Mulder J, Frencken JE. Caries experience in a child population in a deprived area of Brazil, using ICDAS II. Clin Oral Invest. 2012;16:513-20.
13. Dean HT, Arnold FA, Elvove E. Domestic water and dental caries. Public Health Rep. 1942;57:1155-79.
14. Deery C, Hosey MT, Waterhouse P. Paediatric cariology. London: Quintessence Publishing Ltd; 2004. p. 9-30.
15. Ekstrand KR, Qvist V, Thylstrup A. Light microscope study of the effect of probing in occlusal fissures. Caries Res. 1987;21:368-74.
16. Ekstrand KR, Kuzmina I, Bjørndal L, Thylstrup A. Relationship between external and histological features of progressive stages of caries in the occlusal fossa. Caries Res. 1995;29:243-50.
17. Ekstrand KR, Ricketts DNJ, Kidd EAM. Reproducibility and accuracy of three methods for assessment of demineralization depth on the occlusal surface. Caries Res. 1997;31:224-31.
18. Elfrink MEC, ten Cate JM, Jaddoe VWV, Hofman A, Moll HA, Veerkamp JSJ. Deciduous molar hypomineralization and molar incisor hypomineralization. J Dent Res. 2012;91:551-5.
19. Farah R, Monk BC, Swain MV, Drummond BK. Protein content of molar–incisor hypomineralisation enamel. J Dent. 2010;38:591-6.
20. Fejerskov O. Concepts of dental caries and their consequences for understanding the disease. Community Dent Oral Epidemiol. 1997;25:3-12.
21. Fejerskov O, Luan W-M, Nyvad B, Budtz-Jørgensen E, Holm-Pedersen P. Active and inactive root surface caries lesions in a selected group of 60- to 80-year-old Danes. Caries Res. 1991;25:385-91.
22. Frank RM, Brendel A. Ultrastructure of the approximal dental plaque and the underlying normal and carious enamel. Arch Oral Biol. 1966;11:883-912.
23. Gold SI, Hasselgreen G. Peripheral inflammatory root resorption. A review of the literature with case reports. J Clin Periodontol. 1992;19:523-34.

24. Gordan VV, Riley JL, Geraldeli S, Rindal DB, Qvist V, Fellows JL, Kellum HP, Gilbert GH. Repair or replacement of defective restorations by dentists in The Dental Practice-Based Research Network. JADA. 2012;143:593-601.
25. Heitmüller D, Thiering E, Hoffman U, Heinrich J, Manton D, Neumann C, et al. Is there a positive relationship between molar incisor hypomineralisations and the presence of dental caries? Int J Paediatr Dent. 2013;23:116-24.
26. Hintze H, Wenzel A, Danielsen B, Nyvad B. Reliability of visual examination, fibre optic transillumination, and bitewing radiography, and reproducibility of direct visual examination following tooth separation for the identification of cavitated carious lesions in contacting approximal surfaces. Caries Res. 1998;32:204-9.
27. Hujoel PP, Mäkinen KK, Bennett CB, Isokangas PJ, Isoputa KP, Pape Jr HR, Lamont RJ, DeRouen TA, Davis S. Do caries explorers transmit infections within persons? An evaluation of second molar caries onsets. Caries Res. 1995;29:461-6.
28. Ismail AI. Visual and visual–tactile detection of dental caries. J Dent Res. 2004;83(Spec Iss C):C56-66.
29. Ismail A. Diagnostic levels in dental public health planning. Caries Res. 2004;38:199-203.
30. Ismail AI, Brodeur J-M, Gagnon P, Payette M, Picard D, Hamalian T, Olivier M, Eastwood BJ. Prevalence of non-cavitated and cavitated carious lesions in a random sample of 7-9-year-old schoolchildren in Montreal, Quebec. Community Dent Oral Epidemiol. 1992;20:250-5.
31. Ismail AI, Sohn W, Tellez M, Amaya A, Sen A, Hasson H, Pitts NB. Reliability of the International Caries Detection and Assessment System (ICDAS): an integrated system for measuring dental caries. Community Dent Oral Epidemiol. 2007;35:170-8.
32. Jablonski-Momeni A, Stachniss V, Ricketts DN, Heinzel-Gutenbrunner M, Pieper K. Reproducibility and accuracy of the ICDAS-II for detection of occlusal caries in vitro. Caries Res. 2008;42:79-87.
33. Katz RV. The clinical diagnosis of root caries: issues for the clinician and the researcher. Am J Dent. 1995;8:335-41.
34. Kidd EAM, Beighton D. Prediction of secondary caries around toothcolored restorations J Dent Res. 1996;75:1942-6.
35. Kidd EA, Pitts NB. A reappraisal of the value of the bitewing radiograph in the diagnosis of posterior approximal caries. Br Dent J. 1990;6:195-200.
36. Kidd EAM, Joyston-Bechal S, Beighton D. Marginal ditching and staining as a predictor of secondary caries around amalgam restorations: a clinical and microbiological study. J Dent Res. 1995;74:1206-11.
37. Knottnerus JA, van Weel C. General introduction: evaluation of diagnostic procedures. In: Knottnerus AJ, ed. The evidence base of clinical diagnosis: theory and methods of diagnostic research. London: BMJ Books; 2002. p. 1-17.
38. Last JM. A dictionary of epidemiology. 4. ed. Oxford: Oxford University Press; 2001.
39. Leppäniemi A, Lukinmaa PL, Alaluusua S. Nonfluoride hypomineralizations in the permanent first molars and their impact on the treatment need. Caries Res. 2001;35:36-40.
40. Lijmer JG, Bossuyt PM. Diagnostic testing and prognosis: the randomized controlled trial. In: Knottnerus AJ, ed. The evidence base of clinical diagnosis. London: BMJ Books; 2002. p. 61-80.
41. Loeche WJ, Svanberg ML, Pape HR. Intrasoral transmission of Streptococcus mutans by a dental explorer. J Dent Res. 1979;58:1765-70.
42. Lussi A. Comparison of different methods for the diagnosis of fissure caries without cavitation. Caries Res. 1993;27:409-16.
43. Machiulskiene V, Nyvad B, Baelum V. Prevalence and severity of dental caries in 12-year-old children in Kaunas, Lithuania. Caries Res. 1998;32:175-80.
44. Machiulskiene V, Nyvad B, Baelum V. A comparison of clinical and radiographic caries diagnoses in posterior teeth of 12-year-old Lithuanian children. Caries Res. 1999;33:340-8.
45. Machiulskiene V, Nyvad B, Baelum V. Comparison of diagnostic yields of clinical and radiographic caries examinations in children of different age. Eur J Paediatric Dent. 2004;3:157-62.
46. Manji F, Fejerskov O, Baelum V. The pattern of dental caries in adult rural population. Caries Res. 1989;23:55-62.
47. Manji F, Fejerskov O, Baelum V, Luan W-M, Chen X. The epidemiological features of dental caries in African and Chinese populations: implications for risk assessment. In: Johnson NW, ed. Dental caries. Markers of high and low risk groups and individuals, Vol. I. Cambridge: Cambridge University Press; 1991. p. 62-99.
48. Mejáre I, Källestål C, Stenlund H. Incidence and progression of approximal caries from 11 to 22 years of age in Sweden: a prospective radiographic study. Caries Res. 1999;33:93-100.
49. Merriam-Webster. Disponível em: http://www.merriam-webster. com/dictionary/diagnosis. Acesso em: 21 out. 2014.
50. Mjör I. Clinical diagnosis of recurrent caries. J Am Dent Assoc. 2005; 136:1426-33.
51. Nyvad B, Fejerskov O. Active root surface caries converted into inactive caries as a response to oral hygiene. Scand J Dent Res. 1986;94:281-4.
52. Nyvad B, Fejerskov O. Assessing the stage of caries lesion activity on the basis of clinical and microbiological examination. Community Dent Oral Epidemiol. 1997;25:69-75.
53. Nyvad B, Machiulskiene V, Baelum V. Reliability of a new caries diagnostic system differentiating between active and inactive caries lesions. Caries Res. 1999;33:252-60.
54. Nyvad B, Machiulskiene V, Baelum V. Construct and predictive validity of clinical caries diagnostic criteria assessing lesion activity. J Dent Res. 2003;82:117-22.
55. Nyvad B, Machiulskiene V, Fejerskov O, Baelum V. Differential diagnosis of dental caries, dental fluorosis and localized opacities of non-fluoride origin. Eur J Oral Sci. 2009;117:161-8.
56. Pitts NB. The use of bitewing radiographs in the management of dental caries: scientific and practical considerations. Dentmaxillofac Radiol. 1996;25:5-16.
57. Pitts NB. Modern concepts of caries measurement. J Dent Res. 2004;83(Spec Iss C):C43–7.
58. Pitts NB, Fyffe HE: The effect of varying diagnostic thresholds upon clinical caries data for a low prevalence group. J Dent Res. 1988;67:591-6.
59. Pitts NB, Rimmer PA. An in vivo comparison of radiographic and directly assessed caries status of posterior approximal surfaces in primary and permanent teeth. Caries Res. 1992;26:146-52.
60. Raper HR. Practical clinical preventive dentistry based upon periodic roentgen-ray examinations. J Am Dent Assoc. 1925;12:1084-100.
61. Séllos MC, Soviero VM. Reliability of the Nyvad criteria for caries assessment in primary teeth. Eur J Oral Sci. 2011;119:225-31.
62. Thylstrup A, Fejerskov O. Clinical appearance of dental fluorosis in permanent teeth in relation to histological changes. Community Dent Oral Epidemiol. 1978;6:315-28.
63. Thylstrup A, Fejerskov O. Clinical and pathological features of dental caries. In: Thylstrup A, Fejerskov O, eds. Textbook of clinical cariology. Copenhagen: Munksgaard; 1994. p. 111-57.
64. Thylstrup A, Bruun C, Holmen L. In vivo caries models – mechanisms for caries initiation and arrestment. Adv Dent Res. 1994;8:144-57.
65. Weerheijm KL, Jälevik B, Alaluusua S. Molar-incisor hypomineralisation. Caries Res. 2001;35:390-1.
66. WHO. Oral health surveys: basic methods. 4. ed. Geneva: World Health Organization; 1997.
67. Wulff HR. What is understood by a disease entity. J R Coll Physicians Lond. 1979;13:219-20.
68. Wulff HR, Gøtzsche PC. Rational diagnosis and treatment: evidence based clinical decision making. 3. ed. Oxford: Blackwell Sciences; 2000.
69. Zubcevic M, Nyvad B. Invasiv cervikal rodresorption – et overset klinisk problem? In: Holmstrup P, ed. Odontologi 2007. Copenhagen: Munksgaard Danmark; 2007. p. 127-40.

12

Métodos Adicionais de Detecção da Cárie

H. Hintze, A. Lussi, F. Cuisinier e B. Nyvad

Introdução	185
Radiografia	185
Métodos baseados em luz e na corrente elétrica	195
Métodos adicionais para uso na prática clínica	200
Métodos coadjuvantes para o exame visual-tátil	200
Referências bibliográficas	201

Introdução

Em razão de o exame de cáries visual-tátil ser abaixo do perfeito – tem boa capacidade para excluir a presença de uma lesão de cárie, mas moderada para definir a presença de uma lesão (ver Capítulo 10) –, várias ferramentas de detecção foram desenvolvidas para melhorar a eficiência e a precisão do diagnóstico das cáries. A radiografia é a ferramenta diagnóstica adicional mais comumente utilizada para esses propósitos. Mais recentemente, os princípios de diagnóstico de cáries com base na corrente elétrica e na luz foram introduzidos em uma tentativa de melhorar ainda mais a precisão da detecção das cáries. A filosofia básica por trás do uso dessas ferramentas diagnósticas adicionais é ajudar o dentista a identificar as lesões de cáries difíceis de detectar clinicamente. Contudo, como será visto mais adiante, cada método diagnóstico tem benefícios e limitações, e não é óbvio que as técnicas baseadas nas novas tecnologias sejam melhores do que as antigas e bem estabelecidas. Os objetivos deste capítulo são descrever o desempenho de algumas ferramentas diagnósticas adicionais comumente disponíveis para a detecção de cáries e discutir sua aplicação e utilidade na prática clínica.

Radiografia
Indicações para radiografia

A prescrição de uma radiografia requer uma indicação de que informações diagnósticas adicionais (ao exame clínico) obtidas pelo exame radiográfico sejam provavelmente benéficas para o paciente e superem as desvantagens potenciais do método.[24] Isso implica que as radiografias não devem ser feitas sem um exame clínico prévio indicando um problema que precise de uma avaliação mais profunda antes do diagnóstico final ou de o tratamento ser decidido. Tal estratégia pode parecer bastante restritiva. Contudo, as radiografias não são inofensivas – sempre existe uma exposição à radiação ionizante. Os prótons dos raios X podem danificar o DNA nos cromossomos,

levando, em última análise, à formação de um tumor, principalmente relacionado com o cérebro, as glândulas salivares e a glândula tireoide. O risco de um tumor causado por uma dose determinada de radiação é dose-dependente, uma vez que as doses individuais para radiografias odontológicas básicas são baixas, sendo equivalentes a algumas horas/dias de radiação de fundo natural, e o risco relacionado com a radiologia dentária é considerado muito baixo. Entretanto, radiografias idênticas realizadas em um mesmo indivíduo ao longo da vida podem aumentar o risco de radiação. Nesse contexto, deve-se lembrar de que o risco de radiação é mais baixo em pessoas idosas do que nas mais jovens, que têm um alto metabolismo celular e nas quais a radiografia dentária é realizada com maior frequência.

Com base no que foi explicado, fica claro que as radiografias sempre devem ser feitas com base nas necessidades individuais. Da mesma maneira, é evidente que o uso da radiografia com propósitos de triagem em grandes grupos de pacientes não é recomendado.[24]

O que a radiografia dentária mostra

As radiografias dentárias mostram diferenças no conteúdo mineral dos tecidos duros do dente. Uma vez que as desmineralizações, como as cáries dentárias, não absorvem os fótons dos raios X com a mesma extensão que o esmalte e a dentina saudáveis, as perdas de conteúdo mineral podem aparecer apenas quando o dente já perdeu certa quantidade de mineral (Figura 12.1). As radiografias intrabucais representam uma soma de todas as estruturas atravessadas pelos fótons de raios X. Em virtude do fenômeno de soma, lesões de cárie iniciais muito rasas e pequenas cavidades no esmalte não são visíveis nas radiografias dentárias. Outro empecilho importante das radiografias dentárias é que elas não conseguem mostrar a atividade das lesões de cáries porque estas, em uma superfície, são um fenômeno de textura (ver Capítulo 11). A partir de uma única radiografia, é possível somente revelar e estimar a profundidade de uma lesão de cárie. Se uma segunda radiografia feita em um período posterior mostrar que

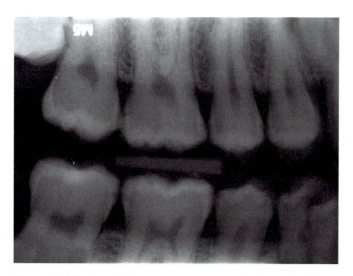

Figura 12.1 Radiografia interproximal mostrando áreas radiolúcidas em decorrência de cáries em quase todas as superfícies proximais.

a profundidade de uma lesão existente progrediu, pode-se concluir que a lesão era ativa. Contudo, com base apenas na profundidade da lesão radiográfica, não é possível prever se ela progredirá no futuro.

Técnica radiográfica

A técnica radiográfica mais efetiva para o diagnóstico das cáries é a interproximal, uma técnica de paralelismo intrabucal. Contudo, outros métodos – mesmo os feitos com unidades de raios X extrabucais – podem também ser usados. Independentemente da técnica utilizada, o requisito para as radiografias de detecção das cáries é que elas tenham uma densidade escura e um bom contraste, garantindo uma diferenciação ideal dos vários tecidos duros. Nas radiografias com pouca densidade e contraste insuficiente, as lesões podem passar despercebidas (diagnósticos falso-negativos) (Figura 12.2), enquanto o oposto – lesões inexistentes detectadas (diagnósticos falso-positivos) – pode ocorrer em radiografias com densidade muito escura.[81] Além disso, as radiografias usadas para detectar cáries devem mostrar os dentes relevantes com formato ideal e sem sobreposições entre as superfícies proximais.

Técnica interproximal intrabucal

Representa as coroas dos dentes maxilares e mandibulares e aponta as cristas alveolares no mesmo receptor de imagem (Figura 12.1). Para posicionar o receptor da imagem corretamente em relação ao dente que necessita de exame, é necessário posicionar o receptor em um suporte com uma parte de mordida posicionada frequentemente em ângulo reto no meio do receptor. Quando o receptor é posicionado no suporte, ambas as partes devem ser posicionadas de modo confortável na boca em relação aos dentes/às superfícies a serem examinadas (Figura 12.3). O feixe de raios X deve estar alinhado entre os dentes maxilares e mandibulares e estar paralelo ao plano oclusal. Para ter um resultado confiável, é desejável usar um suporte com um dispositivo que oriente o feixe de raios X para garantir que o feixe passe perpendicularmente pelos espaços dentários proximais e seja orientado corretamente em relação ao receptor de imagem para evitar meia-lua. O longo eixo do receptor de imagem para radiografias interproximais na parte posterior da boca, em geral, é orientado horizontalmente, mas também pode sê-lo verticalmente se os incisivos são examinados.

Para obter o melhor contraste nas radiografias interproximais intrabucais, um colimador retangular (tubo) com um tamanho que se encaixe ao tamanho do receptor de imagem deve ser usado em vez do tubo circular tradicional. O tamanho geral menor do tubo retangular reduz a quantidade de radiação dispersa produzida a partir dos tecidos na frente do receptor em comparação a um tubo circular e, desse modo, melhora o contraste da imagem. A colimação retangular do feixe de raios X reduzirá ainda mais a dose efetiva para o paciente, em até 50%.[76]

Em adolescentes e adultos, o receptor de imagem tamanho 2 é tradicionalmente usado para radiografias interproximais de pré-molares e molares, enquanto, em crianças menores, o de tamanho 1 pode ser mais útil para o posicionamento confortável do receptor em contato próximo com os dentes a serem examinados. Contudo, o receptor maior, de tamanho 3, especificamente idealizado para radiografia interproximal, não é recomendado, pois frequentemente resulta em várias sobreposições entre as faces proximais vizinhas e meia-lua ou onde a colimação retangular que se encaixe ao tamanho de um receptor tamanho 2 é usada. Em adultos, duas radiografias interproximais tamanho 2 são necessárias para cobrir todas as superfícies dos molares e pré-molares de um lado da boca. Contudo, em virtude da prevalência relativamente baixa de cáries em muitas populações contemporâneas, pode ser apropriado realizar o exame interproximal somente daquelas superfícies consideradas cariadas com base no exame clínico, ou aquelas consideradas com alto risco de progressão de cáries[30] (ver mais adiante neste capítulo). Frequentemente, isso resultará no uso de somente uma radiografia por lado (Figura 12.4).

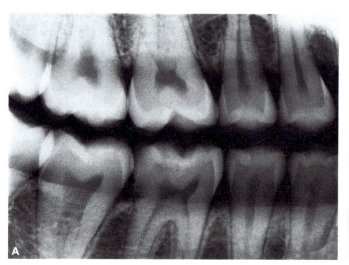
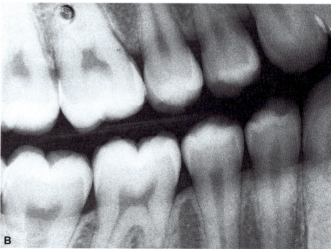

Figura 12.2 A. Paciente de 25 anos de idade apresentando-se com dor de dente no primeiro molar inferior direito (46). A radiografia interproximal revela uma lesão de dentina oclusal profunda no dente 46. **B.** Radiografia interproximal feita menos de 2 anos antes. Está muito clara, sem contraste e é inútil para o diagnóstico de cáries.

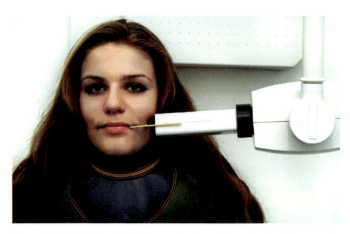

Figura 12.3 Radiografia interproximal sendo realizada. Um suporte para o filme apoia a película lingual e a paciente fecha a boca, colocando os dentes em contato sobre uma parte desse suporte. Um dispositivo de orientação do feixe radiográfico ajuda o operador a posicionar o tubo de modo que o feixe seja direcionado em ângulo reto para o filme.

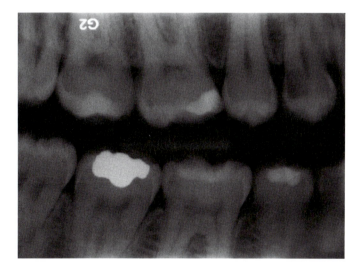

Figura 12.4 Radiografia interproximal em um receptor de imagem tamanho 2 cobrindo o máximo possível de superfícies quando o receptor é posicionado com sua linha média atrás do primeiro molar superior. As cáries de dentina estão presentes na superfície distal do primeiro pré-molar superior direito. Nota-se também a lesão no esmalte.

Receptores de imagem

Os receptores de imagem para radiografia intrabucal consistem em películas convencionais e receptores digitais abrangendo um sensor ou uma placa de fósforo. As películas convencionais têm sido utilizadas há mais de um século, mas certamente desaparecerão do mercado em um futuro próximo, favorecendo os receptores para a radiografia digital, que tem as seguintes vantagens:

- Ser dinâmico – a radiografia pode ser alterada em relação a diversos parâmetros que influenciam a interpretação das características específicas do tecido/doença
- Ser rápido – curto tempo de disposição até a exibição da imagem
- Ser reutilizável – o receptor é utilizável novamente e quantas vezes for preciso após uma limpeza simples entre os diferentes pacientes
- Oferecer as possibilidades de trabalhar com programas para detecção automática de cárie e tecnologia de subtração para monitoramento do progresso das lesões, embora, até este momento, nenhuma dessas facilidades esteja disponível

- Facilitar a troca simples de radiografias entre colegas – uma radiografia pode ser enviada eletronicamente, por exemplo, para um especialista, para uma segunda opinião enquanto o paciente está sentado na cadeira odontológica aguardando sua resposta
- A armazenagem pode ser mais fácil, pois requer o mínimo de espaço em um disco rígido do computador, com uma cópia de segurança.

Muitos estudos têm demonstrado que as lesões de cárie podem ser detectadas tão precisamente a partir de radiografias digitais quanto eram pelas radiografias convencionais à base de películas[31,34]; entretanto, pouco se sabe sobre como as imagens digitais devem ser exibidas, realçadas[25,26] e observadas para obter o máximo de qualidade diagnóstica. Além disso, sabe-se pouco sobre os custos das radiografias digitais em comparação às radiografias feitas em película. Embora a radiografia digital não utilize máquinas de revelação e substâncias químicas, requer receptores de imagem (muito mais caros do que os filmes convencionais) e computadores e monitores em vez de uma câmara escura para revelação. Ainda é preciso estabelecer se os investimentos e gastos atuais com diferentes técnicas são comparáveis e como eles podem influenciar o paciente, o dentista e a sociedade.

Película convencional

Uma película convencional captura somente uma pequena porcentagem dos fótons de raios X que a atingem, sendo necessárias substâncias de processamento químico (que gasta bastante tempo), e isso representa uma imagem estática na qual as características radiográficas (densidade, contraste, ampliação e nitidez) não podem ser alteradas, uma vez que a película tenha sido revelada. A película radiográfica mais rápida disponível no mercado atualmente é a radiografia F-speed. Ela requer uma dose de radiação 25% mais baixa do que o segundo tipo de película mais rápida (o filme E-speed) e deve ser preferida porque a capacidade de diagnóstico não difere entre as duas películas.[62]

É recomendado que, após a revelação, as películas sejam montadas em suportes com bordos escuros e interpretadas em um negatoscópio com alta luminosidade pelo uso de um visualizador de radiografia com um sistema de ampliação acoplado. Todos esses aspectos resultam em condições ideais para a avaliação.

Receptores digitais

Sensores

Um sensor exibe a imagem radiográfica diretamente sobre o monitor quase imediatamente após a exposição. O sinal eletrônico analógico produzido no sensor é transmitido ao longo de um fio ou um sinal de rádio (sensor *wireless*) para um computador, no qual é convertido em um sinal digital. Atualmente, vários sistemas de sensores para radiografia intrabucal estão disponíveis no mercado, mas todos são caracterizados como muito mais espessos do que as películas radiográficas. Isso os torna desconfortáveis e difíceis de serem posicionados corretamente na boca, resultando na necessidade de mais radiografias. O maior tamanho de sensor é o tamanho 2, mas, frequentemente, a área de imagem ativa é menor do que o padrão de tamanho 2, resultando em uma área menor exibida por exposição do sensor em comparação à exposição de uma película convencional. Alguns sensores são mais sensíveis aos raios X e requerem uma dose de radiação menor do que as películas convencionais[31,99], enquanto outros devem ser expostos com a mesma quantidade de radiação que elas.

Geralmente, recomenda-se que as radiografias digitais sejam exibidas em um monitor em sua resolução total e que este seja posicionado em uma sala com luz baixa para interpretação ideal. A partir de um estudo que avaliou se a qualidade do curso do monitor tem influência no desfecho diagnóstico, concluiu-se que as cáries podem ser detectadas com a mesma precisão tanto em um monitor de baixo custo quanto em um monitor médico de custo mais alto.[37]

Placas de fósforo

O sistema de receptor digital alternativo consiste em placas com partículas de fósforo armazenadas em um ligante de polímero revestido em uma base plástica com dimensões similares às das películas convencionais comuns. Após a exposição, as informações são armazenadas em partículas de fósforo. Elas podem então ser transferidas para um computador e exibidas como uma radiografia digital dinâmica por um dispositivo leitor à base de um leitor de luz de *laser*. Em geral, as placas de fósforo são mais sensíveis à radiação do que as películas convencionais, mas, em virtude da necessidade de tempos de exame menores, a dose de radiação usada para as placas de imagem intrabucal frequentemente é comparável àquela necessária para as películas convencionais. As placas de imagem também são sensíveis à luz visível e devem, portanto, ser protegidas em envelopes plásticos à prova de luz. O material de proteção necessário para cada exposição nas placas de fósforo intrabucal eleva os custos de tais radiografias digitais.

As radiografias digitais à base de fósforo devem ser exibidas e analisadas da mesma maneira que as radiografias à base de sensor (ver item anterior).

Técnica interproximal extrabucal

Em algumas unidades radiográficas panorâmicas mais recentes, estão disponíveis programas para radiografia interproximal, obtidas em um filme convencional grande ou em receptores digitais (sensor/placa de fósforo) posicionados extrabucalmente. As radiografias interproximais extrabucais são caracterizadas por grande ampliação e, frequentemente, apresentam sobreposições interproximais substanciais, uma vez que o feixe de raios X não pode ser alinhado individualmente com os vários espaços proximais (Figura 12.5). Assim, com frequência, elas demonstram uma qualidade inferior em comparação às interproximais intrabucais, ainda que possam ser obtidas em pacientes que não conseguem abrir a boca (p. ex., com bloqueio por causa de fraturas mandibulares) e naqueles incapazes de ter um receptor de imagem intrabucal atrás dos dentes relevantes por causa de reflexos de náuseas graves. Além disso, essas radiografias mostram as raízes dos dentes, o que levanta também a possibilidade de examinar suas condições periapicais, podendo ser relevante no caso de lesões profundas ou restaurações e tratamentos do canal radicular.

Detecção radiográfica de lesões de cárie

Como dito anteriormente, certa quantidade de mineral deve ser perdida antes que se possa perceber a desmineralização da cárie na radiografia. A quantidade mínima de perda mineral a ser detectada dependerá da espessura dos tecidos moles e duros circundantes e do número de fatores radiográficos técnicos e físicos, como a resolução do receptor, a densidade e o contraste da imagem, os ângulos de projeção e as habilidades do profissional que realizará o exame.

Superfícies proximais

Uma lesão de cárie em uma superfície proximal de contato inicia cervicalmente ao ponto de contato. A profundidade e a extensão de uma lesão de cárie proximal influenciarão sua aparência radiográfica. Assim, uma desmineralização relativamente profunda, mas localizada, no esmalte pode resultar em uma lesão que parece menos grave do que uma desmineralização superficial, embora disseminada, envolvendo toda a superfície proximal (Figura 12.6). Em geral, a lesão no esmalte apresenta-se como um triângulo radiolúcido com a base mais ampla voltada para a superfície do dente e o ápice voltado para a junção amelodentinária (Figura 12.7). Quando a lesão afeta a dentina, pode ser observada outra área radiolúcida com a base e o vértice voltados, respectivamente, para a junção amelodentinária e para a polpa (Figura 12.8).

A partir de uma radiografia, pode-se estimar a profundidade de uma lesão proximal com bastante precisão[38], mas é impossível, com base apenas nesse método, determinar se essa lesão é cavitada (Figura 12.9). Este é um grande inconveniente do método radiográfico, pois isso significa que as radiografias não podem ser usadas para decidir a respeito da necessidade ou não de uma intervenção operatória (Capítulos 11 e 19). Com base em estudos radiográficos e clínicos comparativos, foi possível estimar a probabilidade em que os estágios radiográficos definidos das lesões de cáries possam ter desenvolvido uma cavidade (Tabela 12.1). De acordo com esses resultados, a probabilidade de detectar uma cavidade em estágios de cárie de esmalte radiográfica é baixa, sendo, em muitos estudos, da ordem de menos de 20% (Tabela 12.1). Quando as lesões entraram no terço externo da dentina, a probabilidade de detecção de uma cavidade clinicamente aumentou para cerca de 40% nas populações examinadas recentemente[33,68], dependendo da prevalência de cáries e dos profissionais que estão realizando os exames. Somente quando uma lesão penetrou nos dois terços internos da dentina, a chance de observar uma cavidade clinicamente aumentou para cerca de 100% (Tabela 12.1). Embora essa informação seja bastante valiosa para o clínico a fim de ajudá-lo a decidir se deve ou não tratar uma lesão operatoriamente, deve-se enfatizar que a radiografia é meramente um coadjuvante diagnóstico de auxílio e nunca deve ser realizada sozinha. Nenhuma lesão de cárie deveria ser tratada de modo operatório antes de ser afirmado clinicamente que essa decisão está bem justificada. Por exemplo, seria errado perfurar uma lesão de dentina externa que se apresentou como uma lesão não cavitada inativa durante muitos anos.

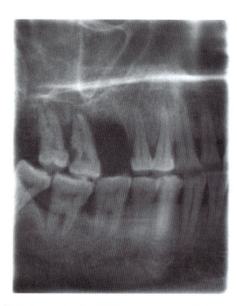 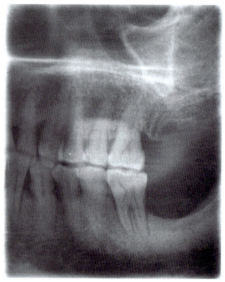

Figura 12.5 Radiografias interproximais obtidas com uma unidade panorâmica. Notam-se as áreas radiolúcidas evidentes no segundo molar e no pré-molar superior direito.

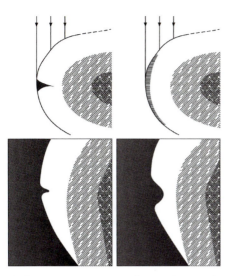

Figura 12.6 O formato e a extensão de uma lesão influenciam sua imagem radiográfica. Uma lesão superficial com uma grande extensão ao longo de uma superfície proximal pode parecer mais profunda e mais escura do que uma menor na direção dos raios X, mas na verdade mais profunda.

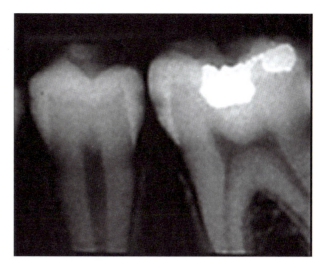

Figura 12.7 Radiografia ampliada de lesões de cáries proximais no esmalte no molar e pré-molar inferior esquerdo. As lesões de esmaltes são representadas como triângulos radiolúcidos com as bases voltadas para a superfície do dente. Nota-se também o "*burnout* cervical" na porção cervical do pré-molar.

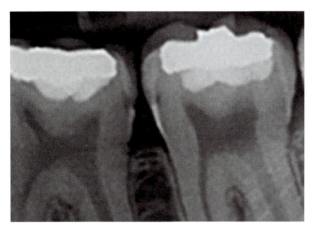

Figura 12.8 Radiografia ampliada das lesões de cárie proximal no esmalte e na dentina externa de molares inferiores do lado esquerdo.

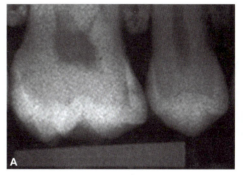 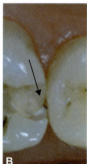

Figura 12.9 A. Radiografia ampliada mostrando lesões de cárie na dentina na superfície mesial do molar superior direito e lesões de cárie de esmalte na superfície distal do pré-molar vizinho. **B.** Uso de broca escalonada na lesão de dentina revelou a presença de uma microcavidade (seta). Esse caso ilustra que a microcavitação não pode ser detectada pela radiografia.

Para avaliar adequadamente se uma lesão de cárie proximal é cavitada ou não, a inspeção visual direta e/ou o exame tátil são necessários. Embora os dentistas possam melhorar suas habilidades clínicas no exame de cáries visual-tátil, com frequência, é impossível conseguir acesso suficiente às faces proximais de contato para realizar um diagnóstico preciso. Portanto, sugeriu-se que as partes fossem afastadas de seus contatos naturais, seja pelo uso de molas, seja por elásticos de separação ortodôntica (ver Figura 11.18). Contudo, como esse procedimento requer uma consulta odontológica adicional e pode ser desconfortável para o paciente, não é usado como rotina. Assim, o dentista precisa conviver com a incerteza de um diagnóstico correto ao avaliar as cáries proximais.

Superfícies oclusais

As lesões de esmalte nas superfícies oclusais raramente resultam em alterações perceptíveis na radiografia. Em geral, uma lesão oclusal deveria ter penetrado além da junção amelodentinária antes que pudesse ser detectada em uma imagem como uma mancha radiolúcida ou uma linha na dentina. As cáries dentinárias profundas podem ser observadas como áreas radiolúcidas semicirculares com a base voltada para a junção amelodentinária ou como uma área radiolúcida manifesta entre junção amelodentinária e a polpa (Figura 12.10). Quanto mais profunda a lesão oclusal, mais fácil identificar a lesão na radiografia.

Diferentemente do que ocorre com algumas superfícies proximais, o *status* da cárie (atividade e cavidade) das superfícies oclusais pode ser determinado diretamente pelo exame clínico – felizmente, já que a radiografia interproximal não acrescenta muitas informações complementares para a detecção das cáries oclusais[55,56] (ver Figura 11.19). Em virtude da projeção dos raios X, a perda mineral de lesões de esmalte não cavitada rasas pode ser simplesmente muito pequena para ser detectada na radiografia. As lesões mais profundas, identificadas clinicamente por causa da existência de sombras escuras ou microcavidades, geralmente se manifestaram como lesão de dentina pela radiografia, confirmando, assim, o diagnóstico clínico. Contudo, isso não implica automaticamente que as lesões devam ser desgastadas por broca. Nessas lesões, a radiografia pode ser necessária para estimar a profundidade da lesão em relação à polpa. É evidente que todas as superfícies oclusais avaliadas nas radiografias interproximais devem ser examinadas para cáries com a mesma atenção que as superfícies proximais.

"Cáries ocultas"

Vários estudos desde os anos 1990[40,98] demonstraram que a radiografia pode revelar um alto número de lesões de cárie oclusais e proximais que permanecem não detectadas ao exame clínico tradicional. Entretanto,

Parte 3 • Diagnóstico

o diagnóstico radiográfico adicional das cáries é fortemente influenciado pela escolha dos critérios diagnósticos clínicos. Quando a cavitação é o limite para o registro de um diagnóstico de cáries clínicas, a radiografia frequentemente resultará na detecção de um número maior de lesões do que quando os estágios não cavitados da cárie são incluídos no diagnóstico clínico.[32,55,56] Assim, a alta prevalência de cáries oclusais "ocultas" relatada em alguns estudos[97] pode representar parcialmente uma tendência resultada do exame clínico inadequado.

Detecção radiográfica de lesões de cárie recorrentes

Quando a cárie se desenvolve em uma superfície com uma restauração, é denominada cárie recorrente, mesmo se for formada uma nova lesão adjacente a uma restauração (ver Capítulo 11). As cáries recorrentes são mais frequentemente localizadas na cervical de uma restauração proximal e, radiograficamente, aparecem como uma lesão radiolúcida difusa sem bordos definidos (Figura 12.11). Esse tipo de lesão pode ser mais facilmente detectado adjacente a uma restauração metálica – que aparece na imagem como um objeto branco demarcado com nitidez –, que pode ter a mesma densidade da lesão em si. Algumas vezes, pode ser difícil diferenciar as cáries recorrentes de uma restauração em compósito. Nesses casos, pode ser útil observar as margens da alteração radiolúcida. As margens de uma restauração frequentemente são nítidas e bem definidas, refletindo os bordos do preparo, enquanto as cáries recorrentes se mostram como margens difusas e mal definidas.

As cáries recorrentes não devem ser confundidas com as cáries *residuais* – estas passam despercebidas durante a escavação da lesão original. Contudo, em alguns casos, a cárie residual é deixada propositalmente, como ocorre durante uma escavação escalonada (conferir Capítulo 20). Isso reforça, novamente, a importância de não tomar decisões de tratamento com base apenas nas radiografias.

Diagnóstico falso-positivo em radiografias

Nem todas as áreas radiolúcidas observadas em uma radiografia dentária representam cáries. Por exemplo, a angulação horizontal e vertical incorreta do feixe de raios X pode resultar na ilusão de uma lesão de cárie – o assim chamado diagnóstico falso-positivo –, que leva a um erro de classificação. Erros similares podem ocorrer em casos nos quais as áreas radiolúcidas causadas por variações anatômicas dos dentes (fóssulas e sulcos), defeitos de desenvolvimento do esmalte, restaurações em compósito sem contraste, cáries residuais e exposição incorreta ou erros nos parâmetros de processamento são mal interpretadas como cáries (Figura 12.12). Além disso, é importante diferenciar o "*burnout* cervical" das cáries dentárias, para evitar diagnósticos de cáries falso-positivos. O *burnout* cervical é uma banda radiolúcida localizada na parte cervical das faces mesial e distal de um dente, em uma área entre a junção amelocementária e a crista superior do osso marginal (ver Figura 12.7). Esse fenômeno ocorre por causa dos fótons de raios X que são absorvidos de modo diverso pelas diferentes partes do dente. Como a coroa e a raiz recobertas por osso absorvem um alto número dos fótons de raios X, essas áreas mostram imagens mais radiopacas. Em contraste, a parte cervical do dente, por ser menos compacta, possibilita que mais fótons de raios X penetrem,

Tabela 12.1 Porcentagens de cavitação em dentes permanentes com cáries de dentina e esmalte proximais radiográficas encontradas em estudos *in vivo*.[28]

Autores	Amostra do estudo, número de superfícies	Método de validação	Lesões radiográficas clinicamente cavitadas (número total de superfícies)		
			Esmalte	Dentina externa	Dentina interna
Rugg-Gunn[77]	Crianças (média 13,9 anos; *n* = 460), 370	Inspeção visual direta de pontos de contato abertos*	27% (*n* = 75)	100% (*n* = 8)	100% (*n* = 4)
Bille e Thylstrup[16]	Crianças (8 a 15 anos), 158	Avaliação clínica durante o preparo cavitário*	16% (*n* = 85)	52% (*n* = 58)	100% (*n* = 9)
Mejàre *et al.*[59]	Crianças (14 a 15 anos; *n* = 63), 598	Inspeção visual após a extração do dente**	13% (*n* = 129)	100% (*n* = 6)	100% (*n* = 6)
Mejàre e Malmgren[57]	Crianças (7 a 18 anos; *n* = 43), 60	Fotografias tiradas durante a perfuração e a escavação escalonada após a separação do dente**	61% (*n* = 28)	78% (*n* = 32)	—
Thylstrup *et al.*[95]	Crianças e adultos, 660	Avaliação clínica durante o preparo da cavidade*	10% (*n* = 215)	52% (*n* = 330)	88% (*n* = 102)
Pitts e Rimmer[65]	Crianças (5 a 15 anos; *n* = 211), 1.468	Exame visual direto após a separação do dente*	2% (*n* = 119)	41% (*n* = 22)	100% (*n* = 4)
De Araujo *et al.*[20]	Estudantes (*n* = 168), 77	Exame visual direto após a separação do dente**	19% (*n* = 58)	90% (*n* = 19)	90% (*n* = 19)
Akpata *et al.*[1]	Adultos (17 a 48 anos), 108	Avaliação clínica durante a preparação da cavidade e exame clínico da superfície interproximal após o preparo de classe II**	13% (*n* = 47)	79% (*n* = 43)	100% (*n* = 18)
Lunder e von der Fehr[47]	140 adolescentes (17 a 18 anos; *n* = 140), 46	Avaliação dos troquéis de gesso feitos a partir de moldagens depois da separação dos dentes*	30% (*n* = 23)	65% (*n* = 23)	—
Hintze *et al.*[33]	Adultos (21 a 38 anos; *n* = 53), 277 a 320	Exame visual direto após a separação dos dentes Quatro examinadores individuais	Obs. 1: 6% (*n* = 95) Obs. 2: 3% (*n* = 73) Obs. 3: 4% (*n* = 74) Obs. 4: 4% (*n* = 71)	Obs. 1: 29% (*n* = 28) Obs. 2: 42% (*n* = 19) Obs. 3: 37% (*n* = 35) Obs. 4: 22% (*n* = 32)	Obs. 1: 50% (*n* = 4) Obs. 2: 100% (*n* = 1) Obs. 3: 80% (*n* = 5) Obs. 4: 44% (*n* = 9)
Ratledge *et al.*[68]	Adultos (> 16 anos; *n* = 32), 54	Avaliação das moldagens após a separação do dente*	—	64% (*n* = 14)	93% (*n* = 40)

*Um examinador realizou a validação.
**Dois ou mais examinadores realizaram a validação em consenso.

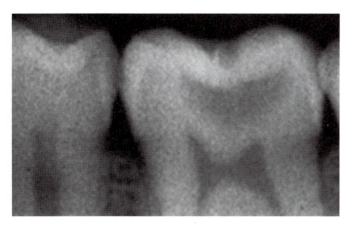

Figura 12.10 Radiografia ampliada de lesão de cárie de dentina oclusal profunda no primeiro molar inferior esquerdo. A lesão aparece como uma área radiolúcida semicircular na dentina. Não é observada radiolucência no esmalte.

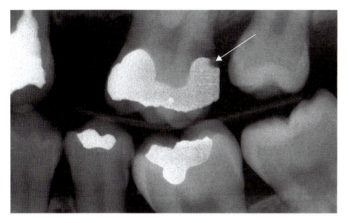

Figura 12.11 Cáries recorrentes na face distal de um segundo molar superior esquerdo (seta).

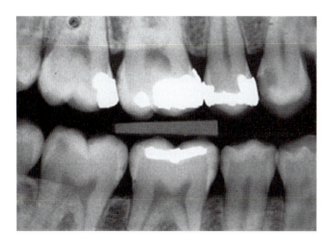

Figura 12.12 Radiografia interproximal de um paciente com lesões de cárie ativas diagnosticadas clinicamente. A radiografia mostra várias áreas radiolúcidas no esmalte nas superfícies proximais de molares e prémolares inferiores. A área radiolúcida grande na dentina na superfície distal do primeiro pré-molar superior direito parecendo uma cárie foi observada quimicamente como uma restauração em compósito sem cáries detectáveis (diagnóstico radiográfico falso-positivo). Nota-se também a área radiolúcida na parte distal da superfície oclusal do segundo molar inferior direito que pode ser de cárie.

resultando na ilusão de uma área radiolúcida, que, algumas vezes, pode parecer com uma lesão de cárie proximal. Para diferenciar o *burnout* cervical de uma lesão de cárie proximal, é importante lembrar-se da localização diferente dos dois fenômenos. O *burnout* cervical sempre é localizado na parte cervical do dente – bem abaixo do ponto de contato proximal –, enquanto as lesões de cáries proximais, imediatamente abaixo do ponto de contato proximal.

Para evitar diagnósticos de cárie falso-positivos, é importante que o diagnóstico radiográfico da cárie sempre esteja apoiado em um exame clínico cuidadoso.

Validade diagnóstica da radiografia para a detecção de lesões de cárie

Todos os métodos diagnósticos têm erros inerentes. No exame para cáries, isso significa que as lesões são algumas vezes diagnosticadas em situações nas quais não existem cáries e que lesões existentes não são diagnosticadas. O primeiro erro é denominado diagnóstico falso-positivo, enquanto o segundo, diagnóstico falso-negativo. Além disso, a interpretação das radiografias interproximais está sujeita a uma variação entre os examinadores e intraexaminadores.

Acurácia

Em um processo de diagnóstico, o objetivo é diagnosticar os sítios doentes como doentes – os chamados "verdadeiro-positivos" – e os saudáveis como saudáveis – os chamados "verdadeiro-negativos" (Tabela 12.2). Mas, com a maioria dos métodos de diagnóstico, não é possível separar perfeitamente os sítios com doenças daqueles saudáveis. No diagnóstico para cáries, isso significa que algumas vezes as superfícies cariadas são diagnosticadas como saudáveis – situação denominada "falso-negativo" – e as superfícies saudáveis como cariadas – "falso-positivo" (Tabela 12.2). Para expressar a extensão até a qual um teste diagnóstico reflete o correto *status* de cárie, é usado o termo acurácia. Para testar a acurácia da radiografia na detecção de cáries, o *status* de cáries "verdadeiro" deve ser conhecido. O diagnóstico verdadeiro frequentemente é chamado "padrão-ouro".

Um método diagnóstico altamente acurado será caracterizado por uma curva recebedora de característica da operação (ROC, do inglês *receiver operating characteristic*), alta no lado esquerdo do espaço ROC, resultando em uma área ROC alta (ver Capítulo 10). A partir de estudos *in vitro*, amplos intervalos de variação das áreas ROC para a detecção de cáries radiográficas foram relatados. Assim, as áreas ROC variando de 0,55 a 0,88 têm sido encontradas para a detecção de cáries interproximais, enquanto cerca de 0,80 foram relatadas para a detecção de cáries oclusais. A partir da literatura, pode haver uma tendência de as áreas ROC para a detecção de cáries oclusais serem, de certo modo, mais altas do que para as cáries proximais. O motivo mais evidente para essa diferença são os vários limites para as cáries, uma vez que pode ser mais fácil diagnosticar lesões profundas na dentina (em geral, o limite para as lesões oclusais) mais corretamente do que lesões rasas no esmalte (em geral, o limite para as lesões proximais).[101]

Tabela 12.2 Expressão da acurácia diagnóstica para superfícies cariadas e saudáveis.

Padrão-ouro			
Teste	**Cariada**	**Saudável**	**Total**
Cariada	Verdadeiro-positivo (VP)	Falso-positivo (FP)	VP + FP
Saudável	Falso-negativo (FN)	Verdadeiro-negativo (VN)	FN + VN
Total	VP + FN	FP + VN	N

Sensibilidade: VP (VP + FN).
Especificidade: VN (FP + VN).
N = VP + FP + VN + FN.

Confiabilidade

Para a detecção das cáries, espera-se que dois cientistas diferentes examinando o mesmo paciente consigam um desempenho idêntico – o que significa que ambos sejam capazes de reproduzir os resultados um do outro. Contudo, essa expectativa não se conclui, uma vez que todos os métodos de diagnóstico de cárie são influenciados por uma variação interexaminador, o termo usado para expressar o desempenho de diferentes examinadores usando o mesmo método nos mesmos pacientes. Hintze e Wenzel[29] avaliaram a confiabilidade de três dentistas que examinaram 336 radiografias interproximais convencionais para a ocorrência e a profundidade de lesões de cárie. Os resultados demonstraram grandes variações no número das lesões de esmalte e dentina registrados por cada dentista (Figura 12.13). Um dentista encontrou 42% mais lesões de esmalte do que o outro. O dentista que detectou o maior número de lesões de dentina registrou quase 88% mais dessas lesões do que o dentista que encontrou o número menor.

Se a confiabilidade interexaminadores para os três dentistas citados na Figura 12.13 foi calculada para os examinadores 2 a 2 para a detecção de lesões de dentina, os valores κ (ver Capítulo 10) variaram de 0,25 a 0,50, expressando concordância variável de "leve" a "moderada".[43] Esse achado não é impressionante e é comparável aos resultados encontrados em vários outros estudos sobre o desempenho dos examinadores para a detecção de lesões de cárie em radiografias.[62,63] Contudo, quanto mais profundas as lesões, mais alta a confiabilidade, o que ocorre porque tais lesões se mostraram de maneira mais evidente.

Fatores que determinam a progressão das cáries nas radiografias

Cáries proximais

Ao longo dos anos, diversos estudos avaliaram a progressão das cáries conforme observadas nas radiografias, e a maioria foi conduzida em crianças e adolescentes. Em particular, os estudos de Mejàre *et al.*, que seguiram crianças suecas na fase escolar nos anos 1980 e 1990, ofereceram informações clinicamente relevantes sobre uma ampla variedade de parâmetros que podem influenciar a progressão das lesões proximais.[58,60,61] Esses parâmetros incluem a idade pós-eruptiva do dente, a experiência prévia de cáries, dentes decíduos *versus* dentes permanentes, os tipos de superfície e de dente, a profundidade da lesão no momento inicial, o risco de cavitação e o *status* de cáries/restauração das superfícies vizinhas.

Idade pós-eruptiva dos dentes

Trata-se de um aspecto que desempenha um papel significativo para o risco de cárie, possivelmente porque, com o passar do tempo, o esmalte torna-se mais resistente às cáries ao longo de sua adaptação ao ambiente bucal.[12] A partir de estudos em crianças suecas e norte-americanas, o tempo médio para progressão pela face proximal de esmalte foi estimado como em cerca de 4 anos para crianças de 10 a 11 anos de idade e aproximadamente o dobro para jovens de 17 a 22 anos.[80] A mesma tendência foi encontrada em outros estudos.[58] Assim, a progressão expressa nas superfícies para 100 superfícies em risco por ano para o esmalte proximal para lesões de dentina e externas foi 7,4 em crianças de 12 a 15 anos de idade, 4,9 em jovens de 16 a 19 anos de idade e 3,6 em pacientes de 20 a 27 anos de idade. Os valores correspondentes às lesões de dentina externa que evoluíram para dentina mais profunda nos mesmos grupos de faixa etária foram 32,5, 17,8 e 10,9, respectivamente.[61] Esses valores indicam que a progressão da lesão é cerca de duas a três vezes mais rápida entre os pacientes mais jovens do que nos grupos mais velhos.

Esses resultados podem ser também válidos para indivíduos até mesmo mais jovens, uma vez que se observou que, em pacientes de 6 a 11 anos e de 12 a 22 anos, a progressão das cáries da metade interna do esmalte para a metade externa da dentina na face mesial do primeiro molar permanente foi quase quatro vezes mais rápida no grupo de pacientes mais jovens do que nos mais velhos.[58] A diferença no desenvolvimento das cáries entre dentes saudáveis e dentes cariados na metade interna do esmalte nos dois grupos etários, entretanto, não foi considerada significativamente diferente.

Experiência prévia de cárie

Em geral, os indivíduos com maior número de lesões ou restaurações no momento inicial têm um risco maior de desenvolver uma rápida progressão da lesão do que aqueles com menos cáries ou sem lesões ou restaurações.[84] Assim, para as crianças suecas, observou-se que os indivíduos com mais de uma lesão/restauração interproximal aos 12 ou 13 anos de idade tinham 2,5 vezes maior risco de desenvolver novas lesões proximais de esmalte ao longo de um período de 10 anos em comparação àqueles com uma lesão apenas ou sem nenhuma lesão no momento inicial.[60] Portanto, as informações sobre a história prévia de cáries são importantes para a previsão do risco futuro de cáries do paciente.

Dentes decíduos *versus* dentes permanentes

Em geral, a progressão das lesões de cáries é mais rápida nas superfícies proximais em dentes decíduos do que nos permanentes, possivelmente porque o esmalte dos dentes decíduos é consideravelmente mais delgado. Em crianças de 6 a 12 anos de idade, a taxa de progressão da lesão – expressa como o número de superfícies encontradas com progressão entre 100 superfícies em risco em 1 ano –, a partir de dentes saudáveis, para a desmineralização do esmalte interno, foi encontrada como de 11,3 nos segundos molares decíduos em comparação a 4,6 nos molares permanentes. Os valores correspondentes à progressão da lesão a partir do esmalte interno até a dentina externa foram de 32,6 para os molares decíduos e 20,5 para os molares

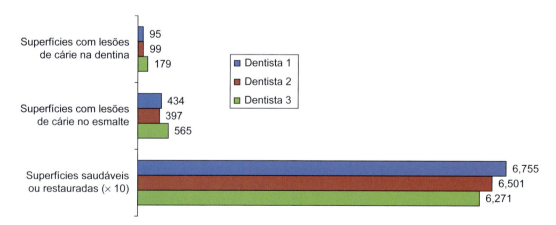

Figura 12.13 Número de lesões de cáries no esmalte e da dentina relatado a partir de 336 radiografias interproximais por três dentistas.[29]

permanentes.[58] Esses valores demonstram, de maneira convincente, que a progressão da lesão na dentição decídua é mais rápida do que nos dentes permanentes em virtude da menor espessura do esmalte.

Tipos de superfícies e de dentes

Na dentição permanente, a progressão da lesão de cárie interproximal pode variar consideravelmente para as diferentes superfícies e tipos de dentes. Mejàre *et al.*[60] demonstraram que o risco de desenvolvimento de cárie de um dente hígido para cáries na parte interna do esmalte para os primeiros molares foi 1,3 vez maior do que para os segundos molares, e 1,4 vez maior do que para os segundos pré-molares. Nos primeiros molares, o risco de desenvolvimento de cáries foi significativamente mais alto nas superfícies distais do que mesiais independentemente de o molar estar localizado na maxila ou na mandíbula. Além disso, encontrou-se uma diferença entre os dentes em relação à progressão da lesão da metade interna do esmalte para a metade externa da dentina. Entre os dentes superiores, a face mesial do segundo molar foi a superfície com mais alto risco (cerca de 8,5 superfícies por 100 em risco por ano) (Figura 12.14A), enquanto, entre os dentes inferiores, a superfície distal do primeiro molar foi a que apresentou o mais alto risco (8,3 superfícies por 100 em risco por ano) (Figura 12.14B).

A comparação da progressão da lesão entre as superfícies distais nos dois pré-molares mostrou uma taxa significativamente maior para o segundo pré-molar em comparação ao primeiro, e, para os segundos pré-molares superiores, a superfície distal teve uma taxa de progressão 1,7 vez mais alta do que a taxa para superfícies mesiais. Essa informação pode ser útil para o profissional de Odontologia ao procurar lesões não cavitadas durante o exame clínico e ao programar o seguimento radiográfico de lesões observadas previamente.

Profundidade da lesão no momento basal

Em geral, os autores concordam que as lesões profundas progridem mais rápido do que as superficiais, indicando que a progressão pelo esmalte é mais lenta do que pela dentina. Provavelmente, isso é um reflexo do fato de que as lesões de dentina têm maior probabilidade de serem cavitadas do que as lesões de esmalte (ver Tabela 12.1). Em indivíduos com 11 a 22 anos de idade, as taxas médias de progressão para lesões de cárie de esmalte e dentina novas foram 3,9, 5,4 e 20,3 por 100 superfícies/anos, respectivamente[60], significando que: 3,9 de 100 superfícies saudáveis no momento basal desenvolveram cáries de esmalte durante 1 ano; 5,4 de 100 superfícies com cáries de esmalte no momento basal progrediram para a dentina mais externa durante 1 ano; e 20,3 das 100 superfícies com cárie de dentina externa no momento basal progrediram para a dentina interna durante 1 ano (Figura 12.15). Os valores de progressão médios variaram significativamente, entretanto, para os diferentes dentes e para as diferentes superfícies de um mesmo dente.

Risco de cavitação

As taxas de progressão mais altas para as lesões de dentina do que para as lesões de esmalte e as superfícies saudáveis podem estar conectadas com a maior ocorrência de cavitação nas lesões profundas. A frequência de lesões proximais cavitadas detectadas radiograficamente foi avaliada por vários métodos de validação em diversos estudos (ver Tabela 12.1). Para lesões de esmalte radiográficas, a faixa de variação da cavitação é de 2 a 61, enquanto as porcentagens de lesões radiográficas na dentina interna com cavitação variaram de 44 a 100. As razões para as faixas de variação relativamente amplas nas porcentagens de cavitação para as várias profundidades de lesão podem decorrer das diferenças nas amostras (idade, gênero, tipos de dente, atividade de cárie, experiência de cárie etc.), das escalas de profundidade radiográfica, da veracidade do padrão-ouro e do registro do examinador de variações com a escala radiográfica de registro e o padrão-ouro. Em particular, o último parâmetro pode ter forte influência na porcentagem de lesões radiográficas identificadas como clinicamente cavitadas. Além disso, Lunder e von der Fehr[47] demonstraram que o risco de cavitação das lesões de cárie detectadas radiograficamente no interior do esmalte e na porção externa da dentina

depende da atividade de cárie e do indivíduo. Em adolescentes com cáries ativas com seis ou mais novas lesões de dentina durante os últimos 3 anos, a cavitação da lesão foi muito mais frequente do que nos adolescentes com pouca ou nenhuma atividade de cáries.

Status *de cáries/restaurações das superfícies vizinhas*

Danos decorrentes do preparo nas superfícies proximais vizinhas em dentes permanentes parecem ser um fenômeno frequente. Assim, detectou-se que até 70% das superfícies adjacentes a uma superfície com restauração apresentam danos não intencionais provocados por brocas[67], e que tais superfícies são, por consequência, restauradas quatro vezes mais frequentemente do que as superfícies adjacentes a uma face sem restauração.

Em um estudo de Stenlund *et al.*[85], demonstrou-se que o risco de desenvolvimento de cáries em uma superfície proximal – desde a superfície distal do primeiro pré-molar até a superfície mesial do segundo molar – era várias vezes mais alto do que se a superfície fosse adjacente a uma superfície cariada em vez de ser vizinha de uma superfície saudável (Tabela 12.3). Além disso, foi documentado que, se estivesse presente uma cárie (restaurada/não restaurada) na superfície distal do segundo molar decíduo, o risco de cáries na superfície mesial vizinha do primeiro molar permanente seria 15 vezes mais elevado do que se não existissem cáries no molar decíduo (Figura 12.16).

Cáries oclusais

De forma similar ao que ocorre nas superfícies proximais, o desenvolvimento e a progressão das cáries nas superfícies oclusais de dentes permanentes parecem ser mais altos durante os primeiros 5 anos após a erupção do dente. Um estudo longitudinal que incluiu pacientes com 12 a 27 anos de idade demonstrou que a maioria das novas lesões nas superfícies oclusais se desenvolvia entre os 12 e os 15 anos de idade (Tabela 12.4).[61] Não há dados disponíveis sobre a progressão das lesões oclusais nos dentes decíduos.

Tabela 12.3 Risco de desenvolvimento de cáries proximais em relação ao *status* de cáries das superfícies vizinhas em pacientes com idades entre 11/13 a 21/22 anos.[85]

Superfície	IR*	
	Vizinho a uma superfície saudável	Vizinho a uma superfície cariada
7 mesial	1,1	13,5
6 distal	3,1	20,2
6 mesial	3,0	11,1
5 distal	3,6	14,9
5 mesial	1,1	21,7
4 distal	2,1	16,6

*Número de superfícies mostrando progressão por 100 superfícies em risco por ano.
Reproduzida, com autorização, da John Wiley & Sons.

Tabela 12.4 Risco de desenvolvimento de novas lesões nas superfícies oclusais em relação aos tipos de dente.[61]

Idade/ anos	Progressão das lesões de cárie oclusais/IR*		
	Primeiros molares	Segundos molares	Todos os dentes
12 a 15	4,4	6,7	2,0
16 a 19	2,3	3,0	0,9
20 a 27	1,5	2,7	0,7

*IR: Número de superfícies mostrando progressão por 100 superfícies em risco por ano.
Reproduzida, com autorização, de Karger Publishers.

194 Parte 3 • Diagnóstico

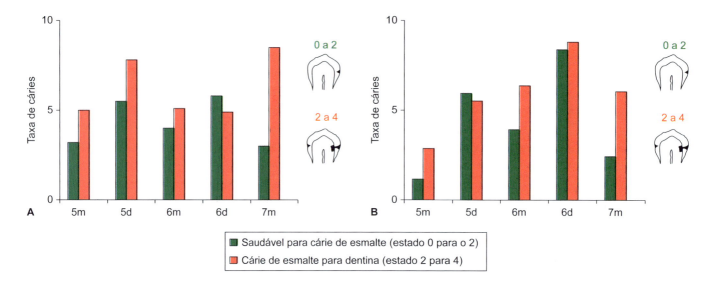

Figura 12.14 Taxas anuais de cáries (número de lesões novas/100 dentes-superfície-anos) de superfícies proximais posteriores (**A**) superiores e (**B**) inferiores em pacientes com 12 a 22 anos de idade por superfície de dente.[60] Reproduzida, com autorização, da Karger Publishers.

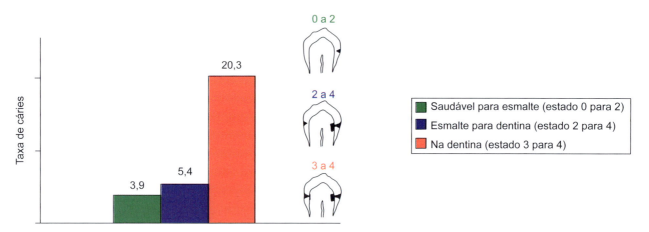

Figura 12.15 Taxas anuais de cárie (número de novas lesões/100 superfícies dentárias por ano) das superfícies proximais posteriores em pacientes de 12 aos 22 anos de idade. Valores medianos de todas as superfícies. Reproduzida de Mejàre et al., 1999.[60]

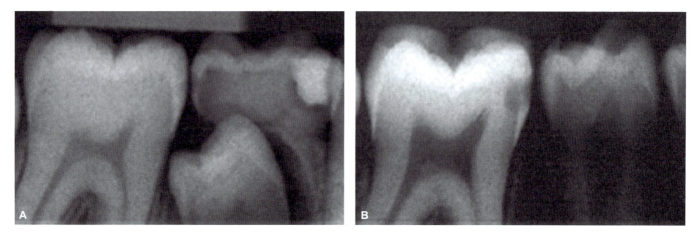

Figura 12.16 Duas radiografias ampliadas mostrando a progressão da lesão de cárie ao longo de 4 anos no mesmo paciente. **A.** Lesão de cárie na dentina na superfície distal do segundo molar inferior direito descíduo – uma condição que aumenta o risco de desenvolvimento de cáries na superfície vizinha. **B.** Quatro anos mais tarde, o segundo pré-molar tinha erupcionado e a superfície mesial do primeiro molar permanente mostrava a cárie de dentina.

Cronologia do seguimento radiográfico

Não existem regras fixas sobre a frequência de repetição das radiografias nos diferentes indivíduos. Como afirmado no início deste capítulo, é importante que as radiografias sejam prescritas com base nas necessidades individuais, seguindo um exame de cáries visual-tátil. Se forem adotados intervalos fixos entre as radiografias interproximais, muitos indivíduos podem ser expostos sem qualquer benefício. Quando Lith e Gröndahl[45] estimaram um intervalo de tempo até o próximo exame interproximal em crianças da Suécia, com base no número e na extensão das lesões proximais nas radiografias iniciais, detectaram que, para a maioria delas, o intervalo de 1 ano costumeiro poderia ser estendido sem o risco concomitante de deixar passar lesões que se desenvolvem na porção profunda da dentina. Assim, o estudo defendeu que fosse definido um cronograma individualizado para os exames com radiografias interproximais.

As seguintes situações clínicas podem necessitar de um exame de cáries com radiografias interproximais:

- Múltiplas lesões de cárie ativas novas (cavitadas e/ou não cavitadas)
- Descolorações (p. ex., tonalidades escuras) ou defeitos dos dentes que não possam ser explicados imediatamente ou avaliados com base em um exame clínico
- Restaurações proximais volumosas/extensas com margens gengivais suspeitas de ter cáries recorrentes
- Seguimento de um tratamento de cáries não operatório.

Demonstrou-se que o aumento das cáries clínicas está correlacionado com o aumento das cáries radiográficas nos dentes permanentes de adolescentes jovens.[64] Isso implica que o dentista pode ficar bastante certo de que, quando existem lesões de cárie novas/ativas clinicamente, novas lesões também podem ser detectadas nas radiografias. Nesses casos, é aconselhado registrar a extensão e a gravidade das lesões radiograficamente como um ponto de referência para a progressão futura da lesão. Contudo, é possível presumir que os pacientes com uma condição gengival saudável, sem sinais de lesões ativas e com fatores de risco controlados (conferir Capítulo 17) têm menor probabilidade de se beneficiar com o novo exame radiográfico interproximal. Radiografias interproximais repetidas com intervalos curtos (p. ex., anualmente) somente deveriam ser justificadas em ocasiões muito raras (p. ex., em pacientes com controle muito dúbio ou inadequado dos fatores de risco de cárie e/ou sítios com maior risco de progressão da lesão, como lesões de dentina externa). Na maioria dos pacientes com sinais clínicos de controle das cáries, o exame com radiografias interproximais pode não ser necessário por vários anos.

Contudo, a cronologia dos exames radiográficos é desafiadora, porque a atividade das cáries não é constante. Modificações no risco de cárie podem seguir as alterações no estilo de vida (p. ex., mudanças na dieta, modificações no ambiente social, redução do fluxo salivar após o uso de medicamentos) ou simplesmente períodos com menos enfoque na higiene bucal (conferir Capítulo 17). Portanto, é importante que o dentista preste atenção nas alterações do estilo de vida do paciente ao decidir realizar o próximo exame com radiografias interproximais.

Tais informações devem ser combinadas com as observações clínicas no paciente conhecidas por influenciarem a taxa de progressão da lesão (p. ex., idade do paciente, prevalência de cáries, risco de cavitação superficial e *status* de cárie das superfícies vizinhas). Em alguns pacientes, surtos prévios de atividade das cáries podem ser fator decisivo para a realização de um exame radiográfico. Em outros, o surgimento de boca seca pode tornar necessário um seguimento radiográfico. A melhora das condições clínicas de um paciente, bem como as alterações na atividade das lesões de cárie e a melhora do controle dos fatores de risco, devem sempre adiar o momento para o seguimento radiográfico. Isso pode não ficar evidente quando o paciente é analisado pelo dentista pela primeira vez, mas, quando o profissional passa a conhecer o paciente, pode ficar óbvio que os exames com radiografias interproximais frequentes não são necessários.

Para satisfazer às dificuldades com a cronologia dos exames radiográficos interproximais, algumas comunidades científicas[23] recomendam que os pacientes sejam alocados em categorias de risco, com cada uma operando com intervalos de tempo fixos para repetição dos exames radiográficos interproximais. Contudo, embora tal abordagem pareça atraente e fácil de ser utilizada, é difícil justificar a prescrição de radiografias interproximais de acordo com o esquema fixo, em virtude das informações diagnósticas limitadas obtidas pela triagem em massa de indivíduos que foram submetidos a exames de cárie clínicos abrangentes.[55,56] Além disso, deve-se considerar que os exames radiográficos frequentes podem levar ao tratamento excessivo, por causa dos diagnósticos falso-positivos, especialmente em populações com baixa quantidade de cáries. Portanto, os pacientes submetidos a exames interproximais frequentes podem, paradoxalmente, terminar desenvolvendo *status* dental pior do que se tais exames não tivessem sido realizados (ver Capítulo 10).[13] O risco de tratamento excessivo em decorrência de diagnósticos falso-positivos pode ser minimizado se o clínico reunir informações complementares tanto do exame clínico quanto radiográfico. Claramente, as radiografias nunca devem ser usadas como único critério para a tomada de decisões no tratamento.

Com frequência, ignora-se que as informações obtidas com as radiografias interproximais sucessivas estão restritas à observação de alterações passadas no desenvolvimento da lesão. O exame radiográfico não pode dizer nada sobre a atividade atual da cárie ou a probabilidade de progressão futura da lesão, como pode ser obtido pelos exames clínicos das cáries usando avaliação da atividade da lesão (ver Capítulo 11). Além disso, a radiografia tradicional é baseada nas avaliações qualitativas da perda mineral. Esse fato impulsionou a pesquisa por métodos quantitativos alternativos para avaliar a progressão das lesões de cárie, os quais serão abordados a seguir.

Métodos baseados em luz e na corrente elétrica

Os métodos de detecção de cargas baseados em luz e na corrente elétrica foram introduzidos na esperança de que as abordagens quantitativas pudessem superar alguns dos problemas associados à radiografia intervencionista (convencional), como o uso de radiação ionizante e a classificação grosseira das lesões de acordo com a profundidade de penetração. Se a progressão e a supressão de uma lesão puderem ser quantificadas por um dispositivo em uma escala contínua, o monitoramento longitudinal pode ser simples – basta aplicar o dispositivo novamente e observar em que direção os números se modificam. O conceito é tão atraente que não é de se estranhar que os pesquisadores tenham feito tamanhos esforços para desenvolver, testar e melhorar esses dispositivos.

Todos os métodos quantitativos para detecção de cáries são baseados na interpretação de sinais físicos. Em geral, relacionam-se causalmente com uma ou mais características de uma lesão de cárie. A Tabela 12.5 mostra os tipos de princípios físicos que podem ser usados e os métodos diagnósticos correspondentes serão descritos depois.

Tabela 12.5 Visão geral dos métodos diagnósticos com base na luz e na corrente elétrica.

Princípio físico	Aplicação no diagnóstico das cáries
Luz	Medida da fluorescência com *laser* DIAGNOdent®/DIAGNOdent pen
	Fluorescência VistaProof, SOPROLIFE®, SOPROCARE
	Fluorescência induzida por luz quantitativa (QLF)
	Transiluminação FOTI, DIFOTI, DIAGNOcam
Corrente elétrica	Medida da condutância elétrica (ECM)
	Medida da impedância elétrica

Métodos baseados na luz
Princípios físicos e químicos

O esmalte saudável consiste principalmente em cristais (ver Capítulos 5 e 9) compactados muito densamente, dando ao esmalte uma aparência translúcida parecida com a do vidro. A cor branco-amarelada dos dentes é o resultado da dentina brilhando através da camada translúcida de esmalte. A luz que reflete em um dente penetrará, em parte, o dente e será disseminada ou absorvida em seu interior. A dispersão é o processo no qual a direção de um fóton é alterada sem perda de energia. Já a absorção é o processo no qual os fótons perdem sua energia, principalmente pela conversão em calor. Uma vez que a dispersão não causa a perda da luz, a dispersão pode ocorrer muitas vezes consecutivamente ao longo da trajetória, um fenômeno denominado dispersão múltipla. Após um ou mais eventos de dispersão, um fóton pode alcançar a superfície dentária novamente e deixar o dente. A retrodifusão é o fenômeno no qual os fótons saem pela superfície na qual entraram. Quando os fótons saem de outra superfície, o fenômeno é chamado transmissão difusa.

Em um dente saudável, a dispersão é muito mais provável do que a absorção. Na dentina, tanto a dispersão quanto a absorção ocorrem mais frequentemente do que no esmalte. A aparência esbranquiçada do dente decorre do fato de que a absorção é muito mais baixa do que a dispersão.[87] Os dentes decíduos mostram mais dispersão e, portanto, têm uma aparência mais branca do que os dentes permanentes.

Nas lesões de cárie do tipo mancha branca, a dispersão é mais intensa do que no esmalte saudável. Os fótons que penetram alteram sua direção mais frequentemente no esmalte cariado do que no esmalte saudável e, em geral, apresentam mais retrodifusão antes de alcançarem a dentina. Portanto, tais lesões parecem mais brancas do que as partes saudáveis circundantes do dente. As lesões marrons são o resultado da presença de material absorvendo a luz na lesão e/ou da pigmentação exógena.

Um leve aumento na porosidade do esmalte leva a uma alteração nas propriedades ópticas do esmalte de tal modo que a luz é cada vez mais difundida. Presume-se que isso decorra principalmente do fato de que as partículas minerais pequenas restantes na lesão são envolvidas em água em vez de esmalte saudável rico em mineral[7], aumentando, assim, a diferença do índice de refração (IR) entre o fóton disperso e seu ambiente. O IR da apatita do esmalte é 1,62, e os IR da água e do ar são 1,33 e 1,00, respectivamente. Assim, quando os poros de uma lesão de esmalte em mancha branca são preenchidos com água, a luz difundida é menor do que quando a lesão está seca e os poros estão preenchidos com o ar. Após a hidratação, a lesão de esmalte parece mais branca, como resultado de mais luz dispersa. É por isso que o exame clínico cuidadoso deve ser realizado somente após a secagem dos dentes (ver Capítulo 11).

A luz *laser* é composta de ondas eletromagnéticas com comprimentos de onda e fases iguais. Alguns materiais têm a característica de fluorescência quando iluminados com luz. A fluorescência é uma propriedade de alguns materiais artificiais e naturais que absorvem a luz em certos comprimentos de onda e emitem luz em comprimentos de onda mais longos.[69] Utilizando um filtro através do qual somente pode passar a luz fluorescente, pode-se selecioná-la e medi-la. Sua intensidade é proporcional à quantidade de luz absorvida e à quantidade de material presente. A fluorescência dos tecidos duros dos dentes é conhecida há muito tempo[14], e os espectros de fluorescência já foram apresentados por vários autores.[8,27,83]

Os cromóforos que causam fluorescência dos tecidos duros dos dentes não foram claramente identificados. A fluorescência azul do esmalte foi atribuída à ditirosina.[19] Parece provável que a maior parte da fluorescência amarela seja originada das ligações cruzadas dos cromóforos das proteínas entre as cadeias de proteínas estruturais.[78] Além disso, o esmalte dental e a dentina têm a chamada característica de autofluorescência. As lesões de cárie, as placas e os microrganismos também contêm substâncias fluorescentes. A fluorescência infravermelha das cáries foi atribuída a uma fotoporfirina, que está presente como um subproduto da quebra bacteriana.[42] A diferença entre a fluorescência dos tecidos dentários saudáveis e aquela das lesões de cárie pode ser visualizada por meio da fluorescência induzida por *laser* ou por luz. Esta é a base de muitos dispositivos de detecção usados atualmente, como QLF, DIAGNOdent, DIAGNOdent pen, VistaProof, SOPROLIFE e o sistema Spectra.[21,54,69,86,91]

Dispositivos à base de fluorescência (semiquantitativos)
DIAGNOdent

Quando a luz vermelha com comprimento de onda de 655 nm é aplicada, alterações nos dentes induzidas por cáries levam ao aumento da fluorescência.[27] O DIAGNOdent (KaVo Biberach, Alemanha) é baseado nesse princípio. A luz fluorescente é medida, e sua intensidade considerada uma indicação da profundidade da lesão de cárie. A intensidade da luz fluorescente é exibida como um número que varia de 0 a 99, com 0 indicando um mínimo e 99 o máximo de luz fluorescente.

Desde sua primeira apresentação, muitos estudos têm investigado extensamente esse dispositivo fluorescente com *laser* para a detecção de cáries oclusais e de superfícies lisas. O limite entre as cáries oclusais limitadas por esmalte e as cáries na dentina foi de cerca de 18 em condições de umidade.[51,52,79] As lesões de mancha branca visíveis clinicamente são mensuráveis com esse dispositivo. Contudo, os estágios muito precoces da desmineralização sem nenhum fluoróforo das bactérias presentes não são capturados pelo dispositivo DIAGNOdent. Com base nas revisões sistemáticas do desempenho do DIAGNOdent para detecção de cáries, concluiu-se que ele é mais sensível do que os métodos diagnósticos tradicionais[10,53,70] (Tabela 12.6). Contudo, a maior probabilidade de diagnósticos falso-positivos quando se utiliza o DIAGNOdent significa que não se deveria confiar nesse dispositivo como um método de diagnóstico primário do clínico. O principal problema é que as bactérias e os cálculos profundos dos sulcos e das fissuras podem levar a resultados falso-positivos.

Recentemente, foi apresentado um novo dispositivo de *laser* (DIAGNOdent pen, DD pen, KaVo Biberach, Alemanha) que, além de captar a fluorescência das superfícies oclusais, possibilita a fluorescência das superfícies proximais[54,88] (Figura 12.17). Na comparação entre o DIAGNOdent pen e o DIAGNOdent nas superfícies oclusais, revelou-se um desempenho de detecção similar.[48] Para ambos os dispositivos DIAGNOdent, a inclinação cuidadosa nas superfícies oclusais ao redor do ponto a ser medido é crucial para uma detecção adequada (Figura 12.18). Ao utilizar o instrumento na superfície proximal, é importante aplicá-lo na superfície vestibular e lingual na qual se realiza a detecção, e remover a ponta para baixo do ponto de contato (Figura 12.19). Isso torna possível que o dentista pesquise as áreas desmineralizadas com a maior fluorescência. Contudo, em virtude da espessura da ponta (0,4 mm), o acesso à superfície proximal frequentemente é impossível.

Os dispositivos DIAGNOdent demonstraram boa reprodutibilidade intraexaminadores[52,54,94], ou seja, podem potencialmente ser usados para monitorar o processo de cárie. Contudo, é preciso levar em consideração que as diferenças monitoradas das quatro unidades e a seguir não são clinicamente relevantes.[48]

VistaProof

A câmera de fluorescência intrabucal VistaProof (Durr Dental, Bietigheim–Bissingen, Alemanha) foi desenvolvida para detectar cáries e emite luz azul na faixa de 405 nm, capturando imagens fluorescentes das superfícies dentais.[91] O *software* específico filtra e quantifica a fluorescência emitida pelos tecidos e converte o relacionamento entre a fluorescência verde e vermelha em valores numéricos, de acordo com o número de pixels em cada imagem.[91] Isso resulta em valores numéricos variando de 0 a 3, com limites de corte ideais de 0 a 1,1 (superfícies saudáveis), 1,2 a 1,7 (cáries de esmalte) e > 1,7 (cáries de dentina). O desempenho da VistaProof nos estudos recentes foi bastante similar ao do DIAGNOdent.[22,75,82]

Capítulo 12 • Métodos Adicionais de Detecção da Cárie 197

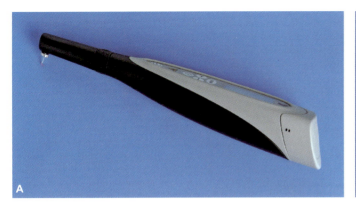
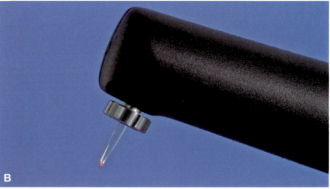

Figura 12.17 A. DIAGNOdent pen com a ponta para detecção das cáries oclusais. **B.** Vista em proximidade da ponta para a detecção proximal e o botão giratório para girar o dispositivo.

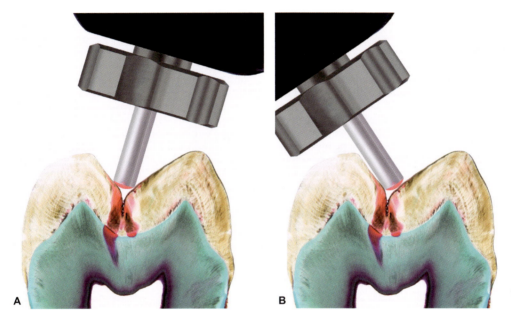

Figura 12.18 A e B. Procedimento para detecção oclusal com o a DIAGNOdent pen. A ponta precisa ser girada ao redor do eixo vertical. Isso garante que a ponta capte a fluorescência das inclinações das paredes de fissuras onde o processo de cárie pode ser iniciado. A posição mostrada em **B** não emite nenhum sinal.

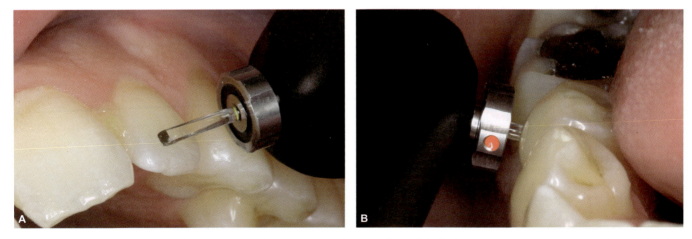

Figura 12.19 Procedimento para a detecção proximal com a DIAGNOdent pen. **A.** Medida da fluorescência (valor zero) de uma área saudável na parte coronária da superfície vestibular. **B.** Medida na face proximal. O espaço proximal é penetrado cuidadosamente.

Tabela 12.6 Sensibilidade e especificidade dos diferentes dispositivos diagnósticos de cárie adicionais quando usados na superfície oclusal, em comparação ao exame de cáries visual-tátil (dados recuperados de Bader et al.[11] e Rechmann et al.[69]). Dados relatados para o nível do esmalte, exceto para QLF (nível da dentina).

Dispositivo	Sensibilidade	Especificidade
Exame visual	0,59	0,72
Exame visual-tátil	0,39	0,94
Radiografia interproximal	0.39	0,91
DIAGNOdent®	0,87	0,50
SOPROLIFE®	0,93	0,63
QLF	0,80	0,86
ECM	0,73	0,87
FOTI	0,21	0,88

SOPROLIFE e SOPROCARE

O sistema SOPROLIFE combina as vantagens do método de detecção visual com uma câmera intrabucal de grande ampliação e um dispositivo de *laser*. A ferramenta de fluorescência SOPROLIFE opera nos modos de luz do dia e fluorescência azul. No modo de luz do dia, o sistema usa quatro diodos emissores de luz branca (LED); já no modo de fluorescência, usa quatro LED azuis emitindo um comprimento de onda de 450 nm. A peça de mão possibilita a coleta de imagens em diferentes distâncias de um dente, resultando em diferentes ampliações.[69,86] O dispositivo SOPROCARE combina um modo diagnóstico de cáries similar ao do SOPROLIFE com o modo periodontal para a avaliação da inflamação gengival. O desempenho em um estudo *in vivo* das superfícies oclusais usando o dispositivo ICDAS como é considerado o padrão-ouro para as cáries foi: DIAGNOdent (sensibilidade 87%/especificidade 50%); SOPROLIFE (sensibilidade 93%/especificidade 63%); e SOPROLIFE fluorescência azul (sensibilidade 95%/especificidade 55%)[69] (ver Tabela 12.6). Assim, a capacidade diagnóstica do SOPROLIFE demonstrou um desempenho bastante similar ao do DIAGNOdent, resultando em uma baixa especificidade no retorno para uma alta sensibilidade.

Uma vantagem clínica desse dispositivo em comparação aos dispositivos similares é a ampliação e qualidade da imagem, além da possibilidade de que as imagens sejam revisadas ao longo do tempo.[69,86]

Além de servir para diagnóstico, o dispositivo SOPROLIFE tem sido promovido como um modo de tratamento para a definição diferencial da dentina infectada e não infectada durante a escavação da cárie. Sugeriu-se que, quando uma lesão de cárie aberta é iluminada com a câmera fluorescente, a dentina saudável fica com uma aparência verde-limão, a altamente infectada aparece nas cores preta, cinza e verde, a dentina afetada/desmineralizada assume uma coloração vermelha-brilhante e as cáries suprimidas aparecem em vermelho-escuro.[90] Levantou-se a hipótese de que a cor vermelha-escura pode refletir as modificações da matriz de dentina correlacionadas com a reação de Maillard.[41,44] O modo de tratamento da câmera SOPROLIFE ainda está em um estágio experimental e precisa ser validado em estudos clínicos e microbiológicos antes que possa ser recomendado para uso na prática clínica. No Capítulo 22, curiosamente, serão abordadas as diferenças de cor observadas na dentina que podem não ter consequências clínicas, já que ela mesma, seu nível de infecção e, provavelmente, sua integridade são alterados após a cavidade ser selada.

Fluorescência quantitativa induzida por luz

A desmineralização de um tecido duro dentário resulta na perda de sua autofluorescência, que é a fluorescência natural. Já nos anos 1920, esse fenômeno foi sugerido útil como ferramenta para o diagnóstico das cáries dentais.[15] Mais recentemente, a luz de *laser* foi usada para induzir a fluorescência do esmalte.[17,18] O dente foi iluminado com um *laser* de argônio (λ = 488 nm). As áreas desmineralizadas aparecem como regiões escuras, já que a fluorescência de uma lesão de cárie observada pelo QLF é mais baixa do que aquela do esmalte saudável.

O método de fluorescência com *laser* foi desenvolvido ainda mais para a quantificação *in vivo* da perda mineral nas lesões de esmalte natural usando uma câmera com dispositivo de carga acoplada (CCD, do inglês *charge-coupled device*) com microvídeo colorido e análise computadorizada das imagens[21] (Figura 12.20). Para tornar possível o cálculo da perda de fluorescência na lesão de cárie, a fluorescência da lesão é subtraída do tecido saudável circundante. A diferença entre os valores reais e os valores reconstruídos fornece a perda de fluorescência resultante. A Figura 12.21A mostra a imagem de fluorescência real de uma lesão de cárie e a Figura 12.21B exibe a imagem reconstruída na qual a fluorescência do esmalte saudável original no sítio de lesão foi extraída da fluorescência do esmalte saudável ao redor da lesão. A diferença entre os valores medidos e reconstruídos fornece a perda de fluorescência resultante na lesão (Figura 12.21C). A partir daí, podem ser obtidas três quantidades de lesão: perda de fluorescência média sobre a lesão (%); perda de fluorescência máxima na lesão (%); e a área da lesão (mm²). Para facilitar os estudos clínicos em diferentes localizações, um sistema portátil pequeno para uso intrabucal foi desenvolvido com uma fonte de luz regular em um sistema de filtros para substituir a fonte de *laser*.[3] O sistema de iluminação consiste em uma lâmpada de arco de microdescarga de xenônio de 50 watts fornecida com um filtro óptico de passagem de banda com um comprimento de onda mínimo de 370 nm para produzir luz azul. A luz que ilumina o dente é transportada por meio de um guia de luz preenchido de líquido. O dispositivo QLF portátil foi validado por análises químicas e por microrradiografia para a avaliação das alterações minerais no esmalte e comparado aos resultados obtidos nas medidas feitas com o equipamento de luz *laser*.[3] Concluiu-se que o dispositivo QLF foi o método sensível (ver Tabela 12.6) e reprodutível para a quantificação das lesões de esmalte em estágio precoce.

O método QLF tem sido aplicado com sucesso em alguns estudos clínicos para o monitoramento da remineralização de lesões de esmalte incipientes nas superfícies lisas de pacientes adolescentes com cáries ativas.[4,93]

Foram feitas tentativas de adaptar o método QLF ao diagnóstico das cáries oclusais. Os resultados preliminares comparando o método QLF a outros métodos diagnósticos demonstraram que ele foi mais sensível do que a condutância elétrica para as medições das lesões oclusais rasas.[6,66,92] A diferenciação das lesões mais profundas, entretanto, não foi possível. Um dispositivo QLF portátil atualizado demonstrou bom desempenho nas superfícies oclusais quando utilizado em um ambiente clínico.[2]

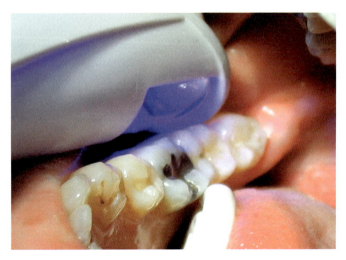

Figura 12.20 Uso clínico do QLF. Cortesia de S. Tranæus.

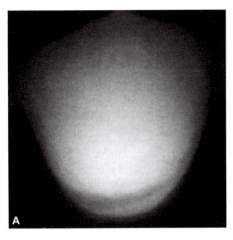 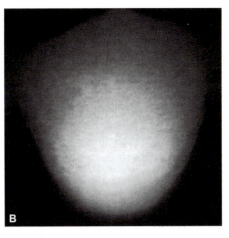 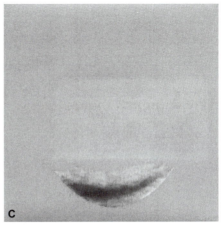

Figura 12.21 Princípios do método QLF para a quantificação de uma lesão de cárie no esmalte. **A.** Imagem de fluorescência real de uma lesão de cárie. **B.** Imagem reconstruída, na qual a radiação de fluorescência do esmalte saudável original na lesão foi reconstruída por interpolação dos valores indicando esmalte saudável ao redor da lesão. **C.** A diferença entre os valores medidos e reconstruídos forneceram a perda de fluorescência resultante na lesão.

Imagem digital pela transiluminação por fibra óptica

A transiluminação por fibra óptica (FOTI, do inglês *fiber-optic transillumination*) foi introduzida como um método diagnóstico qualitativo pelo qual os dentes são transiluminados. A observação de "sombras" tem sido associada à presença de lesões de cárie. O uso do método é descrito no Capítulo 11. O principal problema associado a acurácia da FOTI é sua baixa sensibilidade.[11] Contudo, a especificidade é bastante alta (88 a 100%), sugerindo que ela possa ser útil para excluir a presença de superfícies saudáveis (ver Tabela 12.6).

A técnica de imagem digital por transiluminação com fibra óptica (DIFOTI, do inglês *digital imaging fiber-optic transillumination*) foi introduzida para melhorar a sensibilidade pela substituição do olho humano por um receptor de CCD[39] (Figura 12.22). Um estudo de validação clínica determinou a capacidade da DIFOTI para detectar cáries.[5] Os molares decíduos de 119 crianças (com idades de 8 a 12 anos) foram examinados em intervalos de 6 meses durante todo o período de 2 anos do estudo. Os dentes esfoliados foram coletados para validação da presença de lesão e para a determinação da profundidade usando o microscópio de luz polarizada como padrão-ouro. Os resultados indicaram que as lesões envolvendo a metade interna do esmalte foram mais bem detectadas do que aquelas restritas à metade externa do esmalte tanto para superfícies interproximais quanto oclusais. Em outras palavras, a DIFOTI pode não ser capaz de detectar lesões muito rasas. As lesões são mais bem detectadas usando o exame visual (ver Tabela 12.6).

Outro sistema de transiluminação, representando um desenvolvimento adicional da DIFOTI, a transiluminação com luz infravermelha próxima (NILT, do inglês *near-infrared light transillumination*) (DIAGNOcam, KaVo, Biberach, Alemanha), foi introduzido em 2013. Essa câmera utiliza um sistema de iluminação com comprimento de onda de 780 nm e parece tornar possível capturar diferentes estágios das lesões de cárie interproximal. O dispositivo DIAGNOcam ainda não foi testado nem validado em estudos clínicos.

Métodos baseados em corrente elétrica

Quando uma corrente elétrica passa através de um material, as propriedades elétricas deste determinam a extensão até qual a corrente é conduzida. Os biomateriais com altas concentrações de fluidos e eletrólitos são mais produtivos do que os materiais com baixas concentrações desses elementos. Desse modo, o esmalte poroso e imaturo é mais condutor do que o esmalte maduro, e a dentina é mais condutora do que o esmalte. Quando uma corrente é aplicada colocando-se um eletrodo sobre uma superfície dentária, a condutância elétrica de todo o material entre esse eletrodo e o contraeletrodo, geralmente segurado na mão, pode ser medida. Uma vez que todos esses materiais têm altas concentrações de eletrólitos, exceto o esmalte dos dentes, a medição da condutância é principalmente aquela do esmalte. Os sítios desmineralizados no esmalte, os sítios com um alto volume de poros e as cavidades podem ser detectados pela medição da condutância.

A impedância é a medida do grau até o qual um circuito elétrico resiste ao fluxo de corrente elétrica quando uma diferença de tensão é aplicada em dois eletrodos. A impedância, assim como a resistência elétrica expressa em ohms, é a proporção da voltagem aplicada entre um par de terminais para o fluxo de corrente entre esses eletrodos. Cada material tem uma impedância elétrica diferente determinada por sua composição molecular: alguns materiais têm alta impedância elétrica, enquanto outros, baixa. Os tecidos cariados têm uma impedância elétrica muito mais baixa (eles conduzem a eletricidade com muito mais facilidade) do que os tecidos dentários saudáveis.

Medidas da condutância elétrica

O valor da MCE específica para cada sítio no diagnóstico das cáries foi sujeito de muitos estudos *in vitro*[9,71,100] e *in vivo*.[50,72-74,96] A sensibilidade relatada para a MCE no diagnóstico das lesões de cárie

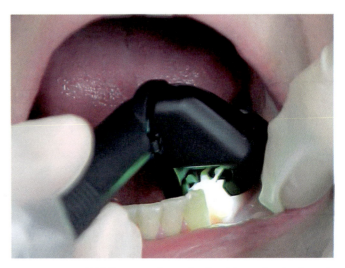

Figura 12.22 DIFOTI para a detecção de cáries oclusais. Cortesia de M. Ando.

dentinárias de dentes permanentes pré-molares e molares variou de 0,67 até 0,96, enquanto a especificidade variou de 0,71 a 0,98, refletindo o desempenho aceitável. Ao analisar os dados da MCE obtidos por diferentes pesquisadores[36], é possível concluir que havia uma variação de medida consistente, sistemática e não randômica. Assumiu-se que essa variação estava relacionada com fatores como um contato insuficiente e imprevisível da sonda (Figura 12.23), o qual pode explicar as faixas de variação amplas citadas anteriormente nas sensibilidades e especificidades relatadas (ver Tabela 12.6).

Medidas da impedância elétrica

O princípio da impedância elétrica tem sido empregado para detectar lesões de cárie nos sítios proximais dos dentes.[35,46] O sistema usado para impedância elétrica é chamado CarieScan. Ele exibe números dando algumas informações sobre a gravidade do processo de cárie. Um estudo recente *in vivo* analisou o dispositivo considerando-o inadequado para uso na dentição decídua.[88] Não existem estudos *in vivo* disponíveis que tenham testado o dispositivo na dentição permanente.

Métodos adicionais para uso na prática clínica

Ao revisar uma ampla gama de ferramentas para detecção de cáries, ficou claro que não existem métodos diagnósticos perfeitos. Do mesmo modo, nenhum dos testes diagnósticos para as cáries avaliados até o momento alega superioridade em relação à qualidade do exame clínico das cáries. A Tabela 12.6 mostra uma visão geral da sensibilidade e da especificidade das diferentes tecnologias diagnósticas descritas neste capítulo em comparação ao exame visual-tátil das cáries. Nenhum teste individual tem uma sensibilidade próxima de 100% e especificidade de 100%. Alguns testes são melhores para detectar uma lesão de cárie (alta sensibilidade e baixa especificidade; p. ex., QLF, DIAGNOdent e SOPROLIFE), enquanto outros são melhores para excluir a presença de uma lesão de cárie (alta especificidade e baixa sensibilidade, p. ex., exame visual-tátil para a detecção de cáries e radiografia interproximal). O exame visual-tátil conduzido cuidadosamente para detectar as cáries tem um equilíbrio aceitável de uma proporção relativamente alta de diagnósticos verdadeiro-positivos e, ao mesmo tempo, uma baixa proporção de diagnósticos falso-positivos que podem levar a decisões de tratamento incorretas. Um exame visual das cáries é superior à radiografia interproximal para detectar lesões rasas confinadas ao esmalte, enquanto a radiografia pode ser melhor para detectar lesões de dentina profundas/cavitadas nas superfícies interproximais (ver Figura 11.19).

Os dispositivos semiquantitativos, como DIAGNOdent, Vista-Proof e SOPROLIFE, foram lançados em virtude de sua facilidade de uso e sua capacidade para detectar cáries no esmalte e na dentina. Contudo, alguns desses dispositivos também detectam acúmulos como placas, cálculos ou pigmentações, e todos esses geradores de confusão produzem leituras falso-positivas. Essas, por sua vez, levarão a um tratamento excessivo de um paciente, uma vez que o dentista pode acabar intervindo operatoriamente a partir de informações falsas. As abordagens mecânicas para eliminar os depósitos/pigmentações das fissuras oclusais podem por si mesmos levar a diagnósticos falso-positivos por causa das dificuldades de remover a pasta de polimento fluorescente[22,49] ou dos artefatos induzidos pela limpeza com jatos de ar ou abrasivo.[89]

O método QLF oferece uma combinação de dados quantitativos e exibe a imagem fluorescente do dente no monitor, o que o torna instrutivo para demonstrar a progressão e/ou a supressão da lesão. A alta sensibilidade do método o faz ser uma ferramenta de pesquisa adequada para o monitoramento *in vivo* das alterações minerais nas lesões de esmalte por mancha branca em seus estágios iniciais. Contudo, como outros métodos baseados na luz fluorescente, o uso clínico do QLF pode ser complicado por fatores geradores de confusão, como a placa e as pigmentações.

As vantagens da DIFOTI e de outros métodos baseados na transmissão de luz incluem alta especificidade, ausência de radiação ionizante e a possibilidade de demonstrar imagens que possam

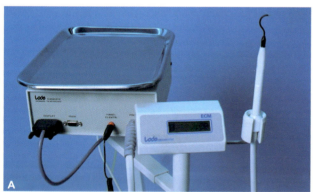
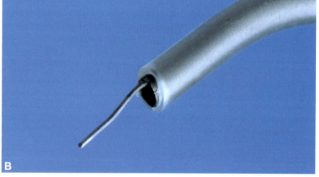
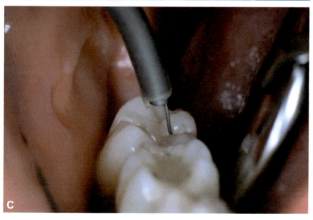

Figura 12.23 A. MCE. O monitor de cargas elétrico com suas pontas. **B.** O ar flui pelo tubo para secar a superfície do dente. **C.** Medição de um ponto. Para impedir que a corrente apresente "vazamento" por meio de uma camada superficial de umidade para a gengiva, é aplicado um fluxo de ar para secar a superfície oclusal do dente ao redor da sonda.

ser revistas ao longo do tempo. Contudo, é necessário que seja feito um treinamento para a interpretação das imagens com essa técnica. Além disso, atualmente não existe uma maneira objetiva para quantificar as cáries com esses sistemas.

Fica bastante evidente que qualquer método a ser usado para monitoramento longitudinal das lesões de cárie deve comprovar ter uma reprodutibilidade boa intraexaminadores e entre os examinadores. Além do exame clínico e radiográfico, somente o QLF tem sido usado para monitorar as lesões longitudinalmente.

Métodos coadjuvantes para o exame visual-tátil

Frequentemente, afirma-se que os métodos diagnósticos adicionais, apesar de sua falta de acurácia, podem ser usados como coadjuvantes (ou como uma segunda opinião) para a inspeção visual das cáries. Essa linha de pensamento, provavelmente, origina-se do conceito de recursos de diagnóstico adicional (ver Capítulo 10), inferindo que, quanto mais lesões detectadas, melhor o desempenho diagnóstico. Contudo, as segundas opiniões na detecção de uma lesão podem não ser tão inocentes quanto parecem. Em um estudo recente realizado por Baelum et al.[13], o efeito adicional sobre o número de decisões de tratamento da adição de um exame com radiografia interproximal ao exame visual-tátil das cáries foi avaliado. Demonstrou-se que, embora o uso complementar de radiografias interproximais tenha resultado em um aumento de 40% no número de decisões de tratamento, o número correto de decisões de tratamento (tratamento operatório ou não operatório, conforme determinado pela presença ou ausência de cavitação) foi reduzido em 10% (de 60% para 50%). Assim, o exame com radiografia interproximal não corrigiu os erros feitos pelo exame visual-tátil, mas, em vez disso, adicionou mais erros ao exame visual inadequado! Portanto, os clínicos devem estar cientes do risco de tomar mais decisões de tratamento equivocadas quando adicionam uma ferramenta de diagnóstico suplementar.

Referências bibliográficas

1. Akpata ES, Farid MR, Al-Saif K, Roberts EAU. Cavitation at radiolucent areas on proximal surfaces of posterior teeth. Caries Res. 1996;30:313-6.
2. Alammari MR, Smith PW, de Josselin de Jong E, Higham SM. Quantitative light-induced fluorescence (QLF): a tool for early occlusal dental caries detection and supporting decision making in vivo. J Dent. 2013;41:127-32.
3. Al-Khateeb S, ten Cate JM, Angmar-Månsson B, de Josselin de Jong E, Sundström G, Exterkate RA, Oliveby A. Quantification of formation and remineralization of artificial enamel lesions with a new portable fluorescence device. Adv Dent Res. 1997;11:502-6.
4. Al-Khateeb S, Forsberg C-M, de Josselin de Jong E, Angmar-Månsson B. A longitudinal laser fluorescence study of white spot lesions in orthodontic patients. Am J Orthod Dentofac Orthop. 1998;113:595-602.
5. Ando M. Performance of digital imaging fiber-optic transillumination (DIFOTI) for detection of non-cavitated primary caries. Preliminary report. In: Stookey GK, Kambara M, eds. Early detection of dental caries. Proceedings of the 7th Annual Indiana Conference, Indiana University, Indianapolis; 2006. p. 41-52.
6. Ando M, Eggertsson H, Isaacs RL, Analoui M, Stookey GK. Comparative studies of several methods for the early detection of fissure lesions. In: Stookey GK, ed. Early detection of dental caries II. Proceedings of the 4th Annual Indiana Conference, Indiana University, Indianapolis; 2000. p. 279-99.
7. Angmar-Månsson B, ten Bosch JJ. Optical methods for the detection and quantification of caries. Adv Dent Res. 1987;1:14-20.
8. Armstrong WG. Fluorescent characteristics of sound and carious human dentine preparations. Arch Oral Biol. 1963;8:79-80.
9. Ashley PF, Blinkhorn AS, Davies RM. Occlusal caries diagnosis: an in vitro histological validation of the electronic caries monitor (ECM) and other methods. J Dent. 1998;26:83-8.
10. Bader JD, Shugars DA. A systematic review of the performance of a laser fluorescence device for detecting caries. JADA. 2004;135:1413-26.

11. Bader JD, Shugars DA, Bonito AJ. Systematic reviews of selected dental caries diagnostic and management methods. J Dent Educ. 2001;65:960-8.
12. Baelum V, Machiulskiene V, Nyvad B, Richards A, Vaeth M. Application of survival analysis to carious lesion transitions in intervention trials. Community Dent Oral Epidemiol. 2003;31:252-60.
13. Baelum V, Hintze H, Wenzel A, Danielsen B, Nyvad B. Implications of caries diagnostic strategies for clinical management decisions. Community Dent Oral Epidemiol. 2012;40:257-66.
14. Benedict HC. Note on the fluorescence of teeth in ultra-violet rays. Science. 1928;67:442.
15. Benedict HC. The fluorescence of teeth as another method of attack on the problem of dental caries. J Dent Res. 1929;9:274-5.
16. Bille J, Thylstrup A. Radiographic diagnosis and clinical tissue changes in relation to treatment of approximal carious lesions. Caries Res. 1982;16:1-6.
17. Bjelkhagen H, Sundström F. A clinically applicable laser luminescence method for the early detection of dental caries. IEEE J Quant Elect. 1981;17:266-86.
18. Bjelkhagen H, Sundström F, Angmar-Månsson B, Rydén H. Early detection of enamel caries by the luminescence excited by visible laser light. Swed Dent J. 1982;6:1-7.
19. Booij M, ten Bosch JJ. A fluorescent compound in bovine dental enamel matrix compared with synthetic dityrosine. Arch Oral Biol. 1982;27:417-21.
20. De Araujo FB, Rosito DB, Toigo E, dos Santos CK. Diagnosis of approximal caries: radiographic versus clinical examination using tooth separation. Am J Dent. 1992;5:245-8.
21. De Josselin de Jong E, Sundström F, Westerling H, Tranaeus S, ten Bosch JJ, Angmar-Månsson B. A new method for in vivo-quantification of mineral loss in enamel with laser fluorescence. Caries Res. 1995;29:2-7.
22. Diniz MB, Sciasci P, Rodrigues JA, Lussi A, Cordeiro RC. Influence of different professional prophylactic methods on fluorescence measurements for detection of occlusal caries. Caries Res. 2011;45:264-8.
23. Espelid I, Mejare I, Weerheijm KL. EAPD guidelines for use of radiographs in children. Eur J Paediatr Dent. 2003;4:40-8.
24. Victoria University of Manchester. Radiation protection 136. European guidelines on radiation protection in dental radiography. Luxembourg: Office for Official Publications of the European Communities; 2004.
25. Hellén-Halme K, Rohlin M, Petersson A. Dental digital radiography: a survey of quality aspects. Swed Dent J. 2005;29:81-7.
26. Hellén-Halme K, Nilsson M, Petersson A. Digital radiography in general dental practice: a field study. Dentomaxillofac Radiol. 2007;36:249-55.
27. Hibst R, Paulus R, Lussi A. Detection of occlusal caries by laser fluorescence. Basic and clinical investigations. Medical Laser Applic. 2001;16:205-13.
28. Hintze H. Radiography for the detection of dental caries lesions. Doctoral thesis. Aarhus University; 2004.
29. Hintze H, Wenzel A. Clinically undetected dental caries assessed by bitewing screening in children with little caries experience. Dentomaxillofac Radiol. 1994;23:19-23.
30. Hintze H, Wenzel A. A two-film versus a four-film bite-wing examination for caries diagnosis in adults. Caries Res. 1999;33:380-6.
31. Hintze H, Wenzel A. Diagnostic accuracy of six digital and two conventional radiographic systems for caries detection. Influence of validation method. Dentomaxillofac Radiol. 2002;31:44-9.
32. Hintze H, Wenzel A. Diagnostic outcome of methods frequently used for caries validation. A comparison of clinical examination, radiography and histology following hemi- and serial tooth sectioning. Caries Res. 2003;37:115-24.
33. Hintze H, Wenzel A, Danielsen B, Nyvad B. Reliability of visual examination, fibre-optic transillumination, and bite-wing radiography, and reproducibility of direct visual examination following tooth separation for the identification of cavitated carious lesions in contacting approximal surfaces. Caries Res. 1998;32:204-9.
34. Hintze H, Wenzel A, Frydenberg M. Accuracy of caries detection with four storage phosphor systems and E-speed radiographs. Dentomaxillofac Radiol. 2002;31:170-5.

35. Huysmans MC, Longbottom C, Pitts NB, Los P, Bruce PG. Impedance spectroscopy of teeth with and without approximal caries lesions – an in vitro study. J Dent Res. 1996;75:1871-8.
36. Huysmans MC, Kühnisch J, ten Bosch JJ. Reproducibility of electrical caries measurements: a technical problem? Caries Res. 2005;39:403-10.
37. Isidor S, Faaborg-Andersen M, Hintze H, Kirkevang LL, Frydenberg M, Haiter-Neto F, Wenzel A. Effect of monitor display on detection of approximal caries lesions in digital radiographs. Dentomaxillofac Radiol. 2009;38:537-41.
38. Jacobsen JH, Hansen B, Wenzel A, Hintze H. Relationship between histological and radiographic caries lesion depth measured in images from four digital radiography systems. Caries Res. 2004;38:34-8.
39. Keem S, Elbaum M. Wavelet representations for monitoring changes in teeth imaged with digital imaging fiber-optic transillumination. IEEE Trans Med Imaging. 1997;16:653-63.
40. Kidd EAM, Naylor MN, Wilson RF. Prevalence of clinically undetected and untreated molar occlusal dentine caries in adolescents on the Isle of Wight. Caries Res. 1992;26:397-401.
41. Kleter GA, Damen JJ, Buijs MJ, Ten Cate JM. The Maillard reaction in demineralized dentin in vitro. Eur J Oral Sci. 1997;105:278-84.
42. König K, Flemming G, Hibst R. Laser-induced autofluorescence spectroscopy of dental caries. Cell Mol Biol. 1998;44:1293-300.
43. Landis JR, Koch GG. The measurement of observer agreement for categorical data. Biometrics. 1977;33:159-74.
44. Levallois B, Terrer E, Panayotov Y, Salehi H, Tassery H, Tramini P, Cuisinier F. Molecular structural analysis of carious lesions using micro-Raman spectroscopy. Eur J Oral Sci. 2012;120:444-51.
45. Lith A, Gröndahl H-G. Intervals between bitewing examinations in young patients when applying a radiologic algorithm. Community Dent Oral Epidemiol. 1992;20:181-6.
46. Longbottom C, Huysmans MC, Pitts NB, Los P, Bruce PG. Detection of dental decay and its extent using a.c. impedance spectroscopy. Nat Med. 1996;2:235-7.
47. Lunder N, von der Fehr FR. Approximal cavitation related to bitewing image and caries activity in adolescents. Caries Res. 1996;30:143-7.
48. Lussi A, Hellwig E. Performance of a new laser fluorescence device for the detection of occlusal caries in vitro. J Dent. 2006;34:467-71.
49. Lussi A, Reich E. The influence of toothpastes and prophylaxis pastes on fluorescence measurements for caries detection in vitro. Eur J Oral Sci. 2005;113:141-4.
50. Lussi A, Firestone A, Schoenberg V, Hotz P, Stich H. In vivo diagnosis of fissure caries using a new electrical resistance monitor. Caries Res. 1995;29:81-7.
51. Lussi A, Imwinkelried S, Pitts NB, Longbottom C, Reich E. Performance and reproducibility of a laser fluorescence system for detection of occlusal caries in vitro. Caries Res. 1999;33:261-6.
52. Lussi A, Megert B, Longbottom C, Reich E, Francescut P. Clinical performance of a laser fluorescence device for detection of occlusal caries lesions. Eur J Oral Sci. 2001;109:14-9.
53. Lussi A, Hibst R, Paulus R. DIAGNOdent: an optical method for caries detection. J Dent Res. 2004;83:C80-3.
54. Lussi A, Hack A, Hug I, Megert B, Stich H. Detection of approximal caries with a new laser fluorescence device. Caries Res. 2006;40:90-6.
55. 55. Machiulskiene V, Nyvad B, Baelum V. A comparison of clinical and radiographic caries diagnoses in posterior teeth of 12-year-old Lithuanian children. Caries Res. 1999;33:340-8.
56. 56. Machiulskiene V, Nyvad B, Baelum V. Comparison of diagnostic yields of clinical and radiographic caries examinations in children of different age. Eur J Paediatr Dent. 2004;5:157-62.
57. Mejàre I, Malmgren B. Clinical and radiographic appearance of proximal carious lesions at the time of operative treatment in young permanent teeth. Scand J Dent Res. 1986;94:19-26.
58. Mejàre I, Stenlund H. Caries rates for the mesial surface of the first permanent molar and the distal surface of the second primary molar from 6 to 12 years of age in Sweden. Caries Res. 2000;34:454-61.
59. Mejàre I, Gröndahl H-G, Carlstedt K, Grevér A-C, Ottosson E. Accuracy of radiography and probing for the diagnosis of proximal caries. Scand J Dent Res. 1985;93:178-84.
60. Mejàre I, Källestål C, Stenlund H. Incidence and progression of approximal caries from 11 to 22 years of age in Sweden: a prospective radiographic study. Caries Res. 1999;33:93-100.
61. Mejàre I, Stenlund H, Zelezny-Holmlund C. Caries incidence and lesion progression from adolescence to young adulthood: a prospective 15-year cohort study in Sweden. Caries Res. 2004;38:130-41.
62. Nair MK, Nair UP. An in-vitro evaluation of Kodak Insight and Ektaspeed Plus film with a CMOS detector for natural proximal caries: ROC analysis. Caries Res. 2001;35:354-9.
63. Naitoh M, Yuasa H, Toyama M, Shiojima M, Nakamura M, Ushida M, Iida H, Hayashi M, Ariji E. Observer agreement in the detection of proximal caries with direct digital intraoral radiography. Oral Surg Oral Med Oral Pathol Oral Radiol Endod. 1998;85:107-12.
64. Nyvad B. Udvikling og evaluering af en screeningsmetode til identification af cariesaktive individer. Master of Public Health. Thesis, Aarhus University; 2005.
65. Pitts NB, Rimmer PA. An in vivo comparison of radiographic and directly assessed clinical caries status of posterior approximal surfaces in primary and permanent teeth. Caries Res. 1992;26:146-52.
66. Pretty IA, Edgar WM, Higham SM. A review of the effectiveness of quantitative light-induced fluorescence (QLF) to detect early caries. In: Stookey GK, ed. Early detection of dental caries III. Proceedings of the 6th Annual Indiana Conference, Indiana University, Indianapolis; 2003. p. 253-89.
67. Qvist V, Johannessen L, Bruun M. Progression of approximal caries in relation to iatrogenic preparation damage. J Dent Res. 1992;71:1370-3.
68. Ratledge DK, Kidd EA, Beighton D. A clinical and microbiological study of approximal carious lesions. Part 1: the relationship between cavitation, radiographic lesion depth, the site-specific gingival index and the level of infection of the dentine. Caries Res. 2001;35:3-7.
69. Rechmann P, Charland D, Rechmann BM, Featherstone JD. Performance of laser fluorescence devices and visual examination for the detection of occlusal caries in permanent molars. J Biomed Opt. 2012;17:036006.
70. Ricketts DN. The eyes have it. How good is DIAGNOdent at detecting caries? Evid Based Dent. 2005;6:64-5.
71. Ricketts DN, Kidd EA, Liepins PJ, Wilson RF. Histological validation of electrical resistance measurements in the diagnosis of occlusal caries. Caries Res. 1996;30:148-55.
72. Ricketts DN, Kidd EA, Wilson RF. The effect of airflow on site-specific electrical conductance measurements used in the diagnosis of pit and fissure caries in vitro. Caries Res. 1997;31:111-8.
73. Ricketts DN, Kidd EA, Wilson RF. Electronic diagnosis of occlusal caries in vitro: adaptation of the technique for epidemiological purposes. Community Dent Oral Epidemiol. 1997;25:238-41.
74. Rock WP, Kidd EAM. The electronic detection of demineralisation in occlusal fissures. Br Dent J. 1988;164:243-7.
75. Rodrigues JA, Hug I, Diniz MB, Lussi A. Performance of fluorescence methods, radiographic examination and ICDAS II on occlusal surfaces in vitro. Caries Res. 2008;42:297-304.
76. Rohlin M, White SC. Comparative means of dose reduction in dental radiography. Curr Opin Dent. 1992;2:1-9.
77. Rugg-Gunn AJ. Approximal carious lesions. A comparison of the radiological and clinical appearances. Br Dent J. 1972;5:481-4.
78. Scharf F. Über die natürliche Lumineszenz der Zahnhartgewebe 'Schmelz und Dentin'. Stoma. 1971;24:11-25.
79. Shi X-Q, Welander U, Angmar-Månsson B. Occlusal caries detection with KaVo DIAGNOdent and radiography: an in vitro comparison. Caries Res. 2000;34:151-8.
80. Shwartz M, Gröndahl H-G, Pliskin JS, Boffa J. A longitudinal analysis from bite-wing radiographs of the rate of progression of approximal carious lesions through human dental enamel. Arch Oral Biol. 1984;29:529-36.
81. Skodje F, Espelid I, Kvile K, Tveit AB. The influence of radiographic exposure factors on the diagnosis of occlusal caries. Dentomaxillofac Radiol. 1998;27:75-9.
82. Souza JF, Boldieri T, Diniz MB, Rodrigues JA, Lussi A, Cordeiro RC. Traditional and novel methods for occlusal caries detection: performance on primary teeth. Lasers Med Sci. 2013;28:287-95.
83. Spitzer D, ten Bosch JJ. The total luminescence of bovine and human dental enamel. Calcif Tiss Res. 1976;20:201-8.
84. Stenlund H, Mejàre I, Källestål C. Caries rates related to approximal caries at ages 11-13: a 10-year follow-up study in Sweden. J Dent Res. 2002;81:455-8.

85. Stenlund H, Mejàre I, Källestål C. Caries incidence rates in Swedish adolescents and young adults with particular reference to adjacent approximal tooth surfaces: a methodological study. Community Dent Oral Epidemiol. 2003;31:361-7.

86. Tassery H, Levallois B, Terrer E, Manton DJ, Otsuki M, Koubi S, et al. Use of new minimum intervention dentistry technologies in caries management. Aust Dent J. 2013;58(Suppl 1):40-59.

87. Ten Bosch JJ. Light scattering and related methods. In: Stookey GK, ed. Early detection of dental caries. Proceedings of the 1st Annual Indiana Conference, Indiana University, Indianapolis; 1996. p. 81-90.

88. Teo TK, Ashley PF, Louca C. An in vivo and in vitro investigation of the use of ICDAS, DIAGNOdent pen and CarieScan PRO for the detection and assessment of occlusal caries in primary molar teeth. Clin Oral Investig. 2014;18:737-44.

89. Terrer E, Koubi S, Dionne A, Weisrock G, Sarraquigne C, Mazuir A, Tassery H. A new concept in restorative dentistry: light-induced fluorescence evaluator for diagnosis and treatment. Part 1: diagnosis and treatment of initial occlusal caries. J Contemp Dent Pract. 2009;10:E086-94.

90. Terrer E, Raskin A, Koubi S, Dionne A, Weisrock G, Sarraquigne C, Mazuir A, Tassery H. A new concept in restorative dentistry: LIFEDT – light-induced fluorescence evaluator for diagnosis and treatment: part 2 – treatment of dentinal caries. J Contemp Dent Pract. 2010;11:E095-102.

91. Thoms M. Detection of intraoral lesions using a fluorescence camera. In: Rechmann P, Fried D, eds. Lasers in dentistry XII. Proceedings of SPIE, Vol. 6137. Bellingham, WA: SPIE Press; 2006. p. 1-7.

92. Tranæus S, Lussi A, de Josselin de Jong E, Angmar-Månsson B. Quantification of occlusal caries – an in vitro study with laser fluorescence, electrical resistance measurement and histologic examination. J Dent Res. 1997;76:101.

93. Tranæus S, Al-Khateeb S, Björkman S, Twetman S, Angmar-Månsson B. Application of quantitative light-induced fluorescence to monitor incipient lesions in caries-active children. A comparative study of remineralisation by fluoride varnish and professional cleaning. Eur J Oral Sci. 2001;109:71-5.

94. Tranæus S, Lindgren L-E, Karlsson L, Angmar-Månsson B. In vivo validity and reliability of IR fluorescence measurements for caries detection and quantification. Swed Dent J. 2004;28:173-82.

95. Thylstrup A, Bille J, Qvist V. Radiographic and observed tissue changes in approximal carious lesions at the time of operative treatment. Caries Res. 1986;20:75-84.

96. Verdonschot EH, Bronkhorst EM, Burgersdijk RCW, König KG, Schaeken MJM, Truin GJ. Performance of some diagnostic systems in examinations for small occlusal carious lesions. Caries Res. 1992;26:59-64.

97. Weerheijm KL. Occlusal 'hidden caries'. Dent Update. 1997;24:182-4.

98. Weerheijm KL, Groen HJ, Bast AJ, Kieft JA, Eijkman MA, van Amerongen WE. Clinically undetected occlusal dentine caries: a radiographic comparison. Caries Res. 1992;26:305-9.

99. Wenzel A, Gröndahl HG. Direct digital radiography in the dental office. Int Dent J. 1995;45:27-34.

100. White GE, Tsamtsouris A, Williams DL. Early detection of occlusal caries by measuring the electrical resistance of the tooth. J Dent Res. 1978;57:195-200.

101. White SC, Hollender L, Gratt BM. Comparison of xeroradiographs and film for detection of proximal surface caries. J Am Dent Assoc. 1984;108:755-9.

Parte 4
Controle da Cárie Dentária

13 Conceito de Controle das Cáries
14 Fluoretos no Controle das Cáries
15 Papel da Higiene Bucal
16 Antibacterianos | Profilaxia da Cárie
17 Princípios do Controle da Cárie
18 Controle da Cárie em Idosos Debilitados

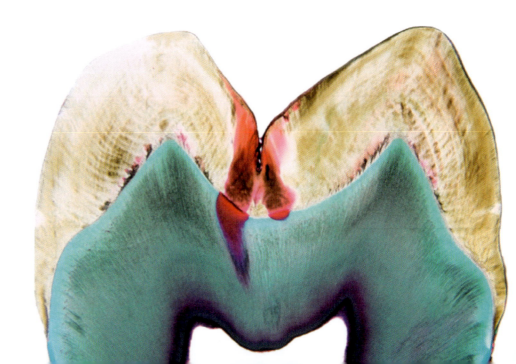

13
Conceito de Controle das Cáries

B. Nyvad e O. Fejerskov

Controle *versus* prevenção	207
Como o controle das cáries era tratado no passado	208
Supressão das cáries de esmalte ativas	208
Supressão das cáries radiculares ativas	209
Supressão das cáries cavitadas ativas	211
Papel dos fluoretos na supressão das lesões	213
Benefícios e limitações da abordagem de controle das cáries | Recomendações	213
Referências bibliográficas	213

Controle *versus* prevenção

Por mais de meio século, o termo "prevenção de cáries" foi considerado sinônimo de "prevenção primária", ou seja, prevenção para reduzir a incidência da doença (minimizando o desenvolvimento de novas doenças). Por exemplo, os resultados de estudos de fluoretação da água nos EUA, nos anos 1940, foram interpretados de modo a mostrar que os fluoretos previnem o desenvolvimento de cavidades cariosas por causa de 50% menos cavidades poderem ser registradas em determinada coorte em comunidades fluoretadas (conferir Capítulo 14 para detalhes). Esse fenômeno foi atribuído ao fato de o flúor ser incorporado ao esmalte, tornando, desse modo, o dente mais resistente aos ataques ácidos.

Contudo, com base em uma revisão crítica das evidências epidemiológicas e uma série de estudos laboratoriais sobre a química do esmalte[21], Fejerskov *et al.*[14] promoveram um novo paradigma sobre o modo de ação dos fluoretos em 1981, de acordo com o qual os fluoretos não previnem o desenvolvimento da cavidade formando um "esmalte mais resistente", mas exercem seu efeito cariostático, interferindo nos processos de desmineralização e remineralização durante o desenvolvimento da lesão e, desse modo, tratando as lesões de cáries ativas conforme elas evoluem! Essa descoberta representou uma mudança radical no pensamento sobre "a prevenção das cáries", e, por consequência, os fluoretos foram redefinidos como agentes terapêuticos que operam para controlar o início e o desenvolvimento das cáries dentárias nos estágios pré-cavidade de formação da lesão (ver Capítulo 9). Na época, os estágios pré-cavitados das cáries não eram, em geral, registrados clinicamente, uma vez que os epidemiologistas de cáries clássicos afirmavam que as lesões de esmalte não cavitadas não poderiam ser registradas com alguma certeza. Contudo, a reanálise dos dados originais de Tiel-Culemborg sobre o efeito da fluoretação da água[16] – que, de fato, incluíram observações de lesões não cavitadas – era justificada. Subsequentemente, em 2003, análises das transições de lesão de cárie em um ensaio clínico controlado de escovação supervisionada com pasta de dente fluoretada demonstraram que o fluoreto promove a parada da lesão mais do que inibe o seu desenvolvimento[6,29], controlando assim (ou adiando) a formação das cavidades.

O fluoreto não é apenas um agente que pode ter efeito terapêutico sobre os processos de cárie. Entretanto, é o único agente até o momento que se comprovou influenciar significativamente as taxas de incidência de cárie (conferir Capítulo 14). Como será demonstrado no Capítulo 14, o fluoreto tem um efeito somente quando está presente durante períodos "de doença ativa", ou seja, quando o pH cai e flutua como resultado do metabolismo do biofilme. Compreender esse fato é essencial para entender por que se fala aqui sobre o controle das cáries.

As intervenções capazes de modificar a atividade metabólica do biofilme (ver Capítulo 7) também podem ter propriedades terapêuticas em virtude de seu potencial para restaurar o equilíbrio fisiológico na interface biofilme-dente, mas seu efeito clínico é menos claro. O efeito de controle das cáries das intervenções poderia ocorrer sobre qualquer superfície dentária que seja coberta por um biofilme, tanto as áreas cavitadas quando não cavitadas. Portanto, agora será proposta uma alteração do conceito de "prevenção de cáries" para um mais amplo baseado em evidências de "controle de cáries", ao tentar interferir nos processos dinâmicos das cáries em todos os estágios de desenvolvimento da lesão. Isso não é meramente uma questão de semântica. Uma terminologia mais precisa provavelmente refletiria em uma melhor promoção da saúde dental. Essa linha de pensamento, por trás da mudança de terminologia, é ilustrada na Figura 13.1.

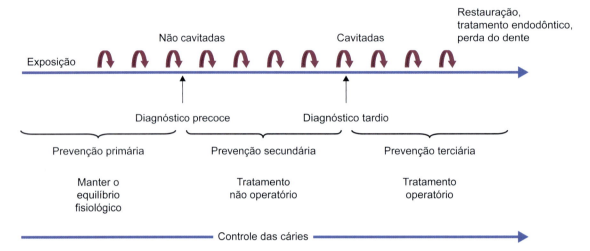

Figura 13.1 Ilustração esquemática do conceito de controle das cáries. Em virtude da exposição ao biofilme metabolicamente ativo, a doença deve ser controlada por toda a vida. Tanto os tratamentos operatórios quanto não operatórios são parte do conceito de controle de cáries, mas os operatórios nunca devem ser o único oferecido aos pacientes com lesões de cáries ativas. Ver o texto para uma explicação mais detalhada. Modificada de Fejerskov e Nyvad, 2003.[13]

A adoção do paradigma de controle de cáries necessita que os clínicos tenham ferramentas diagnósticas adequadas para monitorar a progressão da lesão com o passar do tempo. Em 2003, nas primeiras introduções sobre o conceito de controle de cáries a partir de uma publicação bem oculta[13], os critérios para a detecção das lesões de cárie ativas e inativas[24,28] não foram validados. O conceito de controle de cáries amadureceu gradualmente conforme tornou-se evidente que os critérios clínicos para avaliar a atividade da lesão eram capazes de prever a evolução das lesões[29] e ajudar os clínicos a tomarem decisões mais bem informadas (ver Figura 10.1). Esse conceito foi implantado com sucesso no currículo de Cariologia da Universidade Aarhus como parte integrante do curso de Dentística Restauradora. O objetivo era que todos os alunos pudessem refletir que um paciente que perturba o biofilme mecanicamente (com a escovação), quimicamente (aplicação de fluoretos) ou por mudanças de comportamento (dieta) está realizando o controle das cáries. Contudo, tratamentos operatórios e não operatórios são parte do conceito de controle das cáries (Figura 13.1), mas os tratamentos operatórios nunca devem ser os únicos oferecidos para os pacientes com lesões de cáries ativas. Uma restauração é, algumas vezes, a única opção para interromper uma lesão de cárie cavitada ativa por causa do acesso inadequado à higienização, mas as restaurações sozinhas não curam uma cárie – o paciente ativo sem ajuda auxiliar do controle de cárie melhorado (conferir também Capítulos 17 e 19).

Neste capítulo, serão demonstrados os efeitos da aplicação do conceito de controle de cáries em ambientes clínicos.

Como o controle das cáries era tratado no passado

Há um século, Black relatou sobre seu sucesso clínico na prevenção e no tratamento das cáries de superfícies lisas após recomendar a escovação dentária autorrealizada. Em seu livro[7], escreveu que

> [...] mesmo nos casos de esmalte acentuadamente esbranquiçado em vários dentes, minha experiência demonstra claramente que a cárie de esmalte pode ser efetivamente tratada em qualquer caso no qual o esmalte não tenha sido penetrado. A escova e a água são tudo o que é necessário, mas devem ser usadas corretamente para que sejam efetivas.

Black observou que seus tratamentos eram menos efetivos no estágio de cavitação. Isso não é um achado surpreendente porque é muito mais difícil limpar uma cavidade de cárie com esmalte socavado do que uma superfície dentária lisa. Nos dentes decíduos, nos quais ele não tinha material restaurador adequado e os pacientes muito pequenos se mostravam nervosos e não poderiam ser assustados, defendia a abertura das lesões para possibilitar a limpeza. Duas décadas mais tarde, Anderson[1] publicou uma série de casos de parada experimental de 20 cavidades de dentina oclusal grandes após "a escavação grosseira da cárie" e a eliminação das margens de esmalte não apoiado que tornavam a lesão inacessível para a remoção do biofilme. Todas as cavidades tratadas apresentaram parada parcial ou total do processo de cárie, depois de a função mastigatória ser restabelecida. Essas observações históricas combinaram com os achados clínicos mais recentes, sugerindo que a progressão das lesões de cárie pode ser suprimida em qualquer estágio de desenvolvimento da lesão, desde que sejam obtidas condições clinicamente livres de placa.[26]

Para compreender totalmente o conceito de parada da lesão, é importante refletir sobre a natureza dinâmica do desenvolvimento das lesões de cárie (ver Figura 5.2) e a dinâmica dos processos de desmineralização e remineralização (ver Capítulo 9). Os clínicos podem comprovar que as lesões de cárie exibem diferentes vias de parada da lesão, dependendo da capacidade do paciente de realizar a higiene bucal e controlar os fatores de risco. Em alguns casos, as lesões individuais podem se alternar entre os estágios ativos e inativos ao longo do tempo. Em outros casos de remoção eficiente do biofilme, as lesões podem mostrar sinais claros de parada dentro de alguns meses.

Por que o conceito de controle de cárie/tratamento de cáries não operatório não foi adotado tão amplamente pelos profissionais de Odontologia? Uma razão óbvia poderia ser que a estrutura de pagamentos não reembolsa esse tratamento. Contudo, mesmo nos países onde existe uma remuneração aceita para as intervenções não operatórias (como ocorre na Dinamarca), frequentemente os dentistas relutam em realizar esse tratamento. Isso pode decorrer do fato de esses profissionais se sentirem inseguros sobre como monitorar o controle das cáries, por esse tipo de tratamento não se encaixar na percepção de seu papel profissional de "perfurar e restaurar" ou, simplesmente, porque não acham que esse método funcione. Os exemplos apresentados neste capítulo devem ajudar a superar essa barreira junto com as informações apresentadas no Capítulo 20 sobre as reações do complexo polpa-dentina sobre as cáries.

Supressão das cáries de esmalte ativas

Vários estudos experimentais clínicos confirmaram as observações originais de Black.[7] Quando as lesões de cárie de esmalte ativas são higienizadas regularmente, as características da superfície se alteram de branco poroso para uma opacidade mais difusa, principalmente nas partes rasas periféricas da lesão (ver Figuras 5.15 e 5.16[3,4,19]). A área total da lesão pode ser reduzida e, ocasionalmente, as lesões podem desaparecer por completo.[5]

Também foi sugerido que as rupturas localizadas da camada superficial do esmalte desmineralizado podem levar à formação de microcavidades durante a parada da lesão.[3] Atuando em conjunto, essas alterações foram interpretadas, principalmente, como o resultado do desgaste superficial (escovação e mastigação) mais do que de um processo de "remineralização" do tecido desmineralizado.[31] A camada superficial das lesões pode incorporar certa quantidade de minerais, mas o tecido poroso situado profundamente à superfície é improvável de apresentar "reparação" completa por causa da difusão restrita dos íons para dentro e para fora da lesão (ver Capítulos 5 e 9). Portanto, as lesões suprimidas permanecem como cicatrizes amarronzadas ou esbranquiçadas durante toda a vida sobre o esmalte.

O desenvolvimento da lesão de esmalte e sua parada também foram observados em estudos *in vivo* em casos de gengivite experimental e cáries da Universidade de Aarhus no final dos anos 1960.[30,32] As lesões de cárie de esmalte não cavitada detectadas clinicamente se desenvolveram inesperadamente rápido nos dentes naturais dos alunos de Odontologia ao pararem de realizar higiene bucal por 3 semanas e com a suplementação de nove bochechos diários de solução de sacarose a 50% (ver Figura 9.17A). Felizmente, essas lesões foram suprimidas após o reinício das práticas de higiene bucal e a realização de bochechos diários com uma solução de NaF a 0,2% por 2 meses (ver Figura 9.17B). Com os conhecimentos atuais, esse experimento clínico pode parecer não muito ético, mas deve-se ter em mente que, naquela época, o rápido desenvolvimento das lesões visíveis foi surpreendente para os pesquisadores. Como resultado do experimento, não é mais ético realizar estudos *in vivo* prolongados em seres humanos aplicando bochechos frequentes com soluções de sacarose.

Alguns cientistas estão em dúvida a respeito do efeito do controle das cáries nas superfícies oclusais por causa das dificuldades encontradas para a higienização adequada das fissuras, principalmente durante a erupção dentária. Contudo, um conjunto substancial de evidências demonstra que, de fato, é possível controlar o desenvolvimento e a progressão das cáries nas superfícies oclusais dos dentes molares em erupção quando as crianças são submetidas a um programa individualizado de higiene bucal intensificada, incluindo limpeza dos dentes realizada por um profissional e uso de fluoretos tópicos.[8] Após 1 ano do programa, a proporção de lesões suprimidas aumentou às custas de uma redução na proporção de lesões ativas. Ao mesmo tempo, a proporção de superfícies com biofilme visível foi reduzida significativamente (Figura 13.2). Esses resultados foram mantidos ao longo do tempo e, após 3 anos, quase 90% dos sítios tinham permanecido clinicamente estáveis.[9] Somente 9% das superfícies oclusais foram seladas e 1% restauradas durante o período de seguimento, em comparação a 66% seladas e 8% restauradas em um grupo-controle da mesma comunidade. Os autores sugerem que o programa não operatório, agora denominado "método Nexø", possa ser especialmente vantajoso para controlar as cáries em estágios muito precoces da erupção dos dentes, durante os quais o selamento não pode ser realizado pela falta de controle da umidade do ambiente.

Contudo, o estudo Nexø original[9] não envolveu um grupo-controle concomitante para comparação. O ensaio subsequente realizado em Moscou, baseado no método Nexø, envolveu um grupo-controle concomitante e confirmou os efeitos positivos dos tratamentos não operatórios sobre os níveis de higiene bucal e o controle das cáries das superfícies oclusais, sem o uso de selantes.[11] Mais da metade (54%) das lesões ativas não cavitadas nas superfícies oclusais foram convertidas para lesões inativas ao longo do período de 2 anos e meio. Isso foi contrastado com o grupo-controle, no qual não houve lesões com regressão. Uma abordagem com tratamento não operatório com base em limpeza dos dentes feita por um profissional e educação para a saúde dental também foi testada em primeiros molares recém-erupcionados na Austrália, quando se detectou um resultado equivalente ao do programa preventivo convencional, consistindo em selamento seletivo das fissuras e aplicação tópica de fluoretos.[2] Em comum com os programas não operatórios apresentados para as cáries oclusais, estavam as consultas de reavaliação e o fato de que a alocação de recursos teve que ser mais frequente durante o 1º ano; contudo, a frequência de consultas de reavaliação foi reduzida com o passar do tempo à medida que os molares alcançavam a oclusão total e a colaboração dos pacientes tornava-se melhor.

Supressão das cáries radiculares ativas

O crescente envelhecimento das populações e as dificuldades associadas ao tratamento operatório das cáries radiculares incentivaram uma série de estudos que explorassem as possibilidades de supressão das lesões nos casos de lesões de cáries radiculares. Em todos os casos de higiene bucal meticulosa sustentada, as características clínicas das lesões de cáries radiculares mudaram de maneira relativamente rápida. Anteriormente recobertas de placa, as lesões amareladas ativas com textura superficial macia podem se converter em lesões decoradas inativas mais duras, cuja superfície pode parecer lisa e brilhante ao final do processo (Figura 13.3) ou conter microcavidades (Figura 13.4).[24]

A parada das cáries dentárias radiculares é especialmente interessante do ponto de vista que, em contraste com as cáries de esmalte, demonstrou-se que as bactérias invadiram as camadas superficiais da dentina radicular cariada em uma etapa precoce.[25] Mas não é necessário preocupar-se por causa dessas bactérias, pois, quando o biofilme superficial – a principal força motriz do processo de cárie – é removido repetidamente, a progressão das cáries é reduzida por uma alteração na ecologia das comunidades microbianas na dentina desmineralizada. Essa hipótese foi posteriormente confirmada por

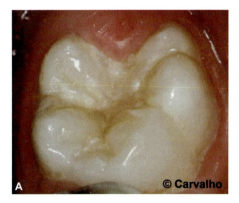 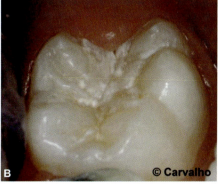 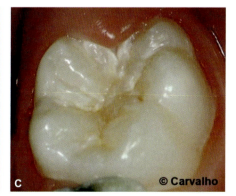

Figura 13.2 A. Controle não operatório da progressão das cáries na superfície oclusal de primeiro molar em erupção. **B.** Biofilme espesso antes e depois da remoção da placa. Nota-se a presença de lesões não cavitadas ativas no sistema sulco-fossa após a remoção da placa e a secagem do dente. **C.** Depois de 3 meses de tratamento não operatório, a translucidez do esmalte na porção central do sistema sulco-fossa parece normal, mas as lesões opacas ainda são visíveis próximas da gengiva distalmente. Cortesia de Joanna C. de Carvalho.

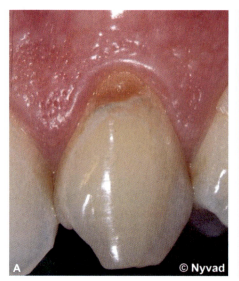 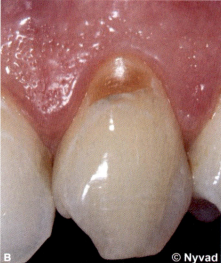 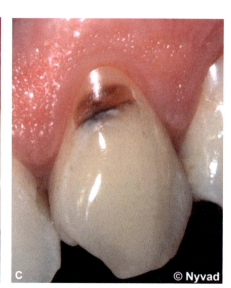

Figura 13.3 Supressão das cáries da superfície radicular. **A.** Lesões de cáries na superfície radicular ativas no canino superior apresentando uma superfície amolecida. **B.** A mesma lesão após 1 ano de controle das cáries não operatório pela melhora da escovação dos dentes com pasta fluoretada. A lesão tornou-se um estágio inativo, conforme evidenciado pela superfície dura e brilhante. **C.** Após 4 anos, a lesão ainda está inativa e tornou-se pigmentada. Nota-se também a lesão inativa na parte gengival do esmalte.

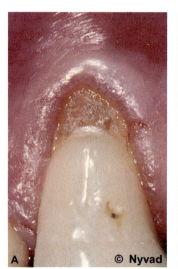 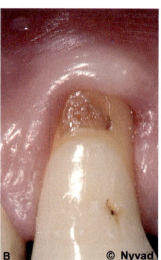 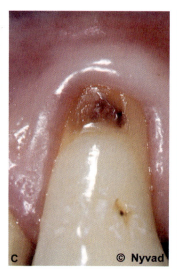 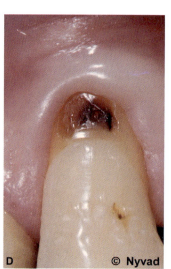

Figura 13.4 A a D. Estágios consecutivos do tratamento não operatório de lesões de cárie de superfície radicular não cavitadas ativas na superfície vestibular do canino superior esquerdo. A figura mostra as alterações na aparência clínica da lesão após 3, 6 e 18 meses. Nota-se que, dentro do período de observação, a melhora da higiene bucal levou à alteração gradual da cor e da estrutura superficial da lesão, indo de uma aparência amarelada e macia para uma superfície com alteração de coloração, escura e dura. Observam-se também as alterações na topografia das margens gengivais.[24] Reproduzida, com autorização, da John Wiley & Sons.

estudos experimentais de cáries radiculares, nos quais foi demonstrado que a perda mineral não aumentou durante a parada da lesão, apesar de as bactérias estarem presentes no tecido cariado. A espessura e a densidade mineral da camada superficial das lesões de cáries radiculares suprimidas aumentaram com o passar do tempo. Além disso, certa redistribuição do mineral se deu dentro do corpo da lesão (ver Figura 9.22).[27] Este último fenômeno foi provavelmente o resultado dos tratamentos tópicos com fluoreto dados para as lesões.

Uma série de casos de cáries radiculares demonstrou o destino especialmente de lesões de dentina profunda com formação evidente de cavidades nas superfícies bucais (Figura 13.5).[26] A maioria dos dentistas imediatamente trataria essas lesões com restaurações. Contudo, o paciente desejava tentar um tratamento não operatório como a premissa de que este não colocaria em risco sua polpa. O tratamento não operatório foi bem-sucedido, de modo que o paciente não solicitou uma restauração durante os 10 anos de seguimento. As lesões ficaram duras com o passar do tempo, tornando-se quase pretas. Mas a aparência cosmética não era problema nessa parte da boca para o paciente. No exame realizado após 4 anos (Figura 13.5C), uma margem de esmalte não suportado facilitando a retenção do biofilme foi removida ao longo da face oclusal da lesão no primeiro pré-molar para facilitar a remoção da placa. Durante esse procedimento, tomou-se extremo cuidado para não danificar a camada mais superficial da lesão, pois isso poderia criar caminhos potencialmente grandes para a invasão bacteriana no corpo da lesão e colocar em risco a continuidade da supressão da lesão. Durante 10 anos de seguimento (Figura 13.5D), revelou-se que esse ajuste mecânico dos bordos da lesão foi efetivo.

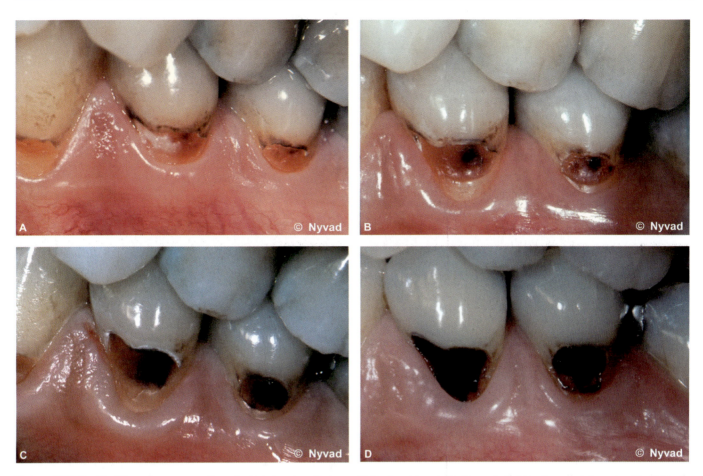

Figura 13.5 A a D. Alterações consecutivas do tratamento não operatório de cáries radiculares cavitadas ativas nas faces vestibulares de primeiros e segundos pré-molares inferiores. **B** a **D.** Aparência clínica das lesões ativas após 2, 4 e 10 anos. O tratamento bem-sucedido foi obtido por meio de uma remoção diária cuidadosa das placas com pasta de dente fluoretada. Após 4 anos, uma margem retentiva de esmalte sem suporte na face oclusal da lesão foi removida para facilitar a higienização. Embora esteticamente sejam um problema para a maioria dos pacientes, essas lesões não precisarão de tratamento operatório, que poderia enfraquecer substancialmente os dentes e, a longo prazo, reduzir sua sobrevivência.[26] Reproduzida, com autorização, da John Wiley & Sons.

O tratamento não operatório pode não ser apenas uma estratégia útil para controlar as cáries radiculares individualmente em pacientes no consultório odontológico. Um ensaio clínico recente demonstrou que esse conceito de tratamento pode também ser aplicado com sucesso em residentes idosos de clínicas de repouso cujos dentes tenham sido higienizados profissionalmente 2 vezes/dia pela equipe de enfermagem.[12] Lesões de cárie radicular significativamente mais ativas foram suprimidas em um grupo de intervenção que escovava os dentes com pasta fluoretada com 5.000 ppm em comparação ao grupo-controle fazendo uso de pasta fluoretada com 1.450 ppm por 8 meses. Como não foram registradas diferenças nos níveis de placa em outros determinantes de cárie relevantes ao final do estudo, os autores concluíram que as pastas de dente fluoretada com 5.000 ppm foram mais efetivas do aquelas com 1.450 ppm para suprimir as cáries radiculares nesse programa de escovação dentária diária profissional – o que não é surpreendente com base no conhecimento apreendido sobre os mecanismos cariostáticos do flúor (conferir Capítulo 14).

Supressão das cáries cavitadas ativas

Muitos dentistas são céticos quanto à supressão das cáries de dentina cavitadas, já que se preocupam com a possibilidade de a polpa sofrer danos permanentes. Contudo, deve-se lembrar de que a dentina é um tecido com vitalidade e, durante o desenvolvimento da lesão de cárie, o complexo dentino-pulpar reagirá com uma resposta biológica, tentando "selar" o tecido destruído para proteger a polpa (conferir Capítulo 20). Essas reações positivas são facilitadas pela remoção regular dos microrganismos e podem resultar no alívio da dor. A Figura 13.6 mostra um caso desse tipo no qual a melhora do controle da placa resolveu a sensibilidade ao frio e ao doce após somente 2 a 3 semanas. A dentina mole infiltrada de bactérias é gradualmente removida pela escovação e a camada superficial da lesão capta mineral da saliva de modo similar ao descrito para a supressão das cáries radiculares. Não se recomenda remover a dentina amolecida por instrumentação – a estratégia é a abrasão lenta da dentina amolecida para estimular a resposta biológica.

A repetição da re-restauração dos dentes decíduos tem levado alguns odontopediatras a defender o tratamento não operatório como uma estratégia alternativa para tratar as cavidades nos dentes decíduos.[17,18] O princípio é simplesmente que as cavidades abertas são mantidas livres de biofilme diariamente pelo uso de uma escova de dente e pasta de dente fluoretada. Se a cavidade não pode ser limpa adequadamente em virtude do esmalte socavado, a lesão é modificada para que seja mais facilmente higienizável, fazendo-se um "recorte" do esmalte sem suporte utilizando uma broca (Figura 13.7A e B). As evidências empíricas sugerem que, se a cooperação com as medidas de higiene bucal for mantida, as lesões anteriormente amolecidas e cavitadas ativas tornam-se mais duras e inativas com o passar do tempo (Figura 13.7C e D). Como ocorre com as cáries radiculares, esses processos devem ser apoiados pela aplicação profissional de fluoretos tópicos. O procedimento de recorte é bem tolerado até mesmo por crianças muito pequenas, pois a dor não é provocada pelo

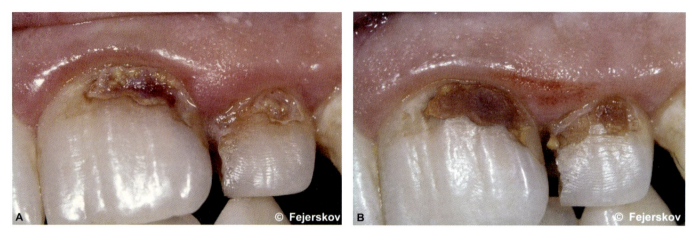

Figura 13.6 A e B. Lesões cavitadas ativas preenchidas com depósitos microbianos nos dentes anteriores. A aparência marrom-escura das lesões é um resultado da descoloração da dentina amolecida, o que fica evidente quando a maior parte da placa dental é removida com uma escova de dente (**B**). Tais lesões cavitadas podem ser convertidas em lesões suprimidas por intervenções não operatórias usando uma pasta de dente contendo fluoretos. Nesse paciente, após 2 a 3 semanas de controle da placa, as lesões não estavam mais sensíveis ao frio e aos doces e, 4 meses mais tarde, estavam duras à sondagem.

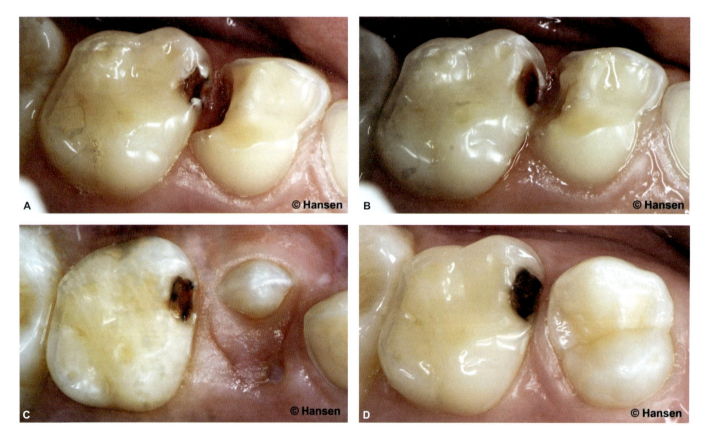

Figura 13.7 Estágios sequenciais do controle de cáries não operatório em dentes decíduos com lesões cavitadas ativas. A cavidade no primeiro molar tinha sido preenchida previamente, mas a restauração foi perdida. **A** e **B.** Cavidades de cárie ativa antes e após o "recorte" do esmalte sem suporte para tornar as cavidades mais fáceis de serem higienizadas por uma escova de dente. **C** e **D.** Estágios sucessivos de lesão suprimida no segundo molar após 3 e 6 meses, respectivamente. O assoalho da cavidade de dentina tornou-se mais duro e mais escuro com o passar do tempo. Nota-se que o primeiro pré-molar permanente erupciona em um ambiente limpo. Cortesia de Niels V. Hansen.

desgaste momentâneo dos bordos do esmalte. Portanto, a maioria dos pais/responsáveis prefere esse procedimento de tratamento não traumático em detrimento da terapia de restauração tradicional para os dentes decíduos de seus filhos – caso possam escolher.

Ao selecionar as lesões para tratamento não operatório das cavidades, fica implícito que o paciente e seus pais/responsáveis devem compreender a importância do controle diário da placa. Os dentes não devem mostrar sinais de dor espontânea (pulpite crônica) nem problemas com impacção alimentar, que poderiam tornar o controle de placa ineficaz. Por questões anatômicas, as cavidades de cárie nos dentes decíduos são mais rasas e fáceis de limpar do que as cavidades nos dentes permanentes. Assim, não é de se surpreender que um programa de controle de cáries simples baseado em escovação dentária supervisionada diariamente usando pasta de dente fluoretada (1000 ppm de fluoretos), conduzido em crianças do jardim de infância de 3 a 5 anos de idade na China, resultou em um substancial endurecimento/supressão das lesões de dentina abertas.[23] Após 3 anos, cerca de 28% das lesões de cáries de dentina ativas no grupo de teste foram superadas, e a maioria das cáries suprimidas foi encontrada nos dentes anteriores (45%) em comparação aos dentes posteriores (7%). Uma observação digna de nota nesse estudo foi que o grupo-controle sem receber cuidados preventivos organizados teve até 19% das lesões cavitadas ativas suprimidas! Isso sugere que uma quantidade considerável de lesões cavitadas ativas nos dentes decíduos pode apresentar supressão sem intervenção operatória e poderia explicar, parcialmente, por que 84% dos dentes decíduos cariados não restaurados encontrados em um estudo de base prática retrospectiva esfoliaram sem sintomas.[22] Somados, esses achados suscitam uma nova consideração a respeito dos benefícios do controle de cáries não operatório na dentição primária, como também defendido por outros autores.[20]

Papel dos fluoretos na supressão das lesões

A maioria dos estudos citados anteriormente de supressão das lesões foi realizada em um período durante o qual o uso regular de pastas de dente fluoretada era o método de prevenção de cárie básico. Em alguns deles, foram adicionadas aplicações de flúor ao uso de pasta fluoretada por profissionais. Deve-se lembrar, porém, que o tratamento com fluoreto, independentemente de quanto possa ser agressivo, não é capaz de interromper o desenvolvimento das cáries, mas somente reduzir a velocidade de progressão da lesão. Além disso, o fluoreto exercerá predominantemente seu efeito cariostático nas lesões ativas sujeitas a períodos de baixo pH (Capítulos 9 e 14). Portanto, o efeito controlador das cáries da escovação com uma pasta fluoretada durante a supressão da lesão depende principalmente da remoção dos microrganismos e de seus produtos metabólicos prejudiciais. Sugeriu-se que pode haver um efeito aditivo sobre o controle das cáries da exposição do fluoreto e da remoção do biofilme (conferir Capítulo 15). Contudo, a magnitude de tais interações durante a supressão da lesão não foi resolvida definitivamente.

Benefícios e limitações da abordagem de controle das cáries | Recomendações

A abordagem sobre o controle das cáries não operatória promovida neste capítulo pode ser aplicada para todos os tipos e estágios de cáries dentárias, desde que a polpa permaneça com vitalidade. Mesmo depois de uma terapia com restauração, o cuidado não operatório é essencial para prevenir o desenvolvimento de cáries secundárias nas margens das restaurações. O controle de cáries não operatório é um tratamento biológico que age na raiz da doença, em oposição ao tratamento dos sintomas por colocação de restaurações. Em virtude dos processos metabólicos contínuos no biofilme dental, é possível pensar que as cáries não podem ser tratadas com um método único. Entretanto, a fim de equilibrar os processos de desmineralização e remineralização no biofilme dental, o indivíduo pode ser ensinado a manter o controle da doença pelo resto de sua vida.[13]

Para alguns especialistas, os cuidados dentários possivelmente mais indicados são associados de modo exclusivo a uma terapia com restauração, vergonhosamente denominando as lesões de cárie não restauradas como "doença não tratada" ou, ainda, "negligência supervisionada".[10] Contudo, o tratamento não operatório não é uma negligência passiva, mas uma modalidade de tratamento biológico que requer reavaliação ativa. É verdade que, por vários motivos, alguns pacientes podem não ser capazes de colaborar completamente com as orientações preventivas administradas. Mas isso não significa que o conceito bem documentado de controle de cáries não operatório deva ser abandonado de modo absoluto. Os tratamentos não operatórios devem ser oferecidos para pacientes receptivos pelas razões corretas. Portanto, recomenda-se que a prática clínica do controle de cáries não operatória se torne uma parte obrigatória do currículo odontológico em todas as universidades.

Com o conhecimento reunido em mais de 100 anos, chegou a hora de aplicar o modo de tratamento das cáries baseado em evidências que possibilitariam que a maioria dos indivíduos mantivesse sua dentição natural durante toda a vida. O controle de cáries não operatório oferece essas oportunidades para todas as populações, mas a sua implementação necessita de uma reflexão total da maneira pela qual a Odontologia é organizada e remunerada, para que os profissionais da área possam se afastar do conceito clássico de Odontologia Restauradora.[15]

Referências bibliográficas

1. Anderson BG. Clinical study of arresting dental caries. J Dent Res. 1938;17:443-52.
2. Arrow P. Oral hygiene in the control of occlusal caries. Community Dent Oral Epidemiol. 1998;26:324-30.
3. Årtun J, Thylstrup A. Clinical and scanning electron microscopic study of surface changes of incipient caries lesions after debonding. Scand J Dent Res. 1986;94:193-201.
4. Årtun J, Thylstrup A. A 3-year clinical and SEM study of surface changes of carious enamel lesions after inactivation. Am J Orthod Dentofac Orthop. 1989;95:327-33.
5. Backer Dirks O. Posteruptive changes in dental enamel. J Dent Res. 1966;45:503-11.
6. Baelum V, Machiulskiene V, Nyvad B, Richards A, Vaeth M. Survival modeling of caries lesion transitions in community intervention trials of preventive interventions. Community Dent Oral Epidemiol. 2003;31:252-60.
7. Black GV. A work on operative dentistry, Vol. 1, The technical procedures in filling teeth. Chicago: Medico-Dental Publishing Co.; 1914. p. 188-90.
8. Carvalho JC, Ekstrand KR, Thylstrup A. Results after 1 year of non-operative occlusal caries treatment of erupting permanent first molars. Community Dent Oral Epidemiol. 1991;19:23-8.
9. Carvalho JC, Thylstrup A, Ekstrand KR. Results after 3 years of non-operative occlusal caries treatment of erupting permanent first molars. Community Dent Oral Epidemiol. 1992;20:187-92.
10. Curzon M. Supervised neglect – again! Eur Arch Paediatr Dent. 2010;11;51-2.
11. Ekstrand KR, Kuzmina IN, Kuzmina E, Christiansen MEC. Two and a half year outcome of caries-preventive programs offered to groups of children in the Solntsevsky district of Moscow. Caries Res. 2000;34:8-19.
12. Ekstrand KR, Poulsen JE, Hede B, Twetman S, Qvist V, Ellwood RP. A randomized clinical trial of the anti-caries efficacy of 5,000 compared to 1,450 ppm fluoridated toothpaste on root caries lesions in elderly disabled nursing home residents. Caries Res. 2013; 47;391-8.
13. Fejerskov O, Nyvad B. Is dental caries an infectious disease? Diagnostic and treatment consequences for the practitioner. In: Schou L, ed. Nordic dentistry 2003 yearbook. Copenhagen: Quintessence; 2003. p. 141-52.
14. Fejerskov O, Thylstrup A, Larsen MJ. Rational use of fluorides in caries prevention. A concept based on possible cariostatic mechanisms. Acta Odont Scand. 1981;39:241-9.

15. Fejerskov O, Escobar G, Jøssing M, Baelum V. A functional natural dentition for all – and for life? The oral health care system needs revision. J Oral Rehabil. 2013;40:707-22.
16. Groeneveld A, Van Eck AAMJ, Backer-Dirks O. Fluoride in caries prevention: is the effect pre- or post-eruptive? J Dent Res. 1990;69(Spec Iss):751-5.
17. Gruythuysen RJM. Niet-restauratieve cavitetsbehandeling. Cariesactiviteit beteugelen in plaats van maskeren. Ned Tijdschr Tandheelkd. 2010;117:173-80.
18. Gruythuysen RJM, van Strijp AJP, van Palenstein Helderman WH, Frankenmolen FW. Niet-restauratieve behandeling van caries in het melkgebit: doelmatig en kindvriendelijk. Ned Tijdschr Geneeskd. 2011;155:A3489.
19. Holmen L, Thylstrup A, Århun J. Surface changes during the arrest of active enamel caries lesions in vivo. A scanning electron microscope study. Acta Odontol Scand. 1987;45:383-90.
20. Kidd E. Should deciduous teeth be restored? Reflections of a cariologist. Dent Update. 2012;39:159-66.
21. Larsen MJ. Enamel solubility. Caries and erosions. Doctoral dissertation. Aarhus: Royal Dental College; 1974. 0002252545.
22. Levine RS, Pitts NB, Nutgent ZJL. The fate of 1,587 unrestored carious deciduous teeth: a retrospective general practice based study from northern England. Br Dent J. 2002;193:99-103.
23. Lo ECM, Schwarz E, Wong MCM. Arresting dentine caries in Chinese preschool children. Int J Paediatr Dent. 1998;8:253-60.
24. Nyvad B, Fejerskov O. Active root surface caries converted into inactive caries as a response to oral hygiene. Scand J Dent Res. 1986; 94:281-4.
25. Nyvad B, Fejerskov O. An ultrastructural study of bacterial invasion and tissue breakdown in human experimental root surface caries. J Dent Res. 1990;69:2218-25.
26. Nyvad B, Fejerskov O. Assessing the stage of caries lesion activity on the basis of clinical and microbiological examination. Community Dent Oral Epidemiol. 1997;25:69-75.
27. Nyvad B, ten Cate JM, Fejerskov O. Arrest of root surface caries in situ. J Dent Res. 1997;76:1845-53.
28. Nyvad B, Machiulskiene V, Baelum V. Reliability of a new caries diagnostic system differentiating between active and inactive caries lesions. Caries Res. 1999;33:252-60.
29. Nyvad B, Machiulskiene V, Baelum V. Construct and predictive validity of caries diagnostic criteria assessing lesion activity. J Dent Res. 2003;82:117-22.
30. Theilade E, Wright WH, Jensen SB, Loe H. Experimental gingivitis in man. II. A longitudinal clinical and bacteriological investigation. J Periodontal Res 1966;1:1-13.
31. Thylstrup A, Bruun C, Holmen L. In vivo caries models – mechanisms for caries initiation and arrestment. Adv Dent Res. 1994;8:144-57.
32. Von der Fehr FR, Löe H, Theilade E. Experimental caries in man. Caries Res. 1970;4:131.48.

14

Fluoretos no Controle das Cáries

O. Fejerskov, J. A. Cury, L. M. Tenuta e V. C. Marinho

Introdução	215
Fluoreto na prevenção e no controle das cáries	215
Mecanismos cariostáticos do fluoreto	219
Fluorose dental e metabolismo do fluoreto	222
Efetividade dos fluoretos no controle das cáries dentárias | Evidências de revisões sistemáticas	231
Uso racional dos fluoretos no controle das cáries em diferentes partes do mundo	238
Referências bibliográficas	239
Bibliografia	242

Introdução

O papel dos fluoretos no controle das cáries representa uma das histórias mais bem-sucedidas na saúde pública geral. Contudo, como em muitos outros programas de sucesso, isso não se deu sem custos, algumas vezes resultando em fortes debates emocionais dentro da profissão odontológica, nem sempre baseados em evidências científicas.

Neste capítulo, serão discutidas visões do que é conhecido atualmente sobre os efeitos dos fluoretos nos dentes em desenvolvimento e erupcionados para derivar, de maneira racional, da defesa do uso do flúor nas populações contemporâneas. O fluoreto (F^-) tem efeitos benéficos e também prejudiciais sobre a dentição. Seus benefícios resultam principalmente de seu efeito local (tópico) sobre as superfícies dentárias sempre que são cobertas por um biofilme após os dentes terem erupcionado na cavidade bucal (para mais informações sobre os mecanismos de ação, ver mais adiante neste capítulo e também no Capítulo 9). Em contraste, os efeitos prejudiciais do F^- decorrem de sua absorção sistemática durante o desenvolvimento dos dentes, resultando em fluorose dental, uma hipomineralização do esmalte em um grau que é o reflexo direto da ingestão de F^- durante a formação dentária. Ao maximizar a exposição intrabucal durante toda a vida e minimizar a absorção sistêmica durante o período em que a dentição está se desenvolvendo, o F^- pode ser usado para maximizar os benefícios dos fluoretos no controle das cáries enquanto, simultaneamente, minimiza o risco de fluorose.

Os principais tópicos discutidos neste capítulo são:

- Fluoreto na prevenção e no controle das cáries
- Mecanismos cariostáticos do fluoreto
- Fluorose dental e metabolismo do fluoreto
- Efetividade dos fluoretos no controle das cáries dentais: evidências procedentes de revisões sistemáticas
- Uso racional dos fluoretos no controle das cáries: recomendações.

Fluoreto na prevenção e no controle das cáries

De fato, foram os efeitos prejudiciais do F^- sobre a aparência do esmalte dentário (fluorose dentária) que estimularam as investigações detalhadas iniciais e, em última análise, a descoberta de seus benefícios anticárie.[73] Provavelmente, foram encontrados dentes pretos descoloridos desde o período em que os seres humanos viviam em áreas com conteúdo elevado de F^- no solo e na água. Por exemplo, Galeno (131-201 d.C.) observou que as cáries dentárias "não atacam dentes com uma cor amarela-escura, embora pudéssemos esperar que acontecesse exatamente o contrário", de acordo com um texto traduzido pelo finado professor D. Lambrou de Tessalônica.

Contudo, a associação entre o F^- e o "esmalte mosqueado", como primeiro designado, tornou-se clara no início do século 20, graças a dois dentistas norte-americanos: o Dr. Fredrick McKay e o Oficial de Saúde Pública dos EUA, H. Trendley Dean. Por consequência, a associação positiva entre a exposição elevada ao F^- e a menor prevalência de cavidades de cáries tornou-se conhecida. Entretanto, na Europa, Denninger, na segunda metade do século 19, prescreveu fluoreto de cálcio (CaF_2) para crianças e grávidas, observando grandes benefícios para os dentes dessas pacientes.[28]

Em 1901, McKay, trabalhando em Colorado Springs, Colorado, EUA, notou que alguns pacientes tinham o que era localmente conhecido como "mancha marrom do Colorado". Nos anos subsequentes, passou ajudar o Dr. Greene Vardiman Black (conferir Capítulo 19), um dos mais eminentes especialistas norte-americanos em esmalte dentário. Sua pesquisa histológica da condição denominada "Dentes mosqueados. Uma imperfeição endêmica do esmalte dos dentes até então desconhecida na literatura da Odontologia"[17] chamou a atenção da comunidade de pesquisadores odontológicos. Algo que intrigou Black e McKay foi que, embora o esmalte mosqueado fosse claramente hipocalcificado e, portanto, em teoria, mais suscetível às cáries, essa não parecia ser a condição desses dentes.[119] Coincidentemente, Ainsworth[2], na Inglaterra, fez uma observação similar.

Tornou-se claro que a condição era localizada em crianças nascidas em áreas geográficas específicas e McKay suspeitou que o fornecimento de água desses distritos poderia ser um importante fator etiológico. Em Bauxita, as alterações no fornecimento de água resultaram em um cenário no qual crianças apresentaram esmalte mosqueado[99], e a análise química do suprimento de água revelou um nível inesperado de F^- na água de abastecimento (14,7 ppm de F^-). Esses altos níveis foram confirmados em outras cidades onde ocorreram casos de esmalte mosqueado.[34] Essas observações não estabeleceram uma relação de causa e efeito. Contudo, em 1925, quando McCollum *et al.* relataram que ratos alimentados com uma dieta com adição de F^- desenvolveram dentes hipomineralizados, a etiologia de esmalte mosqueado foi estabelecida com clareza.[117]

Nos anos 1930, experimentos sistemáticos em animais de laboratório e estudos epidemiológicos em seres humanos estabeleceram tanto a associação quanto uma relação de causa e efeito entre os fluoretos nas águas de abastecimento e o esmalte mosqueado (desde então denominado fluorose dental). Os estudos epidemiológicos foram realizados por uma equipe liderada por Dean[44,47,48], que também estava interessada na aparente anomalia de que, embora o esmalte parecesse ser hipomineralizado, ele não parecia ser nem um pouco mais suscetível às cáries. Inicialmente, o pesquisador realizou um pequeno estudo envolvendo 114 crianças que tinham usado água 0,6 a 1,5 ppm de F^- e encontrou somente 4% delas livres de cárie, em comparação a 22% de 122 crianças em uma área com água de abastecimento contendo 1,7 a 2,5% ppm de F^-.[45] Outro estudo maior sugeriu que a experiência de cárie em duas cidades com abastecimento de água contendo 1,7 a 1,8 ppm de F^- foi metade da experiência de duas cidades adjacentes similares com somente 0,2 ppm de F^- na água de abastecimento.[49]

A associação entre o nível de F^- na água de abastecimento e os níveis de cárie foi, então, caracterizada no "estudo de 21 cidades" (na realidade, uma série de estudos).[50,51] Crianças procedentes de cidades nas quais as concentrações de F^- naturais na água de abastecimento variavam de níveis em torno de 0 até 2,6 ppm foram examinadas e os resultados desse estudo clássico de pesquisa epidemiológica, tanto da experiência de cáries quanto da fluorose, estão resumidos nas Figuras 14.1 e 14.2.[46]

O índice de Dean[43,45,46] classifica a fluorose como questionável, muito leve, leve, moderada e grave. A prevalência de indivíduos com lesões de qualquer gravidade é cerca de 50% no nível de 1 ppm de F^- ou menos na água de abastecimento (Figura 14.1). Contudo, também é interessante observar que as formas menos graves de fluorose (questionável e muito leve) são responsáveis pela maioria dos casos e existe uma relação dose-resposta muito clara entre o nível de F^- na água de abastecimento e a prevalência de fluorose, mesmo em níveis de F^- na água de abastecimento abaixo de 1 ppm. Portanto, mesmo em níveis baixos de F^- na água de abastecimento, houve algum risco associado ao uso de F^- (para mais detalhes, ver mais adiante neste capítulo).

O uso do termo "questionável" para descrever o nível de classificação mais precoce no índice de Dean tem sido a fonte de maior controvérsia ao longo dos anos à medida que a profissão odontológica tentou eliminar essa categoria, afirmando que ela refletia uma variedade de outros tipos de alterações do esmalte não causadas pelo F^-. No entanto, a Figura 14.1 demonstra claramente que existe uma forte relação dose-resposta entre essa categoria de defeitos e a concentração de F^- na água de abastecimento. Além disso, em 1983, Myers revisou a literatura disponível relativa à categoria "questionável" da fluorose dental e demonstrou que se tratava de uma entidade distinta associada ao F^-.[124]

A associação entre os níveis de F^- na água de abastecimento e as cáries dentárias nas 21 cidades pode ser vista na Figura 14.2. Na época, houve uma redução drástica nas cáries à medida que o nível de F^- na água de abastecimento aumentava até 1 ppm. Além desse nível, o índice médio de cariados, perdidos e obturados (DMTF, do inglês *decayed, missing, and filled teeth*) continuou a reduzir, mas em uma velocidade muito mais lenta. No nível de F^- de 1 ppm, o número médio de dentes cariados, perdidos ou obturados tinha sido reduzido em mais de 50%. Contudo, ao estudar esse gráfico, é preciso considerar se o platô aparente é um artefato do método de registro dos dados ou da população observada. O método de registro foi o DMTF, mas o DMTF médio (ver Capítulo 4) é uma medida muito bruta e sua natureza é incapaz de refletir alterações sensivelmente na extremidade mais baixa da escala. Esse índice somente registra cáries com lesões que alcançaram um nível de cavitação. Como tal, é insensível para identificar os benefícios nas lesões de esmalte suprimidas.

Dean pensou muito a respeito da questão sobre o que deveria constituir o "nível ideal de F^- na água de abastecimento – ou seja, a concentração de F^- que resultaria em uma 'proteção contra cáries' máxima ao mesmo tempo que causasse uma fluorose dental mínima. Com base em seus estudos sobre 'o limite mínimo da fluorose dental endêmica crônica'", Dean concluiu que "quantidades que não

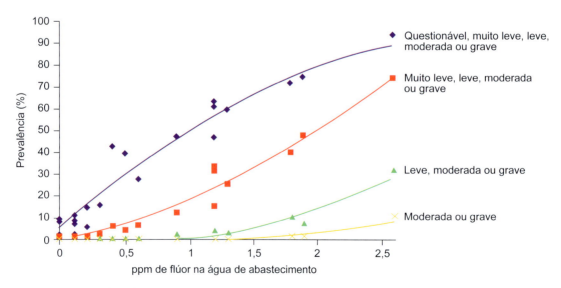

Figura 14.1 Prevalência e gravidade do esmalte mosqueado em 21 cidades dos EUA com níveis variados de F^- em sua água de abastecimento[46] (domínio público).

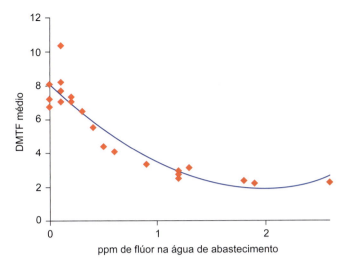

Figura 14.2 Número médio de dentes cariados, perdidos e obturados (DMTF, do inglês *decayed, missing, and filled teeth*) e a concentração de F⁻ na água de abastecimento no estudo de 21 cidades[46] (domínio público).

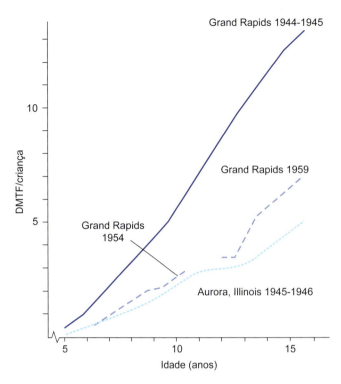

Figura 14.3 Cáries dentárias em crianças de Grand Rapids após 10 e após 15 anos de fluoretação, em Grand Rapids antes da fluoretação e na área de flúor natural de Aurora (domínio público).

excedessem uma parte por milhão expressas em termos de fluoreto não têm qualquer significado na perspectiva da saúde pública".[47] Como enfatizado, ao lidar com a Figura 14.1, a avaliação pessoal de Dean "de nenhum significado em saúde pública" não foi sinônima da afirmação de que não ocorria fluorose dental na população. Além disso, as relações entre as percepções da aparência dental e a qualidade de vida relacionada com a saúde bucal e a fluorose dental não foram avaliadas naquela época. Entretanto, essas reflexões resultaram na adoção disseminada de 1 a 1,2 ppm de F⁻ nos EUA como o nível "ótimo" na água de abastecimento (para uma discussão mais aprofundada, ver mais adiante).

A forte associação entre o nível de F⁻ na água de abastecimento e os níveis de cáries foi baseada em estudos de desenho transversal. Portanto, a fim de estabelecer uma relação de causa e efeito, foram necessários estudos de intervenção, os quais começaram a ser feitos na área de Lake Michigan em 1944. Duas cidades foram selecionadas, Grand Rapids e Muskegon, registrando-se os níveis de cáries basais nas crianças com idades entre 4 e 16 anos. Além disso, os níveis de cárie foram registrados em Aurora, Illinois, uma área com F⁻ natural na água de abastecimento em um nível de 1,4 ppm. No início do estudo, os níveis de cárie nas duas cidades de Michigan eram similares.[52] Então, o F⁻ no nível de 1 ppm foi adicionado à água de abastecimento na cidade de Grand Rapids em janeiro de 1945 e, os níveis de cáries, observados novamente após 6 anos e meio da fluoretação. Na cidade de Muskegon "não fluoretada", o número médio de dentes com experiência de cáries foi 5,7, comparado a 3,0 na cidade de Grand Rapids "fluoretada".[7] O estudo foi considerado tão bem-sucedido que se decidiu fluoretar a água de abastecimento de Muskegon. Após 15 anos da fluoretação em Grand Rapids (Figura 14.3), o número de dentes com cavidades havia caído de 12,5 em 1944 para 6,2 em 1959, uma redução de aproximadamente 50%.[8] Os níveis de cárie em Grand Rapids estavam agora muito similares aos apresentados em Aurora, a cidade com fluoretação natural. Esse resultado foi replicado em diversos estudos no território dos EUA e alguns em outras partes do mundo. Os estudos holandeses Tiel-Culemborg realizados por Otto Backer-Dirks *et al.* foram de importância especial[9] porque os dados originais estavam disponíveis décadas mais tarde, quando a fluoretação artificial na água de abastecimento precisou ser suspensa. Como será visto, a reanálise desses dados muitos anos mais tarde confirmou a mudança dos conceitos sobre os mecanismos de ação do F⁻.

Embora seja difícil pensar como esses estudos originais nos EUA poderiam ter sido melhorados, algumas críticas podem ser feitas à abordagem adotada por Dean *et al.* Provavelmente, é mais importante o possível viés introduzido pelo fato de que o nível de F⁻ do sítio investigado era conhecido antes de os exames serem realizados (um problema evidentemente presente na maioria dos outros estudos desse mesmo tipo). Isso pode ter resultado em uma tendência para subclassificar a fluorose em estudos posteriores em diferentes partes do mundo, especialmente quando se aplicou a classificação de Dean sem incluir a categoria "questionável" – ou quando havia examinadores não treinados nas características diagnósticas dos sinais precoces da fluorose dental. Um viés similar também poderia ter sido introduzido em relação aos estudos de cáries e os benefícios podem ter sido superestimados.

Assim, em meados do século 20, havia muito entusiasmo sobre as possibilidades da prevenção das cáries usando os fluoretos. Durante aquele período na Europa, em particular, a situação das cáries era avassaladora, com numerosas extrações de dentes entre as crianças; então, foram feitas tentativas de introduzir o "conceito norte-americano" de adicionar F⁻ à água de abastecimento em alguns países, como exemplificado na Holanda. De modo similar, a fluoretação foi introduzida no Brasil. O conceito de um consumo "ótimo de F⁻" avançou ainda mais.

Durante essas tentativas, Hodge[91] apresentou os resultados das transformações logarítmicas dos dados de cárie de Dean *et al.* e os valores de índices médios dos escores de fluorose dental originais de Dean (Figura 14.4). Atualmente, considera-se que essa maneira de manipular os dados é inadequada (ver mais adiante e a Figura 14.19). Em uma discussão pessoal (OF) com Hodge, em 1982, ele percebeu que estava equivocado ao realizar essa transformação dos dados. Contudo, a partir de um ponto de vista de saúde pública (e isso era bastante convincente para o público leigo), isso deu origem a um gráfico de dados muito convincente indicando que as crianças nascidas e criadas em áreas com conteúdo de F⁻ na água de abastecimento abaixo de 1 ppm somente apresentariam uma prevalência e uma gravidade de fluorose considerada de significado "biológico insignificante (estético)". Além disso, a experiência de cáries média registrada a partir dos estudos de 21 cidades indicou que a redução máxima das

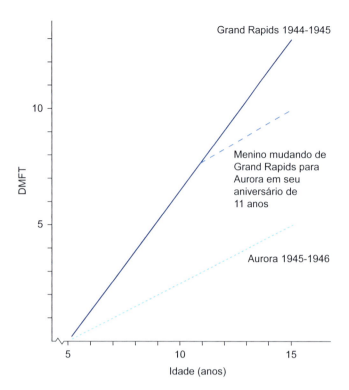

Figura 14.4 Cáries dentais em Grand Rapids antes da fluoretação da água e em Aurora com flúor na água de abastecimento. A linha pontilhada indica a progressão da cárie em um menino que mudou da área não fluoretada para a área fluoretada em seu aniversário de 11 anos.[107] Reproduzida, com autorização, da John Wiley & Sons.

cáries foi obtida em torno de uma concentração de cerca de 1 a 1,2 ppm de F^- nas águas de abastecimento (Figuras 14.5 e 14.6); então, o "nível ótimo" foi determinado como o nível da concentração de F^- nas águas de abastecimento que produziram a redução máxima das cáries ao mesmo tempo que causaram a mínima fluorose dental sem qualquer preocupação do ponto de vista de saúde pública. Essa estimativa da concentração ótima de F^- na água foi posteriormente usada para determinar a quantidade de F^- que deveria ser administrada em outros esquemas posológicos de F^- sistêmico, como comprimidos, gotas de vitamina, sal de cozinha etc., que passaram a ser introduzidos nas populações nas quais as autoridades de saúde não possibilitariam a fluoretação artificial da água de abastecimento. Mais considerações sobre as doses e suas consequências poderão ser vistas adiante neste capítulo.

O conceito da necessidade de ingestão de F^- baseou-se na crença de que o F^- exercia um efeito anticariogênico predominantemente por incorporar-se aos cristais dos tecidos duros dentários durante a formação do esmalte. Acreditava-se que isso tornaria o esmalte mais "resistente" ao ataque ácido nas superfícies do dente. Com esse paradigma, portanto, era lógico que os dentistas de saúde pública precisariam discutir afirmando que o máximo possível de F^- deveria ser ingerido durante a formação do dente para aumentar a "resistência do dente". Assim, os sinais precoces de fluorose dental – considerados um efeito colateral indesejável para o uso benéfico de F^- na água – foram observados somente a partir do ponto de vista de "distúrbios estéticos". Na tentativa de minimizar o significado de um efeito toxicológico do F^-, houve muito interesse em questionar se era possível diagnosticar os estágios precoces da fluorose dental, momento em que eram comuns argumentos de que as concentrações "ótimas de F^- nas águas de abastecimento resultariam em dentes mais perfeitamente mineralizados com aparência de pérolas brilhantes" ou de que os "dentes formados em áreas de baixo conteúdo de F^- são deficientes em F^-". Além disso, com base nesse antigo conceito, o F^- foi considerado um micronutriente para controlar as cáries e, ainda hoje, é tido por alguns autores como "essencial na dieta"[16,92], embora essa afirmação seja surpreendente se forem consideradas as mudanças sobre os conceitos a respeito dos mecanismos cariostáticos do F^-.

É evidente que, no caso dos mecanismos cariostáticos do F^- que serão vistos mais adiante neste capítulo (ver também Capítulo 9), o F^- exerce, de modo predominante, seu efeito anticáries por meio de sua ação local sobre as superfícies dentárias na cavidade bucal.[72] Portanto, o F^- pode ser usado no controle das cáries com base em evidências científicas modernas dos mecanismos de ação e no seu efeito toxicológico. As cáries dentárias podem ser controladas com pouco risco de fluorose dental. Está claro que o aconselhamento de saúde bucal que recomenda a necessidade de ingestão de F^- é extremamente enganoso, uma vez que está claramente definida a não necessidade de ingerir F^- para receber seus benefícios. Contudo, é surpreendente saber quantas recomendações sobre o uso de fluoretos ainda são baseadas em paradigmas do passado e em crenças dos anos 1950 e 1960.

A introdução de F^- na água de abastecimento foi seguida pelo desenvolvimento de outros produtos de cuidados bucais, como pastas de dente, géis, vernizes etc., que tiveram um impacto significativo sobre a prevalência e a gravidade das cáries dentais em todo o mundo (ver mais adiante). Por exemplo, a adição disseminada de F^- às pastas de dente na Europa nos anos 1960 e 1970 tem sido apontada como responsável por uma alteração nos padrões de doença dental em muitas partes daquele continente, principalmente na Escandinávia e no Reino Unido. Essa afirmação é bem ilustrada por dados do censo nacional coletados para a Inglaterra e o País de Gales em 1973, 1983 e 1993 (Figura 14.6). A maioria dos profissionais de saúde concorda que, embora o F^- não possa ser o único responsável por essas drásticas reduções[77,127], uma maior disponibilidade de F^-, principalmente em pastas de dente, desempenhou um papel importante nesse processo nos países desenvolvidos[19] e nos em desenvolvimento.[41] Com frequência, entretanto, os dentifrícios fluoretados foram considerados menos eficientes do que a fluoretação da água, mas o que será mostrado a seguir também deveria ser levado em consideração.

O benefício máximo é alcançado se o F^- está disponível desde o momento da erupção e a exposição continua durante toda a vida do dente. Contudo, as crianças podem não ser expostas continuamente ao F^-. Por exemplo, considera-se um menino "médio" de 11 anos de idade de Grand Rapids com um DMFT de 8 antes de a fluoretação ser introduzida, que mudou-se para␣Aurora, onde a água de abastecimento tinha F^- natural (ver Figura 14.4). Em média, espera-se que a taxa de progressão das lesões seria similar a de outras crianças em Aurora, mas evidentemente o menino já teria uma experiência de cáries mais alta do que os seus novos colegas. Claramente, aos 15 anos de idade, não era esperado observar redução de 50% nas cáries em comparação às crianças de Grand Rapids. Esse fenômeno causou certa confusão, no passado, em relação aos efeitos pós-eruptivos e pré-eruptivos do F^-, pois foi postulado que a diferença poderia ser atribuída principalmente a um efeito pré-eruptivo do F^-. Entretanto, ao examinar a Figura 14.7, fica claro que provavelmente estava se observando a influência do tempo de início e da duração da exposição ao F^- pós-eruptivamente nos processos de cárie. Da mesma maneira, em média, uma criança nascida e criada em uma área com F^- experimentará maior incidência de cáries caso se mude e passe a viver em uma área com baixo teor de F^-. Então, o F^- deve estar disponível no ambiente bucal para interferir no processo de cárie e sua incorporação no esmalte durante a formação tem um significado muito menor.[72] Portanto, a redução das cáries obtida durante um ensaio clínico com duração de 2 a 3 anos não pode ser comparada de maneira não crítica ao efeito da fluoretação da água.

O declínio drástico na prevalência e na incidência de cáries teve implicações bastante amplas na prática odontológica – embora não esteja refletido no número de produções dos dentistas[77] –, com um impacto significativo na qualidade de vida na maioria dos indivíduos que permitiram essa intervenção preventiva e terapêutica simples.

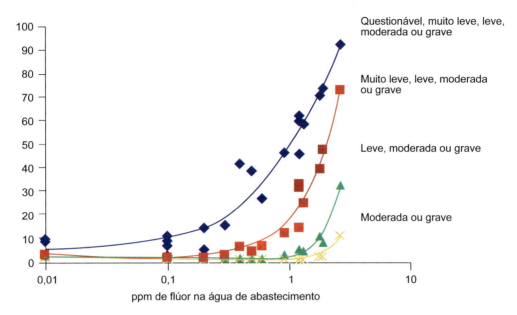

Figura 14.5 Transformação logarítmica do nível de fluoretos na água de abastecimento e a prevalência e gravidade do esmalte mosqueado em 21 cidades dos EUA com níveis variáveis de fluoreto em sua água de abastecimento.[46] Reproduzida, com autorização, dos Relatórios de Saúde Pública dos EUA.

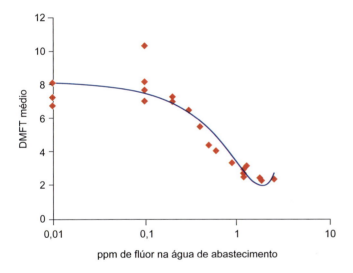

Figura 14.6 Transformação logarítmica do nível de fluoreto na água de abastecimento e prevalência de cárie em 21 cidades dos EUA com níveis variados de fluoreto em sua água de abastecimento.[46] Reproduzida dos Relatórios de Saúde Pública dos EUA.

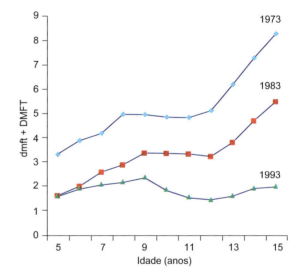

Figura 14.7 Experiência de cárie de crianças da Inglaterra e do País de Gales em 1973, 1983 e 1993.[131] Reproduzida, com autorização, de Arquivos Nacionais.

Nos próximos tópicos, serão introduzidos os princípios básicos de como o F⁻ exerce seu efeito cariostático (para mais detalhes, ver Capítulo 10).

Mecanismos cariostáticos do fluoreto

Está claro, a partir da discussão anterior, que muitos dos debates se originaram de erros da compreensão de que o F⁻ precisava ser ingerido para exercer seu efeito cariostático, embora a questão tenha sido comprovada como um equívoco décadas atrás.[72] O mecanismo de ação do F⁻, independentemente do veículo usado (água, pastas de dente, sal de cozinha, comprimidos, géis, vernizes etc.), é baseado na disponibilidade de íons nos fluidos bucais (saliva, fluido do biofilme) para interferir no processo de cárie.

A fim de entender esse mecanismo, é fundamental compreender o processo de cárie como uma perda progressiva do conteúdo mineral da estrutura do dente causada pelo metabolismo do biofilme, levando, com o passar do tempo, ao desenvolvimento de uma cavidade (ver Capítulos 2, 5 e 9). O efeito do F⁻ sobre o processo de cárie não está totalmente compreendido, apesar de anos de pesquisa. Contudo, enquanto disponível na cavidade bucal mesmo em concentrações micromolares, o F⁻ tem enorme efeito sobre a estabilidade dos minerais do dente, uma vez que é um potente estimulador da precipitação dos minerais (ver Capítulo 9). O efeito final será uma redução na progressão das lesões de cárie (Figura 14.8).

O conceito de que o F⁻ atrasa a progressão das cáries ao reduzir a desmineralização e melhorar a remineralização precisa ser compreendido para que se possa discutir o modo de ação de cada método de

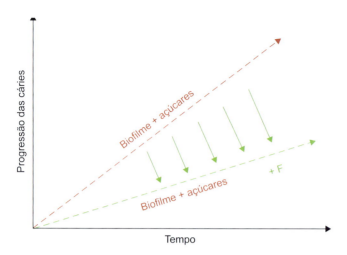

Figura 14.8 Representação esquemática do efeito do F– disponível nos fluidos bucais sobre a dinâmica da progressão das cáries com o passar do tempo.

fornecimento de F⁻. Está claro que os minerais do dente são muito estáveis, pois a saliva sob condições de pH normal tem concentrações de cálcio e fosfato suficientemente altas para serem supersaturadas com relação às fases minerais dos dentes (principalmente hidroxiapatita) (ver Figura 9.5). Somente em certas condições, quando essa supersaturação é perturbada (ou seja, quando o metabolismo do biofilme produz ácido a partir da fermentação de açúcar), a desmineralização dentária pode ocorrer. Portanto, não é de se surpreender que as cáries sejam disseminadas na sociedade moderna, que consome uma dieta rica em sacarose. A fermentação da sacarose resulta na produção de prótons, que reduzem a supersaturação do fluido do biofilme em relação aos minerais dentários e leva à dissolução mineral a fim de manter a condição de saturação (ver Figura 9.6). Caso esse episódio de desmineralização seja repetido várias vezes no dia, em um período de semanas a meses, se desenvolverá uma lesão de cárie visível.[68] Embora o F⁻ não afete a formação do biofilme, o metabolismo dos açúcares na concentração disponível na saliva e o fluido do biofilme, a desmineralização dentária é reduzida pela concomitante precipitação de flúor-hidroxiapatita, uma fase mineral mais estável do que a hidroxiapatita em qualquer pH determinado (ver Figura 9.11). Portanto, enquanto a hidroxiapatita do interior do esmalte dentário está se dissolvendo durante um desafio cariogênico, uma apatita fluoretada pode se precipitar nas camadas muito superficiais. O resultado final é a redução da perda mineral total, acompanhada pela formação gradual de um mineral enriquecido de F⁻ (uma consequência, e não uma causa, do efeito do F⁻). Durante o período em que o pH do biofilme está alto, o suficiente para prevenir qualquer dissolução mineral, o F⁻ disponível no fluido bucal melhorará a precipitação mineral como flúor-hidroxiapatita (ver Capítulo 9).

A redução da desmineralização e a melhora da remineralização são a base para o uso de F⁻, independentemente do veículo empregado. Uma vez que o efeito é sempre local, não existe razão para continuar a classificar os métodos de aplicação de F⁻ como "sistêmicos" ou "tópicos". Contudo, dada a ampla variação dos veículos de F⁻ disponíveis, e a alteração na epidemiologia da cárie nas últimas décadas (parcialmente como resultado da utilização de F⁻), é de extrema importância que o papel e o modo de ação de cada um desses métodos sejam compreendidos, a fim de que possam ser recomendados com base lógica. Os métodos de aplicação de F⁻ podem ser considerados coletivos para toda a população (p. ex., na água de abastecimento), individuais (p. ex., pasta de dente, enxaguatório bucal) ou aplicados profissionalmente (p. ex., solução tópica de fluoreto de sódio [NaF] a 2%, gel de F⁻, verniz).

A ingestão de F⁻ não é necessária para o efeito anticáries em nenhum tipo de F⁻. A água fluoretada controla as cáries, pois é bebida regularmente, está presente nas preparações de alimentos cozidos e os níveis de F⁻ nos fluidos bucais aumentam regularmente durante o dia.[130,132] Esse aumento moderado explica o efeito sobre o processo de cárie. A Tabela 14.1 mostra que a concentração de F⁻ no biofilme dental em crianças que tomavam água "otimamente" fluoretada reduziu quase 20% quando da interrupção temporária da ingestão.[129] Quando a fluoretação da água foi iniciada 6 meses mais tarde, a concentração de F⁻ no biofilme dental retornou ao nível encontrado previamente.[39] Essas flutuações na concentração de F⁻ no biofilme foram observadas independentemente das concentrações de cálcio que não foram reduzidas de modo significativo durante esse período (dados não publicados). Esses dados demonstram que não existe um mecanismo homeostático para controlar o F⁻ no ambiente bucal e explicar os dados epidemiológicos que demonstram um aumento da taxa de progressão das cáries quando crianças que viviam em áreas com alta concentração de F⁻ na água mudaram para áreas com baixo teor de F⁻.[72]

A Tabela 14.1 mostra que a exposição constante ao F⁻ é necessária para que sua concentração F⁻ se mantenha elevada nos fluidos bucais. Contudo, os níveis de F⁻ no biofilme dental podem ser mantidos, mesmo após a interrupção da fluoretação da água, se for utilizado um dentifrício fluoretado diariamente.[155] A fluoretação da água é única como medida de saúde pública para o fornecimento de F⁻, pois ela não depende da colaboração individual e é uma "medicação de massa" passiva. Outros fluoretos (suplementos, pasta de dente, géis, vernizes etc.) dependem do envolvimento ativo do paciente. A irrelevância da ingestão (efeito sistêmico) do F⁻ tornou-se aparente quando se tentou substituir o F⁻ na água pelas mesmas quantidades de comprimidos de F⁻.[1] Nesse estudo, foi obtida uma redução de cáries, mas as crianças desenvolveram uma fluorose dental bastante extensa. Contudo, quando se realizaram estudos similares na Dinamarca e na Holanda e foram aplicados métodos analíticos com variáveis múltiplas para controlar os fatores que provocavam confusão, esses programas de suplementação do F⁻ somente resultaram no desenvolvimento de fluorose dental em crianças sem qualquer redução do nível de cáries.[98,171] É possível que, no estudo de Aasenden e Peebles[1], a redução nas cáries tenha sido uma consequência do fato de as mães que forneceram os suplementos estarem bem orientadas e motivadas para os cuidados de saúde individuais de seus filhos.

O dentifrício contendo F⁻ tem sido considerado a maneira mais racional de utilização do F⁻, em virtude de sua associação à remoção mecânica do biofilme dental – se a escovação dos dentes é realizada corretamente. O F⁻ pode estar disponível nas pastas de dente em diferentes formas de sal, como NaF, fluoreto de estanho (SnF_2), monofluorfosfato de sódio (Na_2PO_3F, MFP) e fluoreto de amina (no qual o F⁻ é o ânion e uma amina com cadeia longa de hidrocarbonetos substituída é o cátion). O F⁻ está disponível na forma iônica em todas as formulações, exceto no MFP, que depende da hidrólise intrabucal pelos fosfatos inespecíficos do biofilme para fornecer o F⁻ iônico.[136]

A pasta de dente, e qualquer outro veículo contendo F⁻, aumenta intensamente a concentração de F⁻ nos fluidos bucais (Figura 14.9). Contudo, a cavidade bucal atua como uma pia aberta e essas altas concentrações de F⁻ são reduzidas à medida que a saliva desce pelo sifão da "pia". Após 1 a 2 h, a concentração de F⁻ na saliva mista volta a seu valor original. A concentração de F⁻ na pasta de dente e os hábitos pós-escovação, como cuspir ou enxaguar a boca, determinam os níveis médios de F⁻ na saliva total e com que rapidez os níveis salivares voltam ao normal.[24]

Tabela 14.1 Concentração de F⁻ na placa dental de crianças de idade escolar de acordo com o *status* de fluoretação da água (Piracicaba, SP, Brasil, 1986-1987).

Condição de fluoretação da água	mg de F⁻/g de peso líquido do biofilme
Fluoretada (0,8 ppm de F⁻)	3,2 ± 1,8
Interrompida (0,06 ppm de F⁻)	0,2 ± 0,09
Refluoretada (0,7 ppm de F⁻)	2,6 ± 1,9

Reproduzida de Cury, 2003[39]; Nobre dos Santos e Cury, 1988.[129]

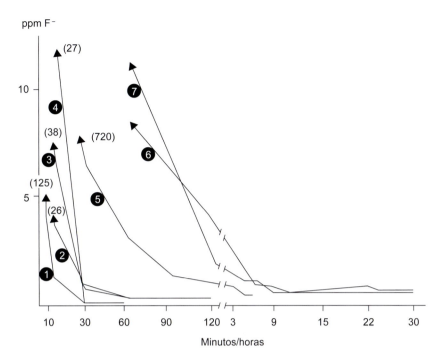

Figura 14.9 Concentração média de F⁻ na saliva total depois de vários tratamentos tópicos com F⁻. (**1**) Escovação com dentifrício contendo NaF (0,50 mg de F⁻) seguido por bochecho com água por 10 segundos. (**2**) Mastigação de comprimidos mastigáveis de F⁻ (0,42 mg de F⁻). (**3**) Mastigação de comprimidos simples de F⁻ (0,50 mg de F⁻). (**4**) Mastigação de goma de mascar contendo F⁻ (0,50 mg de F⁻) por 15 min. (**5**) Bochecho com solução a 0,2% de NaF por 2 min. (**6**) Aplicação tópica de APF (1,2% de F⁻, pH 3,2). (**7**) Aplicação tópica de solução NaF neutral a 2%. Os números entre parênteses denotam as concentrações iniciais de F⁻ após 1 a 3 min.[23] Reproduzida, com autorização, da Wiley.

Durante a escovação dos dentes, o F⁻ é disseminado pela cavidade bucal e os tecidos moles absorvem o F⁻ liberado na saliva durante os minutos/horas subsequentes.[183,184] Além disso, o F⁻ pode ser armazenado temporariamente[61] nas superfícies de esmalte e no biofilme dental. De fato, os níveis de F⁻ podem ser mantidos acima dos níveis de repouso por várias horas.[59] A Tabela 14.2 mostra que, 10 h após a escovação dos dentes, a concentração de F⁻ no biofilme dental no grupo que usou dentifrício fluoretado foi mais alta do que a encontrada no grupo-controle.[29] É importante evitar os bochechos com água após a escovação para aumentar a disponibilidade de F⁻ na saliva, e evitar os bochechos vigorosos (cuspa, não engula) parece ser importante para o efeito de redução das cáries.[56,57]

A importância relativa do F⁻ incorporado pelo esmalte na forma de produtos similares ao CaF$_2$ durante a escovação dos dentes ou simplesmente absorvido para o biofilme remanescente na forma de íon F⁻ nos processos de cárie foi estudada experimentalmente.[168] Os resultados sugerem que o dentifrício com F⁻ não forma reservatórios de CaF$_2$ suficientemente grandes no esmalte para que sejam efetivos no controle das cáries.[167]

Tabela 14.2 Concentração de F⁻ no biofilme dental cariogênico, formado *in situ* de acordo com a pasta de dente usada (média ± DP, n = 14).

Pasta de dente	Fluido do biofilme (ppm de F⁻)	Sólidos do biofilme (mmol/F⁻/g de peso úmido do biofilme)
Não fluoretada (placebo)	0,03 ± 0,01	0,4 ± 0,7
Pasta de dente com F⁻ (1.100 ppm de F⁻ na forma de NaF, à base de sílica)	0,05 ± 0,04*	0,7 ± 0,7*

Obs.: pastas de dente usadas 3 vezes/dia durante 14 dias; análise após jejum noturno, 10 h após a última exposição às pastas de dente. Biofilme exposto à sacarose 10 vezes/dia.
*Significativamente mais alto do que os valores respectivos para o grupo não fluoretado.
Reproduzida de Cenci *et al.*, 2008.[29]

Os bochechos bucais com soluções de F⁻ (0,05% ou 0,2% de NaF) dão origem a concentrações-pico iniciais mais altas na saliva total e períodos de eliminação mais prolongados do que os observados após o uso de dentifrícios contendo F⁻ (Figura 14.9). Apesar disso, o aumento transitório do F⁻ implica que esses tratamentos necessitariam ser realizados com frequência para manter os níveis de F⁻ elevados nos fluidos bucais. O enxague bucal continuado diariamente com solução de NaF/MFP demonstrou níveis sustentados de concentrações de F⁻ acentuadamente elevadas, tanto na saliva quanto na placa dental, por até 18 h após o último tratamento.[58,82] Contudo, são tratamentos não necessários em indivíduos que usam dentifrícios contendo F⁻, a menos que se esteja lidando com pacientes muito ativos para a cárie.

Quando a equipe de saúde dental aplica fluoretos tópicos concentrados (tintura de NaF a 2%, géis de F⁻ ou vernizes), o principal produto resultante da reação do F⁻ com a apatita do dente é um mineral parecido com CaF$_2$. A formação de CaF$_2$ é possível quando as concentrações de F⁻ estão acima de 100 ppm, embora concentrações modestas de CaF$_2$ possam ser formadas após a utilização de pastas de dente ou enxaguatórios bucais. A quantidade de CaF$_2$ formada aumentará conforme a elevação da atividade de F⁻, o aumento do tempo de exposição e a redução de pH na solução de tratamento. Portanto, uma solução de fluorfosfato acidulado (APF) melhorará a disponibilidade dos íons cálcio dissolvidos da apatita dos dentes. A equação a seguir mostra que um pH baixo melhora a precipitação do CaF$_2$ pela liberação do cálcio a partir do mineral dos dentes.

$$Ca_{10}(PO_4)_6(OH)_2 + 20F^- + 8H^+ \rightarrow 10CaF_2 + 6HPO_4^{2-} + 2H_2O$$

Isso explica por que as altas concentrações de minerais similares a CaF$_2$ se formam rapidamente (1 a 4 min) durante a aplicação de APF, que contém cerca de 12.300 ppm de F⁻, no pH de 3,5. O CaF$_2$ também é formado nas lesões de cárie onde a área de reação é aumentada pela porosidade da lesão.

A formação de CaF$_2$ a partir de vernizes de F⁻ não é tão rápida porque a maioria do F⁻ nos vernizes é insolúvel na forma de partículas de NaF na matriz do verniz. Portanto, para reagir com a estrutura do dente, o verniz deve ser mantido na superfície por várias horas, possibilitando a solubilização contínua do NaF da matriz de verniz embebida em saliva. Por isso, o paciente não deveria bochechar nem comer nada imediatamente após a aplicação do verniz.

A saliva é não saturada em relação ao CaF_2 (ver Capítulo 9) e o sal se dissolve gradualmente após um tratamento. Durante um desafio cariogênico, o pH é reduzido e mais CaF_2 é dissolvido, de modo que mais F^- iônico está disponível para reduzir a velocidade de progressão da lesão. Quanto mais porosa a superfície do esmalte, mais profundas as porosidades nas quais o CaF_2 pode se formar. Esses ambientes microporosos inacessíveis nas lesões de cáries de esmalte podem, assim, atuar como reservatórios para CaF_2 por períodos prolongados (ou seja, meses).[22] Esse mecanismo de liberação lenta provavelmente explica o efeito redutor das cáries dos tratamentos tópicos de F^- concentrados fornecidos pelos profissionais odontológicos.

É possível concluir que, para obter uma redução significativa das cáries usando F^-, o íon deve estar presente nos fluidos bucais em níveis levemente elevados regularmente durante o dia. Isso pode ser obtido a partir da água, das pastas de dente e de vários outros veículos – mas é importante lembrar que as cáries não são o resultado da deficiência de F^-. Portanto, apenas o F^- não é suficiente para obter o controle máximo dessa doença (ver Capítulos 9 e 16). Como o F^-, na forma de pasta de dente, é aplicado concomitantemente à remoção/perturbação dos biofilmes – se utilizado adequadamente (o principal obstáculo) –, essa é a melhor maneira possível para obter o controle máximo das cáries. Como será visto mais adiante nas considerações de eficiência, outros veículos (e protocolos) podem ser escolhidos dependendo das populações atendidas. Portanto, não existe um – e apenas um – programa a ser recomendado para todos os indivíduos e em todas as comunidades.

Fluorose dental e metabolismo do fluoreto

A fim de apreciar as características clínicas da fluorose dental, é importante compreender as características histológicas subjacentes das alterações patológicas no dente. A manifestação mais precoce da fluorose dental é o aumento da porosidade do dente ao longo das estrias de Retzius.[69] Com uma maior exposição ao F^- durante a formação dentária, o esmalte exibe um aumento da porosidade ao longo de toda a superfície do dente (Figura 14.10).

Essa porosidade, resultado de uma hipomineralização do esmalte, pode ser observada em microrradiografias, sobretudo no esmalte subsuperficial (Figura 14.11). A hipomineralização é muito diferente da hipoplasia. A estrutura normal do esmalte permanece, mas o tecido é menos bem mineralizado. A extensão e o grau da hipomineralização aumentam com a elevação da exposição ao F^- durante o desenvolvimento do dente. Em seres humanos, as formas mais graves de lesão hipomineralizada estendem-se por todo o esmalte quase até a junção amelodentinária no terço cervical das coroas (Figura 14.10C), enquanto, nos dois terços oclusais dos dentes, a banda de hipomineralização estende-se mais da metade através do esmalte. Tal esmalte gravemente hipomineralizado será muito frágil; assim, quando o dente erupciona, podem ocorrer danos superficiais em decorrência da mastigação, do atrito e da abrasão (Figura 14.12). É importante observar que, em seres humanos, o F^- não foi documentado como causa verdadeira de alterações hipoplásicas; as fóssulas características, as bandas e a perda de áreas extensas de esmalte ocorrem de modo pós-eruptivo e não são classificadas como hipoplasias verdadeiras.

Clinicamente, a porosidade do esmalte com fluorose reflete-se como uma opacidade do esmalte. Assim, as alterações de esmalte induzidas pelo F^- na erupção do dente variam desde linhas brancas opacas finas, correspondendo às periquimatas, que cruzam pela superfície do dente até uma superfície branca completamente porosa (Figuras 14.13 a 14.15). Dependendo do grau de hipomineralização, esse esmalte branco poroso pode, então, sofrer alterações de modo pós-eruptivo em virtude dos danos mecânicos, resultando em formas mais graves de fluorose.

O modo de classificação da fluorose dental de Dean foi totalmente baseado em sua interpretação da aparência clínica. Em 1978, Thylstrup e Fejerskov propuseram uma maneira de registrar a fluorose dental (índice de TF) com base nas características histopatológicas dos vários graus de fluorose dental.[169] É importante enfatizar que o índice TF é uma extensão lógica dos princípios de classificação originalmente propostos por Dean; mas, como seria esperado, com uma maior compreensão da patologia subjacente, é uma descrição mais precisa de como registrar os sinais precoces da fluorose e os casos mais graves. Thylstrup e Fejerskov classificaram a gravidade da fluorose em escores de 0 a 9 (Tabela 14.3 e Figura 14.16).

O chamado *índice de TF* representa uma medida em uma escala ordinal e, portanto, deve ser considerado somente um ponto arbitrário ao longo de um *continuum* de alterações de esmalte. É útil para comparar a descrição encontrada na Tabela 14.3 às ilustrações das Figuras 14.12 a 14.15, 14.17 e 14.18, nas quais é possível observar que cada escore engloba um pequeno espectro das alterações fluoróticas. Deve-se considerar que, se uma criança foi exposta a níveis altamente variáveis de F^- durante o longo período de desenvolvimento do dente, a distribuição intrabucal da gravidade da fluorose será diferente daquela de um indivíduo exposto a níveis mais constantes de F^- durante todos os primeiros 10 a 12 anos de vida.[73,102,170] O índice de TF é a maneira mais adequada para classificar a gravidade biológica da fluorose, pois reflete com precisão a exposição passada ao F^-. Em uma

Tabela 14.3 Índice de Thylstrup e Fejerskov.

Escore de TF	Características
0	A translucidez normal do esmalte branco bege brilhante permanece após a limpeza e secagem da superfície
1	Linhas brancas delgadas são observadas correndo pela superfície do dente, sendo encontradas em todas as partes da superfície. As linhas correspondem à posição das periquimatas. Em alguns casos, uma leve "cobertura em capuz de neve" das cúspides/bordos incisais pode ser observada
2	As linhas brancas opacas são mais pronunciadas e frequentemente se mesclam para formar pequenas áreas turvas disseminadas por toda a superfície. A "cobertura em capuz de neve" dos bordos incisais e pontas das cúspides é comum
3	Ocorre a mescla das linhas brancas e as áreas turvas de opacidade surgem disseminadamente sobre muitas partes da superfície. Entre as áreas turvas, também podem ser observadas linhas brancas
4	A superfície toda exibe uma opacidade acentuada ou uma aparência branca porosa. As partes da superfície expostas ao atrito ou ao desgaste parecem ser menos afetadas
5	Toda a superfície é opaca e existem fóssulas arredondadas (perda focal do esmalte mais externo) que têm menos de 2 mm de diâmetro
6	Pequenas fóssulas podem frequentemente ser observadas coalescendo no esmalte opaco para formar bandas que têm menos de 2 mm de altura vertical. Nesta classe, também são incluídas as superfícies nas quais o esmalte das cúspides e da face vestibular está lascado e a dimensão vertical dos danos resultantes é inferior a 2 mm
7	Existe uma perda do esmalte mais externo em áreas irregulares e menos da metade da superfície está envolvida. O restante do esmalte intacto é opaco
8	A perda do esmalte mais externo envolve mais da metade do esmalte total. O restante do esmalte intacto é opaco
9	A perda da maior parte do esmalte externo resulta em uma alteração do formato anatômico da superfície/dente. Uma rima cervical de esmalte opaco frequentemente é observada

Reproduzida de Fejerskov et al., 1988[73], conforme modificação do trabalho original de Thylstrup e Fejerskov, 1978.[169]

Capítulo 14 • Fluoretos no Controle das Cáries   223

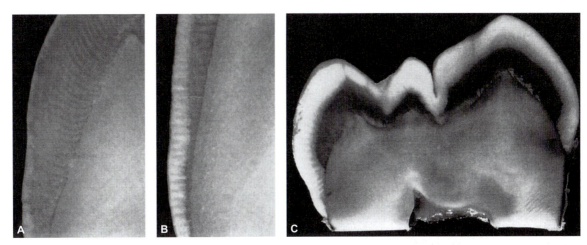

Figura 14.10 Cortes de tecido dos dentes examinados com microscopia de luz transmitida. Nota-se como os estágios precoces da fluorose dental (**A**) exibem uma zona porosa na porção mais externa no esmalte. Com o aumento da gravidade, essa zona de porosidade estende-se mais profundamente no esmalte (**B**); com casos mais graves, a porosidade se estende profundamente no tecido do esmalte ao longo de toda a coroa dentária (**C**) e nas áreas cervicais, chegando até a junção amelodentinária.

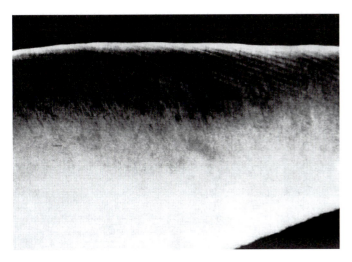

Figura 14.11 Microrradiografia mostrando hipomineralização extensa do esmalte fluoretado profundamente a uma zona superficial bem mineralizada. Notam-se as linhas incrementais de Retzius. Esse caso representa um escore de 4 de acordo com o índice TF.

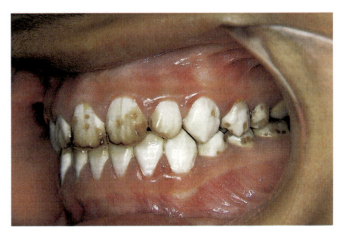

Figura 14.12 O escore 4 do índice TF representa esmalte opaco completamente branco (observar o canino inferior). Como um reflexo da extensão da hipomineralização subsuperficial, parte do esmalte superficial pode sofrer fraturas pós-eruptivamente, transformando o caso em escores 5 a 7 de TF. A descoloração marrom do esmalte poroso, que ocorreu de maneira pós-eruptiva, também é visível na figura.

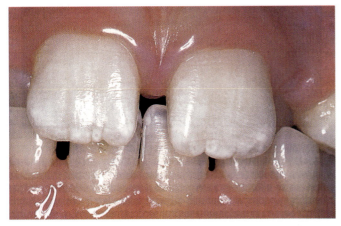

Figura 14.13 Escore 1 de TF: os sinais clínicos mais precoces da fluorose dental aparecem como linhas brancas opacas finas correndo pela superfície dentária correspondente à posição da periquimata.

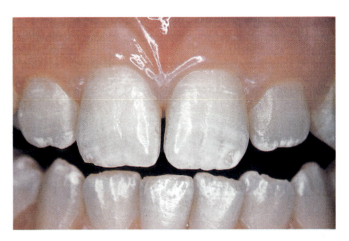

Figura 14.14 Além das linhas brancas opacas finas, os sinais mais precoces da fluorose dental podem incluir pequenas áreas brancas opacas ao longo das fóssulas, dos bordos incisais e das cristas marginais.

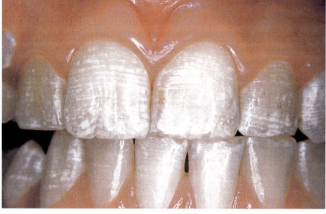

Figura 14.15 No escore 2 de TF, as linhas brancas opacas são mais pronunciadas e, frequentemente, mesclam-se para formar bandas mais amplas.

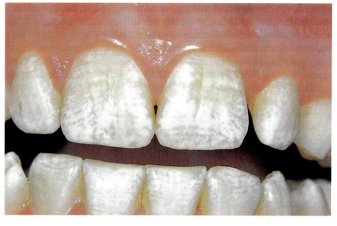

Figura 14.17 No escore 3 de TF, toda a superfície do dente exibe áreas opacas brancas turvas entre as quais são evidentes linhas de periquimata acentuadas.

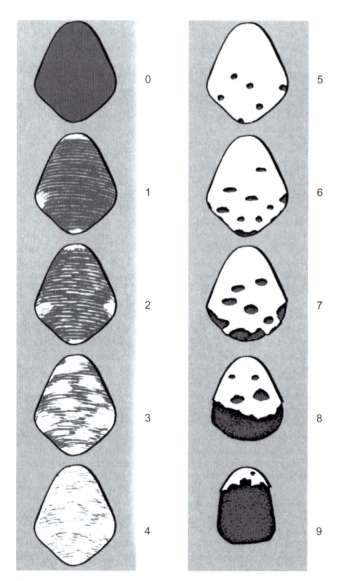

Figura 14.16 Ilustração diagramática das características clínicas da fluorose dental desde a forma mais leve (TF 1) até a forma mais grave (TF 9). Comparar à Tabela 14.3.

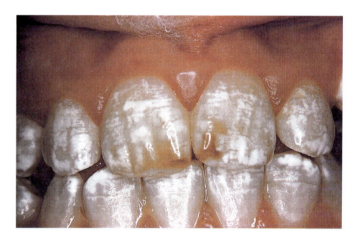

Figura 14.18 Outro exemplo do escore 3 de TF com a adição de pigmentação pós-eruptiva do esmalte poroso.

seção posterior sobre a efetividade dos fluoretos, neste capítulo, o termo fluorose de preocupação estética é introduzido. Essa expressão, altamente subjetiva, é uma reminiscência do tempo em que Dean falava sobre "nenhuma preocupação pública". O que se considera uma preocupação estética varia muito entre os países – e, frequentemente, difere entre meninas e meninos. Portanto, quando incluído nas revisões, pode fornecer informações duvidosas que podem levar a erros de interpretação futuras e a debates que devem ser evitados. Um exemplo: certa vez, o primeiro autor foi convidado pelo Departamento de Odontologia Pediátrica nos EUA para orientar a equipe sobre como registrar a fluorose dental – que a equipe declarava ser muito rara naquele país. O autor levou consigo um pequeno manual para profissionais de saúde[73] – quando a equipe estava olhando para as figuras, um deles disse "pensamos que fosse natural ter essas linhas brancas nos dentes, pois todo mundo aqui tem – se esse for o caso, então temos aqui uma alta prevalência de fluorose dental!".

Dose de fluoretos e fluorose dental

É digno de nota que os dados originais de Dean demonstraram que os efeitos sistêmicos do F^- sobre o esmalte do dente tiveram manifestação mesmo em comunidades expostas a concentrações de F^- abaixo de 1 ppm. Assim, a afirmação de que as concentrações de F^- na água em torno de 1 ppm não tem "nenhum significado em saúde pública" para Dean não era sinônimo de dizer que não ocorria fluorose dental em tais populações.

Em geral, qualquer produto farmacêutico deve ser prescrito em relação ao peso corporal do indivíduo caso seu efeito seja sistêmico, mas isso frequentemente não se aplica ao F^-, pois seu efeito anticáries é local e não depende imediatamente da concentração, embora, quanto maior a concentração em uma pasta de dente, maior o tempo de prevalência das altas concentrações de F^- (ver a seção "Mecanismos cariostáticos do fluoreto"). Contudo, o efeito do F^- que causa fluorose é sistêmico e deve-se esperar o efeito dose-resposta. O uso de concentrações de F^- na água tentou produzir estimativas válidas de uma relação dose-resposta entre a ingestão de F^- e a fluorose dental ser dificultada caso o peso corporal e o consumo não sejam considerados. Uma estimativa precisa da gravidade da fluorose somente pode ser feita em crianças quando a dentição permanente erupciona. Assim, existe um período considerável entre a exposição ao F^- durante a formação do dente e a medida do efeito (fluorose dental). Além disso, não existe uma concordância sólida sobre quanto F^- ingerido nos alimentos é efetivamente absorvido.[166] A biodisponibilidade do F^-, uma vez ingerido, é relativamente incerta, visto que o composto de F^- em questão e os conteúdos do estômago determinarão sua absorção relativa pelo organismo. Portanto, os dados sobre a dose (expressa como mg de F^-/dia por kg de peso corporal) para crianças a partir da dieta ou de dentifrícios são a dose de ingestão e não revelam a fração de F^- ingerida de fato absorvida (fração biodisponível). Além disso, a recomendação sugerida de 0,05 a 0,07 mg de F^-/dia por kg de peso corporal[25] para produzir o benefício anticáries e minimizar a fluorose demonstrou não ser útil.[116,177]

Contudo, apesar de todas essas dificuldades, é altamente relevante utilizar os estudos epidemiológicos, em todo o mundo, que demonstraram uma relação positiva entre o conteúdo de F^- na água e a gravidade da fluorose dental.[26,46,103,108,148,169] Em uma tentativa de derivar uma estimativa da ingestão média de água, relacionou-se o consumo diário de água com a temperatura do ar, e Galagan et al. desenvolveram uma equação que poderia descrever a ingestão média de água em relação ao peso corporal em crianças, como uma função da temperatura do ar.[79-81] Para detalhes sobre como usar essas equações e calcular a dose diária de F^- a partir da água ingerida, comprimidos de F^-, e assim por diante, o leitor deve consultar Fejerskov et al.[76] Quando os dados de três levantamentos epidemiológicos realizados nos EUA conduzidos nos anos 1940, 1960 e 1980 são apresentados de modo que a relação entre o escore de fluorose médio e a dose de F^- diária seja calculada, uma relação dose-resposta evidente é observada (Figura 14.19) – para mais detalhes sobre os cálculos, consultar Fejerskov et al.[74,75] Os seguintes tópicos podem ser observados:

- Em relação à fonte de dados, a regressão do índice de fluorose na comunidade F_{ci} (da maneira como Dean calculou a média) sobre a dose diária de F^- na água de abastecimento claramente demonstra que, mesmo com uma injeção muito baixa de F^- da água, será encontrado certo nível de fluorose dental
- A relação dose-resposta é claramente linear e os dados indicam que, para cada aumento da dose de 0,0 mg de F^- por kg de peso corporal, é possível prever um aumento na fluorose dental em uma população. Assim, não existe um valor denominado "crítico" para a ingestão de F^- abaixo do qual o efeito sobre o esmalte do dente não se manifestará
- Quando os dados originados de três gerações diferentes nos EUA são examinados – e, assim, uma exposição muito diferente à dieta, aos recursos e aos produtos dentários contendo F^- –, não existe indicação de que as fontes adicionais de F^- ocorrendo até meados dos anos 1980 tenham levado a um desvio superior da curva de dose-resposta.

Quando esses dados são considerados, deve-se esperar que, sempre que mais F^- for ingerido na forma de comprimidos, sal, gotas, pasta de dente etc., tanto a prevalência quanto a gravidade da fluorose aumentarão. Esse aumento não deve ser responsabilidade, por exemplo, do conteúdo de F^- por si só nas pastas de dente, mas é um reflexo simples de que a fluorose dental resulta da ingestão total de fluoretos durante o desenvolvimento do dente, independentemente da fonte de F^-. A consequência disso, claramente, é que, se a água

em qualquer área determinada contém acima de 0,5 ppm de F^-, não é aceitável de maneira não crítica a adição ainda maior de F^- para uso sistêmico em tal população (p. ex., sal de cozinha). Além disso, a estimativa de uma "concentração ótima de F^-" com base na temperatura diária parece não ser válida para regiões tropicais quando fluidos adicionais são consumidos e estima-se uma ingestão diária mais alta de F^-.[106] Portanto, nos países tropicais que tenham água com concentração natural de F^- na faixa de 0,5 ppm, devem ser esperadas uma prevalência mais alta e uma maior gravidade da fluorose dental caso a população esteja usando simultaneamente sal fluoretado. A Colômbia é um bom exemplo disso.

Os cálculos desse tipo são úteis, por exemplo, ao interpretar o efeito da administração de comprimidos de F^- para uma população. Assim, quando se considera o efeito de diferentes esquemas posológicos de dose de comprimidos de F^- nos EUA[1] e na Suécia[86], fica aparente que essas curvas de dose-resposta, se tivessem sido geradas em um momento no qual foram desenvolvidos os esquemas de tratamento com comprimidos de F^-, teriam sido capazes de predizer o nível subsequente de fluorose.

Também é importante compreender que, se for assumida uma dose constante de F^-, os efeitos de F^- serão cumulativos. Dessa forma, quanto maior o tempo que os dentes desenvolvem a mineralização, mais grave será a fluorose. A Figura 14.20 mostra os dados de uma área com conteúdo de F^- muito baixo.[101] São observadas prevalência e gravidade mais altas e mais baixas de fluorose, respectivamente, nos dentes segundos molares e nos primeiros molares que erupcionam 6 anos antes.

A Figura 14.19 mostra a relação linear entre a dose diária de F^- e a prevalência de fluorose sobre a faixa de dose de 0 a 0,1 mg por kg de peso corporal. Portanto, mesmo níveis muito baixos de ingestão de F^- (0,02 mg de F^- por kg de peso corporal) constituem um pequeno risco de fluorose. Também é possível observar que uma ingestão de 0,1 mg de F^- por kg de peso corporal por dia quase certamente resultaria em um risco significativo de desenvolver formas mais esteticamente comprometedoras. Existe somente um risco de fluorose dental quando a dentição está se desenvolvendo (desde antes do nascimento até quase os 20 anos de idade). A partir do ponto de vista estético, os incisivos centrais superiores permanentes estão especialmente em risco nos primeiros 15 a 30 meses de vida[67], o que pode ser explicado por meio dos dados de Richards et al.[145], que sugerem que a fluorose dental em seres humanos é resultado, predominantemente, de um distúrbio na maturação do esmalte. Embora o peso de crianças pequenas seja altamente variável, é possível esperar que uma criança de 2 anos de idade pese aproximadamente 12 kg. Portanto, é possível estimar que uma ingestão de F^- de 1,2 mg/dia constituiria um risco muito alto de desenvolver formas esteticamente comprometedoras de fluorose para uma criança de 2 anos de idade. À medida que as crianças ganham peso e idade, o risco de fluorose desloca-se para os dentes mais posteriores e, por causa do peso corporal maior, a dose de F^- necessária para ser ingerida seria maior (p. ex., uma criança de 5 a 6 anos de idade pesando aproximadamente 20 kg precisaria ingerir cerca de 2 mg). Mas, ao mesmo tempo, deve-se lembrar de que o nível de steady-state do F^- no plasma aumentará com a idade; então, se uma criança foi exposta ao F^- desde o nascimento, então provavelmente apresenta maior risco quando comparada a uma criança de mesmo peso que nunca foi exposta.

Embora úteis, os cálculos da ingestão de F^- estão sujeitos a muitos erros e devem ser tratados com cautela. A Figura 14.21 representa as quantidades de pasta de dente (gramas) necessárias para que sua ingestão constitua uma ingesta de 0,1 mg de F^- por kg de peso corporal para crianças de 12 e 20 kg. Recobrir a cabeça da escova de dentes da criança corresponde a uma aplicação de aproximadamente 0,5 a 1 g de pasta – para uma escova de dentes com cabeça de tamanho-padrão, seria aproximadamente 1 a 1,5 g de pasta. Portanto, é possível perceber que as crianças que escovam os dentes 2 vezes/dia podem estar em contato com F^- suficiente para constituir um risco de fluorose dental, especialmente quando são utilizadas pastas de dente com níveis mais altos de F^-. As crianças menores tendem a engolir uma porcentagem maior de pasta de dente do que as mais velhas[104] – por volta dos 2 anos

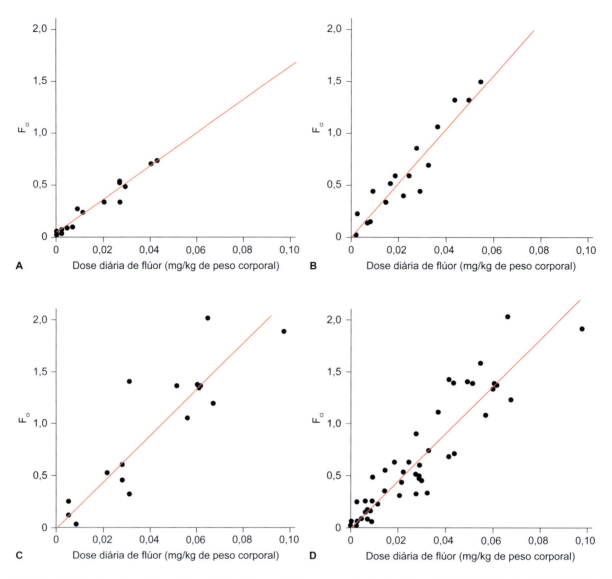

Figura 14.19 A a D. Relação entre o F_{ci} e a dose diária de F^- em dados agrupados. Fonte: Dean, 1938[44,45]; Butler et al., 1985[26]; Richards et al., 1967[148]. Todos os conjuntos de dados foram agrupados conforme apresentado por Fejerskov et al., 1990[74]; 1994.[75]

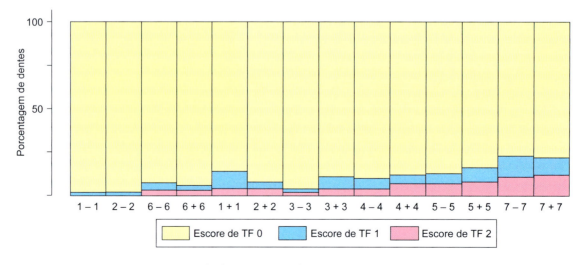

Figura 14.20 Diagrama que mostra a porcentagem de dentes exibindo fluorose dental de acordo com a classificação de TF. Os tipos de dentes são classificados da esquerda para a direita na ordem de mineralização. Os dados se originam de crianças nascidas e criadas em uma área da Dinamarca com menos de 0,1 ppm de F^- na água de abastecimento.[101] +: dentes superiores; –: dentes inferiores.

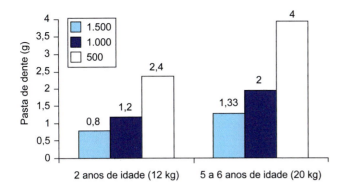

Figura 14.21 Quantidades diárias de pasta de dente (gramas) necessárias para serem ingeridas de modo a constituir uma ingesta de 0,1 mg de F⁻/kg para crianças de 12 e 20 kg para três níveis diferentes de F⁻ na pasta de dente (1.500, 1.000 e 500 ppm de F⁻).

de idade, engolem em média metade da pasta usada, e, aos 6 anos, um quarto da pasta (Tabelas 14.4 e 14.5). Portanto, deve-se, em média, multiplicar as quantidades apresentadas pelos fatores 2 e 4 para as crianças de 2 anos e 5 a 6 anos de idade, respectivamente.

Além disso, a quantidade de F⁻ absorvido da pasta de dente ingerida dependerá dos conteúdos gástricos no momento da ingestão e do tipo da pasta de dente. Em geral, a escovação de dentes é realizada após as refeições, o que pode reduzir significativamente a biodisponibilidade de F⁻. De fato, a biodisponibilidade de F⁻ de uma pasta de dente com 1.100 ppm ingerida após o almoço pode ser muito similar à de uma pasta de 550 ppm ingerida em jejum (Figura 14.22). Em relação à composição, deve-se considerar que muitas pastas de dente de preço acessível são formuladas com um agente abrasivo à base de cálcio e com MFP, como o sal de F⁻. Nessas formulações, cerca de 20 a 30% do F⁻ está ligado ao cálcio, sendo insolúvel e não absorvível. Portanto, se o F⁻ total for considerado para calcular a dose com a qual as crianças são expostas pela ingestão inadvertida durante a escovação de dentes, uma dose duas vezes mais alta seria encontrada quando comparada a uma formulação na qual todo o F⁻ é solúvel (p. ex., uma pasta de dente com NaF e base sílica). Contudo, se somente a fração solúvel (biodisponível) do F⁻ em ambos os tipos de formulações for considerada, a dose biodisponível seria similar[133] (Tabela 14.6). Infelizmente, isso não tem sido levado em conta quando se discute o risco de fluorose pela ingestão de pasta de dente, e como a maioria das publicações superestima o efeito da pasta de dente sozinha ou a contribuição relativa da pasta de dente com F⁻ para a ingestão diária total de F⁻ por crianças pequenas, isso teve implicações nas recomendações do uso de pasta de dente por crianças.[66]

As Tabelas 14.4 e 14.7 mostram que a quantidade de pasta de dente que as crianças usam é bastante constante entre as idades de 2 e 7 anos, o que tem consequências importantes para o risco de fluorose. As crianças pequenas não apenas engolem mais pasta e, com frequência, não são supervisionadas quando escovam os dentes, como também estão em maior risco de desenvolver fluorose em virtude de seu peso corporal ser menor do que das crianças mais velhas. Portanto, é preciso ter cautela especialmente ao usar pasta de dente com F⁻ em crianças menores e certificar-se de que quantidades pequenas (do tamanho de uma ervilha ou, no Brasil, um grão de arroz!) são usadas, e as crianças também devem ser encorajadas a cuspir todo o conteúdo da pasta com a maior eficiência possível.[14,15]

Embora a quantidade de F⁻ engolido não seja tão alta quanto frequentemente previsto, o F⁻ na pasta de dente colaborará com um aumento do seu consumo global e, assim, aumentará o risco de desenvolvimento de mais fluorose em populações que vivem em áreas com F⁻ na água de abastecimento ou usando outras formas de F⁻ sistêmico, como comprimidos ou sal de cozinha. Em regiões onde a água de abastecimento é fluoretada, diversos estudos relatam uma relação entre a ingestão de F⁻ na pasta de dente e formas mais leves de fluorose dental.[120,134,137-139,149,180] Em países como os EUA e o Brasil, onde a

Tabela 14.4 Quantidade de dentifrício usado por escovação (gramas) ou F⁻ por escovação (miligramas)[a] por idade.

Estudo	2 a 3	4	5	6 a 7	8 a 10	11 a 13	16 a 35
Ericsson e Forsman[65b]	–	0,45	–	0,45	–	–	–
Hargreaves et al.[88c]	–	–	0,38	–	–	1,10	–
Barnhart et al.[11b]	0,86	–	–	0,94	–	–	1,39
Glass et al.[83b]	–	–	–	–	1,04[d]	–	–
Dowell[55c]	0,55	–	–	–	–	–	–
Bruun e Thylstrup[21c]	0,55[d]	–	–	0,75[d]	1,10[d]	–	1,55[d]
Simard et al.[156b]	0,46	0,78	0,65	–	–	–	–
Naccache et al.[125b]	0,50	–	0,47	–	–	–	–
Naccache et al.[155b]	0,55	0,45	0,52	0,50	–	–	–
Valor médio (número de estudos)	0,58 (6)	0,56 (3)	0,50 (4)	0,66 (4)	1,07 (3)	1,10 (1)	1,5 (2)

[a]Assumindo que o dentifrício contém 0,1% (1.000 ppm), então a ingestão de x gramas de dentifrício resulta na ingestão de x mg de fluoreto.
[b]Estudo do uso de dentifrício supervisionado.
[c]Estudo de uso doméstico.
[d]Nenhuma tentativa de controlar a perda de dentifrício foi feita.
Fonte: Richards e Banting, 1996.[147]

Tabela 14.5 Porcentagem de ingestão de fluoreto do dentifrício conforme a idade.

Estudo	2 a 3	4	5	6 a 7	8 a 10	11 a 13	16 a 35
Ericsson e Forsman[65a]	–	30	–	26	–	–	–
Hargreaves et al.[88b]	–	–	28	–	–	–	–
Barnhart et al.[11a]	35	–	–	14	–	6	3
Glass et al.[83a]	–	–	–	–	12[c]	–	–
Simard et al.[156a]	59	48	34	–	–	–	–
Naccache et al.[125a]	41	–	30	–	–	–	–
Naccache et al.[126a]	57	49	42	34	–	–	–
Valor médio (número de estudos)	48 (6)	42 (3)	34 (4)	25 (3)	12 (1)	6 (1)	3 (1)

[a]Estudo do uso de dentifrício supervisionado.
[b]Estudo de uso doméstico.
[c]Nenhuma tentativa de controlar a perda de dentifrício foi feita.
Fonte: Oliveby et al., 1989.[132]

fluoretação da água é disseminada e o uso de pasta de dente contendo F⁻ é comum, o grau mais prevalente de fluorose dental encontrado é declarado como "leve" e não é uma "preocupação de saúde pública".[31,53,123,140,141] Caso um grau de fluorose dental seja de "preocupação de saúde pública", isso será um aspecto muito dependente da cultura local. Se as pessoas vivem em áreas com formas mais leves de fluorose disseminada, esse cenário será frequentemente considerado "normal".

Fluoreto na natureza

O F⁻ é um elemento-traço amplamente presente no ambiente. Ele entra na hidrosfera por infiltração a partir dos solos e minerais para as águas profundas. As erupções vulcânicas e as tempestades de areia em áreas ricas em rochas vulcânicas adicionam F⁻ à atmosfera.

Tabela 14.6 Dose estimada de F⁻ (mg de F⁻/kg de peso corporal por dia) para a qual uma amostra de crianças brasileiras foram submetidas durante a escovação dental com formulações de MFP/CaCO₃ ou NaF/sílica com base na concentração total ou solúvel de F⁻ nas pastas de dente (média ± DP).

Formulações das pastas de dentes	Dose baseada na determinação da concentração de F⁻ na pasta de dentes	
	F⁻ total	F⁻ solúvel
MFP/CaCO₃* (n = 80 crianças)	0,074 ± 0,007	0,039 ± 0,005
NaF/sílica (n = 79 crianças)	0,039 ± 0,003	0,039 ± 0,005
Todas (n = 159 crianças)	0,057 ± 0,004	0,039 ± 0,003

*Pastas de dente de MFP/CaCO₃ formuladas com uma concentração de F⁻ total mais alta (1.500 ppm de F⁻), mas com concentração de F⁻ solúvel similar (1.000 a 1.100 ppm de F⁻) quando comparadas com pastas de dente com NaF/sílica (1.000 a 1.100 ppm de F⁻).
Reproduzida de Oliveira et al., 2013.[133]

Tabela 14.7 Pesos médios estimados de crianças[54] e ingestão de fluoreto de acordo com a idade estimada a partir do uso 2 vezes/dia de uma pasta de dente contendo 1.000 ppm de F⁻.[86]

Idade	Peso médio da criança (kg)	Uso de pasta de dente por dia (g)	Pasta de dente ingerida (%)	(mg de F⁻/kg por pasta de dente contendo 1.000 ppm de F⁻)
2	11,9	1,16	48	0,047
3	14,3	1,16	48	0,039
4	16,3	1,12	42	0,029
5	18,3	1,00	34	0,019
6	20,6	1,32	25	0,013

Fonte: Fejerskov et al., 2013.[76]

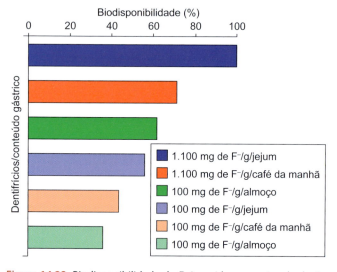

Figura 14.22 Biodisponibilidade do F⁻ ingerido em pastas de dente, dependendo do conteúdo do estômago. Reproduzida de Cury et al., 2005.[42]

Dado o pequeno raio do átomo de flúor, ele é o elemento mais eletronegativo e reativo, raramente encontrado em seu estado elementar. Mais comumente, é encontrado em combinação na forma iônica F⁻ e na forma eletrovalente ou covalente. A maior parte dos fluoretos iônicos é solúvel em água, embora alguns, como o CaF₂, sejam somente levemente solúveis. Informações adicionais estão disponíveis nos capítulos dos livros acadêmicos detalhados por Smith e Ekstrand[158] e Glemser.[84]

De longe, a água é a fonte natural mais comum de F⁻; contudo, mesmo nas áreas com níveis de F⁻ na água de abastecimento inferiores a 0,5 a 0,7 mg/ℓ, a importação de bebidas preparadas comercialmente e outros alimentos de áreas nas quais os suprimentos de água contêm níveis mais altos pode adicionar substancialmente a quantidade de F⁻ ingerido. Algumas bebidas, como os refrigerantes gasosos aromatizados com frutas e as águas minerais, também podem conter quantidades significativas (0,7 a 0,9 mg/ℓ) de F⁻.[38,152] O peixe é uma fonte especialmente boa de F⁻, assim como as folhas de chá, embora elas difiram quanto à biodisponibilidade do F⁻. Uma xícara de chá[56] ou chá gelado[89] pode ter uma concentração de F⁻ 0,5 a 4 mg/ℓ. Uma avaliação da exposição total em determinada população ao F⁻ requer não somente um conhecimento amplo das concentrações de F⁻ dos alimentos e das bebidas, como também uma compreensão dos mercados abertos de uma sociedade moderna e uma avaliação cuidadosa da potencial ingestão de F⁻ procedente dos produtos dentários.

Absorção, distribuição e eliminação de fluoretos no organismo

A ingestão de F⁻ é especialmente importante nos lactentes, já que a fluorose dental pode ocorrer somente quando os dentes estão se desenvolvendo. O F⁻ é mal transportado do plasma para o leite materno, mesmo quando a mãe ou o animal tem uma alta ingestão de F⁻; e, no leite dos seres humanos ou de outros mamíferos, estão contidas concentrações muito baixas de F⁻.[159] Em contraste, os leites formulados disponíveis comercialmente podem ter um conteúdo altamente variável de F⁻ e, se forem preparados com água fluoretada, as crianças podem ingerir potencialmente quantidades consideráveis de F⁻ dessa fonte.[78,105]

Está fora do escopo deste livro tratar em detalhes o metabolismo do F⁻ em seres humanos, mas espera-se que todos os dentistas tenham um conhecimento abrangente sobre a farmacocinética do F⁻ – e os interessados devem consultar os textos básicos (ver Ekstrand[60] e Whitford[179]) para revisões. Após a ingestão, o F⁻ solúvel é rapidamente absorvido pelo plasma sanguíneo, predominantemente no estômago, cujos conteúdos são importantes para determinar a velocidade desse processo. Leite, cafés da manhã ricos em cálcio e até mesmo o almoço podem reduzir o grau de absorção de cerca de 90% para um nível em torno de 60%. O horário de ingestão de F⁻ em relação às refeições é crítico sobre quanto F⁻ se tornará biodisponível.[42,64] Além disso, quando as pastas de dente são ingeridas por crianças, a quantidade de F⁻ absorvida depende da formulação da pasta de dente, pois, naquelas que contêm cálcio no abrasivo, somente parte do F⁻ estará biodisponível.[150]

O F⁻ não absorvido no trato gastrintestinal é excretado pelas fezes que, em geral, são responsáveis por menos de 10% da quantidade ingerida a cada dia pela dieta.[63] O F⁻ é distribuído por todo o organismo pelo plasma predominantemente como F⁻ iônico. As concentrações plasmáticas de F⁻ variam de maneira considerável ao longo do dia, dependendo da ingesta de F⁻. Com o aumento da idade, os níveis plasmáticos de F⁻ aumentam gradualmente, pois existe uma relação direta entre as quantidades de F⁻ que se acumulam nos ossos, as quais, com o passar do tempo, são liberadas gradualmente do osso como parte da remodelação óssea.[135] Não existem mecanismos homeostáticos para manter a concentração de F⁻ em qualquer compartimento corporal e os níveis de F⁻ no sangue são bastante dependentes da ingestão diária. Isso tem uma implicação importante para o ambiente bucal, como será descrito em mais detalhes neste capítulo.

O F⁻ é distribuído a partir do plasma para todos os tecidos e órgãos do corpo. Naturalmente, o grau de fluxo sanguíneo pelos diferentes tipos de tecidos determina a velocidade com que ocorre a distribuição. De interesse especial é a informação de que o rim, em geral, tem uma concentração mais alta de F⁻ do que a concentração correspondente no plasma (alta proporção tecido/plasma). Em contraste, o sistema nervoso central e o tecido adiposo contêm somente cerca de 20% da concentração de F⁻ no plasma.[160]

Como enfatizado previamente, o F⁻ é um agente altamente reativo, reagindo rapidamente com os tecidos mineralizados. Com o passar do tempo, o F⁻ gradualmente se incorpora à estrutura cristalina na forma de flúor-hidroxiapatita. É na fase de crescimento do esqueleto, durante a mineralização ativa, que as proporções mais altas de uma dose de F⁻ ingerida serão depositadas. Assim, a retenção de F⁻ nos lactentes pode ser de até 90%, enquanto, nos adultos, é somente de cerca de 50% do F⁻ que pode ser retido no osso.

O F⁻ no osso não é ligado irreversivelmente aos cristais. O osso nos seres humanos é constantemente submetido à remodelação e, assim, o F⁻ é mobilizado lentamente a partir do esqueleto. Portanto, quando se estudam amostras transversais, as concentrações de F⁻ no plasma e na urina não serão apenas determinadas pela ingestão de um passado imediato de F⁻, mas também pela exposição mais recente ao F⁻ e pelo grau de acumulação de F⁻ no osso. Além disso, com a idade, a taxa de mobilização do osso e a eficiência dos rins na excreção de F⁻ influenciarão muito esses níveis.[62] Assim, o osso pode ser considerado um reservatório de F⁻ que mantém as concentrações de F⁻ nos fluidos corporais entre os períodos em que ele não está sendo ingerido.

O F⁻ absorvido e não incorporado ao osso é eliminado principalmente pela urina durante a excreção. Se o pH da urina é baixo, o F⁻ é reabsorvido pelos túbulos renais, retornando para o sangue.[179] Esse mecanismo pode ser importante em relação ao efeito crônico do F⁻ em virtude de a duração de suas altas concentrações plasmáticas ser prolongada.

Concentração de fluoreto nos dentes

As concentrações de F⁻ em todos os tecidos mineralizados variarão conforme a ingestão real de F⁻ e do período durante o qual essa ingestão ocorreu. A concentração de F⁻ no esmalte central é bastante constante, mas aumenta de maneira aguda na superfície na faixa de 100 µm mais externo. Recentemente, sugeriu-se que isso seja o resultado de alterações flutuantes no pH na superfície do esmalte causadas pelos ameloblastos durante a fase duradoura de maturação do esmalte que, nos dentes permanentes, pode durar vários anos antes da erupção.[96] Em geral, a concentração de F⁻ da dentina é levemente mais alta do que no esmalte central e aumenta conforme se penetra mais profundamente no dente (Figura 14.23). À medida que a formação da dentina continua lentamente durante toda a vida, o F⁻ se acumula de modo constante na interface dentino-pulpar.

Na Figura 14.23, é possível observar que o formato geral do perfil de F⁻ desde a superfície do esmalte até a junção amelodentinária é um formato característico de "taco de hóquei". As concentrações relativas de F⁻ nas diferentes camadas do esmalte refletem a exposição ao F⁻ durante o desenvolvimento do dente. Assim, quanto mais alta a dose de F⁻ ocorrendo durante o desenvolvimento, mais alta será a concentração de F⁻ encontrada no esmalte. O efeito dos diferentes níveis da exposição de F⁻ pode ser observado na Figura 14.24. Claramente, os dentes com as formas mais graves de fluorose (escores de TF 7 + 8 + 9) têm níveis significativamente mais altos de F⁻ no esmalte do que aqueles com formas menos graves, uma diferença mantida até mesmo mais profundamente no esmalte. A concentração de F⁻ na superfície externa do esmalte não é apenas um indicador da exposição de F⁻ durante o período de desenvolvimento do dente, mas também é altamente dependente das alterações pós-eruptivas (ver Figura 14.25).

Uma vez que o esmalte está totalmente formado e mineralizado, o conteúdo de F⁻ no esmalte dos seres humanos somente pode ser alterado de modo permanente como resultado dos traumas químicos para os dentes (cáries dentárias e erosões) ou por abrasão mecânica. A menos que ocorram interações químicas com flutuações substanciais no pH por um período prolongado, de fato não é fácil alterar significativamente o conteúdo de F⁻ na superfície do esmalte, mesmo após vários tratamentos tópicos. Contudo, a concentração de F⁻ nas camadas superficiais aumenta sempre que os processos de desmineralização e remineralização estão vigentes.[40,146,178] Isso significa que, nas regiões cervicais, nas quais a placa dental se acumula, as concentrações de F⁻ aumentarão gradualmente com o passar do tempo. Essa também é a razão pela qual a zona superficial que recobre uma lesão de cárie subsuperficial contém quantidades significativamente mais elevadas de F⁻ do que o esmalte normal circundante (Figura 14.26).

A diferença no conteúdo de F⁻ do esmalte formado em áreas com baixo teor de F⁻ (< 0,2 ppm de F⁻ na água de abastecimento) e em uma área com cerca de 1 ppm de F⁻ é tão pequena que não pode explicar as diferenças na experiência de cárie nas populações que vivem em áreas com níveis de F⁻ baixos e altos. Além disso, mesmo na superfície de esmalte na qual a concentração é "máxima", ela representa somente uma substituição dos 5 a 10% da hidroxila pelos íons F⁻, e é necessário ter 60% de substituição para formar um mineral mais resistente aos ácidos. Além disso, não existe uma associação entre a concentração de F⁻ na zona superficial dos dentes e a experiência de cáries individual, seja para os dentes decíduos, seja para os permanentes (Figura 14.27).

Etiopatogenia da fluorose dental

Até os anos 1970, geralmente, assumia-se que o F⁻ causava fluorose dental por interferir no processo de formação da matriz do esmalte e na mineralização do esmalte, e que os ameloblastos secretores eram altamente sensíveis às concentrações plasmáticas de F⁻ levemente elevadas. Contudo, estudos microscópicos do esmalte humano[69,70] mostraram que a fluorose do esmalte era uma hipomineralização do esmalte em uma maturação do esmalte normal quanto aos demais parâmetros. Portanto, sugeriu-se que o F⁻ afetava de maneira predominante o esmalte pela retenção dos processos de maturação de esmalte pré-eruptivos.[71] Além disso, os estudos demonstraram que as fóssulas de esmalte resultavam da lesão mecânica do esmalte após a erupção dos dentes.[10,73] Para testar a hipótese de que a fluorose dentária poderia ser o resultado de um atraso do F⁻ na maturação

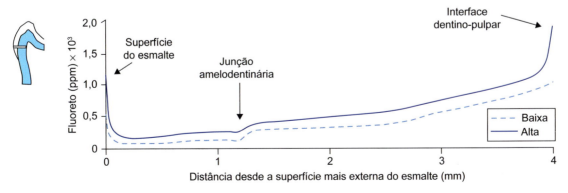

Figura 14.23 Representação esquemática da concentração de F⁻ no esmalte e na dentina a partir da superfície externa do esmalte até a interface dentino-pulpar para sujeitos com ingestão de flúor baixa e mais alta.

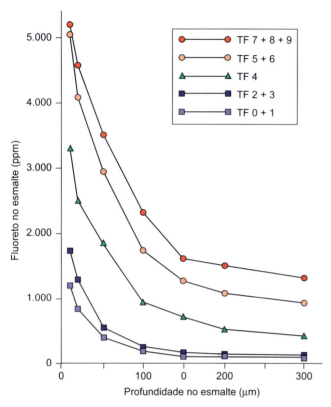

Figura 14.24 Concentrações de F⁻ no esmalte nos 300 μm mais externos do esmalte para dentes erupcionados com diferentes graus de fluorose. Ver Figura 14.16 para explicação sobre o índice de TF.[146]

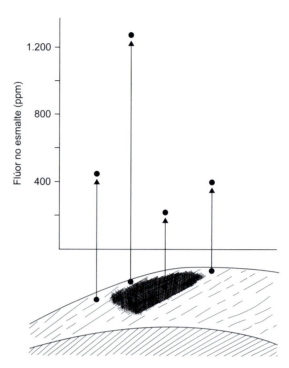

Figura 14.26 Concentrações de fluoretos no esmalte saudável e cariado. As concentrações mais baixas são encontradas no corpo da lesão e, então, no esmalte central saudável. A camada de esmalte superficial que recobre a lesão incorporou quantidades consideráveis de F⁻ dos fluidos circundantes. Modificada de Weatherell et al.[178]

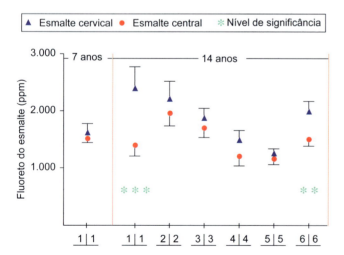

Figura 14.25 Concentração de F⁻ medida no esmalte superficial *in vivo* nos incisivos centrais superiores na idade de aproximadamente 7 anos (logo após a erupção). A concentração é a mesma nos esmaltes cervical e central. Contudo, após 7 anos no ambiente bucal, fica aparente que o F⁻ no esmalte cervical (no qual se acumula placa) aumenta enquanto permanece inalterado ou é reduzido gradualmente nas partes centrais expostas ao atrito/à escovação dental.[144]

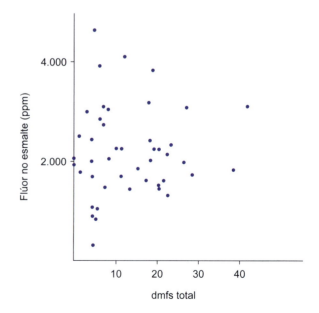

Figura 14.27 Concentrações de F⁻ no esmalte superficial de caninos decíduos e prevalências de cáries dentais na dentição decídua. Nem uma relação entre os dois é aparente.[143] Reproduzida, com autorização, da Karger Publishers. Modificada de Weatherell et al.[178]

do esmalte normal quanto aos demais parâmetros, Richards *et al.*[5,145] conduziram uma série de experimentos em porcos domésticos que claramente demonstraram que o F⁻ administrado por via sistêmica durante a maturação do esmalte somente, em posologias comparáveis às dos seres humanos, resultaria em esmalte subsuperficial hipomineralizado no momento da erupção. No entanto, como o F⁻ ingerido em concentrações levemente elevadas ao longo de vários anos pode influenciar a maturação do esmalte no momento da maturação pré-eruptiva, ainda é um fato desconhecido!

Deve-se compreender que, uma vez que a largura total do esmalte é depositada, o esmalte está longe de ser completamente mineralizado. A transformação do esmalte macio rico em proteínas em um maduro altamente mineralizado e duro é resultado do crescimento em tamanho dos cristais já semeados na estrutura. Uma vez que a matriz é depositada, os cristais de apatita são instantaneamente semeados e ocorre um aumento do conteúdo mineral como resultado do crescimento longitudinal dos cristais. De fato, em ratos, calculou-se que o esmalte contém somente cerca de 18 a 20% do mineral após estar completamente formado (ver Smith[157] para uma revisão). Após essa etapa, as proteínas da matriz do esmalte precisam ser fragmentadas e removidas do esmalte, enquanto o cálcio e os fosfatos têm que ser transportados simultaneamente para o esmalte e deve-se deixá-los precipitar sobre as superfícies dos cristais em crescimento. Os cristais de hidroxila apatita crescem predominantemente em largura e espessura até que o esmalte contenha cerca de 96% de mineral em peso. Os cristais de esmalte crescem muito lentamente e a maturação pré-eruptiva do esmalte pode durar vários anos nos seres humanos! Apesar dos estudos extensos sobre a maturação normal do esmalte em animais de experimento, está-se longe de compreender os processos que levam a um esmalte totalmente mineralizado.[96] Portanto, é especulativo afirmar como o F⁻ em pequenas dosagens elevadas no plasma poderia interferir nos processos.

Em uma revisão, Aoba e Fejerskov[6] discutiram em profundidade as várias possibilidades de como os íons F⁻ podem influenciar a mineralização do esmalte durante o desenvolvimento dentário. A mineralização do esmalte é altamente sensível aos íons F⁻ livres, promovendo a hidrólise dos precursores ácidos para a formação da apatita, como o fosfato octacálcico, o que resulta na precipitação de cristais de apatita fluoretados.

Efetividade dos fluoretos no controle das cáries dentárias | Evidências de revisões sistemáticas

As evidências derivadas de revisões sistemáticas abrangentes sobre os fluoretos para a prevenção e o controle das cáries vieram a ocupar uma posição-chave entre a pesquisa e a prática na década passada. Conforme resumos confiáveis do conhecimento acumulado, elas informam as decisões, são a base para as recomendações sobre o uso adequado das intervenções preventivas da cárie baseadas em F⁻ e estão esclarecendo ainda mais sobre as justificativas científicas para as pesquisas futuras sobre o tema. As revisões de Cochrane são revisões sistemáticas que empregam métodos de pesquisa rigorosos e publicadas integralmente na *The Cochrane Library* (http://www.thecochranelibrary.com), seguindo um processo editorial detalhado comum a todas as revisões. Essas revisões responderam perguntas importantes relativas aos efeitos do F⁻ na prevenção das cáries e, consequentemente, tornaram-se muito influentes como uma fundamentação para a prática preventiva e as políticas em Odontologia.

O Centro para Revisões e Disseminação (CRD) do Serviço Nacional de Saúde (NHS) do Reino Unido sobre os efeitos da fluoretação da água realizou a primeira revisão sistemática sobre o assunto. Organizada pela Universidade de York, é conhecida coloquialmente como a revisão de York e foi conduzida como um processo aberto, seguindo os padrões mais elevados.[118] Essa revisão demonstrou que as pesquisas realizadas ao longo da metade do século passado haviam sido de qualidade metodológica muito inferior do que havia sido relatado previamente. Também indicou que as evidências de um benefício de

uma redução das cáries dentárias deveriam ser consideradas com as evidências de uma maior prevalência de fluorose dental, e que a necessidade de estudos de alta qualidade com evidências atuais mais definitivas sobre os efeitos, positivos e negativos, da fluoretação da água continuaria a existir. Os achados dessa revisão, publicados em 2000, que haviam sido interpretados de maneiras bastante diferentes por ambos os lados do debate da fluoretação, reforçaram a importância das revisões sistemáticas de grandes conjuntos de evidências experimentais sobre os efeitos de todas as principais formas de tratamentos com F⁻ usadas para a prevenção e o controle das cáries.

As séries das revisões sistemáticas de Cochrane sobre a eficácia e a segurança das pastas de dente, enxaguatórios bucais, géis e vernizes com flúor, publicadas durante a década passada, são consideradas as mais abrangentes e detalhadas sobre o tema até o momento.[109-115,176,180] Elas reúnem, de modo consistente, as evidências disponíveis sobre os efeitos das principais modalidades de intervenções com F⁻ aplicado topicamente, usadas hoje para a prevenção/o controle das cáries dentárias, e para examinar sistematicamente os principais fatores que podem influenciar sua eficácia. Essas revisões confirmaram claramente a efetividade relativa das pastas de dente, dos enxaguatórios bucais, dos géis e dos vernizes de F⁻, demonstrando que pode se esperar alguma redução adicional das cáries quando outro tratamento de F⁻ aplicado topicamente é combinado com a pasta de dente fluoretada.

Além disso, desde que a revisão de York sobre os efeitos da fluoretação da água foi publicada, não houve qualquer outra revisão sistemática de alta qualidade que pudesse alterar esses achados, escolhidos para formar a base de evidências sobre os efeitos da fluoretação da água nas cáries dentárias nas revisões e diretrizes subsequentes sobre o tema, como a revisão do Conselho de Pesquisa Médica e de Saúde Nacional Australiano (NHMRC, 2007).

As evidências disponíveis a partir do CRD e das revisões de Cochrane mencionadas sobre o F⁻ e a efetividade e segurança da fluoretação da água e os tratamentos com F⁻ aplicados topicamente – pastas de dente, enxaguatórios bucais, géis e vernizes – são o enfoque desta seção. Além disso, são apresentadas aqui as evidências disponíveis a partir de várias revisões de Cochrane subsequentes sobre a efetividade de outras modalidades de tratamento com F⁻ para a prevenção das cáries – dispositivos de liberação lenta de F⁻, fluoretação do leite e suplementos/comprimidos de F⁻[18,172,182] –, com as evidências mais recentes procedentes das revisões sistemáticas sobre o efeito preventivo das cáries da fluoretação do sal de cozinha.[128,181]

Contudo, a seção enfatiza primeiro a importância das revisões sistemáticas, especialmente as revisões de Cochrane, informando as decisões sobre os cuidados de saúde, com um breve histórico da avaliação da efetividade dos fluoretos nessas revisões, concluindo com a consideração das implicações relevantes para a pesquisa e a prática.

Revisões sistemáticas como resumos objetivos das melhores evidências de pesquisa

As decisões sobre o fornecimento adequado de estratégias preventivas ou terapêuticas devem ser informadas pelo conhecimento dos efeitos das intervenções e requerem que este seja quantitativo. A síntese formal das evidências das pesquisas pode ajudar a aumentar o acesso a essa base de conhecimentos organizando e resumindo as evidências disponíveis, bem como aumentar a precisão das estimativas dos efeitos. As revisões sistemáticas localizam, analisam e sintetizam as evidências originadas de estudos relevantes e válidos, a fim de fornecer respostas empíricas informativas para as questões de pesquisa. Diferentemente de outros tipos de revisões que não aderem a um método explícito e tendem a se basear somente em uma seleção da literatura, podendo, assim, estar abertas a tendências substanciais e erros probabilísticos, as revisões sistemáticas procuram evitar essas armadilhas apresentando um resumo científico objetivo e abrangente das evidências disponíveis.

Além disso, por incluir uma síntese quantitativa dos resultados de estudos experimentais individuais – uma meta-análise –, em uma revisão sistemática, pode fornecer reflexões valiosas relativas à efetividade das intervenções de cuidados de saúde. Isso é obtido por meio da exploração epidemiológica e da avaliação dos estudos incluídos, especialmente quando são ensaios randômicos controlados (RTC – do inglês *randomized controlled trials*), considerados o tipo mais confiável de desenho de estudo para reunir grupos de comparação nos quais se baseiam inferências causais sobre os efeitos dos cuidados.[100] A efetividade pode ser definida como a extensão até a qual uma intervenção específica, quando usada em circunstâncias normais, faz aquilo que se pretende fazer – algumas vezes, os ensaios clínicos que avaliam a efetividade são denominados ensaios pragmáticos. A eficácia, por sua vez, é a extensão até a qual uma intervenção produz um resultado benéfico sob condições ideais – algumas vezes, os ensaios clínicos que avaliam a eficácia denominam-se ensaios explanatórios e são restritos aos participantes que cooperam totalmente. As revisões sistemáticas usando meta-análise de RTC múltiplos com desenho adequado são, portanto, frequentemente, o tipo mais robusto de evidências científicas para guiar as decisões e a pesquisa sobre a efetividade (Tabela 14.8). Isso ocorre porque, na maioria das circunstâncias, o efeito de uma intervenção não será muito grande. Então, uma grande quantidade de evidências randomizadas agrupadas em conjunto é necessária para detectar ou refutar com confiabilidade esses efeitos moderados, mas potencialmente valiosos.[37]

A Cochrane Collaboration (http://www.cochrane.org/), uma organização internacional sem fins lucrativos estabelecida no início dos anos 1990, desafiou os indivíduos que trabalham com cuidados de saúde para que estabelecessem políticas e práticas com base em um alicerce de evidências fortes, analisadas criticamente e sintetizadas de maneira objetiva. A Collaboration produz informações confiáveis sobre os efeitos das intervenções de cuidados de saúde prontamente disponíveis em nível mundial na forma das revisões de Cochrane, altamente fundamentadas em fontes governamentais.[30,36] Demonstrou-se que as revisões de Cochrane que se concentram principalmente, mas não exclusivamente, em sintetizar as evidências dos estudos randomizados são as de maior qualidade metodológica, em média, em comparação a outras revisões sistemáticas.[85,93,94,97] O grau de certeza fornecido por qualquer uma das revisões de Cochrane, contudo, depende da qualidade das evidências incluídas na revisão, em que o nível de qualidade das evidências dependerá não apenas do risco de tendências e da objetividade das evidências, mas também da consistência e da precisão dos achados.[153]

Efetividade dos fluoretos

Desde meados dos anos 1900, as várias intervenções com F⁻ principalmente na forma de pastas de dente, enxaguatórios bucais, géis e vernizes, vêm passando por testes clínicos intensivos nos RTC – o tipo de evidência menos tendencioso originado da pesquisa primária sobre a efetividade. Contudo, desenhos de estudo menos conclusivos têm sido usados para avaliar a efetividade do F⁻ na água de abastecimento e o F⁻ adicionado ao sal de cozinha.

Tabela 14.8 Hierarquia das evidências sobre a efetividade (para intervenções terapêuticas).

Nível	Tipo de evidência de pesquisa
I	Revisões sistemáticas de múltiplos ensaios clínicos, pelo menos um ensaio
II	Resultados quase experimentais, ensaios controlados sem randomização
III	Estudos analíticos observacionais (de coorte, estudos de casos e controles)
IV	Estudos descritivos, outros estudos observacionais sem grupos-controle (transversais, estudos ecológicos, séries de casos)
V	Opiniões de especialistas, consenso

Ainda assim, somente em um período relativamente recente essas evidências começaram a ser resumidas de maneira mais objetiva nas revisões sistemáticas rigorosas, levando em consideração essas diferenças nas perguntas de pesquisa e nos desenhos dos estudos sistematicamente. E foi ainda mais recente que as decisões e recomendações para o uso adequado de F⁻ para o controle das cáries passaram a se basear nos resultados dessas revisões. Isso ocorre apesar do fato de que as revisões que empregam meta-análises de ensaios controlados resumindo as evidências sobre os fluoretos na prevenção das cáries começaram a aparecer em um período tão precoce quanto meados dos anos 1980 em Odontologia[35,162], coincidindo com o crescimento de sua disponibilidade no campo da Medicina.

Contudo, o quadro geral no início dos anos 1990 era que a efetividade dos fluoretos na prevenção das cáries tinha sido extensivamente resumida nas revisões narrativas tradicionais baseadas na literatura publicada selecionada e as estimativas de efetividade tinham sido relatadas em variações amplas, sem acordo geral sobre as causas das diferenças nas efetividades relatadas. Entretanto, no final dos anos 1990, várias revisões enfocavam principalmente a avaliação de agentes ativos específicos para F⁻ dentro de sistemas de administração específicos que usavam a abordagem quantitativa meta-analítica para sintetizar os resultados do estudo.[13,90,95,161,164,175]

Além disso, as revisões sistemáticas publicadas desde o ano 2000 compilaram evidências sintetizadas a partir de centenas de relatos de RTC, bem como evidências não randomizadas (de outros tipos de estudos) sobre os efeitos dos fluoretos em várias formas.[4,12,18,27,32,87,109-115,118,142,163,165,172-174,176,180-182] O grande número de revisões sistemáticas dos ensaios publicados entre 2002 e 2004, em especial, está associado à publicação das primeiras revisões de Cochrane[109-115] e às revisões do Conselho Sueco de Avaliação da Tecnologia em Cuidados de Saúde[142,173,174], todos avaliando a efetividade das pastas de dente, dos enxaguatórios bucais, dos géis e dos vernizes com F⁻.

As recomendações desenvolvidas sistematicamente para o uso adequado de F⁻ em diferentes ambientes/países nas diretrizes práticas são baseadas, sobretudo, nos resultados das séries das revisões de Cochrane sobre o F⁻ para a prevenção das cáries em crianças e adolescentes[109-115,176,180] e na revisão sistemática CRD do NHS do Reino Unido sobre a fluoretação da água.[118] Elas formam a base de evidências internacionais usada mundialmente em numerosos documentos de diretrizes.[3,20,66,128,154]

Assim, as principais características e achados da revisão de York sobre a fluoretação da água são apresentadas, a seguir, com as revisões de Cochrane do F⁻, principalmente em termos da efetividade relativa e combinada da prevenção de cáries das várias modalidades de F⁻ e sua segurança, em uma tentativa de responsabilizar quaisquer avaliações dos efeitos benéficos ou indesejados (adversos).

Antes de apresentar as evidências procedentes de cada revisão sistemática, contudo, uma explicação parece ser importante para facilitar a interpretação dos resultados procedentes das revisões sistemáticas dos ensaios de cáries.

Medição do efeito do tratamento nas revisões sistemáticas dos ensaios de cárie

Quando se estima a efetividade nos ensaios de cárie dos fluoretos, a medida do desfecho primário, em geral, é o incremento de cáries nos grupos de tratamento e de controle, em que uma medida típica é o incremento nas superfícies cariadas, perdidas e restauradas (DMFS). Contudo, existem diversas variações dessa medida (p. ex., DMFS, DFS, DS, DMFT, DFT), além de níveis diferentes nos quais as cáries dentárias são definidas/diagnosticadas, diferentes métodos de detecção de cáries dentais, e assim por diante (ver também Capítulo 4).

É importante compreender que, quando são combinados os resultados dos ensaios de cárie sobre a efetividade do F⁻ em uma meta-análise na maioria das revisões sistemáticas, a medida escolhida dos efeitos do tratamento é a fração prevenida (FP). Esse valor é a diferença nos incrementos médios de cárie entre os grupos de "tratamento" e "controle" divididos pelo incremento médio do grupo-controle:

$$FP = \frac{m_C - m_T}{m_C}$$

Pode ser expressa como uma porcentagem de incremento médio no grupo-controle – as chamadas reduções percentuais no incremento de cáries, que são medidas usuais do efeito nos ensaios das intervenções preventivas de cárie. Para um desfecho como o incremento de cáries (no qual as contagens definidas são consideradas para aproximação em uma escala contínua e tratadas como dados contínuos), a FP geralmente é a medida mais adequada do efeito a ser usada na meta-análise do que a diferença média ou a diferença média padronizada. Isso ocorre porque a FP possibilita a combinação de diferentes maneiras de medir o incremento de cáries nos ensaios incluídos e uma investigação significativa da heterogeneidade entre os ensaios; além de ser simples de interpretar.

Evidências sobre os efeitos da fluoretação da água

Os efeitos da fluoretação da água foram investigados em uma revisão sistemática pela Universidade de York, cujo relatório completo está disponível no site CRD Fluoridation Review (http://www.york.ac.uk/inst/crd/fluorid.htm). Houve diversos exemplos de erros de interpretação das evidências de pesquisa procedentes da revisão sistemática, e uma revisão de Cochrane para ser atualizada e publicada na *The Cochrane Library* foi registrada recentemente (OHG, comunicação pessoal).

A revisão de York sobre a fluoretação da água aborda cinco questões principais:

1. Quais são os efeitos da fluoretação dos suprimentos de água de abastecimento sobre a incidência de cáries e qual é o efeito da suspensão da fluoretação da água nos níveis de cárie?
2. Se for demonstrado que a fluoretação da água tem efeitos benéficos, qual é o efeito acima e além daquele oferecido pelo uso de intervenções e estratégias alternativas para o F^-?
3. A fluoretação da água resulta em uma redução das cáries nos grupos sociais e entre as localizações geográficas, trazendo uma igualdade?
4. A fluoretação da água tem efeitos negativos?
5. Existem diferenças nos efeitos da fluoretação natural e artificial da água?

Realizou-se uma pesquisa abrangente para identificar o conjunto de evidências disponíveis sobre a eficácia e a segurança da fluoretação da água, quando se enfocaram estudos em diferentes idiomas. Os estudos incluídos na revisão foram classificados pelos níveis/hierarquia de evidências com base no desenho do estudo e no ajuste para fatores que provocam confusão e para a medição das tendências. As evidências classificadas abaixo de um nível de qualidade moderada/risco moderado de tendências não foram consideradas na avaliação da eficácia. Na avaliação da segurança, todos os níveis de evidência foram levados em conta.

Os principais achados da revisão de York foram:

1. A fluoretação da água reduz a incidência de cáries em média de 15% (variando de –5,0% até +64%), conforme medição pela diferença média na proporção de crianças livres de cárie, e por uma média de 2,25 (variando de 0,5 até 4,4), conforme medição pela alteração média no deft/DMFT, e a prevalência de cáries aumenta após a suspensão da fluoretação da água.
2. A fluoretação da água tem um efeito preventivo em relação às cáries além e acima do efeito das pastas de dente fluoretadas.
3. A fluoretação da água pode reduzir as desigualdades entre os grupos sociais, diminuindo as diferenças na gravidade das cáries (conforme medição pelo índice dmft/DMFT) entre as classes sociais em crianças de 5 a 12 anos de idade.
4. Provavelmente, a fluoretação da água causa mais fluorose dental do que imaginado previamente – a estimativa agrupada da prevalência de fluorose em uma concentração de F^- na água de 1 ppm foi 48% (intervalo de confiança de 95% [IC 95%]:

40 a 57%) e, para a fluorose de preocupação estética, 12,5% (IC 95%: 7 a 21,5%); além disso, pode ou não causar outros malefícios, como câncer, defeitos ósseos etc. (não foram demonstradas associações evidentes).
5. Pode haver ou não diferenças nos efeitos entre a fluoretação natural e artificial da água.

A Tabela 14.9 mostra os principais resultados da revisão (para os desfechos de cárie dental e fluorose).

Esses achados, contudo, são baseados em evidências de qualidade moderada a baixa. Havia 214 estudos incluídos – nenhum deles era de nível de evidência A (alta qualidade, tendência improvável). Os desenhos dos estudos usados incluíram 102 estudos transversais, 47 estudos ecológicos, 45 estudos controlados antes-depois, 7 estudos de caso-controles e 13 estudos de coorte.

Evidências sobre os efeitos das modalidades de fluoreto de aplicação tópica

As séries de revisões de Cochrane sobre os efeitos das pastas de dente e enxaguatórios bucais com F^- e os géis e vernizes com F^- aplicados profissionalmente, usados sozinhos ou em combinação, foram publicadas de 2002 a 2010[109-115,176,180], estando disponíveis na *The Cochrane Library* (http://www.thecochranelibrary.com). As revisões de Cochrane são atualizadas conforme novas evidências surgem e em resposta às reavaliações, e a *The Cochrane Library* deve ser consultada para a versão mais recente das revisões.

As revisões de Cochrane abordaram cinco questões principais:

1. Qual é a eficácia das pastas de dente, enxaguatórios bucais, géis e vernizes contendo F^- na prevenção das cáries dentais em crianças e adolescentes?
2. A eficácia de cada uma dessas modalidades de F^- e delas em geral é influenciada pela exposição de fundo a outras fontes de F^-, pelo nível inicial de cáries, pela concentração de F^- e frequência de aplicação, pelo uso sob supervisão e pela forma (modalidade) usada?
3. Existem diferenças na eficácia das várias modalidades de F^- usadas individualmente (uma comparada com a outra) ou em combinação (principalmente pasta de dente fluoretada mais outra modalidade de F^- comparada à pasta de dente fluoretada sozinha)?
4. Existem diferenças na eficácia das pastas de dente fluoretadas com diferentes concentrações de F^-?
5. Qual é o risco de crianças pequenas desenvolverem fluorose dental ao fazerem uso de F^- aplicado topicamente?

Foram realizadas pesquisas detalhadas das evidências publicadas e não publicadas, principalmente a partir de RCT, sem restrições de idioma. Os estudos incluídos foram reunidos e analisados criticamente, usando metodologia similar e medidas dos efeitos para as cáries. As revisões de Cochrane sobre os fluoretos aplicados topicamente envolveram meta-análises de todas as evidências relevantes comparando um tratamento com F^- contra controles não F^-, uns contra os outros, e contra uma combinação de tratamentos de F^-. Elas investigaram suas efetividades comparativas e a dependência do efeito preventivo de cáries dos fluoretos sobre as características prognósticas por meio de análises de meta-regressão e por comparações diretas e indiretas em uma rede de meta-análises. As revisões também investigaram a efetividade relativa das pastas de dente fluoretadas de diferentes concentrações e o relacionamento entre o uso de fluoretos tópicos em crianças pequenas e o risco de desenvolver fluorose, em que foram consideradas evidências não randomizadas.

Os principais achados das revisões de Cochrane sobre os fluoretos aplicados topicamente são os seguintes.

1. Existe uma evidência inequívoca das primeiras quatro revisões de Cochrane[109-113] de que o F^- aplicado topicamente na forma de pastas de dente, enxaguatório bucal, gel e verniz reduz a incidência de cáries. Pesquisas envolvendo mais de

234 Parte 4 • Controle da Cárie Dentária

Tabela 14.9 Revisão de York sobre a fluoretação da água.[118] Resumo dos principais resultados (para cáries dentais e fluorose).

ID do estudo, ano de publicação	Objetivo	Número e tipos de estudos incluídos, por desfecho principal	Principais achados
Revisão CRD NHS Reino Unido, 2000	Avaliar os efeitos positivos e negativos das estratégias de fluoretação da água de consumo amplamente na população para a prevenção de cáries	*Avaliação da eficácia (efeitos positivos – prevenção de cáries)* Evidência de qualidade moderada: 23 estudos antes e depois 2 estudos de coorte prospectivos 1 estudo de coorte retrospectivo *Avaliação da segurança (efeitos adversos – fluorose)* Evidência de baixa qualidade: 4 estudos antes e depois 1 estudo de casos e controles 83 estudos transversais	*Avaliação da eficácia (efeitos postivos – prevenção de cáries)* Diferença mediana na porcentagem livre de cáries (variação) 14,6% (–5% até +64%) Diferença mediana no dmft/DMFT (variação) 2,25 (0,5 a 4,4) *Avaliação da segurança (efeitos adversos – fluorose)* Estimativa agrupada da prevalência em 1,0 ppm de F⁻ Qualquer fluorose = 48% (IC 95%: 40 a 57%) Fluorose de preocupação estética (TF ≥ 3 ou índice de Dean leve ou mais alto ou TSIF ≥ 2) = 12,5% (IC 95%: 7 a 21,5%) Proporção da população com qualquer fluorose (agrupada) Em 0,1 ppm de F⁻ = 15% (IC 95%: 10 a 22%) Em 4 ppm de F⁻ = 72% (IC 95%: 62 a 80%)

65 mil crianças e adolescentes em mais de 130 ensaios mostram uma redução evidente no incremento de cáries tanto nos dentes permanentes (para todas as formas de tratamento com F⁻ aplicadas e topicamente examinadas) quanto na dentição decídua (para os géis e vernizes contendo F⁻).

As frações prevenidas de D(M)FS médio nas quatro revisões de Cochrane individuais variaram de 24% (IC 95%: 21 a 28%), para as pastas de dente fluoretadas, até 26% (IC 95%: 23 a 30%), para os enxaguatórios bucais, e 28% (IC 95%: 19 a 37%), para os géis, e 46% (IC 95%: 30 a 63%), para os vernizes contendo F⁻. Para a dentição decídua, a fração prevenida de d(e/m)fs médio foi de 33% (IC 95%: 19 a 48%) para os vernizes contendo F⁻ com base somente em três ensaios. As estimativas agrupadas das frações prevenidas de D(M)FS e d(m/e) fs foram calculadas na revisão de resumo, que compilou todas as quatro revisões juntas[113] combinando todos os dados das quatro revisões individuais para as estimativas de D(M)FS e os dados de verniz e gel para o efeito sobre os dentes decíduos – frações prevenidas de d(m/e)fs.

Contudo, as conclusões sobre os efeitos do tratamento foram alcançadas em uma base mais evidente nos ensaios controlados por placebo, já que as reduções nas cáries foram superestimadas em ensaios sem controle do tratamento, não duplo-cegos e, provavelmente, de qualidade metodológica inferior. A Tabela 14.10 mostra os resultados para ambos os tipos de comparações reunidas e para as comparações com placebo somente para cada uma das quatro revisões individuais sobre os géis, vernizes, enxaguatórios bucais e dentifrícios fluoretados com os resultados da revisão resumida compilando juntas todas as quatro revisões.

2. As revisões de Cochrane também demonstram que tratamentos com F⁻ aplicado topicamente podem reduzir as cáries dentárias independentemente da exposição à fluoretação da água – as estimativas do efeito do tratamento tópico com F⁻ foram similares entre os ensaios conduzidos em áreas com água fluoretada e não fluoretada. Também demonstrou-se que supervisionar o uso pela criança do F⁻ (em pastas de dente ou enxaguatórios bucais) autoaplicado leva a maiores benefícios. Uma influência significativa do nível inicial de cáries (risco basal da população estudada) e da frequência, concentração e intensidade da aplicação de F⁻ também foi indicada nas revisões. Embora a magnitude do efeito para o nível inicial de cáries tenha sido pequena (aumento de 1% na FP por aumento unitário nas cáries basais medias, $p = 0,004$), isso implica que, à medida que os níveis de cáries são reduzidos em uma população, as reduções percentuais das cáries (FP) diminuirão com o uso dos tratamentos contendo F⁻. O número relativamente maior de estudos com dados relevantes tornou essas análises mais confiáveis na revisão de Cochrane para pasta de dente[111], que incluiu 70 ensaios controlados por placebo na

meta-análise e na revisão de resumo[113], que abrangeu 133 ensaios procedentes das quatro revisões individuais (Tabela 14.11).

3. Para a influência da modalidade de F⁻, não foram demonstradas diferenças significativas nos efeitos do tratamento entre o gel, o enxaguatório bucal e as pastas de dente com F⁻ na revisão de resumo[113], embora frações prevenidas de D(M)FS significativamente menores para eles em comparações com vernizes contendo F⁻ tenha sido sugerida (as FP de DMFS foram em média de 14% [IC 95%: 2 a 26%] maiores nos ensaios de vernizes contendo F⁻). Entretanto, nessas comparações indiretas ajustadas de todas as quatro modalidades de F⁻, é difícil excluir a possibilidade de uma superestimativa do tamanho do efeito diferencial favorável ao verniz contendo F⁻, uma vez que um número relativamente pequeno de ensaios de verniz foi incluído e poucos entre eles eram controlados por placebo.

De fato, a revisão de Cochrane que avaliou as comparações diretas entre as pastas de dente, os enxaguatórios bucais, os géis e os vernizes contendo F⁻[114] é compatível com a ausência de evidências de um efeito diferencial entre as modalidades de tratamento com F⁻. A revisão demonstrou que a pasta de dente fluoretada pode proteger contra as cáries dentais tanto quanto os enxaguatórios bucais ou géis com F⁻ (mas as comparações relevantes das pastas de dente fluoretadas com os vernizes estavam ausentes) – a FP de DMFS agrupada para os nove ensaios combinados nesta comparação foi de 1% (IC 95%: –13% até +14%). Os resultados desta e de outras comparações diretas de uma modalidade de F⁻ *versus* outra são resumidos na Tabela 14.12. Levando em consideração esses resultados sobre a efetividade relativa das quatro modalidades de F⁻, e aquelas de uma pesquisa adicional empregando uma análise simultânea de ambos os tipos de comparações (diretas e indiretas, em uma meta-análise de rede), com os dados disponíveis das revisões, não foram encontradas evidências claras sobre qualquer modalidade ser mais efetiva que as demais.[151]

Os resultados da revisão de Cochrane sobre o uso combinado das diferentes modalidades de F⁻ com pasta de dente contra seu uso isolado[115] também são resumidos na Tabela 14.13. As evidências dos nove ensaios mostraram que o uso simultâneo de um tratamento tópico de F⁻ com pasta de dente fluoretada resulta em uma melhor redução das cáries em comparação ao uso de pasta de dente isoladamente, embora o efeito adicional na ordem de 10% (IC 95%: 2 a 17%) em média possa não ser substancial.

4. A revisão de Cochrane enfocando especificamente a efetividade relativa de diferentes níveis de F⁻ nas pastas de dente[176], com base em uma meta-análise de rede, confirmou que os efeitos relativos da prevenção de cáries das pastas de dente fluoretadas aumentaram com as concentrações de F⁻ mais altas. Os resultados agrupados de ensaios randômicos com escores

D(M)FS na dentição permanente e mista demonstraram que o efeito de prevenção das cáries da pasta de dente fluoretada foi de 23% para 1.000/1.055/1.100/1.250 ppm de F⁻, 30% para 1.450/1.500 ppm de F⁻ e 36% para 2.400/2.500/2.800 ppm de F⁻. Os benefícios do aumento da concentração de F⁻ somente foram aparentes a partir das concentrações de 1.000 ppm de F⁻ ou acima desse valor – para 440/500/550 ppm de F⁻ e níveis abaixo desse, não foi demonstrado um efeito significativo em comparação ao placebo, refletindo o pequeno número de ensaios para essas comparações (Tabela 14.14). Os estudos sobre a dentição decídua foram indefinidos.

5. Em relação aos efeitos adversos do uso de fluoretos aplicados topicamente, as evidências encontradas na revisão de Cochrane enfocando um aspecto em particular, o risco de fluorose em crianças pequenas[180], considerou sobretudo as pastas de dente fluoretadas e o desfecho de fluorose leve. Com base principalmente nos resultados de estudos observacionais (um estudo de coorte, seis de caso-controles e 16 levantamentos transversais), existe uma fraca evidência de que iniciar o uso de pastas de dentes fluoretadas em crianças abaixo de 12 meses de idade pode estar associado a um aumento no risco de fluorose, e a evidência de um maior risco de fluorose entre as idades de 12 e 24 meses é indefinida. Contudo, o uso de concentrações mais altas em pastas de dentes fluoretadas (> 1.000 ppm de F⁻), quando avaliado em RCT (dois), foi encontrado associado a um aumento na fluorose. Não se demonstrou associação significativa entre a frequência de escovação dental ou a quantidade de pasta de dente fluoretada usada e a fluorose.

Evidências sobre os efeitos dos suplementos de fluoreto, dispositivos de liberação prolongada de flúor, leite fluoretado e fluoretação do sal de cozinha

A revisão de Cochrane sobre os suplementos de F⁻[172], que incluiu dados de cinco ensaios em crianças com 5 a 12 anos de idade, demonstrou que o uso de suplementos de F⁻ foi associado a uma redução de 24% (IC 95%: 16 a 33%) no D(M)FS, mas o efeito sobre a dentição decídua não ficou claro, já que os dados de dois ensaios forneceram resultados discrepantes. Quando os suplementos de F⁻ foram comparados ao uso de fluoretos aplicados topicamente (pastas de dente, vernizes, bochechos) ou ao uso de outras medidas preventivas (pastilhas de xilitol), não houve um efeito diferencial sobre os dentes permanentes ou decíduos. As informações de um ensaio sobre efeitos adversos (fluorose) associados ao uso de suplementos de F⁻ foram limitadas.

A revisão de Cochrane sobre os dispositivos de liberação prolongada de F⁻[18] demonstraram que existia uma evidência fraca e insuficiente de um ensaio somente, envolvendo 174 crianças, de um efeito inibitório das cáries de pérolas de vidro de F⁻ de liberação

Tabela 14.10 Revisões de Cochrane dos tratamentos de F⁻ de aplicação tópica (TFT). D(M)FS/d(e)fs agrupados em estimativas do efeito medido como frações prevenidas (FP).

Tipo de F⁻ᵃ	FP	IC de 95% (%)	Tipo de TFTᵇ	FP	IC 95% (%)
Superfície dos dentes permanentes					
Verniz (7)	46%	30 a 63	Verniz (3)	40%	9 a 72
Gel (23)	28%	19 a 37	Gel (13)	21%	14 a 28
Bochecho (34)	26%	23 a 30	Bochecho (30)	26%	22 a 29
Pasta de dente (70)ᶜ	24%	21 a 28	Pasta de dente (70)	24%	21 a 28
Todos os 4 TFT (133)	26%	24 a 29	Todos os 4 TFT (116)	24%	22 a 27
Superfícies dos dentes decíduos					
Verniz (3)	33% de PF	19 a 48	Verniz (1)	20% de FP	2 a 38
Gel (2)ᶜ	26% de PF	−11 a 63	Gel (2)	26% de FP	−11 a 63
Verniz e gel (5)	33% de PF	22 a 44	Verniz e gel (3)	27% de FP	8 a 48

ᵃNúmero de comparações com placebo/não tratamento.
ᵇNúmero de comparações com placebo.
ᶜApenas comparações com placebo.

Tabela 14.11 Revisões de Cochrane dos tratamentos com F⁻ aplicados topicamente. Fatores potencialmente influentes na efetividade; resultados das análises de meta-regressão dos efeitos randômicos das frações prevenidas (FP) de D(M)FS.

Característica/fator (número de estudos)ᵃ	Estimativa (IC 95%)	Característica/fator (número de estudos)ᵇ	Estimativa (IC 95%)	Interpretação
Média de cáries iniciais (67)	0,7% (0,07 a 1,3%)	Média de cáries iniciais (126)	0,7% (0,2 a 1,2%)	Aumento no FP por unidade aumenta o nível médio inicial de cáries
Fluoretação de fundo (56)	3,2% (−4 a +11%)	Fluoretação de fundo (116)	2,9% (−3,3 a 9,1%)	Maior FP na presença de fluoretação da água
Conteúdo de F⁻ (69)	8,3% (1 a 16%)	Conteúdo de F⁻ (69)	−0,3% (−1,4 a +0,9%)	Aumento no FP por 1.000 ppm de F⁻
Frequência de escovação (70)	14% (6 a 22%)	Frequência de aplicação (131)	3% (0,4 a 5,7%)	Aumento no FP movendo-se de 1 vez para 2 vezes/dia para pasta de dente/por 100 extra 1 ano para qualquer F⁻
Uso com supervisão (70)	−11% (−18 a −4%)	Uso com supervisão (111)	11% (3,7 a 17%)	Menor FP com escovação não supervisionada Maior FP com uso supervisionado autoaplicado

ᵃAnálise na revisão da pasta de dente com F⁻ no estudo de Cochrane.[111]
ᵇAnálise na revisão de F⁻ no estudo de Cochrane incluindo todas as quatro modalidades de tratamento com F⁻.[113]

236 Parte 4 • Controle da Cárie Dentária

Tabela 14.12 Revisões de Cochrane dos tratamentos com F⁻ aplicados topicamente. Efeito comparativo sobre o incremento de cáries por comparações diretas entre os tratamentos com F⁻ (usados um contra o outro e contra uma combinação) – estimativas agrupadas de D(M)FS medidas como frações prevenidas (FP).

Modalidades de F⁻ nas comparações (número de estudos)	PF (%)	IC 95% (%)
Verniz × gel (1)	14	−12 a +40
Verniz × bochechos (4)	10	−12 a +32
Gel × bochechos (1)	−14	−40 a +12
Pasta de dente × gel (3)	0	−21 a +21
Pasta de dente × bochechos (6)	0	−18 a +19
Pasta de dente × qualquer F⁻* (9)	1	−13 a +14
Pasta de dente + verniz × pasta de dente sozinha (1)	48	12 a 84
Pasta de dente + gel × pasta de dente sozinha (3)	14	−9 a +38
Pasta de dente + bochechos × pasta de dente sozinha (5)	7	0 a 13
Pasta de dente + qualquer F⁻ × pasta de dente sozinha (9)	10	2 a 17

*Três ensaios com gel e seis ensaios com bochechos, nenhum ensaio com verniz.

Tabela 14.13 Efeito comparativo sobre o incremento de cáries das comparações diretas de pastas de dente a diferentes concentrações de F⁻. Estimativas agrupadas de D(M)FS medido como FP (somente comparações ao placebo) – revisão de Cochrane.

Concentração de F⁻ (ppm) (número de ensaios)	Meta-análise de comparação direta de FP (IC 95%)	Meta-análise de rede de FP (IC 95%)
Placebo *versus*		
250 (3)	8,90 [−1,62, 19,42]	9,14 [−3,62, 21,96]
440/500/550 (2)	7,91 [−6,11, 21,94]	15,35 [−1,89, 32,53]
1.000/1.055/1.100/1.250 (54)	22,20 [18,68, 25,72]	22,99 [19,34, 26,58]
1.450/1.500 (4)	22,07 [15,26, 28,88]	29,29 [21,24, 37,46]
1.700/2.000/2.200	–	37,7 [16,52, 50,77]
2.400/2.500/2.800 (4)	36,55 [17,46, 55,64]	35,52 [27,23, 43,62]

Tabela 14.14 Revisões de Cochrane sobre os efeitos do leite fluoretado, dispositivos de liberação lenta de F⁻ e suplementos de F⁻.

ID do estudo, ano de publicação	Foco	Número de estudos incluídos, tipos de estudos, desfecho principal	Principais achados
Yeung et al., 2005[182]	Determinar a efetividade do leite fluoretado fornecido para a comunidade na prevenção das cáries	Dois ensaios, envolvendo 353 crianças, com um período de intervenção ou seguimento de pelo menos 3 anos Medida do desfecho: alterações no incremento de cáries (DMFS/T-dmfs/t)	Para dentes permanentes, redução no DMFT (78,4%, $p < 0,05$) demonstrada em um ensaio após 3 anos Para dentes decíduos, redução no dmft (31,3%, $p = 0,05$) demonstrada após 3 anos, também em um ensaio
Bonner et al., 2006[18]	Avaliar a efetividade dos dispositivos de liberação lenta de F⁻ na prevenção, supressão ou reversão da progressão das cáries	Um ensaio envolvendo 174 crianças Medidas do desfecho: alterações no incremento de cáries (DMFS/dmfs), progressão da lesão pelo esmalte e pela dentina	Embora 132 crianças incluídas no ponto de conclusão de 2 anos, o exame e a análise estatística foram realizados somente em 63 crianças que tinham mantido as pérolas Diferença média no incremento de cáries – menor no grupo de intervenção: −0,72 DMFT (IC 95%: −1,23 a −0,21); −1,52 DMFS (IC 95%: −2,68 a −0,33)

Tubert-Jeannin et al., 2011[172]	Avaliar a eficácia dos suplementos de F⁻ para prevenir as cáries dentárias em crianças	Onze estudos envolvendo 7.196 crianças
		Medida do desfecho: alterações no incremento de cáries (DMFS/dmfs)
			Suplementos de F⁻ *versus* sem suplementos de F⁻ (cinco ensaios):
			  DMFS FP 24% (IC 95%: 16 a 33%)
			  Efeito não esclarecido nos dentes decíduos (dois ensaios)
			Suplementos de F⁻ *versus* fluoretos tópicos (cinco ensaios):
			  Nenhum efeito diferencial sobre os dentes permanentes ou decíduos
			  Informações limitadas sobre os efeitos adversos/fluorose (um ensaio)

prolongada. Os resultados do ensaio são baseados em uma população selecionada com base na retenção das pérolas, que excluiu 52% dos participantes disponíveis cujas pérolas tinham se desalojado.

A revisão de Cochrane sobre o leite fluoretado[182] incluiu dados de dois ensaios envolvendo 353 crianças e forneceu algumas evidências de que esse elemento era benéfico para crianças em idade escolar. Tanto para os dentes permanentes quanto para os decíduos, após 3 anos houve uma redução significativa no DMFT em um ensaio, mas não no outro.

As principais características/resultados dessas revisões de Cochrane são mostradas na Tabela 14.14. Em virtude da falta geral de evidências randomizadas abordando as questões apresentadas nas revisões, uma conclusão comum de todas elas é que mais pesquisas, e pesquisas de melhor qualidade metodológica, são necessárias.

E sobre os efeitos da fluoretação do sal de cozinha? De acordo com duas revisões sistemáticas recentes[128,181], o sal fluoretado foi benéfico para crianças, especialmente para sua dentição permanente. Contudo, os estudos que examinaram os efeitos da fluoretação do sal de cozinha na prevenção de cáries dentárias são de níveis mais baixos na hierarquia das evidências sobre a efetividade e os dados, em geral, de qualidade metodológica inferior.

Um estudo australiano[128] demonstrou que três estudos transversais de antes e depois sugeriram que a fluoretação do sal reduz as cáries nas populações de crianças com idades entre 6 e 15 anos e que um estudo comparativo transversal forneceu evidências de um aumento significativo no risco de "qualquer fluorose" associada à fluoretação do sal. Contudo, não havia dados relativos ao risco de "fluorose de preocupação estética" e outros riscos potenciais à saúde. Já um estudo sul-africano[181] agrupou dados de cárie de nove estudos incluídos em diferentes coortes de faixa etária na meta-análise: nenhum RCT foi identificado e a qualidade da evidência foi variável e baixa, com estimativas de efetividade baseadas principalmente em dados de estudos sem um grupo-controle concomitante.

Principais evidências de revisões sistemáticas | Implicações relevantes para a prática e a pesquisa

As evidências dos efeitos benéficos das pastas de dente, dos enxaguatórios bucais, dos géis e dos vernizes contendo F⁻ são compatíveis e fortes com base em um conjunto de evidências considerável, principalmente originadas dos RCT. Contudo, as pesquisas conduzidas sobre os efeitos da fluoretação da água, fluoretação do leite, suplementos de F⁻ e fluoretação do sal de cozinha ainda são insuficientes e/ou de qualidade metodológica inferior.

Em relação aos efeitos das duas formas mais amplamente utilizadas e recomendadas de aplicação de F⁻ – pastas de dente fluoretadas e fluoretação da água –, pode-se concluir que os benefícios de prevenção das cáries da escovação de dentes regular com pastas de dente fluoretadas são firmemente estabelecidos, mas a controvérsia científica sobre os efeitos da fluoretação da água provavelmente continuará até que estudos de maior qualidade sejam conduzidos e evidências definitivas, produzidas.

As principais conclusões das revisões de Cochrane sobre a efetividade dos fluoretos aplicados topicamente para o controle das cáries são:

- Existe uma redução evidente no incremento de cáries tanto para os dentes permanentes (para todas as formas de fluoretos aplicadas e topicamente examinadas) quanto para os dentes decíduos (para os géis e vernizes contendo F⁻) com tratamentos de F⁻ aplicados topicamente
- Essas intervenções de F⁻ podem reduzir as cáries dentais independentemente da fluoretação da água ou de outras fontes de exposição ao F⁻. Também se demonstrou que o efeito de prevenção das cáries do F⁻ aplicado topicamente aumenta quando existem níveis iniciais de cárie mais altos (D[M]FS) e quando maiores concentrações de F⁻ e/ou frequência de aplicação são usados; além disso, supervisionar o uso pelas crianças de F⁻ autoaplicado (pastas de dente ou enxaguatórios bucais) leva a maiores benefícios

- A pasta de dente fluoretada, a forma de F⁻ mais prontamente disponível, comumente relacionada com o declínio na prevalência de cáries em muitos países desenvolvidos, pode proteger as crianças e os adolescentes contra as cáries dentais tanto quanto outras intervenções de flúor aplicadas topicamente, enfatizando o importante papel da pasta de dente fluoretada como uma abordagem de saúde pública efetiva e aceitável para a prevenção das cáries dentárias
- Além disso, as evidências demonstram que as crianças usando outra forma de terapia com F⁻ aplicada topicamente com a pasta de dente fluoretada apresentarão reduções adicionais nas cáries dentárias, quando comparadas a crianças que fazem uso somente de pasta de dente fluoretada, embora o tamanho do efeito de prevenção das cáries possa não ser substancial
- Ainda, quando maiores concentrações de F⁻ são usadas na formulação, o efeito de prevenção das cáries da pasta de dente fluoretada apresenta um aumento (dose-resposta a partir de 1.000 ppm de F⁻), mas a efetividade da baixa concentração de F⁻ não está clara, uma vez que os benefícios somente são significativos para concentrações iguais ou superiores a 1.000 ppm. Em relação a isso, os níveis de F⁻ atuais dos produtos de pasta de dente comercializados mundialmente, em geral, recaem em uma faixa efetiva entre 1.000 e 1.500 ppm de F⁻
- Assim como para o efeito adverso dental da fluorose de esmalte, existe uma evidência fraca e pouco confiável de que iniciar o uso de pasta de dente com F⁻ em crianças abaixo de 12 meses de idade pode estar associado a um aumento do risco de fluorose; e o uso de concentrações mais altas de F⁻ (> 1.000 ppm de F⁻), quando avaliado nos RCT, também foi considerado associado a um aumento na fluorose
- A falta geral de informações em todas as revisões de Cochrane para o F⁻ sobre os desfechos relevantes além do incremento de cáries também torna mais importante que as pesquisas experimentais adicionais incluam avaliações dos benefícios potenciais, bem como dos custos e malefícios

Em relação a esse último cenário, também deveria ser notado que todas as revisões de Cochrane para o F⁻ agora estão sendo atualizadas e, à medida que as evidências de novos ensaios são incorporadas às revisões existentes, a precisão das estimativas dos efeitos provavelmente aumentará, embora nenhuma alteração importante nas conclusões provavelmente ocorrerá. Contudo, espera-se que o relato de desfechos relevantes em novos ensaios possa ser melhorado por meio de iniciativas como o CONSORT, para ensaios randomizados, e o PRISMA, para revisões sistemáticas[121,122], já que esses guias de relato passaram a ser mais amplamente adotados pelas revistas científicas de Odontologia. Isso melhoraria a futura identificação e a quantificação dos efeitos, além das recomendações para o uso adequado dos fluoretos.

Uso racional dos fluoretos no controle das cáries em diferentes partes do mundo

Quaisquer recomendações para o uso adequado dos fluoretos com base nos achados das revisões sistemáticas deveriam ser feitas tendo em mente que tais revisões (Cochrane) não pretendem fornecer recomendações para a prática em contextos clínicos específicos, apesar de todas elas incluírem uma seção de conclusões dos autores, que são fontes ricas de informação para todos que queiram tomar decisões e fazer recomendações sobre os cuidados de saúde adequados e pesquisas futuras. Geralmente, as evidências das revisões, portanto, são a fundamentação das diretrizes baseadas em evidências, que são declarações/recomendações sistematicamente desenvolvidas sobretudo para auxiliar nas decisões dos profissionais e dos pacientes em circunstâncias clínicas e de saúde pública específicas:

- As cáries dentais não são o resultado de uma deficiência de F⁻, embora, com frequência, o F⁻ disponível no ambiente bucal possa reduzir efetivamente a velocidade de progressão da lesão de cárie em qualquer idade

- É essencial observar que as cáries dentais são disseminadas e as lesões se formam e progridem durante toda a vida. O F⁻ deve estar disponível em níveis levemente elevados no ambiente bucal diariamente e as pastas de dente fluoretadas são, de longe, os únicos agentes que podem reduzir de modo significativo a velocidade de progressão da lesão independentemente da idade do indivíduo
- Para obter um controle máximo das cáries, é fundamental também realizar a higiene bucal diariamente com pasta de dente fluoretada e restringir a ingestão de carboidratos da dieta
- Portanto, no caso de crianças com até aproximadamente 12 anos, os pais devem supervisioná-las quanto à escovação dental adequada com pasta de dente fluoretada para obter o controle máximo das cáries.

Nos dias atuais, em muitas partes do mundo a população está consumindo F⁻ procedentes de múltiplas fontes. Quando são usadas combinações de terapias com F⁻, com frequência não intencional, alguns indivíduos estarão ingerindo inevitavelmente tanto F⁻ que a prevalência e a gravidade da fluorose em uma base populacional aumentarão. O uso de F⁻ deve ser baseado em uma compreensão científica sólida e, claramente, a máxima ultrapassada "se um pouco é bom, então mais é melhor" deve ser evitada a todo custo:

- Portanto, os suplementos de F⁻ da dieta, comumente, não devem ser usados. Outras fontes de F⁻ sistêmico, que não a água, como o sal de cozinha ou o leite, em geral, não devem ser recomendadas, no mínimo porque os estudos que examinam os efeitos da fluoretação do sal em particular são de níveis mais baixos na hierarquia de evidências sobre a efetividade e os dados, de qualidade metodológica em geral inferior
- O principal modo de ação do F⁻ é tópico. Os métodos necessários para maximizar o controle das cáries e minimizar o risco de fluorose dental estão claramente delineados. É preciso incentivar aqueles que assegurem que os níveis elevados de F⁻ sejam mantidos na cavidade bucal e que as crianças engulam o mínimo possível de flúor, de modo que o risco de fluorose, principalmente as formas esteticamente perturbadoras, seja minimizado. Do ponto de vista prático, é possível ter certeza de que, quando ocorre a erupção dos primeiros molares permanentes (6 anos), a maturação do esmalte dos dentes anteriores está próxima do término e, portanto, de um ponto de vista estético, a ingestão de F⁻ terá impacto somente sobre os pré-molares e os segundos molares. Esforços para minimizar a ingestão de F⁻ são, portanto, especialmente importantes em crianças em idade pré-escolar abaixo dos 6 anos de idade
- A combinação mais comum de métodos de F⁻ é o uso de dentifrícios fluoretados nas populações que vivem em áreas com água de abastecimento fluoretada. Quaisquer benefícios adicionais para as pastas de dente com F⁻ usadas em combinação com outros métodos tópicos, como os enxaguatórios bucais, géis e vernizes, não são substanciais e podem ser previstas somente leves reduções nas cáries
- A combinação dos métodos é recomendada principalmente para pacientes com higiene bucal insuficiente e que sofrem de hipossalivação
- No tratamento ortodôntico, um enfoque especial sobre a higiene bucal adequada usando pasta de dente fluoretada é obrigatório, possivelmente combinada com bochechos regulares ou aplicações tópicas com veículos de alta concentração.

Não existe um método único de fornecimento de F⁻ adequado para todos, e as considerações dos riscos/benefícios e de custo-efetividade de qualquer programa devem ser examinadas em detalhes nos níveis nacionais, locais e individuais. Em um nível nacional, é preciso considerar as variações na ocorrência das cáries dentro da população (ver Capítulo 4), a exposição de F⁻ existente, a infraestrutura disponível, o desenvolvimento econômico, a disponibilidade de uma equipe profissional, os hábitos de higiene bucal e o comportamento da dieta:

- Uma decisão fundamental a ser tomada pelos políticos e trabalhadores de cuidados de saúde é a distribuição dos custos de qualquer programa entre o indivíduo e o Estado. A mensagem importante é "faça de maneira simples e barata"

- Deve-se evitar muitas concentrações diferentes nas pastas de dente. Para minimizar a ingestão de grandes quantidades por crianças pequenas, reduzir a quantidade de pasta de dente usada em vez de reduzir a concentração
- Nos idosos com superfícies radiculares expostas em risco, pode ser recomendado terminar a escovação noturna sem enxaguar a boca com água e, com o dedo, aplicar uma pequena quantidade de pasta de dente nos espaços proximais. Isso cria um reservatório duradouro F⁻, já que a salivação durante o sono é muito limitada
- Nas populações nas quais a prevalência e a gravidade das cáries são altas (conferir Capítulo 22) e distribuídas homogeneamente, deve haver poucos argumentos de que a fluoretação da água fornece o método mais eficiente e com melhor relação custo-efetividade para o fornecimento de F⁻. Contudo, por motivos já discutidos, a fluoretação da água tem sido difícil de implementar, pois pode não haver a infraestrutura e/ou a vontade política necessárias na maioria dos países. Além disso, em muitas sociedades, existe uma oposição disseminada contra essa abordagem, que pode ser vista como uma "medicação em massa". Contudo, deve-se perceber que, nos países com um alto padrão de vida e onde a prevalência e a incidência de cáries estavam entre as mais altas do mundo – os países escandinavos –, ocorreram reduções nas cáries de cerca de 90% durante as últimas duas a quatro décadas (ver Capítulo 4), sem a fluoretação da água. Isso foi alcançado combinando o uso de F⁻ em diferentes modos com uma boa prática de higiene bucal, incluindo o uso disseminado de pastas de dente fluoretadas
- A pasta de dente fluoretada tem sido, de longe, o sistema de fornecimento de F⁻ mais bem-sucedido a ser desenvolvido. Sua eficácia e eficiência estão bem documentadas. A maioria das pessoas de uma população pode usar esse método e os métodos de aplicação podem ser personalizados de acordo com cada indivíduo. A escovação dental é a norma cultural em muitas sociedades, mas deve-se lembrar de que provavelmente é mais pelos benefícios estéticos do que pelos terapêuticos que a escovação garantiu seu lugar disseminado no mercado
- É importante que o profissional de Odontologia compreenda que o F⁻ na pasta de dente é um agente terapêutico muito potente quando usado para controlar a doença ativa vigente. Garantir um suprimento de pasta de dente fluoretada com preço acessível e assegurar que seja usada efetivamente deveriam ser os elementos-chave em todos os programas de controle das cáries. Em países de baixa renda, o custo da pasta de dente constitui um aspecto importante para a população e grandes esforços devem ser feitos para minimizar o uso disseminado de carboidratos fermentáveis, ao mesmo tempo que são introduzidos hábitos de promoção de saúde, incluindo a boa higiene bucal
- Outros sistemas de administração de F⁻, como enxaguatórios bucais e géis, devem ser entendidos como coadjuvantes ao uso da pasta de dente, e não como uma alternativa; além disso, predominantemente devem ser usados em indivíduos e grupos com alto risco de cáries. Para o controle racional das cáries nas populações com alta ou baixa prevalência e gravidade das cáries, conferir os Capítulos 22 a 24.

Referências bibliográficas

1. Aasenden R, Peebles TC. Effects of fluoride supplementation from birth on human primary and permanent teeth. Arch Oral Biol. 1974;19:321-6.
2. Ainsworth NJ. Mottled teeth. Br Dent J. 1933;55:233-50.
3. American Dental Association, Council on Scientific Affairs (ADACSA). Professionally applied topical fluoride: evidence-based clinical recommendations. J Am Dent Assoc. 2006;137:1151-9.
4. Ammari AB, Bloch-Zupan A, Ashley PF. Systematic review of studies comparing the anti-caries efficacy of children's toothpaste containing 600 ppm of fluoride or less with high fluoride toothpastes with 1,000 ppm or above. Caries Res. 2003;37:85-92.
5. Andersen L, Richards A, Care AD, Andersen HM, Kragstrup J, Fejerskov O. Parathyroid glands, calcium, and vitamin D in experimental fluorosis in pigs. Calcif Tissue Int. 1986;38:222-6.

6. Aoba T, Fejerskov O. Dental fluorosis: chemistry and biology. Crit Rev Oral Biol Med. 2002;13:155-70.
7. Arnold FA, Dean HT, Knutson JW. Effect of fluoridated public water supplies on dental caries incidence. Results of the seventh year of study at Grand Rapids and Muskegon, Mich. Public Health Rep. 1953;68:141-8.
8. Arnold FA, Likins RC, Russell AL, Scott DB. Fifteenth year of the Grand Rapids fluoridation study. In: McClure FJ, ed. Fluoride drinking waters. Bethesda, MA: National Institute of Dental Research; 1962. p. 253-6.
9. Backer-Dirks O. The relationship between the fluoridation of water and dental caries experience. Int Dent J. 1967;17:582-605.
10. Baelum V, Manji F, Fejerskov O. Posteruptive tooth age and severity of dental fluorosis in Kenya. Scand J Dent Res. 1986;94:405-10.
11. Barnhart WE, Hiller LK, Leonard GJ, Michaels SE. Dentifrice usage and ingestion among four age groups. J Dent Res. 1974;53:1317-22.
12. Bartizek RD, Gerlach RW, Faller RV, Jacobs SA, Bollmer BW, Biesbrock AR. Reduction in dental caries with four concentrations of sodium fluoride in a dentifrice: a meta-analysis evaluation. J Clin Dent. 2001;12:57-62.
13. Beiswanger BB, Stookey GK. The comparative clinical cariostatic efficacy of sodium fluoride and sodium monofluorophosphate dentifrices: a review of trials. J Dent Child. 1989;56:337-47.
14. Bentley EM, Ellwood RP, Davies RM, Bentley EM, Ellwood RP, Davies RM. Factors influencing the amount of fluoride toothpaste applied by the mothers of young children. Br Dent J. 1997;183:412-14.
15. Bentley EM, Ellwood RP, Davies RM. Fluoride ingestion from toothpaste by young children. Br Dent J. 1999;186:460-2.
16. Bergman C, Gray-Scott D, Chen JJ, Meacham S. What is next for the Dietary Reference Intakes for bone metabolism related nutrients beyond calcium: phosphorus, magnesium, vitamin D, and fluoride? Crit Rev Food Sci Nutr. 2009;49:136-44.
17. Black GV, Mckay FS (colab.). Mottled teeth. An endemic developmental imperfection of the teeth heretofore unknown in the literature of dentistry. Dental Cosmos. 1916;58:129-56.
18. Bonner BC, Clarkson JE, Dobbyn L, Khanna S. Slow-release fluoride devices for the control of dental decay. Cochrane Database Syst Rev. 2006;(4):CD005101.
19. Bratthall D, Hansel-Petersson G, Sundberg H. Reasons for the caries decline: what do the experts believe? Eur J Oral Sci. 1996;104:416-22.
20. British Association for the Study of Community Dentistry (BASCD). Delivering better oral health: an evidence-based toolkit for prevention. 3. ed. Department of Health; 2014. Disponível em: https://www.gov.uk/government/uploads/system/uploads/attachment_data/file/367563/DBOHv32014OCTMainDocument_3.pdf. Acesso em: 12 nov. 2014.
21. Bruun C, Thylstrup A. Dentifrice usage among Danish children. J Dent Res. 1988;67:1114-17.
22. Bruun C,Thylstrup A ,Uribe E. Loosely bound fluoride extracted from natural caries lesions after topical application of APF in vitro. Caries Res .1983;17:458-60.
23. Bruun C, Lambrou D, Larsen MJ, Fejerskov O, Thylstrup A. Fluoride in mixed human saliva after different topical fluoride treatments and possible relation to caries inhibition. Community Dent Oral Epidemiol. 1982;10:124-9.
24. Bruun C, Givskov H, Thylstrup A. Whole saliva fluoride after tooth brushing with NaF and MFP dentifrices with different concentrations. Caries Res. 1984;18:450-6.
25. Burt BA, Marthaler TM. Fluoride tablets, salt fluoridation, and milk fluoridation. In: Fejerskov O, Ekstrand J. Burt BA, eds. Fluoride in dentistry. Copenhagen: Munksgaard; 1996. p. 291-310.
26. Butler WJ, Segreto V, Collins E. Prevalence of dental mottling in school-aged lifetime residents of 16 Texas communities. Am J Public Health. 1985;75:1408-12.
27. Carvalho DM, Salazar M, Oliveira BH, Coutinho ES. Fluoride varnishes and decrease in caries incidence in preschool children: a systematic review. Rev Bras Epidemiol. 2010;13:139-49.
28. Cawson RA, Stocker IP. The early history of fluorides as anti-caries agents. Br Dent J. 1984;157:403-4.
29. Cenci MS, Tenuta LM, Pereira-Cenci T, Del Bel Cury AA, Cate JM, Cury JA. Effect of microleakage and fluoride on enamel–dentine demineralization around restorations. Caries Res. 2008;42:369-79.
30. Chalmers I, Haynes B. Reporting, updating, and correcting systematic reviews of the effects of health care. BMJ. 1994;309:862-5.
31. Chankanka O, Levy SM, Warren JJ, Chalmers JM. A literature review of aesthetic perceptions of dental fluorosis and relationships with psychosocial aspects/oral health-related quality of life. Community Dent Oral Epidemiol. 2010;38:97-109.
32. Chaves SC, Vieira-da-Silva LM. Anticaries effectiveness of fluoride toothpaste: a meta-analysis. Rev Saude Publica. 2002;36:598-606.
33. Chesters RK, Huntington E, Burchell CK, Stephen KW. Effect of oral care habits on caries in adolescents. Caries Res. 1992;26:299-304.
34. Churchill HV. Occurrence of fluorides in some waters of the United States. Ind Eng Chem. 1931;23:996-8.
35. Clark DC, Hanley JA, Stamm JW, Weinstein PL. An empirically based system to estimate the effectiveness of caries-preventive agents. A comparison of the effectiveness estimates of APF gels and solutions, and fluoride varnishes. Caries Res. 1985;19:83-95.
36. Clarke M. The Cochrane Collaboration. Eval Health Prof. 2002; 25:8-11.
37. Clarke MJ, Stewart LA. Obtaining data from randomised controlled trials: how much do we need for reliable and informative metaanalyses? BMJ. 1994;309(6960):1007-10.
38. Clovis J, Hargreaves JA. Fluoride intake from beverage consumption. Community Dent Oral Epidemiol. 1988;16:11-15.
39. Cury JA. Fluoride therapy. In: Baratieri LN, ed. Advanced operative dentistry. 2. ed. São Paulo: Quintessence; 2003. p. 43-67.
40. Cury JA, Rebelo MA, Del Bel Cury AA, Derbyshire MT, Tabchoury CP. Biochemical composition and cariogenicity of dental plaque formed in the presence of sucrose or glucose and fructose. Caries Res. 2000;34:491-7.
41. Cury JA, Tenuta LMA, Ribeiro CCC, Paes Leme AF. The importance of fluoride dentifrices to the current dental caries prevalence in Brazil. Braz Dent J. 2004;15:167-74.
42. Cury JA, Del Fiol FS, Tenuta LM, Rosalen PL. Low-fluoride dentifrice and gastrointestinal fluoride absorption after meals. J Dent Res. 2005;84:1133-7.
43. Dean HT. Classification of mottled enamel diagnosis. J Am Dent Assoc. 1934;21:1421-6.
44. Dean HT. Endemic fluorosis and its relationship to dental caries. Public Health Rep. 1938;53:1443-52.
45. Dean HT. Chronic endemic dental fluorosis (mottled enamel). In: Gordon SM, ed. Dental science and dental art. Philadelphia, PA: Lea and Febinger; 1938. p. 387-414.
46. Dean HT. The investigation of physiological effects by the epidemiological method. In: Moulton FR, ed. Fluorine and dental health. AAAS Publication No. 19. American Association for the Advancement of Science; 1942. p. 23-31.
47. Dean HT, Elvove E. Some epidemiological aspects of chronic endemic fluorosis. Am J Public Health. 1936;26:567-75.
48. Dean HT, Mckay FS. Production of mottled enamel halted by a change in common water supply. Am J Public Health. 1939;29:590-6.
49. Dean HT, Jay P, Arnold FA, Elvove E. Domestic water and dental caries, including certain epidemiological aspects of oral L. acidophilus. Public Health Rep. 1939;54:862-88.
50. Dean HT, Jay P, Arnold FA, Elvove E. Domestic water and dental caries II. A study of 2832 white children aged 12-14 years of eight suburban Chicago communities, including Lactobacillus acidophilus studies of 1761 children. Public Health Rep. 1941;56:761-92.
51. Dean HT, Arnold FA, Elvove E. Domestic water and dental varies V. Additional studies of the relation of fluoride domestic waters to dental caries experience in 4,425 white children aged 12–14 years of 13 cities in 4 states. Public Health Rep. 1942;57:1155-79.
52. Dean HT, Arnold FA, Jay P, Knutson JW. Studies on the mass control of dental caries through fluoridation of the public water supply. Public Health Report. 1950;65:1403-8.
53. De Menezes LM, de Sousa M da L, Rodrigues LK, Cury JA. Self-perception of fluorosis due to fluoride exposure to drinking water and dentifrice. Rev Saúde Pública. 2002;36:752-4 (in Portuguese).
54. Documeta Geigy. Scientific tables. 7. ed. Basel: Ciba-Geigy; 1975. p. 693-8.
55. Dowell TB. The use of toothpaste in infancy. Br Dent J. 1981;150:247-9.
56. Duckworth SC, Duckworth R. The ingestion of fluoride in tea. Br Dent J. 1978;145:368-70.

57. Duckworth RM, Morgan SN. Oral fluoride retention after use of fluoride dentifrices. Caries Res. 1991;25:123-9.
58. Duckworth RM, Morgan SN, Murray AM. Fluoride in saliva and plaque following use of fluoride-containing mouthwashes. J Dent Res. 1987;66:1730-4.
59. Duckworth RM, Morgan SN, Burchell CK. Fluoride in plaque following use of dentifrices containing sodium monofluorophosphate. J Dent Res. 1989;68:130-3.
60. Ekstrand J. Fluoride metabolism. In: Fejerskov O, Ekstrand J, Burt BA, eds. Fluoride in dentistry. Copenhagen: Munksgaard; 1996. p. 55-68.
61. Ekstrand J, Oliveby A. Fluoride in the oral environment. Acta Odontol Scand. 1999;57:330-3.
62. Ekstrand J, Alvan G, Boreus LO, Norlin A. Pharmacokinetics of fluoride in man after single and multiple oral doses. Eur J Clin Pharmacol. 1977;12:311-7.
63. Ekstrand J, Hardell LI, Spak CJ. Fluoride balance studies on infants in a 1-ppm-water-fluoride area. Caries Res. 1984;18:87-92.
64. Ekstrand J, Spak CJ, Vogel G. Pharmacokinetics of fluoride in man and its clinical relevance (review). J Dent Res. 1990;69(Special No.):550-5; discussion 556-7.
65. Ericsson Y, Forsman B. Fluoride retained from mouthrinses and dentifrices in preschool children. Caries Res. 1969;3:290-9.
66. European Academy of Paediatric Dentistry. Guidelines on the use of fluoride in children: an EAPD policy document. Eur Arch Paed Dent. 2009;10:129-35.
67. Evans RW, Stamm JW. An epidemiologic estimate of the critical period during which human maxillary central incisors are most susceptible to fluorosis. J Public Health Dent. 1991;51:251-9.
68. Fejerskov O. Concepts on dental caries and their consequences for understanding the disease. Community Dent Oral Epidemiol. 1997;25:5-12.
69. Fejerskov O, Johnson NW, Silverstone LM. The ultrastructure of fluorosed human dental enamel. Scand J Dent Res. 1974;82:357-72.
70. Fejerskov O, Silverstone LM, Melsen B, Møller IJ. Histological features of fluorosed human dental enamel. Caries Res. 1975;9:190-210.
71. Fejerskov O, Thylstrup A, Larsen MJ. Clinical and structural features and possible pathogenic mechanisms of dental fluorosis. Scand J Dent Res. 1977;85:510-34.
72. Fejerskov O, Thylstrup A, Larsen MJ. Rational use of fluorides in caries prevention. A concept based on possible cariostatic mechanisms. Acta Odont Scand. 1981;39:241-9.
73. Fejerskov O, Manji F, Baelum V, Moller IJ. Dental fluorosis. A handbook for health care workers. Copenhagen: Munksgaard; 1988.
74. Fejerskov O, Manji F, Baelum V. The nature and mechanisms of dental fluorosis in man. J Dent Res. 1990;69:692-700.
75. Fejerskov O, Larsen MJ, Richards A, Baelum V. Dental tissue effects of fluorides. Adv Dent Res. 1994;8:15-31.
76. Fejerskov O, Baelum V, Richards A. Dose response and dental fluorosis. In: Fejerskov O, Ekstrand J, Burt BA, eds. Fluoride in dentistry. Copenhagen: Munksgaard; 1996. p. 153-66.
77. Fejerskov O, Escobar G, Jøssing M, Baelum V. A functional natural dentition for all – and for life? The oral health care system needs revision. J Oral Rehabil. 2013;40:707-22.
78. Fomon SJ, Ekstrand J. Fluoride intake by infants. J Public Health Dent. 1999;59:229-34.
79. Galagan DJ. Climate and controlled fluoridation. J Am Dent Assoc. 1953;47:159-70.
80. Galagan DJ, Lamson GG. Climate and endemic dental fluorosis. Public Health Rep. 1953;68:497-508.
81. Galagan DJ, Vermillion JR. Determining optimum fluoride concentrations. Public Health Rep. 1957;72:491-3.
82. Geddes DAM, McNee SG. The effect of 0.2 per cent (48 mM) NaF rinses daily on human plaque acidogenecity in situ (Stephan curve) and fluoride content. Arch Oral Biol. 1982;27:765-9.
83. Glass RL, Peterson JK, Zuckerberg DA, Naylor MN. Fluoride ingestion resulting from the use of a monofluorophosphate dentifrice by children. Br Dent J. 1975;138:423-6.
84. Glemser O. Inorganic fluorine chemistry, 1900-1945. J Fluorine Chem. 1986;33:45-69.
85. Glenny AM, Esposito M, Coulthard P, Worthington HV. The assessment of systematic reviews in dentistry. Eur J Oral Sci. 2003;111:85-92.

86. Granath L, Widenheim J, Birkhed D. Diagnosis of mild enamel fluorosis in permanent maxillary incisors using two scoring systems. Community Dent Oral Epidemiol. 1985;13:273-6.
87. Griffin SO, Regnier E, Griffin PM, Huntley V. Effectiveness of fluoride in preventing caries in adults. J Dent Res. 2007;86:410-15.
88. Hargreaves JA, Ingram GS, Wagg BJ. A gravimetric study of the ingestion of toothpaste by children. Caries Res. 1972;6:237-43.
89. Hayacibara MF, Queiroz CS, Tabchoury CP, Cury JA. Fluoride and aluminum in teas and tea-based beverages. Rev Saúde Pública. 2004;38:100-5.
90. Helfenstein U, Steiner M. Fluoride varnishes (Duraphat): a meta-analysis. Community Dent Oral Epidemiol. 1994;22:1-5.
91. Hodge HC. The concentration of fluorides in drinking water to give the point of minimum caries with maximum safety. J Am Dent Assoc. 1950;40:436-9.
92. Hunt CD, Stoecker BJ. Deliberations and evaluations of the approaches, endpoints and paradigms for boron, chromium and fluoride dietary recommendations. J Nutr. 1996;126(9 Suppl):2441S-51S.
93. Ijaz S, Croucher RE, Marinho VC. Systematic reviews of topical fluorides for dental caries: a review of reporting practice. Caries Res. 2010;44:579-92.
94. Jadad AR, Cook DJ, Jones A, Klassen TP, Tugwell P, Moher M, Moher D. Methodology and reports of systematic reviews and meta-analyses: a comparison of Cochrane reviews with articles published in paper-based journals. JAMA. 1998;280:278-80.
95. Johnson MF. Comparative efficacy of NaF and SMFP dentifrices in caries prevention: a meta-analytic overview. Caries Res. 1993; 27:328-36.
96. Josephsen K, Takano Y, Frische S, Praetorius J, Nielsen S, Aoba T, Fejerskov O. Ion transporters in secretory and cyclically modulating, ameloblasts: a new hypothesis for cellular control of preeruptive enamel maturation. Am J Physiol Cell Physiol. 2010;299:1299-307.
97. Jørgensen AW, Maric KL, Tendal B, Faurschou A, Gøtzsche PC. Industry-supported meta-analyses compared with meta-analyses with non-profit or no support: differences in methodological quality and conclusions. BMC Med Res Methodol. 2008;9(8):60.
98. Kalsbeek H, Verrips E, Dirks Backer O. Use of fluoride tablets and effect on prevalence of dental caries and dental fluorosis. Community Dent Oral Epidemiol. 1992;20:241-5.
99. Kempf GA, McKay FS. Mottled enamel in a segregated population. Public Health Rep. 1930;45:2923-40.
100. Kleijnen J, Gotzsche P, Kunz RA, Oxman AD, Chalmers I. So what's so special about randomisation? In: Maynard A, Chalmers I, eds. Non-random reflections on health services research. London: BMJ Publishing Group; 1997. p. 93-106.
101. Larsen MJ, Kirkegard E, Fejerskov O, Poulsen S. Prevalence of dental fluorosis after fluoride-gel treatments in a low-fluoride area. J Dent Res. 1985;64:1076-9.
102. Larsen MJ, Richards A, Fejerskov O. Development of dental fluorosis according to age at start of fluoride administration. Caries Res. 1985;19:519-27.
103. Larsen MJ, Kirkegaard E, Poulsen S. Patterns of dental fluorosis in a European country in relation to the fluoride concentration of drinking water. J Dent Res. 1987;66:10-12.
104. Levy SM. A review of fluoride intake from fluoride dentifrice. J Dent Child. 1993;60:115-24.
105. Levy SM, Kiritsy MC, Warren JJ. Sources of fluoride intake in children (review). J Public Health Dent. 1995;55(Winter):39-52.
106. Lima YB, Cury JA. Seasonal variation of fluoride intake by children in a subtropical region. Caries Res. 2003;37:335-8.
107. Luoma H, Fejerskov O, Thylstrup A. The effect of fluoride on dental plaque, tooth structure and dental caries. In: Thylstrup A, Fejerskov O, eds. Textbook of cariology. Copenhagen: Munksgaard; 1986. p. 299-329.
108. Manji F, Baelum V, Fejerskov O. Fluoride, altitude and dental fluorosis. Caries Res. 1986;20:473-80.
109. Marinho VC, Higgins JP, Logan S, Sheiham A. Fluoride gels for preventing dental caries in children and adolescents. Cochrane Database Syst Rev. 2002;(2):CD002280.
110. Marinho VC, Higgins JP, Logan S, Sheiham A. Fluoride varnishes for preventing dental caries in children and adolescents. Cochrane Database Syst Rev. 2002;(3):CD002279.

111. Marinho VC, Higgins JP, Sheiham A, Logan S. Fluoride toothpastes for preventing dental caries in children and adolescents. Cochrane Database Syst Rev. 2003;(1):CD002278.

112. Marinho VC, Higgins JP, Logan S, Sheiham A. Fluoride mouthrinses for preventing dental caries in children and adolescents. Cochrane Database Syst Rev. 2003;(3):CD002284.

113. Marinho VC, Higgins JP, Logan S, Sheiham A. Topical fluoride (toothpastes, mouthrinses, gels or varnishes) for preventing dental caries in children and adolescents. Cochrane Database Syst Rev. 2003;(4):CD002782.

114. Marinho VC, Higgins JP, Sheiham A, Logan S. One topical fluoride (toothpastes, or mouthrinses, or gels, or varnishes) versus another for preventing dental caries in children and adolescents. Cochrane Database Syst Rev. 2004;(1):CD002780.

115. Marinho VC, Higgins JP, Sheiham A, Logan S. Combinations of topical fluoride (toothpastes, mouthrinses, gels, varnishes) *versus* single topical fluoride for preventing dental caries in children and adolescents. Cochrane Database Syst Rev. 2004;(1):CD002781.

116. Martins CC, Paiva SM, Lima-Arsati YB, Ramos-Jorge ML, Cury JA. Prospective study of the association between fluoride intake and dental fluorosis in permanent teeth. Caries Res. 2008;42:125-33.

117. McCollum EV, Simmonds N, Becker JE, Bunting RW. The effect of additions of fluoride to the diet of rats on the quality of their teeth. J Biol Chem. 1925;63:553.

118. McDonagh MS, Whiting PF, Wilson PM, Sutton AJ, Chestnutt I, Cooper J, et al. Systematic review of water fluoridation. Br Med J. 2000;321:855-9.

119. McKay FS. The relation of mottled teeth to caries. J Am Dent Assoc. 1928;15:1429-37.

120. Milsom K, Mitropoulos CM. Enamel defects in 8 year old children in fluoridated and non-fluoridated parts of Cheshire. Caries Res. 1990;20:286-9.

121. Moher D, Liberati A, Tetzlaff J, Altman DG; PRISMA Group. Preferred reporting items for systematic reviews and meta-analyses: the PRISMA statement. J Clin Epidemiol. 2009;62:1006-12.

122. Moher D, Hopewell S, Schulz KF, Montori V, Gøtzsche PC, Devereaux PJ, Elbourne D, Egger M, Altman DG; CONSORT. CONSORT 2010 explanation and elaboration: updated guidelines for reporting parallel group randomised trials. Int J Surg. 2012;10:28-55.

123. Moysés SJ, Moysés ST, Allegretti AC, Argenta M, Werneck R. Dental fluorosis: epidemiological fiction? Rev Panam Salud Publica 2002;12:339-46 (in Portuguese).

124. Myers HM. Dose–response relationship between water fluoride levels and the category of questionable dental fluorosis. Community Dent Oral Epidemiol. 1983;11:109-12.

125. Naccache H, Simard PL, Trahan L, Demers M, Lapointe C, Brodeur JM. Variability in the ingestion of toothpaste by preschool children. Caries Res. 1990;24:359-63.

126. Naccache H, Simard PL, Trahan L, Brodeur JM, Demers M, Lachapelle D, Bernard PM. Factors affecting the ingestion of fluoride dentifrice by children. J Public Health Dent. 1992;52:222-6.

127. Nadanovsky P, Sheiham A. Relative contribution of dental services to the changes in caries levels of 12-year-old children in 18 industrialized countries in the 1970s and early 1980s. Community Dent Oral Epidemiol. 1995;23:331-9.

128. National Health and Medical Research Council (NHMRC). A systematic review of the efficacy and safety of fluoridation. Australian Government, 2007. Disponíveil em: http://www.nhmrc.gov.au/guidelines/publications/eh41a. Acesso em: out. 2014.

129. Nobre dos Santos M, Cury JA. Dental plaque fluoride is lower after discontinuation of water fluoridation. Caries Res. 1988;22:316-7.

130. Oliveby A, Lagerlöf F, Ekstrand J, Dawes C. Studies on fluoride concentrations in human submandibular/sublingual saliva and their relation to flow rate and plasma fluoride levels. J Dent Res. 1989;68:146-9.

131. O'Brien M. Children's dental health in the United Kingdom 1993. London: HMSO; 1994.

132. Oliveby A, Twetman S, Ekstrand J. Diurnal fluoride concentration in whole saliva in children living in a high- and a low-fluoride area. Caries Res. 1990;24:44-7.

133. Oliveira, MJL, Martins CC, Paiva SM, Tenuta LMA, Cury JA. Estimated fluoride dose from toothpastes should be based on total soluble fluoride. Int J Environ Public Health. 2013;10:5726-36.

134. Osuji OO, Leake JL, Chipman ML, Nikiforuk G, Locker D, Levine N. Risk factors for dental fluorosis in a fluoridated community. J Dent Res. 1988;67:1488-92.

135. Parkins FM, Tinanoff N, Moutinho M, Anstey MB, Waziri MH. Relationships of human plasma fluoride and bone fluoride to age. Calcif Tissue Res. 1974;16:335-8.

136. Pearce EIF, Jenkins GN. The decomposition of monofluorophosphate by enzymes in whole human saliva. Arch Oral Biol. 1977;22:405-7.

137. Pendrys DG. Risk of fluorosis in a fluoridated population. Implications for the dentist and hygienist. J Am Dent Assoc. 1995;126:1617-24.

138. Pendrys DG. Risk of enamel fluorosis in nonfluoridated and optimally fluoridated populations: considerations for the dental professional. J Am Dent Assoc. 2000;131:746-55.

139. Pendrys DG, Katz RV. Risk of enamel fluorosis associated with fluoride supplementation, infant formula, and fluoride dentifrice use. Am J Epidemiol. 1989;130:1199-208.

140. Peres KG, Latorre Mdo R, Peres MA, Traebert J, Panizzi M. Impact of dental caries and dental fluorosis on 12-year-old schoolchildren's self-perception of appearance and chewing. Cad Saude Publica. 2003;19:323-30 (in Portuguese).

141. Peres KG, Peres MA, Araujo CL, Menezes AM, Hallal PC. Social and dental status along the life course and oral health impacts in adolescents: a population-based birth cohort. Health Qual Life Outcomes. 2009;7:95.

142. Petersson LG, Twetman S, Dahlgren H, Norlund A, Holm AK, Nordenram G, Lagerlöf F, Söder B, Källestål C, Mejàre I, Axelsson S, Lingström P. Professional fluoride varnish treatment for caries control: a systematic review of clinical trials. Acta Odontol Scand. 2004;62:170-6.

143. Poulsen S, Larsen MJ. Dental caries in relation to fluoride content of enamel in the primary dentition. Caries Res. 1975;9:59-65.

144. Richards A, Larsen MJ, Fejerskov O, Thylstrup A. Fluoride content of buccal surface enamel and its relation to caries in children. Arch Oral Biol. 1977;22:425-8.

145. Richards A, Kragstrup J, Josephsen K, Fejerskov O. Dental fluorosis developed in post-secretory enamel. J Dent Res. 1986;65:1406-9.

146. Richards A, Fejerskov O, Baelum V. Enamel fluoride in relation to severity of human dental fluorosis. Adv Dent Res. 1989;3:147-53.

147. Richards A, Banting DW. Fluoride toothpastes. In: Fejerskov O, Ekstrand J, Burt BA, eds. Fluoride in dentistry. Copenhagen: Munksgaard; 1996. p. 328-46.

148. Richards LF, Westmoreland WW, Tashiro M, McKay CH, Morrison JT. Determining optimum fluoride levels for community water supplies in relation to temperature. J Am Dent Assoc. 1967;74:389-97.

149. Riordan PJ. Dental fluorosis, dental caries and fluoride exposure among 7-year-olds. Caries Res. 1993;27:71-7.

150. Roldi CR, Cury JA. Fluoride metabolism after ingestion of dentifrice. Rev Gaucha Odontol. 1986;34:425-7 (in Portuguese).

151. Salanti G, Marinho V, Higgins JPT. A case study of multiple-treatments meta-analysis demonstrates that covariates should be considered. J Clin Epidemiol. 2009;62:857-64.

152. Schulz EM, Epstein JS, Forrester DJ. Fluoride content of popular carbonated beverages. J Prev Dent. 1976;3:27-9.

153. Schünemann HJ, Oxman AD, Higgins JPT, Vist GE, Glasziou P, Guyatt GH. Presenting results and 'Summary of findings' tables. In: Higgins JPT, Green S, eds. Cochrane handbook for systematic reviews of interventions, Version 5.1.0 (updated March 2011).

154. Scottish Intercollegiate Guidelines Network (SIGN). SIGN 83: Prevention and management of dental decay in the pre-school child. Edinburgh: Scottish Intercollegiate Guidelines Network, 2005. Disponível em: www.sign.ac.uk/guidelines/fulltext/83/index.html. Acesso em: 12 nov. 2014.

155. Seppä L, Hausen H, Karkkainen S. Plaque fluoride and mutans streptococci in plaque and saliva before and after discontinuation of water fluoridation. Eur J Oral Sci. 1996;104(4 Pt I):353-8.

156. Simard PL, Lachapelle D, Trahan L, Naccache H, Demers M, Brodeur JM. The ingestion of fluoride dentifrice by young children. ASDC J Dent Child. 1989;56:177-81.

157. Smith CE. Cellular and chemical events during enamel maturation. Crit Rev Oral Biol Med. 1998;9:128-61.

158. Smith FA, Ekstrand J. The occurrence and the chemistry of fluoride. In: Fejerskov O, Ekstrand J. Burt BA, eds. Fluoride in dentistry. Copenhagen: Munksgaard; 1996. p. 17-26.

159. Spak CJ, Hardell LI, De Chateau P. Fluoride in human milk. Acta Paediatr Scand. 1983;72:699-701.
160. Spak CJ, Ekstrand J, Ericsson S, Leksell LG. Distribution of fluoride to the central nervous system (abstract). Caries Res. 1986;20:157.
161. Stamm JW. Clinical studies of neutral sodium fluoride and sodium monofluorophosphate dentifrices. In: Bowen WH, ed. Relative efficacy of sodium fluoride and sodium monofluorophosphate as anticaries agents in dentifrices. London: The Royal Society of Medicine Press Limited; 1995. p. 43-58.
162. Stamm JW, Bohannan HM, Graves RC, Disney JA. The efficiency of caries prevention with weekly fluoride mouthrinses. J Dent Educ. 1984;48:617-26.
163. Steiner M, Helfenstein U, Menghini G. Effect of 1000 ppm relative to 250 ppm fluoride toothpaste: a meta-analysis. Am J Dent. 2004;17:85-8.
164. Stookey GK, DePaola PF, Featherstone JD, Fejerskov O, Möller IJ, Rotberg S, Stephen KW, Wefel JS. A critical review of the relative anticaries efficacy of sodium fluoride and sodium monofluorophosphate dentifrices. Caries Res. 1993;27:337-60.
165. Strohmenger L, Brambilla E. The use of fluoride varnishes in the prevention of dental caries: a short review. Oral Dis. 2001;7: 71-80.
166. Taves DR. Dietary intake of fluoride ashed (total fluoride) v. unashed (inorganic fluoride) analysis of individual foods. Br J Nutr. 1983;49:295-301.
167. Tenuta LM, Cury JA. Laboratory and human studies to estimate anticaries efficacy of fluoride toothpastes. Monogr Oral Sci. 2013;23:108-24.
168. Tenuta LM, Zamataro CB, Del Bel Cury AA, Tabchoury CP, Cury JA. Mechanism of fluoride dentifrice effect on enamel demineralization. Caries Res. 2009;43:278-85.
169. Thylstrup A, Fejerskov O. Clinical appearance of dental fluorosis in permanent teeth in relation to histologic changes. Community Dent Oral Epidemiol. 1978;6:315-28.
170. Thylstrup A, Fejerskov O. A scanning electron microscopic and microradiographic study of pits in fluorosed human enamel. Scand J Dent Res. 1979;87:105-14.
171. Thylstrup A, Fejerskov O, Bruun C, Kann J. Enamel changes and dental caries in 7-year-old children given fluoride tablets from shortly after birth. Caries Res. 1979;13:265-76.
172. Tubert-Jeannin S, Auclair C, Amsallem E, Tramini P, Gerbaud L, Ruffieux C, et al. Fluoride supplements (tablets, drops, lozenges or chewing gums) for preventing dental caries in children. Cochrane Database Syst Rev. 2011;(12):CD007592.
173. Twetman S, Axelsson S, Dahlgren H, Holm AK, Kallestal C, Lagerlöf F, et al. Caries-preventive effect of fluoride toothpaste: a systematic review. Acta Odontol Scand. 2003;61:347-55.
174. Twetman S, Petersson LG, Axelsson S, Dahlgren H, Holm AK, Källestål C, et al. Caries-preventive effect of sodium fluoride mouthrinses: a systematic review of controlled clinical trials. Acta Odontol Scand. 2004;62:223-30.
175. Van Rijkom HM, Truin GJ, van't Hof MA. A meta-analysis of clinical studies on the caries-inhibiting effect of fluoride gel treatment. Caries Res. 1998;32:83-92.
176. Walsh T, Worthington HV, Glenny A-M, Appelbe P, Marinho VCC, Shi X. Fluoride toothpastes of different concentrations for preventing dental caries in children and adolescents. Cochrane Database Syst Rev. 2010;(1):CD007868.
177. Warren JJ, Levy SM, Broffitt B, Cavanaugh JE, Kanellis MJ, Weber-Gasparoni K. Considerations on optimal fluoride intake using dental fluorosis and dental caries outcomes – a longitudinal study. J Public Health Dent. 2009;69:111-15.
178. Weatherell JA, Deutsch D, Robinson C, Hallsworth AS. Assimilation of fluoride by enamel throughout the life of the tooth. Caries Res. 1977;11(Suppl 1):85-115.
179. Whitford GM. The metabolism and toxicity of fluoride. 2. rev. ed. Monographs in oral science. v. 16. Basel: Karger; 1996.
180. Wong MCM, Glenny A-M, Tsang BWK, Lo ECM, Worthington HV, Marinho VCC. Topical fluoride as a cause of dental fluorosis in children. Cochrane Database Syst Rev. 2010;(1):CD007693.
181. Yengopal V, Chikte UM, Mickenautsch S, Oliveira LB, Bhayat A. Salt fluoridation: a meta-analysis of its efficacy for caries prevention. SADJ. 2010;65(2):60-64, 66-67.
182. Yeung CA, Hitchings JL, Macfarlane TV, Threlfall AG, Tickle M, Glenny AM. Fluoridated milk for preventing dental caries. Cochrane Database Syst Rev. 2005;(3):CD003876.
183. Zero DT, Raubertas RF, Pedersen AM, Fu J, Hayes AL, Featherstone JD. Studies of fluoride retention by oral soft tissues after the application of home-use topical fluorides. J Dent Res. 1992;71:1546-52.
184. Zero DT, Raubertas RF, Fu J, Pedersen AM, Hayes AL, Featherstone JD. Fluoride concentrations in plaque, whole saliva, and ductal saliva after application of home-use topical fluorides. J Dent Res. 1992;71:1768-75.

Bibliografia

Fejerskov O, Ekstrand J, Burt BA. Fluoride in dentistry. 2. ed. Copenhagen: Munksgaard; 1996.

Murray JJ, Rugg-Gunn AJ, Jenkins GN. Fluorides in caries prevention. 3. ed. Oxford: Wright; 1991.

Whitford GM. The metabolism and toxicity of fluoride. 2. ed. Monographs in oral science, Vol. 16. Basel: Karger; 1996.

15
Papel da Higiene Bucal

B. Nyvad

Introdução	243
Considerações teóricas	243
Efeito biológico da limpeza dentária	243
Efeito clínico da limpeza dentária	244
Efeito da limpeza dentária profissional	246
Efeito do fio dental	246
Considerações finais	248
Referências bibliográficas	248

Introdução

Motivação e instrução em higiene bucal formam a base dos programas preventivos de cárie nas escolas de muitas populações. Atualmente, 80% dos alunos com 11 anos de idade na Escandinávia relatam que escovam os dentes, ao menos, 2 vezes/dia.[34] A escovação diária com pasta de dente fluoretada é a principal razão do declínio da cárie observado em muitas populações desde a década de 1970.[38,39] Entretanto, o papel da higiene bucal no controle da cárie tem sido questionado. Os dentistas vêm observando que muitos pacientes não desenvolvem cavidades, apesar de realizarem uma higiene bucal bastante deficiente e consumirem doces e refrigerantes regularmente.[48] Além disso, considerou-se que o efeito da limpeza dentária é principalmente um efeito do fluoreto na pasta, em vez da remoção do biofilme.[35] Outras pesquisas enfatizaram mais o fato de que a cárie é uma doença mediada pelo biofilme ao promover o velho ditado de que "um dente limpo nunca fica cariado". Em uma revisão sistemática, Sutcliffe[52] propôs uma visão mais equilibrada concluindo que "não há nenhuma evidência inequívoca de que uma boa limpeza bucal reduza a experiência de cárie, nem há evidência suficiente para condenar o seu valor como medida preventiva da cárie".

Os objetivos deste capítulo são apresentar e discutir um pouco a respeito da literatura que tem avaliado o efeito preventivo da higiene bucal sobre a cárie em uma tentativa de explicar por que há tantas opiniões divergentes sobre a utilidade desse método importante de controle da cárie.

Considerações teóricas

Não é surpreendente que não seja sempre possível encontrar uma forte associação positiva entre a presença do biofilme e a cárie. De acordo com o conceito de cárie proposto por Fejerskov e Manji[17] (ver Capítulo 2), os biofilmes sobre os dentes são o único pré-requisito da cárie; eles são necessários, mas não causa suficiente. Em virtude da natureza multifatorial da doença, existem inúmeros determinantes que podem influenciar o resultado tanto do aumento quanto da diminuição do índice de desmineralização. O aumento do consumo de açúcar e a diminuição da secreção salivar são exemplos típicos de determinantes que aceleram o processo da cárie por causa da acidificação da placa bacteriana (ver Capítulo 7). O fluoreto, pelo contrário, em virtude de seu próprio efeito estabilizante do equilíbrio mineral, tende a diminuir o índice da perda de minerais (ver Capítulos 9 e 14). É o efeito conjunto de todos os determinantes, positivos e negativos, mais do que a quantidade de biofilme em si, que determina se a lesão cariosa se desenvolverá e progredirá. Portanto, não há um nível padrão de higiene bucal a ser recomendado.[44] De fato, poderia se esperar que dada uma combinação perfeitamente equilibrada dos determinantes, nenhum progresso da lesão ocorrerá se os indivíduos suspenderem seus hábitos regulares de limpeza dentária!

Para avaliar a importância da limpeza dental propriamente dita, é necessário levar em consideração todos os determinantes que possam potencialmente influenciar a associação entre a placa e a cárie. Infelizmente, em geral, estudos que descrevem o efeito da escovação dentária sobre o controle da cárie falham em usar tal abordagem analítica. Por exemplo, a maioria dos estudos publicados depois da introdução da pasta de dente fluoretada não tentou separar o efeito da limpeza do efeito da própria pasta.

Efeito biológico da limpeza dentária

Antes de descrever o efeito clínico da limpeza dentária, pode ser útil ilustrar a extensão de quanto a limpeza dentária pode influenciar o metabolismo do biofilme. A maioria das pessoas acredita que todas as vezes que escovam os dentes estes ficam perfeitamente livres de detritos. Na verdade, esse objetivo é raramente alcançado pelo paciente – o que é nitidamente mostrado na Figura 15.1. A limpeza de uma superfície proximal com fio dental reduz significativamente a produção de ácidos orgânicos depois da vigência de carboidrato, mas o biofilme residual mantém a capacidade de obter queda moderada do pH.[18] Portanto, mesmo depois da remoção cuidadosa da placa, os dentes nunca estão "limpos" do ponto de vista microbiológico. As

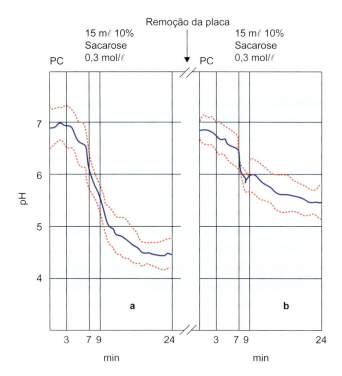

Figura 15.1 Média do pH (azul) e desvio-padrão (vermelho) da placa proximal depois de bochecho com solução de sacarose a 10% por 2 min, antes (**a**) e depois (**b**) da remoção da placa com o fio dental (n = 8). PC: mastigar parafina.[18] Reproduzida, com autorização, da Stevens Publishing Corp.

bactérias geralmente ficam retidas nas irregularidades da superfície e em áreas difíceis de alcançar, como as superfícies proximais e as fissuras. Portanto, não é surpreendente o fato de que a limpeza dentária tem um papel crucial no efeito da escovação dentária.

Efeito clínico da limpeza dentária

Ao analisar os resultados dos estudos clínicos para a avaliação do efeito preventivo da escovação dentária sobre a cárie, é importante entender que o desenho do estudo, assim como o método de análise, alterará as conclusões. Dependendo do desenho de estudo, o resultado pode refletir tanto a eficácia quanto a efetividade da medida preventiva.[1] A eficácia é usada para fazer referência aos benefícios observados quando um procedimento é aplicado como "deveria" ser e com total envolvimento de todos os interessados. O termo *eficácia* geralmente é reservado para os benefícios em nível individual (ou nível do dente/sítio) – por exemplo, como medido por um ensaio clínico controlado – e responde a questão: "O procedimento pode funcionar?". A efetividade se refere ao grau dos efeitos desejáveis observado em nível populacional ou entre as pessoas a quem o procedimento é oferecido. Consequentemente, o termo *efetividade* responde a questão: "O procedimento funciona?". Como será demonstrado nas seções seguintes, essas distinções são muito úteis na discussão sobre os efeitos da higiene bucal. Para o propósito de esclarecimento, a discussão será tratada nos seguintes níveis: do dente/sítio; individual; e populacional.

Nível do dente

A evidência mais forte que dá suporte ao efeito da higiene bucal sobre a cárie resulta de estudos experimentais *in vivo*. Em um estudo conduzido em estudantes de Odontologia por von der Fehr *et al.*,[55] mostrou-se que a suspensão dos procedimentos de higiene bucal por 23 dias levou ao aparecimento de lesões esbranquiçadas, opacas, não cavitadas em esmalte ao longo da margem gengival dos dentes (ver Figura 9.17). Não surpreendentemente, os estudantes que realizaram nove bochechos diários com solução de sacarose a 50%, durante o período do teste, desenvolveram mais lesões do que aqueles que não o fizeram. Entretanto, igualmente importante foi a observação de que, independentemente de a sacarose ser aplicada, as manifestações precoces de cárie foram reversíveis. Portanto, depois de 30 dias de cuidadosa higiene bucal (possivelmente com o uso de pasta de dente não fluoretada) e com bochechos diários com fluoreto de sódio (NaF) a 0,2%, a aparência clínica do esmalte tinha retornado aproximadamente aos níveis pré-experimentais. Essas observações foram confirmadas por outros estudos que mostraram que higiene bucal melhor, incluindo o uso de pasta de dente fluoretada diariamente, favorece a detenção das lesões cariosas ativas de esmalte e dentina[3,36,43] (ver Capítulo 13).

Mais recentemente, bandas ortodônticas modificadas foram colocadas como um modelo experimental para estudo do efeito de proteção prolongada das forças mecânicas sobre as superfícies vestibulares dos pré-molares. Nessa técnica, demonstrou-se clínica e histologicamente que a formação intocada do biofilme sob a banda levou ao desenvolvimento de estágios progressivos de manchas brancas de lesões cariosas dentro de um período de 4 semanas.[25,26] Após a reexposição de tais lesões ao ambiente bucal natural, incluindo a higiene bucal normal com uma pasta de dente não fluoretada, as lesões mostraram evidência de regressão e microdesgaste da superfície[27,28] (para mais detalhes, ver Capítulo 5). Com o tempo, o aumento do microdesgaste respaldou o conceito de que a remoção mecânica do biofilme foi o principal fator responsável da detenção das lesões.

O papel da remoção do biofilme como um modo essencial de controle da cárie também foi direcionado em estudos *in situ*, experimentais e realizados sob condições que imitam as naturais na cavidade bucal (p. ex., pela inserção de modelos de dentes em uma prótese parcial inferior e sua exposição ao ambiente bucal por períodos variados, enquanto são submetidos a um procedimento experimental bem definido). Antes de começar o experimento, os voluntários foram orientados a cumprir cuidadosamente as instruções e seu envolvimento, frequentemente, foi monitorado e reforçado em intervalos regulares durante o estudo. Depois do período experimental, as mudanças no conteúdo mineral dos dentes podem ser medidas por microrradiografia quantitativa e comparadas a modelos obtidos no grupo-controle. Desde que o envolvimento total seja alcançado, esses estudos fornecem informação sobre a eficácia do procedimento.

Em um estudo *in situ*, Dijkman *et al.*[15] analisaram o efeito de dois regimes de higiene bucal – escovação 2 vezes/dia com uma pasta de dente fluoretada (1.250 ppm de fluoreto) e escovação 2 vezes/dia com pasta de dente não fluoretada –, em relação à não escovação, sobre o conteúdo mineral de lesões rasas de esmalte desenvolvidas sob condições artificiais em laboratório. Depois de 10 semanas *in situ*, foi observada absorção mineral diferente nas lesões após escovação com pasta de dente fluoretada. O conteúdo mineral das lesões limpas com pasta de dente não fluoretada não mudou, enquanto as lesões-controle, não submetidas a qualquer tratamento, tornaram-se mais profundas e perderam considerável quantidade de minerais (Figura 15.2). Os autores calcularam que a escovação, 2 vezes/dia, com pasta de dente fluoretada levou à redução de 90% da perda mineral em comparação ao grupo-controle que não realizou a escovação. Esse resultado foi atribuído à combinação de dois fatores: o efeito da limpeza e o efeito do fluoreto, ambos com a mesma ordem de magnitude. Tais achados sugerem que pode haver efeito adicional da escovação dentária com pasta de dente fluoretada. Portanto, é provável que os indivíduos que não usam pasta contendo fluoreto ou que negligenciam a importância da remoção mecânica do biofilme não alcancem proteção máxima contra a cárie.

Outro estudo *in situ* foi projetado para testar se um programa preventivo da cárie consistindo em escovação diária cuidadosa com pasta de dente fluoretada com 1.100 ppm, suplementada com aplicações tópicas de NaF a 2%, tinha efeito de controlar a progressão ativamente natural das lesões cariosas radiculares durante um período de 3 meses.[45] O programa de tratamento não operatório aplicado nesse estudo foi previamente mostrado para deter lesões cariosas radiculares em estudos clínicos (ver Capítulo 13). A análise do conteúdo mineral das lesões radiculares, depois de 3 meses de tratamento, revelou

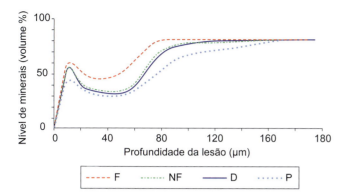

Figura 15.2 Curvas de distribuição mineral dos exemplares de esmalte depois de diferentes regimes de escovação dentária experimentais *in situ*. Conteúdo mineral traçado *versus* a distância da superfície externa. P: nenhuma escovação dentária por 3 meses; NF: escovação com uma pasta de dente não fluoretada por 3 meses; F: escovação com uma pasta de dente fluoretada por 3 meses; D: exemplar-controle desmineralizado artificialmente.[15] Reproduzida, com autorização, da Karger Publishers.

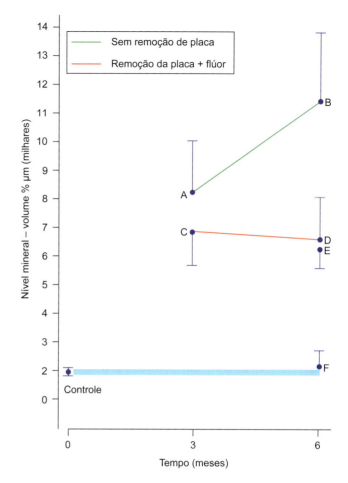

Figura 15.3 Perda mineral dos exemplares com cárie radicular depois de diferentes tratamentos *in situ*. As linhas vermelha e verde indicam períodos com e sem a remoção da placa, respectivamente. Os pontos dos dados considerados (**A** a **D**) e as barras de erros oferecem os valores médios e o erro-padrão da média para a quantidade de mineral removido em cada grupo ($n = 9$). **E** e **F** indicam a quantidade média de mineral removido das superfícies radiculares hígidas depois de um período de 3 meses sem e com limpeza dentária, respectivamente. A média do valor do conteúdo mineral para as superfícies hígidas de controle (linha horizontal azul) está incluída para comparação ($n = 5$).[45] Reproduzida, com autorização, da Sage Publications.

que a maioria das lesões não teve mais perda mineral, enquanto no grupo-controle (sem escovação com pasta de dente fluoretada e sem a aplicação tópica de fluoreto) essa perda continuou (Figura 15.3). O importante foi que o tratamento não operatório também teve um acentuado efeito inibidor sobre a progressão de lesão nas superfícies radiculares recém-expostas. Infelizmente, o estudo não incluiu um grupo-teste que realizasse a escovação com pasta de dente não fluoretada. Consequentemente, não foi possível determinar o impacto dos procedimentos de higiene bucal relacionados com o impacto do componente fluoreto.

De maneira conjunta, os estudos em nível de dente/sítio mostraram que, quando meticulosa higiene bucal e pasta de dente fluoretada são aplicadas juntas, especificamente direcionadas aos locais com um alto índice de progressão da cárie, é possível controlar o desenvolvimento e a progressão da cárie. Portanto, a limpeza dentária com pasta de dente fluoretada pode ser altamente eficaz.

Nível individual

As conclusões dos estudos que analisaram o efeito da limpeza dental no nível individual são menos consistentes. Enquanto alguns ensaios clínicos mostraram que crianças que escovam os dentes mais de 1 vez/dia podem desenvolver menos lesões cariosas novas do que aquelas que o fazem com menos frequência[13,53], outros estudos não foram capazes de confirmar essa relação.[29] Provavelmente, isso acontece porque a escovação dentária relatada não diz nada sobre a qualidade dos procedimentos de higiene bucal.[8] No exame do efeito da escovação dentária expressa, em termos de limpeza bucal, obteve-se uma visão nítida. Portanto, as crianças que realizam limpezas dentais consistentemente boas podem experimentar incremento de cárie menor do que aquelas cujas limpezas são consistentemente ruins.[7,42,51,53]

Somente um ensaio clínico até agora possibilitou a avaliação do efeito da limpeza dental como uma variável isolada relativa ao efeito do fluoreto.[33] Seu objetivo geral foi analisar o efeito da escovação dentária supervisionada diariamente em grupos de crianças entre 9 e 11 anos de idade durante um período de 3 anos. A escovação na escola foi supervisionada como um meio de controlar o envolvimento das crianças. O desenho do estudo foi muito elaborado (Tabela 15.1). Houve dois regimes de escovação supervisionada: um com e outro sem pasta de dente fluoretada. Três grupos experimentais serviram como controle: um grupo não realizou escovação supervisionada na escola e outros dois fizeram bochechos quinzenais com água destilada ou com solução de NaF a 0,5%. Os resultados demonstraram que o bochecho quinzenal com fluoreto reduziu significativamente o incremento de cárie. Entretanto, a escovação diária com pasta de dente fluoretada foi mais eficaz que o bochecho fluoretado quinzenal. Ainda, o efeito da escovação dentária com pasta de dente fluoretada foi mais acentuado nas superfícies lisas fáceis de limpar e acessíveis ao fluoreto. Outra observação do estudo foi que a escovação supervisionada com pasta de dente não fluoretada não demonstrou ter efeito perceptível.

Os achados do estudo sugerem que, na maioria dos indivíduos, a escovação dentária realizada (mesmo sob supervisão) pode ser insuficiente na obtenção de efeito preventivo de cárie quando usada pasta de dente sem fluoreto. Entretanto, quando a escovação dentária é realizada com pasta de dente fluoretada, pode ter efeito preventivo de cárie muito significativo. Além disso, o fato de a escovação supervisionada com pasta de dente fluoretada ter efeito clínico melhor do que o simples bochecho com a solução fluoretada dá suporte à discussão de que a limpeza dentária desempenha um importante papel no resultado. Essa hipótese é ainda mais respaldada pelos resultados dos ensaios clínicos nos quais se demonstrou que as crianças que realizaram escovação dentária não supervisionada com pasta de dente, com ou sem fluoreto, desenvolveram significativamente menos cárie quando de uma higiene bucal melhor.[7,42] Um olhar mais atento para

246 Parte 4 • Controle da Cárie Dentária

Tabela 15.1 Incremento de cárie (superfícies cariadas) durante o último ano, de um experimento de 3 anos, com diferentes medidas preventivas.

Medidas profiláticas	Novas superfícies cariadas					
	n	Total	Proximal	Oclusal	Vestibular	Lingual
Escovação dentária supervisionada diária com pasta de dente fluoretada (NaF)	57	4,4	2,3	1,6	0,2	0,4
Escovação dentária supervisionada diária com pasta de dente não fluoretada	56	8,3	4,7	2,5	0,5	0,6
Bochecho quinzenal com solução de NaF a 5%	69	6,3	3,3	2,2	0 a 5	0 a 3
Bochecho quinzenal com água destilada	71	8,4	4,8	2,3	0,8	0,5
Controle	46	9,0	5,2	2,0	0,9	0,8

Adaptada de Koch e Lindhe, 1970.[33] Reproduzida, com autorização, da Elsevier.

os dados dos últimos estudos revelou que o efeito no controle da cárie foi mais alto nos grupos que usaram pasta fluoretada, novamente sugerindo que a remoção do biofilme e o fluoreto, quando agindo juntos, têm efeito adicional. Também é possível reconhecer, contudo, que a higiene bucal ruim não pode ser compensada pelo uso intensivo de fluoretos. Portanto, o efeito da aplicação profissional de fluoreto na forma de gel, bochechos ou pastilhas mostrou ser limitada em indivíduos que não praticam uma boa higiene bucal.[41,56]

Em resumo, os achados mencionados indicam que o modo mais simples e eficaz para controlar o desenvolvimento e a progressão da cárie no nível individual é conter a presença de biofilme dental, em conjunto com o uso regular de fluoreto, preferencialmente na forma de pasta de dente. A escovação dentária pode ser eficaz sem a adição adicional do fluoreto, desde que haja supervisão da escovação e o grau de limpeza seja alto.[19] Entretanto, a maioria dos indivíduos achará difícil alcançar e manter essa competência na limpeza dos dentes.

Nível populacional

A escovação realizada pela própria pessoa (autorrealizada) não é especialmente efetiva no controle da cárie dentária no nível populacional. Das investigações citadas na revisão por Sutcliffe[52], somente cerca da metade dos estudos transversais mostrou uma associação positiva entre a placa e a cárie. Entretanto, análises multivariadas têm mostrado que o *status* da higiene bucal é um forte indicador de risco de cárie quando controlado por vários outros fatores, como o consumo de açúcar e a exposição ao fluoreto.[11,40,50,54]

Não surpreende que não haja clara associação entre a higiene bucal e a cárie em estudos populacionais. Por causa da natureza, o efeito da escovação com pasta de dente fluoretada geralmente não excede aquele obtido pela água fluoretada[2] ou pelo bochecho quinzenal com fluoreto.[24] Entretanto, isso não significa que a escovação dentária cuidadosa não deve ser defendida. A escovação dentária é barata e fácil de realizar e, quando feita apropriadamente, tem o potencial de controlar tanto a cárie quanto a gengivite. Ela pode ser introduzida em todas as sociedades do mundo, mesmo nas populações menos privilegiadas, sem acesso aos aparelhos de limpeza modernos.[14] A Figura 15.4 ilustra como uma pessoa da área rural do Quênia tem sucesso no domínio do controle da placa usando um bastão para mastigar com uma escova feita por ela mesma em uma extremidade e um palito na outra!

Por fim, deve-se reconhecer que a remoção do biofilme poderia ter um papel significativo no controle da cárie com uma interação alimentar. Kleemola-Kujala e Räsänen[32] sugeriram que poderia haver uma interação sinérgica entre o biofilme dental e o consumo de açúcar – isto é, o efeito dos dois fatores em conjunto é mais alto do que a soma dos efeitos separados. Os autores calcularam os riscos relativos de cárie em três grupos de crianças com níveis elevados de biofilme e de consumo de açúcar (Figura 15.5). Os dados mostraram que, em níveis baixos de biofilme, o maior consumo total de açúcar não aumentou consideravelmente o risco de cárie. Entretanto, o risco aumentou significativamente (até três vezes) com a elevação do nível de biofilme em todos os níveis de consumo de açúcar. O aumento foi

maior nos níveis mais altos de consumo de açúcar. Esses achados podem ser considerados para indicar que, quando o consumo de açúcar é alto, a remoção do biofilme pode ser um método poderoso para controlar o desenvolvimento e a progressão da cárie.

Efeito da limpeza dentária profissional

Em uma tentativa de superar as dificuldades encontradas na obtenção da melhora do controle do biofilme para alguns indivíduos, estratégias alternativas foram sugeridas para o controle não operatório da cárie. Uma das estratégias, comumente chamada de programa de Karlstad, foi desenvolvida por Axelsson e Lindhe.[4] Além dos tradicionais componentes de um programa preventivo de cárie (instrução repetida da higiene bucal, aconselhamento alimentar e fluoretos tópicos), foi incluído um novo componente de tratamento, a limpeza profissional dos dentes em intervalos regulares – por pessoas especialmente treinadas. A ideia foi baseada nos resultados de estudos experimentais *in vivo* descritos anteriormente neste capítulo, mostrando que, quando se permitiu o acúmulo do biofilme sobre a superfície de um dente limpo, manchas brancas de lesões se desenvolveram no esmalte em um período de 2 a 3 semanas.[55] No clássico programa de Karlstad, o biofilme foi removido profissionalmente de todas as superfícies dentárias a cada 15 dias para controlar a progressão da cárie (para detalhes do procedimento clínico, conferir o Capítulo 17).

Quando o programa foi realizado quinzenalmente com crianças, durante o ano letivo, o número de lesões cariosas por ano diminuiu de aproximadamente três por criança para uma lesão a cada dez crianças (Figura 15.6). Estudos posteriores pelo grupo de Karlstad[5], resumindo as experiências com o método por mais de 15 anos, mostraram que o efeito no controle da cárie se manteve ainda mais com intervalos maiores entre as consultas (até 3 meses) em crianças e adultos bem motivados (Figura 15.6).

Os pesquisadores que aplicaram o método de Karlstad em outras populações não foram capazes de obter resultados bastante impressionantes.[6,22,31,46] Entretanto, deve-se enfatizar que a limpeza dentária profissional é particularmente eficiente nas superfícies dentárias difíceis de limpar, como as proximais[6,22,31] e as oclusais em erupção.[12,16] Portanto, esse programa de tratamento bastante caro pode ser justificado no controle de alguns pacientes com cárie ativa (conferir Capítulo 17).

Efeito do fio dental

Pode ser uma surpresa para alguns dentistas não ter sido demonstrado que o uso amplamente recomendado do fio dental tenha um efeito no controle da cárie nas superfícies proximais quando usado como medida supervisionada preventiva por crianças em idade escolar.[21,30] Somente quando o fio é usado profissionalmente, diariamente, por pessoa treinada, pode-se obter a redução da cárie. Uma recente revisão de Cochrane[49] confirmou que, enquanto o fio dental somado à escovação dentária pode reduzir a gengivite em comparação à escovação isolada, nenhum estudo relatou que o uso do fio dental somado à escovação é eficaz para o controle da cárie. Isso não significa

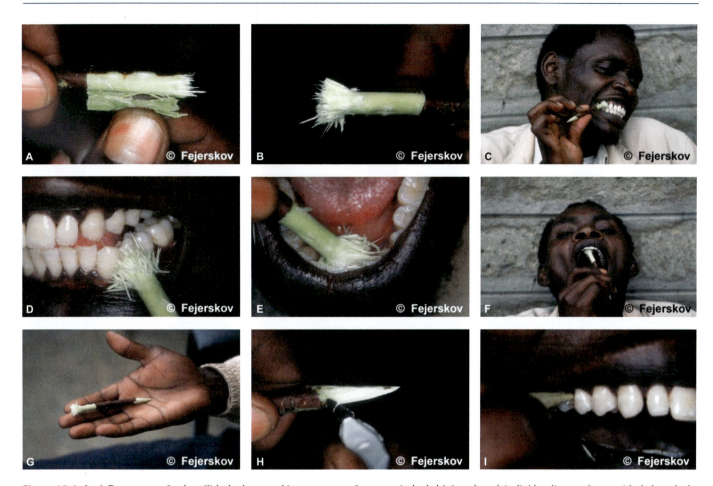

Figura 15.4 A a I. Demonstração da utilidade do *mswaki* na manutenção apropriada da higiene bucal: indivíduo limpando a cavidade bucal; ele nunca usou nada além do *mswaki*. Após cortar um ramo fino de uma árvore, tira a casca e, depois, mastiga uma extremidade para formar uma pequena escova, que é fácil de usar em toda a cavidade bucal, de modo delicado e com pequenos movimentos rotacionais. A outra extremidade pode ser cortada para ser usada como um palito de dente nas proximais. Do Projeto Cuidado em Saúde Bucal Primária, KEMRI e DANIDA. Cortesia de F. Manji, V. Baelum e O. Fejerskov.

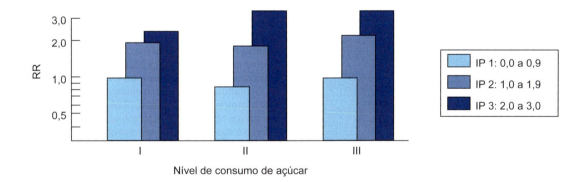

Figura 15.5 Risco relativo (RR) de cárie em diferentes níveis de acúmulo de placa e consumo de açúcar em termos de unidade de risco para os dentes com índice de placa (IP) de 0 a 0,9, 1,0 a 1,9 e 2,0 a 3,0 e exposições ao açúcar baixa (I), média (II) e alta (III). Dentes decíduos: 5 anos de idade.[32] Reproduzida, com autorização, da John Wiley & Sons.

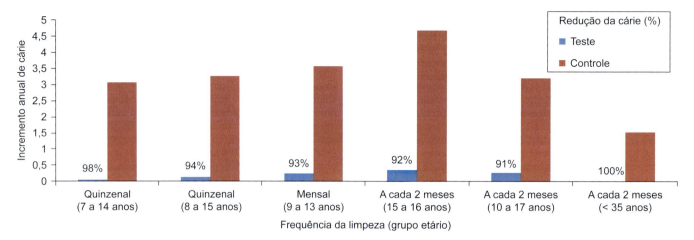

Figura 15.6 Estudos de Karlstad (1973 a 1978): incrementos anuais de cárie em diferentes frequências de limpeza dentária profissional. Adaptada de Bellini et al., 1981.[8]

necessariamente que o fio dental seja um método ruim para controlar a quantidade de biofilme entre os dentes. De fato, o fio dental, quando usado apropriadamente, pode ser um meio efetivo de redução da quantidade de depósito bacteriano proximal.[10,20,23] Entretanto, quando usado pelo paciente, em geral, não produz o efeito esperado, provavelmente porque o fio dental é difícil de ser usado.

O sucesso da limpeza interdental é amplamente dependente da facilidade do uso e da motivação do paciente.[9] Portanto, a realização de um programa com fio dental deve ser restrita aos indivíduos selecionados que necessitam de tal tratamento (p. ex., lesões ativas não cavitadas) e de quem se espera a prática do método da maneira recomendada.[21] Para os pacientes que não dominam a técnica do uso do fio dental, é útil lembrar que, conforme a escovação melhora, pode não ser vantajoso seguir com o fio dental![23]

Considerações finais

Este capítulo fornece evidências para respaldar que a limpeza dental pode ser um método altamente eficaz para o controle, o desenvolvimento e a progressão da cárie, principalmente quando usada uma pasta de dente fluoretada. Quando a escovação é considerada ineficaz, provavelmente não é por causa da inadequação do método, mas em razão da falta de cuidado da parte daquele que a aplica. Ensaios clínicos controlados em crianças, testando o efeito de escovação dentária supervisionada na escola, mostraram claramente que o nível de limpeza bucal melhora significativamente durante o decorrer do ensaio.[33,37] Essa observação, com o efeito acentuado do controle da cárie obtido por limpeza dentária regular profissional, sugere que a falha em alcançar o controle da cárie pela higiene bucal realizada pelo paciente está principalmente associada à falta de envolvimento deste. Os dentistas devem estar conscientes desse problema quando motivarem seus pacientes no tratamento da cárie.

Em resumo, a efetividade da escovação dentária no controle da cárie – a escovação dentária como normalmente realizada – não é muito alta. Entretanto, quando a qualidade da escovação é alta – escovação como "deve" ser –, ela pode ser um procedimento muito eficaz.

A limpeza dentária e o fluoreto podem ter um efeito adicional no controle da cárie. Portanto, a limpeza dental deve sempre ser realizada em conjunto com o uso de pasta de dente fluoretada.

Referências bibliográficas

1. Abramson JH. Survey methods in community medicine: epidemiological studies, programme evaluation, clinical trials. 4. ed. New York: Churchill Livingstone; 1990. p. 47-56.
2. Ainamo J, Parvinen K. Influence of increased tooth brushing frequency on dental health in low, optimal, and high fluoride areas in Finland. Community Dent Oral Epidemiol. 1989;17:296-9.
3. Årtun J, Thylstrup A. Clinical and scanning electron microscopic study of surface changes of incipient enamel caries lesions after debonding. Scand J Dent Res. 1986;94:193-210.
4. Axelsson P, Lindhe J. The effect of a preventive programme on dental plaque, gingivitis and caries in schoolchildren. Results after one and two years. J Clin Periodontol. 1974;1:126-38.
5. Axelsson P, Lindhe J, Nyström B. On the prevention of caries and periodontal disease. Results of a 15-yearlongitudinal study in adults. J Clin Periodontol. 1991;18:182-9.
6. Badersten A, Egelberg J, Koch G. Effect of monthly prophylaxis on caries and gingivitis in school-children. Community Dent Oral Epidemiol. 1975;3:1-4.
7. Beal JF, James PMC, Bradnock G, Anderson RJ. The relationship between dental cleanliness, dental caries incidence and gingival health. Br Dent J. 1979;146:111-14.
8. Bellini HT, Arneberg P, von der Fehr FR. Oral hygiene and caries. A review. Acta Odontol Scand. 1981;39:257-65.
9. Bergenholtz A, Brjthon J. Plaque removal by dental floss and toothpicks: an intra-individual comparative study. J Clin Periodontol. 1980;7:515-24.
10. Bergenholtz A, Bjorne A, Vickström B. The plaque-removing ability of some common interdental aids: an intraindividual study. J Clin Perodontol. 1974;1:160-5.
11. Bjertness E. The importance of oral hygiene on variation in dental caries in adults. Acta Odontol Scand. 1991;49:97-102.
12. Carvalho JC, Thylstrup A, Ekstrand KR. Results after 3 years of non-operative occlusal caries treatment of erupting permanent first molars. Community Dent Oral Epidemiol. 1992;20:187-92.
13. Chestnutt IG, Schäfer F, Jacobson APM, Stephen KW. The influence of toothbrushing frequency and post-brushing rinsing on caries experience in a caries clinical trial. Community Dent Oral Epidemiol. 1998;26:406-11.
14. Danielsen B, Baelum V, Manji F, Fejerskov O. Chewing sticks, toothpaste, and plaque removal. Acta Odont Scand. 1989;47:121-5.
15. Dijkman A, Huizinga E, Ruben J, Arends J. Remineralization of human enamel in situ after 3 months: the effect of not brushing versus the effect of an F dentifrice and an F-free dentifrice. Caries Res. 1990;24:263-6.
16. Ekstrand KR, Kuzmina IN, Kuzmina E, Christiansen ME. Two and a half-year outcome of caries-preventive programs offered to groups of children in the Solntsevsky district of Moscow. Caries Res. 2000;34:8-19.
17. Fejerskov O, Manji F. Risk assessment in dental caries. In: Bader JD, ed. Risk assessment in dentistry. Chapel Hill, NC: University of North Carolina Dental Ecology; 1990. p. 215-7.
18. Firestone AR, Mühlemann HR. In vivo pH of plaque-covered and plaque-free interdental surfaces in humans following a sucrose rinse. Clin Prev Dent. 1985;7:24-6.
19. Fogels H, Cancro LP, Bianco J, Fischman SL. The anticaries effect of supervised toothbrushing with a nonfluoride dentifrice. J Dent Child. 1982;49:424-7.

20. Germo P, Flötra L. The effect of different methods of interdental cleaning. J Periodontol. 1970;5:230-6.
21. Granath L, Martinsson T, Matsson L, Nilsson G, Schröder U, Söderholm B. Intraindividual effect of daily supervised flossing on caries in school-children. Community Dent Oral Epidemiol. 1979;7:147-50.
22. Hamp S-E, Lindhe J, Fornell J, Johansson L-Å, Karlsson R. Effect of a field program based on systematic plaque control on caries and gingivitis in schoolchildren after 3 years. Community Dent Oral Epidemiol. 1978;6:17-23.
23. Hill HC, Levi PA, Glickman I. The effects of waxed and unwaxed dental floss on interdental plaqie accumulation and interdental gingival health. J Periodontol. 1973;7:411-14.
24. Heidmann J, Poulsen S, Arnbjerg D, Kirkegaard E, Laurberg L. Caries development after termination of a fluoride rinsing program. Community Dent Oral Epidemiol. 1992;20:118-21.
25. Holmen L, Thylstrup A, Øgaard B, Kragh F. A polarized light microscopic study of progressive stages of enamel caries in vivo. Caries Res. 1985;19:348-54.
26. Holmen L, Thylstrup A, Øgaard B, Kragh F. A scanning electron microscopic study of progressive stages of enamel caries in vivo. Caries Res. 1985;19:355-67.
27. Holmen L, Thylstrup A, Øgaard B, Kragh F. Surface changes during the arrest of active enamel carious lesions in vivo. Acta Odontol Scand. 1987;45:383-90.
28. Holmen L, Thylstrup A, Årtun J. Clinical and histologic features observed during arrestment of active enamel carious lesions in vivo. Caries Res. 1987;21:546-54.
29. Horowitz HS, Thompson MB. Evaluation of a stannous fluoride dentifrice for use in dental public health programs III. Supplementary findings. J Am Dent Assoc. 1967;74:979-86.
30. Horowitz AM, Suomi JD, Peterson JK, Mathhews BL, Vogelsong RH, Lyman BA. Effects of supervised daily dental plaque removal by children after 3 years. Community Dent Oral Epidemiol. 1980;8:171-6.
31. Kjaerheim V, von der Fehr FR, Poulsen S. Two-year study on the effect of professional toothcleaning on schoolchildren in Oppegaard, Norway. Community Dent Oral Epidemiol. 1980;8:401-6.
32. Kleemola-Kujula E, Räsänen L. Relationship of oral hygiene and sugar consumption to risk of caries in children. Community Dent Oral Epidemiol. 1982;10:224-33.
33. Koch G, Lindhe J. The state of the gingivae and the caries-increment in schoolchildren during and after withdrawal of various prophylactic measures. In: McHugh WD, ed. Dental plaque. Edinburgh: Livingstone; 1970. p. 271-81.
34. Kuusela S, Honkala E, Kannas L, Tynjälä J, Wold B. Oral hygiene habits of 11-year-old schoolchildren in 22 European countries and Canada in 1993/94. J Dent Res. 1997;76:1602-9.
35. Lewis DW, Ismail AI. Periodic health examination, 1995 update: 2. Prevention of dental caries. Can Med Assoc J. 1995;152:836-46.
36. Lo EC, Schwarz E, Wong MC. Arresting dentine caries in Chinese preschool children. Int J Paediatr Dent. 1998;8:253-60.
37. Machiulskiene V, Richards A, Nyvad B, Baelum V. Prospective study of the effect of post-brushing rinsing behaviour on dental caries. Caries Res. 2002;36:301-7.
38. Marthaler TM. Changes in the prevalence of dental caries: how much can be attributed to changes in diet? Caries Res. 1990; 24(Suppl 1):3-15.
39. Marthaler TM. Changes in dental caries 1953-2003. Caries Res. 2004;38:173-81
40. Mascarenhas AK. Oral hygiene as a risk indicator of enamel and dentin caries. Community Dent Oral Epidemiol. 1998;26:331-9.
41. Mathiesen AT, Øgaard B, Rølla G. Oral hygiene as a variable in dental caries experience in 14-year-olds exposed to fluoride. Caries Res. 1996;30:29-33.
42. Naylor MN, Glass RL. A 3-year clinical trial of calcium carbonate dentifrice containing calcium glycerophosphate and sodium monofluorophosphate. Caries Res. 1979;13:39-46.
43. Nyvad B, Fejerskov O. Active root surface caries converted into inactive caries as a response to oral hygiene. Scand J Dent Res. 1986;94:281-4.
44. Nyvad B, Fejerskov O. Assessing the stage of caries lesion activity on the basis of clinical and microbiological examination. Community Dent Oral Epidemiol. 1997;25:69-75.
45. Nyvad B, ten Cate JM, Fejerskov O. Arrest of root surface caries in situ. J Dent Res. 1997;76:1845-53.
46. Poulsen S, Agerbæk N, Melsen B, Korts DC, Glavind L, Rølla G. The effect of professional toothcleansing on gingivitis and dental caries in children after 1 year. Community Dent Oral Epidemiol. 1976;4:195-9.
47. Ravald N, Hamp SE, Birkhed D. Long-term evaluation of root surface caries in periodontally treated patients. J Clin Periodontol. 1986;13:58-67.
48. Richardson AS, Boyd MA, Conry RF. A correlation study of diet, oral hygiene and dental caries in 457 Canadian children. Community Dent Oral Epidemiol. 1977;5:227-30.
49. Sambunjak D, Nickerson JW, Poklepovic T, Johnson TM, Imai P, Tugwell P, Worthington HV. Flossing for the management of periodontal diseases and dental caries in adults (review). Cochrane Database Syst Rev. 2011;(12):CD008829.
50. Stecksén-Blicks C, Gustafsson L. Impact of oral hygiene and use of fluorides on caries increment in children during one year. Community Dent Oral Epidemiol. 1986;14:185-9.
51. Sutcliffe P. A longitudinal clinical study of oral cleanliness and dental caries in school children. Arch Oral Biol. 1973;18:765-70.
52. Sutcliffe P. Oral cleanliness and dental caries. In: Murray JJ, ed. Prevention of oral disease. New York: Oxford University Press; 1996. p. 68-77.
53. Tucker GJ, Andlaw RJ, Burchell CK. The relationship between oral hygiene and dental caries incidence in 11-year-old children. Br Dent J. 1976;141:75-9.
54. Vehkalathi MM, Vrbic VL, Peric LM, Matvoz ES. Oral hygiene and root caries occurrence in Slovenian adults. Int Dent J. 1997;47:26-31.
55. Von der Fehr FR, Löe H, Theilade E. Experimental caries in man. Caries Res. 1970;4:131-48.
56. Wellock WD, Maitland A, Brudevold F. Caries increments, tooth discoloration, and state of oral hygiene in children given single annual applications of acid phosphate-fluoride and stannous fluoride. Arch Oral Biol. 1965;10:453-60.
57. Wright GZ, Feasby WH, Banting DB. The effectiveness of interdental flossing with and without fluoride dentifrice. Pediatr Dent. 1980;2:105-9.

16

Antibacterianos | Profilaxia da Cárie

A. A. Scheie, H. V. Rukke e F. C. Petersen

Estilo de vida do biofilme e justificativa para a intervenção antibacteriana	251
Atividade biológica e modo de ação	252
Veículos para os agentes profiláticos da cárie	255
Agentes específicos	255
Agentes sem efeitos anticárie documentados	258
Risco do desenvolvimento de resistência antibacteriana	259
Considerações finais	Futuras abordagens	260
Referências bibliográficas	261
Bibliografia	262

Estilo de vida do biofilme e justificativa para a intervenção antibacteriana

Na natureza, a maioria das bactérias reside em comunidades no biofilme, cujo estilo de vida também predomina nos humanos e, na maioria das vezes, é benéfico para a saúde. Entretanto, os biofilmes também estão associados à maioria das doenças de origem bacteriana. A placa dental é um típico biofilme – o desequilíbrio ecológico dentro dos biofilmes pode levar à cárie dentária e à doença periodontal.[30] Portanto, o controle do biofilme é fundamental para a saúde bucal. Entretanto, os biofilmes dentais não são controlados facilmente por meios mecânicos, o que estimulou a procura por agentes de controle da cárie pela prevenção da formação de biofilme ou pelo seu rompimento sobre os dentes, ou pela inibição da formação de ácido ou pelo estímulo da formação-base pelas bactérias do biofilme dental. A possibilidade do controle da cárie por meio do uso de agentes antibacterianos tem sido alvo de interesse há muito tempo. As pesquisas vêm procurando agentes compatíveis desde que Miller, em 1890[34], sugeriu que os antissépticos que destroem as bactérias ou que limitam seu número e sua atividade, poderiam ser um modo de "neutralizar ou limitar os danos da cárie".

Inúmeros agentes com modos variados de ação foram testados para a capacidade de intervir na formação ou no metabolismo do biofilme, assumindo que o desenvolvimento da cárie pudesse ser reduzido por eles. Entretanto, como será discutido neste capítulo, na verdade, poucos desses agentes têm o efeito anticárie a longo prazo documentados. Isso pode decorrer da falta de eficácia do agente ou da falta de documentação, podendo esta última estar relacionada com o teste de eficácia em estudos a curto prazo por meio do uso de indicadores substitutos, como a massa do biofilme ou os níveis de estreptococos

do grupo *mutans* para avaliar o potencial efeito anticárie. Não existe nenhuma relação direta entre o desenvolvimento da cárie e a massa do biofilme ou o nível de estreptococos do grupo *mutans* salivar e do biofilme. Portanto, não se pode extrapolar os estudos sobre a inibição do biofilme ou sobre a inibição dos estreptococos do grupo *mutans* para as possíveis propriedades anticárie de um agente. O único modo de avaliar a eficácia anticárie é por meio de estudos clínicos longitudinais bem controlados com avaliação da incidência de cárie ou da progressão como indicadores, os quais são trabalhosos e, portanto, escassos.

Notavelmente, a atividade antibacteriana por si só não necessariamente coincide com a eficácia clínica. A falta de eficácia do agente pode estar relacionada com o fato de que as bactérias bucais estão organizadas em biofilmes complexos. Suas propriedades são mudadas acentuadamente da condição flutuante livre (planctônica). Está claro que as bactérias do biofilme são muito menos suscetíveis aos agentes antibacterianos e ao sistema imune do hospedeiro do que quando são planctônicas. Um agente que efetivamente mata as células planctônicas poderia necessitar de 2 a 1.000 vezes concentrações mais altas para matar o mesmo tipo de bactérias quando em um biofilme. Como exemplo, pode-se precisar aumentar a concentração necessária de clorexidina para matar o *Streptococcus mutans* em suspensão em cinco vezes no caso de um biofilme.[14]

Os agentes antibacterianos foram, em geral, testados contra as células planctônicas, enquanto a tolerância inerente do biofilme natural aos agentes antibacterianos não foi avaliada até recentemente. O aumento da tolerância aos agentes antibacterianos quando crescem no biofilme pode explicar parcialmente por que muitos agentes profiláticos bucais tidos como eficazes *in vitro* somente mostram efeitos clínicos secundários.

Existem vários fatores que podem contribuir para a baixa suscetibilidade antibacteriana das bactérias do biofilme.[3] A formação e a manutenção do biofilme estão vinculadas à produção de uma matriz extracelular. A penetração atrasada ou incompleta de um agente dentro do biofilme pode ser causada pelas propriedades eletrostáticas ou físico-químicas do agente e da matriz do biofilme, ou pela degradação enzimática do agente. O reduzido índice de crescimento das bactérias em virtude das limitações de nutrientes ou do estresse oxidativo também foi considerado uma razão para a falta de eficácia. As bactérias também podem expressar bombas de efluxo ativas que as capacitam para livrá-las de moléculas tóxicas, possibilitando que sobrevivam na presença de agentes antibacterianos. Talvez, o mais importante seja que as bactérias dentro de um biofilme são fenotipicamente alteradas pela capacidade de ativar e desativar os genes. Existe evidência de que as bactérias são capazes de regular a expressão do gene em resposta aos sinais interbacterianos e ambientais. Os genes são regulados de acordo com as necessidades. Portanto, outros genes podem ser melhor expressos pelas bactérias quando em um biofilme do que aqueles expressos quando livres, em suspensão. Para o *S. mutans*, relatou-se que aproximadamente 12% dos genes mostram significativa expressão diferencial quando crescem em um biofilme em comparação ao crescimento planctônico. O mecanismo envolvido no catabolismo do carboidrato, por exemplo, é mais ativo durante os estágios precoces da formação do biofilme com *S. mutans* do que nas células planctônicas.[53]

Diferentemente das doenças infecciosas clássicas causadas por patógenos bacterianos, a cárie é causada por microbiota bucal residente que representa uma importante linha de defesa e protege o hospedeiro contra a colonização por bactérias externas. Portanto, o objetivo não é eliminar a microbiota, mas prevenir a mudança de um biofilme ecologicamente favorável para um ecologicamente desfavorável que possa levar à doença. Se isso pode ser alcançado por agentes químicos ou por outros meios deve ser discutido. Uma visão é a de que qualquer redução dos biofilmes dentais é benéfica se feita seguramente. Como o controle mecânico adequado dos biofilmes, realizado pelo paciente, é difícil e, em geral, inadequado, os antibacterianos podem ser adjuvantes. A visão oposta é a de que tais agentes podem perturbar o equilíbrio ecológico dentro da cavidade bucal e que as cepas bacterianas resistentes ao agente ou com resistência cruzada ou corresistência aos antibióticos clinicamente relevantes poderiam surgir. É um fato estabelecido que o uso generalizado e, às vezes, indiscriminado dos antibacterianos tem levado à falha no tratamento das infecções em decorrência da resistência adquirida ou das bactérias multirresistentes. Esse fato tem sido um problema desde o início da década de 1960 e continua crescendo.

A resistência aos antibacterianos geralmente é adquirida por meio da transferência horizontal dos elementos genéticos móveis dos genes que codificam para a resistência dos genes. A microbiota bucal, incluindo os primeiros colonizadores dentários – o *Streptococcus oralis* e o *Streptococcus mitis* –, pode funcionar como um reservatório de genes resistentes a antibiótico.[19,44] A resistência dos genes dessas espécies pode ser transferida e incorporada por recombinação homóloga na espécie *Streptococcus pneumoniae*, que tem um alto potencial patogênico e está associada à alta morbidade e mortalidade mundial, causando infecções humanas, como a septicemia, a meningite e a pneumonia.

Pode-se esperar que qualquer agente químico que afete as células bacterianas tenha algum efeito adverso contra as células do hospedeiro, a menos que a estrutura-alvo ou o caminho metabólico seja único para as bactérias. Entretanto, não há evidência de que o uso comum de agentes químicos contra os biofilmes resulte em efeitos adversos demonstráveis. Contudo, há falta de estudos conclusivos controlados para demonstrar o benefício à saúde do uso prolongado dos agentes antibacterianos. Portanto, possíveis benefícios precisam ser ponderados em face das potenciais desvantagens sobre um indivíduo.

Atividade biológica e modo de ação

Um agente antibacteriano – como os antibióticos, os desinfetantes e os biocidas – é capaz de destruir ou inibir o crescimento das bactérias por meios químicos ou biológicos. Muito frequentemente, eles são direcionados contra as bactérias patogênicas.

A eficácia dos antibacterianos depende da variação dos fatores intrínsecos e extrínsecos. Um requerimento geral para a atividade biológica de um agente é a biodisponibilidade, aqui definida como o oferecimento do agente para um local intencional de ação em uma forma biologicamente ativa, em doses eficazes e por duração suficiente. Geralmente, a administração local é a escolha para que os agentes pretendidos afetem os biofilmes bucais. A eficácia clínica de um agente antibacteriano bucal fornecido oralmente para uso tópico também depende da substantividade.

A substantividade se refere à capacidade de o agente se unir às superfícies bucais e ao seu subsequente índice de libertação dos sítios de união. Após o fornecimento, o agente substantivo é caracterizado pela libertação lenta. Um agente pode ficar retido na cavidade bucal pela união às superfícies bucais, incluindo as superfícies da mucosa, dentárias e da película e o biofilme dental supragengival, de acordo com a sua afinidade e capacidade de adesão. Esta determina o equilíbrio entre as moléculas unidas e as livres e o subsequente índice de libertação dos sítios aderidos (Figura 16.1). Essa adesão e libertação possibilitam o contato de duração variada entre o agente e o biofilme, dependendo da substantividade do agente e do índice do fluxo salivar. Um agente com alta substantividade será retido na boca por um período prolongado (Figura 16.2A). Por sua vez, um agente sem substantividade será liberado da cavidade bucal com um índice determinado pela *clearance* salivar. Isso torna possível somente um efeito a curto prazo do agente e as bactérias podem ter tempo para metabolizarem e se multiplicarem entre as aplicações do agente. Um agente não substantivo, portanto, deve ser aplicado com maior frequência do que um substantivo para ter similar eficácia clínica (Figura 16.2).

A atividade da maioria dos agentes antibacterianos profiláticos usados atualmente tem amplo espectro, objetivando a redução do acúmulo ou da atividade do biofilme por ação direta sobre as bactérias. As abordagens alternativas concebidas para inibir a adesão bacteriana aos dentes sem causar significativo dano à célula bacteriana também foram propostas. Tais agentes não antibacterianos, entretanto, representam uma pequena fração dos agentes profiláticos disponíveis comercialmente.

Os agentes antibacterianos podem reduzir a massa do biofilme em vários estágios da formação ou da maturação do biofilme por meio de um ou mais dos seguintes mecanismos:

- Inibição da adesão e da colonização bacteriana
- Inibição do crescimento e do metabolismo bacteriano
- Rompimento dos biofilmes maduros

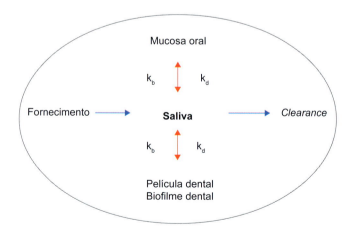

Figura 16.1 Fornecimento bucal, união, libertação e *clearance* dos agentes antibacterianos na cavidade bucal. O agente se une às bactérias da mucosa oral, das superfícies dentárias, da película e do biofilme dental de acordo com sua afinidade k_b e libertado do seu local de união dependendo da sua constante dissociação k_d e do índice de *clearance* salivar. A mucosa oral representa o maior reservatório para os agentes substantivos.[50] Reproduzida, com autorização, da Sage Publications.

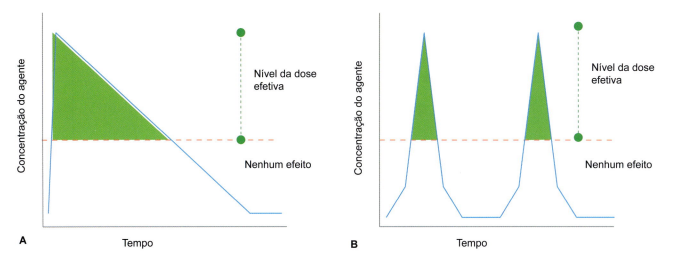

Figura 16.2 Curvas da dose (A) de um agente com alta substantividade e (B) baixa substantividade. As linhas horizontais pontilhadas representam os níveis da dose efetiva. A área do momento da dose efetiva (circunscrita entre as curvas e as linhas pontilhadas) pode ser similar se o agente de baixa substantividade for aplicado frequentemente.[37] Reproduzida, com autorização, de Taylor e Francis.

- Descolamento das bactérias do biofilme
- Modificação da bioquímica, da ecologia ou da virulência do biofilme (Figura 16.3; Tabela 16.1).

Inibição da adesão e da colonização bacteriana

A inibição da adesão bacteriana às superfícies dentárias reduzirá o acúmulo dos biofilmes dentais. Estudos *in vitro* mostraram que os agentes que reduzem a energia livre da superfície reduzirão a adesão bacteriana para aquela superfície. Várias abordagens foram exploradas para modificar as características da superfície dos dentes, da película e/ou das bactérias. A película salivar na qual as bactérias se aderem por meio de mecanismos de união específicos e não específicos fornece uma variedade complexa de sítios de união. Portanto, a composição da película pode modular os eventos de adesão bacteriana. Uma abordagem é mudar as características da superfície pela manipulação do filme de proteína sobre o esmalte e, desse modo, reduzir a adesão bacteriana. Vários caminhos de modificação da superfície foram investigados. Infelizmente, a eficácia clínica ainda foi baixa, mas os futuros progressos na ciência dos materiais podem levar a novas abordagens.

Tabela 16.1 Estágios e mecanismos da formação do biofilme conforme os alvos para a interferência.

Mecanismos e estágios	Alvo(s)
Inibição da adesão e da colonização bacteriana	Propriedade físico-química da superfície Componentes bacterianos da superfície celular Comunicação celular
Inibição do crescimento e do metabolismo bacteriano	Sistemas de transporte Parede celular Atividade metabólica Viabilidade celular Comunicação celular
Rompimento da maturação do biofilme Descolamento das bactérias do biofilme	Polímeros extracelulares: polissacarídeos, DNA Proteínas da superfície celular Comunicação celular Adesão Coagregação e coadesão Libertação das proteínas da superfície celular
Modificação da bioquímica e da ecologia do biofilme Substituição	Nicho bacteriano específico

As proteínas específicas da superfície das bactérias estão envolvidas na união aos componentes da película. A comunicação interbacteriana pode regular a expressão proteica da superfície. As proteínas associadas às superfícies direcionadas diretamente ou por meio de interferências de comunicação representam uma estratégia lógica para controlar a formação e a atividade do biofilme. A expressão de adesividade da superfície pode, por exemplo, ser prejudicada por concentrações inibidoras submínimas de vários agentes antibacterianos, interferindo na adesão e na colonização bacteriana.

A imunização contra a cárie tem sido o tópico central da pesquisa por muitos anos. O objetivo é inibir a adesão ou reduzir a virulência, na maioria das vezes pelo uso de vacinas contra epítopos dos estreptococos do grupo *mutans*. O antígeno I/II aderido à superfície e a glicosiltransferase nos estreptococos do grupo *mutans* são os alvos da superfície celular para a possível imunização contra a cárie mais estudados.

Em geral, as abordagens de imunização são direcionadas contra espécies bacterianas únicas. Conhecendo a capacidade das bactérias para formar biofilmes e para se adaptar e transformar em tais ambientes, a questão é se a imunização oferecerá proteção duradoura. O desenvolvimento de abordagens de imunização para a prevenção de doenças não fatais, como a cárie, também é um desafio, pela expectativa de ela não ter nenhum efeito colateral significativo ou oferecer risco à saúde. Nenhum esquema de imunização clinicamente aplicável direcionado contra a cárie já está disponível comercialmente.

Inibição do crescimento e/ou do metabolismo bacteriano

A maioria dos agentes usados para limitar ou inibir a formação do biofilme é formada por agentes antibacterianos de amplo espectro com efeitos bactericidas (matam) ou bacteriostáticos (inibem o crescimento). Eles são empregados de acordo com uma hipótese de placa não específica e formulados para uso como suplementos para a limpeza bucal mecânica.

Alguns componentes antibacterianos unem-se à membrana bacteriana interferindo nas funções normais da membrana, como o transporte. Isso perturba o metabolismo bacteriano, que, por sua vez, pode matar as bactérias. A adsorção pelas membranas bacterianas pode também levar a alterações na permeabilidade, resultando no vazamento dos componentes intracelulares, com a desnaturação e a coagulação do conteúdo proteico citoplasmático.

O atual conhecimento dos mecanismos envolvidos na formação do biofilme indica que pode ser possível interferir na atividade bacteriana sobre as superfícies e na colonização sem afetar a viabilidade celular. Para várias bactérias, os sinais de comunicação podem ser

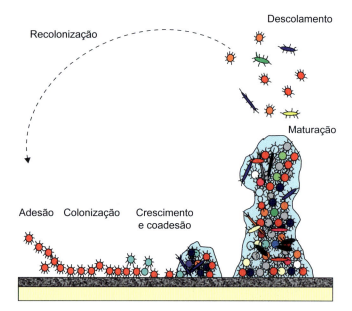

Figura 16.3 Modificação bioquímica do biofilme.

necessários para formar biofilmes estruturados. Os compostos que interferem na formação ou na detecção de sinais estão sendo investigados para várias bactérias, incluindo as bucais. Esses sinais podem estar envolvidos não somente na formação de biofilmes estruturados, mas também na capacidade de as células se adaptarem a condições ambientais adversas. Diferentes sistemas de comunicação do S. mutans parecem influenciar, por exemplo, a formação do biofilme, a resistência antibacteriana e a tolerância ácida. Os peptídios antibacterianos sintéticos e as enzimas líticas derivadas de bacteriófagos direcionados para matar bactérias específicas também representam uma abordagem interessante para prevenir a colonização e controlar os biofilmes bucais. Os estudos nesses campos, no entanto, estão em um estágio inicial. Um profundo entendimento das interligações reguladoras bacterianas e dos sistemas de transdução de sinal em ambientes complexos será necessário antes que a possibilidade de interferência possa ser totalmente reconhecida.

Descolamento e rompimento dos biofilmes dentários

A formação do biofilme é o resultado de uma série de processos bem regulados, cada qual podendo representar um alvo potencial para o controle do biofilme (Figura 16.3). Os biopolímeros adesivos, como o glucano e o mutano, incorporam-se às bactérias e fornecem, com outros componentes da matriz, a estabilização tridimensional do biofilme. As aplicações frequentes de clorexidina e as altas concentrações de delmopinol apresentam atividade dispersiva do biofilme. O primeiro caso pode ser atribuído, ao menos em parte, ao efeito inibidor da clorexidina sobre a atividade da glicosiltransferase, enquanto o delmopinol reduz a viscosidade dos glucanos. Como esses agentes têm múltiplos mecanismos de ação, é difícil verificar a contribuição relativa do efeito do rompimento da matriz sobre o biofilme. Como será discutido a seguir, os estudos sobre os efeitos anticárie da clorexidina estão, até o momento, longe de ser conclusivos. Para o delmopinol, os efeitos profiláticos da cárie não foram relatados.

Uma possível razão para a falta de eficácia anticárie demonstrável pelos agentes no rompimento da matriz é que a matriz do biofilme contém vários tipos de biopolímeros (incluindo uma variedade de polissacarídeos e DNA) e proteínas. Portanto, direcionar somente um desses tipos pode ser insuficiente. Outra barreira é a difusão do agente de rompimento dentro dos biofilmes maduros. Isso pode explicar a razão pela qual os agentes antibiofilme geralmente são mais eficazes na prevenção da formação do biofilme do que na promoção do rompimento dos biofilmes maduros.

Estudos recentes indicam que as bactérias podem ter capacidade para reagir aos sinais ambientais pela ativação de caminhos que levam ao descolamento do biofilme. Por exemplo, sob condições desfavoráveis, o descolamento possibilitaria que as bactérias deixassem o biofilme e encontrassem novos lugares para colonização. Para várias bactérias, libertar as proteínas da superfície usada para união é um processo regulado. A elucidação de tais mecanismos pode levar a novas estratégias que comprovem a eficácia na prevenção da cárie.

Modificação da bioquímica e da ecologia do biofilme

O equilíbrio ecológico bacteriano é considerado crucial para a manutenção da saúde dentária. Um modo de manter ou restaurar tal equilíbrio poderia ser substituir os potenciais patógenos por bactérias inofensivas e benéficas por meio de terapia com probióticos ou de substituição. Por definição, um probiótico é uma bactéria viva que, quando ingerida em quantidade suficiente, exerce benefícios à saúde do consumidor. O termo probiótico geralmente também é usado para a terapia de substituição, estando mais relacionado com a inibição da colonização ou o deslocamento de um patógeno por uma cepa efetora definida e, com frequência, empregado para produzir efeito mais duradouro na ecologia. Aliada ao entendimento de como agem essas bactérias, a engenharia genética abre a possibilidade de conceber novas cepas probióticas. Estas, enquanto não virulentas, podem ser capazes de competir contra patógenos conhecidos e de substituí-los. Um probiótico deve, preferencialmente, conseguir se estabelecer como uma parte do biofilme e substituir ou interagir efetivamente com certo patógeno; ele ou o organismo substituído precisam não ser, eles mesmos, a causa da doença e ter um alto grau de estabilidade genética. Com os probióticos, as bactérias inofensivas podem exercer uma ação benéfica pela ocupação dos locais colonizados e competir com os patógenos por nutrientes. Eles também podem produzir metabólitos, biotensoativos ou agentes antibacterianos que sejam prejudiciais ou que inibam a formação do biofilme pelo patógeno.

Os probióticos surgiram como agentes promissores para prevenir e tratar várias alterações gastrintestinais[10], bem como foram sugeridos na profilaxia da cárie.[33] Os lactobacilos podem reduzir a formação de biofilme com S. mutans e inibir a aderência deste à hidroxiapatita.[21,46] O uso de determinado leite contendo o probiótico Lactobacillus rhamnosus LGG por crianças durante 7 meses[35] foi indicado como tendo efeito protetor, já que se observou uma tendência de baixa incidência de cárie em um dos grupos etários. Entretanto, os relatos sobre a eficácia da aplicação de probióticos na prevenção da cárie são limitados e inconclusivos. Investigações adicionais em larga escala são necessárias antes de saber se a bacterioterapia pode ser eficaz na prevenção da cárie.

As estratégias de substituição para reduzir a queda do pH nos biofilmes dentais também estão sendo seguidas. Uma abordagem está baseada na substituição do tipo violento de S. mutans pelo tipo geneticamente modificado defeituoso na produção de lactato. Para promover a substituição, as cepas também são modificadas para produzir altos níveis de bacteriocinas contra o tipo violento das cepas S. mutans. Estudos em animais mostraram resultados promissores, mas, como com a imunização, as abordagens de substituição foram direcionadas contra uma espécie bacteriana única de S. mutans, desprezando um possível papel cariogênico de outras bactérias.

Até agora, as abordagens diretas para alterar a ecologia do biofilme para tornar-se menos patogênico são restritas e ainda não conduziram ao desenvolvimento de agentes adequados para o uso clínico geral. O Projeto do Microbioma Humano, que visa à identificação da microbiota completa dos indivíduos saudáveis em diferentes partes do corpo, aumentará o entendimento das dinâmicas da microbiota. O conhecimento de quais espécies existem na saúde e na doença pode, no futuro, oferecer um entendimento melhor das alterações ecológicas que ocorrem durante o desenvolvimento da doença, de como é possível interferir e manter uma flora benéfica para a saúde. Dado o aumento do problema da resistência antibacteriana, as abordagens para promover ou para restaurar o equilíbrio ecológico, por exemplo, pelo uso de probióticos, podem se tornar alternativas atrativas futuramente.

Veículos para os agentes profiláticos da cárie

Os agentes profiláticos da cárie podem ser fornecidos para a cavidade bucal por várias formulações (veículos):

- Enxaguatórios bucais
- *Sprays*
- Dentifrícios
- Géis
- Chicletes/pastilhas
- Várias formulações ou aparelhos de liberação contínua.

A escolha do veículo depende da compatibilidade entre o agente ativo e os constituintes do veículo. Por exemplo, os primeiros dentifrícios fluoretados eram ineficientes, em razão da incompatibilidade entre o fluoreto e o sistema abrasivo daqueles.

Os veículos devem fornecer ótima biodisponibilidade do agente nos seus locais de ação. O fornecimento pelos dentifrícios e pelos enxaguatórios bucais, os veículos mais comuns, resulta em altas concentrações imediatas. O envolvimento do paciente, de vital importância, é reduzido com o aumento da dosagem da frequência e da duração e da complexidade do tratamento. Portanto, é mais provável que a profilaxia tenha sucesso se o fornecimento do veículo não necessitar que o paciente adote novos hábitos.

Recentes desenvolvimentos na ciência dos materiais forneceram novos sistemas para a distribuição do medicamento. Os agentes ativos podem ser embalados dentro de micro ou nanopartículas ou incorporados dentro dos chamados filmes funcionais. No futuro, também será possível observar o uso de tais abordagens na profilaxia bucal.

Enxaguatórios bucais

Representam a formulação mais simples de veículo, sendo, em geral, uma mistura de componentes ativos em água e álcool, com a adição de um tensoativo e um flavorizante. A maioria dos agentes antibacterianos é compatível com esse veículo.

Sprays

Foram avaliados para o fornecimento de, por exemplo, clorexidina em formulações de enxaguatório bucal. Uma vantagem atribuída ao *spray* é que doses relativamente pequenas são necessárias para alcançar eficácia. Um bom envolvimento do paciente é esperado com esse veículo porque seu uso é fácil para um paciente ou um cuidador. Portanto, investigações adicionais no uso dos *sprays* para o fornecimento dos agentes profiláticos são justificadas.

Dentifrícios

Os dentifrícios preenchem três funções principais:

- Remover as cepas dos dentes
- Dar à cavidade uma sensação de frescor e limpeza
- Servir como um veículo para os agentes profiláticos.

Eles contêm os seguintes ingredientes essenciais:

- Um sistema abrasivo para ajudar a remover a cepa
- Um componente para transportar o abrasivo e o agente ativo
- Um tensoativo para fornecer espuma e ação detergente
- Uma união para as propriedades reológicas desejáveis
- Flavorizante para tornar a escovação dentária agradável.

A complexa formulação dos dentifrícios envolve possibilidades para as interações dos componentes. Portanto, é preciso tomar cuidado para assegurar a biodisponibilidade dos componentes ativos. A escovação dos dentes com um dentifrício é um hábito bem adotado. Portanto, os dentifrícios devem ser um veículo adequado para o fornecimento dos agentes profiláticos.

Géis

O gel é um sistema aquoso espesso, mas que não contém material abrasivo nem agentes espumantes. Geralmente, os géis são compatíveis com os agentes antibacterianos relevantes e aplicados em moldeiras pré-fabricadas ou moldeiras individuais para que forneçam um contato maior entre o agente e as superfícies dentárias.

Chicletes/pastilhas

O efeito do chiclete e das pastilhas depende da liberação do agente durante a mastigação ou a dissolução. O tempo de contato é maior do que com o enxaguatório bucal, por exemplo, mas o acréscimo na salivação inevitavelmente aumenta o índice de *clearance* bucal de um agente. A administração dos antibacterianos por tais veículos pode representar caminhos efetivos e aceitáveis, principalmente nos pacientes que se envolvem pouco com a escovação dentária. Para os indivíduos com salivação reduzida, a secreção salivar estimulada por mastigação pode também ser benéfica e aliviar algum desconforto. O aumento da salivação, por si só, pode ser benéfica. Trabalho adicional sobre chicletes e pastilhas como veículos é justificável.

Veículos de liberação prolongada

Os veículos de liberação prolongada, como os vernizes, podem fornecer um efeito a longo prazo do agente profilático. A eficácia do agente depende do grau e do índice de liberação do material transportado. Os vernizes fluoretados e também os de clorexidina são usados e considerados eficazes. A eficácia desses agentes independe do envolvimento do paciente.

Agentes específicos

Três agentes têm recebido particular interesse como agentes profiláticos da cárie: a clorexidina, um agente antibacteriano catiônico; o triclosana, um agente antibacteriano não iônico; e o xilitol, um álcool de açúcar que se considera ter vários efeitos sobre a microbiota bucal. Esses agentes serão descritos com alguns detalhes a seguir. Os óleos essenciais e outros agentes menos usados, como o cloreto de cetilpiridínio (CCP), o delmopinol, a hexetidina, o extrato de sanguinária (ES), os íons metálicos, o dodecil sulfato de sódio (SDS) e certas enzimas, serão discutidos brevemente.

Os agentes catiônicos facilmente unem-se às superfícies bacterianas carregadas negativamente e, portanto, em geral são mais potentes do que os aniônicos ou não iônicos. Provavelmente, os locais de união para os cátions sobre as bactérias Gram-positivas são livres dos grupos carboxila dos peptidoglicanos e dos grupos fosfato do ácido teicoico e do ácido lipoteicoico dentro da parede celular bacteriana. Nas bactérias Gram-negativas, os lipopolissacarídeos têm alta afinidade pelos cátions. Os agentes catiônicos, portanto, podem interagir tanto com as bactérias Gram-positivas quanto com as Gram-negativas. Os agentes catiônicos que têm sido usados como agentes antibiofilme incluem:

- Clorexidina
- CCP
- Delmopinol
- Hexetidina
- ES
- Íons metálicos.

Até o momento, a clorexidina (Figura 16.4) é a mais completamente estudada e o mais eficaz agente antibiofilme e antigengivite. Ela é regularmente considerada uma referência contra a qual se compara a eficácia de outros agentes antibiofilme.

O agente antibacteriano não iônico triclosana (Figura 16.5) tem sido usado como um conservante em produtos como desodorantes, sabonetes e talco, por mais de 30 anos. Ele foi adicionado aos dentifrícios e enxaguatórios bucais com o objetivo de reduzir a formação do biofilme e do desenvolvimento da gengivite.

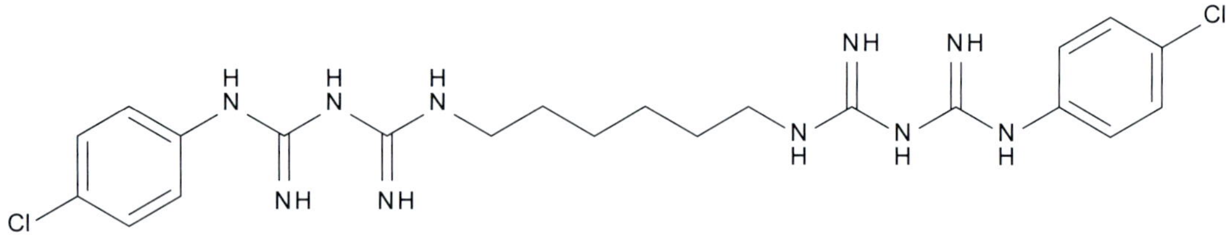

Parte 4 • Controle da Cárie Dentária

Figura 16.4 Fórmula molecular da clorexidina.

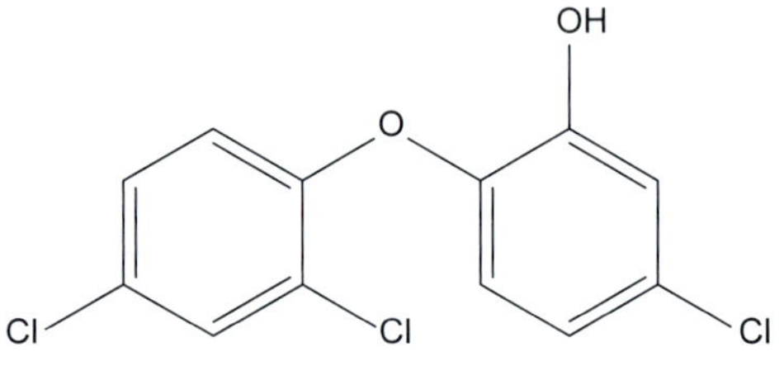

Figura 16.5 Fórmula molecular do triclosana.

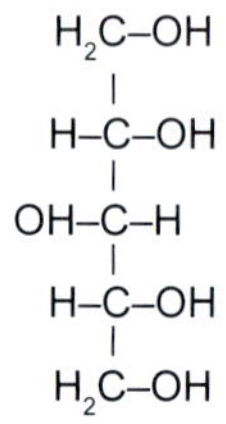

Figura 16.6 Fórmula molecular do xilitol.

O xilitol é um pentitol (Figura 16.6) usado como substituto do açúcar, por exemplo, em chicletes. Como outros polióis que não podem ser fermentados por bactérias bucais, não leva à formação de ácido.

Como será discutido, a evidência dos efeitos cariostáticos desses agentes é inconclusiva.

Clorexidina

Modo de ação e uso clínico

A clorexidina é uma bisbiguanida com propriedade tanto hidrofílica quanto hidrofóbica (Figura 16.4).

A molécula carregada positivamente pode unir-se a grupos carregados de maneira negativa (p. ex., aos grupos fosfato, carboxila ou sulfato) na mucosa bucal, nas bactérias e na película. A integridade da membrana bacteriana pode ser rompida pelas interações com a porção hidrofóbica da molécula, causando distúrbio na função da membrana. Em altas concentrações, a clorexidina é bactericida, causando o vazamento dos constituintes celulares de baixo peso molecular e precipitação do conteúdo da célula. Esses danos são irreversíveis. Em concentrações mais baixas, o efeito é bacteriostático, causando interferência nas funções da membrana normal ou o vazamento dos constituintes celulares.[23] O efeito antibacteriano *in vitro* da clorexidina não é extraordinário, mas o espectro é amplo. Em geral, as bactérias Gram-positivas são mais sensíveis à clorexidina do que as Gram-negativas. O estreptococo do grupo *mutans* é especialmente sensível, enquanto o *Streptococcus sanguinis*, por exemplo, exibe grande variação na suscetibilidade entre as cepas.[13] O efeito clínico antibacteriano e do antibiofilme da clorexidina é melhor do que o dos outros agentes com similar ou até mesmo melhor eficácia antibacteriana *in vitro*. Esse efeito superior foi atribuído principalmente à substantividade da clorexidina e ao fato de que ela retém seu efeito antibacteriano quando adsorvida para as superfícies. Um único enxaguatório bucal com 0,2% de clorexidina exerce um efeito antibacteriano imediato, reduzindo o número de bactérias bucais até 80 a 95%.[43] O enxaguatório bucal usado 2 vezes/dia inibe o acúmulo do biofilme quase completamente. Como resultado do efeito antibacteriano direto, a clorexidina reduz a atividade metabólica do biofilme, diminuindo, assim, a ameaça ácida depois da ingestão de carboidrato. A clorexidina pode também inibir a enzima glicosiltransferase[42], que é essencial para o acúmulo bacteriano sobre as superfícies dos dentes e a enzima metabólica do sistema fosfoenolpiruvato-fosfotransferase envolvida no transporte e na fosforilação da glicose pela membrana.[31]

Apesar do uso clínico generalizado da clorexidina, os relatos sobre os efeitos desfavoráveis são novos. Os efeitos gerais e sistêmicos são raros e a degradação das moléculas de clorexidina para formar metabólitos potencialmente perigosos parece improvável. Uma preocupação foi levantada, entretanto, de que a atividade residual da clorexidina depois da aplicação possa promover resistência na microbiota residente.[22]

Os efeitos adversos locais incluem:

- Descoloração dos dentes, língua, restaurações e próteses
- Dor e descamação da mucosa bucal
- Alteração no paladar.

Com frequência, são relatados efeitos locais adversos e o produto tem um gosto amargo. Reduzir a concentração da clorexidina diminui os efeitos adversos locais. A dose prescrita para o enxaguatório bucal de clorexidina geralmente é de 10 mℓ de solução a 0,2% ou 15 mℓ a 0,12%, 2 vezes/dia. Doses similares são obtidas e a eficácia é comparável. As doses similares podem ser obtidas em chiclete com clorexidina (20 mg por unidade). Para uso prolongado, ela deve ser dosada individualmente.

Efeito profilático da cárie

Espera-se que os efeitos inibidores da formação do biofilme e da atividade metabólica afetem o desenvolvimento da cárie. Entretanto, o uso geral da clorexidina como agente anticárie é controverso. Nenhum ou pouco efeito cariostático foi encontrado em estudos humanos nos quais se realizou tratamento com a clorexidina como parte do cuidado caseiro do indivíduo com enxaguatório bucal ou escovação dentária. Contudo, a aplicação profissional da clorexidina, combinada ao regime de profilaxia rigorosa incluindo a instrução de higiene bucal, o aconselhamento alimentar, a profilaxia dentária profissional e a aplicação tópica de verniz fluoretado, reduziu o desenvolvimento de lesão cariosa em crianças durante o período dos 3 anos do estudo.[56] A ideia foi inibir o desenvolvimento da lesão cariosa pela redução do potencial acidogênico da microbiota. O número de novas lesões cariosas no grupo-controle não tratado foi de 9,6 em comparação a 4,2 do grupo tratado com clorexidina. Entretanto, vale citar que, em um regime profilático similar, mas sem o tratamento com clorexidina, pode haver igual redução da cárie.[25]

A aplicação profissional do gel de clorexidina mostrou ter um desempenho melhor do que de dois vernizes fluoretados diferentes em um estudo de 2 anos em crianças[26], e melhor do que um gel placebo, quando aplicado nas superfícies proximais.[17] A aplicação trimestral nas superfícies proximais em crianças de 13 a 14 anos de idade de verniz fluoretado a 0,1% ou de verniz com clorexidina a 1% teve efeito profilático de cárie similar durante o período de 3 anos do estudo.[38]

Em outro estudo, vernizes contendo clorexidina a 40% ou fluoreto (*Duraphat®*), aplicados a cada 3 meses durante 1 ano, foram avaliados para a capacidade de inibir a progressão das lesões cariosas radiculares já existentes. Tanto o fluoreto quanto a clorexidina diminuíram a progressão da lesão se comparados ao controle.[41] Em uma revisão de estudos com intervenção com clorexidina, realizados entre 1995 e 2003, o verniz de clorexidina pareceu ter efeito inibidor no desenvolvimento da cárie de fissura em crianças com baixa exposição ao fluoreto. Em idosos e em crianças e adolescentes com cárie ativa expostos ao fluoreto, a evidência do efeito anticárie da clorexidina foi inconclusiva.[49] Mais recentemente, dois estudos que examinaram o efeito inibidor da cárie com o verniz com clorexidina a 40% em crianças chinesas exibiram resultados, de algum modo, contraditórios. Em um deles, o efeito foi relatado como questionável e somente transitório[55], enquanto se encontrou 37,3% da redução encontrada no outro.[11] Portanto, existe uma falta de dados conclusivos com base em evidência apoiando o uso clínico da clorexidina na prevenção da cárie.

A profilaxia intensiva com clorexidina combinada com fluoreto pode ser indicada para os indivíduos com alta atividade e incidência de cárie em virtude, por exemplo, da hipossalivação depois de radioterapia na região de cabeça e pescoço.[24]

Triclosana

Modo de ação e uso clínico

O triclosana é um agente antibacteriano não iônico com propriedade hidrofílica e hidrofóbica (Figura 16.5). Tem um amplo espectro antibacteriano, com atividade contra as bactérias Gram-positivas e Gram-negativas e fungos. As bactérias bucais, como o estreptococo do grupo *mutans*, *S. sanguinis* e o *Streptococcus salivarius*, são suscetíveis a baixas concentrações de triclosana *in vitro*. Em baixas concentrações, o efeito é bacteriostático. Até recentemente, o triclosana era considerado para funcionar como um biocida não específico. Dados recentes, entretanto, mostram que o triclosana inibe especificamente a síntese lipídica[32], o que leva à síntese defeituosa da membrana celular.

Em razão de sua solubilidade aquosa ruim, o triclosana é solubilizado na fase flavorizante/tensoativa da formulação. Nos produtos comerciais, ele é solubilizado em um ou mais detergentes, como o dodecil sulfato de sódio, o lauroil sarcosinato de sódio ou em propilenoglicol ou em polietilenoglicol. Portanto, quando for testado o efeito antibacteriano do triclosana, devem-se considerar os possíveis efeitos aditivos ou sinérgicos desses componentes.

A substantividade do triclosana na cavidade bucal é relativamente baixa. Portanto, para ser eficaz, um copolímero, o éter polivinilmetil do ácido maleico (conhecido comercialmente como Gantrez) ou o citrato de zinco, é adicionado às formulações. Sem esses mediadores de retenção, as pastas de dente com triclosana não têm aparente efeito sobre a biomassa do biofilme.[52]

Foram realizados estudos extensos para comprovar a eficácia dos produtos contendo triclosana. Apesar da demonstração em vários estudos a curto e longo prazos de que o triclosana previne a formação do biofilme e a gengivite, seu efeito precisa ser considerado modesto. Uma meta-análise de 16 estudos clínicos do efeito a longo prazo do uso diário não supervisionado mostrou redução na massa do biofilme dental em até 15% e da gengivite em até 12%.[9] Quanto ao efeito sobre o desenvolvimento da periodontite, o resultado sobre a população geral não é significativo. O triclosana pode diminuir a progressão nos indivíduos pré-disponíveis (p. ex., indivíduos que já têm profundidade de bolsa aumentada).[6] Notavelmente, esse efeito parece ser de magnitude moderada (entre 10 e 20% se comparado ao placebo) e independente das propriedades antibacterianas do triclosana.[5] Dados sobre um possível efeito cariostático do triclosana são escassos. Mostrou-se que ele não melhora nem interfere na remineralização com reforço do fluoreto e que as pastas de dente contendo triclosana são pelo menos tão boas quanto os dentifrícios contendo fluoreto sem a adição de antibacterianos.

Recentemente, foram manifestadas preocupações sobre o uso generalizado de produtos contendo triclosana levar ao desenvolvimento de resistência antibacteriana.[54] Em altas concentrações, causa rompimento das células bacterianas por alcançar múltiplos alvos não específicos. Entretanto, os produtos contendo triclosana, como os dentifrícios, deixam resíduos que diluirão a concentração subletal. Suas concentrações subletais inibem a enzima enoil proteína transportadora de acila redutase envolvida no metabolismo de ácido graxo, dado seu alvo específico de maneira similar a antibióticos clinicamente relevantes. Mostrou-se que o uso do triclosana seleciona as bactérias resistentes a ele. De particular preocupação em saúde pública concerne o fato de que o uso generalizado do triclosana, adicionado à seleção por resistência, possa promover o desenvolvimento da própria resistência, concomitante a outros antibacterianos clinicamente importantes, por meio de mecanismos cruzados ou de corresistência. Como a maioria das bactérias é capaz de adquirir genes de outras cepas ou espécies, a resistência pode se espalhar mais entre os habitantes da microbiota humana.[19,44] O uso do triclosana, portanto, deve ser restrito aos propósitos em que exista um efeito bem documentado. A exígua documentação do efeito anticárie do triclosana dificilmente justifica o seu uso na profilaxia da cárie para a população em geral.

Xilitol

Trata-se de um álcool de açúcar com cinco átomos de carbono, ou seja, um pentitol (ver Figura 16.6).

O xilitol é não acidogênico e, portanto, não promove a cárie dentária. Seus potenciais efeitos foram extensivamente estudados, principalmente na Finlândia. A interpretação dos resultados iniciais foi que o xilitol tem propriedades anticárie ou mesmo terapêuticas para a cárie. Também se sugeriu que ele exerce efeitos sobre o crescimento e o metabolismo bacteriano, sobre os fatores salivares e no processo de desmineralização e remineralização. Foi relatada a formação reduzida do biofilme e também se observou a diminuição no número de estreptococos do grupo *mutans* salivar e menos gengivite. Cada fator, separado ou combinado, poderia, teoricamente, contribuir para o efeito cariostático.

Os regimes profiláticos da cárie, incluindo o chiclete de xilitol, foram sugeridos para crianças com alto risco de cárie e também para as mães com altos níveis de estreptococos do grupo *mutans* na saliva. Entretanto, há ainda uma controvérsia a respeito do efeito inibidor do xilitol sobre a cárie, a dose ideal e o mecanismo de ação. Um recente estudo controlado randomizado concluiu que o uso diário de pastilhas de xilitol não resultou em redução estatisticamente significativa no incremento da cárie em adultos com alto risco de cárie durante o período de 33 meses do estudo.[1]

Uma mudança específica induzida por xilitol nos fatores salivares não foi confirmada nos estudos a curto nem a longo prazo. Também não foi mostrado interferir especificamente na desmineralização do esmalte ou aumentar a remineralização. Os estudos *in vivo* têm indicado que a remineralização também ocorre com outros alcoóis de açúcar, como o sorbitol. De fato, até mesmo o chiclete adoçado com sacarose mastigado regularmente depois das refeições pode melhorar a remineralização, apontando, assim, para o impacto do aumento da saliva. Infelizmente, em muitos estudos clínicos, a incidência de cárie em indivíduos mascando chiclete de xilitol foi comparada aos indivíduos-controle que não mascavam.[27] Portanto, é difícil discriminar entre o verdadeiro efeito do xilitol e o impacto do aumento da salivação por meio de um chiclete adoçado; assim, a reivindicação de a remineralização ser um efeito específico do xilitol ainda não foi confirmada. Ao contrário, pode ser concluído que qualquer efeito preventivo da cárie com os chicletes sem açúcar adoçados por xilitol ou outro adoçante está relacionado com o processo de mastigação, e não com o adoçante.[29]

Vários estudos indicam que os níveis de estreptococos do grupo *mutans* na saliva e no biofilme podem ser reduzidos depois do consumo do xilitol, e a visão de que seu efeito específico sobre o *S. mutans* seja um alicerce no seu mecanismo anticárie foi amplamente apoiada.

O xilitol parece ser o único entre os alcoóis de açúcar em seu efeito inibidor *in vitro* sobre a glicólise, principalmente nos estreptococos do grupo *mutans*. O efeito inibidor foi relacionado com a absorção do xilitol via sistema específico de transporte constitutivo para a frutose e subsequente acúmulo intracelular de xilitol-5-fosfato, como parte de uma energia, do ciclo dispensável do xilitol com o consumo de trifosfato adenosina e fosfoenolpiruvato. Entretanto, não foi demonstrado concomitante acúmulo intracelular de glicose-6-fosfato para confirmar o efeito antimetabólico do xilitol *in vivo*.

A adesividade reduzida pela alteração da formação de polissacarídeo também foi sugerida como um dos mecanismos inibidores do xilitol sobre os estreptococos do grupo *mutans* e uma explicação para os efeitos cariostáticos do xilitol. Vale citar que o consumo a longo prazo do xilitol leva à seleção dos estreptococos do grupo *mutans* que são resistentes ou não são afetados por ele. A especulação é se as cepas resistentes podem ser menos virulentas do que as cepas sensíveis ao xilitol. De acordo com Trahan *et al.*, a seleção nos consumidores de xilitol de mutantes naturais com virulência diminuída poderia ser um dos mecanismos de sua ação inibidora.[48] Entretanto, não há dados clínicos para respaldar essa controvérsia.

Foram feitas tentativas para incorporar o xilitol como um ingrediente ativo nos produtos de higiene dentária e, no momento, os dentifrícios contendo a substância estão comercialmente disponíveis. Um dos três estudos longitudinais com dentifrício com xilitol concorda com o seu efeito na redução da cárie[45], enquanto os outros dois falharam em encontrar um efeito adicional quando com dentifrício contendo fluoreto.[8,38]

O xilitol é um interessante agente adoçante alternativo e poderia ser escolhido quando da substituição da sacarose, como no chiclete. Mastigá-lo aumenta a salivação e, portanto, ele é benéfico. Entretanto, estão faltando dados para confirmar os efeitos do xilitol na profilaxia da cárie ou a sua superioridade sobre outros polióis. Estudos clínicos randomizados bem projetados com controle apropriado são necessários para demonstrar o papel do xilitol na profilaxia da cárie.

Agentes sem efeitos anticárie documentados

Cloreto de cetilpiridínio (CCP)

O CCP, o cloreto de benzalcônio e o cloreto de benzetônio são compostos amônios quaternários. O CCP tem sido largamente usado nos enxaguatórios bucais, principalmente por causa de sua propriedade antibacteriana.

As moléculas do CCP têm tanto o grupo hidrofílico quanto o hidrofóbico, possibilitando interações iônicas e hidrofóbicas. É pressuposto que a interação com as bactérias ocorre via união catiônica do mesmo modo como ocorre com a clorexidina.

A atividade antibacteriana do CCP é igualmente ou até mesmo melhor do que a da clorexidina, enquanto a sua propriedade inibidora do biofilme é inferior. Essa diferença na eficácia do antibiofilme pode estar relacionada com o fato de o CCP perder parte da sua atividade antibacteriana na adsorção para as superfícies. Notadamente, as propriedades substantivas também são diferentes. Inicialmente, a retenção do CCP é mais alta do que para a clorexidina, mas o primeiro é removido da cavidade bucal mais rapidamente.[2] Sugeriu-se incorporar o CCP aos materiais dentários, por exemplo, aos adesivos ortodônticos, com o objetivo de controlar a formação de lesão cariosa ao redor dos *brackets*. Embora o CCP retenha suas propriedades antibacterianas, o efeito clínico permanece para ser avaliado. Não existem dados sobre a capacidade de o CCP prevenir a cárie em humanos.

Delmopinol

Potente tensoativo com baixo peso molecular, é predominantemente catiônico em pH abaixo de 7,0. Tem baixa atividade antibacteriana e é considerado para agir principalmente por interferir nas propriedades físico-químicas das superfícies bucais. A resistência bacteriana ou maiores mudanças na composição bacteriana do biofilme não foram observadas nos experimentos clínicos com o delmopinol. Ele reduz a formação do biofilme, provavelmente pela diminuição da adesão bacteriana à superfície do dente. Seu efeito inibidor sobre o biofilme é menor ou comparável ao da clorexidina. O efeito sobre a cárie nos humanos ainda não foi avaliado.

Hexetidina

Trata-se de uma hexa-hidropiridina sintética com atividade antibacteriana e antifúngica *in vitro* e *in vivo*. É ativa contra as bactérias Gram-positivas e Gram-negativas, incluindo as bactérias bucais, como os estreptococos do grupo *mutans*, o *Streptococcus sobrinus* e o *S. sanguinis*. Relata-se que a atividade antibacteriana *in vitro* da hexetidina é inferior ou similar à da clorexidina ou do CCP. A hexetidina contida nos enxaguatórios bucais está disponível comercialmente, ainda que as concentrações clínicas aceitáveis exerçam somente um efeito inibidor muito leve sobre os biofilmes dentais. O aumento da concentração da hexetidina de 0,10% para 0,14% aumenta a eficácia do antibiofilme próxima à da clorexidina a 0,2%.

Entretanto, a frequência das lesões descamativas aumenta de modo correspondente. O mecanismo exato para a atividade do antibiofilme não está claro. A hexetidina foi considerada para inibir a glicólise, mas dados clínicos não respaldam esse pressuposto. O efeito antibacteriano da hexetidina é reduzido na presença da saliva.

Seus efeitos intensificados antibiofilme são observados em combinação com íons metálicos divalentes, por exemplo, Zn^{2+} ou Cu^{2+}.[40,18] Isso provavelmente está relacionado com o aumento da captação intracelular dos íons metálicos. O agente não foi avaliado para a capacidade de prevenir a cárie em humanos.

Óleos essenciais

São extraídos de plantas em um solvente, geralmente o álcool. Os óleos essenciais têm sido usados como antissépticos há mais de 100 anos e são amplamente usados em produtos farmacêuticos, nos alimentos, na agricultura e em produtos cosméticos, em virtude da baixa toxicidade e do efeito antibacteriano.[4] Atualmente, a exata farmacodinâmica da maioria dos óleos essenciais não é totalmente conhecida, mas se considera que alguns componentes agem interferindo na função normal da membrana celular, causando o vazamento dos componentes celulares, o rompimento da força próton-motriz e a desnaturação das proteínas. Entretanto, é mais provável que não exista um mecanismo único de ação dos óleos essenciais, considerando que este seja um grupo de componentes heterogêneos.

O mais conhecido produto bucal contendo óleos essenciais é o Listerine®, cujas propriedades antissépticas já foram testadas por Miller na década de 1880.[34] Ele contém uma mistura de mentol e salicilato de metila e dois óleos essenciais relacionados com o fenol, o timol e o eucaliptol, em uma solução de mais de 20% de álcool. Uma nova mistura sem álcool foi recentemente lançada no mercado, porém existe pouca documentação de sua eficácia.

Os óleos essenciais têm um amplo espectro antibacteriano, sendo bactericidas contra as bactérias Gram-positivas e as Gram-negativas. O uso dos óleos essenciais contendo álcool como antisséptico bucal tem mostrado, em alguns estudos, redução tanto do biofilme supragengival quanto em locais recuperáveis interproximais e estreptococos na saliva depois do enxague.[15] A eficácia em alguns estudos foi avaliada como pelo menos tão boa quanto o uso do fio dental e a escovação isolados.[47] Outras análises não encontraram redução nos níveis salivares do *S. mutans* ou de lactobacilos. Comparado à clorexidina, o efeito inibidor de biofilme dos óleos essenciais é inferior.[39]

Extratos de sanguinária (ES)

Preparo herbáceo obtido do látex vermelho da planta *Sanguinaria canadensis*, foi usado em preparos de homeopatia e na medicina indígena para o tratamento das infecções tópicas e como expectorante. Ele é antibacteriano contra as bactérias Gram-positivas, incluindo as bucais. Seu modo exato da ação não está claro, mas parece exercer um efeito bactericida interferindo nas etapas essenciais na síntese da parede celular bacteriana.[51] O ES, declaradamente, supre a atividade de várias enzimas, possivelmente por meio da oxidação dos grupos sulfidrilas. Considera-se que a atividade antibacteriana esteja associada à propriedade lipofílica das moléculas. O mais importante é que o ES seja capaz de se unir aos íons metálicos. Os preparos comercializados têm concentrações bastante altas de $ZnCl_2$. Como será discutido mais adiante, os íons de zinco têm atividade antibacteriana. Pode ser especulado que os efeitos potenciais do extrato estão relacionados com o conteúdo de Zn^{2+}.

O ES tem propriedades substantivas, mas dados clínicos sobre a eficácia dos enxaguatórios com esse extrato são inconclusivos. Em alguns estudos, o antibiofilme e os efeitos antigengivite e antiglicólicos foram relatados. Em outros, pouco ou nenhum efeito foi relatado. Os estudos *in vitro* têm indicado que a aderência das bactérias bucais à hidroxiapatita pode ser inibida e a ES é capaz de aumentar a agregação mediada pela saliva. Ambos os fatores podem contribuir para a inibição da formação do biofilme *in vivo*, mas os efeitos clínicos sobre a cárie não foram avaliados.

Íons metálicos

Têm efeito antibacteriano dependendo da concentração, assim como da química, do íon. Seus efeitos bacteriostáticos foram reconhecidos por um longo tempo. Miller propôs o uso dos íons metálicos para o tratamento da cárie rampante em 1890[34], e Hanke relatou, em 1940, que os enxaguatórios bucais contendo certos íons metálicos têm potencial antibiofilme.[20] A eficácia antibacteriana é proporcional à concentração dos íons metálicos livres, que é a forma bioativa predominante.[7] A hidrólise dos íons metálicos e a união deles a outros componentes reduzem a sua atividade. A formulação do veículo é crucial.

Os íons metálicos de interesse são Cu^{2+}, Sn^{2+} e Zn^{2+}. O Cu^{2+} e o Sn^{2+} são mais potentes do que o Zn^{2+}, mas esses são somente moderadamente eficazes se comparados à clorexidina. Por causa da capacidade de combinação do Zn^{2+} com compostos odoríficos contendo enxofre, os sais de zinco têm uma longa história nos produtos de higiene bucal. O Zn^{2+} também é um agente anticálculo. Foram manifestadas preocupações quanto à possível interferência do Zn^{2+} no efeito cariostático do fluoreto, mas isso não parece um problema.

Os íons metálicos interagem com as bactérias Gram-positivas e Gram-negativas. O efeito antibacteriano é inespecífico. Eles formam pontes de sais metálicos com grupos aniônicos de enzimas. Isso, por sua vez, influencia as interações dos substratos em razão da carga alterada ou das mudanças conformacionais da enzima. Os íons metálicos têm um efeito antiglicolítico, como mostrado *in vitro* nas culturas simples de bactérias – como na formação reduzida de ácido *in vivo*. Os íons metálicos divalentes provavelmente inibem a glicólise do biofilme pela inativação oxidativa dos grupos sulfidrilas das enzimas glicolíticas.

Inúmeros estudos confirmaram o efeito clínico antibiofilme dos íons metálicos tanto isolados quanto combinados com outros agentes. O efeito antibiofilme se relaciona parcialmente com a atividade antibacteriana e, parcialmente, com o deslocamento do Ca^{2+} da película e das superfícies bacterianas. A união dos íons metálicos às bactérias altera a carga da superfície e a capacidade de aderência.[36]

O Cu^{2+}, Sn^{2+} e o Zn^{2+} têm mostrado efeitos cariostáticos em ratos. O SnF_2 foi usado como agente profilático em humanos por muitos anos, em decorrência tanto do potencial efeito cariostático quanto das propriedades antibiofilme.

Os íons metálicos são agentes substantivos. Os níveis de Cu^{2+}, Sn^{2+} e de Zn^{2+} tanto na saliva quanto no biofilme ficam elevados por várias horas depois do uso do enxaguatório bucal. Os íons se unem aos mesmos receptores bucais que a clorexidina.

Os efeitos adversos relacionados com os íons metálicos são o desagradável gosto metálico, a tendência de induzir uma sensação de secura na cavidade bucal e uma coloração dentária variando do amarelado até o amarronzado. Os sulfatos metálicos formados entre os íons metálicos e os grupos sulfidrilas das proteínas da película provavelmente causam esse problema. O Zn^{2+} tem menor tendência para manchar porque o sulfato de zinco tem a cor do amarelado até o branco acinzentado. A tendência para mancha geralmente é menor para os íons metálicos do que para a clorexidina.

Dodecil sulfato de sódio (SDS)

O SDS é um agente aniônico – a molécula tem um grupo sulfato hidrofílico e uma cadeia carbonada hidrofóbica –, sendo o detergente mais frequentemente usado nos dentifrícios comercializados.

O SDS tem atividade antibacteriana contra uma variedade de bactérias *in vitro*, incluindo os estreptococos do grupo *mutans*, o *S. sobrinus* e a *Actinomyces viscosus*. A adsorção do SDS para a superfície bacteriana pode interferir na integridade da parede celular, com subsequente vazamento dos componentes celulares. Em baixas concentrações, o SDS inibe as enzimas bacterianas específicas, como a glicosiltransferase do *S. sobrinus* e do *S. mutans*, enzimas do transporte do fosfoenolpiruvato-fosfotransferase no *S. sobrinus* e o lactato desidrogenase e a glicose-6-fosfato desidrogenase na *Escherichia coli*. Esses efeitos podem estar relacionados com a forte afinidade do SDS para as proteínas e sua propriedade de desnaturação.

As propriedades inibidoras do biofilme foram mostradas em humanos. Isso pode se relacionar, principalmente, com o efeito antibacteriano, mas a competição com as bactérias carregadas negativamente e as proteínas da película para a união aos locais, com subsequente inibição da adsorção bacteriana à superfície do dente, pode também contribuir para o efeito inibidor. Aparentemente, o SDS tem algum grau de substantividade que pode ser explicado pela sua alta afinidade por cálcio. O SDS em combinação com o Zn^{2+} mostra aumento das propriedades antibiofilme e antibacteriana. Não existem dados para respaldar se efeito cariostático.

Enzimas

Toda saliva contém duas enzimas peroxidase que oxidam o tiocianato (SCN^-) para hipotiocianito ($OSCN^-$) na presença de peróxido de hidrogênio. O hipotiocianito é antibacteriano e inibe alguns estreptococos e lactobacilos *in vitro*.[28] A atividade do sistema peroxidase salivar depende da disponibilidade do peróxido de hidrogênio, o qual é produzido por várias bactérias como um produto final metabólico, mas em quantidade limitada para a atividade máxima da peroxidase salivar. A enzima amiloglicosidase fornece glicose onde a glicose oxidase produz o peróxido de hidrogênio. A adição dessas enzimas aos produtos bucais é sugerida para garantir suficiente peróxido de hidrogênio para controlar a proliferação de bactérias pela melhora da atividade da peroxidase.

Os enxaguatórios bucais contendo as enzimas foram testados para a capacidade de reduzir o biofilme, a gengivite e a cárie, mas o efeito não impressiona. Os dentifrícios contendo essas enzimas mostram efeitos antibiofilme e antigengivite levemente melhorados se comparados àqueles não enzimáticos, mas pode-se questionar se esse efeito secundário é de relevância clínica.

Risco do desenvolvimento de resistência antibacteriana

Um antibacteriano mata as cepas suscetíveis, mas possibilita que bactérias carreguem fatores resistentes antibacterianos para que sobrevivam e se multipliquem. A resistência antibacteriana refere-se à característica do gênero, da espécie ou das cepas das bactérias favorecendo as bactérias para que não sejam mortas ou inibidas por uma concentração definida de agente antibacteriano. A resistência bacteriana pode ser uma propriedade natural do organismo, intrínseca, ou adquirida, então chamada de resistência adquirida. Os agentes antibacterianos exercem pressão seletiva sobre a microbiota. Portanto, com o uso de agentes antibacterianos, há um risco inerente de seleção para gênero, espécies ou cepas resistentes ou não suscetíveis. Consideram-se menos prováveis de induzir resistência a agentes com vários alvos. Concentrações de agente subinibidor aumentarão o risco do desenvolvimento de resistência. Estudos *in vitro* demonstram que alguns antibacterianos usados em concentrações subletais desencadeiam o aparecimento de resistência a antibiótico e/ou selecionam bactérias resistentes aos antibióticos clinicamente relevantes. Foi descrita a possibilidade de ligação genética entre os genes para a resistência antisséptica e aqueles para resistência a antibióticos.[16] Apesar dessa evidência mecanicista dos dados *in vitro*, dados epidemiológicos indicando a relevância na saúde pública estão ausentes.

As concentrações do agente antibacteriano para uso na profilaxia bucal são geralmente mais altas do que as necessárias para os efeitos bacteriostáticos ou bactericidas. Os agentes com propriedades substantivas, entretanto, eventualmente exporão as bactérias a concentrações subinibidoras, o que leva a um risco inerente de indução para a resistência antibacteriana.

Estudos focados sobre os possíveis efeitos adversos de concentrações subinibidoras de tais agentes, entretanto, são limitados e há lacunas consideráveis no atual conhecimento sobre o efeito das concentrações residuais dos antibacterianos. A possibilidade da seleção e o aparecimento de bactérias resistentes antibacterianas são, contudo, um risco significativo que deve ser cuidadosamente ponderado contra os potenciais benefícios. O achado de que a resistência para o triclosana pode resultar também em resistência para os antibióticos comumente usados destaca a importância de prudência e a necessidade de maiores pesquisas para estabelecer uma possível correlação entre a exposição aos produtos de consumo antibacterianos e o desenvolvimento de resistência ao antibiótico.

Resistência intrínseca

Nas bactérias intrinsecamente resistentes, a molécula-alvo pode estar faltando ou o agente não consegue chegar ao alvo, por exemplo, em virtude da restrição à difusão por propriedades eletrostáticas ou físico-químicas, ou da presença de polissacarídeos extracelulares. As bactérias Gram-positivas, caracterizadas por uma membrana celular única envolvida por uma fina camada de peptidoglicano, são geralmente mais suscetíveis aos antibacterianos do que as Gram-negativas. Nestas, a parede celular complexa composta de uma membrana celular interna e uma externa cria uma barreira mais eficaz. A curta exposição das bactérias bucais aos antibacterianos, como a clorexidina, mostra, por exemplo, que os estreptococos bucais Gram-positivos são mais suscetíveis de matar do que o *Fusobacterium nucleatum* e o *Porphyromonas gingivalis*, que são Gram-negativos.[12] As bactérias também podem ser equipadas com enzimas que podem levar à degradação de biocidas ou com bombas de efluxo que promovem a exportação de biocidas internamente.

O arranjo das bactérias no biofilme é um mecanismo geral promovendo resistência intrínseca ou fenotípica. Em geral, os índices de crescimento são lentos nos biofilmes, contribuindo para a redução da suscetibilidade. Também, as bactérias nos biofilmes são embebidas em uma matriz polimérica que pode criar uma barreira contra a penetração de certos agentes. O perfil de expressão dos genes bacterianos no biofilme está, além disso, geralmente alterado, com o potencial para afetar os níveis de suscetibilidade. Por fim, as células persistentes que representam uma pequena fração da população bacteriana no biofilme podem entrar em estado protegido e latente, que as tornam insensíveis aos antibacterianos.[3]

Resistência adquirida

É o resultado da mutação e/ou da aquisição de elementos genéticos móveis pela conjugação, transdução ou transformação. Os mecanismos de resistência podem ser exercidos de diferentes modos. Podem depender da composição alterada da parede celular externa, tal como a composição de ácido graxo e proteína das membranas externas. As mutações na enzima Fab1 envolvidas na síntese de ácido graxo estão vinculadas à resistência ao triclosana na *E. coli*. A resistência também pode depender da expressão das enzimas degradantes antibacterianas ou das bombas de efluxo. Estas possibilitam que as bactérias se livrem das moléculas tóxicas, permitindo que sobrevivam mesmo na presença de um agente antibacteriano. As bombas podem agir sobre uma variedade de compostos quimicamente diferentes, dando origem à resistência cruzada. Isso foi observado nos estafilococos que transportam plasmídeos com genes para bombas de efluxo para várias substâncias. Nesse caso, foram relatados níveis reduzidos de suscetibilidade para os agentes catiônicos, como a clorexidina e os compostos quaternários de amônio, concomitantemente à resistência aos antibióticos clinicamente relevantes.

A transferência dos genes da resistência de uma bactéria para outra por transferência vertical de gene aumenta a população antibacteriana resistente, enquanto novas espécies ou cepas resistentes podem evoluir pela transferência horizontal de gene. O biofilme, quando as bactérias estão em estreita proximidade, pode ser um ótimo ambiente para a transferência horizontal de gene.

Considerações finais | Futuras abordagens

A microbiota consiste em milhões de bactérias de centenas de espécies diferentes organizadas em biofilmes. As bactérias do biofilme bucal mostram diferenças na suscetibilidade antibacteriana determinada pelo histórico genético e pelo modo de crescimento, assim como pela estrutura e pela permeabilidade da membrana.

Os agentes indicados para o controle da cárie geralmente agem sobre uma ampla gama de alvos e são usados de acordo com a hipótese de placa não específica. As diferenças nos níveis de suscetibilidade conduzidas por mecanismos intrínsecos ou adquiridos representam um risco de seleção bacteriana sobre a exposição aos agentes antibacterianos. A seleção que favorece o crescimento de patógenos ou de bactérias resistentes pode resultar em efeitos não desejados na microbiota. Preocupante também é o fato de que os antibacterianos geralmente usados têm múltiplos alvos que podem coincidir com os alvos dos antibióticos mais específicos. Isso representa um risco de aparecimento de resistência cruzada, com a consequente redução da eficácia clínica dos antibióticos.

Portanto, os agentes antibacterianos profiláticos não devem ser instituídos de modo rotineiro. Tais agentes devem ser usados restritamente e somente se for provável que os métodos profiláticos convencionais sejam ineficazes. Este pode ser o caso dos indivíduos com alta atividade e incidência de cárie, por exemplo, em virtude das deficiências físicas ou mentais, da destreza limitada pela idade avançada, da hipossalivação em decorrência de doenças sistêmicas ou de medicamentos ou, ainda, de condições similares. Esses indivíduos podem se beneficiar do uso intermitente ou crônico de agentes antibacterianos profiláticos. Certas condições, como a fixação ou a esplintagem intraoral, tratamentos com aparelhos ortodônticos, a inserção de restaurações protéticas ou implantes ou o tratamento pré e pós-cirúrgico, em que a limpeza mecânica é particularmente difícil, podem justificar o uso dos agentes antibacterianos por períodos variados. Em todos os casos, o benefício esperado deve ser avaliado contra potenciais efeitos adversos, e a escolha do agente, a duração do tratamento, o modo de aplicação e a dose devem ser feitos individualmente.

Como discutido neste capítulo, o agente antibacteriano ideal para o controle do biofilme dental ainda não está disponível, e a documentação dos efeitos profiláticos da cárie em humanos para os agentes disponíveis é escassa. As principais razões estão na natureza multifacetada da doença cárie e no fato de que suas bactérias causadoras estão organizadas em biofilmes complexos, algo que, no passado, em geral foi negligenciado. A maioria dos estudos *in vitro* até o momento foi sobre os níveis de espécie única. Os estudos com modelos de biofilme multiespécies estão aumentando e dando uma percepção sobre a complexa interação entre as espécies bacterianas do biofilme. Esses modelos *in vitro* suplementados com o aumento do conhecimento do microbioma bucal humano podem, no futuro, trazer novas ferramentas para modificar a ecologia do biofilme. É provável que biofilmes representem um cenário natural para a comunicação bacteriana e a capacidade para comunicar foi mostrada nos estreptococos bucais e nos patógenos periodontais. A comunicação pode regular os traços patogênicos, como a formação do biofilme e a expressão dos fatores de virulência. Para a maioria das bactérias do biofilme, entretanto, a presença e a função das vias de comunicação precisam ser esclarecidas.

No futuro, será possível observar progressos na prevenção da cárie em relação ao entendimento atual das falhas específicas das bactérias do biofilme e seus sistemas de comunicação. Os desenvolvimentos na ciência dos materiais podem levar a novos veículos para o fornecimento dos agentes direcionados. Os alvos decisivos permanecem a ser definidos, e pesquisa futura é necessária para estabelecer a correlação entre a exposição a agentes profiláticos antibacterianos bucais e o desenvolvimento da resistência antibacteriana/ao antibiótico.

Referências bibliográficas

1. Bader JD, Vollmer WM, Shugars DA, Gilbert GH, Amaechi BT, Brown JP, et al. Results from the Xylitol for Adult Caries Trial (X-ACT). J Am Dent Assoc. 2013;144:21-30.
2. Bonesvoll P, Gjermo P. A comparision between chlorhexidine and some quaternary ammonium compounds with regard to retention, salivary concentration and plaque-inhibiting effect in the human mouth after mouth rinses. Arch Oral Biol. 1978;23:289-94.
3. Bridier A, Briandet R, Thomas V, Dubois-Brissonnet F. Resistance of bacterial biofilms to disinfectants: a review. Biofouling. 2011;27:1017-32.
4. Burt S. Essential oils: their antibacterial properties and potential applications in foods – a review. Int J Food Microbiol. 2004;94:223-53.
5. Cullinan MP, Hamlet SM, Westerman B, Palmer JE, Faddy MJ, Seymour GJ. Acquisition and loss of Porphyromonas gingivalis, Actinobacillus actinomycetemcomitans and Prevotella intermedia over a 5-year period: effect of a triclosan/copolymer dentifrice. J Clin Periodontol. 2003;30:532-41.
6. Cullinan MP, Westerman B, Hamlet SM, Palmer JE, Faddy MJ, Seymour GJ. The effect of a triclosan-containing dentifrice on the progression of periodontal disease in an adult population. J Clin Periodontol. 2003;30:414-19.
7. Cummins D, Watson GK. Computer model relating chemistry to biologic activity of metal anti-plaque agent. J Dent Res. 1989;68:1702-5.
8. Cutress T, Howell PT, Finidori C, Abdullah F. Caries preventive effect of high fluoride and xylitol containing dentifrices. ASDC J Dent Child. 1992;59:313-8.
9. Davies RM, Ellwood RP, Davies GM. The effectiveness of a toothpaste containing triclosan and polyvinyl-methyl ether maleic acid copolymer in improving plaque control and gingival health: a systematic review. J Clin Periodontol. 2004;31:1029-33.
10. Doron S, Gorbach SL. Probiotics: their role in the treatment and prevention of disease. Expert Rev Anti Infect Ther. 2006;4:261-75.
11. Du MQ, Tai BJ, Jiang H, Lo EC, Fan MW, Bian Z. A two-year randomized clinical trial of chlorhexidine varnish on dental caries in Chinese preschool children. J Dent Res. 2006;85:557-9.
12. Eick S, Goltz S, Nietzsche S, Jentsch H, Pfister W. Efficacy of chlorhexidine digluconate-containing formulations and other mouthrinses against periodontopathogenic microorganisms. Quintessence Int. 2011;42:687-700.
13. Emilson CG. Susceptibility of various microorganisms to chlorhexidine. Scand J Dent Res. 1977;85:255-65.
14. Filoche SK, Soma K, Sissons CH. Antimicrobial effects of essential oils in combination with chlorhexidine digluconate. Oral Microbiol Immunol. 2005;20:221-5.
15. Fine DH, Markowitz K, Furgang D, Goldsmith D, Ricci-Nittel D, Charles CH, et al. Effect of rinsing with an essential oil-containing mouthrinse on subgingival periodontopathogens. J Periodontol. 2007;78:1935-42.
16. Fraise AP. Susceptibility of antibiotic-resistant cocci to biocides. Symp Ser Soc Appl Microbiol. 2002;(31):158S-62S.
17. Gisselsson H, Birkhed D, Björn AL. Effect of professional flossing with chlorhexidine gel on approximal caries in 12- to 15-year-old schoolchildren. Caries Res. 1988;22:187-92.
18. Grytten J, Tollefsen T, Afseth J. The effect of a combination of copper and hexetidine on plaque formation and the amount of copper retained by dental plaque bacteria. Acta Odontol Scand. 1987;45:429-33.
19. Hakenbeck R, König A, Kern I, van der Linden M, Keck W, Billot-Klein D, et al. Acquisition of five high-Mr penicillin-binding protein variants during transfer of high-level beta-lactam resistance from Streptococcus mitis to Streptococcus pneumoniae. J Bacteriol. 1998;180:1831-40.
20. Hanke M. Studies on the local factors in dental caries. I. Destruction of plaques and retardation of bacterial growth in the oral cavity. J Am Dent Assoc. 1940;27:1379-93.
21. Haukioja A, Loimaranta V, Tenovuo J. Probiotic bacteria affect the composition of salivary pellicle and streptococcal adhesion in vitro. Oral Microbiol Immunol. 2008;23:336-43.
22. Horner C, Mawer D, Wilcox M. Reduced susceptibility to chlorhexidine in staphylococci: is it increasing and does it matter? J Antimicrob Chemother. 2012;67:2547-59.
23. Hugo WB, Longworth AR. Some aspects of the mode of action of chlorhexidine. J Pharm Pharmacol. 1964;16:655-62.
24. Katz S. The use of fluoride and chlorhexidine for the prevention of radiation caries. J Am Dent Assoc. 1982;104:164-70.
25. Klock B, Krasse B. Effect of caries-preventive measures in children with high numbers of S. mutans and lactobacilli. Scand J Dent Res. 1978;86:221-30.
26. Lindquist B, Edward S, Torell P, Krasse B. Effect of different carriers preventive measures in children highly infected with mutans streptococci. Scand J Dent Res. 1989;97:330-7.
27. Lingström P, Holm AK, Mejàre I, Twetman S, Söder B, Norlund A, et al. Dietary factors in the prevention of dental caries: a systematic review. Acta Odontol Scand. 2003;61:331-40.
28. Lumikari M, Soukka T, Nurmio S, Tenovuo J. Inhibition of the growth of Streptococcus mutans, Streptococcus sobrinus and Lactobacillus casei by oral peroxidase systems in human saliva. Arch Oral Biol. 1991;36:155-60.
29. Machiulskiene V, Richards A, Nyvad B, Baelum V. Prospective study of the effect of post-brushing rinsing behaviour on dental caries. Caries Res. 2002;36:301-7.
30. Marsh PD. Microbial ecology of dental plaque and its significance in health and disease. Adv Dent Res. 1994;8:263-71.
31. Marsh PD, Keevil CW, McDermid AS, Williamson MI, Ellwood DC. Inhibition by the antimicrobial agent chlorhexidine of acid production and sugar transport in oral streptococcal bacteria. Arch Oral Biol. 1983;28:233-40.
32. McMurry LM, Oethinger M, Levy SB. Triclosan targets lipid synthesis. Nature. 1998;394:531-2.
33. Meurman JH. Probiotics: do they have a role in oral medicine and dentistry? Eur J Oral Sci. 2005;113:188-96.
34. Miller W. The micro-organisms of the human mouth. The local and general diseases which are caused by them. Philadelphia: The S. S. White Dental Mfg. Co., 1890. Reprinted Basel: Karger; 1973.
35. Näse L, Hatakka K, Savilahti E, Saxelin M, Pönkä A, Poussa T, et al. Effect of long-term consumption of a probiotic bacterium, Lactobacillus rhamnosus GG, in milk on dental caries and caries risk in children. Caries Res. 2001;35:412-20.
36. Olsson J, Odham G. Effect of inorganic ions and surface active organic compounds on the adherence of oral streptococci. Scand J Dent Res. 1978;86:108-17.
37. Pader M. Oral hygiene products and practice. New York: Marcel Dekker; 1988.
38. Petersson LG, Birkhed D, Gleerup A, Johansson M, Jönsson G. Caries preventive effect of dentifrices containing various types and concentrations of fluorides and sugar alcohols. Caries Res. 1991;25:74-9.
39. Preus HR, Koldsland OC, Aass AM, Sandvik L, Hansen BF. The plaque- and gingivitis-inhibiting capacity of a commercially available essential oil product. A parallel, split-mouth, single blind, randomized, placebo-controlled clinical study. Acta Odontol Scand. 2013;71:1613-19.
40. Saxer UP, Muhlemann HR. Synergistic antiplaque effects of a zinc fluoride/hexetidine containing mouthwash. A review. SSO Schweiz Monatsschr Zahnheilkd. 1983;93:689-704.
41. Schaeken MJ, Keltjens HM, Van Der Hoeven JS. Effects of fluoride and chlorhexidine on the microflora of dental root surfaces and progression of root-surface caries. J Dent Res. 1991;70:150-3.
42. Scheie AA, Eggen KH, Rolla G. Glucosyltransferase activity in human in vivo formed enamel pellicle and in whole saliva. Scand J Dent Res. 1987;95:212-15.
43. Schiøstt CR. Effect of chlorhexidine on the microflora of the oral cavity. J Periodontal Res. 1973;8(Suppl s2):7-10.
44. Seppälä H, Haanperä M, Al-Juhaish M, Järvinen H, Jalava J, Huovinen P. Antimicrobial susceptibility patterns and macrolide resistance genes of viridans group streptococci from normal flora. J Antimicrob Chemother. 2003;52:636-44.

45. Sintes JL, Escalante C, Stewart B, McCool JJ, Garcia L, Volpe AR, Triol C. Enhanced anticaries efficacy of a 0.243% sodium fluoride/10%xylitol/silica dentifrice: 3-year clinical results. Am J Dent. 1995;8:231-5.
46. Söderling EM, Marttinen AM, Haukioja AL. Probiotic lactobacilli interfere with Streptococcus mutans biofilm formation in vitro. Curr Microbiol. 2011;62:618-22.
47. Stoeken JE, Paraskevas S, van der Weijden GA. The long-term effect of a mouthrinse containing essential oils on dental plaque and gingivitis: a systematic review. J Periodontol. 2007;78:1218-28.
48. Trahan L, Bourgeau G, Breton R. Emergence of multiple xylitol-resistant (fructose PTS-) mutants from human isolates of mutans streptococci during growth on dietary sugars in the presence of xylitol. J Dent Res. 1996;75:1892-900.
49. Twetman S. Antimicrobials in future caries control? A review with special reference to chlorhexidine treatment. Caries Res. 2004;38:223-9.
50. Van der Ouderaa F, Cummins D. Delivery systems for agents in supra and sub-gingival plaque control. J Dent Res. 1989;68:1617-24.
51. Walker C, Borden L, Zambon J, Bonta C, DeVizio W, Volpe A. The effects of a 0.3% triclosan-containing dentifrice on the microbial composition of supragingival plaque. J Clin Periodontol. 1994;21:334-41.
52. Wara-aswapati N, Krongnawakul D, Jiraviboon D, Adulyanon S, Karimbux N, Pitiphat W. The effect of a new toothpaste containing potassium nitrate and triclosan on gingival health, plaque formation and dentine hypersensitivity. J Clin Periodontol. 2005;32:5-8.

53. Welin J, Wilkins JC, Beighton D, Svensater G. Protein expression by Streptococcus mutans during initial stage of biofilm formation. Appl Environ Microbiol. 2004;70:3736-41.
54. Yazdankhah SP, Scheie AA, Høiby EA, Lunestad BT, Heir E, Fotland TØ, et al. Triclosan and antimicrobial resistance in bacteria: an overview. Microb Drug Resist. 2006;12:83-90.
55. Zhang Q, van't Hof MA, Truin GJ, Bronkhorst EM, van Palenstein Helderman WH. Caries-inhibiting effect of chlorhexidine varnish in pits and fissures. J Dent Res. 2006;85:469-72.
56. Zickert I, Emilson CG, Krasse B. Effect of caries preventive measures in children highly infected with the bacterium Streptococcus mutans. Arch Oral Biol. 1982;27:861-8.

Bibliografia

Busscher HJ, Evans LV. Oral biofilms and plaque control. Harwood Academic Publisher, 1998.

Gjermo P. Chlorhexidine and related compounds. J Dent Res. 1989;68(Spec Iss):s1602-8.

Pader M. Oral hygiene products and practice. New York: Marcel Dekker; 1988.

Scheie AA. Modes of action of currently known chemical antiplaque agents other than chlorhexidine. J Dent Res. 1989;68(Spec Iss):s1609-16.

Scheie AA, Fejerskov OB. Xylitol in caries prevention: what is the evidence for clinical efficacy? Oral Dis. 1998;4:268-78.

Scheie AA, Petersen FC. The biofilm concept: consequences for future prophylaxis of oral diseases? Crit Rev Oral Biol Med. 2004;15:4-12.

17
Princípios do Controle da Cárie

B. Nyvad e E. A. M. Kidd

Introdução	263
Atividade atual da cárie e risco futuro de progressão	263
Categorização dos pacientes nos grupos de risco	266
Tratamentos não operatórios	266
Controle da progressão da doença	270
Retorno do paciente	270
Controle da cárie em crianças e adolescentes	271
Pacientes com boca seca	273
Falhas	275
Referências bibliográficas	276

Introdução

A cárie dentária não começa e termina pelo simples decorrer do tratamento, mas sim é uma continuidade. Quando uma série de tratamentos dentários está completa, o dentista e o paciente precisam decidir o momento em que será prudente avaliar o efeito tanto dos tratamentos não operatórios quanto dos operatórios. As autoridades de saúde de alguns países (p. ex., Reino Unido e Dinamarca) recomendam diretrizes clínicas para o monitoramento da progressão da doença nos pacientes, ainda que nenhuma delas tenha base em evidência científica segura, já que, atualmente, muitos dos procedimentos de diagnóstico e tratamento utilizados na prática diária não foram avaliados em ensaios clínicos.

Isso também se aplica aos programas voltados para o controle da cárie dentária. Portanto, os profissionais, às vezes, são inclinados a adotar como filosofia de tratamento "o que funciona comigo provavelmente é bom para o paciente". Em outros casos, a evidência existe, mas não está sendo aplicada pelo profissional. As potenciais barreiras poderiam ser o conhecimento e a atitude do profissional, as demandas do paciente, o ambiente de trabalho e o sistema de assistência em saúde, incluindo o financiamento e o bloqueio da aplicação de novas rotinas de tratamento.

Como acontece com outros tratamentos dentários (não operatórios), os procedimentos do controle da cárie precisam ser custo-efetivos, isto é, devem ser oferecidos àqueles indivíduos que mais necessitam e para quem pode se beneficiar deles. Isso coloca uma demanda sólida sobre os dentistas, que precisam ter competência para escolher os pacientes com necessidades mais altas.

O objetivo deste capítulo é reunir as evidências apresentadas em muitos dos capítulos anteriores para oferecer algumas diretrizes práticas para o controle da cárie para os pacientes individuais de todas as idades.

Atividade atual da cárie e risco futuro de progressão

A gestão efetiva da cárie requer a informação de duas fontes:

1. Do exame visual-tátil da cárie com o uso da avaliação da atividade da lesão para dar informação sobre o estado atual da atividade de cárie e o prognóstico de lesões existentes.
2. Do histórico médico e dentário, destacando os potenciais fatores de risco para o desenvolvimento futuro de cárie em um indivíduo.

Os pacientes devem estar conscientes do relativo risco para o desenvolvimento de novas lesões e a progressão das lesões existentes, o que pode estimulá-los a se envolver no próprio cuidado, observar as consultas de retorno e, se eles pagam pela própria assistência, ajudá-los a gerir o orçamento para as faturas do dentista.

Possibilidade de avaliações da atividade visual-tátil

A evidência mais forte da atividade de cárie é a ocorrência de lesões cariosas ativas (cavitadas e/ou não cavitadas) no momento do exame (ver Capítulo 11). Isso porque foi mostrado que, onde não há

Controle da Cárie Dentária

intervenção, as lesões ativas não cavitadas correm maior risco de se desenvolver em uma cavidade do que as lesões inativas e de superfícies hígidas.[41] Deve-se anotar quantas são as lesões ativas e onde estão localizadas. Além disso, pode ser informativo considerar a atividade recente de cárie do paciente, isto é, o número de lesões novas, em progressão ou restauradas, durante os últimos 2 a 3 anos.

Não existe um consenso a respeito de como definir uma alta atividade de cárie porque se trata de uma avaliação relativa, em dependência da prevalência de cárie da população. Entretanto, como regra geral, na maioria das populações, um incremento precoce de duas ou mais lesões ativas, detectadas clinicamente, e/ou novas lesões, detectadas radiograficamente, indicarão um alto índice de progressão da lesão. Múltiplas lesões ativas em regiões da boca com alto fluxo salivar (p. ex., incisivos inferiores) sempre sugerem um *status* de alta atividade.

Quando se estima o *status* da atividade, deve-se considerar o estágio do desenvolvimento da dentição. Nas crianças, as superfícies oclusais dos molares permanentes em erupção constituem um local especial de risco. Os adolescentes podem ser mais propensos ao desenvolvimento de cárie nas superfícies proximais, especialmente a superfície distal dos segundos pré-molares e a superfície mesial dos segundos molares (ver Capítulo 12). Nos adultos e nos idosos, a dificuldade para alcançar as superfícies radiculares pode torná-las locais de risco predominante, embora a cárie coronariana também seja muito importante nesse grupo etário.[15,63]

Identificação dos fatores de risco da cárie

Embora possa levar somente um curto tempo para que seja obtida a estimativa subjetiva da condição do *status* da atividade de cárie do paciente, identificar os fatores de risco relevantes pode levar um tempo maior. Entretanto, este é um período bem gasto porque o paciente pode ser capaz de modificar alguns fatores de risco e diminuir a progressão da doença.

De acordo com Beck[3], um fator de risco é definido como "um fator ambiental, comportamental ou biológico confirmado por sequência temporal, geralmente em estudos longitudinais onde, se presente, aumenta diretamente a probabilidade de ocorrer a doença e, se ausente ou eliminado, reduz a probabilidade". Os importantes fatores de risco biológicos e ambientais incluem o fluxo salivar, a qualidade da higiene bucal, alguns aspectos alimentares e a exposição ao fluoreto, todos determinantes da doença (ver Capítulo 5).

É importante entender que diferentes pacientes têm diferentes fatores de risco. Os dentistas precisam identificar quais desses potenciais fatores têm um papel especial para o paciente individualmente. O perfil bem ajustado do fator de risco implica que os processos de desmineralização e de remineralização no biofilme dental estão equilibrados. Entretanto, se um ou mais fatores estão alterados na direção negativa, o equilíbrio fisiológico no biofilme se rompeu e é provável que a cárie se desenvolva.[59] Os dentistas, assim como os pacientes, devem estar alertas para possíveis mudanças na condição de risco porque, se tais distúrbios não são corrigidos, o controle da cárie é elusivo.

Na identificação dos fatores, é importante usar uma abordagem sistemática, muito parecida com a de um detetive; uma vez que este olha, escuta e faz perguntas, escuta novamente e compara as evidências. É uma boa prática listar e classificar os fatores considerados responsáveis pela condição de risco de cárie do indivíduo (Tabela 17.1), já que isso define o que deve ser modificado para aquele indivíduo em particular. Também é possível definir os fatores que não podem ser modificados, como boca seca em consequência da destruição das glândulas salivares. Em tal paciente, haverá sempre um alto risco de cárie.

Histórico médico

Um modo apropriado de começar um trabalho de detetive é avaliar o histórico médico, cuja importância não pode ser enfatizada demais.

As queixas de boca seca (xerostomia) e a produção reduzida de saliva (hipofunção salivar) são condições comuns, principalmente nas populações mais velhas. É provável que a hipofunção salivar persistente resulte em cárie dentária nova e recorrente (ver Capítulo 6), e pode realmente ser difícil preveni-la. A Tabela 17.2 lista as causas da boca seca (ver Ship[53] para revisão).

Tabela 17.1 *Checklist* dos fatores biológicos e ambientais do risco de cárie.

Histórico médico
  Doenças atuais e passadas
  Medicamentos atuais

Histórico dentário
  Estado atual da atividade das lesões cariosas
  Histórico passado de cárie

Práticas e competência da higiene bucal atual

Exposição atual ao fluoreto tópico das pastas de dente, dos enxaguatórios ou das pastilhas

Padrão alimentar atual

Tabela 17.2 Causas da boca seca.

Medicamentos	Antidepressivos	Diuréticos
	Medicamentos antipsicóticos	Medicamentos antiparkinsonianos
	Tranquilizantes	Supressores de apetite
	Hipnóticos	Antinauseantes
	Anti-histamínicos	Antieméticos
	Anticolinérgicos	Relaxantes musculares
	Anti-hipertensivos	Expectorantes
Doenças ou condições sistêmicas	Síndrome de Sjögren	Derrame
	Artrite reumatoide	Desidratação
	Diabetes	Mudanças hormonais
	HIV/AIDS	Gravidez
	Esclerodermia	Pós-menopausa
	Sarcoidose	Doença neurológica
	Lúpus	Distúrbios pancreáticos
	Doença de Parkinson	Distúrbios hepáticos
	Doença de Alzheimer	Deficiência nutricional
	Fibrose cística	Anorexia nervosa
	Asma	Má nutrição
		Abuso de drogas
		Fumo
Radioterapia de cabeça e pescoço	–	–
Quimioterapia	–	–

Mais de 400 medicamentos têm como efeito colateral a hipofunção da glândula salivar e foi relatado que 90% dos medicamentos mais comumente prescritos causam boca seca.[56] O número de prescrições aumenta conforme a idade do paciente e, por consequência, aumentam a xerostomia e a hipossalivação.

Além disso, as doenças sistêmicas, para as quais esses medicamentos são prescritos, podem contribuir para o problema. Essas doenças tendem a ser mais prevalentes nas pessoas mais velhas, cujas glândulas estão mais vulneráveis aos efeitos deletérios dos medicamentos, se comparadas àquelas das pessoas mais novas.[18] Portanto, os problemas são agravados na velhice, com estimativas da prevalência da xerostomia nas populações adultas de vida livre e nas moradoras em asilos, variando de 16 a 72%.[64]

A síndrome de Sjögren aparece principalmente nas mulheres durante a quarta e a quinta década de vida, manifestando-se tanto na forma primária quanto na secundária. A manifestação primária é caracterizada por boca e olhos secos, resultado da perda progressiva da função salivar e lacrimal. A síndrome de Sjögren secundária envolve um ou os dois locais com a presença de outra doença de tecido conjuntivo, como a artrite reumatoide ou o lúpus eritematoso.

Com frequência, os pacientes com HIV/AIDS experimentam a hipofunção salivar pela destruição linfocítica das glândulas resultante de medicamentos.

O diabetes também pode causar mudanças nas secreções salivares, principalmente quando é mal controlado. A secreção salivar também será inibida na doença de Alzheimer, na doença de Parkinson, no derrame, na fibrose cística e na desidratação.

Todos os opiáceos reduzem a secreção salivar e seu uso indevido está associado a altos níveis de cárie.[49] O tratamento com a adição de opiáceo pode dar origem a mais problemas de saúde bucal quando é usada a metadona. Ela causa boca seca e pode ser prescrita na forma de xarope açucarado, embora as versões sem açúcar estejam disponíveis, o que é certamente preferível na perspectiva odontológica. Além disso, os usuários de drogas podem ter um alto nível de consumo de açúcar[40] e um estilo de vida caótico, dificilmente favorável à boa higiene bucal ou ao cuidado dentário regular. Os alcoólatras também integram esse grupo.

A radioterapia usada no tratamento do câncer de cabeça e pescoço causa hipofunção da glândula salivar permanente como resultado do dano ou da perda das células acinares das glândulas salivares e uma persistente queixa de boca seca. Afirma-se existir recuperação tardia somente se a dose total sobre o tecido salivar for menor do que 25 gray (Gy).[22]

A quimioterapia, às vezes, causa distúrbios funcionais da glândula salivar, mas o impacto a longo prazo sobre a saúde bucal não é clara. A curto prazo, pode haver diminuição no índice do fluxo e aumento do número de bactérias acidúricas na saliva. Além disso, há um aumento do risco de candidíase bucal. A mucosite bucal é uma complicação frequente, grave e, às vezes, limitadora da dose da quimioterapia e da radioterapia no câncer.[23]

Em alguns casos descritos de boca seca, o paciente será muito consciente do sintoma desagradável. Outros pacientes podem não se queixar, mas os dentistas detectam a boca seca no decorrer de um exame clínico porque o espelho bucal tende a grudar nas superfícies mucosas ou a saliva parece espumosa. Se houver suspeita de boca seca, o diagnóstico deve ser verificado pela medição do índice do fluxo salivar em repouso e estimulado (ver Capítulo 6).

Um problema emergente em muitas populações é o aumento da demanda por medicamentos para o transtorno de déficit de atenção e hiperatividade (TDAH) em crianças, assim como em adultos. Os efeitos colaterais comuns dos medicamentos contra o TDAH são a boca seca (1 a 10%), um fenômeno que pode não ser conhecido por muitos dentistas.

Às vezes, o histórico médico revela a exposição ao açúcar "escondida". Muitos medicamentos são produzidos em forma de xarope doce e o açúcar está na composição de algumas pastilhas. Os asmáticos geralmente usam inaladores e muitos deles contêm lactose no propulsor, e a própria asma resulta em boca seca. O dentista deve sempre checar os componentes de um fármaco para identificar um potencial efeito colateral associado à cárie.

Histórico dentário

O histórico dentário do paciente revelará informação adicional importante. Frequentemente, o histórico de múltiplas restaurações que tiveram que ser substituídas pode ser um indicador importante de um alto risco de cárie. Há também associação bem documentada entre uma alta experiência passada de cárie e o risco do desenvolvimento de cárie radicular.[15,65] Às vezes, o histórico dentário revela mudanças na saúde bucal, como nenhum problema dentário por anos e uma deterioração repentina levar a múltiplas restaurações. Em um caso como esse, será importante identificar a mudança relevante. O aparecimento de boca seca é um bom exemplo de mudança que aumenta o risco de cárie[2] (ver Capítulo 6).

Muito da informação sobre o risco de cárie emerge de perguntas ao paciente sobre questões pertinentes aos fatores biológicos do risco e de escutar cuidadosamente suas respostas. Por exemplo, é sempre sensato perguntar com que frequência os dentes são limpos, qual escova e quais são os recursos para a limpeza interdental usados, qual pasta de dente é escolhida. O dentista deve checar se a pasta contém fluoreto pelo exame dos componentes listados no invólucro. Em alguns países (p. ex., Dinamarca), quase todas as pastas de dente contêm fluoreto, enquanto, em outros, somente algumas são fluoretadas. Em outros países (p. ex., Reino Unido), a maioria das pastas de dente é fluoretada, mas alguns produtos não contêm o fluoreto. Também é possível perguntar ao paciente se ele usa algum enxaguatório bucal e pode ser esclarecedor questionar por que o produto é usado. Às vezes, o paciente percebe que o enxaguatório "refresca" o hálito. Visto que o inadequado controle da placa é a maior causa da halitose, esta percepção pode subsequentemente se tornar uma vantagem.

As questões sobre a alimentação são obrigatórias quando o paciente apresenta lesões cariosas ativas ou um histórico de múltiplas restaurações frequentemente substituídas. Geralmente, umas poucas e simples questões revelarão hábito alimentar inapropriado, como frequentemente tomar café ou chá com açúcar, refrigerantes, e consumir pastilhas e petiscos com açúcar (Figura 17.1). Em outros casos, pode ser bastante difícil identificar a natureza de uma alimentação causadora de cárie, e somente com o uso da imaginação para conjecturar o estilo de vida do paciente é possível fazer as perguntas corretas. Em tais casos, a simples pergunta "Você gosta de comer doce?" pode servir para começar uma conversa. Em casos raros, um questionamento verbal não é suficiente para revelar a suspeita de abuso de alimentos açucarados e pode ser necessário pedir ao paciente que preencha um relatório de sua dieta para mais esclarecimentos.

Sistemas de avaliação do risco de cárie

Em alguns países, os testes microbiológicos ou salivares diretos são recomendados como um auxílio para prognosticar o risco de cárie. Entretanto, a cárie não pode ser prognosticada com certeza (conferir Capítulo 23). Nem o teste microbiológico nem o salivar ou o alimentar mostraram sozinhos ou combinados com parâmetros clínicos ser suficientemente exatos para a avaliação do risco futuro de cárie em nível individual. Mais recentemente, programas de computador (p. ex., o Cariograma[4]) e os sistemas de avaliação do risco de cárie (p. ex., CAMBRA[14]) foram desenvolvidos para auxiliar o profissional na seleção dos indivíduos com alto risco de cárie e projetar protocolos preventivos apropriados. É tentador alimentar o computador com dados relevantes do paciente e pedir que ele produza uma estratégia preventiva. Entretanto, isso pode criar uma falsa impressão de objetividade quando, de fato, o programa pode não ser melhor do que os dados usados para produzir a estratégia. Na verdade, tais sistemas mostraram ter capacidade limitada para prognosticar.[61] Portanto, a melhor estratégia atual para a identificação dos pacientes de alto risco é selecionar os indivíduos com lesões ativas não cavitadas passíveis de prevenção de se tornarem cavitadas por intervenções não operatórias (ver Capítulo 11 e 13). Tais abordagens direcionadas mostraram um efeito notável pela redução de até 44% da incidência de cárie durante 4 anos em uma população de baixo risco de cárie.[19]

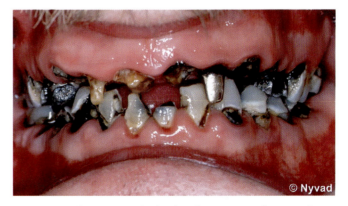

Figura 17.1 Progressão rápida de cárie em um homem de 28 anos de idade que ignorou a higiene bucal e tomou regularmente café com açúcar diariamente, durante 5 anos. O paciente visitou o dentista porque estava difícil arrumar outro trabalho! Este é um paciente "amarelo" cujos fatores de risco podem ser modificados conjuntamente ao tratamento operatório.

Identificação dos fatores de risco social e demográfico

Embora não envolvidos diretamente no processo da cárie, os fatores sociais podem ter uma influência primordial na saúde e na doença e sobre o que as mudanças no estilo de vida dos pacientes podem fazer. Como os dentistas avaliam essas questões importantes e sensíveis? Quando o dentista e o paciente se conhecem, sabem muito pouco um do outro, mas dar-se-á início a uma conclusão mútua.

O dentista detectará aspectos como idade, higiene, atitude, deficiência, nacionalidade, fala, vestimenta, religião, situação educacional, trabalho ou se o paciente está sozinho ou acompanhado. Algumas dessas avaliações são repletas de dificuldade e chegar a conclusões pode ser muito imprudente. A pobreza e a situação educacional podem ter enormes implicações e talvez seja uma pena que os pacientes sejam vistos no consultório, e não na casa deles.

Categorização dos pacientes nos grupos de risco

O que pode e o que não pode ser modificado pelo paciente

Para alguns pacientes, a frequência de ingestão de uma bebida ou um alimento em particular pode ser de primordial importância para o risco de cárie, cuja modificação pode ser essencial para que este seja alterado. O papel da mamadeira ou da chupeta adoçada na cárie precoce na infância (CPI)[51] ou o consumo de refrigerantes/café com açúcar são exemplos clássicos. Em outros pacientes, pode ser necessário melhorar a qualidade da higiene bucal para mudar o estado de risco.

Entretanto, alguns fatores altamente relevantes para uma alta atividade de cárie não podem ser modificados. Alguns medicamentos estão disponíveis somente em uma base de xarope com açúcar, embora o dentista deva sempre investigar se há uma formulação alternativa com adoçante artificial. Se uma alternativa parece possível, o médico do paciente deve ser contatado. Outros medicamentos resultam em hipossalivação, mas podem ser importantes para o bem-estar do paciente. Novamente, a referência a um formulário mostrará se um medicamento em particular tem um efeito inibidor sobre a secreção salivar.

O fluxo salivar baixo resultado de dano às glândulas causado por radioterapia em malignidade na cabeça e pescoço é outro exemplo de fator de risco de cárie que não pode ser modificado. A hipossalivação como resultado da síndrome de Sjögren ou outras doenças também é permanente. É importante que o paciente e o dentista conheçam os fatores que não podem ser modificados, a fim de que outros fatores, como o nível da placa ou a alimentação, possam ser controlados o máximo possível.

Os fatores sociais e comportamentais podem ser de primordial importância e ditar aquilo que o dentista e o paciente podem alcançar. Por exemplo, o paciente está preparado para "resolver o próprio problema" e reconhecer seu importante papel na solução? A resposta a essa pergunta pode ser encontrada na convicção e no conhecimento prévio do paciente.

Às vezes, o paciente precisa de um cuidador para ajudá-lo. Crianças pequenas são incapazes de eliminar a placa e não controlam a própria alimentação. Do mesmo modo, uma pessoa debilitada física e/ou mentalmente depende de um acompanhante tanto para o controle da placa quanto para o fornecimento de comida e bebida. A velhice pode ser relevante. Enquanto algumas pessoas vivem livremente e são independentes, outras vivem em asilos porque não podem tomar conta de si mesmas. Esses residentes podem estar debilitados física e/ou mentalmente e muitos têm um problema maior de cárie.[54]

O dinheiro ou a falta dele podem afetar indiretamente a cárie dentária. O orçamento será suficiente para comprar a escova, o fio dental, o adoçante artificial, o enxaguatório bucal ou mesmo a pasta de dente? Os pacientes têm tempo para ir ao consultório? Para alguns, mesmo que o tratamento seja gratuito, torna-se caro, pois podem perder dinheiro ao comparecerem a uma consulta.

Categorização do *status* da atividade de cárie e do risco de cárie

Com base no exame clínico da cárie e no histórico médico e dentário, o paciente pode ser alocado para uma das categorias de atividade de cárie e do risco de cárie (Figura 17.2). A primeira etapa é sempre decidir se o paciente tem lesões cariosas ativas. Se a resposta for sim, a próxima etapa é decidir se os fatores de risco podem ser alterados:

- *Cárie inativa/cárie controlada* (em verde). Nenhuma lesão cariosa ativa e nenhum histórico recente de restaurações. Fatores de risco controlados
- *Cárie ativa, mas todos os fatores relevantes de risco potencialmente podem ser mudados* (em amarelo). Presença de lesões cariadas ativas. O controle da cárie pode ser alcançado pela modificação dos fatores de risco, como a placa, a alimentação e/ou o uso de fluoreto
- *Cárie ativa, mas alguns fatores de risco não podem ser mudados* (p. ex., casos de boca seca, alguns medicamentos) *ou os fatores de risco não podem ser identificados* (em vermelho). Presença de lesões cariadas ativas. Essa categoria de paciente sempre estará em alto risco de cárie, mas é possível controlar a cárie por intervenção profissional em alguns fatores de risco.

O dentista pode desejar colorir o código desse conceito de atividade e *status* de risco com adesivos verde, amarelo e vermelho inseridos nas anotações. Essa representação visual, potencialmente útil para todos os interessados, tem o objetivo de ajudar o paciente a mudar os fatores de risco, isto é, converter o amarelo ou o vermelho em verde. Entretanto, alguns fatores de risco não podem ser mudados facilmente (p. ex., um paciente com boca seca tem sempre um risco de cárie [vermelho]). Contudo, a atividade de cárie ainda pode ser controlada com tratamentos não operatórios.

Deve-se reconhecer que o equilíbrio dos fatores de risco é um objetivo universal. Muito frequentemente, todos os sintomas da cárie são erradicados de modo rápido pela inserção de obturações sem a correção dos fatores de risco. Embora essa abordagem possa eliminar os sintomas, não cura a doença.

Entretanto, os pacientes não podem realizar um controle de cárie apropriado em uma boca com múltiplas cavidades abertas. Portanto, as cavidades que não podem ser limpas devem ser restauradas provisoriamente para que a progressão da cárie (conferir Capítulo 20) seja detida e para facilitar o controle da placa antes da realização dos tratamentos não operatórios.

Tratamentos não operatórios

Esta seção descreverá os vários tratamentos não operatórios relevantes para o controle da cárie. Inicialmente, será feita uma abordagem geral para todos os grupos etários. Subsequentemente, serão abordados os problemas específicos para as crianças e os pacientes com boca seca. Na maioria desses casos, os papéis da equipe odontológica são aconselhar, informar e estimular a mudança comportamental do indivíduo. Não devem ser tentadas muitas mudanças ao mesmo tempo. É salutar observar que a evidência de que, efetivamente, é possível a mudança comportamental não existe.[26] Entretanto, isso de nenhum modo absolve o profissional da tentativa de ajudar o paciente a prevenir a progressão das lesões cariosas. Nos profissionais dentistas, não são esperadas a formação e a progressão de lesões cariosas. Mas isso acontece mesmo se tiverem boca seca e, portanto, forem de alto risco. Somente é ético informar aos pacientes os fatos e tentar "infestá-los" com algum entusiasmo pelo cuidado dentário.

As estratégias para atingir o objetivo são:

- Controle da placa
- Uso de fluoreto
- Modificação alimentar.

O caminho no qual cada uma dessas modalidades é usada dependerá das circunstâncias individuais do paciente. Os tratamentos com eficácia comprovada são destacados, mas é importante entender que

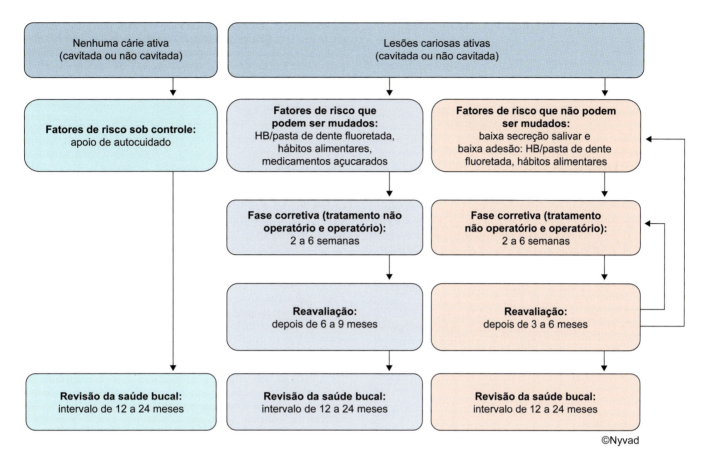

Figura 17.2 Diretriz para a categorização dos pacientes dentro do *status* da atividade de cárie/risco de cárie e para configuração do intervalo de retorno para o controle da cárie. HB: higiene bucal.

não existe um protocolo único no qual todos os pacientes podem ser encaixados. Em alguns pacientes, a melhora na higiene bucal e o uso de pasta de dente fluoretada podem ser os alvos principais, enquanto, em outros, as mudanças alimentares e/ou o uso profissional do fluoreto são o foco. A arte do controle da cárie é exatamente distribuir as modalidades não operatórias no equilíbrio certo. Isso pode nem sempre se apresentar na primeira consulta, mas as visitas de retorno subsequentes possibilitam ajustes mais específicos de acordo com a capacidade do paciente e o desejo por mudança.

Controle da placa

A partir do momento em que as lesões cariosas se formam como resultado de acontecimentos metabólicos na placa dental (ver Capítulo 2), um bom controle de placa precisa ser o alicerce do tratamento preventivo e não operatório em todos os pacientes. Os dentes devem ser escovados regularmente, ao menos 1 vez/dia[66], com pasta de dente contendo fluoreto.[36] A escovação interfere no crescimento e na ecologia do biofilme (ver Capítulo 7) e a aplicação de fluoreto retarda a progressão da lesão (ver Capítulo 14). O período do dia não é crucial, mas é aconselhável estabelecer uma rotina para a escovação dos dentes em horários específicos do dia. Se o tempo for escasso, é melhor limpar os dentes cuidadosamente 1 vez/dia a realizar um trabalho negligente várias vezes ao dia. A qualidade da limpeza, mais do que a frequência, parece ser de primordial importância (ver Capítulo 15). Em qualquer caso, o envolvimento e a cooperação do paciente são essenciais. O paciente deve ver as lesões cariosas tanto clinicamente quanto na radiografia, podendo necessitar de um espelho pequeno para ver os locais doentes na boca. As soluções reveladoras demonstrarão ao paciente a relação direta do biofilme com a lesão específica.

Escovação do dente

A instrução de higiene bucal deve ser tanto geral, para a boca toda, quanto para o sítio específico, para uma lesão em particular. O paciente deve ser aconselhado a limpar o local doente antes de fazê-lo na boca toda, para garantir a limpeza onde é mais necessário. Um diagrama dos depósitos de placa e das lesões ativas pode ser útil. O paciente terá, assim, um quadro das áreas com problemas.

Se uma solução reveladora for usada, o paciente (ou, no caso de uma criança pequena, os pais) deve realizar uma escovação. Os seguintes fatores são dignos de nota:

- O paciente pode remover a placa? A escova está chegando à área enfatizada? Ela deve estar em angulação diferente? Para dar um exemplo, talvez fechando a boca pela metade, possibilitar o acesso da escova às superfícies vestibulares dos molares superiores
- Um modelo diferente de escova ajudaria? Talvez a escova do paciente seja muito grande. Uma escova de dente elétrica ajudaria? As escovas de dente elétricas mais modernas têm a cabeça pequena e circular que realizam movimentos oscilatórios, rotatórios ou rotacionais contrários. Alguns modelos têm temporizador para dar um retorno útil ao usuário sobre o tempo que ele gastou escovando. Uma revisão de evidências[21] concluiu que as escovas de dente elétricas com movimento oscilatório/rotatório foram mais eficazes na remoção da placa e na redução da gengivite do que as manuais. Também foi relatado que as escovas de dente elétricas podem melhorar o envolvimento do paciente
- A escovação completa no consultório causa sangramento gengival? Como o paciente reage a isso? Eles pensam que foram brutos ou podem compreender que a gengiva está sangrando porque está inflamada? O paciente pode distinguir a gengiva saudável da gengiva sangrando? Eles compreendem que a inflamação irá sarar com o bom controle da placa?

- Estimular o paciente a passar a língua nos dentes. Os dentes sem a placa dão uma sensação de polidos, enquanto os depósitos de placa são ásperos para a língua. O paciente gosta da sensação polida dos dentes limpos? Se sim, isso pode ser um fator motivacional para a escovação, mas, se não, motivar o paciente para a limpeza pode ser tarefa difícil.

É surpreendente o quanto é difícil para a maioria dos pacientes cumprir as recomendações. Portanto, o profissional não deve tentar abranger muito em uma visita. Quando uma visita de retorno mostra que a escovação não melhorou, ele deve tentar decidir onde está o problema. Se o paciente pode remover a placa, mas não o faz, o problema é a motivação, e não a destreza manual. A maioria das pessoas pode remover a placa, mas muitas não!

As crianças precisam de ajuda com a escovação dos dentes, o que é de particular importância à medida que os dentes erupcionam. A erupção dos dentes permanentes pode levar de 6 a 30 meses (período maior para os segundos molares do que para os primeiros molares), tempo durante o qual a superfície oclusal será difícil de limpar porque está abaixo do plano oclusal.[13] Esses dentes erupcionados devem ser escovados individualmente pelos pais, que devem ficar atrás da criança segurando a escova em ângulo apropriado para cada arco.

As pessoas idosas, física e/ou mentalmente deficientes, podem precisar da ajuda de um cuidador para limpar a boca. Este tema precisa ser tratado com cuidado, já que o paciente pode não desejar admitir que precise de ajuda e o responsável achar a tarefa revoltante. As escovas de dente elétricas podem ser mais fáceis para o cuidador manusear do que as convencionais.

Limpeza interdental

Nos locais onde houver lesões proximais ativas, tanto em esmalte quanto na superfície radicular, a ajuda da limpeza interdental será necessária. Nos pacientes jovens, as lesões em esmalte são mais bem limpas com fio ou fita dental, enquanto as escovas interdentais são preferidas para limpar espaços interdentais maiores e superfícies radiculares. O operador precisará gastar tempo mostrando ao paciente como usar esses utensílios corretamente. Muitos pacientes acham que isso é difícil e que estão desperdiçando tempo em uma tarefa tediosa, podendo não enxergar facilmente os resultados dos esforços. Os dentistas podem ajudar das seguintes maneiras:

- Dar conselhos para cada local específico, mostrando ao paciente a lesão na radiografia e ensinando onde esses sítios estão na boca. O ideal é que cada espaço interdental seja limpo, mas, se isso não é viável, deve ser mais realista sugerir a limpeza de espaços interdentais específicos onde as lesões estão localizadas
- O exame cuidadoso do fio dental ou da escova interdental após o uso pode mostrar ao paciente que a placa foi removida. Isso é um potencial fator motivador. O paciente pode ver e sentir que o fio ou a escova interdental fez algo útil
- Alguns pacientes podem achar mais fácil usar um suporte especial para o fio dental, especialmente se a destreza manual é ruim. Alternativamente, as escovas interdentais de diâmetro pequeno podem ser úteis
- Os pacientes devem ser ensinados sobre a relevância de qualquer sangramento durante a limpeza interdental. Se o sangramento persistir, a limpeza está inadequada e a inflamação gengival não foi resolvida ou uma cavidade está presente e o fio não pode chegar até a gengiva.

Limpeza dental profissional

Nos pacientes com cárie ativa que, por alguma razão, não dominam o controle da placa sozinhos e/ou nos pacientes com secreção salivar gravemente diminuída (ver Tabela 17.1 e também o Capítulo 6), pode ser necessário dar apoio, por um período, com adicional controle da placa na forma de limpeza dentária profissional. Como visto no Capítulo 15, a limpeza dentária profissional regular reduz a cárie

em quase 100%. Os dentistas parecem esquecer que a limpeza dentária profissional é um poderoso recurso no controle da cárie porque essa modalidade de tratamento foi desenvolvida originariamente para o controle das doenças periodontais. O procedimento clínico está detalhado na Tabela 17.3.

Uso de fluoreto

Todos os pacientes devem usar pasta de dente fluoretada contendo entre 1.000 e 1.500 ppm de fluoreto como método básico de controle da cárie. Para propósitos práticos, todos os indivíduos na família podem dividir o mesmo tipo de pasta. Entretanto, para as crianças com menos de 7 a 8 anos, recomenda-se o uso de quantidade menor (tamanho de um grão de ervilha) (ver Capítulo 14). Os pacientes adultos com fatores de risco que não podem ser mudados conseguem se beneficiar da pasta de dente com alto teor de fluoreto (p. ex., 5.000 ppm).

Nos pacientes com cárie ativa, é essencial intensificar a terapia com fluoreto até que a situação esteja sob controle. Isso poderia ser alcançado por meio do uso intensivo, pelo próprio paciente, de pasta de dente fluoretada, enxaguatório bucal contendo fluoreto para uso domiciliar, aplicação tópica profissional (pelo operador) ou por combinações desses métodos (ver Capítulo 14). A escolha do veículo para o fluoreto não é crucial, desde que seja combinado com a melhora do *status* de higiene bucal (Capítulos 14 e 15). O fator importante aqui é que o paciente aceite a modalidade de tratamento e cumpra com os conselhos dados.

A pasta de dente fluoretada tem muito a ser recomendada. Barata, requer cooperação mínima do paciente e reforça sua valorização no papel que tem na manutenção da saúde bucal. Uma revisão sistemática[36] concluiu que o uso da pasta está associado a 24% da redução da cárie na dentição permanente em crianças e adolescentes. A maioria da evidência foi acumulada em ensaios clínicos de 2 a 3 anos. Portanto, os benefícios adquiridos por uma experiência de uma vida toda podem ser substancialmente maiores. As concentrações intrabucais elevadas do fluoreto podem ser alcançadas pedindo ao paciente para abster-se de enxaguar a boca vigorosamente com água depois da escovação; entretanto, o efeito adicional sobre o controle da cárie pela abstenção da lavagem depois da escovação é duvidoso (ver Capítulo 14). Portanto, a ênfase deve ser sobre a extrema importância da limpeza dentária mais do que o mecanismo de compensar com o excesso de pasta na boca. As pastas de dente fluoretadas podem também ser usadas terapeuticamente, falando para o paciente aplicar a pasta diretamente nas lesões cariosas ativas limpas com um dedo ou uma escova, preferencialmente imediatamente antes de ir para a cama, já que a secreção salivar diminuída à noite é um problema. Esse modo de aplicação pode garantir concentrações aumentadas de fluoreto por períodos extensos nas proximidades da lesão.

Tabela 17.3 Procedimento clínico da limpeza dentária profissional.

1. Localizar a placa

2. Remover a placa com pasta de polimento fluoretada pouco abrasiva (p. ex., dióxido de silicone com NaF a 0,1%). É usada uma peça de mão (rotação até 5.000 rpm) com escova de cerdas cônicas para as fissuras e taça de borracha macia para as superfícies lisas. Para as superfícies proximais, a pasta é aplicada com um palito de dente ou uma escova interdental, dependendo das condições anatômicas locais

3. Revelar a placa novamente e checar se toda a placa foi removida

4. Aplicar o fluoreto tópico (NaF a 2%) ou verniz fluoretado. Certificar-se de que a aplicação do fluoreto chegou aos locais com cárie ativa

5. Visitas de controle. O intervalo entre as consultas deve ser curto no começo do programa (cada 2 a 3 semanas), mas pode ser estendido quando a cooperação estiver melhor e o paciente tiver alcançado um nível satisfatório do controle da placa

Em muitos países, existe um forte debate sobre a concentração "ótima" de fluoreto nas pastas de dente a serem usadas para o controle da cárie, geralmente argumentando-se que as altas concentrações são as melhores. É verdade que existe um efeito-resposta à dose da pasta de dente fluoretada; consequentemente, para cada aumento de 500 ppm de fluoreto na concentração da pasta de dente acima de 1.000 ppm (1.500 ppm é a concentração máxima de fluoreto permitida nos dentifrícios no varejo na CPI), haverá uma redução de cárie de aproximadamente 6 a 8%.[36] Entretanto, um aumento na frequência da escovação de 1 para 2 vezes/dia reduz a cárie em até 14% e a escovação supervisionada pode reduzir a cárie em até 11% se comparada à não supervisionada.[34,46] Portanto, o melhor conselho para o paciente com cárie ativa é não somente focar na concentração do fluoreto da pasta, mas, ainda mais, na frequência da escovação e na diligência do uso da pasta e da escova.

O enxaguatório bucal fluoretado pode beneficiar adultos com cárie ativa que não são capazes de limpar os dentes adequadamente com uma pasta de dente fluoretada (p. ex., em decorrência de sensibilidade na mucosa bucal). O enxaguatório bucal (NaF a 0,05 ou 0,1%) deve ser usado por 1 min inteiro uma ou duas vezes, todos os dias. Alternativamente, a solução com NaF a 0,2% pode ser usada semanalmente. Os enxaguatórios bucais fluoretados estão disponíveis no varejo em alguns países, enquanto, em outros, precisam ser prescritos individualmente. Deve-se reconhecer que a inibição da cárie pelo enxaguatório bucal fluoretado pode ser tão alta (26%) quanto o uso diário da pasta de dente fluoretada.[34]

As aplicações profissionais de alta concentração de fluoreto na forma de solução aquosa de NaF a 2% ou do verniz fluoretado (Duraphat/Fluor Protector) devem seguir a remoção profissional da placa. Esses produtos precisam ser aplicados sobre os dentes levemente secos por 2 a 5 min. Seu principal modo de ação é depositar fluoreto de cálcio nas lesões cariosas ativas, o que é uma fonte de fluoreto liberada lentamente com a subsequente redução do pH do biofilme (ver Capítulo 14). As aplicações podem ser repetidas a cada 2 a 3 meses até que a atividade de cárie esteja controlada. Uma revisão sistemática[37] concluiu que o verniz fluoretado reduz a cárie na dentição decídua em até 33% e na permanente em até 46% em comparação a um placebo. O efeito inibidor da cárie do gel fluoretado aplicado profissionalmente é provavelmente mais baixo (28%).[35] A aplicação profissional do fluoreto consome tempo; portanto, esses métodos podem não ser custo-efetivos a menos que empregado em indivíduos com alta atividade de cárie.

Nos últimos anos, inúmeros produtos alternativos contendo fluoreto foram lançados como ajuda na prevenção da cárie, como gomas de mascar, materiais dentários e palitos de dente e o fio dental fluoretados. Contudo, segundo o conhecimento do autor, nenhum desses produtos foi testado em ensaios clínicos bem projetados e em larga escala. Portanto, até a documentação apropriada ser apresentada, seria imprudente recorrer a esses métodos como principais estratégias preventivas.

Modificação alimentar

Nenhuma mudança na alimentação deve se sugerida para um paciente com cárie inativa, mas o dentista deve fazê-lo tomar conhecimento de como a mudança na alimentação (p. ex., consumo frequente de açúcar) pode representar um problema se a higiene bucal estiver ruim (ver Capítulo 8 e 15). Do mesmo modo, os pais devem ser informados que mamadeiras e chupetas podem causar cárie rampante (CPI) quando do controle da placa inadequado.[51] "Açúcar às refeições" ou "petiscos aos sábados" podem ser modos aceitáveis de procedimento.

As mudanças na vida podem, às vezes, ser acompanhadas por modificações na alimentação e, quando estas são extremas, podem levar a consequências dentárias. Portanto, mudar de casa, ter um bebê, perder o emprego, divorciar-se, aposentar-se e o luto são momentos em que um pouco de aconselhamento sobre a alimentação e a cárie não é inadequado.

A análise alimentar deve sempre ser realizada nos pacientes com múltiplas lesões ativas. Às vezes, uma simples análise verbal será suficiente para identificar o problema, enquanto, em outros casos, análises mais elaboradas precisam ser realizadas.

Existem duas principais técnicas para determinar a ingestão de alimentos: o sistema de lembretes de 24 h, que registra a ingestão alimentar durante as 24 h anteriores; e um registro escrito de 3 a 4 dias, falando ao paciente para anotar tudo o que ingeriu (alimentos e líquidos) e como. Ambos os métodos dependem da total cooperação e honestidade do paciente. Além disso, ambas as formas de registro da alimentação sofrem a desvantagem de que possam não ser representativas do alimento consumido durante um período muito longo, embora isso possa ser responsável pelo *status* atual de cárie e da restauração. Portanto, o histórico da alimentação é uma ferramenta não científica que precisa ser interpretada com cautela.

Registro da alimentação

A Figura 17.3 mostra um modo adequado para a análise da alimentação. Quando o registro é dado para o paciente, deve-se explicar que a ajuda dele é necessária para que a causa das cáries seja encontrada. Isso deve ser relacionado com o que ele come e bebe, sendo necessário o registro com a hora da refeição. O paciente deve também incluir qualquer medicamento tomado pela boca. Isso possibilitará que o dentista confira se se trata de um xarope com açúcar ou se tem efeito xerostômico. O paciente deve manter o plano alimentar consigo e preenchê-lo na hora para evitar esquecer alguma coisa. A quantidade de comida consumida não é especificamente solicitada, mas é importante não mudar nada apenas em virtude de se tratar de um registro.

Análise do registro alimentar

Quando o paciente retornar com o plano completado, ele e o dentista podem começar a olhá-lo juntos. O dentista deve estimular o paciente a identificar os itens que contêm açúcar, o que mostrará se o paciente reconhece quais itens são potencialmente prejudiciais. O efeito dos açúcares na produção de ácido no biofilme deve ser explicado em termos simples (ver Capítulos 7 e 8).

Portanto, o número de ingestão de açúcar deve ser contado e registrado no topo de cada dia. Nesse momento, o dentista pode explicar a relevância da frequência de um modo simples. Não seria insensato sugerir que, depois da ingestão de açúcar, a placa pode permanecer ácida por cerca de 1 h; portanto, nove ingestões equivaleriam a 9 h de placa ácida. Esta é uma explicação simples para alguém sem conhecimento de química. Com alguns pacientes, pode ser apropriado desenhar e explicar a curva de Stephan (ver Capítulo 8). O método de fornecimento da mensagem deve ser adaptado ao nível educacional e entendimento do paciente. Deve-se imaginar a explicação do problema tanto para um bioquímico quanto para alguém sem conhecimento de Química.

Aconselhamento alimentar

Com base no plano alimentar, o dentista e o paciente podem ser capazes de desenvolver algumas estratégias realistas para a redução da frequência da ingestão de alimentos e bebidas contendo açúcar. Não é necessário nem possível cortar o açúcar completamente da alimentação, mas restringir a ingestão sobretudo para a hora das refeições pode ser um objetivo realista e possível.

As seguintes sugestões podem ser úteis:

- Tentar reduzir o açúcar para as refeições principais (comer e desfrutá-lo)
- Substituir um petisco saboroso por um doce. Uma lista de bebidas, petiscos e gomas de mascar sem açúcar é útil quando discutir isso com o paciente
- Substituir o adoçante artificial por açúcar no chá ou café
- A água e o leite são bebidas seguras entre as refeições.

	Quinta-feira		Sexta-feira		Sábado		Domingo	
	Horário	Item	Horário	Item	Horário	Item	Horário	Item
Antes do café da manhã								
Café da manhã								
Manhã								
Almoço								
À tarde								
Jantar								
Tarde e noite								

Figura 17.3 Modo de análise alimentar.

Idade e alimentação

A atitude dos pais ou cuidadores é de grande importância para alcançar uma mudança alimentar das crianças. O profissional precisa ser sensível para possíveis sentimentos de culpa, raiva e mesmo recusa quando os problemas alimentares, que podem ser responsáveis pela cárie, forem discutidos. Além disso, a influência da pressão social e cultural pode ser considerável. Em algumas culturas, não é a mãe quem determina o que a família come e bebe, embora possa ser com ela que o profissional se encontre.

As preferências alimentares mudam com a idade. A adolescência pode ser o tempo de rebeldia, e a higiene e a prática alimentar podem mudar em detrimento da dentição.

O dentista somente pode trabalhar com um jovem muito ressentido se o pai e/ou a mãe estiverem envolvidos. Uma das coisas úteis sobre a cárie é que a lesão de mancha branca é visível. Os médicos que tentam persuadir os jovens a desistirem de fumar podem enviar este sinal tangível de uma catástrofe ecológica!

Pessoas idosas geralmente revertem para uma alimentação leve por causa da boca seca ou pelas condições dentárias ruins. Estudos mostraram que os idosos que vivem em um asilo podem realizar múltiplas ingestões de açúcar[57], situação muito difícil de mudar. A equipe de assistência é ocupada e, geralmente, não está ciente a respeito dos dentes. Com frequência, os visitantes levam doces como presentes e comê-los pode ser um dos poucos prazeres que ainda restam na vida dos residentes. Além disso, a nutrição ruim e a perda de peso podem ser uma consequência da doença, requerendo frequentes petiscos, alimentos enriquecidos e suplementos alimentares, geralmente com alto teor de açúcar.

Controle da progressão da doença

As categorias de risco de cárie definidas na seção "Categorização do *status* da atividade de cárie e do risco de cárie" serão consideradas individualmente (ver Figura 17.2). Cada grupo compreende uma ampla variedade de indivíduos com diferentes origens; portanto, as afirmações gerais sobre o controle precisam ainda ser adaptadas ao indivíduo:

- Cárie inativa/cárie controlada (em verde): esses pacientes precisam apenas de estímulo para manter cuidadosa higiene bucal com o uso de pasta de dente fluoretada
- Cárie ativa, mas todos os fatores de risco relevantes podem ser potencialmente mudados (em amarelo): o controle mecânico da placa deve ser melhorado e considerações dadas para a suplementação da pasta de dente fluoretada com aplicações no consultório de fluoreto e/ou enxaguatório bucal. Quando houver múltiplas lesões ativas, a alimentação deve também ser investigada e dado aconselhamento sobre como ela pode ser melhorada
- Cárie ativa, mas alguns fatores de risco não podem ser mudados (em vermelho): são os casos mais desafiadores. Não há tratamento preventivo padronizado que vá ao encontro das necessidades de todos os pacientes. Em cada caso em particular, o tratamento do controle da cárie precisa ser elaborado individualmente, com devida consideração dos fatores de risco. Todos os tratamentos de controle de cárie – controle da placa, limpeza dentária profissional, uso de fluoreto, modificação alimentar e estimulação do fluxo salivar – podem exercer um papel. Os pacientes com boca seca estão nesse grupo e serão discutidos especificamente a seguir.

Os pacientes com cárie ativa cujos fatores de risco não existem ou não podem ser identificados são casos frustrantes porque o dentista sente que falhou em algo. O trabalho de detetive deve continuar e o caso, gerenciado como no grupo vermelho.

Retorno do paciente
Configuração do intervalo para o retorno

Os retornos devem ser programados de acordo com as necessidades individuais e estar baseados na avaliação da atividade e do risco de cárie atuais. Portanto, o intervalo do retorno pode variar amplamente entre os pacientes e no decorrer do tratamento. Os retornos frequentes automáticos (p. ex., a cada 6 meses) não necessariamente levam a resultados melhores. Ironicamente, mostrou-se que, quanto mais frequentemente o paciente visita o dentista, mais obturações acumula.[52] Esses achados foram interpretados para indicar que, enquanto as visitas frequentes ao dentista podem ajudar a adiar a perda do dente e a manter sua função, podem não interromper o surgimento de mais doença.

As recomendações seguintes podem ser usadas como uma diretriz para a configuração do intervalo de retorno (ver Figura 17.2).

Todos os pacientes com cárie ativa devem retornar a cada 2 a 3 semanas depois da primeira orientação para checar como estão dominando o controle da cárie e as mudanças no estilo de vida. Se o dentista não fizer um esforço especial para acompanhar essas questões antes de começar os tratamentos operatórios, o paciente pode pensar que as medidas não operatórias não são importantes. Nessa primeira visita de controle, a atmosfera deve ser muito positiva, a fim de estimular o paciente a colaborar mais. Deve-se mostrar o que está bom e o que poderia ser melhorado na boca e auxiliá-lo com quaisquer modificações. Várias visitas de controle podem ser necessárias antes que os fatores de risco estejam adequadamente controlados.

Retornos adicionais dependem da resposta do paciente ao tratamento não operatório proposto (ver Figura 17.2). Um paciente submetido à radiação pode precisar ir ao dentista a cada 2 a 3 semanas. Um com cárie ativa e com boca seca deve ser visto a cada 2 a 3 meses. Outro com cárie ativa com domínio do controle da placa e das mudanças alimentares e que está usando pasta de dente fluoretada como prescrito pode ser visto para retorno (primeiro) em 6 meses. No caso de um paciente com cárie inativa, o intervalo poderá ser mais longo, de 1 a 2 anos.

Em pacientes mais jovens, o *status* da erupção, especialmente dos primeiros e segundos molares, deve influenciar o retorno. As superfícies oclusais dos molares em erupção são propensas à estagnação de placa[6] e provavelmente é sensato ver tais pacientes duas a três vezes ao ano para checar se o controle da placa está sendo mantido, principalmente quando há sinais de cárie ativa (ver Capítulo 13). Se o controle adequado da placa não puder ser alcançado, deve ser aplicado um selante[71] (conferir Capítulo 19).

Exame da boca no retorno

O exame clínico para determinar a atividade atual da lesão cariosa e o *status* do risco de cárie é muito importante. Ele deve se concentrar na presença de placa e na saúde gengival que reflete o controle da placa. Toda a dentição, assim como as lesões previamente detectadas, deve ser cuidadosamente examinada em busca de sinais de progressão da cárie detida. O paciente deve escutar e ver o que melhorou e o que precisa melhorar.

A decisão para tirar novas radiografias deve estar baseada na atividade atual de cárie e na profundidade das lesões previamente detectadas (ver Capítulos 11 e 12). Nos pacientes com cárie ativa nos quais o controle das lesões dentinárias externas foi bem-sucedido com tratamentos não operatórios, novas radiografias interproximais não são necessárias até depois de, pelo menos, 1 ano; enquanto, nos pacientes com cárie inativa, o intervalo entre as radiografias interproximais pode ser de vários anos. Em qualquer caso, é essencial obter radiografias com imagens comparáveis se as lesões estão sendo monitoradas para a progressão ou a detenção da cárie.

Avaliação do envolvimento do paciente para o retorno

O envolvimento do paciente parece melhorar por um curto período e, depois, tende a retroceder. Em uma revisão de métodos de instrução sobre higiene bucal e problemas com o envolvimento do paciente, concluiu-se que o retrocesso ocorre independentemente do método de instrução.[48] Essa revisão cita várias razões de os pacientes poderem falhar no cumprimento a longo prazo: falta de vontade de realizar ele mesmo o cuidado bucal; falta de entendimento sobre as recomendações dadas; falta de motivação; falta de convicção na saúde dentária; valores desfavoráveis sobre a saúde dentária; acontecimentos estressantes na vida; e uma situação socioeconômica inferior.

Entretanto, um fator importante para obter resultados a longo prazo, por meio da instrução de higiene bucal, são as visitas regulares de retorno.[48] Nelas, o envolvimento do paciente com o conselho sobre o controle da placa, a alimentação, o uso de fluoreto e a estimulação salivar deve ser avaliado e discutido. É próprio da natureza humana que o paciente tente agradar com as respostas dadas. Evidenciar e registrar a placa e o acompanhamento do plano alimentar são um pouco mais objetivos do que uma simples discussão. Em alguns casos, pode ser necessário explicar ao paciente o que o dentista enxerga como consequências do pouco envolvimento dele. O profissional precisa ser honesto e a conversa ser registrada nas anotações.

Registro das mudanças do comportamento na saúde bucal e na atividade da cárie no retorno

Quando o conhecimento dos hábitos do paciente é muito importante para o controle, um registro dos hábitos deve ser mantido. Isso deve incluir a escovação dos dentes, a limpeza interdental, o

uso de fluoreto tópico e a alimentação. Uma anotação também deve ser mantida sobre quaisquer mudanças combinadas com o paciente ou com os pais.

Para manter uma visão geral dos tratamentos não operatórios dados e monitorar os efeitos sobre a atividade de lesão cariosa, é necessário registrar todas as variáveis em um formulário especialmente elaborado para esse propósito (ver exemplo na Figura 17.4). Isso pode ser especialmente útil quando o tratamento do paciente é dividido entre diferentes profissionais da equipe odontológica. Ao fazer isso, não será apenas mais fácil identificar os pontos específicos onde um foco adicional é necessário, mas também apontará onde o paciente já está tendo sucesso no controle da progressão da lesão.

Reconfiguração do intervalo para retorno

Com base no relato anterior, pode-se estabelecer o intervalo para o próximo retorno. Quando as razões para a atividade de cárie não podem ser modificadas, ou, quando a cárie está ativa, mas a causa não foi estabelecida, os retornos serão frequentes. Contudo, se o *status* clínico está melhorando, o intervalo pode ser aumentado.

Controle da cárie em crianças e adolescentes

Particularidades no controle da cárie em crianças e adolescentes

Os alicerces do controle da cárie (controle da placa, uso de fluoreto, alimentação adequada) são os mesmos para todas as idades, mas até os 12 anos são os pais (ou aquele que leva a criança ao consultório) quem têm o papel mais importante. Quando as estratégias do controle da cárie são planejadas para as crianças, deve-se lembrar que a cárie na criança é o resultado de decisões tomadas pelos adultos. Existe uma relação entre o comportamento e as convicções dos pais e a saúde dentária da criança aos 7 anos de idade.[38] Na realidade, o comportamento dentário ruim dos pais poderia ser considerado um indicador de risco para o desenvolvimento de cárie nas crianças. Portanto, um ponto de partida lógico na discussão com os pais de crianças com lesões cariosas ostensivas pode ser o comportamento e as atitudes em relação à saúde dentária deles próprios.

Os seguintes aspectos podem ser relevantes:

- O conhecimento dos pais sobre as causas da cárie, a importância da alimentação e os hábitos alimentares da criança
- Os pais supervisionam e ajudam na escovação?
- Existe uma crise familiar que precise de apoio complexo do dentista ou de outros profissionais?
- O *status* de saúde bucal ruim é um sintoma de abuso ou negligência que necessita de intervenção de assistente social? A cárie não tratada é mais comum entre as crianças abusadas/negligenciadas fisicamente.[42]

Ao contrário da criança, o adolescente faz suas próprias escolhas e tem responsabilidade. A intervenção precoce para reforçar o cuidado realizado por ele mesmo para o controle da cárie é importante porque o comportamento sobre a saúde bucal nos adultos jovens geralmente é estabelecido na adolescência.[1]

O hábito de escovar os dentes 2 vezes/dia aos 12 anos de idade é capaz de predizer prática de higiene bucal mais estável na adolescência em comparação a menos vezes.[31] A baixa frequência de escovação dentária nos adolescentes pode predizer diferenças no desenvolvimento socioeconômico e na saúde na vida adulta.[28] Geralmente, os hábitos alimentares também são estabelecidos na adolescência.[58] Isso aponta para a importância da realização do treinamento da limpeza dentária e deve-se conversar, durante as visitas de retorno, sobre os aspectos dos hábitos alimentares.

Início do controle da cárie em crianças

Os esforços para informar e estimular os pais podem começar desde a gestação – nunca é muito cedo para destacar que eles serão responsáveis pelo cuidado bucal dos seus bebês.[45] É comum que os cuidadores

	Data	2 de fevereiro de 2012	16 de fevereiro de 2012	19 de março de 2012	7 de maio de 2012				
Nível do paciente	Instrução na remoção do biofilme	+	+	+	+				
	Aconselhamento alimentar	+	+						
	Fluoreto tópico	2% NaF			2% NaF				
Nível dentário	Avaliação da atividade de lesão* — Dente / Superfície								
	2 — Oclusal	●/+	●/+	●/−	○/+				
	15 — Oclusal	●/+	●/−	○/−	●/+				
	18 — Oclusal	●/+	○/+	○/−	○/−				
	31 — Oclusal	●/+	●/+	●/−	○/−				
	29 — Distal	●/+	●/+	●/+	●/−				
	20 — Distal	●/+	●/−	○/−	○/−				

* As superfícies com cárie ativa são avaliadas para a atividade de lesão e a presença de biofilme na avaliação inicial e acompanhamento com o uso dos seguintes símbolos: ● cárie ativa/○ inativa não cavitada, ■ cárie ativa/□ inativa cavitada; presença/ausência de biofilme visível na sonda: +/÷

Figura 17.4 Plano de registro usado em paciente de 12 anos de idade para monitorar a atividade de lesão cariosa e manutenção de uma visão geral dos tratamentos não operatórios dados.

e as crianças entrem em contato pela primeira vez com o dentista por volta dos 3 anos de idade, mas isso pode ser muito tarde. As visitas domiciliares mostraram ser altamente custo-efetivas na prevenção de cárie em crianças muito pequenas em áreas socialmente carentes.[29,30] Profissionais treinados visitaram crianças com 8 meses de vida e suas famílias em intervalos de 3 meses, fornecendo informação de saúde dentária e vídeos demonstrativos curtos direcionados tanto para as necessidades da criança quanto da mãe.

Os fatores de risco para a cárie em crianças novas foram revisados por Harris *et al.*[20] A higiene bucal e a alimentação podem interagir de tal modo que a boa higiene bucal consiga equilibrar o efeito de uma alimentação cariogênica (ver Capítulo 15). O papel da higiene bucal foi enfatizado por um estudo epidemiológico de cárie em crianças de 3 a 4 anos de idade. Era mais provável que as crianças não tivessem cárie se os dentes fossem escovados 2 vezes/dia por um adulto antes de elas atingirem 1 ano de idade. Na realidade, a capacidade dos pais para realizar escovação regular foi o fator preditivo mais importante para a cárie nas crianças e também relevante para as crianças de cenários desfavorecidos.[44] A escovação dos dentes das crianças pequenas por um adulto é uma obrigação. Simplesmente não é negociável!

Cárie precoce na infância (CPI)

A cárie em crianças pré-escolares até a idade de 6 anos comumente é denominada CPI.[10] Foi proposto que as crianças muito pequenas com idade entre 12 e 36 meses podem ter um padrão "atípico" de cárie que difere daquele das crianças mais velhas por, principalmente, afetar as superfícies lisas dos incisivos decíduos superiores e dos primeiros molares decíduos. Esse padrão, que também pode ser encontrado em uma forma mais extensa e grave envolvendo fraturas dentárias e envolvimento pulpar, foi recentemente reclassificado como cárie precoce grave na infância (G-CPI) (Figura 17.5).[7,10] As classificações anteriores dessa condição incluíam termos como "cárie rampante", "cárie de mamadeira" e "cárie de peito". De muitos modos, os termos antigos parecem mais sensíveis do que a nova terminologia porque a G-CPI está associada aos comportamentos promotores da cárie, tal como à alimentação frequente com mamadeira sob demanda (*ad libitum*) ou de bebidas em mamadeira durante o sono. Na realidade, não há nada especial sobre a G-CPI. Ela divide as mesmas características microbiológicas com as outras formas de cárie.[59] Quando a condição aparece principalmente sobre as superfícies lisas dos dentes anteriores superiores, é provável que

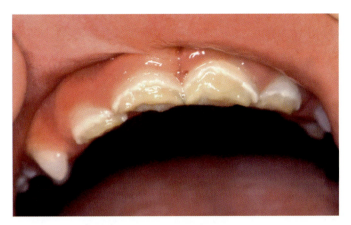

Figura 17.5 A cárie arruinou os incisivos superiores de uma criança de 20 meses de idade que tomava mamadeira com líquido contendo açúcar durante a noite. Notam-se as bordas do esmalte esbranquiçadas e opacas, que indicam uma alta atividade de cárie.

decorra de higiene bucal insuficiente ou negligente em uma área da boca com *clearance* salivar reduzida[16], combinada com exposição regular a líquidos açucarados.

Alguns estudos relataram que a alimentação no peito por mais de 1 ano além do período da erupção dos dentes é favorável à CPI.[67] Embora a alimentação no peito prolongada possa teoricamente promover o desenvolvimento de CPI, por causa da concentração relativamente alta de lactose no leite materno (6%)[17], é mais provável que os padrões alimentares (frequência e duração) desempenhem um papel. É difícil verificar o papel da alimentação no peito na CPI porque outros fatores, como a ingestão de outros alimentos açucarados, poderiam influenciar os resultados. Em um estudo cuidadosamente conduzido no Sudeste Asiático mostrou-se que, além dos alimentos suplementares açucarados e do arroz pré-mastigado, a alimentação noturna no peito (bebê dormindo com a mãe) depois dos 12 meses de idade apresentou risco para desenvolvimento de CPI.[68] As crianças sem esses hábitos até os 12 meses não tiveram experiência de CPI. Portanto, a água deve ser a única bebida oferecida à criança durante o sono.

A prevalência de CPI difere de acordo com a população examinada e uma prevalência de até 85% foi relatada nos grupos em desvantagem nos países em desenvolvimento.[5,62] No mundo ocidental, uma forte associação foi encontrada entre condição socioeconômica, etnia e prevalência de CPI.[20,55]

Mudança comportamental

É comum ouvir a afirmação de que é mais provável acontecer uma mudança comportamental quando há a necessidade de mudar do que quando apenas se fala em mudar.[69] A mudança comportamental raramente é um acontecimento simples e discreto: o paciente ou os pais se movimentam gradualmente do desinteresse (estágio de pré-contemplação) para a consideração de uma mudança (estágio de contemplação) para decidir e se preparar para fazer a mudança.[74]

Assim, como se deve conversar com os pacientes ou com os pais? As técnicas de entrevista motivacional (EM) são um modo de comunicação que torna possível a exploração de um problema ou um tópico real em um ambiente propício.[47,69] A técnica não é baseada no confronto ou no "dedo apontado", mas no questionamento aberto por um profissional da saúde. Uma condição de sucesso é que o paciente/ os pais falem enquanto o profissional escuta. As palavras-chave na interação são harmonia, empatia e confiança. Esta harmonia geralmente é estabelecida conforme o profissional mostra interesse genuíno na criança e na família.

Em um estudo[70], a EM foi comparada à informação em saúde tradicional e demonstrou-se que a primeira apresentou maior efeito na saúde dentária das crianças do que a segunda. As crianças entre 6 e 16 meses de vida foram acompanhadas por 1 ano. Todos os participantes tinham alto risco de desenvolver cárie (imigrantes). O incremento da cárie no grupo EM foi reduzido em até 68% se comparado ao grupo-controle (0,7 *versus* 1,9 nova lesão cariosa). No estudo, os pais puderam escolher entre várias opções preventivas de cárie.

Controle efetivo da cárie em crianças

A escovação pelos pais com o uso de uma pequena quantidade de pasta de dente contendo fluoreto é essencial e deve começar logo após a erupção dos dentes. Pine *et al.*[43] mostraram o benefício da escovação 2 vezes/dia nos primeiros molares recém-erupcionados em comparação à escovação 1 vez/dia ou menos. Esse estudo também mostrou a importância das convicções dos pais. Se os pais sentem fortemente que há tempo para verificar a escovação dos dentes da criança, as probabilidades de que esta realmente escove 2 vezes/dia são cerca de três vezes maiores. Portanto, é importante apoiar os pais e convencê-los de que seus esforços fazem sentido e realmente contribuem para a saúde dentária da criança.

A erupção dos primeiros e segundos molares constitui um risco particular de cárie por causa da dificuldade de manter suficiente controle da placa.[72] Quando o primeiro molar permanente erupciona aos 5 a 7 anos de idade, é importante informar aos pais sobre o novo desafio de manter o dente saudável. No município de Nexø, Dinamarca, desenvolveu-se e avaliou-se um programa que enfatiza o controle mecânico da placa, com foco principal na erupção dos molares.[12] Embora o estudo não tenha sido um ensaio controlado randomizado, os resultados indicaram que um programa dedicado ao controle da placa, por 8 meses, previne a cárie. O programa foi adaptado na direção das necessidades de cada criança e pode ser dividido em três componentes:

- Informação dos pais
- Treino no controle da placa
- Intervenção precoce não operatória pelo dentista, incluindo a remoção da placa, a aplicação tópica de fluoreto e o uso de selantes.

O número de visitas foi individualizado de acordo com as necessidades de cada criança. O programa começou em 1987 e, desde então, a redução da cárie entre os jovens de 15 anos de idade foi maior em Nexø do que em outros municípios que serviram como controles. Ekstrand e Christiansen[12] não puderam explicar essa melhora pelas variáveis além do programa preventivo específico em Nexø.

Tratamento ortodôntico

As crianças submetidas ao tratamento ortodôntico com aparelhos fixos ou removíveis têm risco adicional de desenvolver cárie (Figura 17.6), especialmente quando há frequente consumo de refrigerantes contendo açúcar. A escovação diária com pasta de dente fluoretada, combinada eventualmente com o uso de enxaguatório bucal fluoretado, também é uma medida básica do controle da cárie nesse grupo. Os programas preventivos individuais devem ser adaptados para cada paciente. Aqueles com cárie ativa têm risco especial, nos quais deve ser considerado o uso de limpeza dentária profissional com aplicações de fluoreto durante as visitas.[73] Também é razoável sugerir que o tratamento ortodôntico é imprudente naqueles em que o *status* atual de cárie os designa como de alto risco.

Pacientes com boca seca

As inúmeras causas de boca seca foram detalhas na seção "Histórico médico". Esses pacientes são particularmente um grupo desafiador porque a situação deles é, com frequência, permanente. Portanto, as medidas preventivas devem ser intensificadas e contínuas por toda a vida[24], e, apesar desses esforços, não é sempre possível controlar totalmente a progressão da doença. Entretanto, alguns pacientes com diminuição moderada da secreção salivar (fluxo não estimulado entre 0,2 e 0,3 mℓ/min) (ver Capítulo 6) podem ser controlados pela combinação da melhora do controle da placa realizada por eles mesmos, com pasta de dente fluoretada e a ingestão limitada de açúcar.

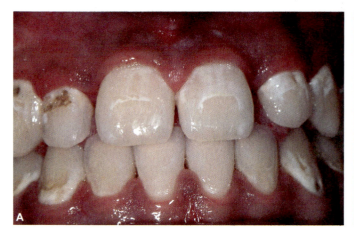 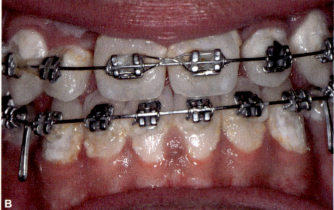

Figura 17.6 A. Cárie ativa, com e sem a formação de cavidade, causada por consumo frequente de petiscos e higiene bucal ruim, combinada com tratamento ortodôntico fixo. **B.** Formação excessiva de placa vista em prévia visita antes da remoção do aparelho. Fonte: cortesia de Ivar Espelid.

Os pacientes com boca seca podem considerar algumas pastas de dente muito adstringentes para um uso confortável. Uma pasta leve deve ser selecionada, de preferência sem lauril sulfato de sódio. Quando a cárie é ativa e difícil de controlar, uma pasta com alta concentração de fluoreto deve ser recomendada (p. ex., 2.800 a 5.000 ppm de fluoreto) e, em alguns países, ela precisa ser prescrita por um dentista. O paciente deve ser alertado de que essa pasta não deve ser usada por crianças pequenas, por motivos toxicológicos.

Radioterapia

Os pacientes expostos à radioterapia das glândulas salivares inevitavelmente desenvolvem cárie dentária devastadora (Figura 17.7), a menos que uma ação rigorosa seja tomada para proteger os dentes (Figura 17.8). O fluxo salivar diminui rapidamente com a irradiação e, se ele retornar, foi em virtude da dose de irradiação. As glândulas que recebem mais de 26 Gy têm pouca função subsequente e nenhuma recuperação significativa com o passar do tempo.[11] Portanto, as abordagens preventivas da cárie devem ser realizadas assim que a radioterapia começar. Como há uma relação dose-resposta entre a quantidade de radiação recebida nos tecidos bucais e o dano eventual, é sensato que o dentista solicite informação sobre a dose total de irradiação planejada para o paciente. Esta informação possibilitará que o dentista estabeleça a intensidade de limpeza dentária, os tratamentos com fluoreto tópico, frequência das visitas de retorno etc.

Controle da placa e fluoreto

Uma abordagem efetiva nos pacientes expostos à radioterapia consiste em aplicações tópicas, realizada por eles mesmos, por 5 min, de gel de NaF a 1% em moldeiras individuais diariamente.[9] Além disso, os pacientes devem ser instruídos a remover toda a placa dental, o que é evidenciado por escovação dos dentes e o uso de fio dental/escovas interdentais todos os dias.

O principal problema com o tratamento mencionado é o envolvimento do paciente. A falha em cumprir rigidamente com o uso prescrito do gel fluoretado invariavelmente leva ao rápido desenvolvimento de cárie. Portanto, abordagens preventivas mais fáceis de realizar foram desenvolvidas e testadas. Tais tratamentos podem incluir o enxaguatório bucal 2 vezes/dia tanto com fluoreto (NaF a 0,05%)[39] quanto com a combinação de fluoreto (NaF a 0,05%) e gliconato de clorexidina (0,2%).[25] O enxaguatório combinado poderá ser mais eficaz do que o enxaguatório com a solução fluoretada sozinho, por causa da supressão simultânea da microflora bucal acidúrica (ver também Capítulo 7). Entretanto, independentemente do tipo de tratamento realizado pelo próprio paciente, é importante deixá-lo consciente de que o controle meticuloso diário da placa é crucial para o resultado. Se o controle da placa for insuficiente, o paciente também deve receber limpeza dentária profissional regular, incluindo a aplicação tópica de fluoreto, como detalhado anteriormente neste capítulo.

Conselho alimentar

As análises alimentares e os conselhos são sempre importantes para os pacientes com boca seca porque eles, muito provavelmente, terão que mudar a alimentação. Algumas comidas são simplesmente muito secas e inúteis para esse grupo. Além disso, o plano alimentar geralmente mostrará que o paciente toma frequentes goles ou bebe algo para lubrificar a boca, para o qual deve ser usado água ou leite.

Medidas conservadoras para aliviar os sintomas

As seguintes medidas são úteis para aliviar o desconforto que acompanha a boca gravemente seca:

- Tomar goles de água frequentemente ao longo do dia
- Restringir o consumo de substâncias que exacerbem a secura, como cigarro, bebida que contenha cafeína e álcool
- Evitar produtos adstringentes, como os enxaguatórios bucais com sabor forte de menta ou que contenham álcool, e as pastas de dente com sabor forte
- Passar vaselina ou protetor labial nos lábios
- Umidificar o local de dormir.

Estimulantes salivares

Somente serão úteis quando houver alguma atividade glandular.[8] Os seguintes agentes foram usados:

- Mascar chicletes sem açúcar. Mascar pode promover o fluxo salivar, entretanto, o efeito preventivo de cárie por mascar chiclete sem açúcar é relativamente lento e variável[32,33]
- Pastilhas estimulantes da saliva (p. ex., SST Sinclair, Salivin, Dentiplus). Quando sugadas, elas aumentam a secreção salivar pelo estímulo fisiológico das papilas gustativas. As pastilhas contêm sorbitol, xilitol, ácido cítrico, sais do ácido cítrico, ácido málico e tampão fosfato para que não danifiquem os dentes
- Pastilhas exclusivas (p. ex., Salivix, Provalis) contendo ácido málico, goma arábica, lactato de cálcio, fosfato de sódio, licasina e sorbitol. Os fabricantes afirmam que a pastilha estimula o fluxo salivar e não desmineraliza o esmalte, apesar do pH 4,0, por causa do tampão de lactato de cálcio presente
- O uso sistêmico do cloridrato de pilocarpina tem provado eficácia na estimulação salivar. O fármaco age reproduzindo os efeitos de estimulação generalizada do sistema nervoso parassimpático e pode ter efeitos colaterais desagradáveis.

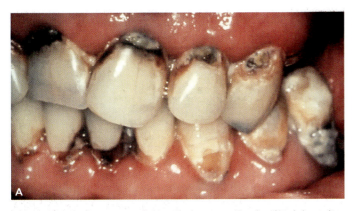 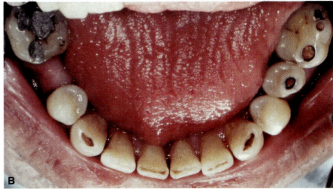

Figura 17.7 A. O paciente foi irradiado na região de glândulas salivares para o tratamento de um tumor maligno. Depósitos de placa estão nítidos sobre as lesões.[27] **B.** Padrão típico de surto de cárie na superfície oclusal em um paciente com boca seca; nesse caso, por radioterapia na região das glândulas salivares. As pontas das cúspides e as bordas incisais foram atacadas porque a dentina estava frequentemente exposta pelo desgaste dentário. A placa pode estagnar nas áreas côncavas.[27] Reproduzida, com autorização, da Oxford University Press.

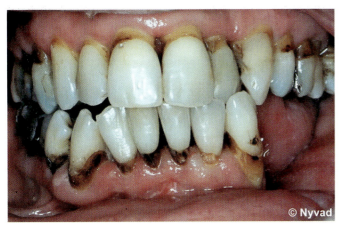

Figura 17.8 Paciente com câncer que dominou o controle da cárie subsequente à ressecção da mandíbula esquerda e radioterapia de cabeça e pescoço. Ele recebeu limpeza dentária profissional regular e terapia com fluoreto tópico em conjunto com meticulosa higiene bucal realizada por ele mesmo. Trata-se de um paciente "vermelho" porque alguns fatores de risco não podem ser mudados.

Substitutos da saliva

No passado, os indivíduos com boca seca dependiam de frequente umidificação com água. Atualmente, vários substitutos da saliva estão disponíveis para que o paciente se sinta mais confortável e para suprir os íons de cálcio, fosfato e fluoreto, neutralizando a desmineralização. Os substitutos da saliva foram produzidos na forma de *sprays*, pastilhas ou enxaguatórios bucais.

Sprays ou enxaguatórios bucais para dar viscosidade

Atualmente, na Europa, há cerca de 10 preparos comercialmente disponíveis, como Luborant, Saliva Orthana, Glandosane, Saliveze, Xerostom, Salisynt e Proxident. Todos eles tentam imitar a composição inorgânica da saliva por conterem cálcio, fosfato, magnésio e potássio. Para fornecer a viscosidade, tanto a carboximetilcelulose quanto a mucina derivada da mucosa gástrica do porco são adicionadas ao produto.

Produtos que contêm proteínas antimicrobianas

Os dentifrícios, os enxaguatórios bucais e os géis comercializados em vários países contêm proteínas antimicrobianas como a peroxidase, a lisozima e a lactoferrina. O objetivo é compensar a falta de proteção intermediada pelo hospedeiro derivada dessas proteínas naqueles com o fluxo salivar normal. Os exemplos são as variações dos produtos Biotene (Anglian) e BioXtra (Molar). A documentação clínica de suas efetividades é bastante limitada. As proteínas para alguns produtos (pastas de dente, enxaguatórios bucais, géis, chicletes) são purificados do leite da vaca ou do colostro porque essas proteínas do leite são estrutural e cataliticamente quase idênticas àquelas da saliva humana. A experiência clínica desses produtos para a xerostomia grave e o tratamento do câncer foi positiva.[60]

Saliva viscosa ou pegajosa

Quando há saliva, mas ela é pegajosa, lavar ou gargarejar com um enxaguatório bucal feito com a mistura de meia colher de chá de fermento em pó em 1 ℓ de água morna dispersará o muco da boca e da garganta. Isso pode ajudar os pacientes com mucosite leve em decorrência da radioterapia.

Infelizmente, não há um estudo controlado para comparar a aceitabilidade e a eficiência dos vários substitutos da saliva, portanto, nenhum em particular pode ser recomendado. Na realidade, nenhum desses agentes é ideal e alguns pacientes ainda preferem encher uma garrafa com borrifador com água para ser usada em intervalos frequentes.

Falhas

Poucas palavras sobre as falhas parecem apropriadas. A falha na obtenção do adequado controle da cárie pode se originar de uma variedade de fatores, incluindo o conhecimento do dentista e a habilidade na realização das intervenções não operatórias, assim como a motivação e a diligência do paciente em cumprir com os procedimentos recomendados. Por motivos óbvios, os dentistas, em alguns países, não empregam os tratamentos não operatórios da cárie atrativos porque não há política de honorários (se financiados pelo Estado, por seguro ou particulares) que os recompensem. No que diz respeito aos pacientes, é opinião subjetiva do autor de que a falha geralmente é o resultado de fatores sociológicos mais do que biológicos. Em uma revisão dos aspectos comportamentais das medidas de controle da placa dentária, Schou[50] afirma que a classe socioeconômica está fortemente relacionada com o comportamento da boa higiene bucal e inúmeros outros comportamentos associados à saúde. É mais provável que indivíduos que vivem em circunstâncias desfavoráveis tenham comportamentos de saúde ruins (p. ex., fumar, comer pouca comida fresca, alta ingestão de doces), incluindo a higiene bucal ruim. O dentista precisa lembrar que as pessoas têm muitos problemas que ele não pode resolver. A abordagem não operatória descrita neste capítulo demanda o envolvimento do paciente. Isso não está sempre disponível, mas, em última análise, os dentes pertencem ao paciente!

Referências bibliográficas

1. Astrom AN. Stability off oral health-related behavior in a Norwegian cohort between the ages of 15 and 23 years. Community Dent Oral Epidemiol. 2004;32:354-62.
2. Bardow A, Nyvad B, Nauntofte B. Relationship between medication intake, complaints of dry mouth, salivary flow rate and composition, and the rate of tooth demineralisation in situ. Arch Oral Biol. 2001;46:413-23.
3. Beck JD. Risk revisited. Community Dent Oral Epidemiol. 1998; 26:220-5.
4. Bratthal D, Hänsel Petersen G. Cariogram – a multifactorial risk assessment model for a multifactorial disease. Community Dent Oral Epidemiol. 2005;33:256-64.
5. Carino KM, Shinada K, Kawaguchi Y. Early childhood caries in the northern Philippines. Community Dent Oral Epidemiol. 2003;31:81-9.
6. Carvalho JC, Ekstrand KR, Thylstrup A. Dental plaque and caries on occlusal surfaces of first permanent molars in relation to stage of eruption. J Dent Res. 1989;68:773-9.
7. De Grauwe A, Aps JK, Martens LC. Early childhood caries: what's in a name? Eur J Paediatr Dent. 2004;5:62-70.
8. Dodds MWJ, Hsieh SC, Johnson DA. The effect of increased mastication by daily gum chewing on salivary gland output and dental plaque acidogenicity. J Dent Res. 1991;70:1474-8.
9. Dreitzen S, Brown LR, Daly TE, Drane JB. Prevention of xerostomiarelated dental caries in irradiated cancer patients. J Dent Res. 1977;56:99-104.
10. Drury TF, Horowitz AM, Ismail AI, Maertens MP, Rozier RG, Selwitz RH. Diagnosing and reporting early childhood caries for research purposes. J Public Health Dent. 1999;59:192-7.
11. Eisbruch A, Ten Haken PHD, Kim HM, Marsh LH, Ship JA. Dose, volume and function relationships in parotid salivary glands following conformal and intensity-modulated irradiation of head and neck cancer. Int J Radiat Oncol Biol Phys. 1999;45:57-87.
12. Ekstrand KR, Christiansen ME. Outcomes of a non-operative caries treatment programme for children and adolescents. Caries Res. 2005;39:455-67.
13. Ekstrand KR, Christiansen J, Christiansen MEC. Time and duration of eruption of first and second permanent molars: a longitudinal investigation. Community Dent Oral Epidemiol. 2003;31:344-50.
14. Featherstone JD, Domejean-Orliaguet S, Jenson L, Wolff M, Young DA. Caries risk assessment in practice for age 6 through adult. J Calif Dent Assoc. 2007;35:703-13.
15. Fejerskov O, Nyvad B. Dental caries in the aging individual. In: Holm-Pedersen P, Löe H, eds. Textbook of geriatric dentistry. Copenhagen: Munksgaard; 1996. p. 338-72.
16. Fejerskov O, Nyvad B, Larsen MJ. Human experimental caries models: intra-oral environmental variability. Adv Dent Res. 1994;8:134-43.
17. Fusch G, Choi A, Rochow N, Fusch C. Quantification of lactose content in human and cow's milk using UPLC–tandem mass spectrometry. J Chromatogr B. 2011;879:3759-62.
18. Ghezzi EM, Ship J. Ageing and secretary reserve capacity of major salivary glands. J Dent Res. 2003:82:844-8.
19. Hausen H, Seppa L, Poutanen R, Niinimaa A, Lahti S, Kärkkäinen S. Noninvasive control of dental caries in children with active initial lesions. Caries Res. 2007;41:384-91.
20. Harris R, Nicoll AD, Adair PM, Pine CM. Risk factors for dental caries in young children: a systematic review of the literature. Community Dent Health. 2004;21:71-85.
21. Robinson PG, Deacon SA, Deery C, Heanue M, Walmsley AD, Worthington HV, Glenny AM, Shaw WC. Manual versus powered toothbrushing for oral health. Cochrane Database Syst Rev. 2014;(6):CD002281.
22. Henson BS, Eisbruch A, D'Hondt E, Ship JA. Two year longitudinal study of parotid salivary flow rates in head and neck cancer patients receiving unilateral neck parotid-sparing radiotherapy treatment. Oral Oncol. 1999;35:234-41.
23. Jensen SB, Pederson AM, Reibal J, Nauntoste B. Xerostomia and hypofunction of the salivary glands in cancer therapy. Support Care Cancer. 2003;11:207-25.
24. Joyston-Bechal S. Prevention of dental disease following radiotherapy and chemotherapy. Int Dent J. 1992;42:47-53.
25. Katz S. The use of fluoride and chlorhexidine for the prevention of radiation caries. J Am Dent Assoc. 1982;104:164-70.
26. Kay E, Locker D. A systematic review of the effectiveness of health promotion aimed at improving oral health. Community Dent Health. 1998;15:132-44.
27. Kidd EAM. Essentials of dental caries. Oxford University Press, 2005.
28. Koivusilta L, Honkala S, Honkala E, Rimpelä A. Toothbrushing as part of the adolescent lifestyle predicts education level. J Dent Res. 2003;82:361-6.
29. Kowash MB, Toumba KJ, Curzon MEJ. Cost-effectiveness of a long-term dental health education program for the prevention of early childhood caries. Eur Arch Paediatr Dent. 2006;7:130-5.
30. Kowash MB, Pinfield A, Smith J, Curson MEJ. Effectiveness on oral health of a long term health education programme for mothers with young children. Br Dent J. 2000;188:201-5.
31. Kuusela S, Honkala E, Rimpelä A, Karvonen S, Rimpelä M. Trends in toothbrushing frequency among Finnish adolescents between 1977 and 1995. Community Dent Health. 1998;14:84-8.
32. Machiulskiene V, Nyvad B, Baelum V. Caries preventive effect of sugar-substituted chewing gum. Community Dent Oral Epidemiol. 2001;29:178-88.
33. Mäkinen KK, Benett CA, Hujoel PP, Isokangas PJ, Isotupa KP, Pape HR Jr, Mäkinen PL. Xylitol chewing gums and caries rates: a 40-month cohort study. J Dent Res. 1995;74:1904-13.
34. Marinho VCC. Evidence-based effectiveness of topical fluorides. Adv Dent Res. 2008;20:3-7.
35. Marinho VC, Higgins JP, Sheiham A, Logan S. Fluoride gels for preventing dental caries in children and adolescents. Cochrane Database Syst Rev. 2002;(2):CD002280.
36. Marinho VC, Higgins JPT, Logon S, Sheiham A. Fluoride toothpastes for preventing caries in children and adolescents. Cochrane Database Syst Rev. 2003;(1):CD00278.
37. Marinho VC, Worthington HV, Walsh T, Clarkson JE. Fluoride varnishes for preventing dental caries in children and adolescents. Cochrane Database Syst Rev. 2013;(7):CD002279.
38. Mattila ML, Rautava P, Ojanlatva A, Paunio P, Hyssälä L, Helenius H, Sillanpää M. Will the role of family influence dental caries among seven-year-old children? Acta Odontol Scand. 2005;63:73-84.
39. Meyerowitz C, Featherstone JDB, Billings RJ, Eisenberg AD, Fu J, Shariati M. Use of an intra-oral model to evaluate 0.05% sodium fluoride mouthrinse in radiation-induced hyposalivation. J Dent Res. 1991;70:894-8.
40. Molendijk B, Ter Horst G, Kasbergen M, Truin GJ, Mulder J. Dental health in Dutch drug addicts. Community Dent Oral Epidemiol. 1996;24:117-9.
41. Nyvad B, Machiulskiene V, Baelum V. Construct and predictive validity of clinical caries diagnostic criteria assessing lesion activity. J Dent Res. 2003;82:117-22.
42. Olivan G. Untreated dental caries is common among 6 to 12-year-old physically abused/neglected children in Spain. Eur J Public Health. 2003;13:91-2.
43. Pine CM, McGoldrick PM, Burnside G, Curnow MM, Chesters RK, Nicholson J, Huntington E. An intervention programme to establish regular toothbrushing: understanding parents' beliefs and motivating children. Int Dent J. 2000;(Suppl):312-23.
44. Pine CM, Adair PM, Nicoll AD, Burnside G, Petersen PE, Beighton D, Gillett A, et al. International comparisons of health inequalities in childhood dental caries. Community Dent Health. 2004;21(1 Suppl):121-30.
45. Plutzer K, Spencer AJ. Efficacy of an oral health promotion intervention in the prevention of early childhood caries. Community Dent Oral Epidemiol. 2008;36:335-46.
46. Poulsen S, Richards A, Nyvad B. Om brugen af fluoride i cariesforebyggelsen. Tandlægebladet. 2010;114:622-7 (English abstract).
47. Ramsier CA, Suvan JE, eds. Health behavior change in dental practice. Ames, IA: Wiley–Blackwell; 2010.
48. Renvert S, Glavind L. Individualized instruction and compliance in oral hygiene practices: recommendations and means of delivery. In: Lang NP, Attström R, Löe H, eds. Proceedings of the European workshop on mechanical plaque control. Chicago, IL: Quintessence; 1998. p. 300-9.
49. Scheutz F. Five-year evaluation of a dental care delivery system for drug addicts in Denmark. Community Dent Oral Epidemiol. 1984;12:29-34.

50. Schou L. Behavioral aspects of dental plaque control measures: an oral health promotion perspective. In: Lang NP, Attström R, Löe H, eds. Proceedings of the European workshop on mechanical plaque control. Chicago, IL: Quintessence; 1998. p. 287-99.
51. Seow WK. Biological mechanisms of early childhood caries. Community Dent Oral Epidemiol. 1998;26(Suppl 1):8-27.
52. Sheiham A, Maizels J, Cushing A, Holmes J. Dental attendance and dental status. Community Dent Oral Epidemiol. 1985;13:304-9.
53. Ship JA. Xerostomia: aetiology, diagnosis, management and clinical implications. In: Edgar M, Davies C, O'Mullane D, eds. Saliva and oral health. BDJ Books; 2004. p. 50-70.
54. Simons D, Kidd EAM, Beighton D. Oral health of elderly occupants in residential homes. Lancet. 1999;353:1761.
55. Skeie MS, Espelid I, Skaare AB, Gimmestad A. Caries patterns in an urban preschool population in Norway. Eur J Paediatr Dent. 2005;6:16-22.
56. Smith RG, Burtner AP. Oral side-effects of the most frequently prescribed drugs. Spec Care Dent. 1994;14:96-102.
57. Steele JG, Sheiham A, Marcenes W, Walls AWG. National Diet and Nutrition Survey: people aged 65 years and over, Vol. 2, Report of the oral health survey. London: The Stationery Office; 1998.
58. Sweeting H, Anderson A, West P. Socio-demographic correlates of dietary habits in mid to late adolescence. Eur J Clin Nutr. 1994;48:736-48.
59. Takahashi N, Nyvad B. The role of bacteria in the caries process: ecological perspectives. J Dent Res. 2011;90:294-303.
60. Tenovuo J. Protective functions of saliva. In: Edgar M, Davies C, O'Mullane D, eds. Saliva and oral health. BDJ Books. 2004;103-18.
61. Tellez M, Gomez J, Pretty I, Ellwood R, Ismail AI. Evidence on existing caries risk assessment systems: are they predictive of future caries? Community Dent Oral Epidemiol. 2013;41:67-78.
62. Thitasomakul S, Thearmontree A, Piwat S, Chankanka O, Pithpornchaiyakui W, Teanpaisan R, Madyush S. A longitudinal study of early childhood caries in 9- to 18-month-old Thai infants. Community Dent Oral Epidemiol. 2006;34:429-36.
63. Thomson WM. Dental caries experience in older people over time: what can the large cohort studies tell us? Br Dent J. 2004;196:89-92.
64. Thomson WM, Chalmers JM, Spencer AJ, Ketabi M. The occurrence of xerostomia and salivary gland hypofunction in a population-based sample of older South Australians. Spec Care Dent. 1999;19:20-3.
65. Thomson WM, Broadbent JM, Foster Page LA, Poulton R. Antecedents and associations of root surface caries experience among 38-year-olds. Caries Res. 2013;47:128-34.
66. Treasure E, Kelly M, Nuttall N, Nunn J, Bradnock G, White D. Factors associated with oral health: a multivariate analysis of results from the 1998 Adult Dental Health survey. Br Dent J. 2001;190:60-8.
67. Valaitis R, Hesch R, Passarelli C, Sheehan D, Sinton J. A systematic review of the relationship between breastfeeding and early childhood caries. Can J Public Health. 2000;91:411-7.
68. Van Palenstein Helderman WH, Soe W, van't Hof MA. Risk factors of early childhood caries in a Southeast Asian population. J Dent Res 2006;85:85-8.
69. Weinstein P. Motivate your dental patients: a workbook. Seattle, WA: University of Washington; 2002.
70. Weinstein P, Harrison R, Benton T. Motivating parents to prevent caries in their young children: one-year findings. J Am Dent Assoc. 2004;135:731-8.
71. Weintraub JA. Pit and fissure sealants in high-caries-risk individuals. J Dent Educ. 2001;65:1084-90.
72. Zenkner JEA, Alves LS, de Oliveira RS, Bica RH, Wagner MB, Maltz M. Influence of eruption stage and biofilm accumulation on occlusal surfaces in permanent molars: a generalized estimating equations logistic approach. Caries Res. 2013;47:177-82.
73. Zimmer BW, Rottwinkel Y. Assessing patient-specific decalcification risk in fixed orthodontic treatment and its impaction on prophylactic procedures. Am J Orthod Dentofacial Orthop. 2004;126:318-24.
74. Zimmerman GL, Olsen CG, Bosworth MF. A 'stages of change' approach to helping patients change behavior. Am Fam Physician. 2000;61:1409-16.

18

Controle da Cárie em Idosos Debilitados

M. I. MacEntee, S. R. Bryant, H. Keller, C. T. Nguyen e C. S. Yao

Introdução	279
Modelo conceitual de saúde bucal	279
Debilidade	279
Características físicas da cárie em idosos	280
Incidência da cárie em adultos debilitados	281
Reconhecimento do risco de cárie	282
Impacto da cárie na debilidade	283
Gestão da cárie na debilidade	284
Considerações finais	286
Referências bibliográficas	286

Introdução

Como na infância, a cárie no idoso é difícil de controlar, e as consequências disso são graves. Trata-se de uma situação especialmente complicada e grave em pessoas debilitadas e que dependem de outras para realizar os cuidados pessoais. Este capítulo se concentrará na gestão da cárie em indivíduos idosos, debilitados e que dependem de outros para muitas das atividades habituais diárias.

Modelo conceitual de saúde bucal

O modelo de saúde bucal da Figura 18.1 considera a saúde e o funcionamento a ela relacionado a partir da perspectiva corporal, individual e social. Ele ilustra as experiências com idosos[57] e foi formado em torno do âmbito associado à saúde bucal em questões sobre a higiene, a saúde geral e o conforto.[53] O núcleo interno contém as três esferas da saúde bucal e da doença – o conforto, a higiene e a saúde geral – identificados pelos participantes mais velhos nas entrevistas como especialmente relevantes para os seus interesses diários. O conforto abrange a aparência, a alimentação, a dor e a dentição, as quais podem ser pertubadas pela cárie. A higiene apresenta tanto a perspectiva social (p. ex., odor e aparência) quanto pessoal (p. ex., sentir-se limpo), enquanto a saúde geral está relacionada com a saúde bucal e a complementa. Tanto a higiene bucal quanto a saúde geral estão fortemente associadas à cárie.[62,73,109]

Acima do núcleo central do modelo, estão as possíveis consequências das doenças bucais, como a cárie. A camada funcional média contém o potencial para a debilitação estrutural (p. ex., perda de dente, dentes quebrados ou estragados) para restringir ou limitar as atividades em virtude de desconforto, dor, infecção ou constrangimento. A camada ambiental externa consiste na interação dos fatores pessoais (p. ex., idade, gênero, hábitos, estilo de vida) e sociais (p. ex., renda, apoio social, moradia) onde as pessoas vivem, com a capacidade para se adaptar e lidar, que é a essência do envelhecimento com sucesso.[83] Por fim, as setas ao redor e entre as camadas do modelo indicam a relação dinâmica e flutuante dentro e entre as camadas. A cárie nos idosos debilitados influencia e é influenciada por todos os determinantes biológicos, comportamentais e ambientais da saúde.

Debilidade

Estado físico e cognitivo que limita muitas atividades da vida diária, incluindo a higiene bucal[35,55], é de complexa definição. Um grupo de pesquisadores associou a debilidade a três ou mais das seguintes condições físicas: retração ou sarcopenia; fraqueza, lentidão, baixa energia ou resistência; e baixo nível de atividade.[13] Outro grupo[82] adicionou um componente cognitivo a essa primeira definição e, em um estudo com indivíduos com mais de 65 anos, com base na comunidade, verificou que cerca de um terço do total e aproximadamente dois terços do grupo de 85 anos ou mais eram debilitados. Ainda, a prevalência de debilidade ao redor do mundo é vaga, ainda que possa ser adquirida, embora imprecisamente, pelo tamanho da população no grupo acima de 85 anos de idade.[104] Atualmente, por exemplo, quase 5% da população italiana tem mais de 85 anos, e 3,9% dos japoneses e cerca de 2% da população na maioria dos países ocidentais estão na fase idosa (Figura 18.2).

A maioria dos indivíduos debilitados vive em casa até se tornar gravemente dependente e passar a necessitar de cuidado e atenção constantes, além da capacidade de seus familiares. Em países com mais comunidades agrícolas do que industriais, as necessidades dos indivíduos dependentes são fornecidas pelos familiares, em casa, mais do que pelas instituições estatais. Entretanto, com a expansão da industrialização e da urbanização, as famílias são incapazes de fornecer esse cuidado diário intensivo e esses indivíduos debilitados são transferidos mais frequentemente para instituições assistenciais.[90] Em resumo, as políticas sociais, a condição socioeconômica, a dinâmica da família e o contexto cultural têm um papel significativo na determinação de como as sociedades cuidam dos indivíduos debilitados[1,48], e, consequentemente, existe grande variação entre cada cultura (Figura 18.3).

A proporção da população mais velha com maiores incapacidades diminuiu em alguns países durante as últimas décadas.[107] Nos EUA, por exemplo, a incapacidade entre os idosos diminuiu substancialmente durante o último quarto de século, em virtude da melhoria na informação e na nutrição com a diminuição do uso do tabaco.[61] Achados similares foram relatados na Dinamarca, na Finlândia, na Itália e nos Países Baixos.[49] Entretanto, apesar desse otimismo, a Alemanha coloca quase um terço da sua população debilitada em casas de repouso – o número de residentes nesses locais aumentou em até 23% desde 1999 e até aproximadamente 5% entre 2005 e 2007.[52] As estimativas da Inglaterra indicam que, de 2010 a 2030, haverá, pelo menos, 100% mais indivíduos com mais de 85 anos de idade, 80% com mais de 65 anos de idade com demência de moderada a grave e um aumento de 90% na necessidade de assistência social tanto em casa quanto em instalações de assistência a longo prazo.[42] A maioria dos indivíduos prefere permanecer em casa pelo maior tempo possível, não importando quanto deficiente e dependente se tornaram, o que aumenta a dificuldade de identificar aqueles que precisam de assistência especial.[1]

Problemas de saúde, como cardiovasculares, doença de Parkinson, esclerose múltipla e demência, podem precipitar a debilidade, mas é a artrite, a dificuldade para dormir, de memória, com a visão e de audição que, em geral, complicam a maioria das atividades diárias, à medida que a debilidade na velhice aumenta. A debilidade pode ser facilitada e até mesmo revertida com apoio social, recursos financeiros, boa assistência de saúde e outros recursos ou ser exacerbada por déficits, como deficiência física, pobreza ou negligência pessoal.[82] Há alguma evidência prospectiva de que a Odontologia pode ajudar a adiar o declínio físico e cognitivo pelo controle das alterações da boca, incluindo a cárie, e mantendo ou restaurando a dentição para promover a alimentação saudável, a autoestima e a qualidade geral de vida.[4,47]

Características físicas da cárie em idosos

A cárie nos dentes envelhecidos progride muito, como nos dentes jovens, mas raramente aparece nos dentes limpos. Entretanto, frequentemente, as lesões e as restaurações acumuladas durante os anos deixam os pacientes com as superfícies dentárias profundamente desfiguradas, estruturalmente danificadas e com um abrigo para a placa e as bactérias, que podem levar à cárie rampante e à destruição de toda a dentição dentro de um alarmante curto espaço de tempo (Figura 18.4). A pigmentação das lesões cariosas varia do

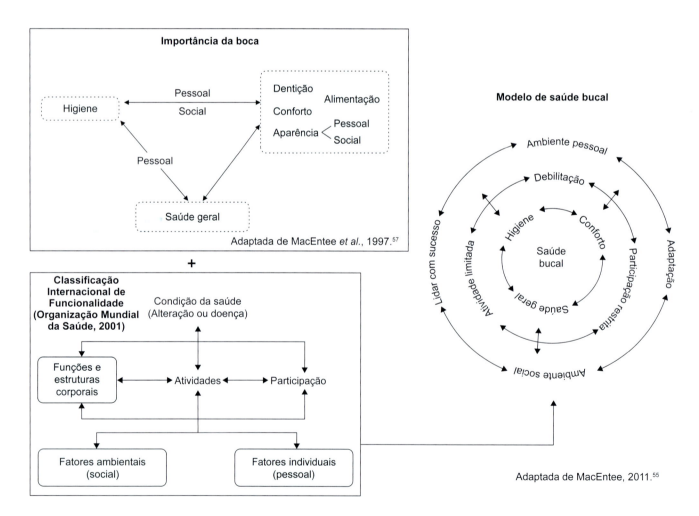

Figura 18.1 Modelo de saúde bucal.[55,57] Reproduzida, com autorização, da Elsevier.

País	Número	%
Itália	2.821	4,7
Japão	4.616	3,7
Bélgica	286	2,8
Alemanha	2.125	2,5
Canadá	872	2,4
Reino Unido	1.525	2,4
Finlândia	125	2,3
Suíça	189	2,3
Dinamarca	119	2,1
Países Baixos	339	2,0
EUA	6.102	2,0
Nova Zelândia	83	1,9

País	Número	%
Austrália	430	1,5
Israel	109	1,4
Singapura	51	0,9
Coreia do Sul	174	0,9
China	7.960	0,6
Brasil	979	0,5
África do Sul	165	0,4
Turquia	267	0,4
Índia	2.706	0,2
Arábia Saudita	41	0,1

Figura 18.2 Número (× 1.000) de pessoas > 85 anos pela porcentagem da população total em 2013.[104] Reproduzida, com autorização, do Departamento de Comércio dos EUA (US Census Bureau).

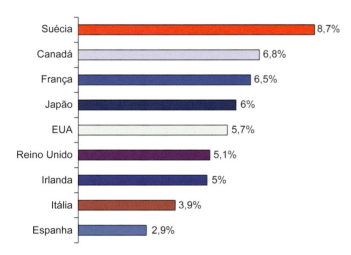

Figura 18.3 Porcentagem de indivíduos com mais de 65 anos de idade que recebem assistência institucional por país.[48] Reproduzida, com autorização, do Departamento de Comércio dos EUA (US Census Bureau).

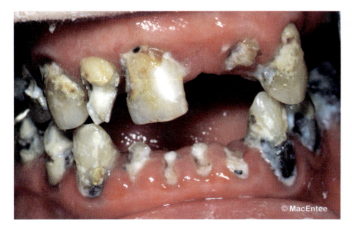

Figura 18.4 Cárie rampante em um homem que tomava múltiplos medicamentos anticolinérgicos e consumia açúcar frequentemente.

amarelo-claro passando pelo laranja até o preto (ver fotografias clínicas no Capítulo 3), mas, geralmente, é a textura mole da lesão que a distingue de uma lesão detida ou de uma erosão.[72] Entretanto, as lesões, com frequência, são uma mistura de desmineralização ativa e detida, nas quais a potência da atividade destrutiva é analisada mais pela maciez da superfície do que pela cor da lesão.

Incidência da cárie em adultos debilitados

A cárie nos indivíduos debilitados é uma doença potencialmente muito destrutiva e mutilante. A exposição do cemento e da dentina com a idade avançada e a solubilidade maior comparada à do esmalte deixam as raízes dentárias especialmente vulneráveis à cárie na velhice; contudo, se o caso é contrário, o processo da doença será provavelmente o mesmo nas superfícies coronárias e radiculares.[25] É difícil medir a prevalência de cárie ativa nos dentes velhos por causa da mistura confusa de critérios usados para diferenciar as lesões ativas, as recorrentes e as inativas. Consequentemente, é provável que a prevalência de cárie na população idosa seja influenciada de modo substancial pelas cicatrizes de cárie anteriores facilmente diagnosticadas erroneamente como lesões ativas. Contudo, a cárie é onipresente em bocas idosas em virtude do aumento do número de superfícies dentárias em risco de desmineralização com o avanço da idade.[25]

Um estudo longitudinal de 10 anos com 102 pessoas com idade acima de 65 anos em Gotemburgo, Suécia, verificou que somente cinco estiveram livres de cárie durante a década, e a extensão da cárie era dramaticamente mais alta nas superfícies radiculares e entre o grupo mais velho (≥ 85 anos).[30] Ao contrário, um estudo longitudinal de 2 anos com 50 deficientes residentes em uma instituição de cuidado a longo prazo em Vancouver, que a princípio tinham em média 14 dentes cada, revelou que somente três participantes desenvolveram mais do que duas novas lesões cariosas durante o período do estudo.[56] Houve uma taxa de incidência de 0,9 lesão por participante no primeiro ano e 3,4 lesões no segundo. Entretanto, isso significa que os números podem enganar porque um participante sozinho desenvolveu sete lesões no primeiro ano e 13 no segundo, enquanto outro desenvolveu 19 lesões no primeiro ano. Quando a análise excluiu dois residentes afastados, a taxa de incidência durante os 2 anos dos outros 48 residentes foi de 1,8 lesão por pessoa. Aparentemente, a cárie rampante em idosos, como em crianças, é restrita àqueles particularmente vulneráveis. Uma investigação de 1 ano comparando os participantes idosos com demência a outros cognitivamente saudáveis encontrou lesões cariosas – e notavelmente grande número de lesões coronárias – em metade do grupo com demência e em um quarto no outro.[15] A investigação sugeriu que o alto incremento de cáries estava associado à gravidade da demência, ao sexo masculino, à higiene bucal ruim, ao uso de medicamentos anticolinérgicos e ao histórico recente de cárie.

Reconhecimento do risco de cárie

As explicações biológicas dominam o risco de cárie nos indivíduos idosos. Um estudo sueco com participantes que recebiam assistência domiciliar, por exemplo, revelou que o risco elevado de cárie estava associado significativamente à "secreção salivar lenta, ao alto índice de placa e a um grande número de restaurações".[100] Entretanto, a cárie e os riscos associados se estendem além da explicação biológica para também envolver os estímulos e sinais ambientais e psicossociais[3] – embora essas características tenham recebido pouca atenção, possivelmente em função do grande número de participantes com características específicas necessárias para testar cada variável em um modelo multivariável. Sabe-se muito pouco, por exemplo, a respeito da influência sobre a cárie da composição familiar, da religião ou da propaganda comercial sobre alimentos; ou como os dentistas, com diferentes bases científicas e humanísticas, usam *scripts* relacionados com a cárie ou os benefícios relativos dos diferentes sistemas de cuidado em saúde.[26]

A seguir, serão discutidos os fatores específicos que influenciam o risco de cárie em idosos debilitados.

Número de dentes

Durante as últimas décadas, houve um enorme aumento da população idosa com dentes naturais. Atualmente, aproximadamente todos (cerca de 80%) os indivíduos com 65 anos e mais da metade (53%) com 85 anos no Reino Unido têm dentes naturais; e a maioria de todos os grupos etários com menos de 75 anos com dentes naturais tem mais de 21 dentes, enquanto os de 75 anos com dentes naturais apresentam cerca de oito dentes cada.[98,111] Dados similares do Levantamento de Medidas em Saúde do Canadá entre 2007 a 2009[38] indicam que a maioria (78%) do grupo com mais de 60 anos de idade tem em média mais do que 19 dentes e que mais da metade (58%) tem 21 ou mais dentes.[39] Dados australianos de um levantamento de 2004 a 2006 indicam distribuição similar dos dentes naturais na população mais velha – aproximadamente dois terços (64%) do grupo com mais de 75 de idade têm dentes naturais e quase metade (45%) tem ao menos 21 dentes.[95] Portanto, a cárie é um problema que aumentará no futuro próximo conforme mais indivíduos alcancem a velhice com dentes naturais.[25]

Multimorbidade

A Organização Mundial da Saúde[112] afirma que:

> As doenças não transmissíveis (DNT) são a principal causa global por morte, causando mais óbitos do que todas as outras causas juntas, e ocorrem mais seriamente nas populações mundiais de baixa e média renda. Essas doenças alcançaram proporções epidêmicas, ainda que possam ser significativamente reduzidas, com milhões de vidas salvas e incalculável sofrimento evitado, pela redução dos fatores de risco, pela detecção precoce e por tratamentos oportunos.

A cárie é uma DNT e, como raramente uma causa de morte, pode levar a muita ansiedade e angústia em todos os grupos etários. Muitas questões foram levantadas sobre o desafio apresentado pelos indivíduos com múltiplos distúrbios crônicos (multimorbidade), o que parece ser regra para os idosos conforme a maioria dos sistemas de saúde é projetada, principalmente, para tratar as doenças individuais. Um levantamento com 314 consultórios médicos, em março de 2007 na Escócia, por exemplo, descobriu que aproximadamente metade (42%) de todos os pacientes registrados tinha um ou mais distúrbios crônicos, com o número médio de alterações de 2,6 entre a idade de 65 e 84 anos e 3,6 quando mais velhos do que 85 anos de idade.[5] Também chama a atenção que as diretrizes clínicas para a maioria dos distúrbios foram criadas somente para doenças únicas, e que os

indivíduos com múltiplos distúrbios foram excluídos da maioria dos ensaios clínicos em Medicina[105] e Odontologia porque, de acordo com um relato, a "saúde deles poderia afetar os resultados ou a capacidade de completar o estudo".[76]

Polifármacos e a boca seca

A hipofunção das glândulas salivares (HGS) é uma condição física das glândulas salivares quando a saliva estimulada e não estimulada estão diminuídas e a composição bioquímica da saliva muda. A xerostomia, em contraste, é a resposta subjetiva ou psicológica dos pacientes à boca seca.[41] Às vezes, os termos HGS e xerostomia são usados como substitutos de boca seca. De qualquer maneira, o acúmulo espesso de placa sobre os dentes em uma boca seca abriga bactérias e fungos que contribuem para a pneumonia aspirativa e a morte prematura em indivíduos debilitados e com dificuldade de deglutição.[62,69,114]

O avanço da idade pode causar uma diminuição no fluxo salivar e da glândula parótida, mas a mudança é muito leve se comparada aos efeitos adversos das doenças, dos medicamentos ou da radioterapia sobre o fluxo e a composição da saliva.[34] Uma grande variedade de medicamentos e doenças, notavelmente a síndrome de Sjögren, causa essas alterações salivares, embora a mudança física na qualidade ou na quantidade de saliva possa não ser nítida para o paciente ou o profissional.[33,89] Os anticolinérgicos, os antidepressivos, os anti-histamínicos, os anti-hipertensivos, os antiparkinsonianos, os antipsicóticos, os diuréticos e os tranquilizantes estão entre os medicamentos mais amplamente usados atualmente, todos podendo alterar o fluxo e a composição da saliva. Ghezzi *et al.*[34] estimam que o uso frequente de um medicamento de um desses grupos equivale a cerca de 14 anos de mudanças nas glândulas salivares em decorrência da idade em um indivíduo saudável. Os efeitos colaterais dos medicamentos, especialmente nas glândulas submandibulares, são agravados pelas interações bioquímicas dos múltiplos fármacos.[22]

Relatos sobre a distribuição de indivíduos com HGS ou xerostomia na população geral são poucos e variam de 0,9 a 65% dependendo da idade e da saúde das populações pesquisadas.[75] Entretanto, há pouca dúvida de que uma boca seca eleva muito o risco de cárie por doenças como a síndrome de Sjögren, a radioterapia de cabeça e pescoço ou, mais comumente, os medicamentos anticolinérgicos.[78,103] O Levantamento Canadense de 2008 de Experiências com Assistência Primária à Saúde revelou que mais de um quarto (27%) dos canadenses mais velhos e quase dois terços (62%) deles com distúrbios crônicos múltiplos tomavam cinco ou mais medicamentos (polifarmacoterapia) regularmente e que em menos da metade as prescrições foram revisadas novamente por um médico ou farmacêutico.[81] Parece que os medicamentos são prescritos e suspensos com muito pouco acompanhamento sobre os acontecimentos adversos, como no caso de boca seca.

Em 1992, mais de três quartos (80%) dos 131 medicamentos mais frequentemente prescritos nos EUA estavam associados a HGS na literatura biomédica e nas monografias dos fabricantes.[96] Um estudo recente similar no Canadá verificou que aproximadamente dois terços dos medicamentos mais comumente prescritos no país tinham advertências escritas sobre boca seca na literatura biomédica ou em monografias disponibilizadas pelos fabricantes. Entretanto, a boca seca como um efeito colateral foi identificado 10 a 20 vezes mais frequentemente na literatura biomédica do que nas monografias dos fabricantes disponibilizadas para os médicos e farmacêuticos. Em outras palavras, a boca seca geralmente não é listada na farmacopeia médica como um acontecimento adverso associado a esses medicamentos; como consequência, os pacientes provavelmente não são alertados a seu respeito e podem ficar bastante confusos quando ocorre boca seca sem que conheçam a causa.

Alimentação

A alimentação está profundamente enraizada nos comportamentos culturais, e o açúcar é uma substância dominante em muitas culturas, portanto não é uma surpresa que a cárie seja prevalente em sociedades nas quais o consumo diário de comidas e bebidas doces é frequente, e ainda mais quando a higiene bucal é ruim e a exposição ao fluoreto é baixa.[97] O açúcar também tem propriedades redutoras da dor similares aos analgésicos opiáceos e pode produzir uma forte atração ou adição – possivelmente originada dentro do útero, vinda da alimentação materna.[20] Consequentemente, é quase impossível, por prescrição, mudar esse desejo por açúcar profundamente incrustado. O problema do açúcar é agravado ainda mais por muitos geriatras e nutricionistas que prescrevem alimentos altamente calóricos, independentemente do risco cariogênico, para combater a má nutrição. Isso é um problema generalizado entre os indivíduos debilitados, sendo contornado pela prescrição frequente do consumo de alimentos e bebidas doces calóricos entre as refeições e como substituição a elas.[66]

Mudanças ocorrem no paladar e no olfato em decorrência da idade e da demência, podendo precipitar ou intensificar um "gosto por açúcar" em indivíduos que, quando adultos mais jovens, tiveram pouca atração por açúcar.[67,88,99] Além disso, o gosto metálico ou salgado que acompanha a síndrome de Sjögren e a radioterapia aumenta a sensibilidade aos alimentos amargos e ácidos, enquanto a hipossalivação reduz a sensibilidade aos alimentos doces e aumenta o desejo por açúcar. A seleção da comida pode mudar repentinamente quando um cônjuge morre ou quando a renda diminui com a aposentadoria. Também pode mudar com a depressão e a deficiência, e, em geral, isso induz ou exacerba a saúde bucal já ruim. Comumente, a perda de vários dentes atrapalha a mastigação, reduz o estímulo das glândulas salivares e favorece a maior seleção de carboidratos refinados do que a de carnes, frutas e vegetais mais duros.[8,84,108] Contudo, a maioria das diferenças na alimentação é explicada mais pelas características demográficas, culturais e comportamentais de uma sociedade do que pelos dentes dos seus membros[12,23], especialmente quando os indivíduos têm uma saúde precária.[37]

Higiene bucal

Muitos administradores de casas de repouso reconhecem que suas equipes não podem identificar os distúrbios bucais ou auxiliar os residentes com a higiene bucal de maneira muito eficaz por causa do conflito de prioridades na gestão das instalações e das necessidades dos residentes[58], situação agravada pela falta de habilidade em questões relacionadas com os cuidados da saúde bucal.[77,91] Foram feitas tentativas para informar os educadores sobre os cuidados bucais, mas os resultados, embora otimistas em poucas situações, foram desanimadores[59,92], mesmo em jurisdições nas quais os regulamentos ditam cuidado bucal diário e pronto acesso aos profissionais de Odontologia.[46,60,110] Para a maioria dos indivíduos debilitados e em casas de repouso, a situação é de que não podem ter ajuda efetiva com a higiene bucal.[91,93] As bactérias e os fungos acumulados na boca os colocam em um cenário de alto risco de cárie (ver Capítulo 7) e outros sérios perigos de saúde.[2,16,50]

Situação socioeconômica

O componente da saúde bucal no Levantamento Canadense de Medidas em Saúde[40] observou que o dobro dos indivíduos com baixa renda comparados àqueles com renda mais alta têm evidência de cárie. A causa dessa concentração de cárie em comunidades em desvantagem provavelmente decorre do entrelaçamento de muitos fatores, como alimentação com carboidratos refinados, promoção da saúde inadequada, acesso limitado à pasta de dente fluoretada e aos serviços odontológicos e dificuldade com a higiene bucal.[106] Portanto, como um importante determinante da saúde geral, o fator socioeconômico tem uma parte significativa no controle ou na precipitação da cárie.

Próteses

O papel da prótese dentária, especialmente a prótese parcial removível, na elevação do risco de cárie e, principalmente, da cárie radicular parece certo.[70,79] Isso foi confirmado em um ensaio clínico envolvendo participantes mais velhos das comunidades inglesas, chinesas ou punjabi em Vancouver, na Colúmbia Britânica, onde várias (três ou mais) perdas dentárias ocorreram em um quinto dos participantes durante os 5 anos do ensaio, principalmente (razão de probabilidade: 6,32) em associação ao uso de próteses removíveis e, mais fracamente (razão de probabilidade: < 1,5), em associação à cárie e a defeitos periodontais na avaliação inicial.[36] As próteses dentárias complicam o ambiente bucal por sua inclusão ao ambiente biológico dos dentes e por possibilitarem que o biofilme acidifique quando os tampões salivares estão fracos ou ausentes. Portanto, é preferível evitar as próteses, a menos que sejam essenciais para a aparência ou a função; felizmente, muitos indivíduos podem conviver bastante confortavelmente com o arco dental reduzido.[32,44]

Cárie anterior

O papel da experiência passada de cárie é claro como um preditor de mais cárie (Figura 18.5). É muito provável que aqueles que tiveram cárie tenham novamente, e uma lesão cariosa recente provavelmente é o melhor indicador de risco elevado para novas lesões, a menos que etapas ativas sejam cumpridas para mudar os múltiplos fatores ambientais, sociais e pessoais que contribuem para esse risco.[87]

Impacto da cárie na debilidade

O impacto da dor de dente por cárie pode ser física, psicológica e socialmente debilitante.[57] A dor grave é intolerável, mas o impacto debilitante da dor, mesmo quando menos grave, depende da tolerância do indivíduo e da visibilidade real ou percebida da condição subjacente. A visibilidade de uma lesão cariosa também pode causar a reclusão do indivíduo em função do estigma associado à negligência pessoal, mesmo que a lesão seja indolor.[31]

A progressão lenta da cárie em dentes idosos estimula a dentina reparadora, mas pode também levar a uma necrose pulpar "silenciosa" e à inflamação apical de baixo grau.[6,17] Entretanto, a inflamação pulpar não é sempre silenciosa ou sem sintomatologia dolorosa nos dentes idosos, um assunto que é particularmente preocupante quando indivíduos com uma deficiência na comunicação, como a demência, não podem identificar ou explicar a fonte ou a extensão da dor. Isso pode precipitar um comportamento violento ou agressivo que parece, à primeira vista, não estar relacionado com o problema dentário.[14,28] A dor indicada, a dor de dente fantasma, as neuralgias orofaciais, a síndrome da ardência bucal e outros distúrbios cronicamente dolorosos são sempre difíceis de diagnosticar e controlar, ainda mais nos pacientes idosos debilitados e com evidência de cárie.

A perda dos dentes pode ter maior impacto na qualidade de vida na velhice do que a presença de uma lesão cariosa que ainda não atingiu a polpa de um dente idoso.[18] As lesões cariosas enfraquecem a estrutura do dente, aumentando o risco de fratura coronal e perda do

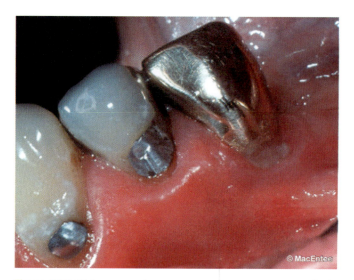

Figura 18.5 Cárie recorrente na margem da coroa em um paciente com histórico de cárie radicular recorrente.

dente – quando a fratura é irreparável. A perda de dente, por sua vez, pode precipitar uma ampla variação e deficiências físicas, psicológicas e sociais, que, em muitas situações estão associadas à velhice, permanecem vagamente incompreendidas[27,57] e com controle incerto.[11,63]

O desejo dos pacientes de substituírem seus dentes perdidos varia muito. Alguns podem se adaptar com facilidade à redução do arco dentário, enquanto outros têm um forte desejo de substituir qualquer parte do corpo, se possível, para alcançar uma noção de plenitude psicológica e funcional.[32,44] Esse desafio pode parecer intransponível, às vezes, quando os pacientes estão debilitados e cognitivamente prejudicados.[10] Felizmente, a maioria das pessoas de qualquer idade pode se adaptar e lidar bastante confortavelmente com uma redução do arco dentário (Figura 18.6).

Gestão da cárie na debilidade

Princípios gerais

O histórico do paciente e o estado físico atual como um todo e da boca fornecerão uma ideia do risco de cárie. Consequentemente, a estratégia para a gestão do risco deve se basear nos seguintes princípios:

1. Prevenção e controle são as prioridades, enquanto as intervenções cirúrgicas ou operatórias são usadas somente se necessárias para melhorar o ambiente dentário.
2. A cirurgia, quando necessária, deve remover o mínimo de estrutura dentária.
3. O preparo da cavidade e os materiais restauradores são empregados para preservar os dentes e a saúde geral do paciente.

Nyvad e Fejerskov[72], durante o planejamento de uma estratégia de gestão, recomendaram a avaliação da atividade de cárie mais do que da aparência física dos dentes. As lesões ativas podem ser tratadas de modo diferente, dependendo da acessibilidade à lesão para remover a placa microbiana. As lesões profundas precisam de um material restaurador para vedar a cavidade dos acúmulos de placa. Já as rasas podem ser mantidas livres de placa com a escova de dente e, ocasionalmente, o esmalte acima da periferia da lesão ser removido para tornar possível o fácil acesso da escova de dente e da saliva à superfície da lesão (conferir Capítulo 19).

A estratégia para o controle da cárie na qual esses princípios se apoiam depende de uma "defesa" da higiene bucal diária em casa ou na casa de repouso.[102] As qualificações do profissional da defesa, se um dentista, higienista ou assistente especialmente instruído, são menos importantes do que a capacidade do defensor para infiltrar a cultura na instituição e comunicar-se como um colega com os administradores e outros membros da equipe.

Os dentistas sozinhos não podem gerenciar a polifarmacoterapia como uma causa de cárie sem a ajuda dos outros – como uma efetiva equipe interprofissional de cuidado em saúde. O conceito de equipe de trabalho domina a abordagem habitual para a assistência a longo prazo e a efetividade da equipe é influenciada fortemente pela tolerância, pela confiança mútua e pelo respeito entre os membros.[74] O atual papel dos profissionais de Odontologia nas equipes interprofissionais no cuidado a longo prazo é melhorado à medida que os membros de outra equipe aprendem sobre o significado da saúde bucal na gestão da debilidade. Muito ainda permanece a ser alcançado antes que os dentistas e higienistas possam reduzir substancialmente o risco de cárie nesse ambiente.[55]

Demência

O desafio de gerenciar as necessidades odontológicas de indivíduos debilitados é particularmente difícil quando se lida com pacientes com demência. Várias estratégias foram propostas para reconhecer se uma abordagem não tem utilidade. As necessidades dos pacientes com demência são tão heterogêneas quanto as de qualquer outro grupo, e seus tratamentos precisam de preparo e organização específicos para cada necessidade individual.[14] É possível sugerir que a demência média não justificará nenhuma mudança especial nos cuidados além do reconhecimento de que o paciente necessitará de ajuda com o cuidado bucal no futuro.[24] A demência moderada precisa de uma abordagem simplificada para o tratamento, com regimes não complicados e a colaboração de outros prestadores de assistência à saúde. Por fim, a demência avançada precisa de abordagens especiais para reduzir a ansiedade e o estresse do paciente tanto quanto possível, como a necessidade por cuidados paliativos mais do que o aumento do cuidado curativo.

Fiske et al.[28] fornecem um guia útil para o planejamento do tratamento, que enfatiza:

1. Papel da família.
2. Realismo.
3. Antecipação do declínio.
4. Prevenção da doença.
5. Redução do estresse.
6. Comunicação efetiva.
7. Necessidade ocasional de medicamento antiansiedade.
8. Certeza otimista de conforto.

Chalmers[14] sugeriu que um comportamento mais agressivo e perturbador pode ser gerenciado sem medicamentos, pelo reconhecimento de que a agressão na demência reflete a ansiedade e o medo. Ela acentua a importância da comunicação com o paciente ansioso em um ambiente tranquilo, com o uso de movimentos, toques e outras

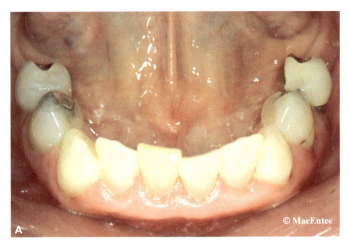
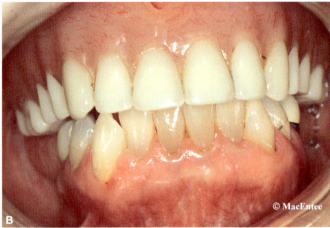

Figura 18.6 A e B. Paciente idoso com boca limpa cuidada de maneira bem-sucedida, com arco dental reduzido e restaurações dentárias na mandíbula e uma prótese total na maxila.

comunicações não verbais não ameaçadoras, respaldados pelo emprego de uma voz nítida e gentil oferecendo diretivas descomplicadas. Com frequência, tudo isso requer a ajuda de outros da equipe de saúde, e paciência com compaixão, acima de tudo.

Ambiente e higiene bucal

Nyvad e Fejerskov[72] relataram que "a progressão da lesão cariosa pode ser detida em qualquer estágio do desenvolvimento, em quase todos os indivíduos, desde que sejam obtidas, clinicamente, condições livres de placa" – embora qualifiquem essa observação otimista com a afirmação de que "não há nível universal de higiene bucal a ser recomendado". Eles recomendaram também que a remoção da placa autorrealizada deve ser suplementada com pasta de dente fluoretada e ocasionais aplicações de fluoreto tópico. A pasta de dente fluoretada não prevenirá o início da cárie, mas diminuirá a velocidade da progressão de uma lesão, especialmente quando outros riscos são elevados[45] (ver Capítulo 13).

Infelizmente, a higiene bucal fornecida para indivíduos que dependem dos outros raramente é eficaz, em grande parte por causa de muitas prioridades conflitantes nas rotinas diárias da maioria das instalações de assistência a longo prazo.[19,58,59] Os administradores das casas de repouso, plenamente conscientes das responsabilidades legais, em geral, podem obter cuidado odontológico emergencial para aliviar a dor aguda e a infecção dos residentes, ainda que a maioria deles pareçam incapazes de garantir a qualidade do cuidado bucal oferecido diariamente por sua equipe.[60] Essas dificuldades administrativas são agravadas, muito frequentemente, pela falta de colaboração entre o administrador e os profissionais de Odontologia ou os inspetores governamentais.[46] Além disso, em comunidades onde os serviços odontológicos são pagos principalmente por remuneração por serviço, os dentistas e higienistas geralmente sentem pouco incentivo fora do sentido obrigatório da responsabilidade profissional para atender os pacientes em asilos.[10,54] No geral, esses fatores implicam uma grande barreira para a higiene bucal adequada e a aplicação de fluoreto tópico.

Planos de cuidado bucal

É mais provável que a gestão de estratégias para o controle da cárie em indivíduos debilitados e mais velhos seja eficaz, na experiência dos autores, se baseada em um plano nítido, um compromisso para a implementação e um acordo sobre as responsabilidades.[80,102] Uma avaliação completa da boca e dos dentes é finalizada por um membro da equipe odontológica logo depois que uma pessoa dependente é admitida na instituição.[9,71,113] Isso registrará o *status* da saúde bucal, conectará os residentes com a equipe odontológica, conforme necessário, para endereçar os problemas e identificará o nível de ajuda com a higiene bucal diária necessária para cada residente. Subsequentemente, um plano de cuidado bucal individualizado é formulado com base na avaliação, com a entrada de dados da equipe odontológica e feita prontamente de modo acessível para os cuidados (Tabela 18.1 – exemplo de plano de cuidado bucal diário apropriado para o homem debilitado da Figura 18.6 com uma prótese total superior e dentes naturais inferiores).

O profissional designado para o cuidado de cada residente precisa ser instruído a:

1. Solicitar queixas frequentes.
2. Usar luvas.
3. Limpar e conservar a prótese.
4. Limpar todas as superfícies dentárias com pasta de dente fluoretada.
5. Limitar o consumo de açúcar.
6. Relatar as anormalidades.

Também deve receber orientação de como auxiliar os residentes com a higiene bucal de modo não ameaçador, geralmente mantendo o maior contato visual possível, e, se necessário, adiar a higiene e a sessão de avaliação quando o residente estiver estressado.[14,28]

Tabela 18.1 Exemplo de um plano de cuidado bucal para o paciente mostrado na Figura 18.6.

1. Por gentileza, aborde o senhor Chung de frente e delicadamente, peça permissão para remover a prótese superior e escovar os dentes inferiores. Mantenha o contato visual durante essa solicitação e não toque na boca dele até que conceda permissão. Geralmente, ele responde de maneira vagarosa, mas com simpatia a esse pedido.

2. Pergunte se ele sente algum desconforto ou dor na boca; se sim, por gentileza, informe essa questão a um membro da equipe odontológica.

3. Use luvas para remover a prótese superior toda noite e para escovar todas as superfícies com o gel de limpeza fornecido. Escove a prótese sobre uma pia cheia de água, para protegê-la se ela cair.

4. Guarde a prótese em um recipiente seco se o paciente não quiser usá-la para dormir – ocasionalmente, ele prefere mantê-la na boca durante a noite.

5. Permita que o senhor Chung sente-se confortavelmente na cadeira e aborde-o de frente para manter o contato visual o máximo possível. Quando for escovar os dentes, é mais fácil ficar de pé ao lado direito dele e segurar sua cabeça com o braço esquerdo. Entretanto, essa abordagem pode, às vezes, confundi-lo e distrai-lo. Não faça o procedimento se ele parecer estressado. Pode ser necessário adiar a higiene bucal e retornar quando ele estiver mais calmo.

6. Escove os dentes naturais inferiores com escova de dente elétrica e pasta de dente fluoretada fornecida. Inicie gentilmente pela escovação das superfícies linguais dos dentes antes de escovar as superfícies vestibulares.

7. Permita que o senhor Chung, a qualquer tempo, durante a limpeza descanse e cuspa dentro de um copo, se vocês não estiverem próximos a uma pia.

8. Relate a um membro da equipe odontológica qualquer sangramento da gengiva (gengivite) ou outra anormalidade dentro ou nas proximidades da boca.

9. O senhor Chung deve ser estimulado a não comer petiscos açucarados ou balas mais do que uma vez entre as refeições e nunca depois que os dentes estiverem escovados antes de dormir.

Boca seca

A atenção com um indivíduo debilitado com cárie rampante e boca seca, que toma múltiplos medicamentos, pode ser muito desafiador e geralmente requer a ajuda de outros profissionais da equipe interprofissional de assistência à saúde. O objetivo principal deve ser endereçar o desconforto da boca seca. A variação dos substitutos salivares está disponível, mas nenhum substitui todas as propriedades da saliva natural (ver a seção "Manejo da hipofunção das glândulas salivares" no Capítulo 6). Às vezes, os pacientes sentem alívio com o jato de uma pequena garrafa com *spray* cheia de água[101] ou com limitado fluxo salivar estimulado por goma de mascar.[94] Entretanto, acima de tudo, pacientes com boca seca e seus cuidadores precisam ser informados sobre o perigo cariogênico das ingestões frequentes de açúcar de qualquer fonte e aconselhados a usar somente goma de mascar e outros estimulantes sem açúcar.

Alimentação

Permanece muita incerteza sobre como modificar a alimentação dos indivíduos mais velhos e sobre os benefícios da modificação das dietas para acomodar os problemas bucais.[85] Certamente, é improvável que aqueles com dores na boca ou dificuldades para mastigar renunciem a alimentos moles e altamente processados em detrimento de alimentos não processados mais saudáveis, porém mais duros para mastigar[7]; além disso, as pessoas geralmente relutam até mesmo em considerar mudar sua alimentação se não conseguirem enxergar os

Parte 4 • Controle da Cárie Dentária

benefícios dessa mudança.[21,68] Portanto, é necessário tornar a boca confortável sem remoção dentária e próteses irritantes, para comunicar-se abertamente com os outros pacientes e membros da equipe de saúde sobre os benefícios gerais da mudança.

Os alimentos fibrosos duros, incluindo o pão, o queijo e as nozes, podem tamponar os ácidos salivares por estimulação do fluxo salivar, mas são difíceis de comer sem dentes fortes.[86] Consequentemente, os pacientes com dentições debilitadas precisam de informação sobre como selecionar e comer alimentos de qualidade.[64] Massa cozida, molho de queijo e peito de frango recheado com queijo são bons exemplos de alimentos macios que aumentam a concentração de cálcio no biofilme dos dentes e, provavelmente, os protege contra a cárie, mesmo quando cozidos e acompanhados por outros componentes de uma refeição.[65] A atração por açúcar diminui depois da refeição, o que destaca ainda mais a importância das refeições nutritivas quando a debilidade aumenta.[20]

Dentística operatória

O cuidado domiciliar geralmente é necessário quando os indivíduos debilitados precisam de tratamento odontológico. A técnica restauradora atraumática (TRA) pode estabilizar os dentes por, pelo menos, 1 ano quando os pacientes têm dificuldade de locomoção ou estão institucionalizados.[29] Os dentistas, em um pequeno estudo clínico, gerenciaram o tratamento dos participantes idosos com "um espelho bucal, uma sonda periodontal, uma cureta, uma espátula, um burilador, escalas, máscara, luvas, rolinhos e bolinhas de algodão, cunhas, tiras interproximais, lubrificante e ionômero de vidro".[40] Embora a maioria (89%) das lesões cariosas, nesse estudo, possam não estar obturadas por TRA, a maior parte (79%) das restaurações foi realizada e permanecia intacta sem desconforto para, pelo menos, 11 bocas. Em outros dois estudos clínicos com TRA – um envolvendo pacientes que fizeram radioterapia[43] e o outro com residentes idosos há muito tempo em casa de repouso[51] –, as restaurações sobreviveram quase tão bem quanto aquelas colocadas por uma técnica mais tradicional (conferir Capítulo 19 para saber mais sobre TRA).

Considerações finais

Os dentes naturais, as cáries recentes, a prótese, a higiene bucal ruim e os medicamentos anticolinérgicos são as características típicas de um idoso na maioria dos países atualmente, todos predizendo mais cárie e problemas associados. A cárie rampante é muito danosa em qualquer grupo etário, mas pode ser devastadora para indivíduos debilitados e que lutam para estabilizar seu bem-estar físico e cognitivo. A cárie na velhice está aumentando à medida que mais indivíduos retêm seus dentes naturais em um ambiente complicado de multimorbidade e polifarmacoterapia. O conhecimento dessa doença é muito limitado para outros profissionais que não os de Odontologia. Os médicos, os enfermeiros e os nutricionistas, por exemplo, encorajam os pacientes debilitados a combater a má nutrição com o consumo de alimento e bebida doces, frequentemente durante o dia e sem a necessária higiene bucal para o controle da proliferação de bactérias cariogênicas. O desafio dessa doença é assustador, mas ele pode ser gerenciado de maneira eficaz por uma combinação de avaliação clínica, higiene bucal diária, controle do açúcar, fluoreto e procedimentos cirúrgicos e restauradores minimamente invasivos. Entretanto, os dentistas e higienistas podem supervisionar e realizar esse protocolo de gestão efetivamente somente como parte de uma equipe interprofissional de cuidado em saúde, centrada nas necessidades dos indivíduos idosos debilitados e dependentes.

Como o resto do corpo, não se pode deixar de limpar a boca sem graves consequências, incluindo o elevado risco de higiene bucal ruim, levando à pneumonia aspirativa e à morte prematura. A boca e os dentes importam tanto para os indivíduos idosos e debilitados quanto para qualquer outro grupo. Eles também precisam comer e sorrir, falar e beijar; portanto, o mínimo que devem esperar é uma ajuda necessária para manter seus dentes limpos e saudáveis.

Referências bibliográficas

1. Agree EM, Glaser K. Demography of informal caregiving. In: Uhlenberg P, ed. International handbook of population aging. Dordrecht: Springer; 2009. p. 647-68.
2. Almståhl A, Kareem KL, Carlén A, Wårdh I, Lingström P, Wikström M. A prospective study on oral microbial flora and related variables in dentate dependent elderly residents. Gerodontology. 2012;29:e1011-8.
3. Baelum V. What is an appropriate caries diagnosis? Acta Odontol Scand. 2010;68:65-79.
4. Batty GD, Li Q, Huxley R, Zoungas S, Taylor BA, Neal B, et al. Oral disease in relation to future risk of dementia and cognitive decline: prospective cohort study based on the Action in Diabetes and Vascular Disease: Preterax and Diamicron Modified-Release Controlled Evaluation (ADVANCE) trial. Eur Psychiatry. 2013;28:49-52.
5. Barnett K, Mercer SW, Norbury M, Watt G, Wyke S, Guthrie B. Epidemiology of multimorbidity and implications for health care, research, and medical education: a cross-sectional study. Lancet. 2012;380:37-43.
6. Bjørndal L. The caries process and its effect on the pulp: the science is changing and so is our understanding. J Endod. 2008;34:S2-5.
7. Brennan DS, Singh KA. Compliance with dietary guidelines in grocery purchasing among older adults by chewing ability and socioeconomic status. Gerodontology. 2012;29:265-71.
8. Brennan DS, Spencer AJ, Roberts-Thomson KF. Tooth loss, chewing ability and quality of life. Qual Life Res. 2008;17:227-35.
9. British Columbia Dental Association. Caring for seniors' oral health. Educational Presentations, 2010. Disponível em: http://www.bcdental.org/. Acesso em: 7 nov. 2014.
10. Bryant SR, MacEntee MI, Browne A. Ethical issues encountered by dentists in the care of institutionalized elders. Spec Care Dentist. 1995;15:79-82.
11. Budtz-Jørgensen E, Chung JP, Mojon P. Successful aging – the case for prosthetic therapy. J Public Health Dent. 2000;60:308-12.
12. Budtz-Jørgensen E, Chung JP, Rapin CH. Nutrition and oral health. Best Pract Res Clin Gastroenterol. 2001;15:885-96.
13. Cawthon PM, Marshall LM, Michael Y, Dam TT, Ensrud KE, Barrett-Connor E, Orwoll ES. Frailty in older men: prevalence, progression, and relationship with mortality. J Am Geriatr Soc. 2007;55:1216-23.
14. Chalmers JM. Behavior management and communication strategies for dental professionals when caring for patients with dementia. Spec Care Dentist. 2000;20:147-54.
15. Chalmers JM, Carter KD, Spencer AJ. Caries incidence and increments in community-living older adults with and without dementia. Gerodontology. 2002;19:80-94.
16. Chen X, Clark JJ, Naorungroj S. Oral health in nursing home residents with different cognitive statuses. Gerodontology. 2013;30:49-60.
17. Chogle SM, Goodis HE, Kinaia BM. Pulpal and periradicular response to caries: current management and regenerative options. Dent Clin North Am. 2012;56:521-36.
18. Christensen LB, Hede B, Nielsen E. A cross-sectional study of oral health and oral health-related quality of life among frail elderly persons on admission to a special oral health care programme in Copenhagen City, Denmark. Gerodontology. 2012;29:e392-400.
19. Coleman P, Watson NM. Oral care provided by certified nursing assistants in nursing homes. J Am Geriatrics Soc. 2006;54:138-43.
20. Drewnowski A, Mennella JA, Johnson SL, Bellisle F. Sweetness and food preference. J Nutr. 2012;142:1142S-8S.
21. Driehuis F, Barte JC, Ter Bogt NC, Beltman FW, Smit AJ, van der Meer K, Bemelmans WJ. Maintenance of lifestyle changes: 3-year results of the Groningen Overweight and Lifestyle study. Patient Educ Couns. 2012;88:249-55.
22. Eliasson L, Birkhed D, Osterberg T, Carlen A. Minor salivary gland secretion rates and immunoglobulin A in adults and the elderly. Eur J Oral Sci. 2006;114:494-9.
23. Ervin RB, Dye BA. Number of natural and prosthetic teeth impact nutrient intakes of older adults in the United States. Gerodontology. 2012;29:e693-702. Disponível em: http://onlinelibrary.wiley.com/doi/10.1111/j.1741-2358.2011.00546.x/full. Acesso em: 7 nov. 2014.
24. Ettinger RL. Dental management of patients with Alzheimer's disease and other dementias. Gerodontology. 2000;17:16-7.

25. Fejerskov O, Baelum V, Østergaard ES. Root caries in Scandinavia in the 1980's – and future trends to be expected in dental caries experience in adults. Adv Dent Res. 1993;7:4-14.
26. Fisher-Owens SA, Gansky SA, Platt LJ, Weintraub JA, Soobader MJ, Bramlett MD, Newacheck PW. Influences on children's oral health: a conceptual model. Pediatrics. 2007;120:510-20.
27. Fiske J, Davis DM, Frances C, Gelbier S. The emotional effects of tooth loss in edentulous people. Br Dent J. 1998;184:90-3; discussion 79.
28. Fiske J, Frenkel H, Griffiths J, Jones V. Guidelines for the development of local standards of oral health care for people with dementia. British Society of Gerodontology. British Society for Disability and Oral Health. Gerodontology. 2006;23(Suppl 1):5-32.
29. Frencken JE, Leal SC, Navarro MF. Twenty-five-year atraumatic restorative treatment (ART) approach: a comprehensive overview. Clin Oral Investig. 2012;16:1337-46.
30. Fure S. Ten-year cross-sectional and incidence study of coronal and root caries and some related factors in elderly Swedish individuals. Gerodontology. 2004;21:130-40.
31. Gerhardt U. Qualitative research on chronic illness: the issue and the story. Soc Sci Med. 1990;30:1149-59.
32. Gerritsen AE, Allen PF, Witter DJ, Bronkhorst EM, Creugers NH. Tooth loss and oral health-related quality of life: a systematic review and meta-analysis. Health Qual Life Outcomes 2010; 8: 126. Disponível em: http://www.hqlo.com/content/8/1/126. Acesso em: 7 nov. 2014.
33. Ghezzi EM, Ship JA. Aging and secretory reserve capacity of major salivary glands. J Dent Res. 2003;82:844-8.
34. Ghezzi EM, Wagner-Lange LA, Schork MA, Metter J, Baum BJ, Streckfus CF, Ship JA. Longitudinal influence of age, menopause, hormone replacement therapy, and other medications on parotid flow rates in healthy women. J Gerontol A Biol Sci Med Sci. 2000;55:M34-42.
35. Gill TM, Baker DI, Gottschalk M, Peduzzi PN, Allore H, Byers A. A program to prevent functional decline in physically frail elderly persons who live at home. N Engl J Med. 2002;347:1068-74.
36. Gonda T, MacEntee MI, Persson R, Persson R, Kiyak A, Wyatt CCL. Predictors of multiple tooth-loss among socio-culturally diverse elders. Int J Prosthodont. 2013;26:127-34.
37. Griep MI, Mets TF, Collys K, Ponjaert-Kristoffersen I, Massart DL. Risk of malnutrition in retirement homes elderly persons measured by the 'mini-nutritional assessment'. J Gerontol A Biol Sci Med Sci. 2000;55(2):M57-63.
38. Health Canada. Summary report on the findings of the oral health component of the Canadian Health Measures Survey 2007-2009. Ottawa: Publications Health Canada, 2010. Disponível em: http://www.fptdwg.ca/assets/PDF/CHMS/CHMS-E-summ.pdf. Acesso em: 7 nov. 2014.
39. Health Canada. Report on the findings of the oral health component of the Canadian Health Measures Survey 2007-2009. Ottawa: Publications Health Canada, 2010: Table 25. Disponível em: http://www.fptdwg.ca/assets/PDF/CHMS/CHMS-E-tech.pdf. Acesso em: 7 nov. 2014.
40. Honkala S, Honkala E. Atraumatic dental treatment among Finnish elderly persons. J Oral Rehabil. 2002;29:435-40.
41. Hopcraft MS, Tan C. Xerostomia: an update for clinicians. Aust Dent J. 2010;55:238-44.
42. House of Lords. Select Committee on Public Service and Demographic Change. Ready for ageing? Report. London: The Stationery Office Limited, 2013. Disponível em: http://www.publications.parliament.uk/pa/ld201213/ldselect/ldpublic/140/140.pdf. Acesso em: 7 nov. 2014.
43. Hu JY, Chen XC, Li YQ, Smales RJ, Yip KH. Radiation induced root surface caries restored with glass-ionomer cement placed in conventional and ART cavity preparations: results at two years. Aust Dent J. 2005;50:186-90.
44. Hultin M, Davidson T, Gynther G, Helgesson G, Jemt T, Lekholm U, Nilner K, Nordenram G, Norlund A, Rohlin M, Sunnegardh-Gronberg K, Tranaeus S. Oral rehabilitation of tooth loss: a systematic review of quantitative studies of OHRQoL. Int J Prosthodont. 2012;25:543-52.
45. Innes N, Evans D. Caries prevention for older people in residential care homes. Evid Based Dent. 2009;10:83-7.

46. Jiang CYW. The implementation of oral health regulation in long-term care facilities. Master of Science thesis. University of British Columbia, 2012. Disponível em: https://circle.ubc.ca/bitstream/handle/2429/42100/ubc_2012_spring_jiang_caroline.pdf?sequence. Acesso em: 7 nov. 2014.
47. Kaye EK, Valencia A, Baba N, Spiro A III, Dietrich T, Garcia RI. Tooth loss and periodontal disease predict poor cognitive function in older men. J Am Geriatr Soc. 2010;58:713-8.
48. Kinsella K, Velkoff VA. An aging world: 2001. Washington, DC: US Government Printing Office; 2001.
49. Lafortune G, Balestat G. Trends in severe disability among elderly people: assessing the evidence in 12 OECD countries and the future implications. OECD Health Working Paper 26. Paris: OECD, 2007.10.1787/217072070078. Acesso em: 7 nov. 2014.
50. Lam OLT, McGrath C, Li LSW, Samaranayake LP. Effectiveness of oral hygiene interventions against oral and oropharyngeal reservoirs of aerobic and facultatively anaerobic Gram-negative bacilli. Am J Infect Control. 2012;40:175-82.
51. Lo EC, Luo Y, Tan HP, Dyson JE, Corbet EF. ART and conventional root restorations in elders after 12 months. J Dent Res. 2005;85:929-32.
52. Luppa M, Wollny A, Eisele M, Zimmermann T, König H-H, Maier W. Age-related predictors of institutionalization: results of the German study on ageing, cognition and dementia in primary care patients (AgeCoDe). Soc Psychiatry Psychiatr Epidemiol. 2012;47:263-70.
53. MacEntee MI. An existential model of oral health from evolving views on health, function and disability. Community Dental Health. 2006;23:5-14.
54. MacEntee MI. Missing links in oral healthcare for frail elders. J Can Dent Assoc. 2006;72:421-5.
55. MacEntee MI. Muted dental voices on interprofessional healthcare teams. J Dent. 2011;39(Suppl 2);S34-40.
56. MacEntee MI, Wyatt CCL, McBride B. A longitudinal study of caries and cariogenic bacteria in an elderly population. Community Dent Oral Epidemiol. 1990;18:149-52.
57. MacEntee MI, Hole R, Stolar E. The significance of the mouth in old age. Soc Sci Med. 1997;45:1449-58.
58. MacEntee MI, Thorne S, Kazanjian A. Conflicting priorities: oral health in long-term care. Spec Care Dentist. 1999;19:164-72.
59. MacEntee MI, Wyatt CCL, Beattie BL, Paterson B, Levy-Milne R, McCandless L, Kazanjian A. Provision of mouth-care in long-term care facilities: an educational trial. Community Dent Oral Epidemiol. 2007;35:25-34.
60. MacEntee MI, Kazanjian A, Kozak JF, Hornby K, Thorne S, Kettra-tad MP. A scoping review and research synthesis on financing and regulating oral care in long-term care facilities. Gerodontology. 2012;29:e41-52. Disponível em: http://onlinelibrary.wiley.com/doi/10.1111/j.1741-2358.2011.00575.x/full. Acesso em: 7 nov. 2014.
61. Martin LG, Schoeni RF, Andreski PM. Trends in health of older adults in the United States: past, present, future. Demography. 2010;47(Suppl):S17-40.
62. Mauriello SM. Risk modeling for root caries and mortality in older adults. Degree of Doctor of Education dissertation. NC State University, 2004. Disponível em: http://www.lib.ncsu.edu/resolver/1840.16/4579. Acesso em: 7 nov. 2014.
63. Mojon P, MacEntee MI. Estimates of time and propensity for dental treatment among institutionalized elders. Gerodontology. 1994; 11:99-107.
64. Moynihan PJ. Dietary advice in dental practice. Br Dent J. 2002;193:563-8.
65. Moynihan PJ, Ferrier S, Jenkins GN. The cariostatic potential of cheese: cooked cheese-containing meals increase plaque calcium concentration. Br Dent J. 1999;187:664-7.
66. Moynihan P, Bradbury J, Müller F. Dietary consequences of oral health in frail elders. In: MacEntee MI, Müller F, Wyatt C, eds. Oral healthcare and the frail elder: a clinical perspective. Ames, IA: Wiley-Blackwell; 2010. p. 73-94.
67. Murphy C. The chemical senses and nutrition in older adults. J Nutr Elder. 2008;27:247-65.
68. Naka O, Anastassiadou V. Assessing oral health promotion determinants in active Greek elderly. Gerodontology. 2012;29:e427-34.
69. Nakayama Y, Washio M, Mori M. Oral health conditions in patients with Parkinson's disease. J Epidemiol. 2004;14:143-50.

70. Nevalainen MJ, Narhi TO, Ainamo A. A 5-year follow-up study on the prosthetic rehabilitation of the elderly in Helsinki, Finland. J Oral Rehabil. 2004;31:647-52.
71. Nunn J, Greening S, Wilson K, Gordon K, Hylton B, Griffiths J. Principles on intervention for people unable to comply with routine dental care. British Society for Disability and Oral Health, 2004. Disponível em: http://www.bsdh.org.uk/guidelines/PIDocument.pdf. Acesso em: 7 nov. 2014.
72. Nyvad B, Fejerskov O. Assessing the stage of caries lesion activity on the basis of clinical and microbiological exanimation. Community Dent Oral Epidemiol. 1997;25:69-75.
73. Nyvad B, ten Cate JM, Fejerskov O. Arrest of root surface caries in situ. J Dent Res. 1997;76:1845-53.
74. Oandasan I, Reeves S. Key elements for interprofessional education. Part 1: the learner, the educator and the learning context. J Interprof Care. 2005;19(Suppl 1):21-38.
75. Orellana MF, Lagavère MO, Boychuk DGJ, Major PW, Flores-Mir C. Prevalence of xerostomia in population-based samples: a systematic review. J Public Health Dent. 2006;66:152-8.
76. Papas AS, Vollmer WM, Gullion CM, Bader J, Laws R, Fellows J, et al. Efficacy of chlorhexidine varnish for the prevention of adult caries: a randomized trial. J Dent Res. 2012;91:150-5.
77. Pearson A, Chalmers J. Oral hygiene care for adults with dementia in residential aged care facilities. Joanna Briggs Inst Rep. 2004;2:65-113.
78. Porter SR, Scully C, Hegarty AM. An update of the etiology and management of xerostomia. Oral Surg Oral Med Oral Pathol Oral Radiol Endod. 2004;97:28-46.
79. Preshaw PM, Walls AW, Jakubovics NS, Moynihan PJ, Jepson NJ, Loewy Z. Association of removable partial denture use with oral and systemic health. J Dent. 2011;39:711-9.
80. Pruksapong M, MacEntee MI. Quality of oral health services in residential care: towards an evaluation framework. Gerodontology. 2007;24:224-30.
81. Reason B, Terner M, Moses McKeag A, Tipper B, Webster G. The impact of polypharmacy on the health of Canadian seniors. Fam Pract. 2012;29:427-32.
82. Rockwood K, Fox RA, Stolee P, Robertson D, Beattie BL. Frailty in elderly people: an evolving concept. Can Med Assoc J. 1994;150:489-95.
83. Rowe JW, Kahn RL Successful aging. Gerontologist. 1997;37:433-40.
84. Sahyoun NR, Lin CL, Krall E. Nutritional status of the older adult is associated with dentition status. J Am Diet Assoc. 2003;103:61-6.
85. Sanders TA. Diet and general health: dietary counselling. Caries Res. 2004;38(Suppl 1):3-8.
86. Scardina GA, Messina P. Good oral health and diet. J Biomed Biotechnol. 2012;2012:720692. Disponível em: http://www.ncbi.nlm.nih.gov/pmc/articles/PMC3272860/pdf/JBB2012-720692.pdf. Acesso em: 7 nov. 2014.
87. Scheinin A, Pienihakkinen K, Tiekso J, Holmberg S. Multifactorial modeling for root caries prediction. Community Dent Oral Epidemiol. 1992;20:35-7.
88. Schiffman SS. Effects of aging on the human taste system. Ann N Y Acad Sci. 2009;1170:725-9.
89. Ship JA, Nolan ME, Puckett SA. Longitudinal analysis of parotid and submandibular salivary flow rates in healthy, different-aged adults. J Gerontol A Biol Sci Med Sci. 1995;50:M285-9.
90. Silverstein M, Cong Z, Li S. Intergenerational transfers and living arrangements of older people in rural China: consequences for psychological well-being. J Gerontol B Psychol Sci Soc Sci. 2006;61:S256-66.
91. Simons D, Kidd EA, Beighton D. Oral health of elderly occupants in residential homes. Lancet. 1999;353:1761.
92. Simons D, Baker P, Jones B, Kidd EA, Beighton D. An evaluation of an oral health training programme for carers of the elderly in residential homes. Br Dent J. 2000;188:206-10.
93. Simons D, Brailsford S, Kidd EA, Beighton D. Relationship between oral hygiene practices and oral status in dentate elderly people living in residential homes. Community Dent Oral Epidemiol. 2001;29:464-70.

94. Simons D, Brailsford SR, Kidd EA, Beighton D. The effect of medicated chewing gums on oral health in frail older people: a 1-year clinical trial. J Am Geriatr Soc. 2002;50:1348-53.
95. Slade GD, Spencer AJ, Roberts-Thomson KF, eds. Australia's dental generations: the National Survey of Adult Oral Health 2004-06. Dental Statistics and Research Series No. 34. Canberra: Australian Institute of Health and Welfare, 2007. Disponível em: http://www.aihw.gov.au/WorkArea/DownloadAsset.aspx?id=10737421983. Acesso em: 7 nov. 2014.
96. Smith RG, Burtner AP. Oral side-effects of the most frequently prescribed drugs. Spec Care Dentist. 1994;14:96-102.
97. Steele JG, Sheiham A, Marcenes W, Fay N, Walls AW. Clinical and behavioural risk indicators for root caries in older people. Gerodontology. 2001;18:95-101.
98. Steele JG, Treasure ET, O'Sullivan I, Morris J, Murray JJ. Adult Dental Health Survey 2009: transformations in British oral health 1968-2009. Br Dent J. 2012;213:523-7.
99. Steinbach S, Hundt W, Vaitl A, Heinrich P, Forster S, Burger K, Zahnert T. Taste in mild cognitive impairment and Alzheimer's disease. J Neurol. 2010;257:238-46.
100. Strömberg E, Hagman-Gustafsson ML, Holmén A, Wårdh I, Gabre P. Oral status, oral hygiene habits and caries risk factors in homedwelling elderly dependent on moderate or substantial supportive care for daily living. Community Dent Oral Epidemiol. 2012;40:221-9.
101. Thomson WM, Ikebe K, Tordoff JM, Campbell AJ. Dry mouth and medications. In: MacEntee MI, Müller F, Wyatt C, eds. Oral healthcare and the frail elder: a clinical perspective. Ames, IA: Wiley-Blackwell; 2010. p. 51-71.
102. Thorne S, Kazanjian A, MacEntee MI. Oral health in long-term care: the implications of organizational culture. J Aging Studies. 2001;15:271-83.
103. Turner MD, Ship JA. Dry mouth and its effects on the oral health of elderly people. J Am Dent Assoc. 138(9 Suppl):15S-20S. [Errata: J Am Dent Assoc. 2008;139:252-3.]
104. US Census Bureau. International data base, October 2013. Disponível em: http://www.census.gov/ipc/www/idb/summaries.html. Acesso em: 7 nov. 2014.
105. Van Spall HGC, Toren A, Kiss A, Fowler RA. Eligibility criteria of randomized controlled trials published in high-impact general medical journals: a systematic sampling review. JAMA. 2007;297:1233-40.
106. Vanobbergen J, De Visschere L, Daems M, Ceuppens A, Van Emelen J. Sociodemographic determinants for oral health risk profiles. Int J Dent. 2010;2010:938-6. Disponível em: http://www.ncbi.nlm.nih.gov/pmc/articles/PMC2836788/pdf/IJD2010-938936.pdf. Acesso em: 7 nov. 2014.
107. Vaupel JW. Biodemography of human ageing. Nature. 2010;464:536-42.
108. Walls AW, Steele JG. The relationship between oral health and nutrition in older people. Mech Ageing Dev. 2004;125:853-7.
109. Walls AW, Meurman JH. Approaches to caries prevention and therapy in the elderly. Adv Dent Res. 2012;24:36-40.
110. Wårdh I, Jonsson M, Wikström M. Attitudes to and knowledge about oral health care among nursing home personnel – an area in need of improvement. Gerodontology. 2012;9:e787-92.
111. White DA, Tsakos G, Pitts NB, Fuller E, Douglas GV, Murray JJ, Steele JG. Adult Dental Health Survey 2009: common oral health conditions and their impact on the population. Br Dent J. 2012;213:567-7.
112. WHO. Global status report on noncommunicable diseases 2011. Geneva: World Health Organization, 2012. Disponível em: www.who.int/nmh/publications/ncd_report_summary_en.pdf. Acesso em: 7 nov. 2014.
113. Wyatt CC. A 5-year follow-up of older adults residing in long-term care facilities: utilisation of a comprehensive dental programme. Gerodontology. 2009;26:282-90.
114. Zuanazzi D, Souto R, Mattos MB, Zuanazzi MR, Tura BR, Sansone C, Colombo AP. Prevalence of potential bacterial respiratory pathogens in the oral cavity of hospitalised individuals. Arch Oral Biol. 2010;55:21-8.

Parte 5
Intervenção Operatória

19 Conceitos Restaurador Clássico e Minimamente Invasivo
20 Remoção da Cárie e Complexo Dentina-polpa
21 Longevidade das Restaurações | "Espiral da Morte"

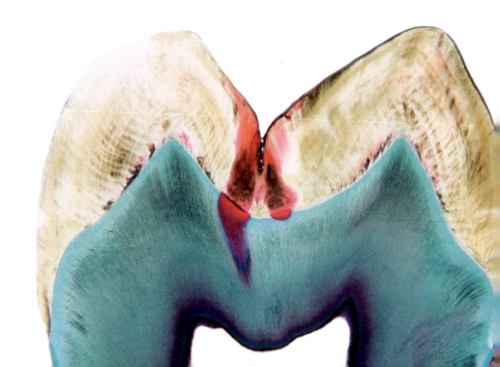

19

Conceitos Restaurador Clássico e Minimamente Invasivo

E. A. M. Kidd, J. Frencken, B. Nyvad, C. H. Splieth e N. J. M. Opdam

Dentística operatória e controle da cárie	**291**
Selantes	**295**
Tratamento restaurador atraumático	**298**
Métodos convencionais de intervenção mínima	**306**
Intervenção mínima e dentição decídua	**314**
Considerações anatômicas	**314**
Referências bibliográficas	**319**

Dentística operatória e controle da cárie

Tratamento da cárie

Os Capítulos 13 a 18 concentraram-se no controle não operatório da cárie. A questão levantada foi que qualquer lesão, cavitada ou não, desde que a polpa não esteja irreparavelmente danificada, pode ser controlada e a progressão da lesão ser detida pela perturbação regular do biofilme e pela aplicação de fluoreto – esse é o tratamento da cárie, do qual, às vezes, as restaurações fazem parte.

Por que e quando as restaurações são necessárias

Da perspectiva da cariologia, as restaurações são necessárias quando o paciente não pode acessar a lesão cavitada ativa com alguma ajuda de limpeza. Portanto, do ponto de vista do controle da cárie, as restaurações facilitam o controle da placa.

Lesões oclusais cavitadas

Vários autores mostraram que, quando uma lesão oclusal se transformou em uma cavidade (ver Figuras 3.8A e C), a dentina sempre esteve envolvida no processo.[37,170] A maioria dessas lesões é visível radiograficamente na dentina (ver Figuras 3.8B e D) e contém microrganismos. Elas podem ser consideradas ativas quando a dentina está amolecida. As fotografias histológicas, apresentadas na Figura 5.28, mostram como as lesões se formam seguindo a direção dos prismas do esmalte e, quando o tecido enfraquecido se rompe, a abertura resultante está abaixo da margem cervical, difícil de ser limpa e pode necessitar de uma restauração. Às vezes, todo o esmalte comprometido se quebra e a abertura fica acessível à limpeza (ver Figura 3.7H). Nessa fase, uma restauração pode não ser necessária para deter a lesão.

Superfícies proximais

Quando há uma lesão cariosa cavitada em uma superfície proximal, o dente adjacente pode ser protegido pela remoção eficaz da placa com escovação ou uso do fio dental. Agora, é provável que a lesão progrida, embora isso possa variar conforme os fatores individuais e locais.[104,106] Portanto, as superfícies proximais sempre devem ser examinadas cuidadosamente no consultório para a presença ou a ausência de cavitação.

Uma radiografia não mostrará se existe uma cavidade, mas vários estudos clínicos realizados desde o início da década de 1970, listados na Tabela 19.1, relacionaram a imagem radiográfica com a probabilidade de cavitação nos dentes permanentes. A Figura 19.1 mostra as imagens radiográficas mencionadas na Tabela 19.1. Essa pesquisa auxilia o dentista a saber quando uma lesão pode estar cavitada e, portanto, o momento em que a intervenção operatória pode ser uma parte necessária no controle da cárie. As lesões R4 (dentina interna) devem ser sempre tratadas de modo operatório. Já as lesões R3 (terço externo da dentina) podem ou não estar cavitadas, estágio em que a cavitação é mais provável em paciente com cárie ativa[93] e quando a papila gengival adjacente está inflamada.[38,140] Separar os dentes (ver Figura 11.18) possibilitará o uso delicado de uma sonda para confirmar se há ou não cavidade.[69] É improvável que as lesões R1 e R2 (lesões de esmalte) estejam cavitadas, e seria muito errôneo fazer restaurações. Essas lesões devem ser tratadas de maneira não operatória e reavaliadas quanto à progressão ou à detenção da doença.

Superfícies lisas

Uma cavidade em uma superfície lisa, ao contrário das cavidades oclusais ou das proximais, pode ser facilmente alcançada por uma escova de dente, embora, quando o processo está comprometendo o esmalte, a remoção das margens de esmalte sem suporte e o

292 Parte 5 • Intervenção Operatória

Tabela 19.1 Estudos clínicos relacionados com a imagem radiográfica da cavitação dos dentes permanentes.

Estudo	Número e características dos participantes em grupo de amostra	Modelo de estudo	Porcentagem de superfícies proximais cavitadas encontradas, aumentando a pontuação da profundidade radiográfica com o número entre parênteses				
			R0	R1	R2	R3	R4
Rugg-Gunn[142]	370 superfícies proximais com contato aberto em crianças com 13 anos de idade	Radiografias interproximais padronizadas, seguidas por avaliação visual direta dos contatos abertos (um observador)	0,8% (283)	20,7% (58)	47% (17)	100% (12)	—
Bille e Thylstrup[14]	Crianças de 8 a 15 anos de idade, 158 superfícies restauradas	Avaliação clínica durante o preparo de cavidade registrada por sete observadores	0% (6)	14% (50)	20% (50)	52% (58)	100% (9)
Mejàre et al.[103]	63 adolescentes, 598 superfícies em dentes molares e pré-molares	Dentes radiografados antes de extração para ortodontia, o que é seguido por inspeção visual direta (três observadores)	1% (463)	11% (16)	31% (13)	100% (6)	—
Thylstrup et al.[165]	660 lesões proximais restauradas em adultos e crianças	Mudanças teciduais clínicas no momento do tratamento operatório registradas por 263 observadores	30% (13)	7% (12)	11% (143)	52% (330)	88% (102)
Mejàre e Malmgren[102]	43 crianças com idades entre 7 e 18 anos	Mudanças teciduais clínicas registradas durante o preparo cavitário após separação dentária (um observador)	—	— (28)	61% (32)	78%	
Pitts e Rimmer[134]	211 crianças com idade entre 5 e 15 anos, 1.468 superfícies avaliadas	Inspeção visual seguida de separação dentária	0% (1.323)	0% (100)	10,5% (19)	40,9% (22)	100% (4)
De Araujo et al.[26]	168 estudantes do ensino médio; radiografias padronizadas	Exame visual direto seguido de separação do dente	—	13% (19)	26% (27)	90% (19)	—
Seddon[152]	Pacientes com idade entre 6 e 22 anos	Cavidade registrada por moldagem seguida de separação (um observador)	7% (44)	6% (48)	15% (97)	48% (52)	100% (10)
Lunder e von der Fehr[93]	Pacientes com idade entre 17 e 18 anos	Cavidade registrada por moldagem e feita troquel (dois observadores)	—	—	30% (23)	65% (23)	—
Akpata et al.[3]	108 dentes molares e pré-molares em pacientes entre 17 e 48 anos de idade; duas superfícies adjacentes cariadas foram fechadas e a mais profunda foi restaurada	Avaliação visual direta da superfície adjacente seguida da separação do dente (dois observadores)	—	0% (16)	19% (31)	79% (43)	100% (18)
Hintze et al.[69]	390 superfícies proximais em 53 jovens adultos entre 20 e 37 anos de idade	Avaliação visual direta da superfície adjacente seguida da separação do dente (quatro observadores). Somente 16 a 25 encontrados cavitados	3%	5%	8% (n valores não dados)	35%	78 a 100%
Ratledge[139]	54 superfícies proximais em 32 pacientes adultos entre 19 e 76 anos de idade, encaminhados para tratamento operatório	Cavidade registrada por moldagem seguida de separação (um observador)	—	—	—	85% (54)	

polimento deva ser considerada para ajudar a limpeza de toda a área (Figuras 19.2A e B). Essa fotografia em particular exibe uma observação importante. Com o uso cuidadoso de escova de dente e pasta de dente fluoretada, o paciente deteve as lesões, mas seus dentes estavam feios. As restaurações podem não ser necessárias para deter a cárie nesse caso, mas certamente melhorarão a aparência dos dentes, como é visto na Figura 19.2C. Essa dramática melhora na aparência e no sorriso é uma das especiais satisfações da dentística restauradora. O paciente e o dentista ficam felizes, o que é compreensível, mas cabe a ambos lembrar que, ainda que a restauração devolva a aparência, são a limpeza do dente e o fluoreto que controlam a cárie e previnem sua recorrência. As lesões nas Figuras 3.9D e E não estão visíveis quando o paciente sorri e, aqui, as restaurações não são necessárias por motivos estéticos.

Black e o conceito restaurador clássico

Nesse momento, é importante saber um pouco da história do dentista mais notável, um homem corretamente considerado "o pai da dentística operatória moderna" (Figura 19.3): o norte-americano Green Vardiman Black, nascido em uma família de pecuaristas pioneiros, em Illinois, em 1836. Considerado um pouco preguiçoso e tapado por sua família, Black deixou a escola depois de apenas 22 meses de estudo formal. Quando tinha somente 17 anos de idade, saiu de casa para estudar Medicina, orientado por seu irmão mais velho.

Black conheceu um dentista e desistiu do treinamento em Medicina para estudar Odontologia com ele em seu consultório. Depois de algumas semanas, achou que havia aprendido tudo que podia e, com 21 anos de idade, iniciou na prática odontológica. Ele se alistou no exército da União na Guerra Civil, mas foi dispensado por invalidez, montando outro consultório em Jacksonville, Illinois. Naquele consultório, sua prodigiosa carreira odontológica decolou – tornou-se membro-fundador da Associação Odontológica do Estado do Missouri e se juntou à faculdade da Dental College, dando aulas de Patologia. No trabalho, atuou como médico, acadêmico, cientista e professor; em casa, era pai, marido, músico, diretor da biblioteca e muito mais.

Capítulo 19 • Conceitos Restaurador Clássico e Minimamente Invasivo

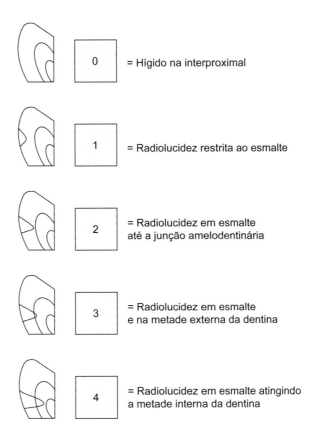

Figura 19.1 Representação diagramática da desmineralização proximal como vista em radiografias interproximais.

0 = Hígido na interproximal

1 = Radiolucidez restrita ao esmalte

2 = Radiolucidez em esmalte até a junção amelodentinária

3 = Radiolucidez em esmalte e na metade externa da dentina

4 = Radiolucidez em esmalte atingindo a metade interna da dentina

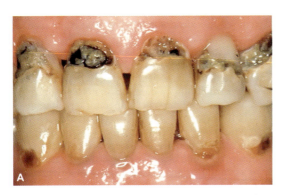

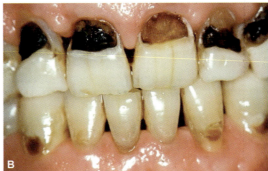

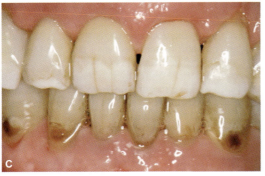

Figura 19.2 A. Lesões cervicais cobertas por placa. B. As mesmas cavidades 14 dias depois, após a remoção do esmalte sem suporte com uma broca diamantada, para acabamento e instrução de limpeza. Os dentes foram escovados 2 vezes/dia com uma escova de dente e pasta de dente com fluoreto. Do ponto de vista cariológico, esses dentes estão estáveis, mas, para que tenham a aparência melhorada, serão restaurados com resina. C. Restaurações concluídas. A pequena diferença de cor decorre do fato de os dentes estarem secos, e desaparecerá depois de algumas horas, quando estiverem umedecidos com a saliva.

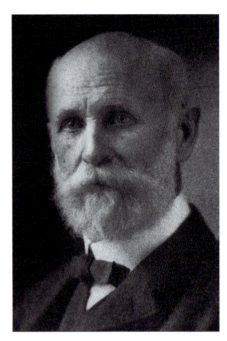

Figura 19.3 Green Vardiman Black (1836-1915).

Black estudou intensamente línguas, matemática e ciências. Era amigo de W. D. Miller, que trabalhou na teoria químico-parasitária da cárie e também estudou bacteriologia. Escreveu um livro de anatomia dental e trabalhou intensamente na patologia da cárie. Além disso, desenvolveu um motor para o corte dos dentes, escreveu artigos sobre o preparo de cavidade e trabalhou com o amálgama porque estava bem consciente de que o material restaurador da época, o ouro coesivo, era muito caro para muitos pacientes. Logicamente, ele desenhou e fabricou os instrumentos para o preparo cavitário e os materiais de inserção.

Entre 1864 e 1915, publicou em torno de 1.300 artigos científicos e conferências. Em 1908, publicou o livro *Dentística operatória* (*Operative dentistry*), em dois volumes, o primeiro dedicado inteiramente à patologia. Foi reitor da Northwestern Dental School, entre 1897 e 1914, e morreu em 1915, aos 79 anos, em uma fazenda em Illinois.

Embora considerado o pai da dentística operatória, Black é muito mais do que isso. Ele deu destaque à extrema importância da patologia:[15] "A ideia de que a prática odontológica é puramente mecânica e não depende do conhecimento da patologia da cárie dentária deve ser abandonada para sempre".

Ele descreveu a placa e relacionou a lesão de mancha branca com o acúmulo de placa, acentuando continuamente a escovação dos dentes para o controle da cárie. De modo interessante, realçou a importância de os alunos estudarem Psicologia e Sociologia. Na medida em que a dentição decídua se tornou alvo de interesse, enfatizou que as crianças não deveriam ser amedrontadas e mostrou às mães como escovar os dentes de seus filhos. Ele lamentava não ter material restaurador adequado para os dentes decíduos e lesões abertas para possibilitar que os pais fizessem a higienização. Seu propósito era deter a progressão da lesão. Todas essas preciosidades são encontradas no primeiro volume de *Dentística restauradora*, o texto sobre patologia: se for possível, deve-se dar uma olhada nesse notável trabalho e observar até onde esse moço aparentemente tapado chegou!

No que diz respeito à dentística operatória, ele realçou que a lesão de esmalte não precisa ser cortada, mas defendia que a lesão na dentina fosse cortada mesmo antes de haver uma cavidade. Black considerou que a infecção precisa ser cortada para deter o processo, uma opinião que, infelizmente, ainda prevalece em algumas faculdades de Odontologia, mas que, nos dias atuais, seria possível discordar totalmente. Ele também defendia a extensão para prevenção, que descreveu como o planejamento da extensão da restauração para que as margens cavitárias sejam colocadas em áreas limpáveis para prevenir a recorrência da cárie. Portanto, nas proximais, o contorno preparado se estende nos espaços para que o alimento mastigado resulte em alimento espalhado sobre a margem da restauração, removendo a placa (também chamado autolimpeza) e para que o paciente possa limpar a margem. Na oclusal, a fissura é completamente eliminada e a margem da restauração acaba sobre uma área lisa limpável. Na margem cervical, a cavidade é estendida para dentro do sulco gengival ao redor do dente para que o preparo acabe em uma área autolimpante.

A extensão para prevenção não tem lugar na Odontologia moderna. Nos últimos anos, a destruição do dente tem sido muito criticada como não necessária, mas deve-se lembrar de que, na época de Black, a prevalência e a incidência de cárie eram muito mais altas, e os materiais, limitados a ouro, amálgama e cementos temporários; não havia os selantes de fissura nem os materiais adesivos.

Conceito de intervenção mínima

A abordagem da dentística de intervenção mínima salienta uma filosofia preventiva de controle da cárie, justo como Black fez quando sublinhou, repetidamente, que a cárie de esmalte poderia ser controlada pela escovação dos dentes. Atualmente, a realização de tratamentos não operatórios deve estar baseada no diagnóstico precoce das lesões considerada ativas, seguido por cuidado não operatório enérgico e reavaliação – fundamentada na capacidade de controlar a cárie tanto no esmalte quanto na dentina. Os propósitos são manter os dentes saudáveis durante toda a vida e, portanto, minimizar a necessidade de intervenção operatória. Entretanto, quando as restaurações são necessárias, as intervenções devem ser tão conservadoras (minimamente invasivas) quanto possível, preservando o máximo de dente natural.[58,169]

Apesar dos melhores esforços, cortar um dente o enfraquecerá e este é o começo do ciclo restaurador, uma vez que a primeira restauração seja realizada.[40] As restaurações devem ter uma boa longevidade e manutenção e, se possível, reforçar o tecido dentário remanescente. Por essas razões, materiais restauradores fortes e resistentes ao desgaste devem ser selecionados com técnicas adesivas para unir o complexo dente-restauração.

Infelizmente, uma evidência recente indicou que, mesmo quando usadas as mais avançadas técnicas adesivas, a união das restaurações em resina composta à dentina pode ser de duração bastante curta (ver Thylstrup *et al.*[166] para revisão). Portanto, toda tentativa deve ser feita para evitar a intervenção operatória prematura ou não necessária. Há 10 anos, o pré-molar da Figura 19.4 foi selecionado para uma intervenção operatória em uma junta examinadora nos EUA. Embora essa situação tenha sido chamada de "odontologia de intervenção mínima", visto que o preparo cavitário é pequeno, os editores deste livro a denominariam *destruição gratuita do dente*.

Fatores por trás da mudança de abordagem

Desde que Black escreveu o seu livro, em 1908, três fatores em particular têm facilitado a abordagem de intervenção mínima para o cuidado operatório: um índice mais baixo da progressão da cárie em alguns países; o aumento do conhecimento de fatores que regem o processo da cárie; e o surgimento dos materiais adesivos. G. V. Black teria aproveitado o surgimento dos materiais adesivos, da cor do dente e a não necessidade de paredes abaixo da margem cervical (amálgama e ouro coesivo) ou paralelas (*inlays* em ouro) para retê-las.

O que está acontecendo nas faculdades de Odontologia

Em poucos minutos, considere o que está acontecendo na faculdade de Odontologia em que você estuda. O conceito de intervenção mínima, com ênfase no tratamento não operatório, foi adotado? Por muitos anos, somente a dentística operatória foi sinônimo de tratamento da cárie. A cárie era "tratada" pelo preenchimento das cavidades nos

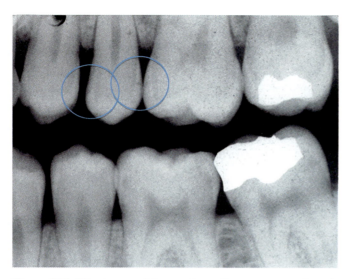

Figura 19.4 Não é necessária a restauração nesse segundo pré-molar. As lesões não estão cavitadas e podem ser detidas somente por limpeza.

dentes. Essa abordagem não é válida cientificamente, mas muitos professores foram educados sob esse regime, e é difícil mudar essa concepção errônea.

Pode ser útil considerar as seguintes questões em relação à sua faculdade e discuti-las com seus professores. Você está na posição de avaliar as atitudes daqueles que ensinam e avaliam como você está respondendo.

1. Como se dá o ensino da Cariologia? O curso é baseado puramente em aulas ou aqueles que supervisionam o seu trabalho clínico com os pacientes mostram como aplicar a ciência na prática?
2. Você está aprendendo a distinguir e a mapear a cárie ativa e a estacionada e a considerar suas consequências?
3. Espera-se de você rotineiramente que avalie o risco de os seus pacientes desenvolverem lesões cariosas? Se você o faz, como isso modifica o seu plano de tratamento?
4. Espera-se que você mostre a seus pacientes como instituir um controle de placa eficaz? As escovas de dente e o fio dental estão disponíveis para que você possa fornecê-los como auxílio à limpeza apropriado às necessidades deles? Os seus professores estimulam a prática e lhe dão crédito por isso?
5. Você é estimulado a aconselhar os pacientes sobre o uso apropriado do fluoreto?
6. Os planos alimentares estão disponíveis na sua clínica?
7. Alguma vez você mediu o fluxo salivar dos seus pacientes? Se você o fez, como a informação foi usada?
8. Todos os seus professores clínicos estão comprometidos com o tratamento não operatório? Você gosta de realizar essa forma de dentística ou preferiria fazer o tratamento operatório?
9. Existe um sistema de pontuação em sua faculdade para avaliar a quantidade de trabalho que você realiza? Se há, existem pontos atribuídos para o tratamento não operatório assim como para o operatório?
10. Se somente o tratamento operatório conta para cumprir esses requisitos, isso influencia sua atitude na direção do tratamento não operatório? Você sente que ele é perda de tempo?
11. Você chama seus pacientes durante um período de anos para que possa avaliar o sucesso ou não do tratamento?
12. Como os seus pacientes reagem quando você sugere que uma restauração não é necessária, mas que você pode ajudá-los a deter uma lesão cariosa ativa? Eles ficam agradecidos? Você tem a impressão de que eles gostariam que assumisse a responsabilidade e restaurasse os seus dentes? O que eles esperam de você?

Selantes
Selantes oclusais

O selamento de fóssulas e fissuras afetadas por cárie foi inspirado pelo desenvolvimento das técnicas adesivas que possibilitaram o efetivo selamento das superfícies difíceis de limpar contra as ações metabólicas do biofilme. Naquela época, no começo da década de 1970, os índices de progressão da cárie eram ainda altos na maior parte dos países industrializados, e a abordagem "preventiva" de selamento de todos os molares permanentes erupcionados resultou em um significativo efeito preventivo de cárie (até 50%).[1,105] Atualmente, depois do declínio da cárie, é questionável se o uso "preventivo" dos selantes se justifica.[1,159] Portanto, embora as superfícies oclusais continuem a levar a principal sobrecarga de cárie nas populações de baixo índice de cárie[100,150,159] (Figura 19.5), podendo incluir até 70% da experiência total de cárie nas crianças e nos adolescentes[16], não há evidência científica para provar em que medida os níveis diferentes de cárie podem influenciar a eficácia de um selante oclusal. Embora os selantes de fóssula e fissura sejam superiores a outros métodos de controle de cárie aplicados comumente, como as aplicações de vernizes fluoretados[68], não se sabe se isso é válido com crianças com baixo risco de cárie. Portanto, até que tal informação esteja disponível e por motivos de custo-efetividade[66], parece sensato defender o uso dos selantes oclusais principalmente para propósitos terapêuticos nas lesões ativas não cavitadas que falharam na resposta ao controle da cárie por procedimentos não operatórios convencionais.[36,159] Os selantes puramente "preventivos" podem ser indicados para os indivíduos de alto risco ou grupos de indivíduos com circunstâncias sociais difíceis e/ou com baixa adesão. Em qualquer caso, os selantes devem ser sempre acompanhados por esforços preventivos intensos para controlar a atividade geral de cárie do paciente.

Uma das razões para os altos níveis de cárie nas superfícies oclusais é o fato de a fissura ser difícil de limpar, especialmente durante a erupção. Embora a cárie normalmente não se desenvolva nas partes mais profundas da fóssula ou do sulco (ver Capítulo 5, Figura 5.29B), a entrada da fissura oferece condições favoráveis para o acúmulo de placa e, consequentemente, o início da cárie.[18] Para tornar as coisas mais difíceis, os molares permanentes podem levar de 1 a 2 anos para erupcionar. Durante esse tempo, eles não atingem o plano oclusal e a escovação convencional resulta em insuficiente remoção da placa. Por todas essas razões, bloquear essa área com um selante parece lógico. Entretanto, é importante perceber que os selantes sozinhos não reduzem a atividade da cárie e que a aplicação do selante é um sinal de que o controle da placa foi insuficiente. Outros locais na dentição nos quais a remoção da placa também é inadequada permanecem propensos à cárie porque o ambiente local cariogênico não foi mudado. Em um estudo observacional sobre o sucesso de selantes, realizado por dentistas clínicos gerais na Alemanha, as crianças consideradas de alto risco em razão da existência de restaurações defeituosas ou cárie tiveram altos índices de cárie nas superfícies oclusais em molares, apesar do uso dos selantes.[67]

No Capítulo 13, uma alternativa para a abordagem do selante está descrita em um estudo dinamarquês (o estudo Nexø[18,19]), que escolhe a abordagem mais etiologicamente baseada no controle da cárie oclusal. Crianças e pais foram treinados para escovar os molares em erupção trazendo a escova em ângulo reto para o arco, a fim de que fosse possível desarranjar a placa dental, apesar de o dente não ter alcançado o plano oclusal. Os selantes foram indicados somente quando essa abordagem não operatória falhou e lesões incipientes foram diagnosticadas. Esse programa resultou em níveis mínimos de cárie com DMFS = 0,23 em crianças de 12 anos de idade com índices muito baixos de aplicação de selantes.[36]

Em resumo, os selantes são indicados principalmente quando as lesões cariosas ativas não cavitadas em fóssulas e fissuras não podem ser controladas por controle da placa adequado, especificamente durante os estágios da erupção do dente, quando a limpeza é mais difícil. Os selantes preventivos podem ser indicados para os indivíduos de alto risco ou grupos de indivíduos em circunstâncias sociais difíceis

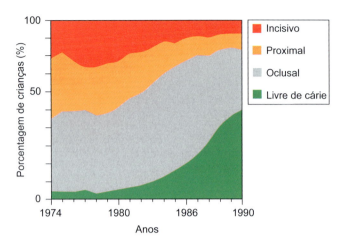

Figura 19.5 Distribuição de crianças dinamarquesas com 12 anos de idade de acordo com a gravidade da cárie no período entre 1974 e 1991. Nota-se o declínio da cárie durante esses anos e como a cárie oclusal não diminuiu tanto quanto a proximal e nos incisivos. Adaptada de Schwartz et al., 1994.[150]

e/ou baixa adesão. Em qualquer caso, a aplicação de selantes deve sempre ser acompanhada por medidas preventivas adicionais para reduzir a atividade da cárie.

Materiais

Os selantes de fissura são tanto materiais resinosos quanto baseados no cimento de ionômero de vidro. O efeito preventivo da cárie depende do estabelecimento de um selamento hermético para prevenir a formação da placa. As diferenças nos índices de sucesso desses dois materiais foram discutidas durante a última década.[101] Os selantes à base de resina requerem estrito controle da umidade para garantir a união, usando a técnica do condicionamento ácido. Os ionômeros de vidro, por sua vez, são à base de minerais e aderem quimicamente à superfície do dente. Suas propriedades mecânicas são inferiores aos selantes resinosos, resultando em índices de retenção mais baixos, principalmente se forem usados os ionômeros de vidro de baixa viscosidade.[89,154] Por essa razão, os selantes resinosos foram, às vezes, considerados os materiais de escolha.[1] Entretanto, os ionômeros de vidro de alta viscosidade são, no momento, os de escolha porque seus índices de retenção aumentaram muito.[20]

Vários estudos sugeriram que os cimentos de ionômero de vidro exercem um efeito cariostático mesmo depois de desaparecerem macroscopicamente. Isso deve estar baseado no cimento remanescente na fissura, bloqueando as partes mais profundas e possibilitando a remoção mais eficiente da placa[51], assim como aumentando os níveis do íon fluoreto liberado dos materiais dentro do ambiente local.[48,128] Contudo, com respeito à prevenção da cárie, revisões sistemáticas[2,10,110,178] concluíram que não houve diferenças consistentes nos resultados entre os dois materiais.

Apesar disso, há uma situação em que o uso do cimento de ionômero de vidro é preferível – para os dentes em erupção em que o isolamento da saliva durante a aplicação do selante se torna um problema[176] (Figura 19.6). O risco de cárie nas superfícies oclusais dos molares permanentes sempre é mais alto durante a erupção[145], especialmente em indivíduos com alto índice de cárie. Em tais condições, um cimento de ionômero de vidro de alta viscosidade parece alcançar índices de retenção melhores, a qual pode ser melhorada pela aplicação do material com pressão digital.[11,53]

Técnicas para os selantes resinosos

O controle da umidade, essencial para alcançar uma união, é facilitado pelo uso do dique de borracha; contudo, sua colocação talvez não seja possível no dente em erupção. Existem algumas evidências de que o isolamento cuidadoso com rolinho de algodão hidrófilo, com o uso de sugador e jato de ar e água (spray), fornece resultado similar ao dique de borracha em termos de retenção.[67,95,176] Depois de limpar o dente com uma escova de polimento cônica (tipo escova de Robinson cônica) e pedra-pomes, a superfície deve ser condicionada com ácido ortofosfórico a 37% por 15 segundos (Figura 19.7A). Condicionamento adicional pode não levar a resultados melhores.[35,175] O padrão de condicionamento deve ser checado com a aparência branca opaca depois da secagem (Figura 19.7B). Qualquer exposição das superfícies condicionadas à saliva reduzirá a retenção do selante pela formação de uma película que não pode ser removida por lavagem. No caso de contaminação salivar, o dente deve ser completamente lavado, seco e recondicionado antes do procedimento.

O frasco com o selante resinoso tem de ser agitado antes da aplicação para misturar todos os componentes. Isso conduz à inclusão das bolhas de ar que ficam no frasco quando ele é deixado por 1 min de cabeça para baixo. O material deve ser aplicado com uma escova pequena ou um instrumento pequeno (Figura 19.7C), que possibilita controlar a infiltração e evita excessos no preenchimento da fissura. Após a fotopolimerização (Figura 19.7D), a oclusão deve ser checada, e os contatos prematuros, eliminados (Figura 19.7E).

Técnica para o selante de ionômero de vidro

Após a limpeza das fósulas e fissuras com pedra-pomes e escova de Robinson cônica, a superfície é condicionada por 10 a 15 segundos, geralmente com um ácido poliacrílico. Esse procedimento é seguido pela lavagem do condicionador e secagem com uma bolinha de algodão hidrófilo seco. Secar com um jato de ar não é permitido porque ele desidrata a superfície e reduz a adesão química do ionômero de vidro ao esmalte. O ionômero de vidro é misturado (mistura manual pó-líquido) ou um material extraído de uma cápsula é aplicado nas fósulas e fissuras e pressionado com o dedo indicador untado com vaselina (conferir Figura 19.11F). A oclusão é checada de maneira normal usando papel de articulação, e o excesso de material deve ser removido com uma cureta, em vez de instrumentos rotatórios, porque o selante não atingiu sua dureza final e uma broca desgastaria muito material. A oclusão dos selantes nos dentes em erupção não pode ser verificada. Consequentemente, um selante deve somente cobrir as partes mais profundas do sistema de fósulas e fissuras. Para proteger o equilíbrio hídrico do recém-aplicado selante de ionômero de vidro e para aumentar ainda mais a dureza por determinado período, a superfície do ionômero de vidro é protegida com uma fina camada de vaselina.

Resultados

Ensaios clínicos randomizados bem conduzidos descreveram um alto efeito preventivo da cárie dos selantes nos primeiros molares permanentes. Entretanto, eles foram realizados com modelos estritamente controlados por pesquisadores altamente motivados que aplicaram selantes sob ótimas condições em pacientes que provavelmente manteriam as consultas de controle essenciais. Portanto, os estudos nos quais as revisões sistemáticas estão baseadas mostram os melhores resultados que podem ser alcançados (eficiência). Apesar das condições ideais, os ensaios mostram uma grande variação na redução da cárie (33 a 71%).[101]

Na prática odontológica, os resultados (efetividade) podem ser diferentes dessas situações ideais. Estudos de campo tornam possível um quadro mais realista da situação quando os selantes são apresentados como uma medida preventiva para a grande população. Em um estudo observacional alemão, os selantes colocados por clínicos gerais sob as condições do Sistema Nacional de Saúde nos primeiros molares permanentes foram registrados aos 12 e 15 anos de idade. Os índices anuais médios de perda de retenção e cárie (6% cada) foram muito piores do que os números provenientes dos ensaios clínicos controlados randomizados.[67] Portanto, a fração prevenida e a proporção custo/benefício dos selantes são potencialmente reduzidas no mundo real. Do mesmo modo, pode-se especular que os selantes

Capítulo 19 • Conceitos Restaurador Clássico e Minimamente Invasivo 297

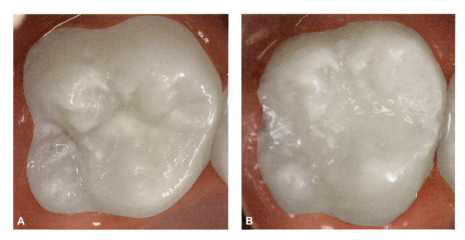

Figura 19.6 Selante de ionômero de vidro em um dente erupcionado. A. Esmalte desmineralizado no dente 2,6 em uma menina de 7 anos de idade. B. Superfície oclusal selada com Fuji IX GP Extra®. Cortesia do Dr. S. Leal.

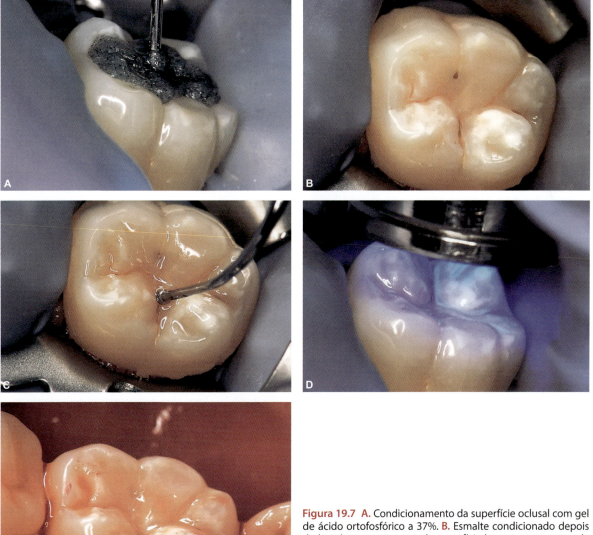

Figura 19.7 A. Condicionamento da superfície oclusal com gel de ácido ortofosfórico a 37%. B. Esmalte condicionado depois de lavado e seco mostrando superfície branca opaca antes da aplicação do selante resinoso. C. Aplicação do selante de fissura em toda a superfície oclusal. D. Selante sendo fotopolimerizado. E. A oclusal é checada com papel de articulação que localizará as áreas de contato oclusal com uma marca colorida.

de ionômero de vidro são mais bem-sucedidos do que os selantes resinosos na vida real, mas não há muita evidência científica para respaldar esse pressuposto.

Tempo de permanência

Deve-se considerar a aplicação do selante uma transformação da superfície irregular em uma lisa, facilitando a remoção da placa. O selante é exigido em uma situação na qual a criança e os pais mostraram não ser suficientemente capazes de controlar o desenvolvimento da lesão cariosa. A colocação dos selantes e das restaurações deve andar de mãos dadas com a informação sobre como manter a saúde dos dentes. Boa informação renderá sucesso e reduzirá a necessidade do selante para auxiliar o controle da placa depois de um tempo. Em muitos países, a prevalência e a experiência de cárie têm caído, e sido baixa e estável por muitos anos.

Os selantes se degradam com o passar do tempo e o dentista deve checá-los regularmente com vistas à indesejável estagnação de placa nas áreas onde o material pode ter sido fraturado. Com base no risco perceptível de cárie de determinada criança, as fóssulas e fissuras previamente seladas devem ser novamente seladas (alto risco de cárie), ou o selante parcialmente retido se tornar livre do acúmulo de placa (baixo risco de cárie), com o uso de uma broca. É de se esperar que, com o tempo, o controle da placa melhore e, se um selante perdurar por 5 anos, não deverá ser necessário substitui-lo continuamente: terá servido seu propósito de proteger a criança durante um período ruim de controle de placa.

Selamento proximal e infiltração

Embora as lesões cariosas oclusais predominem nas crianças e nos adolescentes, essas superfícies são acessíveis à limpeza, à aplicação de fluoreto e às restaurações minimamente invasivas. Entretanto, é mais difícil de detectar a cárie nas superfícies proximais, sendo os esforços preventivos e restauradores mais complicados de realizar.[97] Mesmo nos altos níveis de controle da cárie, as superfícies proximais permanecem um importante local onde as lesões cariosas se desenvolvem.[7]

A progressão da cárie nas superfícies proximais tende a ser bastante lenta, especialmente nos dentes permanentes.[106,149] As lesões cariosas incipientes e as restaurações constituem 86% do total de experiência de cárie.[7] Esses números devem estimular as abordagens não operatórias e o monitoramento com cuidadosa inspeção clínica e ocasionais radiografias interproximais. Entretanto, a limpeza das superfícies proximais é difícil, e o efeito do uso do fio dental, questionável (ver Capítulo 15). Portanto, medidas preventivas alternativas podem ser necessárias para as superfícies proximais. Esse conceito resultou no desenvolvimento tanto do selamento quanto das técnicas de infiltração para as superfícies proximais, cuja diferença é ilustrada na Figura 19.8. Quando as lesões são seladas, aplica-se uma camada de resina para cobrir a lesão, seguindo o mesmo princípio usado no selamento das lesões oclusais. Nas técnicas de infiltração, um ácido forte (ácido hidroclorídrico) é empregado para condicionar e remover parte da camada da superfície da lesão, a fim de torná-la permeável à infiltração da resina[108], que é aplicada e penetra na lesão.[129]

A técnica de selamento (Figura 19.9) usa selantes resinosos convencionais para as lesões não cavitadas. Um ensaio clínico de 2 anos comparou o selamento em um lado do arco à aplicação de verniz fluoretado no outro. Os resultados não mostraram diferença na progressão entre os dois grupos.[60] Um estudo subsequente[96] usou um protocolo um pouco diferente. Os dentes foram separados com separadores ortodônticos por alguns dias, o que possibilitou um diagnóstico preciso das lesões cariosas e facilitou a aplicação do selante. O lado controle contralateral foi gerenciado com o uso de fio dental pelo próprio paciente, em casa, e sem aplicações adicionais de fluoreto. A técnica de selamento foi superior, instruindo os pacientes a usar o fio dental em uma população com considerável progressão da cárie. Entretanto, em uma população com baixo índice de cárie, as regulares consultas de retorno, as aplicações de verniz fluoretado pelo profissional e o uso do fio dental em casa levaram

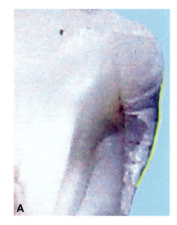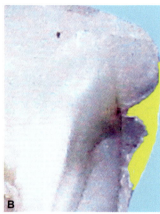

Figura 19.8 Diferenças entre uma lesão cariosa selada e uma infiltrada. Enquanto um selante proximal, amarelo, cobre a superfície (**A**), a infiltração cariosa pretende preencher as microporosidades dentro da lesão cariosa (**B**).[39] Reproduzida, com autorização, da George Warman Publications.

à mesma baixa progressão de cárie dos selantes proximais no lado oposto.[6] Selar as lesões proximais é difícil, em virtude dos problemas de controle do material.[146] Para auxiliar a aplicação, tentou-se usar uma fita adesiva pré-tratada.[6]

A abordagem de infiltração na cárie (Figura 19.10) usa um material resinoso altamente hidrofóbico e requer controle absoluto da umidade, com o uso de dique de borracha e a evaporação de álcool. Um estudo de 3 anos mostrou que 4% das lesões tratadas progrediram radiograficamente em comparação a 42% das lesões-controle.[108] Em um ensaio clínico de 3 anos comparando a infiltração ao selamento, ambas as técnicas foram significativamente melhores do que o tratamento placebo quanto ao controle da progressão da cárie das lesões proximais, porém, não houve diferenças nítidas entre elas.[98] As técnicas de selamento e de infiltração ainda precisam evoluir na prática geral.

Indicações e ressalvas

É difícil realizar as técnicas de selamento e de infiltração, além de o material ser caro e dispender muito tempo. Além disso, as lesões seladas e infiltradas não podem ser detectadas nas radiografias interproximais, o que dificulta sua monitoração no consultório. Por essas razões, não seriam aplicadas como uma abordagem puramente preventiva, mas, possivelmente, para as lesões proximais ativas não cavitadas que tenham um considerável risco de progressão. Seu uso na prática clínica precisa ser monitorado por um longo tempo e, como em todos os programas de selantes, ser acompanhado por análises custo-benefício.

Em locais nos quais as medidas de controle da cárie, incluindo os selantes, foram incapazes de deter o desenvolvimento da lesão e formou-se uma cavidade em dentina de modo que o paciente não pode limpá-la, algum tipo de restauração é necessário para facilitar o controle da placa e restaurar a função do dente cavitado. Algumas dessas abordagens serão apresentadas a seguir, começando com a mais minimamente invasiva.

Tratamento restaurador atraumático

Definição e histórico

O tratamento restaurador atraumático (TRA) é uma abordagem de intervenção mínima tanto para prevenir a cárie quanto para deter sua progressão. Ele consiste no selamento das fóssulas e fissuras propícias à cárie e na restauração das lesões cavitadas em dentina com restaurações selantes.[48] A aplicação de um selante TRA envolve a aplicação de um ionômero de vidro de alta viscosidade que é prensado para dentro das fóssulas e fissuras sob pressão digital. Uma restauração TRA envolve a remoção do tecido dentário cariado decomposto e mole com instrumentos manuais, seguida por restauração da cavidade com um material dentário adesivo que, simultaneamente, sele qualquer fóssula e fissura remanescente que permaneça em risco. O material restaurador recomendado em 2014 para uso com TRA é um ionômero de vidro de alta viscosidade – preferivelmente um que tenha sido testado em estudos clínicos e considerado por fornecer altos índices de sobrevida. O ionômero de vidro modificado por resina também foi usado como material obturador com TRA em um estudo-piloto, mostrando resultados altos de sobrevida.[42]

O TRA foi inicialmente desenvolvido em resposta à necessidade de encontrar um método para preservar os dentes cariados em indivíduos de todas as idades tanto em países em desenvolvimento quanto em comunidades com desvantagens, nas quais recursos como eletricidade, água encanada e recursos econômicos eram escassos. Sem essa intervenção, os dentes cariariam até serem perdidos por extração. A abordagem que se tornou conhecida como TRA começou com Frencken na metade da década de 1980, como parte de um programa comunitário de cuidado em saúde bucal da faculdade de Odontologia em Dar es Salaam, na Tanzânia. Para apoiar a recém-estabelecida faculdade, algumas pessoas do Ocidente doaram cadeiras odontológicas "móveis", brocas e aparelhos de sucção. Para se tornar operacional na área rural da Tanzânia, esse equipamento requeria um gerador elétrico, gasolina e um veículo para transportá-lo. Infelizmente, se tornou claro que o cuidado em saúde bucal comunitário em formação na faculdade de Odontologia, baseado no equipamento "móvel" doado, era impraticável.

O que poderia ser feito? Os estudantes precisavam ser treinados em odontologia comunitária, já que havia muitos casos de cárie causando dor e sofrimento na área rural. Eram necessárias mudanças drásticas: era preciso encontrar uma solução "fora da caixa".

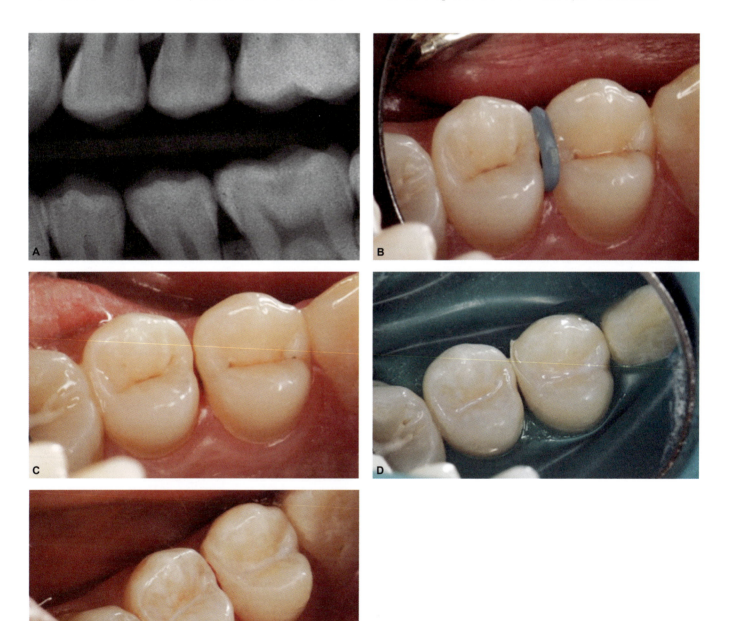

Figura 19.9 Selamento proximal de uma lesão D2 na superfície distal do dente 24. **A.** Radiografia. **B.** Aplicação de um separador de borracha. **C.** Remoção depois de 4 a 5 dias, limpeza e inspeção da lesão para garantir que não existe cavitação. **D.** Isolamento com dique de borracha, condicionamento da superfície proximal e aplicação do selante ou fita adesiva. **E.** Polimento final.

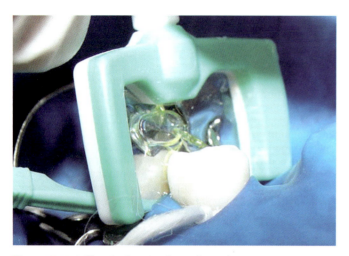

Figura 19.10 Infiltração de resina depois do condicionamento e secagem. Um aplicador Foil está posicionado para possibilitar a aplicação precisa do condicionador e proteger o dente adjacente. Ele é removido depois do condicionamento, lava-se o dente, aplica-se álcool e ele é secado completamente. Um novo aplicador Foil é inserido e o infiltrante aplicado. O Foil é removido, o dente secado com ar comprimido, e o infiltrante, fotopolimerizado.

O primeiro passo tomado foi uma investigação dos tipos de instrumentos manuais disponíveis nas clínicas nas áreas rurais e a adequação para abrir mais as pequenas cavidades dentárias e para alargar as maiores. As cavidades preparadas com esses instrumentos e preenchidas inicialmente com cimento de fosfato de zinco e, depois, com cimento policarboxilato mostraram resultados promissores. Em um número de restaurações, o cimento policarboxilato foi visivelmente desgastado, mas o resultado principal foi de que todos os indivíduos ficaram sem dor de dente. A resposta entusiasmada dos pacientes e o nítido sucesso dessa técnica restauradora foram encorajadoras. Os resultados do estudo-piloto foram apresentados no encontro científico da Associação Odontológica da Tanzânia em 1986, nascendo, assim, a abordagem TRA.

Com base nos resultados promissores do estudo-piloto, um estudo de campo foi iniciado na Tanzânia quando usado um material restaurador permanente, sendo o cimento ionômero de vidro de média viscosidade, em vez do cimento policarboxilato já empregado. Os resultados, não publicados, indicavam um alto nível de retenção da restauração e um baixo nível de abrasão oclusal depois de 3 anos. O avanço para TRA veio durante o primeiro ensaio clínico, no qual a abordagem TRA foi comparada à abordagem tradicional do amálgama na área rural de Khon Kaen, Tailândia, no início da década de 1990.[52,132] Esse estudo chamou a atenção dos líderes mundiais em saúde bucal e resultou na adoção da TRA pela Organização Mundial da Saúde no "Dia Mundial da Saúde", em 1994. Desde então, o TRA tem sido avaliado cientificamente em várias partes do mundo com o uso de materiais e métodos melhores. A razão para o uso dos selantes e das restaurações TRA será discutida.

Selamento das fissuras e intervenção mínima operatória

Uso do selante no tratamento restaurador atraumático

A técnica de aplicação do selante TRA não difere muito daquela dos selantes de ionômero de vidro (ver a seção "Técnica para o selante de ionômero de vidro"; Figura 19.11). Os selantes TRA podem ser aplicados dentro e fora do ambiente de consultório porque não necessitam de eletricidade e água corrente. As fóssulas e as fissuras são limpas passando-se uma sonda exploradora por elas, depois de as crianças terem limpado os dentes com escova de dente e pasta de dente fluoretada. O isolamento é garantido com o uso de rolinho de algodão hidrófilo. Se um ionômero de vidro de alta viscosidade pó-líquido é usado, é preciso garantir que o processo de mistura seja realizado de acordo com as instruções do fabricante. O excesso de ionômero de vidro é eliminado com um aplicador/esculpidor e/ou cureta de tamanho médio. Nos ambientes fora do consultório, talvez não seja possível reavaliar os selantes TRA por muitos anos. Embora pareça fácil aplicar um selante TRA, os profissionais devem adquirir cuidadosamente as habilidades necessárias.

Em geral, os selantes TRA de ionômero de vidro de alta viscosidade são aplicados sob pressão digital. A penetração na profundidade da fissura e o escoamento marginal desse tipo de selante não foram diferentes dos obtidos com o uso de material selante resinoso[155], tampouco quando o ionômero de vidro foi inserido com um brunidor de ponta esférica quando comparado à pressão digital.[11] Se aplicado apropriadamente e retido por um período substancial, os selantes TRA têm um efeito preventivo de longa duração. Os índices de falhas dos selantes TRA de ionômero de vidro de alta viscosidade e dos resinosos depois de 2 anos eram 1,7 e 1,1%, respectivamente.[21] Depois de 5 anos, a diferença foi de 3 e 13%, respectivamente[12], e nenhuma diferença significativa foi relatada no início da erupção dos dentes molares entre os dois tipos de selantes, depois de 5 anos.[9]

Restaurações do tratamento restaurador atraumático

Quando a lesão progrediu para dentro da dentina e o paciente não conseguiu limpar a cavidade existente, uma restauração pode ser necessária para facilitar o controle da placa. Os casos selecionados para TRA não são diferentes daqueles escolhidos para o tratamento restaurador convencional. Um diagnóstico apropriado, em todos os casos, é de fundamental importância. A abertura mínima de uma lesão dentinária na superfície oclusal indicada para o tratamento com TRA foi estimada em 1,6 mm de diâmetro.[117] As cavidades com uma abertura muito pequena podem representar dificuldades. Experiências têm mostrado que os instrumentos manuais falham ao acessar as lesões de dentina cavitadas muito pequenas, principalmente aquelas nas fóssulas vestibulares dos molares permanentes inferiores. A abordagem nessas circunstâncias é abrir a cavidade o quanto mais possível, remover todos os fragmentos e o biofilme e cobrir a lesão de dentina, e as fóssulas e as fissuras com um selante TRA de ionômero de vidro de alta viscosidade. A revisão sistemática sobre o selamento das lesões cariosas[61] e sobre o fato de serem deixados microrganismos na cavidade quando os selantes são colocados sobre as lesões cariosas[122] dão respaldo a esse tratamento (conferir Capítulo 20).

Limpeza da cavidade

A razão para o uso dos instrumentos manuais para a limpeza da cavidade com TRA está baseada na anatomia dental e na natureza do processo carioso. Nas lesões cariosas de esmalte, a desmineralização segue a direção dos prismas de esmalte. É de particular interesse olhar na direção desses prismas em relação às superfícies oclusais e proximais, já que elas diferem. Nas lesões oclusais, a direção dos prismas do esmalte resulta em cavidade cariosa mais estreita na abertura do que na profundidade, conferindo a elas um formato piramidal (Figura 19.12). A progressão da lesão cariosa resulta em esmalte desmineralizado sem ou com pouco suporte de dentina subjacente (Figura 19.12). Esse esmalte pode facilmente ser fraturado com o uso de instrumentos manuais, criando uma abertura grande o suficiente para a entrada da cureta e a remoção da dentina decomposta. Conhecer esse processo e reconhecer os diferentes estágios da desmineralização do esmalte e da dentina na superfície do dente é essencial para a apropriada aplicação da abordagem TRA (Figura 19.13). Não há necessidade de eliminar todo o esmalte sem suporte, mas somente aquele necessário para acessar ou que esteja fino e propenso à fratura (Figura 19.14). Um machado dentário, um recortador de margem gengival ou um instrumento de formato piramidal desenhado especialmente para essa tarefa (cortador de esmalte para

Capítulo 19 • Conceitos Restaurador Clássico e Minimamente Invasivo 301

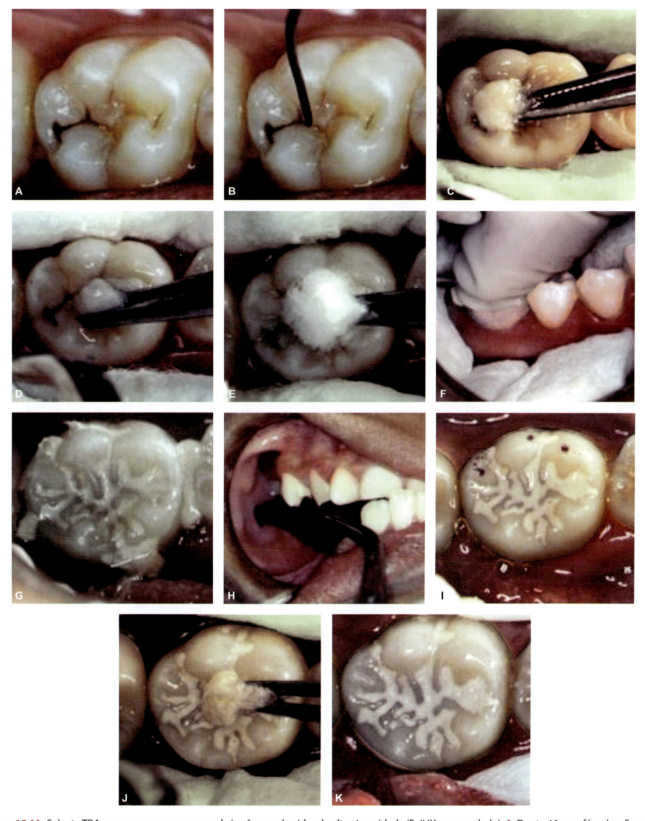

Figura 19.11 Selante TRA passo a passo com o uso de ionômero de vidro de alta viscosidade (Fuji IX, encapsulado). **A.** Dente 46 com fóssula e fissura que necessitavam de uma proteção com selante. **B.** Remoção de fragmentos da fóssula e da fissura com uma sonda com ponta afilada. **C.** Condicionar a superfície oclusal, fóssula e fissura com uma bolinha de algodão hidrófilo embebido em ácido poliacrílico. **D.** Lavar a superfície oclusal, a fóssula e a fissura com uma bolinha de algodão hidrófilo molhada. **E.** Secar a superfície oclusal, a fóssula e a fissura com uma bolinha de algodão hidrófilo seca. **F.** Pressionar o ionômero de vidro misturado dentro da fóssula e da fissura com o dedo indicador. **G.** Remover o dedo depois de 10 a 15 segundos. O ionômero escoou na direção da periferia da superfície oclusal. **H.** Avaliar a mordida. **I.** Remover o excesso do material com instrumentos manuais. **J.** Aplicar uma camada de vaselina sobre o selante TRA. **K.** Pedir para o paciente não comer por, pelo menos, 1 h. Cortesia do Dr. S. Leal.

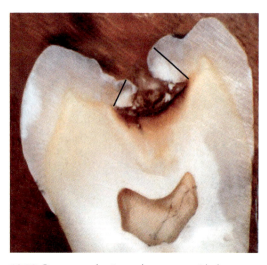

Figura 19.12 Pequena abertura de uma cavidade com esmalte parcialmente desmineralizado. A destruição na junção amelodentinária é mais larga do que na abertura da cavidade, dando à lesão uma forma piramidal. Cortesia do Dr. E. Verdonschot.

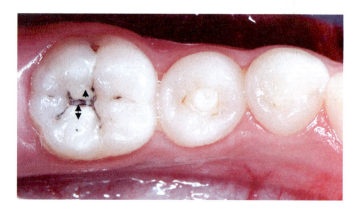

Figura 19.13 Lesão cavitada em dentina na superfície oclusal do primeiro molar. Nota-se a coloração esbranquiçada ao redor da abertura da lesão. Isso é um sinal de esmalte parcialmente desmineralizado que facilmente fraturará depois de leve pressão com um machado dentário (ver linhas de clivagem, Figura 19.12). Ao fazê-lo, a abertura da cavidade aumentará em tamanho e possibilitará fácil acesso da cureta à remoção da dentina infectada. Nota-se também a lesão cavitada na superfície vestibular. Cortesia do Dr. B. Monse.

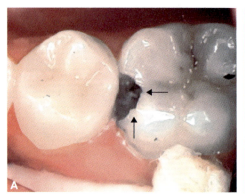 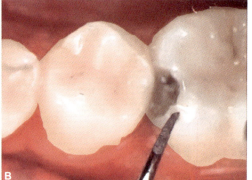 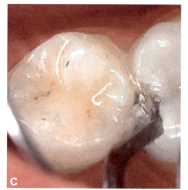

Figura 19.14 Abertura adicional de uma lesão cavitada em dentina com o uso de um machado. **A.** Olhar o esmalte vestibular da lesão: ele está desmineralizado e muito fino. **B.** Colocar o machado dentário na borda da abertura da cavidade e pressionar levemente. **C.** O esmalte foi fraturado. Continuar removendo o esmalte desmineralizado.

acesso) podem ser usados (Figura 19.15). Nas lesões proximais, a direção dos prismas não leva a uma lesão de formato piramidal e o acesso pode, às vezes, ser difícil se tentado por meio do rebordo marginal. Pela mesma razão, também é difícil abrir as cavidades pequenas nas fóssulas e fissuras vestibulares com instrumentos manuais, como previamente discutido. Se for necessário aplicar muita força para abrir uma cavidade e uma peça de mão rotatória não estiver disponível, é melhor colocar um selante TRA. Em um consultório odontológico convencional, deve-se usar uma peça de mão para abrir a cavidade se os instrumentos manuais falharem. Uma quantidade apropriada de dentina desmineralizada é removida com uma cureta, como discutido no Capítulo 20.

Aspectos atraumáticos

Por que a abordagem da gestão da cárie com o uso de instrumentos manuais era denominada *tratamento restaurador atraumático*? Na avaliação, depois de 6 meses, de um estudo tailandês, em 1992, verificou-se claramente uma diferença entre as crianças que tinham sido tratadas por TRA e aquelas pela abordagem convencional com peça de mão: as primeiras participaram alegremente e as segundas se mostraram muito relutantes. Muitas dessas últimas fugiram quando viram os profissionais, pensando que precisavam ser tratadas novamente. Ao perguntar às crianças dos dois grupos como elas se lembravam do tratamento feito há 6 meses, ficou claro que houve um alto nível de aceitação naquelas que foram tratadas com TRA e uma relutância a um novo tratamento nas do grupo da peça de mão rotatória convencional. Consequentemente, o termo *atraumático* foi adotado, não somente em virtude de seu baixo nível de dor ou desconforto, mas também por causa de sua destruição mínima de tecido dentário. Mais tarde, após muitos dentistas relatarem se sentir mais relaxados quando realizavam os procedimentos restauradores TRA, a "redução do estresse operatório" foi adicionada como uma terceira razão para o uso do termo atraumático.

Ansiedade e dor odontológica com o tratamento restaurador atraumático

As análises dos ensaios clínicos que compararam o conforto e o nível de ansiedade do paciente durante TRA em comparação à abordagem convencional não mostram tendência consistente (Tabela 19.2). Alguns estudos relatam menos dor e ansiedade com TRA, e outros realmente não demonstram diferença em comparação ao tratamento tradicional com rotatória. Os estudantes devem notar que essa tabela não existe para que seja memorizada, mas para mostrar que uma avaliação cuidadosa do TRA foi publicada.

Tabela 19.2 Visão geral de estudos que compararam a ansiedade odontológica e a dor entre a abordagem TRA e o tratamento convencional.[59]

Referência	Comparação	Idade	Formação do operador	Variáveis mensuradas	Conclusão
Schriks e van Amerongen[148]	TRA *versus* instrumentos rotatórios	6 anos	Estudantes de Odontologia e dentistas	*Desconforto* na frequência cardíaca e índice Venham modificado (observações)	TRA causou menos desconforto
Rahimtoola et al.[138]	TRA *versus* instrumentos rotatórios	6 a 16 anos	Dentistas	*Dor.* Perguntas: você sentiu qualquer dor durante o tratamento?	TRA causou menos dor
De Menezes Abreu et al.[28]	TRA *versus* instrumentos rotatórios	4 a 7 anos	Periodontista	*Dor.* Escala facial de classificação da dor de Wong-Baker	TRA causou menos dor
De Menezes Abreu et al.[29]	TRA *versus* instrumentos rotatórios *versus* tratamento ultraconservador	6 a 7 anos	Periodontista	*Dor.* Escala facial de classificação da dor de Wong-Baker	Nenhuma diferença nos níveis de dor entre os tratamentos. A anestesia local foi dada com mais frequência no grupo com instrumento rotatório
Topaloglu-Ak et al.[167]	TRA *versus* instrumentos rotatórios TRA *versus* TRA com gel quimiomecânico	6 a 7 anos	Periodontista	*Ansiedade.* Teste com figuras de Venham (*Venham picture test*)	Nenhuma diferença nos níveis de ansiedade entre os tratamentos
Mickenautsch et al.[110]	TRA *versus* instrumentos rotatórios	Crianças e adultos	Dentistas e higienistas	*Ansiedade.* Levantamento dos medos das crianças. Escala de ansiedade odontológica de Corah	Tanto as crianças quanto os adultos tratados com TRA tiveram menos ansiedade odontológica
De Menezes Abreu et al.[30]	TRA *versus* instrumentos rotatórios *versus* tratamento ultraconservador	6 a 7 anos	Periodontista	*Ansiedade.* Escala de imagem facial	Nenhuma diferença nos níveis de ansiedade entre os tratamentos

Reproduzida, com autorização, de Springer Science + Business Media.

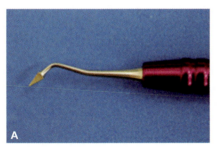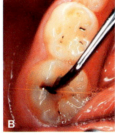

Figura 19.15 Pequena lesão cavitada em dentina em um primeiro molar inferior. **A.** O cortador de esmalte para acesso é usado para abrir mais a cavidade. **B.** A ponta desse instrumento piramidal é colocada na abertura da cavidade e o instrumento é girado em sentido anti-horário, por várias vezes, triturando o esmalte fino que forma a abertura.

Anestesia local com o tratamento restaurador atraumático

A anestesia local ainda é uma parte normal da prática contemporânea, principalmente quando se usa equipamento rotatório. Atualmente, aceita-se que a anestesia local seja raramente necessária quando se faz uso de instrumentos manuais (TRA) para controlar a cárie.[72,171] Isso reduz a ansiedade odontológica nas crianças e pode diminuir o nível de estresse dos dentistas no trato de crianças.

Tecidos dentários salvos com o tratamento restaurador atraumático

Parece óbvio que os instrumentos manuais, diferentemente dos rotatórios, têm uma capacidade limitada para remover tecido dentário hígido. Portanto, não é nenhuma surpresa que as cavidades de uma superfície preparadas por instrumentos manuais fossem significativamente menores em tamanho do que aquelas preparadas com instrumento rotatório.[137] Também foi relatado que as superfícies adjacentes às faces proximais cavitadas, em geral, são gravemente danificadas quando a cavidade é instrumentada com uma broca, a menos que a face adjacente esteja protegida[94,116,135]; o dano iatrogênico foi considerado um fator de risco de cárie.[135] O dano iatrogênico às superfícies proximais dos dentes vizinhos no processo do tratamento das lesões classe II também tem sido relatado com o uso dos instrumentos manuais.[84] Entretanto, os estragos eram pequenos comparados ao dano causado pelo uso de uma broca.

É possível concluir que o "atraumático" do TRA implica uma abordagem que causa pouca ou nenhuma dor e/ou desconforto ao paciente mesmo sem anestesia, removendo somente tecido dentário inútil e minimizando o dano às superfícies dentárias adjacentes, quando comparada ao uso dos instrumentos rotatórios.

Materiais restauradores usados com o tratamento restaurador atraumático

A definição do TRA inclui o uso de todos os materiais restauradores adesivos e sistemas adesivos. Entretanto, na prática, a maioria dos estudos TRA usou o cimento ionômero de vidro, embora materiais resinosos também tenham sido empregados. O tipo de ionômero de vidro atualmente recomendado é um de alta viscosidade (proporção pó/líquido ácido poliacrílico ≥ 3,4: 1,0). Ionômero de vidro de média viscosidade (proporção pó/líquido ácido poliacrílico entre 2,1:1,0 e 3,3:1,0), disponível a preços baixos em muitos países, não deve ser usado; além disso, os índices de sobrevida das restaurações TRA e selantes TRA com o uso desse tipo de ionômero são significativamente menores do que com o de alta viscosidade.[173] Além disso, é aconselhado o uso de um ionômero de vidro de alta viscosidade que tenha sido testado em estudos clínicos de longa duração. Alguns fabricantes vêm anunciando esses ionômeros para o uso com TRA sem terem colocado o material em testes clínicos. Os profissionais devem observar essa situação. Uma cavidade bem limpa pode resultar em uma restauração ruim quando um ionômero de baixo padrão é inserido.

Um ionômero de vidro de alta viscosidade é comercializado na forma pó/líquido e em cápsulas. A qualidade dos selantes e das restaurações TRA fica comprometida quando a quantidade de pó usada é menor do que o necessário para produzir a mistura.[33] Uma redução de 50% do pó necessário por gota do líquido reduziu a resistência compressiva dos ionômeros de vidro de alta viscosidade em 50%, o que é inaceitável. Portanto, os dentistas que usam ionômero de vidro misturado à mão devem garantir que todo o pó seja incorporado ao líquido para que não haja comprometimento. Não é ético que um profissional seja descuidado na mistura dos ionômeros de vidro. Entretanto, produzir uma boa mistura regularmente não é sempre fácil. Assim, é necessário que a equipe odontológica seja treinada em relação a esse procedimento antes de colocar o ionômero de vidro. Na prática odontológica, os ionômeros de vidro de alta viscosidade encapsulados podem ser usados e, em geral, têm melhores propriedades mecânicas do que os misturados manualmente.[34,114]

Abordagem do tratamento restaurador atraumático com uso de ionômero de vidro de alta viscosidade

Equipamento necessário

Diferentemente do tratamento dentário tradicional, somente o equipamento dentário básico é necessário para a abordagem TRA. Isso significa que o procedimento pode ser realizado em ambientes muito diferentes, embora o equipamento exato possa ser ditado pelas condições de trabalho. Estas podem ser livremente divididas no uso do TRA em uma clínica odontológica bem equipada e em situações ao alcance, como escolas ou casas. O equipamento básico inclui um apoio apropriado para o paciente e para o profissional, uma fonte de iluminação intrabucal, os instrumentos dentários, os materiais restauradores e outros materiais relevantes de consumo.

Instrumentos dentários e materiais de consumo

Os instrumentos usados na abordagem TRA têm sido cuidadosamente selecionados e se baseiam nas etapas envolvidas na colocação da restauração ou do selante TRA. Nenhum instrumento excedente é usado para o essencial. Quase todos os instrumentos são aqueles comumente encontrados em consultórios odontológicos e estão prontamente disponíveis na maioria dos suprimentos de instrumentos odontológicos. Os instrumentos essenciais são um espelho bucal, uma sonda, pinças, um machado dentário, um cortador de esmalte para acesso, curetas e um aplicador/esculpidor (Figura 19.16). Os instrumentos TRA são fabricados por empresas como Henry Schein, Hu Friedy e Duflex. Os profissionais devem comprar instrumentos de qualidade, feitos de aço temperado, que mantenham a parte ativa cortante por longos períodos. Se a ponta de trabalho de um instrumento fica cega, ele precisa ser afiado. No consultório odontológico, o aparelho de sucção pode ser usado para isolar o dente. Os materiais de consumo necessários incluem rolinhos de algodão hidrófilo, bolinhas de algodão hidrófilo, vaselina, copo, cunhas de madeira, tiras de matriz ou tira de poliéster, papel de articulação e cimento ionômero de vidro.

Protocolos para selantes e restaurações no tratamento restaurador atraumático

Para alcançar ótimos resultados, é essencial que todas as etapas necessárias, apresentadas nas Figuras 19.11 e 19.17, sejam seguidas.

Profissionais

Aparentemente, pode-se ter uma ideia de que aplicar os selantes e as restaurações TRA é algo simples e fácil de aprender. Entretanto, a experiência de ministrar cursos TRA para grupos de dentistas e higienistas em muitos países tem mostrado que esse não é o caso. Há uma necessidade profunda de entender a cariologia moderna e a dinâmica do processo da cárie, além da química e do apropriado manuseio dos ionômeros de vidro, para operar efetivamente e desfrutar das vantagens da TRA. Também se notou que muitos dentistas e higienistas, independentemente da idade, necessitam praticar as técnicas sob supervisão para aumentar a confiança à medida que aprendem a tratar as lesões dentinárias cavitadas que eles anteriormente consideravam não restauráveis sem o uso de broca e uma técnica operatória moderna. Os cursos de TRA também contêm informação sobre tratamento não operatório da cárie, resultados de procedimentos de saúde bucal com base em evidências e como tratar os selantes e as restaurações TRA falhos. Portanto, um curso de TRA pode demorar até 5 dias, dependendo da experiência prévia dos participantes.

Eficiência dos selantes e das restaurações do tratamento restaurador atraumático

Essa questão será considerada no Capítulo 21, mas, resumindo os resultados de muitos ensaios clínicos, é possível concluir que:

- Os selantes TRA têm um alto efeito preventivo de cárie
- TRA com o uso de ionômero de vidro de alta viscosidade pode seguramente ser usado em cavidades de uma superfície, tanto nos dentes posteriores decíduos quanto nos permanentes
- TRA com uso de ionômero de vidro de alta viscosidade não pode ser usado rotineiramente em cavidades de múltiplas superfícies nos dentes decíduos posteriores
- A informação disponível, sobre as conclusões em relação às restaurações TRA, em múltiplas superfícies nos dentes permanentes posteriores e nos dentes anteriores das duas dentições, é insuficiente.

Causas das falhas das restaurações do tratamento restaurador atraumático

As restaurações com TRA falham pelas mesmas razões daquelas realizadas com o uso de outros materiais. O critério de avaliação visa a analisar a condição mecânica da restauração durante um tempo, assim como a condição biológica do tecido dentário remanescente. A condição mecânica depende parcialmente das propriedades físicas do material restaurador e da manipulação pelo profissional. Existem inúmeras razões para o material ionômero de vidro se tornar desalojado:

- Remoção insuficiente do esmalte desmineralizado e da dentina em decomposição
- Mistura inadequada pó/líquido do ionômero de vidro
- Nível de umidade e temperatura do ionômero de vidro preparado
- Preenchimento incompleto da cavidade com o ionômero de vidro misturado manualmente
- Contaminação por saliva e/ou sangue

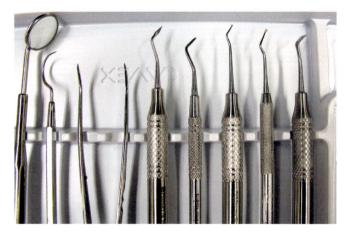

Figura 19.16 Um conjunto de instrumentos TRA consiste em um espelho bucal, um explorador, um par de pinças, um cortador de esmalte para acesso, um machado dentário, curetas (tamanhos pequeno e médio) e um aplicador/esculpidor.

Capítulo 19 • Conceitos Restaurador Clássico e Minimamente Invasivo   305

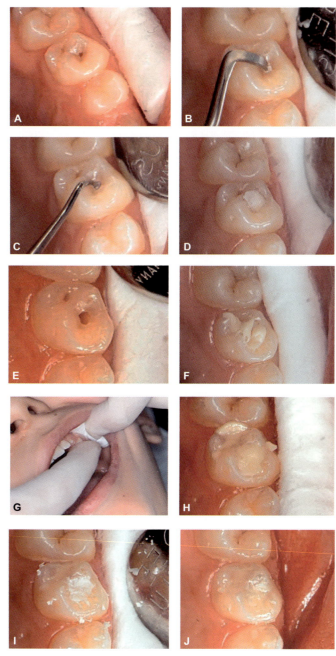

Figura 19.17 Restauração TRA de lesão dentinária, passo a passo. A. Notar a descoloração ao redor da abertura da cavidade que indica que a cárie se estendeu sob o esmalte. Esse esmalte sem apoio está desmineralizado e quebrará facilmente sob leve pressão (ver Capítulo 5 e Figura 19.12). B. Abertura adicional da cavidade com a lâmina do machado para melhorar o acesso. C. Remoção da cárie com o uso de uma cureta pequena. D. O condicionador é aplicado na cavidade, na fóssula e na fissura limpas com uma bolinha de algodão hidrófilo. E. Secagem cuidadosa da cavidade antes da colocação do material restaurador. F. A cavidade aumentada, as fóssulas e as fissuras são preenchidas com cimento de ionômero de vidro. G. É aplicada firme pressão digital sobre a superfície oclusal – isso é chamado "técnica de pressão digital". H. Excesso de material obturador visível nas margens externas da superfície oclusal. I. Restauração TRA depois do ajuste da mordida. O material restaurador ainda não é coberto com vaselina. J. Restauração concluída. A cavidade está restaurada, e as fóssulas e fissuras, seladas. Cortesia dos Drs. J. Frencken e C. Holmgren.

- Nenhum ou condicionamento insuficiente da cavidade do dente limpo
- Nível de cooperação da criança.

Insuficiente resistência à fratura do ionômero de vidro nas restaurações de múltiplas superfícies é considerada a razão da alta porcentagem de deslocamento das restaurações TRA de múltiplas superfícies nos dentes decíduos.[86,87,163] As propriedades mecânicas dos ionômeros de vidro de alta viscosidade podem ser aumentadas pela aplicação de calor durante o procedimento, usando uma unidade de luz de secagem de alta intensidade LED.[115] Isso aumentou a resistência à fratura *in vitro*, e ensaios clínicos estão planejados.

O profissional parece ser o maior fator da sobrevida das restaurações TRA. Estudos avaliaram quatro ou mais profissionais[54,55,57,137,163], e alguns tiverem desempenho pior do que seus colegas. Esse efeito parece indicar que o dentista e o higienista necessitam de habilidade, diligência e entendimento para realizar restaurações TRA com qualidade.[62] Por essa razão, é obrigatório seguir um curso de treinamento de TRA antes de aplicá-lo no campo e no consultório.

Tratamento restaurador atraumático nos idosos

Desde o seu surgimento, uma das indicações para o uso apropriado da abordagem TRA diz respeito aos idosos, principalmente aqueles que vivem em instituições e aqueles com dificuldade de locomoção. Infelizmente, poucos estudos investigaram o potencial do TRA no fornecimento do cuidado odontológico a esses indivíduos. O primeiro estudo foi realizado com indivíduos de 70 anos de idade que tinham dificuldade de locomoção por causa de problemas físicos, mentais ou emocionais.[71] A maioria das lesões cariosas existentes era tão extensa que não era mais possível aplicar o cuidado restaurador clássico. Depois de 1 ano, 79% das restaurações TRA realizadas foram consideradas bem-sucedidas. O TRA foi bem recebido e os beneficiários ficaram muito satisfeitos com o cuidado oferecido em casa. Um segundo estudo foi realizado em lesões cariosas em superfície radicular entre indivíduos com 69 anos de idade, em média, que tinham sido submetidos à radioterapia. Depois de 2 anos, não houve significativa diferença nos índices de sobrevida entre as restaurações TRA com o uso de ionômero de vidro de alta viscosidade e aquelas realizadas por meio da abordagem tradicional: 66,2% *versus* 65,2%, respectivamente.[73] Trabalho adicional investigou a sobrevida das restaurações TRA em superfícies radiculares entre idosos institucionalizados com uma média de idade de 78,6 anos em comparação ao tratamento tradicional com o uso de ionômero de vidro modificado por resina. O índice de sobrevida de 1 ano para as restaurações tradicionais e TRA foi de 91,7% e 87%, respectivamente.[88]

O uso potencial de TRA para tratar os pacientes idosos em hospitais, instituições ou em casa foi insuficientemente pesquisado. Considerando o aumento global de idosos com dentição natural nas próximas décadas, estudos cobrindo o impacto da abordagem TRA, como parte de um pacote (médico) de cuidado bucal para uso entre os idosos, deveriam receber séria atenção (ver Capítulo 18).

Tratamento restaurador atraumático e pessoas com deficiência

Uma revisão sistemática sobre a efetividade dos tratamentos fornecidos a pessoas com deficiência concluiu que o potencial do TRA deveria ser investigado.[113] Um dos objetivos do uso do TRA é reduzir o número de pessoas com deficiência que precisam se submeter a simples tratamento restaurador sob anestesia geral. Por exemplo, aquelas com uma forma grave de autismo não podem tolerar o barulho da alta rotação, quando o TRA tem se tornado uma boa alternativa.

Tratamento restaurador atraumático nos serviços públicos

O primeiro relato que descreveu o uso da abordagem TRA em um sistema de serviço público foi originado na África do Sul. TRA foi introduzido no país em virtude das vantagens preventivas, restauradoras e econômicas, do interesse do paciente e do potencial para aumentar a cobertura dos cuidados dentários necessários na população. A adoção de TRA foi associada a treinamento, pesquisa e acompanhamento supervisionado. Desde então, a abordagem TRA foi introduzida em vários países como um conceito de tratamento apropriado da cárie.

Experiências na África do Sul, no México, na Tanzânia, no Egito, nos países da América Latina e no Camboja[22] mostram que a realização apropriada do TRA nos serviços públicos de saúde bucal é prejudicada principalmente por dois fatores: disponibilidade tanto dos instrumentos TRA quanto de ionômeros de vidro de qualidade. Nesse contexto, vale notar que os dentistas que trabalham tanto nos serviços públicos quanto na prática privada no Egito eram capazes de realizar as restaurações TRA nos consultórios particulares, mas não com a mesma proporção nas instalações públicas. Essa situação se dava em virtude da disponibilidade reduzida do cimento de ionômero de vidro e dos instrumentos manuais apropriados nos consultórios do serviço público, materiais que podiam ser comprados para uso em seus próprios consultórios particulares.[43]

As estratégias para a incorporação eficaz de TRA nos serviços públicos de saúde bucal devem incluir:

- Organização de cursos de treinamento em TRA para os dentistas instrutores
- Cursos de TRA completos regulares nos países que já os têm organizados
- Apoio para os participantes dos cursos, garantindo suprimento constante de material restaurador ionômero de vidro de alta viscosidade de qualidade
- Instalação de um sistema de monitoramento dos tratamentos realizados nos serviços públicos de saúde bucal
- Organização de encontros para atualização dos profissionais sobre os resultados monitorados
- Cooperação entre as universidades e os ministérios da saúde no desenvolvimento dos projetos TRA de saúde bucal.[143]

Por fim, a introdução de TRA como parte do Pacote Básico de Cuidados Bucais[56] aumenta a chance de tornar o cuidado paliativo, preventivo e restaurador essencial para muitas comunidades necessitadas.

Tratamento restaurador atraumático e informação odontológica

Os princípios TRA se adaptam perfeitamente ao conceito de intervenção odontológica mínima. É óbvio que a população se beneficia do TRA se a abordagem for ensinada nas faculdades de Odontologia, como é feito no Brasil[118], nos EUA[79] e em muitos outros países. Inúmeros livros sobre TRA[48,77] e capítulos sobre o assunto em livros sobre Odontologia de intervenção mínima[49], Odontologia preventiva e comunitária[70], Cariologia[50] e Odontopediatria[47] foram publicados.

Considerações finais sobre o tratamento restaurador atraumático

Desde sua concepção há 25 anos, o TRA tem conquistado o mundo, tornando-se parte do currículo odontológico em países como China, Vietnã, Indonésia, Turquia, Egito, África do Sul, Tanzânia, Países Baixos, França, Reino Unido, EUA, México, Equador, Venezuela e Brasil, para citar alguns. A Federação Odontológica Internacional o aceitou como um dos métodos de tratamento dentro do conceito da Odontologia de intervenção mínima em seu encontro anual em Viena, em 2002.[44] O TRA tem ganhado popularidade entre os dentistas clínicos gerais nas nações desenvolvidas. Os profissionais dos EUA[151] e do Reino Unido[17] o realizam para tratamentos restauradores em crianças. Já nos Países Baixos, é realizado para tratar crianças e pacientes ansiosos. Portanto, o TRA não está mais confinado a ambientes em que a eletricidade e a água corrente não estão disponíveis, mas tem se tornado uma abordagem contemporânea de tratamento da cárie que pode ser aplicada em qualquer consultório odontológico.

Métodos convencionais de intervenção mínima

Materiais disponíveis

Na configuração da intervenção convencional, os materiais disponíveis para as restaurações diretas são o amálgama, a resina composta e o cimento ionômero de vidro. O tratamento da cárie com restaurações indiretas pode ser considerado obsoleto em virtude do equilíbrio custo-benefício desfavorável relacionado com o alto risco de falha nos pacientes com cárie ativa e a quantidade substancial de substância dentária perdida, necessária para a técnica indireta. Quando grandes defeitos precisam ser restaurados nos pacientes com cárie ativa, uma restauração direta deve ser colocada junto a um programa intensivo de controle de cárie não operatório. Quando o equilíbrio bucal for restabelecido e a atividade da cárie estiver controlada, uma restauração indireta pode ser considerada, a qual terá a vantagem de maior controle na anatomia restauradora, na oclusão e nos contatos proximais. Essa restauração pode durar a vida toda em um paciente com cárie inativa.

Restaurações em amálgama, resina composta e ionômero de vidro

As restaurações em amálgama foram realizadas com sucesso durante anos, mas atualmente estão desaparecendo em função do aumento do uso das resinas compostas. O emprego contínuo do amálgama é desafiado por motivos ambientais.[75] Entretanto, as resinas compostas e os ionômeros de vidro modificados por resina podem ter uma influência negativa sobre a saúde geral pela exposição às resinas, principalmente em virtude da liberação de monômeros na superfície e quando fotopolimerizados inadvertidamente. Essas discussões estão fora do âmbito deste livro, mas, para a população, o amálgama, a resina composta e os cimentos de ionômero de vidro podem ser considerados seguros quando colocados adequadamente.

As vantagens mais nítidas do uso do amálgama são seu registro odontológico de longa data, baixo custo e facilidade, enquanto suas desvantagens mais importantes referem-se à sua técnica com falta de adesividade e sua aparência. Em muitos países, as resinas compostas são os materiais de escolha para as restaurações diretas. Como será visto no Capítulo 21, a longevidade das restaurações modernas de resina composta é comparável àquelas em amálgama, embora esse resultado possa depender do desafio da cárie e do tamanho da restauração. As restaurações em amálgama podem durar mais nos pacientes com cárie ativa, como nas crianças que recebem restaurações em virtude de cárie em decíduo.[13,156] Entretanto, restaurações grandes em amálgama podem mostrar mais falha em decorrência da fratura do que as restaurações grandes em resina mostram.[127] Nos pacientes com baixo risco de cárie, a resina composta teve um desempenho melhor a longo prazo.[127] Os fatores relacionados com o paciente, como a atividade de cárie, provavelmente têm um papel mais importante na longevidade das restaurações posteriores do que os materiais selecionados.[27]

Geralmente, o ionômero de vidro é recomendado como um material adequado para a restauração de cavidades cariosas em virtude da liberação do fluoreto.[120] Alguns estudos clínicos mostraram um efeito cariostático das restaurações com ionômero de vidro sobre as superfícies vizinhas nos dentes decíduos.[32,136,168] Outros mostraram uma diminuição no desenvolvimento de cárie recorrente ao longo das restaurações cervicais em ionômero de vidro, especialmente em indivíduos com alto risco de cárie nos quais o fluxo salivar está reduzido.[31,99] Em geral, a retenção tanto no esmalte quanto na dentina das restaurações cervicais realizadas com um ionômero de vidro restaurador tipo II foi superior à dos materiais resinosos, de acordo com uma revisão sistemática.[131] Para as lesões radiculares que necessitam ser tratadas de modo operatório, um ionômero de vidro é considerado a primeira opção.

Na dentição decídua, as restaurações de uma face em ionômero de vidro, especialmente quando realizadas com a técnica TRA, comprovaram ser um tratamento eficaz.[25] As vantagens adicionais em usar TRA são que a anestesia local não é necessária e a técnica causa menos ansiedade do que os conceitos tradicionais. Para restaurar cavidades grandes, o ionômero de vidro não tem as propriedades mecânicas para alcançar uma restauração durável. Para essas, a resina composta, empregada com técnica de condicionamento total, deve ser usada. Portanto, na dentição permanente, o uso de ionômero de vidro de alta viscosidade encapsulado deve ser restrito às cavidades de uma superfície em pacientes com cárie ativa e para a restauração das lesões cervicais (raiz). O cimento de ionômero de vidro também é o material de escolha para as restaurações temporárias, como na técnica de escavação em etapas (conferir a seção "Estudos da escavação em etapas" no Capítulo 20). A escolha de um cimento de ionômero de vidro de cor diferente da do dente ajudará o dentista a distinguir entre o material colocado e o dente, quando remover a restauração.

Para outros defeitos maiores, as restaurações em resina composta, realizadas com a técnica de condicionamento total, têm os melhores prognósticos. O desenvolvimento da tecnologia da resina composta produziu novos materiais, como os nanocompostos ou de baixa contração. Os resultados iniciais reivindicam superioridade, mas isso não foi mostrado em estudos clínicos.[147] Sugeriu-se que uma camada de ionômero de vidro deve ser colocada embaixo da resina composta – a chamada técnica de sanduíche. Entretanto, as restaurações com condicionamento total têm longevidade melhor, principalmente em virtude de menos fraturas do que as restaurações de sanduíche.[126]

Aspectos técnicos relevantes do tratamento minimamente invasivo

Preservação de estrutura dentária

Em locais nos quais uma lesão cariosa cavitada está para ser restaurada de modo operatório, é suficiente remover uma quantidade apropriada de tecido desmineralizado (conferir Capítulo 20) e fazer o preparo acessível aos procedimentos. Para os defeitos oclusais (Figura 19.18) e os da superfície lisa, o acesso visual é facilmente alcançado, resultando em preparos de tamanho mínimo. Em locais nos quais uma lesão cavitada está circundada por esmalte desmineralizado, este pode ser incluído no preparo ou deixado no local, na hipótese de que um bom regime de controle de cárie poderá deter a progressão da lesão. Nas superfícies oclusais, o esmalte desmineralizado pode ser selado – o que é chamado restauração selada.[153]

A decisão de onde o limite do preparo deve ser localizado é influenciada pelo risco do esmalte desmineralizado se tornar cavitado, pelas considerações estéticas e pela necessidade de um bisel na borda da restauração. Os biseis nas restaurações em resina podem melhorar a aparência, facilitando incorporar o material ao dente. Embora a pesquisa laboratorial favoreça os biseis para melhorar o selamento da cavidade,[123] os estudos clínicos não mostraram melhores resultados para as restaurações em cavidades biseladas.[78,177]

Nas lesões proximais dos dentes posteriores e anteriores, preparados minimamente, preparos tipo caixa são o melhor procedimento operatório. Eles fornecem boa visibilidade para a remoção completa do tecido cariado desmineralizado e para a inserção adequada do material restaurador. Os preparos em túnel foram recomendados para o tratamento das lesões cariosas proximais por serem minimamente invasivos. Essa abordagem deixa o máximo possível de superfície proximal e de rebordo marginal intactos. Entretanto, para chegar à lesão cariosa cavitada, geralmente situada abaixo do ponto de contato, a abertura da superfície oclusal precisa ser tão alargada que acaba restando um rebordo marginal fino, que fratura facilmente. Além disso, há considerável risco de dano ao dente adjacente e não é tecnicamente fácil selar a cavidade. A longevidade dessas restaurações ainda não é boa.[141,160,161] Por todas essas razões, os preparos em túnel não são aconselhados. A ascensão e a queda dessa restauração são lições marcantes. Ela foi desenvolvida pelos melhores motivos, para salvar a estrutura dentária; contudo, a avaliação clínica cuidadosa mostrou que essas restaurações falharam e o modelo raramente é usado atualmente.[174] A mensagem final é: certamente pensar e inovar, mas também avaliar clinicamente e relatar.

Proteção da superfície do dente adjacente

Quando as lesões estão localizadas em uma superfície proximal, a cavidade está mais cervical ao ponto de contato. Por isso, quando a cavidade é preparada, há um risco de dano ao dente adjacente (Figura 19.19). Quando se trata de um tratamento de um paciente de alto risco de cárie, essa superfície do dente adjacente pode ter uma lesão não cavitada. Se essas lesões, com superfícies de esmalte enfraquecidas, são tocadas pelos instrumentos rotatórios, isso promoverá e reforçará a progressão da cárie do dente adjacente, resultando em novas lesões cavitadas. Essa situação pode ter acontecido com a superfície distal do primeiro molar na Figura 19.4. Na literatura, é sabido que o dano ao dente vizinho é muito comum[90,94], e grandes esforços precisam ser feitos para evitá-lo. Também há 2,5 vezes maior risco de restauração subsequente na superfície do dente adjacente no momento em que uma face proximal é restaurada.[135] Entretanto, mais uma vez, o risco individual de cárie do paciente pode ser até mesmo mais relevante do que o dano iatrogênico com respeito ao que acontece a seguir. Novamente, deve-se enfatizar que as medidas não operatórias de controle da cárie são a parte mais importante do tratamento.

Para proteger as superfícies do dente adjacente, duas medidas estão disponíveis:

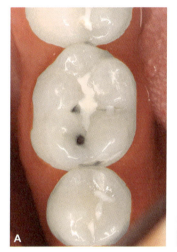
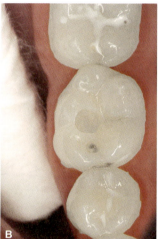

Figura 19.18 A. Lesões cavitadas visíveis na superfície oclusal. **B.** Preparo depois da escavação; notam-se nítidas diferenças na extensão da lesão entre a lesão ativa na fossa central comparada à lesão microcavitada de progressão lenta na fossa mesial. A lesão na superfície mesial não foi incluída no preparo porque ela estava estacionada.

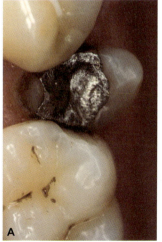
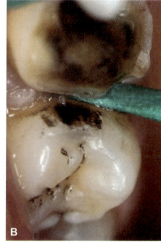

Figura 19.19 A e B. Exemplos de superfície de esmalte danificada no molar adjacente ao preparo do pré-molar. Em virtude da baixa atividade de cárie, esse dano não resultará em formação subsequente de cárie.

- Uso de uma banda protetora colocada ao redor do dente adjacente (Figura 19.20)
- Uso de pontas sônicas de preparo especial (KaVo) que têm um lado sem corte direcionado no sentido do dente adjacente e um lado de trabalho capaz de remover finas camadas de esmalte, assim como fazer um bisel ao longo do limite proximal (Figura 19.21). Pesquisa *in vitro* mostrou que o dano aos dentes adjacentes é reduzido com o uso do sistema de pontas de ultrassom (Sonicsys tips), enquanto a adaptação marginal é boa.[124]

Quando a superfície do dente adjacente contém uma restauração, o material pode ser danificado. E, quando as superfícies restauradas são tocadas, a anatomia da restauração deve ser polida e ajustada antes da colocação da matriz, o que pode reduzir o dano e orientar a uma anatomia melhor da superfície proximal (Figura 19.22).

Estabelecimento do ponto de contato

Alcançar um bom ponto de contato é muito importante porque o alimento será forçado entre os dentes onde houver um contato aberto, e tende a se alojar no espaço gengival. Isso é desagradável para o paciente e promove cárie recorrente. É relativamente fácil estabelecer um bom ponto de contato quando do manuseio do amálgama. Quando se colocava uma matriz e brunia contra o dente adjacente, a condensação do amálgama resultava em um contato estreito. A partir do momento em que resina composta se tornou disponível, a consistência do material significava que não era mais possível estabelecer o contato simplesmente empurrando o material contra a tira de matriz, tornando necessárias outras técnicas. Atualmente, estão disponíveis anéis separadores especiais (Figura 19.23), que separam ativamente os dentes adjacentes, resultando em um ponto de contato mais estreito e apropriadamente colocado.[91,92]

Selamento e capacidade de limpeza das margens

As restaurações são realizadas para ajudar no controle da placa. Portanto, é óbvio que devem unir-se imperceptivelmente ao dente e ser fáceis de limpar. Em lugar nenhum, isso é mais difícil de alcançar do que na margem cervical, a área onde a placa se acumulará e pode ocorrer cárie. Uma área particularmente crítica é a margem cervical da restauração proximal. Se um espaço é deixado, isso resultará em uma lacuna não limpável, excedendo a largura crítica de 250 µm.[81,164] No caso de um paciente com cárie ativa, é provável que essa situação resulte em cárie recorrente. Portanto, o dentista deve se empenhar totalmente em alcançar um contorno sem espaço. Sugeriu-se que o uso de resinas injetáveis inserindo a ponta do aplicador dentro da cavidade pode ajudar a alcançar o desejado. Também o uso de uma primeira camada de resina fluida foi descrito com o emprego da então chamada técnica "incremental modificada" (Figura 19.24), na qual a resina fluida não é fotopolimerizada até que uma camada de resina híbrida seja adicionada.[125] Deve-se observar, entretanto, que há pouca comprovação experimental de qual técnica é melhor para alcançar uma margem cavitária sem espaço. É provável que a habilidade e a dedicação do profissional tenham um importante papel.

Exemplos clínicos

- Restauração selante na oclusal (Figura 19.25). O motivo por trás dessa restauração se refere ao fato de que a cavidade cariada é restaurada com resina composta e, contrário do "conceito de extensão para prevenção" de Black, a fissura residual é selada para manter a estrutura dentária e ajudar no controle da placa. O procedimento chama-se restauração preventiva em resina.[153] A mesma abordagem é usada quando se trata a cavidade com TRA e ionômero de vidro de alta viscosidade (Figura 19.26)
- Restauração proximal em caixa (Figura 19.27)
- Restauração cervical em resina (Figura 19.28)
- Restauração da cárie radicular com cimento de ionômero de vidro (Figura 19.29)
- Lesão maior (Figura 19.30).

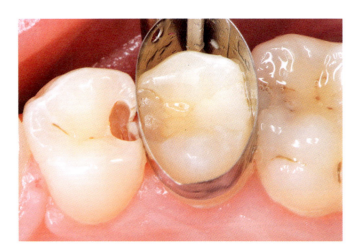

Figura 19.20 Uma banda é colocada ao redor do segundo pré-molar para proteger sua superfície proximal, enquanto a lesão cariosa na superfície distal do segundo pré-molar é aberta com uma broca diamantada.

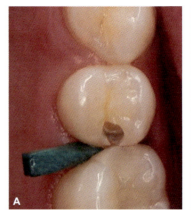 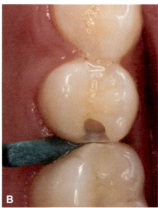 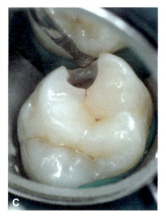

Figura 19.21 Fases em uma técnica de preparo para a proteção da superfície do dente adjacente. **A.** Uma cunha é colocada e a abertura é iniciada com a broca. **B.** Biselamento da parede gengival depois do uso do aparelho Sonysis (KaVo). **C.** Ponta do Sonysis em uso. Esse instrumento corta apenas de um lado. O lado virado para o dente adjacente é liso e não pode causar dano.

Capítulo 19 • Conceitos Restaurador Clássico e Minimamente Invasivo 309

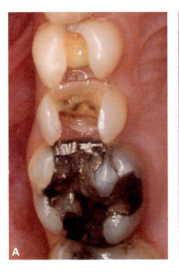
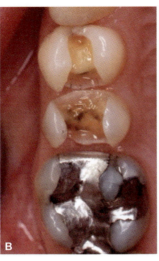

Figura 19.22 A. O preparo da cavidade no segundo pré-molar danificou a superfície mesial do amálgama no primeiro molar. **B.** A superfície danificada foi polida e a anatomia da superfície proximal estabelecida antes da nova restauração. Entretanto, a superfície mesial precisa agora ficar muito plana para adquirir um ponto de contato proximal apropriado para evitar a impactação alimentar.

Substituição ou reparo de restaurações falhas

A substituição de restaurações existentes é a principal atividade da maioria dos dentistas em muitos países desenvolvidos.[58] Os motivos para falhas nas restaurações (conferir Capítulo 21) podem ser resumidos em:

- Falha biológica (p. ex., cárie recorrente)
- Falha técnica diagnosticada por um dentista (p. ex., restauração fraturada, fratura do dente ao redor do material, ponto de contato deficiente, restauração mal adaptada)
- Falha apontada pelo paciente (p. ex., aparência ruim).

É muito importante que o dentista verifique a razão pela qual a restauração falhou, pois é essencial para a realização de um tratamento correto. A razão pela falha deve ser discutida com o paciente. Por exemplo, se o problema é cárie recorrente, então o papel do paciente é relevante. Se, por sua vez, o problema é técnico, como o dentista evitará cometer exatamente o mesmo erro na nova restauração?

Uma restauração falha deve ser totalmente substituída ou reparada? Há muitos fatores para recomendar o reparo, como a opção minimamente invasiva. É conhecido que, quando uma restauração é removida, torna-se muito mais fácil cortar o excesso e remover a estrutura hígida de dente.[41] Isso é especialmente provável quando as restaurações adesivas estão para ser removidas. O amálgama não é adesivo; com uma pressão em uma abertura e com cuidado, a restauração pode ser afastada da margem, removendo a parte média do material.

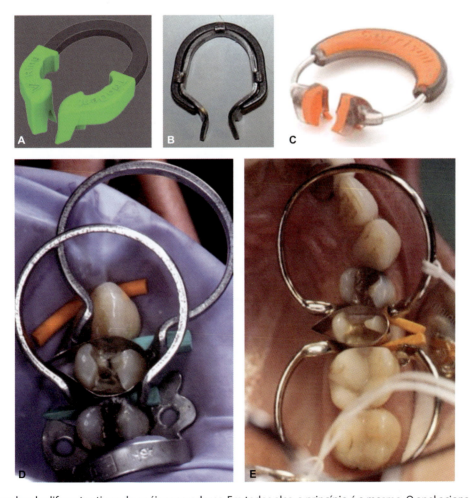

Figura 19.23 A a E. Exemplos de diferentes tipos de anéis separadores. Em todos eles, o princípio é o mesmo. O anel acionado por mola força a separação dos dentes. A matriz fina de metal é cuidadosamente brunida ao dente adjacente, firma-se a margem cervical da banda com cunha para garantir a adaptação e a restauração é realizada. Quando se remove o anel, os dentes separados se movem juntos, resultando em um estreito contato.

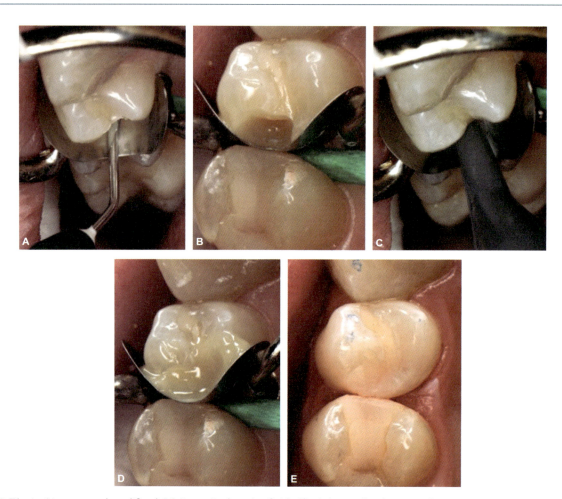

Figura 19.24 Técnica "incremental modificada". **A.** Inserção de resina fluida (*flow*) depois da adaptação de uma matriz seccional. **B.** Resina fluida colocada. **C.** Inserção de resina híbrida. **D.** Restauração depois de fotopolimerizada. **E.** Restauração finalizada.

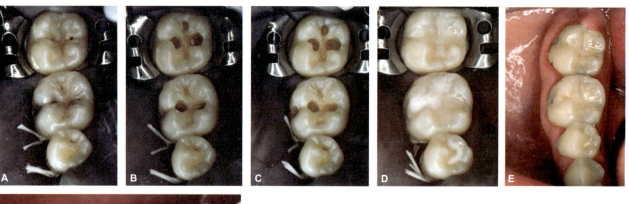

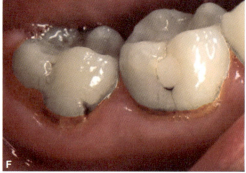

Figura 19.25 Selamento com restauração oclusal. **A.** Lesões cavitadas em molar de menina de 12 anos de idade (1997). Colocação de dique de borracha. **B.** Preparos depois da abertura das lesões com broca diamantada. A abertura da fossa distal nos molares poderia não ter sido necessária porque as lesões eram inativas. **C.** As lesões depois da escavação. **D.** Lesões restauradas – as três etapas (condicionamento, lavagem e adesivo) foram realizadas junto a uma resina híbrida. Um selante branco foi aplicado sobre o restante das superfícies oclusais. Os selantes poderiam não ter sido necessários, desde que não houvesse cárie ativa. **E.** As restaurações depois de 15 anos; a paciente, no momento, está com 28 anos de idade. Nota-se que os selantes foram parcialmente gastos. **F.** Uma visão clínica do aspecto vestibular mostra lesões escuras detidas, as marcas de períodos anteriores de cárie ativa.

Capítulo 19 • Conceitos Restaurador Clássico e Minimamente Invasivo 311

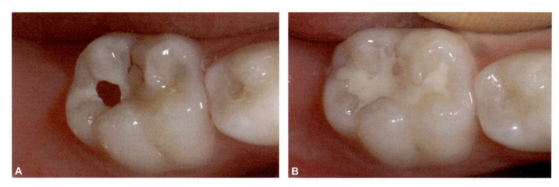

Figura 19.26 Selamento com restauração oclusal TRA. **A.** Cavidade limpa de acordo com TRA no dente molar decíduo de uma menina de 4 anos de idade. **B.** Não somente a cavidade está restaurada, mas também as fóssulas e fissuras adjacentes foram seladas com o uso de Ketac Molar Easymix®, fornecendo proteção adicional. Cortesia do Dr. S. Leal.

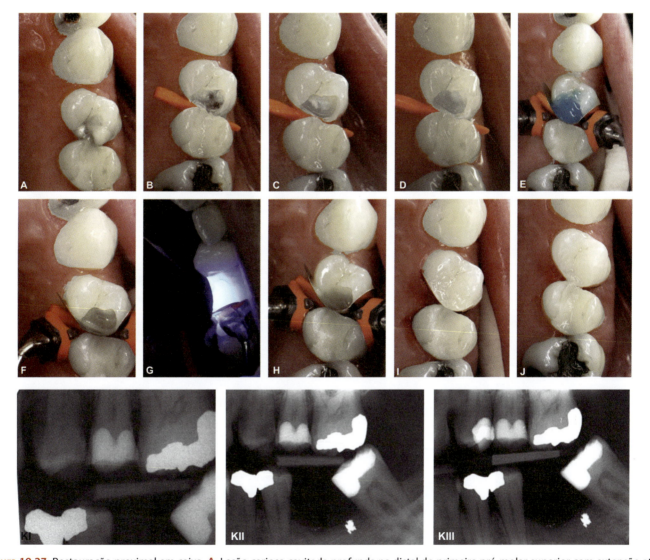

Figura 19.27 Restauração proximal em caixa. **A.** Lesão cariosa cavitada profunda na distal do primeiro pré-molar superior com extensão até perto da polpa; ver radiografia em (**KII**). **B.** Lesão dentinária depois da abertura e remoção do esmalte com uma broca diamantada. **C.** Após a remoção da dentina mole na junção amelodentinária com o uso de broca esférica e água refrigerada. Uma zona de 2 mm foi criada ao longo da junção amelodentinária para fornecer dentina hígida para a adesão. A cárie mole central ainda não foi removida. **D.** Cavidade depois da remoção cuidadosa da maior parte de dentina mole, deixando uma camada central cobrindo a polpa, visando ao capeamento pulpar indireto. Nesse caso, a dentina central cariada não foi protegida por um forramento. **E.** Colocação de matriz, cunha e anel separador. O condicionador está no lugar. **F.** A primeira camada da resina fluida é inserida, mas não foi fotopolimerizada. **G.** A primeira camada da resina híbrida é inserida e as duas camadas são fotopolimerizadas juntas. **H.** As duas primeiras camadas foram fotopolimerizadas. **I.** Restauração depois da remoção da matriz. **J.** Restauração depois do acabamento. **K.** Três radiografias: (**KI**) 3 anos antes do tratamento; (**KII**) logo após o tratamento; e (**KIII**) depois do tratamento.

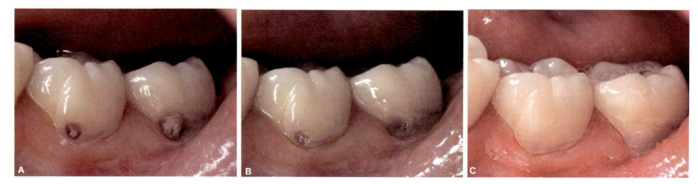

Figura 19.28 Restauração cervical em resina. **A.** O exame clínico de um homem com 32 anos de idade mostra lesões cervicais cobertas por biofilme, em vez de tratamento não operatório de 1 ano focando a melhora da limpeza com pasta de dente fluoretada. Decidiu-se colocar as restaurações para ajudar a limpeza. **B.** Preparo da cavidade com perda mínima de tecidos dentários duros. **C.** Restauração com as três etapas da técnica de condicionamento total e resina composta direta.

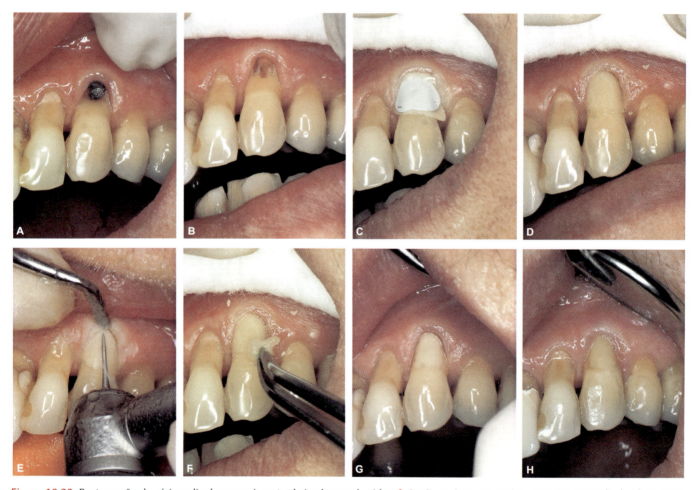

Figura 19.29 Restauração de cárie radicular com cimento de ionômero de vidro. **A.** Lesão cariosa em canino superior, controle de placa ruim. **B.** Depois da escavação. **C.** Depois da injeção do cimento, uma matriz especial foi colocada e o excesso removido. **D.** Após 5 min de espera, a matriz foi removida. **E.** Acabamento com o uso de broca diamantada de granulação fina. **F.** Aplicação de verniz protetor. **G.** Restauração finalizada. **H.** Restauração depois de 3 anos.

Capítulo 19 • Conceitos Restaurador Clássico e Minimamente Invasivo

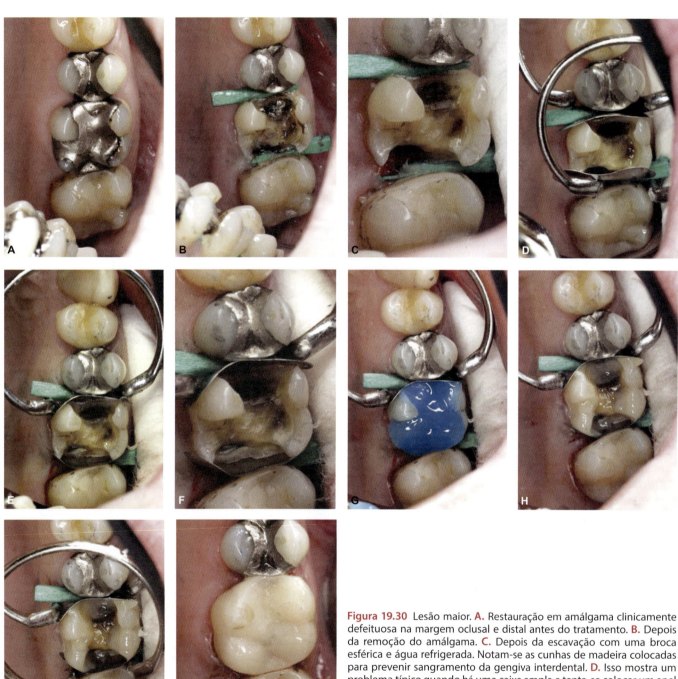

Figura 19.30 Lesão maior. **A.** Restauração em amálgama clinicamente defeituosa na margem oclusal e distal antes do tratamento. **B.** Depois da remoção do amálgama. **C.** Depois da escavação com uma broca esférica e água refrigerada. Notam-se as cunhas de madeira colocadas para prevenir sangramento da gengiva interdental. **D.** Isso mostra um problema típico quando há uma caixa ampla e tenta-se colocar um anel separador. O anel força a matriz para fora da posição. **E** e **F.** A solução é colocar a matriz seccional distal primeiro sem um anel separador, enquanto deixam-se o anel separador e a matriz seccional mesial. **G.** Condicionar a cavidade. **H.** Preencher a caixa mesial e modelar a parede vestibular e a palatina da caixa distal. **I.** Depois de fotopolimerizar, o anel separador pode ser facilmente colocado. **J.** Restauração finalizada.

Isso não precisa ser feito com uma restauração adesiva porque há um potencial para fratura do dente onde a restauração está unida. A restauração precisa ser cuidadosamente dissecada, o que requer habilidade. Além disso, quando as restaurações são reparadas, há menos perigo de dano pulpar e as partes da restauração satisfatórias são preservadas para que não ocorram novas falhas técnicas. É razoável sugerir que, se uma parte considerável da restauração existente está clinicamente aceitável, um reparo deve ser a primeira escolha, mais do que a substituição completa (Figuras 19.31 a 19.35). É provável que as restaurações reparadas resistam tanto quanto aquelas substituídas completamente.[58]

Intervenção mínima e dentição decídua

Alcançou-se um declínio marcante da cárie na dentição permanente em crianças e adolescentes nos países industrializados. O cuidado dentário das crianças em muitos países é uma prioridade bem fundamentada, mas outros, como o Reino Unido ou a Alemanha, aceitam uma situação lamentável em relação aos dentes decíduos da população de crianças mais novas e vulneráveis. Os dentistas admitem que as crianças sejam estressantes para tratar e que eles não têm tempo para esses pacientes.[133,158] A cárie precoce na infância (CPI) e o tratamento sob anestesia geral aumentam.[80] Os dentistas podem não restaurar os dentes decíduos, e o índice de "cuidados" (uma relação entre os dentes decíduos restaurados e os não restaurados) diminuiu de níveis mínimos para quase nenhum.[119] Algumas restaurações em crianças com muitas lesões falham ou não fazem diferença clínica, resultando em dor de dente e abscessos como fenômenos comuns.[112] Não surpreende que a redução na qualidade de vida das crianças, em decorrência dos problemas dentários, tenha sido registrada[24,83] e que a associação entre os problemas de cárie e os de orelha média e infecções respiratórias venham sendo relatadas.[4]

Especialistas de alguns países se engajam em debates sobre quais abordagens devem ser empreendidas para melhorar a situação.[82] As próximas seções discutirão o que é importante sobre crianças e os dentes decíduos. Enquanto houver acordo sobre a importância das medidas de controle da cárie, especialmente em relação à escovação com pasta de dente fluoretada pelos pais (ver Capítulo 15), haverá argumentos como o da prática de ótima restauração. Faz-se, então, uma tentativa de desvendar vários argumentos.

Importância da função e da longevidade dos dentes decíduos

Os dentes decíduos são temporários, permanecendo na boca somente por 6 a 9 anos (Tabela 19.3). Durante esse período, o dentista deve garantir uma sobrevida sem problemas. Claro, esses dentes podem ser extraídos facilmente, mas a perda prematura dos segundos molares decíduos em geral resulta no desvio mesial do primeiro molar permanente, no apinhamento secundário na dentição permanente e em um subsequente tratamento ortodôntico caro.[23] Tão importante quanto essas considerações são o trauma de possível dor de dente para a criança e os pais, seguido pela experiência desagradável da extração do dente. A criança amedrontada pode ter sérias consequências para cuidados subsequentes. Os dentes anteriores não têm a função de mantenedor de espaço, mas são valiosos para o desenvolvimento da função orofacial, o desenvolvimento da fala e a mastigação dos alimentos. As crianças muito pequenas experimentam a importância social de um sorriso agradável em vez de um gracejo sem dente.

Considerações anatômicas

O esmalte e a dentina são mais finos nos dentes decíduos do que nos permanentes (Figura 19.36). São menores, com contatos mais amplos, e as câmaras pulpares proporcionalmente maiores em relação ao tamanho das coroas. Essas dimensões significam que leva menos tempo para que a lesão alcance a polpa nos dentes decíduos do que nos permanentes.

Portanto, as abordagens minimamente ou não invasivas potencialmente encontram problemas maiores do que na dentição permanente. As chances de reter uma lesão devem estar equilibradas contra o risco da progressão e a subsequente necrose pulpar, dor, talvez um abscesso e, geralmente, extração. O tratamento restaurador, por sua vez, precisa considerar o estado da polpa. Há pulpite irreversível? Esse diagnóstico clínico depende muito do histórico, o que não é fácil de obter de uma criança muito pequena. As radiografias são uma ajuda importante para detectar as lesões cariosas precoces ou diagnosticar necrose pulpar com infecção apical/inter-radicular (Figura 19.37), mas não podem avaliar a situação inflamatória da pulpa com lesões cariosas profundas.

Tabela 19.3 Época da erupção e vida útil dos dentes decíduos.

	Época da erupção (anos)		Vida útil (anos)
	Decíduo	Permanente	
Incisivo central	0,5	7	6,5
Incisivo lateral	0,75	8	7,25
Canino	1,5	9/12*	7,5/10,5*
Primeiro molar/pré-molar	1	10	9
Segundo molar/pré-molar	2	11	9

*Arco superior/inferior.

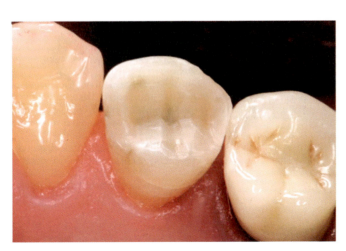

Figura 19.31 Fissura lingual causada pela contração de polimerização da resina. Tratamento? Nenhum enquanto o paciente não tiver queixa.

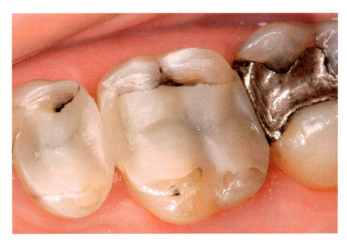

Figura 19.32 Quebra da margem das restaurações em resina. Tratamento? Nenhum preparo cavitário é necessário, apenas limpeza local, condicionamento, aplicação de adesivo e finalização com resina.

Capítulo 19 • Conceitos Restaurador Clássico e Minimamente Invasivo 315

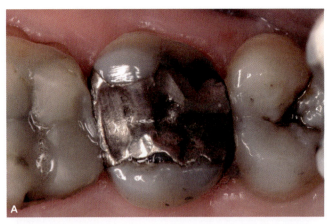
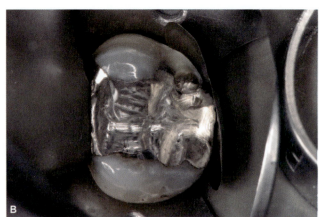
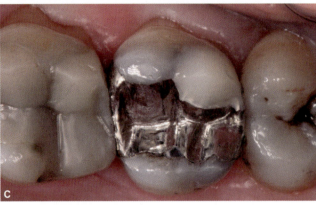

Figura 19.33 A. Cúspide disto-vestibular está fraturada. B. Um bisel foi colocado no esmalte, e a cúspide, substituída por resina. C. Restauração finalizada e polida.

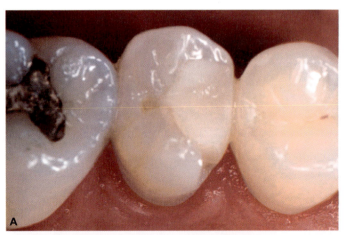
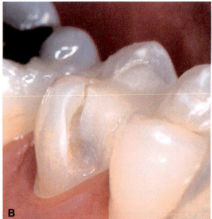
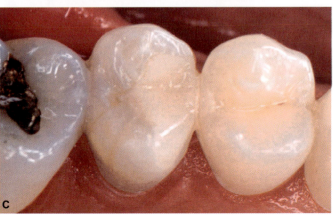

Figura 19.34 A. O esmalte foi fraturado no lado palatino da caixa proximal. B. Limpa-se e condiciona-se o defeito, aplica-se o adesivo e faz-se o preenchimento. C. Reparo concluído.

316 Parte 5 • Intervenção Operatória

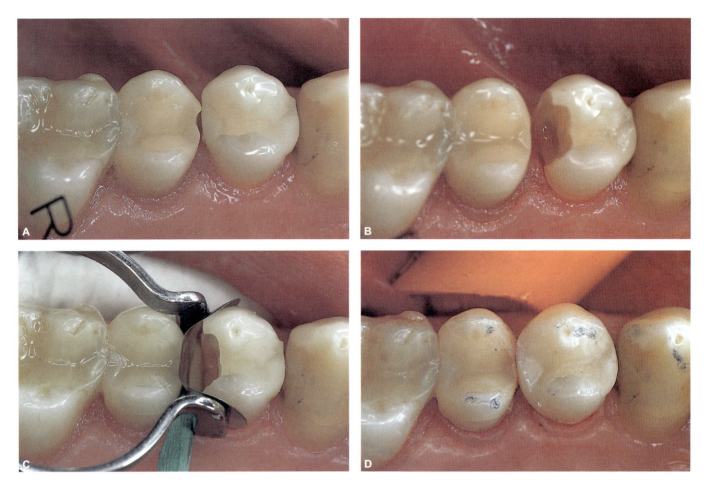

Figura 19.35 O dente 14 tem uma restauração mésio-ocluso-distal (MOD) em resina com 12 anos. Na radiografia, há uma lesão cariosa recorrente cervical. **A.** Nota-se a pequena fratura no rebordo marginal mesial da restauração em resina no dente 15. **B.** Preparou-se uma caixa distal e o contorno mesial do dente 15 foi reformulado. **C.** O posicionamento da matriz seccional, da cunha de madeira e do anel separador resultou em estreito contato proximal. **D.** Uma resina híbrida injetável foi usada para completar a restauração.

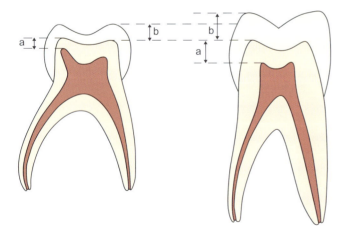

Figura 19.36 Diferenças anatômicas entre um molar decíduo (**A**) e um permanente (**B**). As espessuras da dentina (**a**) e do esmalte (**b**) são menores nos dentes decíduos em virtude de seus cornos pulpares volumosos.

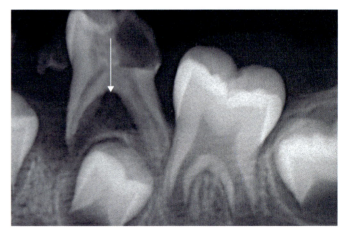

Figura 19.37 A radiografia mostra uma radioducência inter-radicular (seta) indicando inflamação pulpar irreversível e subsequente necrose. São necessários o tratamento pulpar ou a extração. A radiografia não revela a inflamação, mas indica que o tratamento conservador isolado não basta nesse caso.

Abordagens de intervenção mínima

A dor tem grande importância e precisa ser controlada antes de qualquer procedimento. Os dentes com sintomas de pulpite irreversível não melhoram depois da remoção da cárie, mas requerem a remoção da polpa ou a extração do dente. As lesões cavitadas sem dor que não possibilitam a limpeza progredirão porque o ácido úrico do biofilme favorece a progressão da cárie[162] e, finalmente, resulta em dor e completa quebra do dente. Portanto, o controle do processo carioso é necessário, o que pode ser alcançado por diferentes estratégias, incluindo:

- Inativação das lesões sem remoção da cárie
- Técnicas de selamento sem remoção da cárie
- Remoção parcial da cárie e restauração
- Remoção completa da cárie e restauração (não minimamente invasiva).

Inativação das lesões sem a remoção da cárie

Esse conceito com base biológica no controle da cárie (ver também Capítulos 13 e 17) é aplicável tanto em dentes decíduos quanto nos permanentes. O método foi empregado de modo mais surpreendente em pacientes CPI nos quais as lesões extensas de cárie ativa nas superfícies lisas dos dentes anteriores se tornaram inativas (Figura 19.38). Uma abordagem restauradora está somente condenada a falhar nesses casos. Portanto, a única opção para controlar o desenvolvimento da lesão cariosa é dividir a responsabilidade com os pais em uma conversa motivacional intensa e aberta, seguida por treinamento da escovação dos dentes da criança. Outra opção de múltiplas extrações e/ou coroas metálicas pode ser bem-sucedida para a dentição decídua, mas falhará dramaticamente se o controle da cárie não for instituído quando da erupção dos dentes permanentes. Quando os pais assumem sua responsabilidade, a placa pode ser removida em 2 min, a gengivite retrocede em 10 dias e as lesões desmineralizadas, anteriormente ativas, são convertidas em lesões brilhantes, detidas em poucos meses (Figura 19.38B).

A vantagem dos dentes decíduos é que o esmalte fino se quebra facilmente no processo natural da doença, o que, em geral, resulta em detenção automática em decorrência da autolimpeza. Os desgastes usam essa abordagem biológica para as lesões proximais nos molares decíduos, ajudando a inativar a lesão e tornando-a acessível para a escovação em casa. Essa abordagem é um clássico exemplo de controle da cárie não operatório, chamado por alguns de *tratamento não restaurador da cavidade* (TNRC)[63] (Figura 19.39). O rebordo marginal deve ser removido, mas a área do ponto de contato não é aberta para manter o dente em posição e prevenir o deslocamento mesial e a perda de espaço. Os pais e, se aplicável, a criança precisam realizar escovação perpendicular ao arco dentário, regularmente, para assegurar a remoção suficiente da placa e a aplicação tópica de fluoreto pela pasta de dente fluoretada. No consultório, a aplicação adicional de fluoreto pode ser útil, mas a escovação diária domiciliar das cavidades abertas é essencial para o sucesso dessa técnica. Sua vantagem óbvia é a necessidade de mínima cooperação da criança, o que resulta no melhor envolvimento dela.[144]

Essa abordagem é bem apropriada para cavidades maiores, mas também sobre as cavidades pequenas? Poderia ser realizada dentro e fora do ambiente de consultório? Fazendo uso do exemplo de sucesso da TRA em crianças (pequenas), testou-se um protocolo que consistiu na restauração de cavidades de tamanho pequeno com TRA, alargando as cavidades de tamanho médio com machado e limpando as cavidades médias e grandes com escova de dente e pasta de dente fluoretada diariamente. Após 3 anos e meio, o índice de sobrevida do dente desse protocolo de tratamento ultraconservador foi igualmente alto como o dos dentes cavitados tratados com o uso do protocolo tradicional com amálgama e aqueles tratados com o protocolo TRA[111] (Figura 19.40).

A limpeza da cavidade aberta está baseada na escovação regular feita pelos pais e/ou crianças desde que supervisionadas. Com a supervisão dos professores, crianças de 3 a 4 anos foram capazes de deter 45% da lesão cariosa dentinária nos dentes anteriores, como resultado de escovação dentária diária com pasta de dente fluoretada e educação dentária na escola durante um período de 3 anos.[85] Uma educação intensiva dos pais sobre a natureza do processo de cárie e o papel deles no rompimento é essencial. Infelizmente, ensaios clínicos randomizados para o resultado dos desgastes não foram publicados até o momento.

Outra abordagem minimamente invasiva redescoberta é a impregnação com íons de prata na forma de diamino fluoreto de prata.[59,130] O uso do termo "redescoberta" foi originalmente sugerido por Black, que utilizou o nitrato de prata por suas propriedades antimicrobianas. A dentina se tornará preta, o que limita sua aplicação nos dentes anteriores, e a evidência para a sua eficácia com o tempo ainda é fraca.[59] Além disso, existem preocupações sobre a toxicidade dos produtos. A impregnação com prata foi iniciada para dar suporte aos desgastes mesmo com higiene bucal não tão boa, mas os efeitos clínicos para os desgastes sozinhos não são conhecidos.[130]

Técnicas de selamento sem a remoção da cárie

O selamento de fissura sobre lesões cariosas de mancha branca ativa foi praticado por muitos anos. Entretanto, em crianças, a boa cooperação para as técnicas adesivas eficazes, às vezes, é difícil, e esse tipo de selamento deixa o esmalte restante sem proteção, especialmente as proximais. Embora as coroas metálicas possam não ser consideradas uma técnica minimamente invasiva à primeira vista, quando são

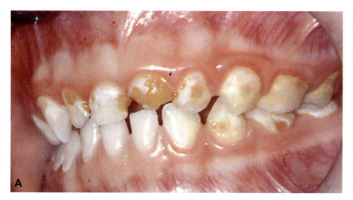
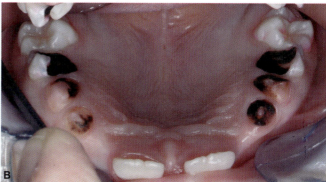

Figura 19.38 A. A cárie precoce na infância (CPI) é um problema grave com muita placa, gengivite, manchas brancas ativas e lesões cavitadas. **B.** O outro caso foi inativado pela implementação de escovação dos dentes com pasta de dente fluoretada.

O que é TNRC?

1. Consentimento informado
2. Tornar a cavidade acessível à remoção da placa
3. Tratamento da dentina cariada com agentes anticariogênicos e/ou aplicação de uma camada protetora
4. Informação eficaz sobre saúde dentária
5. Monitoração do processo da cárie

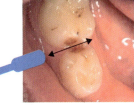

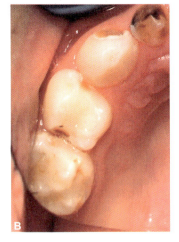

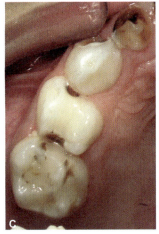

Figura 19.39 A. Método TNRC, direção da limpeza e da escova. **B.** Depois do desgaste (*slicing*). O rebordo marginal foi parcialmente removido da mesial do segundo molar e completamente removido da mesial e da distal do primeiro molar, tornando possível o acesso à lesão cariosa secundária (segundo molar) e às lesões cariosas primárias (primeiro molar). Nota-se que a perda do contato foi limitada (superfícies desgastadas em forma de V). Agora, os pais precisam aprender como escovar. **C.** O mesmo caso 6 meses depois – a escovação não está perfeita, a placa ainda existe, mas as lesões estão detidas. Cortesia de Rene Gruythuysen.

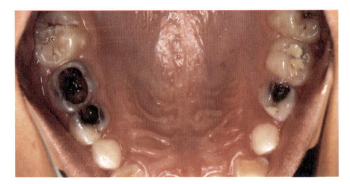

Figura 19.40 Protocolo de tratamento ultraconservador. As cavidades de tamanho pequeno foram tratadas de acordo com a abordagem TRA; as de tamanho médio foram ampliadas com o uso de um machado; e as de tamanho médio e grande foram limpas com escova de dente e pasta de dente, diariamente. A fotografia mostra a situação 1 ano depois do tratamento. Nota-se que as restaurações TRA têm um bom desempenho e que o processo de cárie nas cavidades abertas foi detido. Cortesia do Dr. S. Leal.

colocadas sem a remoção anterior da cárie ou preparo, são fáceis de aplicar e esse tratamento restaurador é bem aceito pelos pacientes. A técnica é chamada coroa de Hall (Figura 19.41) e comprovou ser eficaz no único ensaio clínico randomizado realizado na prática odontológica.[76] Em contraste, o cuidado restaurador padrão com o uso de cimento ionômero de vidro em dentes-controle exibiu índices de falhas mais altos depois de 5 anos. (Deve-se notar que as restaurações convencionais em dentes decíduos podem ser muito eficazes quando os dentistas usam compômeros em vez de cimento de ionômero de vidro. A longevidade das restaurações em dentes decíduos será discutida totalmente no Capítulo 21.)

Portanto, as coroas metálicas pré-fabricadas, como aquelas usadas na técnica de Hall, podem interromper o processo carioso pela paralização do suprimento de substrato, embora as crianças deixem o tratamento odontológico com a mordida aberta, o que se resolverá com o tempo.[172] Infelizmente, nenhum ensaio clínico foi publicado comparando as coroas metálicas às abordagens minimamente invasivas, como o desgaste para possibilitar a limpeza. Embora as coroas metálicas sejam muito eficazes para a vida limitada dos dentes decíduos, elas não reduzem a atividade da cárie, o que pode resultar em problemas contínuos para a dentição permanente.

Remoção parcial da cárie e restauração

O objetivo é remover suficiente tecido carioso para tornar possível um selamento marginal eficaz para uma restauração que inibirá a progressão adicional da cárie residual (conferir Capítulo 20). Às vezes, isso é seguido pela reabertura depois de vários meses para que seja possível a escavação adicional antes da restauração definitiva. Mostrou-se que essa escavação em etapas reduziu o risco de exposição pulpar e estimulou a formação de esclerose tubular e dentina terciária. Na reabertura, as lesões parecem mais duras, escuras e secas. Questiona-se, contudo, se a reabertura é necessária quando a vedação estiver hermética (conferir a seção "Necessidade de reabertura" no Capítulo 20). De maneira interessante, a remoção parcial da cárie sem a reabertura pode ser especialmente eficaz na dentição decídua. Em um estudo com 60 crianças com pouca cooperação, 96% dos molares decíduos com lesões profundas receberam esse tratamento que teve sobrevida de, pelo menos, 3 anos sem dor, inchaço ou imagem radiográfica de patologia periapical.[64]

Remoção completa da cárie e restauração

Remover todo o tecido cariado infectado e desmineralizado e restaurar o dente para a função fizeram parte da abordagem-padrão por muitos anos, mas esta pode ser agressiva para a criança e o dentista, envolvendo anestesia local, uso de alta rotação e controle da umidade. Todas as desvantagens mencionadas estão ausentes quando o profissional resolve usar a abordagem TRA. Os muitos estudos descrevendo a sobrevida das restaurações TRA nos dentes decíduos raramente mencionam sepse como causa de falha.[59] Se a remoção de todo tecido cariado desmineralizado expõe a polpa, a pulpotomia é necessária. Entretanto, com uma coroa metálica subsequente, esse procedimento maximamente invasivo dá resultados previsíveis com índices aceitáveis de sucesso (80%)[157], enquanto as restaurações de múltiplas superfícies tiveram um alto índice de falhas.

Escolha do tratamento

Todas as abordagens minimamente ou não invasivas funcionam na dentição decídua. Entretanto, é essencial perceber que as crianças não podem realizar as melhorias necessárias na higiene bucal sozinhas: os pais precisam, conscientemente, ter essa responsabilidade. Contudo, a aceitação dessas abordagens é útil para as crianças se acostumarem aos procedimentos odontológicos e alcançarem a redução da atividade da cárie, o mais importante fator para a futura saúde bucal. Em especial, nas lesões rasas ou superficiais encontradas nas CPI, essas abordagens podem nitidamente necessitar de tratamento sob

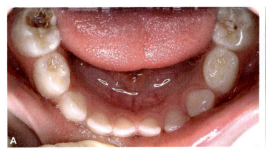 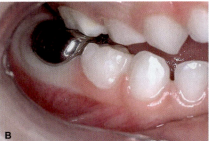 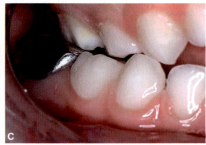

Figura 19.41 Coroa de Hall. **A.** Antes da cimentação – nenhuma remoção de cárie ou redução oclusal ou proximal. **B.** Coroa logo depois da cimentação. Inevitavelmente, a mordida está "alta". **C.** Seis semanas depois, a mordida está quase restabelecida. Cortesia de Nicolla Innes.

anestesia geral. As lesões proximais podem ser abertas por desgaste para facilitar a detenção (TNRC). Entretanto, isso pode somente ser alcançado se a criança aceitar os instrumentos rotatórios. Uma abordagem mais amigável para a criança pode ser a ampliação das cavidades com instrumentos manuais (machado), mas apenas se o esmalte for fino e sem suporte. As lesões mais profundas e fechadas em molar decíduo podem ser seladas com coroas metálicas com a técnica de Hall minimamente invasiva, desde que não haja inflamação pulpar irreversível. A remoção parcial da cárie e a restauração bem vedada também previnem a progressão da cárie. A escolha do tratamento depende muito do histórico da atividade de cárie do paciente, da habilidade do dentista, do país, da cultura e da prevalência do sistema de cuidado em saúde, incluindo os incentivos financeiros no local onde o profissional está trabalhando.

Às vezes, os casos são tratados sob anestesia geral (AG), mas o resultado a longo prazo é muito variado. As pulpotomias e as coroas metálicas colocadas sob AG são eficazes para os dentes restaurados[5,121], enquanto as restaurações exibem altos índices de falhas. Entretanto, os resultados do tratamento restaurador sob AG são frustrantes.[46] Há desenvolvimento de novas lesões e falhas nas restaurações, tornando necessário tratamento adicional. Isso não é surpresa porque esses tratamentos são geralmente realizados nos casos graves com baixo envolvimento da criança. A alta atividade de cárie persiste, resultando na perda dos dentes decíduos e permanentes. As coroas metálicas colocadas sob AG podem somente garantir a esfoliação normal dos dentes afetados, o que não protegerá outro dente ou os dentes futuros. Em alguns países, como a Alemanha, o envolvimento do paciente e a melhora no cuidado bucal caseiro são legalmente compulsórios antes das medidas invasivas, como o tratamento periodontal. Os dentistas são aconselhados a acentuar os tratamentos não operatórios e o controle da cárie antes do tratamento restaurador, especialmente sob AG.

O que não é aceitável é a negligência supervisionada da cavidade cariosa em dentes decíduos – ou seja, não fazer nada e apenas esperar por uma esfoliação sem dor. Às vezes, isso é dissimulado como um tratamento não operatório ou minimamente invasivo. Enquanto essa declaração é verdadeira em comunidades onde as crianças e os pais têm acesso às facilidades do cuidado bucal, pode ser de difícil adesão em comunidades menos afortunadas. Com base em dados da Organização Mundial da Saúde, mais de 80% das cavidades em dentes decíduos em crianças de 5 anos de idade em países de alta renda não eram tratadas, sendo o número de 95% para os países de baixa renda.[8] O que aconteceu com esses dentes cavitados em comunidades com um baixo nível de organização de cuidado bucal? Quando foram acompanhadas crianças de 8 anos de idade por 3,5 anos (em média), somente 7% das lesões cariosas cavitadas em dentes decíduos estavam restauradas. Dos 93% dos dentes cavitados que não foram restaurados, 81,5% foram esfoliados sem qualquer sintoma, deixando quatro de cinco dentes cavitados, causando dor, abscesso ou uma fístula.[74] Muitas desses dentes cavitados com sintomas poderiam ter esfoliado sem sintoma se os pais e as crianças nessa comunidade tivessem recorrido à remoção regular de placa das cavidades abertas e ao controle alimentar. É essencial perceber que todas as abordagens, minimamente ou maximamente invasivas, falharão no final quando a cárie não pode ser controlada, e a chave para essa redução é a cooperação ativa dos pais no cuidado caseiro e/ou dos professores em programas de saúde escolar.

Referências bibliográficas

1. Ahovuo-Saloranta A, Hiiri A, Nordblad A, Makela M, Worthington HV. Pit and fissure sealants for preventing dental decay in the permanent teeth of children and adolescents. Cochrane Database Syst Rev. 2008;(4):CD001830.
2. Ahovuo-Saloranta A, Forss H, Walsh T, Hiiri A, Nordblad A, Mäkelä M, Worthington HV. Sealants for preventing dental decay in the permanent teeth. Cochrane Database Syst Rev. 2013;(3):CD001830.
3. Akpata ES, Farid MR, Al-Saif K, Roberts EAU. Cavitation at radiolucent areas on proximal surfaces of posterior teeth. Caries Res. 1996;30:313-6.
4. Alaki SM, Burt BA, Garetz SL. Middle ear and respiratory infections in early childhood and their association with early childhood caries. Pediatr Dent. 2008;30:105-10.
5. Al-Eheideb AA, Herman NG. Outcomes of dental procedures performed on children under general anesthesia. J Clin Pediatr Dent. 2003;27:181-3.
6. Alkilzy M, Berndt C, Splieth CH. Sealing proximal surfaces with polyurethane tape: three-year evaluation. Clin Oral Invest. 2011;15:879-84.
7. Alm A, Wendt LK, Koch G, Birkhed D. Oral hygiene and parent related factors during early childhood in relation to approximal caries at 15 years of age. Caries Res. 2008;42:28-36.
8. Baelum V, van Palenstein Helderman WH, Hugoson A, Yee R, Fejerskov O. A global perspective on changes in the burden of caries and periodontitis: implications for dentistry. J Oral Rehab. 2007;34:872-906.
9. Barja-Fidalgo F, Maroun S, de Oliveira BH. Effectiveness of a glass ionomer cement used as a pit and fissure sealant in recently erupted permanent first molars. J Dent Child (Chic). 2009;76:34-40.
10. Beiruti N, Frencken JE, van't Hof MA, van Palenstein Helderman WH. Caries-preventive effect of resin-based and glass ionomer sealants over time: a systematic review. Community Dent Oral Epidemiol. 2006;34:403-9.
11. Beiruti N, Frencken JE, Mulder J. Comparison between two glass-ionomer sealants placed using finger pressure (ART approach) and a ball burnisher. Am Dent J. 2006;19:159-62.
12. Beiruti N, Frencken JE, van't Hof MA, Taifour D, van Palenstein Helderman WH. Caries-preventive effect of a one-time application of composite resin and glass ionomer sealants after 5 years. Caries Res. 2006;40:52-9.
13. Bernardo M, Luis H, Martin MD, Leroux BG, Rue T, Leitão J, DeRouen TA. Survival and reasons for failure of amalgam versus composite posterior restorations placed in a randomized clinical trial. J Am Dent Assoc. 2007;138:775-83.
14. Bille J, Thylstrup A. Radiographic diagnosis and clinical tissue changes in relation to the treatment of approximal carious lesions. Caries Res. 1982;16:1-6.
15. Black GV. Operative dentistry, Vol. 1, Pathology of the hard tissues of the teeth. Chicago, IL: Medico-Dental Publishing Co.; 1908.

16. Brown LJ, Kaste LM, Selwitz RH, Furman LJ. Dental caries and sealant usage in U.S. children, 1988-1991: selected findings from the third national health and nutrition examination survey. J Am Dent Assoc. 1996;127:335-43.

17. Burke FJ, McHugh S, Shaw L, Hosy MT, MacPerson L, Delargy S, Dopheide B. UK dentists' attitudes and behaviour towards atraumatic restorative treatment for primary teeth. Br Dent J. 2005;199:365-9.

18. Carvalho JC, Ekstrand KR, Thylstrup A. Dental plaque and caries on occlusal surfaces of first permanent molars in relation to stage of eruption. J Dent Res. 1989;68:773-9.

19. Carvalho JC, Thylstrup A, Ekstrand KR. Results after 3 years of non-operative occlusal caries treatment of erupting permanent first molars. Community Dent Oral Epidemiol. 1992;20:187-92.

20. Chen X, Du MQ, Fan M, Mulder J, Huysmans MCDNJM, Frencken JE. Effectiveness of two new type of sealants: retention after two years. Clin Oral Investig. 2012;16:1443-50.

21. Chen X, Du MQ, Fan M, Mulder J, Huysmans MCDNJM, Frencken JE. Caries preventive effect of sealants produced with altered glass – ionomer materials after 2 years. Dent Mater. 2012;28:554-560.

22. Chher T, Hak S, Courtel F, Durward C. Improving the provision of the Basic Package of Oral Care (BPOC) in Cambodia. Int Dent J. 2009; 59:47-52.

23. Choonara SA. Orthodontic space maintenance – a review of current concepts and methods. SADJ. 2005;60:113,115-7.

24. Cunnion DT, Spiro A III, Jones JA, Rich SE, Papageorgiou CP, Tate A, et al. Pediatric oral health – related quality of life improvement after treatment of early childhood caries: a prospective multisite study. J Dent Child. 2010;77:4-11.

25. De Amorim RG, Leal SC, Frencken JE. Survival of atraumatic restorative treatment (ART) sealants and restorations: a meta-analysis. Clin Oral Investig. 2012;16:429-41.

26. De Araujo FB, Rosito DB, Toigo R, dos Santos CK. Diagnosis of approximal caries: radiographic versus clinical examination using tooth separation. Am J Dent. 1992;5:245-8.

27. Demarco FF, Corrêa MB, Cenci MS, Moraes RR, Opdam NJ. Longevity of posterior composite restorations: not only a matter of materials. Dent Mater. 2012;28:87-101.

28. De Menezes Abreu DM, Leal SC, Frencken JE. Self-report of pain by children treated according to the atraumatic restorative treatment and the conventional restorative treatment – a pilot study. J Clin Pediat Dent. 2009;34:151-5.

29. De Menezes Abreu DM, Leal SC, Mulder J, Frencken JE. Pain experience after conventional, atraumatic, and ultraconservative restorative treatments in 6- to 7- yr old children. Eur J Oral Sci. 2011; 119:163-8.

30. De Menezes Abreu DM, Leal SC, Mulder J, Frencken JE. Dental anxiety in 6-7-year-old children treated in accordance with conventional treatment, ART and an ultra-conservative treatment protocols. Acta Odont Scand. 2011;69:410-6.

31. De Moor RJ, Stassen IG, van't Veldt Y, Torbeyns D, Hommez GM. Two-year clinical performance of glass ionomer and resin composite restorations in xerostomic head- and neck-irradiated cancer patients. Clin Oral Investig. 2011;15:31-8.

32. Donly KJ, Segura A, Wefel JS, Hogan MM. Evaluating the effects of fluoride –releasing dental materials on adjacent interproximal caries. J Am Dent Assoc. 1999;130:817-25.

33. Dowling AH, Fleming GJ. Is encapsulation of posterior glass-ionomer restoratives the solution to clinically induced variability introduced on mixing? Dent Mater. 2008;24:957-66.

34. Dowling AH, Fleming GJ. Are encapsulated anterior glass-ionomer restoratives better than their hand-mixed equivalents? J Dent. 2009;37:133-40.

35. Duggal MS, Tahmassebi JF, Toumba KJ, Mavromati C. The effect of different etching times on the retention of fissure sealants in second primary and first permanent molars. Int J Paediatr Dent. 1997;7:81-6.

36. Ekstrand KR, Christiansen ME. Outcomes of a non-operative caries treatment programme for children and adolescents. Caries Res. 2005;39:455-67.

37. Ekstrand KR, Kuzmina I, Björndal L, Thylstrup A. Relationship between external and histologic features of progressive stages of caries in the occlusal fossa. Caries Res. 1995;29:243-50.

38. Ekstrand KR, Bruun C, Bruun M. Plaque and gingival status as indicators for caries progression on approximal surfaces. Caries Res. 1998;32:41-5.

39. Ekstrand K, Martignon S, Bakhshandeh A, Ricketts DN. The non-operative resin treatment of proximal caries lesions. Dent Update. 2012;39:614-22.

40. Elderton RJ. Clinical studies concerning re-restoration of teeth. Adv Dent Res. 1990;4:4-9.

41. Elderton RJ. Preventive (evidence-based) approach to quality general dental care. Med Princ Pract. 2003;12(Suppl):12-21.

42. Ercan E, Dulgergil T, Soyman M, Dalli M, Yildirim I. A field-trial of two restorative materials used with atraumatic restorative treatment in rural Turkey: 24-month results. J Appl Oral Sci. 2009;17:307-14.

43. Farag ASED. Atraumatic restorative treatment and oral health in Upper Egypt. PhD Thesis. University of Nijmegen; 2012.

44. Fédération Dentaire Internationale. FDI policy statement: minimal intervention in the management of dental caries. FDI, Ferney-Voltaire, France; 2002.

45. Forsten L. Fluoride release and uptake by glass–ionomers and related materials and its clinical effect. Biomaterials. 1998;19:503-8.

46. Foster T, Perinpanayagam H, Pfaffenbach A, Certo M. Recurrence of early childhood caries after comprehensive treatment with general anesthesia and follow-up. 2006;73:25-30.

47. Frencken JE. Tratamento restaurador atraumático (ART): um conceito contemporâneo para o manejo da cárie dentária. In: De Toledo OA, ed. Odontopediatria fundamentos para a prática clínica. São Paulo: Premier; 2012.

48. Frencken JE, Holmgren CJ. Atraumatic restorative treatment for dental caries. Nijmegen: STI; 1999.

49. Frencken JE, Holmgren CJ. The atraumatic restorative treatment (ART) approach. In: Albrektsson T, Bratthall D, Glantz PO, Lindhe J, eds. Tissue preservation in caries treatment. Berlin: Quintessenz Verlag-GMBH; 2001.

50. Frencken JE, van Amerongen WE. The atraumatic restorative treatment (ART) approach to manage dental caries. In: Fejerskov O, Kidd E, eds. Dental caries. The disease and its clinical management. Oxford: Blackwell Munksgaard; 2008.

51. Frencken JE, Wolke J. Clinical and SEM assessment of ART high-viscosity glass ionomer sealants after 8–13 years in 4 teeth. J Dent. 2010;38:59-64.

52. Frencken JE, Songpaisan Y, Phantumvanit P, Pilot T. An atraumatic restorative treatment (ART) technique: evaluation after one year. Int Dent J. 1994;44:460-4.

53. Frencken JE, Pilot T, Songpaisan Y, Phantumvanit P. Atraumatic restorative treatment (ART): rationale, technique and development. J Public Health Dent. 1996;56:135-40.

54. Frencken JE, Makoni F, Sithole WD, Hackenitz E. Three-year survival of one-surface ART restorations and glass-ionomer sealants in a school oral health programme in Zimbabwe. Caries Res. 1998;32:119-26.

55. Frencken JE, Makoni F, Sithole WD. ART restorations and glass ionomer sealants in Zimbabwe: survival after 3 years. Community Dent Oral Epidemiol. 1998;26:372-81.

56. Frencken JE, Holmgren CJ, van Palenstein Helderman WH. Basic Package of Oral Care. Nijmegen: WHO Collaborating Centre; 2002.

57. Frencken JE, van't Hof MA, Taifour D, Al-Zaher I. Effectiveness of the ART and traditional amalgam approach in restoring single-surface cavities in posterior teeth of permanent dentitions in school children after 6.3 years. Community Dent Oral Epidemiol. 2007;35:207-14.

58. Frencken JE, Peters M, Manton D, Leal SC, Gordan V, Eden E. Minimal intervention dentistry for managing dental caries. A review. Int Dent J. 2012;62:223-43.

59. Frencken JE, Leal SC, Navarro MF. Twenty-five-year atraumatic restorative treatment (ART) approach: a comprehensive overview. Clin Oral Investig. 2012;16:1337-46.

60. Gomez SS, Basili CP, Emilson CG. A 2-year clinical evaluation of sealed noncavitated approximal posterior carious lesions in adolescents. Clin Oral Investig. 2005;9:239-43.

61. Griffin SO, Oong E, Kohn W, Vidakovic B, Gooch BF, Bader J, Clarkson J, Fontana MR, Meyer DM, Rozier RG, Weintraub JA, Zero DT. The effectiveness of sealants in managing caries lesions. J Dent Res. 2008;87:169-74.

62. Grossman ES, Mickenautsch S. Microscope observations of ART excavated cavities and restorations. S Afr Dent J. 2002;57:359-63.
63. Gruythuysen RJM. Non-restorative cavity treatment. Managing rather than masking caries activity. Ned Tijdschr Tandheelkd. 2010;117:173-8.
64. Gruythuysen RJM, van Strijp AJP, Wu M-K. Long-term survival if indirect pulp treatment performed in primary and permanent teeth with clinically diagnosed deep carious lesions. J Endod. 2010;36:1490-3.
65. Harris NO, Garcia-Godoy F. Primary preventive dentistry. 5. ed. Stamford, CT: Appleton & Lange; 1999.
66. Heller KE, Reed SG, Bruner FW, Eklund SA, Burt BA. Longitudinal evaluation of sealing molars with and without incipient dental caries in a public health program. J Public Health Dent. 1995;55:148-53.
67. Heyduck C, Meller C, Schwahn C, Splieth CH. Effectiveness of sealants in adolescents with high and low caries experience. Caries Res. 1996;40:375-81.
68. Hiiri A, Ahovuo-Saloranta A, Nordblad A, Makela M. Pit and fissure sealants *versus* fluoride varnishes for preventing dental decay in children and adolescents. Cochrane Database Syst Rev. 2010;(3):CD003067.
69. Hintze H, Wenzel A, Danielsen B, Nyvad B. Reliability of visual examination, fibreoptic transillumination, and bitewing radiography, and reproducibility of direct visual examination following tooth separation for the identification of cavitated carious lesions in contacting approximal surfaces. Caries Res. 1998;32:204-9.
70. Hiremath SS. Preventive dentistry and community dentistry. New Delhi: Elsevier; 2007.
71. Honkala S, Honkala E. Atraumatic dental treatment among Finnish elderly persons. J Oral Rehabil. 2002;29:435-40.
72. Honkala E, Behbehani J, Ibricevic H, Kerosuo E, Al-Jame G. The atraumatic restorative treatment (ART) approach to restoring primary teeth in a standard dental clinic. Int J Paediat Dent. 2003;13:172-9.
73. Hu JY, Chen XC, Li YQ, Smales RJ, Yip KH. Radiation-induced root surface caries restored with glass–ionomer cement placed in conventional and ART cavity preparations: results at two years. Aust Dent J. 2005;50:186-90.
74. Hu X, Chen X, Fan M, Mulder J, Frencken JE. What happens to cavitated teeth over time? A 3.5 year prospective cohort study in China. Int Dent J. 2013;63:183-8.
75. International Association for Dental Research. IADR releases summary of dental materials innovation workshop; 2013. Disponível em: http://www.iadr.org/files/public/13IADR_DentalMaterialsResearchAgenda.pdf. Acesso em: 7 nov. 2014.
76. Innes NP, Evans DJ, Stirrups DR. Sealing caries in primary molars: randomized control trial, 5-year results. J Dent Res. 2011;90:1405-10.
77. Imparato JCP. Tratamento restaurador atraumatico (ART): tecnicas de minima intervencao para o tratamento de doenca carie dentaria. Curitiba, Brazil: Editora Maio; 2005.
78. Isenberg BP, Leinfelder KF. Efficacy of beveling posterior composite resin preparations. J Esthet Dent. 1990;2:70-3.
79. Kateeb ET. Factors related to the use of atraumatic restorative treatment (ART) in pre and post-pediatric dentistry programs and in pediatric dentistry practices in the US. PhD thesis. University of Iowa; 2012.
80. Kawashita Y, Kitamura M, Saito T. Early childhood caries. Int J Dent. 2011;2011:725320.
81. Kidd EA, Beighton D. Prediction of secondary caries around tooth-colored restorations: a clinical and microbiological study. J Dent Res. 1996;75:1942-6.
82. Kidd EAM. Should deciduous teeth be restored? Reflections of a cariologist. Dent Update. 2012;39:159-66.
83. Leal SC, Bronkhorst EM, Fan M, Frencken JE. Untreated cavitated dentine lesions: impact on children's quality of life. Caries Res. 2012;46:102-6.
84. Lenters M, van Amerongen WE, Mandari GJ. Iatrogenic damage to the adjacent surfaces of primary molars in three different ways of cavity preparation. Euro Arch Paed Dent. 2006;7:6-10.
85. Lo ECM, Schwarz E, Wong MCM. Arresting dentine caries in Chinese preschool children. Int J Paediatr Dent. 1998;8:253-60.
86. Lo ECM, Holmgren CJ. Provision of atraumatic restorative treatment (ART) restorations to Chinese pre-school children – a 30-month evaluation. Int J Paed Dent. 2001;11:3-10.
87. Lo ECM, Luo Y, Fan MW, Wei SHY. Clinical investigation of two glass – ionomer restoratives used with the Atraumatic Restorative Treatment approach in China: two-years results. Caries Res. 2001;35:458-63.
88. Lo EC, Luo Y, Tan HP, Dyson JE, Corbet EF. ART and conventional root restorations in elders after 12 months. J Dent Res. 2006;85:929-32.
89. Locker D, Jokovic A, Kay EJ. Prevention. Part 8: the use of pit and fissure sealants in preventing caries in the permanent dentition of children. Br Dent J. 2003;195:375-8.
90. Long TD, Smith BG. The effect of contact area morphology on operative dental procedures. J Oral Rehabil. 1988;15:593-8.
91. Loomans BA, Opdam NJ, Roeters FJ, Bronkhorst EM, Burgersdijk RC, Dörfer CE. A randomized clinical trial on proximal contacts of posterior composites. J Dent. 2006;34:292-7.
92. Loomans BA, Opdam NJ, Roeters FJ, Bronkhorst EM, Plasschaert AJ. The long-term effect of a composite resin restoration on proximal contact tightness. J Dent. 2007;35:104-8.
93. Lunder N, von der Fehr FR. Approximal cavitation related to bitewing image and caries activity in adolescents. Caries Res. 1996;30:143-7.
94. Lussi A, Gygax M. Iatrogenic damage to adjacent teeth during classical approximal box preparation. J Dent. 1998;26:435-41.
95. Lygidakis NA, Oulis KI, Christodoulidis A. Evaluation of fissure sealants retention following four different isolation and surface preparation techniques: four years clinical trial. J Clin Pediatr Dent. 1994;19:23-5.
96. Martignon S, Ekstrand KR, Ellwood R. Efficacy of sealing proximal early active lesions: an 18-month clinical study evaluated by conventional and subtraction radiography. Caries Res. 2006;40:382-8.
97. Martignon S, Chavarría N, Ekstrand KR. Caries status and proximal lesion behaviour during a 6-year period in young adult Danes: an epidemiological investigation. Clin Oral Investig. 2010;14:383-90.
98. Martignon S, Ekstrand KR, Gomez J, Lara JS, Cortes A. Infiltrating/sealing proximal caries lesions: a 3-year randomized clinical trial. J Dent Res. 2012;91:288-92.
99. McComb D, Erickson RL, Maxymiw WG, Wood RE. A clinical comparison of glass ionomer, resin-modified glass ionomer and resin composite restorations in the treatment of cervical caries in xerostomic head and neck radiation patients. Oper Dent. 2002;27:430-7.
100. McDonald SP, Sheiham A. The distribution of caries on different tooth surfaces at varying levels of caries – a compilation of data from 18 previous studies. Community Dent Health. 1992;9:39-48.
101. Mejàre I. Indications for fissure sealants and their role in children and adolescents. Dent Update. 2011;38:699-703.
102. Mejàre I, Malmgren B. Clinical and radiographic appearance of proximal carious lesions at the time of operative treatment in young permanent teeth. Scand J Dent Res. 1986;94:19-26.
103. Mejàre I, Grondahl HG, Carlstedt K, Grever AC, Ottosson E. Accuracy at radiography and probing for the diagnosis of proximal caries. Scand J Dent Res. 1985;93:178-84.
104. Mejàre I, Källestål C, Stenlund H, Johansson H. Caries development form 11 to 22 years of age: a prospective radiographic study. Caries Res. 1999;33:93-100.
105. Mejàre I, Lingström P, Petersson LG, Holm AK, Twetman S, Källestål C, et al. Caries-preventive effect of fissure sealants: a systematic review. Acta Odontol Scand. 2003;61:321-30.
106. Mejàre I, Stenlund H, Zelezny-Holmlund C. Caries incidence and lesion progression from adolescence to young adulthood: a prospective 15-year cohort study in Sweden. Caries Res. 2004;38:130-41.
107. Meyer-Lueckel H, Kielbassa AM. Surface layer erosion of natural caries lesions with phosphoric and hydrochloric gels in preparation for resin infiltration. Caries Res. 2007;41:223-30.
108. Meyer-Lueckel H, Bitter K, Paris S. Randomized controlled clinical trial on proximal caries infiltration: three-year follow-up. Caries Res. 2012;46:544-8.
109. Mickenautsch S, Yengopal V. Caries-preventive effect of glass ionomer and resin-based fissure sealants on permanent teeth: an update of systematic review evidence. BMC Res Notes. 2011;4:22.
110. Mickenautsch S, Frencken JE, van't Hof M. Atraumatic restorative treatment and dental anxiety in outpatients attending public oral health clinics in South Africa. J Public Health Dent. 2007;67:179-84.

111. Mijan M, de Amorim RG, Leal SC, Mulder J, Oliveira L, Creugers NHJ, Frencken JE. The 3.5-year survival rates of primary molars treated according to three treatment protocols: a controlled clinical trial. Clin Oral Invest. 2014;18:1061-9.

112. Milsom KM, Tickle M, Blinkhorn AS. Dental pain and dental treatment of young children attending the general dental service. Br Dent J. 2002;192:280-4.

113. Molina, GF, Leal SC, Frencken JE. Strategies for managing carious lesions in patients with disabilities – a systematic review. J Disabil Oral Health. 2011;12:159-67.

114. Molina GF, Cabral RJ, Mazzola I, Brain Lascano L, Frencken JE. Mechanical performance of encapsulated restorative glass-ionomer cements restorative for use with atraumatic restorative treatment (ART). J Appl Oral Sci. 2013;21:243-9.

115. Molina GF, Cabral RJ, Mazzola I, Brain Lascano L, Frencken JE. Biaxial flexural strength of high-viscosity glass-ionomer cements heat-cured with an LED lamp during setting. BioMed Res Int. 2013;2013:838460.

116. Moopnar M, Faulkner KD. Accidental damage to teeth adjacent to crown prepared abutment teeth. Aust Dent J. 1991;36:136-40.

117. Navarro MF, Rigolon CJ, Barata TJ, Bresciane E, Fagundes TC, Peters MC. Influence of occlusal access on demineralized dentin removal in the atraumatic restorative treatment (ART) approach. Am J Dent. 2008;21:251-4.

118. Navarro MF, Modena KC, Freitas MC, Fagundes TC. Transferring ART research into education in Brazil. J Appl Oral Sci. 2009;17(Suppl):99-105.

119. NDIP. Scotland's National Dental Inspection Programme 2003. Disponível em: http://www.scottishdental.org/index.aspx?o=2153&record=74. Acesso em: 11 nov. 2014.

120. Ngo HC, Mount G, Mc Intyre J, Tuisuva J, Von Doussa RJ. Chemical exchange between glass-ionomer restorations and residual carious dentine in permanent molars: an in vivo study. J Dent. 2006;34:608-13.

121. O'Sullivan EA, Curzon ME. The efficacy of comprehensive dental care for children under general anesthesia. Br Dent J. 1991;171:56-8.

122. Oong EM, Griffin SO, Kohn WG, Gooch BF, Caufield PW. The effect of dental sealants on bacteria levels in caries lesions: a review of the evidence. J Am Dent Assoc. 2008;139:271-8.

123. Opdam NJ, Roeters JJ, Kuijs R, Burgersdijk RC. Necessity of bevels for box only class II composite restorations. J Prosthet Dent. 1998;80:274-9.

124. Opdam NJ, Roeters JJ, van Berghem E, Eijsvogels E, Bronkhorst E. Microleakage and damage to adjacent teeth when finishing class II adhesive preparations using either a sonic device or bur. Am J Dent. 2002;15:317-20.

125. Opdam NJ, Roeters JJ, de Boer T, Pesschier D, Bronkhorst E. Voids and porosities in class I micropreparations filled with various resin composites. Oper Dent. 2003;28:9-14.

126. Opdam NJ, Bronkhorst EM, Roeters JM, Loomans BA. Longevity and reasons for failure of sandwich and total-etch posterior composite resin restorations. J Adhes Dent. 2007;9:469-75.

127. Opdam NJ, Bronkhorst EM, Loomans BA, Huysmans MC. 12-year survival of composite vs. amalgam restorations. J Dent Res. 2010;89:1063-7.

128. Ovrebo RC, Raadal M. Microleakage in fissures sealed with resin or glass ionomer cement. Scand J Dent Res. 1990;98:66-9.

129. Paris S, Meyer-Lueckel H, Kielbassa AM. Resin infiltration of natural caries lesions. J Dent Res. 2007;86:662-6.

130. Peng JJ, Botelho MG, Matinlinna JP. Silver compounds used in dentistry for caries management: a review. J Dent. 2012;40:531-41.

131. Peumans M, Kanumilli P, De Munck J, Van Landuyt K, Lambrechts P, Van Meerbeek B. Clinical effectiveness of contemporary adhesives: a systematic review of current clinical trials. Dent Mater. 2005;21:864-81.

132. Phantumvanit P, Songpaisan Y, Pilot T, Frencken JE. Atraumatic restorative treatment (ART). Survival of one-surface restorations in the permanent dentition. J Public Health Dent. 1996;56:141-5.

133. Pine CM, Adair PM, Burnside G, Nicoll AD, Gillett A, Borges-Yáñez SA, et al. Barriers to the treatment of childhood caries perceived by dentists working in different countries. Community Dent Health. 2004;21:112-20.

134. Pitts NB, Rimmer PA. An in vivo comparison of radiographic and directly assessed clinical caries status of posterior approximal surfaces in primary and permanent teeth. Caries Res. 1992;26:146-52.

135. Qvist V, Johannessen L, Bruun M. Progression of approximal caries in relation to iatrogenic preparation damage. J Dent Res. 1992; 71:1370-3.

136. Qvist V, Laurberg L, Poulsen A, Teglers PT. Longevity and cariostatic effects of everyday conventional glass-ionomer and amalgam restorations in primary teeth: three-year results. J Dent Res. 1997;76:1387-96.

137. Rahimtoola S, van Amerongen E. Comparison of two tooth-saving preparation techniques for one-surface cavities. J Dent Child. 2002;69:16-26.

138. Rahimtoola S, van Amerongen E, Maher R, Groen H. Pain related to different ways of minimal intervention in the treatment of small caries lesions. J Dent Child. 2000;67:123-7.

139. Ratledge DK. A clinical and laboratory investigation of the tunnel restoration. Thesis. University of London; 1999.

140. Ratledge DR, Kidd EAM, Beighton D. A clinical and microbiological study of approximal carious lesions. Part 1: the relationship between cavitation, radiographic lesion depth, the site specific gingival index and the level of infection of the dentin. Caries Res. 2001;35:3-7.

141. Ratledge DK, Kidd EAM, Treasure ET. The tunnel restoration. Br Dent J. 2002;193:501-6.

142. Rugg-Gunn AJ. Approximal carious lesions. A comparison of the radiological and clinical appearances. Br Dent J. 1972;133:481-4.

143. Ruiz O, Frencken JE. ART integration in oral health care systems in Latin American countries as perceived by directors of oral health J Appl Oral Sci. 2009;17:106-13.

144. Santamaria RM, Innes NP, Machiulskiene V, Evans DJ, Splieth C. Caries management strategies for primary molars: 1-yr randomized control trial results. J Dent Res. 2014;93:1062-9.

145. SBU. Caries diagnosis, risk assessment and non-invasive treatment of early caries lesions. A systematic review. SBU Report No 188. Swedish Council on Health Technology Assessment; 2007.

146. Schmidlin PR, Göhring TN, Roos M, Zehnder M. Wear resistance and surface roughness of a newly devised adhesive patch for sealing smooth enamel surfaces. Oper Dent. 2006;31:115-21.

147. Schmidt M, Kirkevang LL, Hørsted-Bindslev P, Poulsen S. Marginal adaptation of a low-shrinkage silorane-based composite: 1-year randomized clinical trial. Clin Oral Investig. 2011;15:291-5.

148. Schriks MCM, van Amerongen WE. Atraumatic perspective of ART. Psychological and physiological aspects of treatment with and without rotary instruments. Community Dent Oral Epidemiol. 2003;31:15-20.

149. Schwartz M, Gröndahl HG, Pliskin JS, Boffa J. A longitudinal analysis from bite-wing radiographs of the rate of progression of approximal carious lesions through human dental enamel. Arch Oral Biol. 1984;29:529-36.

150. Schwarz E, Vigild M, Skak-Iversen L. Danish child oral health status in two decades of organized child oral health. In: Friis-Hasché E, ed. Child oral health care in Denmark – a great success in health promotion. Copenhagen: Copenhagen University Press; 1994. p. 38-44.

151. Seale NS, Casamassimo PS. Access to dental care for children in the United States. A survey of general practitioners. J Am Dent Assoc. 2003;134:1630-40.

152. Seddon RP. The detection of cavitation in carious approximal surfaces in vivo by tooth separation and an impression techniques Thesis. University of London; 1995.

153. Simonsen RJ, Stallard RE. Sealant restorations utilizing a diluted filled composite resin: one year results. Quintessence Int Dent Dig. 1977;8:77-84.

154. Simonsen RJ. Pit and fissure sealant: review of the literature. Pediatr Dent. 2002;24:393-414.

155. Smales RJ, Gao W, Ho FT. In vitro evaluation of sealing pits and fissures with newer glass-ionomer cements developed for the ART technique. J Clin Pediatr Dent. 1997;21:321-3.

156. Soncini JA, Maserejian NN, Trachtenberg F, Tavares M, Hayes C. The longevity of amalgam versus compomer/composite restorations in posterior primary and permanent teeth: findings from the New England Children's Amalgam Trial. J Am Dent Assoc. 2007;138:763-72.

157. Sonmez D, Duruturk L. Success rate of calcium hydroxide pulpotomy in primary molars restored with amalgam and stainless steel crowns. Br Dent J. 2010;208:E18, discussion 408-9.
158. Splieth CH, Bünger B, Pine C. Barriers for dental treatment of primary teeth in East and West Germany. Int J Paediatr Dent. 2009;19:84-90.
159. Splieth CH, Ekstrand KR, Alkilzy M, Clarkson J, Meyer-Lueckel H, Martignon S, et al. Sealants in dentistry: outcomes of the ORCA Saturday Afternoon Symposium 2007. Caries Res. 2010;44:3-13.
160. Strand GV, Nordbø H, Tveit AB, Espelid I, Wikstrand K, Eide GE. A 3-year clinical study of tunnel restorations. Eur J Oral Sci. 1996;104:384-9.
161. Strand GV, Nordbø H, Leirskar J, von der Fehr FR, Eide GE. Tunnel restorations placed in routine practice and observed for 24 to 54 months. Quintessence Int. 2000;31:453-60.
162. Takahashi N, Nyvad B. Caries ecology revisited: microbial dynamics and the caries process. Caries Res. 2008;42:409-18.
163. Taifour D, Frencken JE, Beiruti N, Van't Hof MA, Truin GJ. Effectiveness of glass-ionomer (ART) and amalgam restorations in the deciduous dentition – results after 3 years. Caries Res. 2002;36:437-44.
164. Thomas RZ, Ruben JL, ten Bosch JJ, Fidler V, Huysmans MC. Approximal secondary caries lesion progression, a 20 week in situ study. Caries Res. 2007;41:399-405.
165. Thylstrup A, Bille J, Qvist V. Radiographic and observed tissue changes in approximal carious lesions at the time of operative treatment. Caries Res. 1986;20:75-84.
166. Tjäderhane L, Nascimento FD, Breschi L, Mazzoni A, Tersariol ILS, Geraldeli S, et al. Strategies to prevent hydrolytic degradation of the hybrid layer – a review. Dent Mater. 2013;29:999-1011.
167. Topaloglu-Ak A, Eden E, Frencken JE. Perceived dental atraumatic anxiety among school children treated through three caries removal approaches. J Appl Oral Sci. 2007;15:235.
168. Trairatvorakul C, Itsaraviriyakul S, Wiboonchan W. Effect of glass – ionomer cement on the progression of proximal caries. J Dent Res. 2011;90:99-103.
169. Tyas MJ, Anusavice KJ, Frencken JE, Mount GJ. Minimal intervention dentistry – a review. Int Dent J. 2000;50:1-12.
170. Van Amerongen JP, Penning C, Kidd EAM, ten Cate JM. An in vitro assessment of the extent of caries under small occlusal cavities. Caries Res. 1992;26:89-93.
171. Van Bochove JA, van Amerongen WE. The influence of restorative treatment approaches and the use of local anaesthesia, on the children's discomfort. Eur Arch Ped Dent. 2006;7:11-6.
172. Van der Zee V, van Amerongen WE. Short communication: influence of preformed metal crowns (Hall technique) on the occlusal vertical dimension in the primary dentition. Eur Arch Paediatr Dent. 2010;11:225-7.
173. Van't Hof MA, Frencken JE, van Palenstein Helderman WH, Holmgren CJ. The ART approach for managing dental caries: a meta-analysis. Int Dent J. 2006;56:345-51.
174. Vidnes-Kopperud S, Tveit AB, Espelid I. Changes in the treatment concept for approximal caries from 1983 to 2009 in Norway. Caries Res. 2011;45:113-20.
175. Waggoner WF, Siegal M. Pit and fissure sealant application: updating the technique. J Am Dent Assoc. 1996;127:351-61, quiz 391-2.
176. Welbury R, Raadal M, Lygidakis NA. EAPD guidelines for the use of pit and fissure sealants. Eur J Paediatr Dent. 2004;5:179-84.
177. Wilson NHF, Wilson MA, Wastell DG, Smith GA. Performance of occlusion in butt-joint and bevel-edged preparations: five-year results. Dent Mater. 1991;7:92-8.
178. Yengopal V, Mickenautsch S, Bezerra AC, Leal SC. Caries-preventive effect of glass ionomer and resin-based fissure sealants on permanent teeth: a meta analysis. J Oral Sci. 2009;51:373-82.

20

Remoção da Cárie e Complexo Dentina-polpa

E. A. M. Kidd, L. Bjørndal e O. Fejerskov

Introdução	325
Complexo dentina-polpa e a cárie	326
Pulpite | Diagnóstico clínico	326
Importância das reações dentina-polpa para a escolha do tratamento operatório	326
Conceito de dentina infectada e sua consequência clínica	326
Estudos da aplicação de selantes de fissura sobre a cárie dentinária	329
Estudos da escavação em etapas	329
Ensaios clínicos controlados randomizados no resultado da escavação em etapas	331
Necessidade de reabertura	332
Cárie não totalmente removida e vedada dentro da cavidade de um dente permanente	332
Considerações adicionais sobre os dentes decíduos	332
Considerações finais	332
Referências bibliográficas	334

Introdução

Quando Black escreveu o livro *Dentística operatória* (*Operative dentistry*), em 1908, teve como base suas observações e o entendimento sobre o processo da doença daquela época. Uma de suas conclusões foi:[11]

> *A completa separação da prática odontológica dos estudos da patologia da cárie, que existiu no passado, é uma anomalia na ciência que não deve continuar. Ela tem a aparente tendência de formar dentistas que trabalham mecanicamente.*

Durante o século passado, algo estranhamente errado aconteceu, provavelmente porque em muitos cursos de Odontologia a ciência da cariologia e os aspectos técnicos da dentística operatória foram ensinados e pesquisados separadamente um do outro. Gerações de estudantes passaram por cursos de técnicas operatórias e treinamento com o uso de manequins, restaurando dentes naturais sem cárie ou, ainda pior, imitações feitas de plástico. O uso dos dentes de plástico pode ser importante se os naturais não estão disponíveis, mas não é uma situação ideal, porque estimula uma abordagem mecânica em uma matéria que deveria ser ensinada biologicamente.

Quando se usam dentes naturais sem cárie ou de plástico, a aparência real das lesões cariosas nos pacientes provoca uma considerável perturbação, destruindo os conceitos anteriores estereotipados das dimensões, da profundidade apropriada, da largura e dos ângulos ensinados nos tradicionais cursos com manequins. Na realidade, a transição do estudante para a clínica pode ser muito traumática, já que agora não pode produzir a dimensão estereotipada imposta no manequim (p. ex., uma superfície plana nunca seria produzida seguindo a remoção de cárie e, mesmo se tentasse, resultaria na exposição pulpar). A remoção apropriada da cárie determina a forma da cavidade; assim, este capítulo reunirá a evidência biológica por trás desse procedimento. Um entendimento da patologia da cárie (apresentado no Capítulo 5) deve embasar o tratamento clínico.

Em 1967, Massler, de maneira muito elegante, destilou o conhecimento científico atual nesse tema, destacando:[46]

> *É um pouco perturbador para um professor clínico orientado biologicamente presenciar a atenção excessivamente focada de alguns dentistas sobre as fases operatórias e restauradoras da dentística, a "perfuração e a restauração" dos dentes, para negligenciar o processo da doença que causa a lesão (cariologia) e o tratamento pré-operatório do dente e do osso feridos.*

Essas palavras remetem à defesa de Black, escrita 60 anos antes de Massler.

Depois de 25 anos, esses pensamentos foram aplicados clinicamente (ver Figura 13.6). No período de 3 semanas, foi possível ensinar aos pacientes com cavidades abertas e dolorosas a escová-las e limpá-las até que se conseguisse aliviar a dor. Nota-se a mudança da cor da dentina obtida apenas pela limpeza da cavidade – não foi realizada a remoção da dentina cariada. Esse conceito foi então sistematizado em uma tentativa de deter as lesões na raiz[51] (ver Figura 13.4). O resultado foi o mesmo. Então, concluiu-se que, com a mera escovação e a remoção parcial do biofilme, era possível converter as lesões cariosas ativas em lesões estacionadas – e eliminar a reação dolorosa. Em outras palavras, as afirmações de Black e de Massler estavam corretas.

Neste capítulo, esses conceitos serão apresentados na tentativa de aplicar uma abordagem biológica no tratamento restaurador futuro.

Complexo dentina-polpa e a cárie

A seguir, podem ser vistos os pontos essenciais do Capítulo 5 sobre a progressão da cárie na dentina e a reação do complexo dentina-polpa:

- As lesões em esmalte ou dentina, em uma superfície intacta ou cavitada, podem ser detidas somente pelo controle da placa, desde que a lesão possa ser acessada para limpeza
- As lesões na dentina abaixo de esmalte desmineralizado, mas não cavitado, são o resultado do metabolismo do biofilme na superfície do dente. A superfície é acessível à limpeza, o que resulta na possibilidade de essas lesões serem detidas. Elas nunca justificam a intervenção operatória
- Do mesmo modo, a lesão radicular pode ser detida em qualquer estágio, embora o cemento e a dentina tenham sido invadidos por microrganismos muito antes do processo de cárie. As lesões dentinárias na coroa ou as radiculares estabilizadas são infectadas sem que resulte em progressão
- A dentina é um tecido vital que contém processos odontoblásticos, precisando ser considerada junto com a polpa
- A dentina prepara uma defesa conduzida por células para as flutuações do pH do biofilme, resultando na mineralização tubular e peritubular e da dentina terciária no limite dentina-polpa
- Na progressão lenta das lesões, as reações odontoblásticas gradualmente "ocluem" os túbulos e selam o caminho entre o ambiente bucal e a polpa
- As reações inflamatórias pulpares podem ocorrer mesmo quando a desmineralização está limitada ao esmalte
- Na progressão rápida das lesões, os odontoblastos podem ser destruídos, o que resulta em caminhos tubulares abertos na dentina
- Quando a invasão bacteriana penetra a dentina terciária, haverá, finalmente, uma polpa gravemente inflamada, seguida por necrose.

Pulpite | Diagnóstico clínico

Os sintomas clínicos mal se associam à patologia pulpar, o que é um problema para o dentista que necessita saber se a polpa tem chance de sobreviver. O diagnóstico clínico de pulpite reversível ou irreversível é usado para prognosticar se a polpa tem chance de sobreviver. Na pulpite reversível, a dor aparece com um estímulo quente, frio ou doce de curta duração, desaparecendo quando o estímulo é eliminado. O profissional espera preservar uma polpa saudável. Na pulpite irreversível, a dor persiste por minutos ou horas depois da remoção do estímulo. A polpa provavelmente está tão danificada que precisa ser removida.

Importância das reações dentina-polpa para a escolha do tratamento operatório

É no complexo dentina-polpa, com alguma reação inflamatória, que o dentista interfere quando preconiza o tratamento operatório. Uma abordagem que foca a remoção de toda a dentina "infectada" antes da restauração deve ser o tratamento de escolha? Por mais de um século, os dentistas aprenderam que "toda" dentina infectada e amolecida deveria ser removida – e a cavidade lavada com antimicrobianos – para eliminar os microrganismos. Mas isso é possível e necessário ou pode, na realidade, ser contraindicado porque danifica irreparavelmente a

polpa? Por que é possível deter as lesões cariosas radiculares cavitadas sem a remoção da dentina invadida por inúmeras bactérias? Para responder essas questões, deve-se examinar a literatura à procura de evidências que possam respaldar as várias opiniões.

Do atual entendimento da fisiopatologia do processo da cárie como definido nos Capítulos 3, 5, 9 e 10, é preciso seguir o tratamento clínico lógico; então, deve-se deter as lesões cariosas e avaliar os sintomas pulpares antes de decidir sobre a possível intervenção operatória a ser tomada. Há evidência para mostrar que não é necessário remover mecanicamente toda a dentina mole infectada para deter a progressão da lesão. De fato, essa escavação vigorosa pode comprometer ainda mais a sobrevida do dente.

Conceito de dentina infectada e sua consequência clínica

É o metabolismo do biofilme que conduz a dissolução da cárie. Consequentemente, o biofilme deve interferir (atrapalhar mecanicamente/remover), na medida do possível, para deter qualquer lesão. Os microrganismos invadem o espaço entre o esmalte desmineralizado e a dentina quando uma cavidade é criada (Figura 20.1), mas isso não implica que toda a dentina infectada deva ou mesmo possa ser removida. A resposta simples é que não é nem necessário, tampouco possível fazer isso.

Como enfatizado no Capítulo 5 (ver Figura 5.73), o amolecimento da dentina em decorrência de sua desmineralização precede os organismos responsáveis por ele.[17,18,40,52] Entretanto, os microrganismos podem invadir qualquer túbulo dentinário exposto ao ambiente bucal sem necessariamente desmineralizar o tecido. Os microrganismos permanecerão mesmo que toda a dentina mole seja removida. Eles permanecem embaixo das restaurações sem, aparentemente, causar qualquer efeito prejudicial. Pouca evidência foi produzida para respaldar o conceito de remoção da "dentina infectada". Talvez, o reconhecimento da cárie como uma doença infecciosa[31,54] leve o profissional a pensar que todos os tecidos infectados devam ser eliminados. Após passar por um período em que os microrganismos eram imediatamente associados à doença e, consequentemente, deviam ser eliminados, deve-se pensar nos conceitos de infecção focal, surgidos nos últimos anos, como será visto mais adiante neste capítulo – os organismos "selados" por uma restauração na cavidade são privados de nutrientes e reagem a esse estresse na medida em que, se agora estão recolhidos, não mais representam a bactéria cariogênica produtora de ácido.

A Figura 20.2 mostra a aparência clínica de uma lesão oclusal cavitada, na qual o paciente não era capaz de limpar o biofilme. Uma restauração é necessária. A figura mostra e descreve a aparência clínica à medida que a lesão é aberta para a restauração. Quanto de dentina desmineralizada e mole deve ser removida antes de a cavidade ser fechada? Por muitos anos, a tradição operatória (Figura 20.3) se referia a remover a dentina cariada infectada amolecida com uma broca ou cureta até que fosse encontrada dentina dura, estender a remoção do esmalte e dentina para obter uma cavidade apropriada para a inserção do material restaurador de escolha e aplicar algum agente (p. ex., hidróxido de cálcio, óxido de zinco e eugenol ou cimento ionômero de vidro) para proteger o complexo dentina-polpa de quaisquer efeitos tóxicos dos materiais restauradores, dos microrganismos penetrantes decorrentes de extravasamento na interface dente/restauração e das flutuações térmicas.

Alguns cursos de odontologia ensinam que a junção amelodentinária deve ficar dura e sem qualquer mancha marrom. Outras escolas ensinam aos estudantes a removerem tudo na junção amelodentinária apresentando dentina dura e a ignorarem a mancha marrom. Entretanto, o grau de descoloração isoladamente é uma orientação subjetiva e bastante duvidosa para avaliar o nível de infecção na dentina; um pouco de bactéria permanece, independentemente da abordagem restauradora adotada e praticada (há mais microrganismos vivendo sobre e dentro do ser humano do que sua própria composição em

Capítulo 20 • Remoção da Cárie e Complexo Dentina-polpa 327

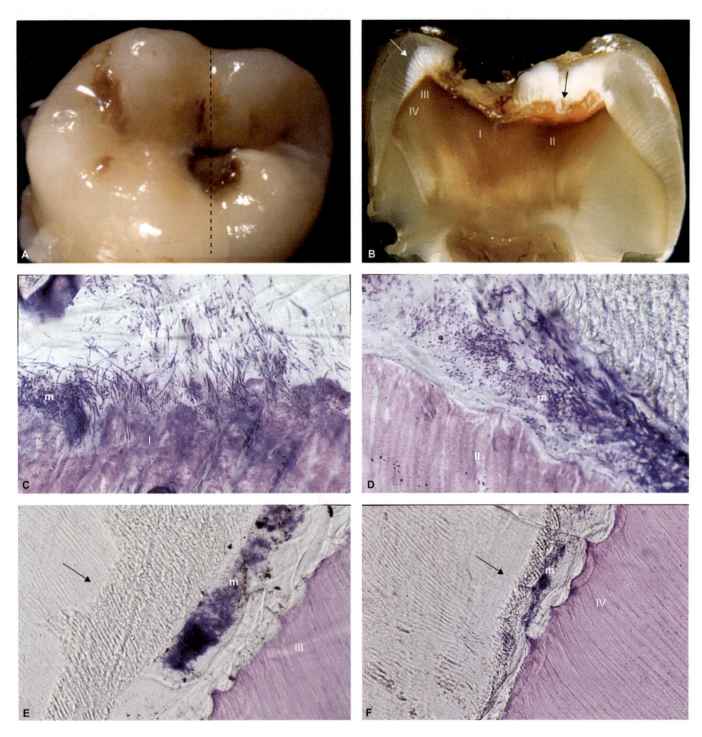

Figura 20.1 A. Molar extraído com lesão oclusal cavitada. A linha pontilhada mostra o plano da secção. O dente está úmido porque não há mudança na translucidez ao redor da cavidade. Compara-se essa aparência à foto clínica na Figura 20.2A, na qual a translucidez é nítida sobre um dente seco. Essas duas fotos enfatizam a importância dos dentes secos durante um exame clínico. **B.** Face cortada depois da secção do dente extraído. Nota-se o esmalte comprometido (seta). Os locais I, II, III e IV estão detalhados histologicamente em **C** a **F.** As fotografias histológicas mostram a relação dos microrganismos (m) com a dentina e a junção amelodentinária. **C.** Local I. Os microrganismos penetram nos túbulos dentinários superficialmente no centro da cavidade. **D.** Local II. O crescimento microbiano ao longo do espaço da junção amelodentinária, mas não dentro dos túbulos dentinários. **E** e **F.** Locais III e IV. O acúmulo microbiano e o tamanho do espaço diminuem em direção à periferia da cavidade aberta. As setas mostram o padrão da estrutura em haste desmineralizada. Modificada de Bjørndal e Kidd, 2005.[6] Reproduzida, com autorização, da George Warman Publications.

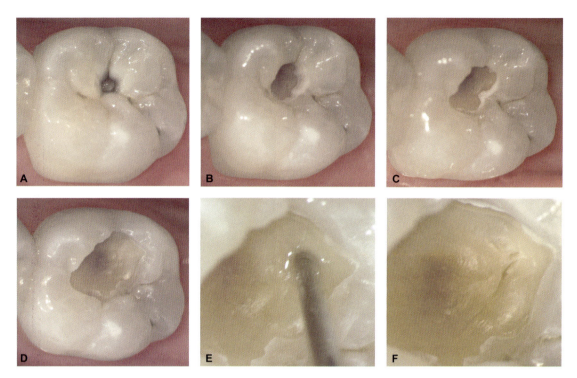

Figura 20.2 Lesão coronariana cavitada com acumulações de microrganismos e com mudança na translucidez do esmalte ao redor da cavidade (**A**) demonstrando que a desmineralização do esmalte nesse estágio se desenvolve ao longo da junção amelodentinária e cria um padrão retrógrado de desmineralização do esmalte (**B** e **C**). A remoção clínica de esmalte comprometido e sem suporte é aqui orientada pelo padrão retrógrado da desmineralização do esmalte (**D**). A abertura do ecossistema fechado ao longo da junção amelodentinária revela uma dentina desmineralizada descolorida marrom relacionada com a parte exposta central e mais antiga da lesão, enquanto a área periférica e a externa têm uma descoloração amarela mais clara. Uma sonda penetra com perda fácil de fragmento de tecido, que é muito mole e úmido (**D** e **E**). Nota-se que o espaço está visível clinicamente entre o esmalte e a dentina em virtude da extensa desmineralização dentinária (**E** e **F**). Gravado clinicamente por Bjørndal em 2006.

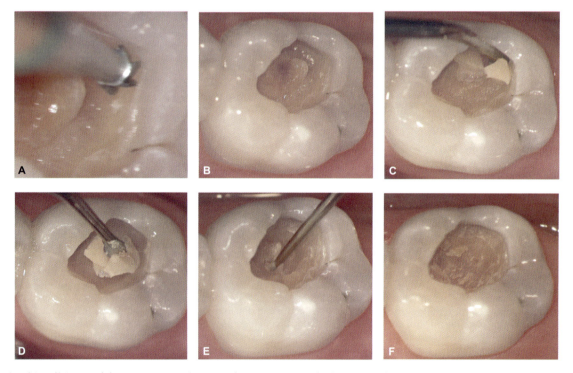

Figura 20.3 A prática clínica atual da escavação mecânica combina a escavação de dentina periférica, realizada com o uso de broca esférica (**A** e **B**), com a eliminação do tecido centralmente infectado com uma cureta (**C** e **D**). A sonda é usada para avaliar a consistência clínica; aqui, a dentina que está dura à inspeção ainda não foi alcançada (**E**). Nota-se que a dentina cariada mais profunda e mole é um tecido fragmentado (**F**). Uma escavação perto da polpa representa um risco, já que fissuras nos fragmentos podem levar à exposição pulpar. Gravado clinicamente por Bjørndal em 2006.

termos do número de células dos tecidos e órgãos do corpo). Então, parece lógico deixar a mancha de acordo com a abordagem mais conservadora[34], a menos que a linha manchada comprometa a aparência da cor do dente depois de restaurado.

Sobre a superfície pulpar, somente dentina que possa ser removida delicadamente com uma cureta deve ser eliminada, desde que o dente esteja sem sintomas e responda ao teste pulpar. A escavação manual vigorosa sobre a superfície pulpar de uma cavidade profunda é contraindicada porque é muito fácil expor a polpa. Dentina mole e muito infectada geralmente é úmida (Figura 20.3E), mas trata-se de tarefa impossível conhecer a profundidade da dentina restante entre a base da cavidade e a polpa. O profissional experiente forma uma opinião abalizada e o estudante é um tigre selvagem! Agora, a escavação perto da polpa representa um risco à exposição pulpar. Às vezes, principalmente quando uma restauração antiga foi removida, a dentina desmineralizada pode ficar escurecida, seca e friável (Figura 20.4). Essa dentina se mostra "levemente" infectada[34] e pode representar cárie residual que um dentista anterior deixou durante o preparo da cavidade. Ela não requer escavação vigorosa, mas a escavação nesta outra abordagem provavelmente não causará exposição porque a dentina terciária estará presente.

A avaliação clínica subjetiva da dentina cariada orientou Fusayama a desenvolver um evidenciador de cárie (vermelho ácido em propileno glicol)[17-19] para diferenciar clinicamente a dentina "infectada" da "afetada".[18,26,36] Ele relatou que a zona mais superficial de dentina infectada era um dano irreversível, uma camada bacteriologicamente infectada que nunca remineralizaria. Considerou-se que a dentina afetada mais profunda pudesse endurecer como resultado da remineralização[15] (ver Figura 5.42). Fusayama sugeriu que a coloração evidenciadora coincidia com a invasão bacteriana da dentina. Entretanto, vários estudos relataram que o evidenciador não discriminava os tecidos bacteriologicamente infectados dos afetados de maneira moderada.[2,13,33] Consequentemente, seu uso indiscriminado pode conduzir ao excesso de preparo.

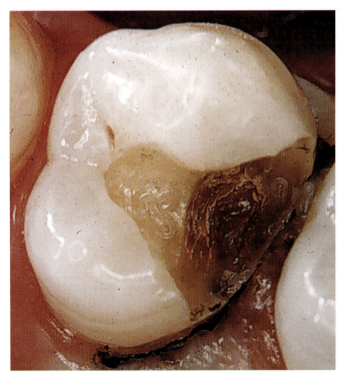

Figura 20.4 Uma restauração antiga foi removida e evidenciada; embaixo havia dentina mole, friável e seca. Essa situação não requer escavação vigorosa, embora a exposição não seja provável porque dentina reacionária (terciária) estará presente. A margem cervical precisa estar dura antes da realização de nova restauração para garantir uma boa união e vedamento.

Outros têm recomendado a remoção química da dentina cariada (infectada)[4] com base na crença de que o hipoclorito de sódio, um agente proteolítico não específico, pode remover a dentina parcialmente desmineralizada. Esse conceito foi ainda mais desenvolvido e um gel, que pode ser aplicado na cavidade cariada e deixado por um tempo para dissolver os componentes da matriz dentinária que contém colágeno parcialmente degradado, está sendo comercializado atualmente. Novamente, a questão é: essa parte da dentina precisa ser removida? Infelizmente, o seria se os dentistas começassem a aplicar o hipoclorito sobre qualquer lesão dentinária (p. ex., lesões radiculares) passível de deter apenas pelo controle da placa. Não somente isso não seria necessário com o conhecimento a respeito de como deter tais lesões[51], mas resultaria em uma maior necessidade de restaurações.

Desde que ainda haja argumento sobre a necessidade de tentar remover a dentina infectada, parece lógico considerar a evidência da consequência de deixar dentina infectada.

Estudos da aplicação de selantes de fissura sobre a cárie dentinária

Há muitos anos, as consequências de simplesmente selar a dentina cariada foram investigadas, com relatos de estudos entre 1975 e 1992.[20,23,24,28,29,47-49,58] Com exceção de um, todos eram prováveis e, em muitos, houve lesões-controle não seladas. A atividade de cárie foi avaliada de inúmeras maneiras, incluindo a observação clínica, a medição da profundidade da lesão, a medição radiográfica da profundidade da lesão e a amostra microbiológica. Os períodos de observação variaram de 2 semanas a 5 anos. A disparidade das metodologias impossibilita a revisão sistemática dos estudos, mas alguns temas uniformes emergem. As lesões seladas pareceram ser detidas tanto clínica quanto radiograficamente. As investigações mostraram que o destino das bactérias seladas foi a redução com o tempo ou completa eliminação. Entretanto, as lesões progrediram nos locais nos quais os selantes foram perdidos e em dentes não selados do grupo-controle.

O estudo[58] foi um interessante valor atípico. Esse trabalho foi um exame retrospectivo de dentes selados cujas radiografias mostraram radiolucidez na dentina embaixo do selante, que estava clinicamente intacto. Essa metodologia excluiu a amostra microbiológica antes de o selante ter sido colocado, o que é ruim porque não houve a comparação da contagem antes e depois do selamento. Contudo, quando esses dentes foram reabertos para a amostra microbiológica, a dentina estava mole e úmida e os microrganismos foram achados em 50% dos dentes. Parece que os procedimentos selantes não foram conduzidos de maneira adequada.

Estudos da escavação em etapas

Na escavação em etapas, descritas pela primeira vez por Bodecker em 1938[12], somente parte da dentina cariada mole é removida na primeira consulta. A cavidade é restaurada temporariamente e reaberta depois de semanas. Outra escavação é realizada antes da restauração definitiva. Os objetivos do procedimento são deter a progressão da lesão e possibilitar a formação de dentina terciária antes da escavação final, tornando menos provável a exposição pulpar. Portanto, é um princípio baseado biologicamente para melhorar a própria capacidade do tecido de estimular o processo reparador. Esse procedimento foi investigado cientificamente por mais de 30 anos. Os estudos envolveram investigações iniciais de dentina cariada e uma reanálise depois de um período de selamento dentro do dente. Esse trabalho é uma importante evidência das consequências do selamento da dentina infectada dos dentes (Figura 20.5).

Entre 1961 e 2001, mais de 20 estudos da escavação em etapas, envolvendo tanto dentes decíduos quanto permanentes, foram relatados.[32] Os protocolos experimentais variados podem ser resumidos como a seguir. Na maioria dos estudos, somente as lesões profundas foram incluídas (Figura 20.6). Todos os trabalhos afirmam que não havia pulpite irreversível antes do tratamento, mas um estudo incluiu dentes com "dor moderada pré-tratamento".[10] As paredes cavitárias foram bem escavadas, deixando tecido duro, antes de a incompleta remoção de cárie ter sido realizada sobre a polpa. Isso evitou a exposição, mas dentina mole e úmida foi deixada sobre a polpa (assoalho pulpar). A quantidade de dentina desmineralizada removida na escavação inicial variou de apenas acesso à cárie até a remoção de grande parte dela. A maioria não tinha controle onde a escavação encontraria dentina dura. O hidróxido de cálcio foi colocado sobre a dentina remanescente antes da restauração, porém o cimento de ionômero de vidro e a resina composta também o foram diretamente sobre a dentina mole infectada. O momento para a reabertura para a escavação adicional variou de 25 dias a 2 anos. Na consulta de reabertura, alguns critérios foram usados para indicar a atividade de cárie, incluindo a avaliação clínica da dureza, a umidade e a cor da dentina, a aparência radiográfica e microbiológica, com amostras coletadas antes e depois do fechamento.

Com tais variedades metodológicas, uma revisão sistemática dos resultados não é possível, mas alguns temas emergem. O sucesso clínico da remoção incompleta da cárie parece alto. Em geral, a exposição foi evitada com o uso da técnica das etapas e os sintomas raramente surgiram entre as escavações. A dor foi aliviada logo depois do primeiro procedimento de escavação. Nos locais em que as lesões-controle foram escavadas para a obtenção de dentina dura, geralmente a polpa foi exposta.

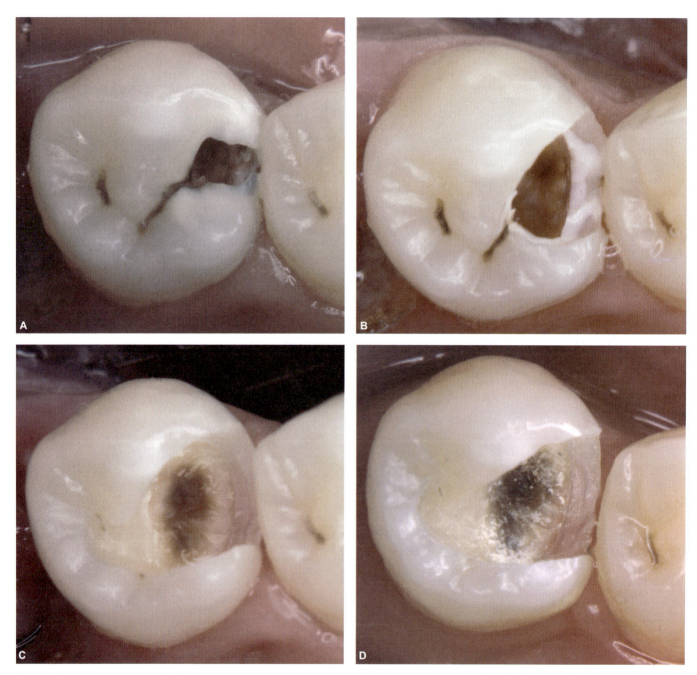

Figura 20.5 Lesão cariosa profunda em pré-molar inferior durante a sequência da escavação da cárie A a D. O esmalte comprometido junto à junção amelodentinária pode ser notado como uma zona branca ao redor da cavidade (A). Durante a remoção do esmalte comprometido, nota-se um nítido padrão de esmalte desmineralizado (B) ao longo da junção amelodentinária. No primeiro procedimento de escavação, a parte superficial e central de dentina desmineralizada é removida, incluindo as partes periféricas da lesão. A dentina mole exposta é marrom-clara (C). Acompanhamento da restauração temporária em um intervalo de tratamento de 6 meses e, antes da escavação final, a dentina central exposta é marrom-escura (D). De Bjørndal, 1999.[5] Reproduzida, com autorização, do Danish Dental Journal.

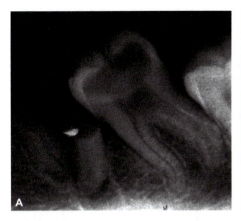 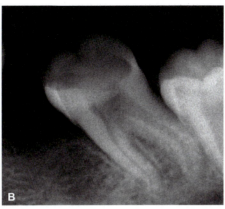 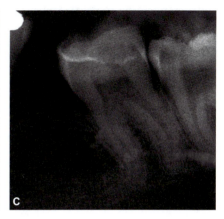

Figura 20.6 Lesão profunda tratada com escavação em etapas em segundo molar inferior (**A**). Nota-se o remanescente das raízes do primeiro molar indicando progressão muito rápida da cárie. O segundo molar estava permanentemente restaurado com uma *inlay* em resina. Após 1 ano, a vitalidade pulpar foi confinada e uma nova radiografia não mostrou radiolucidez apical (**B**). Uma consulta de retorno após 4 anos confirmou a vitalidade da polpa e a ausência de radiolucidez apical (**C**). Entretanto, a paralisação completa da atividade cariosa não foi alcançada; uma nova lesão proximal progrediu no terceiro molar. Modificada de Bjørndal, 1999.[5] Reproduzida, com autorização, do *Danish Dental Journal*.

Na reabertura, vários estudos[7,9,30,35,39,42,59] relataram que a dentina estava alterada, mais seca, dura e escura (Figura 20.5). O monitoramento microbiológico indicou substanciais reduções da flora cultivável. Em alguns dentes, nenhum microrganismo pôde ser cultivado, mas, na maioria, alguns estavam presentes. Uma provável explicação foi a de que os nutrientes disponíveis para o crescimento dessas bactérias, depois da restauração, eram muito diferentes daqueles disponíveis acima e dentro da cavidade. A maior fonte de nutrientes depois da restauração para sustentar a persistência e o crescimento bacteriano são as proteínas, incluindo as glicoproteínas, que passam pelos túbulos dentinários vindos da polpa. Vários estudos[7,42,55] sugerem que a flora cultivável está alterada na reabertura para uma "flora menos cariogênica", dominada por *Streptococcus oralis* e *Actinomyces naeslundii* – duas espécies capazes de liberar e utilizar os açúcares das glicoproteínas que constam nos túbulos. Essa alteração na composição microbiológica está em total acordo com o conceito da hipótese da placa ecológica apresentada no Capítulo 7.

Um ensaio clínico randomizado[38] realizado em dentes decíduos é de especial interesse. A remoção completa da cárie foi realizada em um grupo-controle, orientado por um evidenciador de placa com a dentina remanescente minimamente infectada. O grupo experimental teve remoção mínima de cárie e, com isso, a dentina, altamente infectada, pôde ser selada dentro dos dentes. Apesar dessas diferenças, a microbiologia realizada na reabertura, 3 a 6 meses depois, mostrou que a dentina estava similar e minimamente infectada em ambos os grupos. Um ensaio clínico análogo em dentes permanentes[43] comparou amostras microbiológicas após a remoção completa de cárie com amostras depois da remoção incompleta de cárie e restauração. Os resultados mostraram que a quantidade de bactérias detectadas depois da remoção completa de cárie era maior do que a carga bacteriana remanescente depois da remoção parcial de cárie e restauração. Esses estudos nitidamente indicam os números da redução de bactérias depois da realização de uma restauração que minimiza a exposição ao ambiente bucal. Isso independe da quantidade de dentina desmineralizada infectada removida.

Ensaios clínicos controlados randomizados no resultado da escavação em etapas

Os ensaios clínicos controlados randomizados são necessários para avaliar qualquer consequência deletéria da remoção incompleta de cárie. Eles devem ter critérios de inclusão bem definidos e um número suficiente (grande) de pacientes. O ideal é que os pacientes sejam alocados em grupo-controle ou experimental aleatório com o uso do procedimento de alocação cega, bem como os números gerados por computador. O acompanhamento deve ser conduzido por um examinador que não tenha conhecimento do grupo do paciente, para eliminar possíveis influências.

Somente quatro ensaios[10,37,41,53] foram incluídos em uma recente revisão sistemática[57], dois deles[41,53] abrangendo dentes decíduos. As lesões eram profundas e sem sintomas de pulpite irreversível. Para todos os estudantes, realizou-se a remoção completa da cárie no grupo-controle, enquanto somente a remoção parcial de cárie foi realizada no grupo experimental, geralmente evitando a exposição. O tempo de intervalo entre a primeira e a segunda escavação variou entre 4 e 24 semanas, mas não isso não se deu de maneira sistemática. Portanto, não é possível dizer nada sobre a relevância clínica da dimensão do tempo.

A Tabela 20.1 oferece os resultados com respeito às exposições. Em cada estudo, houve diferenças significativas na exposição entre a remoção completa e a parcial de cárie. Na primeira visita, entre 22 e 53% das polpas foram expostas pela remoção completa da cárie. Nos grupos em etapas, houve somente exposições das polpas na primeira visita em um dos quatro estudos e somente em poucos dentes. Na reabertura, a remoção adicional de cárie resultou em muitas exposições em todos os estudos. Deve-se notar que os dentes com exposição por cárie exigem o tratamento do canal. No estudo de Bjørndal *et al.*[10], no qual foram inscritos pacientes com algum grau de dor antes do tratamento, houve um risco mais alto de exposição pulpar em 1 ano de acompanhamento e um grau mais baixo de sobrevida pulpar entre os casos com dor antes do tratamento. Em conjunto, os ensaios mostram que a abordagem em etapas reduz a necessidade de tratamento de canal, mas não o evita.

Tabela 20.1 Índices de exposição em ensaios clínicos randomizados de escavação em etapas.*

	Controle		Etapas			
			Estágio 1		Reabertura	
Magnusson e Sundell[41]	29/55	53%	0/55	0%	8/55	14,5%
Leksell *et al.*[37]	28/70	40%	0/64	0%	10/57	17,5%
Orhan *et al.*[53]	12/55	22%	0/45	0%	4/49	8,2%
Bjørndal *et al.*[10]	43/149	28,9%	4/143	2,8%	21/139	15%

* Números e porcentagens de exposições, relativas ao número total de dentes, em quatro estudos clínicos. É evidente que a abordagem em etapas está salvando significativamente mais dentes da exposição e, por consequência, do tratamento de canal, do que a escavação em apenas uma sessão.

Necessidade de reabertura

A escavação final possibilita que o dentista tenha certeza de que não há exposição e remova a dentina amolecida remanescente. A lógica aqui é de que o processo de dissolução pode continuar, embora lentamente, no tecido infectado. Portanto, a escavação final – alega-se – é necessária para garantir a sobrevida da restauração.

Entretanto, talvez não haja necessidade de reabertura e, na verdade, isso seja a base da técnica de capeamento pulpar indireto[15,25,56], embora remova-se o máximo de tecido desmineralizado nesse procedimento (Figura 20.7).[22] Na escavação em etapas, por sua vez, deixa-se a dentina mole e úmida no local. É necessária a reabertura? Depois de tudo, "selar" uma cavidade deve retardar significativamente ou até mesmo parar o processo carioso. A persistência dos microrganismos pode ser irrelevante. Talvez eles sejam apenas invasores oportunistas adaptados ao novo ambiente em que estão localizados.

Os estudos microbiológicos discutidos mostram que a dentina está agora minimamente infectada. Os resultados para a sobrevida pulpar são ruins seguindo o capeamento pulpar ou a pulpotomia em dentes com exposição por cárie.[1,3,10] Entretanto, é tentador sugerir que a reabertura não é necessária e pode mesmo ser prejudicial, principalmente na dentição das crianças! A necessidade de sujeitar uma criança a um segundo procedimento operatório em um dente decíduo que esfoliará parece inaceitável do ponto de vista da evidência. É preciso que haja uma pesquisa melhor e mais sistemática sobre o assunto, especialmente quanto ao acompanhamento a longo prazo da vitalidade pulpar e à longevidade da restauração. Entretanto, esses estudos devem referir-se aos dentes permanentes e, logicamente, também precisam ser realizados *in vivo,* já que nenhum modelo *in situ* ou laboratorial pode simular a relevante reação dentina-polpa.

A escolha do tratamento no grupo-controle em estudos adicionais da escavação em etapas merece comentários. A Tabela 20.1 mostra a alta prevalência da exposição quando é escolhida a remoção completa da cárie como controle. Tendo em mente o prognóstico ruim para a preservação de uma polpa vital nesses dentes, é ético planejar os estudos incluindo o grupo da remoção completa da cárie? Maltz *et al.*[45] consideraram e esboçaram um estudo comparando a remoção parcial de cárie à abordagem em etapas – não houve o grupo de remoção completa de cárie.

Esse ensaio clínico randomizado[44,45] com dentes permanentes com lesões profundas comparou a remoção parcial da cárie – na qual os dentes estavam com restauração permanente de cimento ionômero de vidro e resina – à abordagem em etapas. No grupo em etapas, depois da remoção inicial da cárie, restaurações temporárias (hidróxido de cálcio e depois óxido de zinco e eugenol) foram realizadas antes da reabertura. O acompanhamento de 1 ano mostrou um alto índice de sucesso (98% da remoção parcial de cárie; 91% do grupo em etapas) para ambos os grupos. Entretanto, o acompanhamento de 3 anos mostrou uma significativa diferença entre os grupos, favorecendo a remoção parcial da cárie e o grupo de restauração permanente (91% de sucesso comparado a 69% do grupo em etapas). As falhas decorreram do fato de vários pacientes do grupo em etapas não terem comparecido para a escavação final, casos em que o selamento temporário da cavidade foi perdido. Há importantes implicações clínicas aqui. A remoção parcial da cárie e a restauração permanente causaram poucos acontecimentos adversos por deixar dentina mole – desmineralizada sobre a parede pulpar. Entretanto, se o operador optar pela abordagem em etapas, parece insensato realizar uma restauração temporária que pode ser perdida caso o paciente não retorne para a escavação subsequente.

Cárie não totalmente removida e vedada dentro da cavidade de um dente permanente

Dois ensaios randomizados controlados usaram essa abordagem não convencional. Como são completamente diferentes, precisam ser considerados em separado.

O primeiro[50] foi realizado em dentes permanentes com lesões oclusais que, radiograficamente, mostravam a profundidade acometendo metade da dentina. Referiu-se a um estudo em fração da boca, o que significa que os dentes-controle e os experimentais pertenciam ao mesmo paciente. Houve a remoção completa da cárie nos dentes-controle, que foram restaurados com amálgama. Os dentes experimentais foram tratados com biselamento do esmalte na entrada da lesão, mas nenhuma dentina desmineralizada foi removida; a junção amelodentinária nem mesmo foi deixada sem cárie. Esses dentes foram restaurados com o uso de resina selada, e os dentes, acompanhados anualmente por 10 anos. Ainda, tentou-se fazer a revisão em 50% dos pacientes após esse período. Nesses pacientes, a progressão da lesão foi detida e não houve mais falhas clínicas no grupo selado do que no controle, e os dentes completamente escavados foram restaurados com amálgama. Não há como saber o que aconteceu na outra metade restante da amostra.

O segundo estudo foi igualmente não convencional e realizado em dentes decíduos.[27] No grupo-controle, a remoção convencional de cárie foi seguida por tratamento habitual do profissional (na maioria dos casos, uma restauração em cimento de ionômero de vidro). No grupo experimental, não houve remoção de cárie e preparo em nenhum dente. Uma coroa de aço inoxidável (coroa pela técnica de Hall; ver Figura 19.41) foi feita com cimento de ionômero de vidro. Este também foi um estudo de fração de boca. Resultados de 5 anos[27] mostram falhas maiores (como pulpite irreversível, perda da vitalidade, abscesso, dente sem condições de restaurar) no grupo-controle (17%) comparadas a 3% no grupo de coroa pela técnica de Hall. O desempenho ruim do grupo-controle provavelmente decorreu do uso, pelo profissional, de restaurações com cimento de ionômero de vidro, as quais têm mostrado sobrevida ruim clinicamente.[14] O mais notável é o excelente desempenho das coroas pela técnica de Hall, nas quais a dentina infectada foi vedada.

Considerações adicionais sobre os dentes decíduos

O processo carioso é o mesmo nos dentes decíduos ou permanentes. Entretanto, os dentes decíduos são temporários, ficam na boca apenas por 6 a 9 anos e seus donos, pequenos e imaturos, dependem dos pais para os cuidados. Uma criança assustada pode levar a sérias consequências para uma abordagem subsequente, assim como a dor nessas pacientes é especialmente inquietante para os pais.

Até esse ponto, a remoção da cárie em dentes decíduos tem sido discutida em relação ao que se deve remover antes da restauração do dente. Entretanto, há outra possibilidade: abrir os dentes para limpeza e não colocar restauração. Essa abordagem é chamada tratamento não restaurador da cavidade[21] (ver Capítulo 19, seção "Inativação das lesões sem a remoção da cárie" e Figura 19.39).

Isso tem muitas vantagens do ponto de vista cariológico. O polimento dos dentes com escova facilita o distúrbio do biofilme e, com regular perturbação e pasta de dente fluoretada, as lesões serão detidas. A técnica é delicada, não requer anestesia local e não amedronta a criança. Entretanto, de especial importância é que ela coloca a responsabilidade pelo controle da cárie no lugar onde deve estar: com os pais. Não é o caso de "restaurar o dente para solucionar o problema", mas de "aqui está como você pode solucionar este problema". Pode até mesmo ser mencionado que a restauração do dente é menos vantajosa à medida que beneficia o comportamento que causou o problema inicialmente.

Essa abordagem é financiada nos serviços odontológicos da Holanda, mas é preciso enfatizar que o pacote todo, como descrito no Capítulo 19, é necessário. Ela não possibilita apenas cortar os dentes, mas também a não instrução dos pais na escovação apropriada. Infelizmente, alguns odontopediatras estão muito infelizes com o conceito, pois pensam estar revogando responsabilidade ao ponto de serem antiéticos. Os argumentos provocam, mas somente estarão acertados com ensaios clínicos concebidos apropriadamente. É possível argumentar que, da perspectiva cardiológica, a abordagem tem sentido biológico e sociológico.

Considerações finais

Com base na discussão aqui apresentada, parece haver pouca lógica na prática da remoção "completa" da cárie, principalmente em dentes vitais sem sintomas e com lesões profundas. Biologicamente, seria potencialmente danosa até mesmo uma tentativa de remover toda a dentina infectada. Nem mesmo é possível realizar isso. A evidência mostra que, desde que a cavidade seja suficientemente acessível para a remoção regular da placa ou uma restauração seja realizada para "selar" a cavidade, a dentina amolecida infectada ou parcialmente infectada pode ser deixada para que sua remoção não exponha a polpa. A dentina amolecida não prejudica a saúde pulpar e o processo de cárie não continua. Essas afirmações parecem lógicas e previsíveis quando vistas à luz do conhecimento sobre a natureza da cárie, como apresentado neste livro. Em algumas situações, a remoção parcial ou mesmo nenhuma remoção de cárie é preferível à escavação completa (p. ex., em um dente decíduo que esfoliará em poucos anos, um dente de um idoso frágil ou em um paciente muito nervoso no qual a intervenção mínima é um triunfo).

Esses argumentos terão uma forte relação sobre o futuro da dentística restauradora. Atualmente, existem estudos clínicos intrigantes. É importante repensar o caminho mais apropriado para controlar a cárie

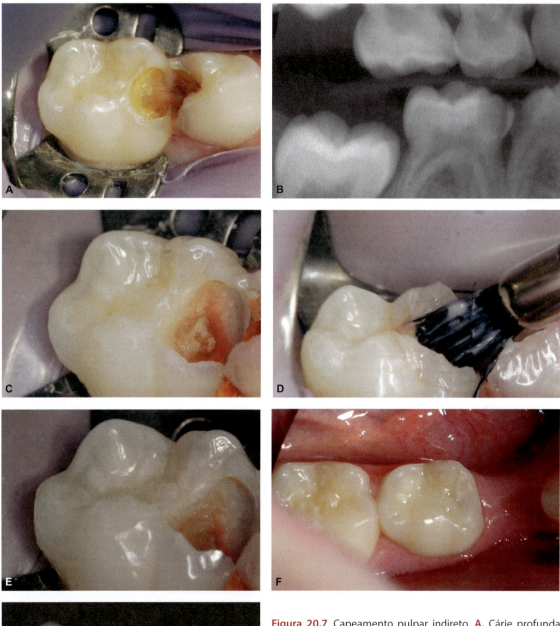

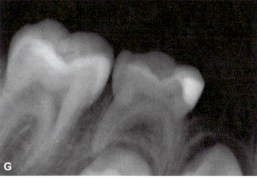

Figura 20.7 Capeamento pulpar indireto. **A.** Cárie profunda no segundo molar inferior decíduo antes do tratamento pulpar indireto. **B.** Mesmo dente em radiografia interproximal. **C.** Depois da escavação na junção amelodentinária, ainda há biomassa no centro da cavidade. **D.** Remoção da biomassa apenas com escova rotatória profilática e pasta de dente fluoretada. **E.** Depois da remoção da biomassa. Em seguida, a cavidade foi seca, uma forração de ionômero de vidro modificado por resina (Vitrebond/3 M Espe) aplicada e a cavidade restaurada com compômero (Dyract/Dentsply Caulk). **F.** Resultado clínico depois de 2 anos e 4 meses. **G.** Resultado radiográfico depois de 2 anos e 4 meses. Cortesia de Rene Gruythuysen e BSL, Springer Media, Houten, Países Baixos.

e a sua progressão. Muitos dentistas têm realizado uma variedade de procedimentos operatórios, geralmente não necessários e que também têm provocado a perda de dentes com o passar do tempo.[16] Com base em evidência, sugere-se que não mais seja aceitável arriscar a exposição pulpar pela realização da remoção completa da cárie em um dente vital e assintomático com uma lesão profunda. A evidência indica que agora, mais do que nunca, é necessário que os dentistas façam um cuidadoso exame e considerem sobre o que é melhor para a sobrevida desses dentes em particular. Isso necessita de competência clínica e um conhecimento profundo sobre a patologia e a fisiopatologia da lesão cariosa.

Referências bibliográficas

1. Al-Hiyasat AS, Barrieshi-Nusair KM, Al-Omari MA. The radiographic outcomes of direct pulp-capping procedures performed by dental students: a retrospective study. J Am Dent Assoc. 2006;137:1699-705.
2. Anderson MH, Loesch WJ, Charbeneau GT. Bacteriologic study of a basic fuchsin caries-disclosing dye. J Prosth Dent. 1985;54:51-5.
3. Barthel CR, Rosenkranz B, Leuenberg A, Roulet JF. Pulp capping of carious exposures: treatment outcomes after 5 and 10 years: a retrospective study. J Endod. 2000;26:525-8.
4. Beeley JA, Yip HK, Stevenson AG. Chemomechanical caries removal: a review of the techniques and latest developments. Br Dent J. 2000;188:427-30.
5. Bjørndal L. Behandling af profunde carieslæsioner med gradvis ekskavering. En praksisbaseret undersøgelse. Tandlaegebladet. 1999;103:498-506 (English summary).
6. Bjørndal L, Kidd EAM. The treatment of deep dentine caries lesions. Dental Update. 2005;32:402-13.
7. Bjørndal L, Larsen T. Changes in the cultivable flora in deep carious lesions following a stepwise excavation procedure. Caries Res. 2000;34:502-8.
8. Bjørndal L, Thylstrup A. A practice-based study of stepwise excavation of deep carious lesions in permanent teeth: a 1-year follow-up study. Community Dent Oral Epidemiol. 1998;26:122-8.
9. Bjørndal L, Larsen T, Thylstrup A. A clinical and microbiological study of deep carious lesions during stepwise excavation using long treatment intervals. Caries Res. 1997;31:411-7.
10. Bjørndal L, Reit C, Bruun G, Markvart M, Kjaeldgaard M, Näsman P, et al. Treatment of deep caries lesions in adults: randomized clinical trials comparing stepwise vs. direct complete excavation, and direct pulp capping vs. partial pulpotomy. Eur J Oral Sci. 2010;118:290-7.
11. Black GV. Operative dentistry, Vol. 1, Pathology of the hard tissues of the teeth. Chicago, IL: Medico-Dental Publishing Co.; 1908.
12. Bodecker CF. Histologic evidence of the benefits of temporary fillings and successful pulp capping of deciduous teeth. J Am Dent Assoc. 1938;25:777-86.
13. Boston DW, Graver HT. Histological study of an acid red caries-disclosing dye. Op Dent. 1989;14:186-92.
14. Chadwick BL, Evans DJ. Restoration of class II cavities in primary molar teeth with conventional and resin modified glass ionomer cements: a systematic review of the literature. Eur Arch Paediatr Dent. 2007;8:14-21.
15. Eidelman E, Finn SB, Koulourides T. Remineralization of carious dentin treated with calcium hydroxide. J Child Dent. 1965;32:218-25.
16. Elderton RJ. Preventive (evidence based) approach to quality general dental care. Med Princ Pract. 2003;12(Suppl 1): 2-21.
17. Fusayama T. Two layers of carious dentin: diagnosis and treatment. Op Dent. 1979;4:63-70.
18. Fusayama T. Clinical guide for removing caries using a caries-detecting solution. Quintessence Int. 1988;19:397-401.
19. Fusayama T, Terachima S. Differentiation of two layers of carious dentin by staining. J Dent Res. 1972;51:866.
20. Going RE, Loesch WJ, Grainger DA, Syed SA. The viability of microorganisms in carious lesions four years after covering with a fissure sealant. J Am Dent Assoc. 1978;97:455-62.
21. Gruythuysen RJ. Non-restorative cavity treatment. Managing rather than masking caries activity. Ned Tijdschr Tandheelkd. 2010; 117:173-80.

22. Gruythuysen RJ, van Strijp AW, Wu MK. Long-term survival of indirect pulp treatment in primary and permanent teeth with clinically diagnosed deep caries lesions. J Endod. 2010;36:1490-3.
23. Handelman SL, Washburn F, Wopperer P. Two-year report of sealant effect on bacteria in dental caries. J Am Dent Assoc. 1976;93:967-70.
24. Handelman SL, Leverett DH, Solomon ES, Brener CM. Radiographic evaluation of the sealing of occlusal caries. Community Dent Oral Epidemiol. 1981;9:256-9.
25. Hilton TJ, Summitt JB. Pulpal considerations. In: Summitt JB, Robbins JW, Schwartz RS, eds. Fundamentals of operative dentistry: a contemporary approach. Chicago, IL: Quintessence; 2000. p. 103.
26. Hosoda H, Fusayama T. A tooth substance saving restorative technique. Int Dent J. 1982;34:1-12.
27. Innes NP, Evans DJ, Stirrups DR. Sealing caries in primary molars: a randomized control trial, 5-year results. J Dent Res. 2011;90:1405-10.
28. Jensen ØE, Handelman SL. Effect of an autopolymerizing sealant on viability of microflora in occlusal dental caries. Scand J Dent Res. 1980;88:382-8.
29. Jeronimus DJ, Till MJ, Sveen OB. Reduced viability of microorganisms under dental sealants. J Dent Child. 1975;42:275-80.
30. Kerkhove BC, Herman SC, Klein AI, McDonald RE. A clinical and television densitometric evaluation of the indirect pulp capping technique. J Dent Child. 1967;34:192-201.
31. Keyes PH. The infectious and transmissible nature of experimental dental caries. Findings and implications. Arch Oral Biol. 1960;1:304-20.
32. Kidd EAM. Clinical threshold for carious tissue removal. Dent Clin N Amer. 2010;54:541-9.
33. Kidd EAM, Joyston-Bechal S, Beighton D. The use of a caries detector dye during cavity preparation: a microbiological assessment. Br Dent J. 1993;174:245-8.
34. Kidd EAM, Ricketts D, Beighton D. Criteria for caries removal at the enamel-dentin junction: a clinical and microbiological study. Br Dent J. 1996;180:287-91.
35. Kreulen CM, de Soet JJ, Weerheijm KL, van Amerongen WE. In vivo cariostatic effect of resin modified glass ionomer cement and amalgam on dentine. Caries Res. 1997;31:384-9.
36. Kuboki Y, Liu CF, Fusayama T. Mechanism of differential staining in carious dentin. J Dent Res. 1984;62:713-4.
37. Leksell E, Ridell K, Cvek M, Mejàre I. Pulp exposure after stepwise versus direct complete excavation of deep carious lesion in young posterior permanent teeth. Endod Dent Traumatol. 1996;12:192-6.
38. Lula ECO, Montero-Neto V, Alves CMC, Ribeiro CCC. Microbiological analysis after complete or partial caries removal of carious dentin in primary teeth: a randomized controlled clinical trial. Caries Res. 2009;43:354-8.
39. Lula ECO, Almeda LJS, Alves CMC, Montero-Neto V, Ribeiro CCC. Partial caries removal in primary teeth: association of clinical parameters with microbiological status. Caries Res. 2011;45:275-81.
40. MacGregor AB, Marsland EA, Batty I. Experimental studies of dental caries. The relation of bacterial invasion to softening of the dentin. Br Dent J. 1956;101:230-5.
41. Magnusson BO, Sundell SO. Stepwise excavation of deep carious lesions in primary molars. J Int Assoc Dent Child. 1977;8:36-40.
42. Maltz M, de Oliveira EF, Fontanella V, Bianchi R. A clinical, microbiologic, and radiographic study of deep caries lesions after incomplete caries removal. Quintessence Int. 2002;33:151-9.
43. Maltz M, Henz SL, de Oliveira EF, Jardim JJ, de Paula LM, Yamaguti PM, et al. Conventional caries removal and sealed caries in permanent teeth; a microbiological evaluation. J Dent 2012;40:776-82.
44. Maltz M, Garcia JJ, Jardim LM, de Paula PM, Yamaguti PM, Moura MS, et al. Randomized trial of partial vs stepwise caries removal: 3-year follow-up. J Dent Res. 2012;91:1026-31.
45. Maltz M, Jardim JJ, Mestrinho HD, Yamaguti PM, Podesta K, Moura MS, de Paula LM. Partial removal of carious dentine: a multicenter randomized controlled trial and 18-month follow-up results. Caries Res. 2013;47:103-9.
46. Massler M. Pulpal reactions to dental caries. Int Dent J. 1967;17:441-60.
47. Mertz-Fairhurst EJ, Schuster GS, Williams JE, Fairhurst CW. Clinical progress of sealed and unsealed caries. Depth changes and bacterial counts. J Prosthet Dent. 1979;42:521-6.

48. Mertz-Fairhurst EJ, Schuster GS, Williams JE, Fairhurst CW. Clinical progress of sealed and unsealed caries. Standardized radiographs and clinical observations. J Prosthet Dent. 1979;42:633-7.
49. Mertz-Fairhurst EJ, Schuster GS, Fairhurst CW. Arresting caries by sealants: results of a clinical study. J Am Dent Assoc. 1986; 112:194-8.
50. Mertz-Fairhurst E, Curtis JW, Ergle JW, Rueggeberg FA. Ultraconservative and cariostatic sealed restorations: results at year 10. J Am Dent Assoc. 1998;129:55-66.
51. Nyvad B, Fejerskov O. Active root-caries converted into inactive caries as a response to oral hygiene. Scand J Dent Res. 1986; 94:281-4.
52. Ogawa K, Yamashita Y, Ischijo T, Fusayama T. The ultrastructure and hardness of the transparent layer of human carious dentin. J Dent Res. 1983;62:7-10.
53. Orhan AI, Firdevs TO, Oran K. Pulp exposure and outcomes after 1- or 2-visit indirect pulp therapy vs complete caries removal in primary and permanent molars. Ped Dent. 2010;32:347-55.
54. Orland FJ, Blaney JR, Harrison RW, Reymers JA, Trexler PC, Watner M, et al. Use of germ free animal technique in the study of experimental dental caries. J Dent Res. 1954;33:147-74.
55. Paddick JS, Brailsford SR, Kidd EAM, Beighton D. Phenotypic and genotypic selection of microbiota surviving under dental restorations. Appl Environ Microbiol. 2005;71:2467-72.
56. Prader F. Conservative treatment of the floor of the carious cavity – carious dentine near the pulp. Int Dent J. 1958;8:627-38.
57. Ricketts D, Lamont T, Innes NPT, Kidd E, Clarkson JE. Caries management in adults and children. Cochrane Database of Systematic Reviews. 2013;(3):CD003808.
58. Weerheijm KL, Kreulen CM, de Soet JJ, van Amerongen WE, de Graaff J. Sealing of occlusal caries lesions: an alternative for curative treatment? J Dent Child. 1992;59:263-8.
59. Weerheijm KL, Kreulen CM, de Soet JJ, Groen HJ, van Amerongen WE. Bacterial counts in carious dentin under restorations; 2 year *in vivo* effects. Caries Res. 1999;33:130-4.

21
Longevidade das Restaurações | "Espiral da Morte"

V. Qvist

Introdução...337

Avaliação clínica das restaurações...337

Avaliação da longevidade da restauração.......................................340

Discussão sobre o amálgama e suas consequências..........................340

Longevidade das restaurações na dentição decídua.........................341

Longevidade das restaurações na dentição permanente....................342

Longevidade dos selantes de fissura..343

Longevidade das restaurações no tratamento restaurador atraumático...344

Fatores que influenciam a longevidade da restauração.....................346

Consequências e custos da longevidade da restauração para a saúde bucal...346

Considerações finais...346

Referências bibliográficas..348

Introdução

Do ponto de vista cariológico, o motivo mais importante para realizar as restaurações é ajudar no controle da placa, o que pode ser difícil ou impossível se a lesão cariosa progredir para o estágio de lesão cavitada (ver Capítulos 19 e 20 para mais informações sobre o papel do tratamento operatório no controle da cárie). As restaurações também são realizadas em virtude de outras razões, como trauma, desgaste, erosão e demandas estéticas. Nas últimas décadas, a saúde dentária melhorou e o número de restaurações realizadas diminuiu nas regiões industrializadas, apesar de o número de dentes ter aumentado. Entretanto, milhões de restaurações ainda são realizadas e substituídas todos os anos em dentes decíduos e permanentes, colocando uma enorme sobrecarga nos recursos dos sistemas nacionais de cuidado da saúde.

Pesquisas foram realizadas em vários países para desvendar por que as restaurações são realizadas e substituídas. Os dados indicam que as primeiras restaurações, em decorrência da cárie primária, respondem por 75 a 85% de todos os tratamentos restauradores da cárie nos dentes decíduos e permanentes em crianças e adolescentes.[23,27,28,56,65,67] Entretanto, a substituição das restaurações existentes responde por 60 a 70% das intervenções restauradoras realizadas na prática clínica em adultos da Escandinávia, do Reino Unido e dos EUA.[24,27,28,54,55,65,67,79]

A evidência também sugere que as chamadas restaurações permanentes não são permanentes no verdadeiro sentido do termo. A restauração tem um tempo de vida limitado e, quando um dente permanente é restaurado, ela provavelmente será substituída várias vezes durante a vida do paciente, em um "ciclo restaurador" que eventualmente pode levar à destruição do dente – a chamada "espiral da morte".[8,19]

Avaliação clínica das restaurações

Foi demonstrado que as decisões dos clínicos sobre a forma de tratamento, a respeito da realização, do reparo e da substituição das restaurações, estão sujeitas a uma grande variação.[2,20,29-32,58] Na prática clínica odontológica, as decisões geralmente são tomadas subjetivamente, sem padronização, como se não houvesse ou existissem somente alguns poucos critérios válidos para decidir se uma restauração requer novo tratamento, como o seu reparo ou a sua substituição. É difícil distinguir entre os fatores objetivos e os subjetivos no processo decisório, sendo possível que a influência subjetiva tenha um impacto maior sobre a longevidade das restaurações do que as propriedades clínicas e a biocompatibilidade dos materiais restauradores (p. ex., o profissional pode ter a opinião de que o mercúrio do amálgama é prejudicial ao paciente e, portanto, defender a substituição de restaurações em amálgama funcionais mesmo em pacientes atendidos sem reclamação ou quando a mesma descoloração marginal pode ser interpretada como cárie adjacente a uma restauração em resina, mas não se estiver perto de uma restauração de ionômero de vidro, em virtude das diferentes expectativas do potencial cariostático dos materiais restauradores).

338 Parte 5 • Intervenção Operatória

Os critérios usados na avaliação das falhas na restauração variam muito entre os dentistas e podem não ser explícitos.[36,41] Portanto, geralmente é difícil determinar se uma restauração foi substituída porque apresentou falha ou porque o profissional subjetivamente a julgou falha (p. ex., um clínico pode decidir substituir um amálgama velho, corroído e "com infiltração marginal", enquanto outro pode repará-lo ou poli-lo).[30,32]

O primeiro método padronizado de avaliação do desempenho clínico das restaurações foi desenvolvido na década de 1960 pelo dinamarquês Gunnar Ryge, por meio do Serviço de Saúde Pública dos EUA (USPHS – sigla do inglês *United States Public Health*

Service).[11,12] O sistema USPHS, ainda muito usado atualmente, mas com modificações, fundamenta a avaliação das restaurações em três julgamentos clínicos – o clinicamente ideal; o clinicamente aceitável; e o clinicamente inaceitável –, aplicados para as características geralmente associadas ao processo de deterioração de um dado tipo de material restaurador, sendo cada uma delas discutida separadamente.

As Tabelas 21.1 e 21.2 descrevem uma nova e atualizada modificação do sistema USPHS, que pode ser aplicado para a avaliação clínica detalhada, assim como para a avaliação geral da maioria das restaurações dentárias. A modificação é baseada no

Tabela 21.1 Avaliação clínica das restaurações.

Avaliação	Explicação	Intervenção
Ótima	A restauração protege o dente e os tecidos adjacentes e cumpre as demandas estéticas	Nenhuma
Aceitável	A restauração exibe uma ou mais características que se desviam das condições ideais de funcionamento e estéticas, mas protege o dente e os tecidos adjacentes	Nenhuma; ou Observar; ou Implementar medidas preventivas; ou Reparar cedo; ou tarde
Não aceitável	A estética está nitidamente comprometida ou a restauração não protege o dente e/ou os tecidos adjacentes. É provável que ocorra dano	Observar; ou Implementar medidas preventivas; ou Reparar cedo; ou tarde; ou Substituir cedo ou tarde
Não aceitável	A restauração não protege o dente e/ou os tecidos adjacentes. O dano está ocorrendo	Reparar imediatamente; ou Substituir imediatamente

Fonte: adaptada de Cvar e Ryge.[11,12]

Tabela 21.2 Critério para a avaliação clínica das restaurações.

Categoria	Avaliação	Critério
Cárie secundária/recorrente	Ótima	Nenhuma evidência de cárie contígua à margem da restauração ou além dela
	Aceitável	Evidência de cárie superficial e/ou inativa, sem necessidade de tratamento operatório. Medida preventiva pode ser indicada
	Não aceitável	Evidência de cárie profunda e/ou ativa com cavitação. Indicadas medidas preventivas ou tratamento operatório
Compatibilidade de cor/alteração da superfície (restaurações da cor do dente)	Ótima	A restauração está de acordo quanto à cor, tonalidade e translucidez com o dente adjacente
	Aceitável	Leve desacordo quanto à cor, tonalidade ou translucidez
	Não aceitável	Nítido desacordo quanto à variedade normal da cor, tonalidade ou translucidez do dente
Descoloração marginal	Ótima	Nenhuma descoloração na junção dos tecidos do dente e a restauração
	Aceitável	Leve escurecimento marginal superficial ou localizado
	Não aceitável	Nítido escurecimento marginal profundo e extenso
Integridade marginal	Ótima	Nenhuma evidência de discrepâncias ou fenda na junção do tecido do dente e a restauração
	Aceitável	Discrepância ou fenda mínima ou localizada
	Não aceitável	Nítidas discrepâncias ou fendas marginais profundas ou extensas e/ou restauração móvel ou perdida
Fratura da restauração ou do dente	Ótima	Nenhuma evidência de rachadura em superfície ou fratura em restauração. Nenhuma evidência de rachadura na dentina
	Aceitável	Rachadura superficial ou fratura mínima em restauração ou nos tecidos do dente
	Não aceitável	Fratura maior em restauração ou nos tecidos do dente. A restauração está completa ou parcialmente ausente, ou o ponto de contato está defeituoso ou a oclusão está afetada
Morfologia/desgaste da restauração	Ótima	A restauração restaura os tecidos dentários ausentes, a função e a estética
	Aceitável	A morfologia compromete a remoção da placa ou a demanda estética; a oclusal ou os contatos proximais estão defeituosos
	Não aceitável	A morfologia impede a remoção da placa, possibilita impactação alimentar, sobre-erupção (*overeruption*) ou infiltração marginal do dente ou não satisfaz à demanda estética
Complicações pulpares	Ótima	Nenhuma hipersensibilidade dentinária ou dor pulpar
	Aceitável	Hipersensibilidade transitória ou dor pulpar em intensidade mínima
	Não aceitável	Frequente ou constante hipersensibilidade ou dor pulpar moderada/intensa

Fonte: adaptada de Cvar e Ryge.[11,12]

conhecimento atual das demandas das restaurações e das manifestações clínicas reais de cárie em relação às restaurações, também designadas cáries secundárias ou recorrentes. O uso do sistema de avaliação está exemplificado nas Figuras 21.1 e 21.2, enfatizando a importância de se considerarem alternativas para a substituição das restaurações, como reparo dos defeitos localizados, acabamento das restaurações com mancha superficial, alisamento, selamento das restaurações com discrepâncias e manchas marginais e o mero monitoramento dos defeitos com exame de sua progressão e possíveis sequelas. Essas simples medidas podem aumentar significativamente a longevidade das restaurações e salvar substância dentária, que é inevitavelmente perdida quando da substituição das restaurações.[7,47,52,60] Além disso, os exemplos apontam para o direito de o paciente participar das decisões em que vários tratamentos diferentes são considerados profissionalmente justificáveis.

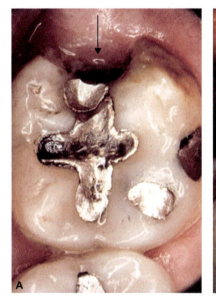 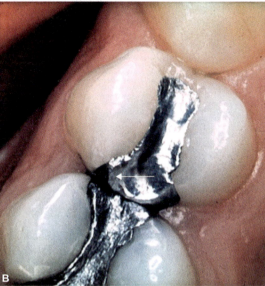 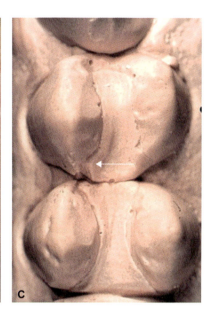

Figura 21.1 A. Avaliação detalhada da restauração classe II disto-oclusal em amálgama no segundo molar inferior. O paciente de 28 anos de idade queixava-se de dor ocasional na região. Fratura e perda da parte distal da restauração. Provavelmente, também fratura menor da cúspide disto-lingual. A placa cobria cárie ativa na cavidade. Gengivite na gengiva adjacente. Há dano ao dente e aos tecidos circundantes. A restauração não é aceitável, devendo ser substituída imediatamente. B e C. Avaliação detalhada da restauração classe II disto-oclusal em amálgama no primeiro pré-molar superior: (B) fotografia clínica; (C) modelo de gesso. Fratura mínima na parte vestibular da crista marginal. Nenhuma evidência de placa ou de cárie na cavidade. Nenhuma evidência de gengivite nas papilas adjacentes. Nenhuma queixa de dor ou impactação alimentar. Não há danos ao dente ou aos tecidos circundantes. A restauração é aceitável, não havendo necessidade de intervenção.

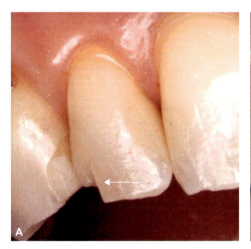 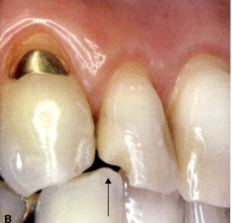 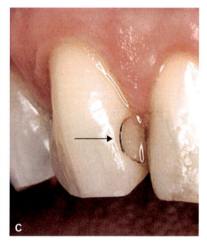

Figura 21.2 A e B. Avaliação detalhada de restauração em resina composta, classe III distal no incisivo lateral superior, realizada há 2 anos (A). Fratura do ângulo disto-incisal do dente com restauração ótima se não fosse o incidente. Avaliação geral e intervenção. A restauração não é aceitável, havendo necessidade de reparo ou substituição. Entretanto, a paciente de 46 anos de idade não queria que a restauração fosse reparada. B. A fotografia mostra que a restauração da fratura do dente incisivo necessitaria da redução do bordo incisal do canino inferior para proteger a restauração classe IV contra fratura e/ou perda durante a oclusão/articulação. C. Avaliação detalhada de restauração em resina composta, classe III mesial no canino superior, realizada há 12 anos. Nítido escurecimento marginal profundo e extenso ao longo do limite da restauração. Nenhuma evidência de cárie secundária ou recorrente. Avaliação geral e intervenção. A restauração é objetivamente aceitável. Entretanto, o paciente pode considerar a restauração não aceitável, caso em que deve ser substituída cedo ou tarde.

Avaliação da longevidade da restauração

A longevidade das restaurações pode ser verificada em estudos longitudinais, prospectivos ou retrospectivos, ou avaliada em levantamentos transversais, com base em dados retrospectivos de prontuários odontológicos, mantidos no consultório e disponíveis para documentar o tratamento completo realizado durante muitos anos.

O ensaio longitudinal clássico e o ensaio clínico controlado randomizado (ECR) se aproximam das condições ideais de testes e encontram as demandas para a Odontologia baseada em evidência.[10,66]

O modelo de estudo ECR tem as seguintes características:

- Alocação randomizada para grupos-controle e de teste
- Estudo "cego" do paciente e do terapeuta, se possível
- Número limitado de restaurações para cada material ou método
- Seleção dos pacientes e tratamentos adequados
- Tratamentos e controles realizados por um ou poucos clínicos escolhidos e qualificados
- Ótimas condições clínicas
- Intervalos de controle padronizados
- Avaliações detalhadas da qualidade das restaurações de acordo com critério bem definido.

Em geral, os resultados mostram o que pode ser obtido com os materiais e métodos testados sob ótimas condições. Em outras palavras, eles fornecem o "padrão-ouro" com o qual é possível comparar os resultados diários. Isso é importante para o contínuo desenvolvimento de materiais e métodos. Entretanto, é impraticável esperar que as investigações ECR excedam 10 anos, ainda que o requisito para a longevidade da restauração na dentição permanente possa ser muitas vezes mais longo para obter durabilidade ao longo da vida. A confiança nos resultados também pode ser contestada porque os resultados são baseados no manuseio dos materiais e métodos por poucos dentistas, bem como nas características de um selecionado grupo de dentistas, ou pelo abandono do paciente. Quando se estuda o tratamento restaurador na dentição decídua, outro problema inevitável é a alta porcentagem de observações perdidas no acompanhamento por causa da esfoliação dos dentes. Isso torna a apresentação e a comparação dos índices de falhas absolutas questionáveis. Além disso, os grupos-controle não estão sempre incluídos nos estudos longitudinais e, portanto, o desempenho clínico das restaurações não pode ser comparado diretamente àquele com outro material usado para um propósito similar. Os resultados de tais estudos tendem a ser muito otimistas – especialmente se os fabricantes financiam diretamente a pesquisa.

Contrariamente aos estudos ECR, os transversais e os longitudinais, baseados na prática, normalmente têm as seguintes características:

- Grande número de restaurações realizadas sem estudo randomizado ou cego
- Inclusão de todos os pacientes com necessidade de tratamento
- Grande número de profissionais com experiência clínica e habilidades diversificadas
- Nenhum nivelamento dos clínicos para minimizar a discrepância nas decisões tomadas
- Condições da rotina diária do tratamento clínico
- Acompanhamento individual
- Avaliações simples das restaurações, com foco na necessidade de reparo ou substituição.

A falta de randomização e de critério fixo uniforme para as decisões de realizar ou substituir as restaurações complica os estudos e a interpretação dos resultados. Contudo, se os clínicos, os pacientes e os tratamentos são representativos para a população atual e para o serviço de saúde odontológica, os resultados dos estudos transversais e longitudinais baseados na prática têm grande valor, já que refletem a prática odontológica atual, incluindo a variação considerável das tomadas de decisões clínicas dos dentistas. Na realidade, mostram o que pode se esperar do uso clínico de rotina diária, embora provavelmente os dados dos levantamentos transversais sejam deficientes para 30 a 40% das restaurações, o que pode incluir as mais antigas das restaurações falhas.[10,66]

Quando são consideradas as disparidades nos dois modelos de estudo e suas consequências para os resultados, é compreensível que as medições da longevidade da restauração geralmente sejam mais curtas nos estudos baseados na prática do que nos estudos ECR. Portanto, é importante perceber que as comparações confiáveis dos índices de falhas absolutas dos diferentes tipos de restaurações pressupõem o mesmo modelo de estudo, embora os índices relativos de falhas possam ser bastante independentes do tipo do estudo.

Discussão sobre o amálgama e suas consequências

Até a década de 1990, no mundo inteiro, o amálgama era o material de escolha para as restaurações posteriores nos dentes decíduos e permanentes. Entretanto, houve mudanças, por vários motivos. O desenvolvimento de materiais restauradores alternativos da cor do dente e a controvérsia sobre os potenciais efeitos colaterais do amálgama influenciaram a seleção de materiais restauradores. A dramática redução da cárie durante as últimas décadas, somada ao aumento da prosperidade e dos sistemas previdenciários no mundo industrializado, indicou a necessidade de um tratamento com outros materiais que não o amálgama. Sendo o tratamento operatório de cárie menos necessário, os custos para as restaurações individuais podem ser relativamente menos importantes para o paciente e para os serviços de cuidados odontológicos públicos. Nas últimas décadas, as autoridades de saúde e as ambientais da Escandinávia e outros países têm pressionado os dentistas para que reduzam o uso do amálgama. A intensão é proteger o ambiente e, consequentemente, a população do metal pesado mercúrio, sendo, talvez, também uma resposta ao contínuo debate sobre o possível efeito nocivo do amálgama. Esta tem sido ainda uma discussão na mídia como um desafio ao fato de as autoridades de saúde em escala mundial confirmarem que o impressionante peso da evidência científica apoia a segurança e a eficácia do amálgama.[57,75]

O resultado tem sido a eliminação gradual do uso do amálgama em países desenvolvidos, principalmente para as restaurações na dentição decídua, mas também nos dentes permanentes, como ilustrado na Figura 21.3. Desde 1992, os padrões reformulados de tratamento foram seguidos por recomendações e requisitos das autoridades de saúde de alguns países para não usarem amálgama em crianças abaixo de 6 anos de idade (Alemanha) e em crianças e adolescentes (Finlândia, Noruega e Suécia), e limitarem o uso em restaurações posteriores específicas

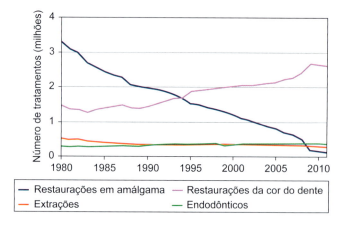

Figura 21.3 Número anual de restaurações em amálgama, restaurações da cor do dente, tratamentos endodônticos e extrações realizadas em adultos na prática odontológica geral na Dinamarca, de 1980 a 2011. Dados do Danish National Health Insurance.[13]

em dentes permanentes, nos quais uma restauração de amálgama parece ter aumento significativo na longevidade em comparação à restauração da cor do dente (Dinamarca). Os dentistas e as autoridades focaram direta e indiretamente na dentição decídua, já que as crianças podem ser mais vulneráveis à exposição tóxica, e a demanda das propriedades clínicas dos materiais e a longevidade das restaurações são menores do que na dentição permanente.[6,17] Embora a vida útil máxima de uma restauração em um dente decíduo seja cerca de 8 anos, as restaurações geralmente têm necessidade de servirem por somente 5 a 6 anos, com uma média de 2,5 anos.[69]

As alterações nos padrões de tratamento restaurador afetam as medições da longevidade, especialmente nos estudos transversais. Como é registrado somente o tempo da falha e da restauração substituída, a longevidade estimada dos materiais melhorados e dos recém-apresentados, assim como a ampla gama de materiais da cor do dente, será sobrecarregada de incertezas e, provavelmente, muito curta. Contudo, os dados sobre os materiais restauradores ou as técnicas em desuso, como o amálgama, serão relativamente muito longos.

Longevidade das restaurações na dentição decídua

Nos poucos levantamentos transversais que incluíram os dentes decíduos, a longevidade média das restaurações em amálgama falhas e substituídas é de somente 2 a 3 anos – período até mesmo mais curto para as restaurações da cor do dente.[23,27,28,56,65,67] Entretanto, essas medições podem estar erroneamente menores pelo fato de a maioria das restaurações realizadas em dentes decíduos funcionar bem até a época da esfoliação e os dados sobre 20 a 30% das restaurações falhas serem incompletas, em decorrência da queda dos dentes.[39] Os levantamentos, além disso, indicam que as razões mais frequentes para um novo tratamento de dentes decíduos restaurados são a cárie primária, em partes não restauradas dos dentes, e a cárie secundária ou recorrente, embora muitas restaurações também falhem por causa de fratura e perda de retenção.

Os estudos longitudinais de restaurações posteriores em dentes decíduos foram revisados por Hickel et al.[35] A revisão incluiu 57 estudos em um período de observação de pelo menos 2 anos, publicados de 1971 a 2003. A variedade e a média dos valores obtidos para os índices anuais de falhas nas restaurações classes I/II com diferentes materiais restauradores e para as coroas de aço inoxidável estão apresentadas na Figura 21.4, com o número de estudos incorporados aos cálculos. A grande disparidade nos resultados das restaurações com certo tipo de material (a grande variação) é causada pelas diferenças no modelo de estudo detalhado, no critério de inclusão, no período de observação, na demonstração dos resultados etc. A disparidade e a distribuição distorcida dos resultados comprometem a confiabilidade das comparações entre os diferentes materiais e estudos. Um modo de superar esse problema é enfatizar os índices medianos de falhas de todos os estudos em um tratamento e, com isso, fazer se tornar óbvio que as restaurações posteriores em amálgama, resina, compômero e ionômero de vidro modificado por resina têm os índices anuais de falhas mais baixos, além de uma longevidade elevada se comparada à das restaurações de ionômero de vidro convencional e das coroas de aço inoxidável.

Durante a última década, realizou-se um projeto multicêntrico na Dinamarca para fornecer uma base realista da estimativa das consequências para o Serviço Dinamarquês de Saúde Dentária Pública (PDHS, do inglês *Danish Public Dental Health Service*) do uso do amálgama e de materiais restauradores alternativos para as restaurações na dentição decídua.[69-73] Ele compreende três estudos longitudinais prospectivos randomizados, com um modelo semelhante ao anteriormente descrito para o estudo longitudinal baseado na prática e no estudo transversal. Um estudo adicional, no qual os clínicos selecionaram livremente qual material restaurador usar, completou o projeto. Os estudos incluem mais de 4 mil restaurações em amálgama, ionômero de vidro convencional, ionômero de vidro modificado por resina e compômero feitas em dentes decíduos, em aproximadamente 2.500 crianças e adolescentes por 32 profissionais do PDHS na prática diária. Foram avaliados os requisitos para o tratamento

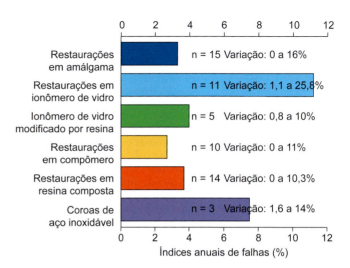

Figura 21.4 Valores médios e variações dos índices de falhas anuais obtidos em estudos longitudinais de restaurações classes I/II em dentes decíduos posteriores usando diferentes tipos de materiais restauradores. O número de estudos *n* é dado para cada material. Fonte: Hickel et al.[35]

adicional nos dentes decíduos restaurados antes da esfoliação e a necessidade de tratamento operatório de cárie nas 2.300 superfícies adjacentes não restauradas em dentes decíduos e permanentes em contato com as restaurações.

De acordo com outros estudos, a alta frequência de fraturas e a perda de retenção das restaurações classe II, e mesmo classe I com ionômero de vidro convencional, foram registradas no primeiro estudo do projeto.[35,69] Melhores resistências à fratura e ao desgaste do ionômero de vidro modificado por resina e da resina composta modificada por poliácidos, também chamada compômero, em comparação ao ionômero de vidro convencional, estavam refletidas nos achados dos estudos de Qvist et al.[70-72] e de Hickel et al.[35] A frequência dos retratamentos das restaurações dos dentes decíduos com os mais novos materiais de ionômero de vidro modificado por resina da cor do dente e compômero foi cerca de 20% para as restaurações classe II – quase a mesma dos dentes restaurados com amálgama, mas somente metade daqueles com ionômero de vidro convencional. A complicação endodôntica foi o maior motivo para as falhas das restaurações com todos os materiais restauradores, o que pareceu uma consequência da inclusão no projeto dos dentes com capeamento pulpar e pulpotomizados. Outras maiores razões para falhas foram a fratura da restauração, a perda da retenção, a degradação e o desgaste. Deve-se notar que a cárie primária, secundária ou recorrente raramente resultou em substituição das restaurações, um achado que está contrastando com os resultados dos levantamentos transversais.[23,27,28,56,65,67] As causas podem ser a geralmente baixa atividade de cárie na população estudada e as numerosas restaurações classe II do projeto dinamarquês (p. ex., o fato de as restaurações classe II nos dentes decíduos raramente falharem em virtude da cárie primária ou secundária, mas geralmente pela fratura da restauração ou do dente).

O tipo de restauração influenciou a frequência dos novos tratamentos, com ocorrência muito mais alta para as restaurações classe II. Esse fato é importante, já que aproximadamente 80% de todas as restaurações na dentição decídua são classe II, enquanto apenas 15% são classe I e 5%, classes III e V.[69,70] O tempo médio de sobrevida das restaurações classe II em ionômero de vidro modificado por resina e em compômero era similar ao daquelas em amálgama e excedeu 6 a 6,5 anos, enquanto 50% das restaurações em ionômero de vidro convencional correspondente falharam durante os primeiros 3 anos (Figura 21.5). Entretanto, os clínicos obtiveram seus melhores resultados (índices mais altos de sobrevida) com materiais restauradores de diferentes tipos (Figura 21.6). Além disso, análises detalhadas mostraram que versões recentes do mesmo ionômero de vidro convencional e do compômero não aumentaram a longevidade das restaurações, apesar da promessa de achados laboratoriais.[63,73,81] Então, os resultados clínicos podem levar alguns anos depois do lançamento de um novo material até comprovarem se se tratou de uma melhoria ou um declínio em comparação às versões anteriores do mesmo material.

Outro aspecto importante dos diferentes materiais restauradores são seus efeitos no desenvolvimento de cárie nas superfícies proximais adjacentes. Nesse projeto, mostrou-se que o ionômero de vidro convencional com fluoreto e o ionômero de vidro convencional que libera fluoreto, o ionômero de vidro modificado por resina e o compômero reduziram o desenvolvimento de cárie primária nas superfícies proximais adjacentes e a progressão de lesões cariosas existentes quando comparados ao amálgama (Figura 21.7).[69,73]

Em 2003, as autoridades de saúde dinamarquesas proibiram o uso de amálgama para as restaurações nos dentes decíduos. Esta legislação ficou pendente por um longo tempo, sendo os resultados do projeto importantes documentações nesse contexto. As séries completas de estudos demonstraram que os materiais da cor do dente contendo ou liberando fluoreto são alternativas realistas para o amálgama, com a mesma, ou até mesmo melhor, longevidade das restaurações e uma influência cariostática nas superfícies proximais adjacentes, o que reduziu a necessidade de tratamentos operatórios.

Longevidade das restaurações na dentição permanente

Outro levantamento, feito por Manhart et al.[46], revisou um grande número de estudos longitudinais de restaurações em dentes posteriores permanentes realizadas desde 1990, com um período de observação de pelo menos 2 anos. A longevidade das restaurações classes I/II diretas e indiretas está ilustrada na Figura 21.10 pela variedade e média dos valores dos índices anuais de falhas para diferentes tipos de restaurações. Os resultados dos diferentes estudos sobre o mesmo material restaurador divergem tanto quanto aqueles correspondentes aos estudos nos dentes decíduos (ver Figura 21.4). Entretanto, é notável que a relativa longevidade das restaurações de vários materiais

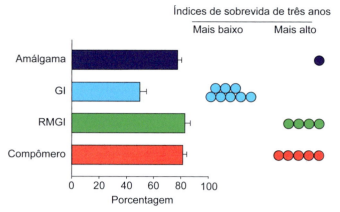

Figura 21.6 Gráfico em barra mostrando índices de sobrevida de 3 anos (média, erro-padrão) para as restaurações classe II em dentes decíduos em amálgama, ionômero de vidro convencional (GI), ionômero de vidro modificado por resina (RMGI) e compômero por oito dentistas com ao menos 15 restaurações com cada tipo de material. A figura também ilustra que GI resultou no índice de sobrevida mais baixo para todos os oito dentistas nos 3 anos, enquanto um dentista recebeu o índice de sobrevida mais alto com amálgama no mesmo período, quatro com RMGI, cinco com compômero e dois dentistas tiveram resultados iguais com RMGI e compômero.[69-71]

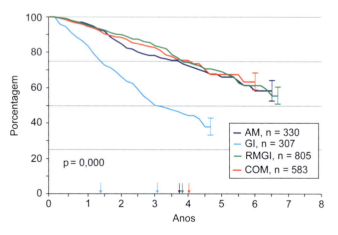

Figura 21.5 Distribuição da sobrevida cumulativa de 2.025 restaurações classe II em dentes decíduos em amálgama (AM), ionômero de vidro convencional (GI), ionômero de vidro modificado por resina (RMGI) e compômero (COM). As curvas estão desenhadas enquanto ao menos 10 restaurações permaneceram em função. Os pontos em que as curvas cruzam as linhas do quartil horizontal estão indicados por setas na abcissa. Parece que a média ou 50% da longevidade das restaurações GI estavam próximas a 3 anos, enquanto mais de 75% das restaurações AM, RMGI e COM ainda estariam em função naquele momento, desde que os dentes não tivessem esfoliado antes. A diferença é altamente significativa ($p = 0,000$). As barras verticais representam o erro-padrão dos índices de sobrevida.[72]

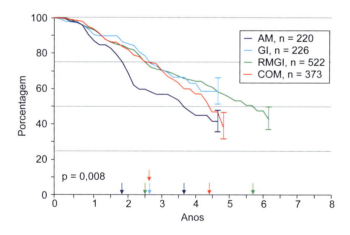

Figura 21.7 Distribuição da sobrevida cumulativa de 1.341 superfícies proximais não obturadas adjacentes às restaurações classe II em dentes decíduos em amálgama (AM), ionômero de vidro convencional (GI), ionômero de vidro modificado por resina (RMGI) e compômero (COM). As curvas estão desenhadas enquanto ao menos 10 superfícies permaneceram não restauradas e sob observação. Os pontos em que as curvas cruzam as linhas do quartil horizontal estão indicadas por setas na abcissa. Parece que a média ou 50% da longevidade para as superfícies em contato com as restaurações AM eram aproximadamente de 3 anos e meio, em comparação aos 4,5 anos e 5,5 anos para as superfícies em contato com COM e RMGI, respectivamente. A curva GI seguiu a curva RMGI, mas as superfícies somente puderam ser seguidas por 4,5 anos, em virtude da longevidade curta das restaurações GI. A diferença é altamente significativa ($p = 0,008$). As barras verticais representam o erro-padrão dos índices de sobrevida.[73]

lembra aquela para os mesmos tipos de restaurações nos dentes decíduos, ainda que a longevidade geralmente aumente na dentição permanente. Então, os índices anuais médios de falhas para as restaurações em dentes posteriores permanentes *versus* dentes decíduos foi 1,5% *versus* 3,3% para o amálgama, 2% *versus* 3,7% para as resinas diretas e 8,8% *versus* 11,2% para o ionômero de vidro convencional (Figuras 21.4 e 21.8). Com esses índices de falhas, serão necessários, teoricamente, aproximadamente 67 anos até que todas as restaurações em amálgama nos dentes posteriores permanentes falhem, em comparação a 50 anos para as restaurações em resina e 11 para as restaurações de ionômero de vidro. Embora esses cálculos pareçam bastante irreais, indicam o significado das diferenças nos índices anuais de falhas e dão uma medida de comparação entre os materiais.

Com base nos índices de falhas mostrados na Figura 21.8, é possível concluir que as restaurações indiretas em resina não são superiores àquelas em resina direta e que os sistemas CAD/CAM (*computer-aided design/machining*) e as *inlay/onlay* cerâmicas manufaturadas em laboratório têm uma longevidade que se aproxima das restaurações fundidas em ouro e das metalocerâmicas. Além disso, é evidente que o ionômero de vidro convencional não é apropriado nem para as restaurações classes I/II nem para aquelas em túnel nos dentes permanentes, por causa das falhas precoces em decorrência do desgaste e da fratura, causados pela força oclusal da aresta marginal das classes I e II, e da recidiva de cárie nas restaurações em túnel.

Nas últimas décadas, realizaram-se numerosos levantamentos transversais sobre o comportamento do tratamento restaurador na dentição permanente.[24,27,28,54,55,65,67,79] De acordo com os estudos longitudinais, os levantamentos claramente apontam que, na prática geral, as restaurações em resina têm uma longevidade mais curta do que as aquelas em amálgama, independentemente do tipo de restauração e do tipo de falha (Figuras 21.9 e 21.10). Entretanto, houve um aumento gradual na longevidade especialmente das restaurações classes I e II em resina, para as quais a média do tempo das restaurações substituídas dobrou aproximadamente de 3 anos, em um levantamento dinamarquês de 1990[67], para cerca de 6 anos, em uma recente pesquisa norueguesa (Figura 21.9).[54] O aumento reflete, em particular, o desenvolvimento das resinas para as restaurações com estresse oclusal, com melhor resistência ao desgaste e resistência mais alta à fratura, somado a novos agentes adesivos, que têm reforçado a adaptação marginal das restaurações. Entretanto, ainda, a cárie secundária ou recorrente e a fratura das restaurações são os maiores motivos para a substituição das restaurações em resinas posteriores diretas e indiretas, enquanto o desgaste oclusal e interproximal tem diminuído significativamente. O diagnóstico clínico de cárie secundária ou recorrente foi a causa mais comum para a substituição de restaurações em amálgama e de ionômero de vidro em todos os tipos de cavidades no levantamento norueguês.[55]

A maioria dos levantamentos transversais baseados na prática registrou a idade das restaurações no momento em que foram substituídas, enquanto poucos estudos registraram a idade das restaurações *in situ* (a idade das restaurações que não falharam).[38] Parece que a distribuição das idades é similar à das restaurações falhas e aceitáveis *in situ*, apoiando a relevância de usar a média da idade das restaurações falhas como um critério para o desempenho da restauração em estudos baseados na prática, apesar de os registros do tratamento do paciente geralmente não se estenderem retroativamente à data da execução da restauração. Não há dúvida, entretanto, de que a análise da distribuição da sobrevida cumulativa baseada nos dados de estudos longitudinais a longo prazo permanece um ótimo método de cálculo da longevidade de grupos de restaurações.[39,59]

Longevidade dos selantes de fissura

O conhecimento dos índices de progressão de cárie levou à considerável modificação dos limites de intervenção restauradora e à maior gestão da doença cárie. Atualmente, "a odontologia minimamente invasiva" é bastante usada, destinando-se a deter a progressão da cárie e adiar a primeira realização de restauração tradicional.[76] Uma opção é o selamento de fóssulas e fissuras oclusais com um material resinoso ou com cimento de ionômero de vidro. Os resultados de estudos com selante de ionômero de vidro têm sido muito divergentes, não estando claro se a liberação de fluoreto tem quaisquer efeitos benéficos adicionais na prevenção da cárie.[1,44] Os selantes resinosos são atualmente usados, sobretudo, em indicações, isto é, para prevenir o desenvolvimento de lesões cariosas ou como terapia para deter a progressão das lesões cariosas incipientes sem cavitação.[5,34,78] Outros poucos estudos foram destinados a investigar a possibilidade de selar lesões cariosas dentinárias nas superfícies oclusais.[3] Os resultados indicam que todas as lesões cariosas podem ser detidas desde que o selante esteja completamente aderido ao dente.[4,33,49,74] A longevidade dos selantes, portanto, tem grande importância. Em uma recente meta-análise incluindo 98 relatos

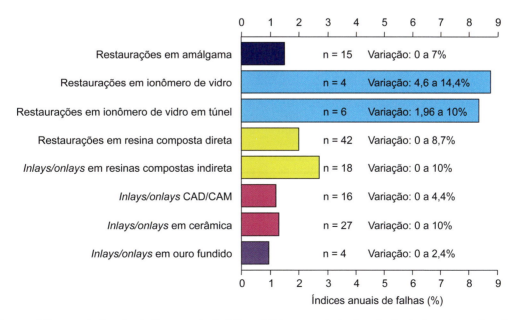

Figura 21.8 Valores médios e variações dos índices anuais de falhas obtidos em estudos longitudinais de restaurações classes I/II em dentes permanentes posteriores usando diferentes tipos de materiais restauradores. O número de estudos *n* é dado para cada material. Fonte: Manhart *et al.*, 2004.[46]

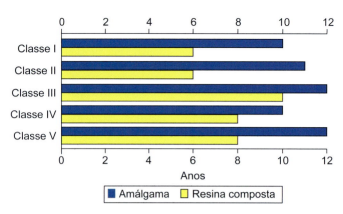

Figura 21.9 Gráfico em barra mostrando idade média registrada das restaurações falhas em amálgama e em resina composta em adultos em relação ao tipo de restauração. Fonte: Mjör et al., 2000.[54]

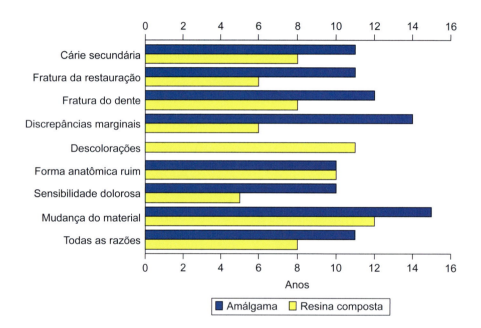

Figura 21.10 Gráfico em barra mostrando idade média registrada das restaurações falhas em amálgama e em resina composta em adultos em relação ao tipo de falha. Fonte: Mjör et al., 2000.[55]

clínicos e 12 relatos de ensaios de campo na dentição permanente, calcularam-se índices de retenção de 2 a 3 anos para os selantes resinosos fotopolimerizáveis com ou sem liberação de fluoreto a 75 a 80%, enquanto os valores similares para os selantes de ionômero de vidro eram 10 a 15%.[44] Na dentição decídua, o índice de retenção pode estar ligeiramente diminuído.[5] Estudos anteriores mostraram que: crianças em situação de risco alto de cárie incipiente exibiram índices de retenção menores e prevalência de cárie oclusal mais alta seguindo a perda do selante em comparação àqueles em situação de baixo e moderado risco[61]; as superfícies desmineralizadas e cavitadas podem diminuir a longevidade do selante porque ocorre microinfiltração mais frequentemente nas proximidades das lesões cariosas seladas do que das superfícies hígidas seladas[34]; e, quanto mais posteriores eram os dentes, mais alto o índice de retratamento.[64]

A Figura 21.11 ilustra a longevidade inferior dos selantes resinosos comparada à das restaurações resinosas de um estudo clínico, radiográfico e contínuo randomizado sobre esmalte oclusal evidentemente selado versus restaurado e lesões cariosas dentinárias em crianças e adolescentes. Todas as 521 lesões incluídas no estudo necessitavam de tratamento operatório, de acordo com as diretrizes atuais de tratamento.[74]

Os índices de sobrevida cumulativa de 4 anos foram cerca de 90% para as restaurações, mas apenas de 60% para os selantes. Entretanto, os reparos e as substituições responderam por metade dos retratamentos durante os primeiros 4 anos, e menos de 20% das lesões seladas foram substituídas por restauração, em virtude da progressão da cárie. Os resultados, portanto, confirmam a visão de que um selamento pode adiar por vários anos a realização da primeira restauração tradicional.

Longevidade das restaurações no tratamento restaurador atraumático

Outra modalidade de tratamento minimamente invasivo é o tratamento restaurador atraumático (TRA) (ver Capítulo 19). Trata-se de uma abordagem de sessão única, em que a abertura da cavidade e a remoção do tecido mole desmineralizado cariado são feitas com instrumento manual, geralmente sem anestesia. Sela-se a cavidade com a aplicação manual de um adesivo, com frequência um ionômero de vidro convencional de alta viscosidade, o qual é usado para, simultaneamente, selar qualquer fóssula ou fissura remanescente. O método foi desenvolvido há 25 anos para preservar os dentes cariados de

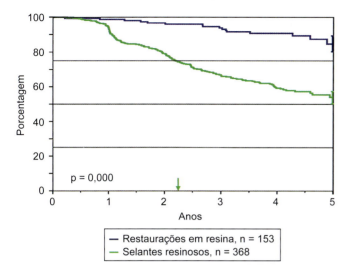

Figura 21.11 Distribuição da sobrevida cumulativa de 153 restaurações em resina e 368 selantes resinosos colocados em dentes com lesões cariosas de esmalte e dentina, manifestadas na oclusal em crianças e adolescentes. Os índices de sobrevida de 4 anos foram cerca de 90% para as restaurações, mas apenas 60% para os selantes ($p = 0,000$). As barras verticais representam o erro-padrão dos índices de sobrevida.[74]

indivíduos de todas as idades tanto em países em desenvolvimento quanto nos menos favorecidos, onde recursos como eletricidade, água encanada e financeiros são escassos. Atualmente, as restaurações TRA também são largamente usadas em clínicas, sobretudo para o tratamento de cárie nos dentes decíduos e em pacientes ansiosos.[26] Exemplos clínicos de restaurações TRA de 3 e 4 anos em dentes decíduos são mostrados na Figura 21.12.

As restaurações TRA falham pelos mesmos motivos que as restaurações produzidas com o uso de outras técnicas e materiais. Tal como as restaurações de ionômero de vidro convencional, a maioria das restaurações TRA falha por causa mecânica, principalmente fraturas e falta de retenção. A frequência mais alta é para as restaurações de múltiplas superfícies, quando há um alto efeito operador. Materiais alternativos com resistência mais alta à fratura, como o ionômero de vidro modificado por resina, o compômero e a resina composta, também foram testados para as restaurações TRA em poucos estudos recentes,

mas os resultados até agora não são conclusivos.[25] É importante notar que a cárie recorrente é uma causa relativamente rara de falha de restaurações TRA de uma superfície em dentes decíduos e permanentes. Isso foi surpreendente a princípio para aqueles que temiam que a escavação manual resultasse em remoção incompleta da cárie. Entretanto, um escavador remove a dentina desmineralizada de maneira eficiente, e a remoção incompleta de cárie tem poucas consequências – desde que a restauração vede bem a cavidade (ver Capítulo 20).

Muitas vezes, as restaurações TRA foram avaliadas usando o critério especial TRA, desenvolvido para garantir avaliação fácil e confiável das restaurações em campo, mas também o foram os critérios USPHS modificado e o da Federação Dentária Internacional (FDI). A escolha do critério pode ter um grande efeito sobre os resultados, como mostrado em recente estudo, no qual se observou uma diferença de aproximadamente 20% das falhas nas restaurações de uma superfície em dentes permanentes durante um período de 10 anos, usando os critérios TRA e USPHS, com o segundo levando o maior índice de sucesso.[82] O fato de o novo tratamento das restaurações TRA não ser sempre possível, durante o período de acompanhamento, complica as comparações da frequência das falhas e dos índices de sobrevida das restaurações TRA com aqueles de restaurações tradicionais. Também há o risco de que os resultados sejam afetados por erros sistemáticos.[37] Contudo, é notável uma revisão sistemática de 2012 que indicou que as restaurações TRA com ionômero de vidro de alta viscosidade durante os primeiros anos de função tinham os mesmos índices de falhas das restaurações em amálgama realizadas com instrumentos rotatórios convencionais em cavidades dentárias do mesmo tamanho em dentes decíduos e permanentes.[50] Quando se considera a longevidade das restaurações TRA, torna-se mais relevante se limitar às análises das restaurações TRA exclusivamente. Em uma recente meta-análise incluindo 27 estudos de 18 países publicados até 2010, as porcentagens de sobrevida média de 2 anos para as restaurações de uma superfície e de múltiplas superfícies em dentes decíduos foram 93 e 62%, respectivamente, e os números correspondentes de 2 anos para as restaurações em dentes permanentes foram 93 e 41%.[15]

Ao se considerarem alguns pontos relevantes nesses resultados, percebe-se, primeiro, que a análise incluiu 27 estudos de 18 países: tendo em mente que a técnica TRA foi somente descrita há 25 anos, esse fato é notável. Aqueles envolvidos em todo o mundo devem ser felicitados por avaliar e publicar o sucesso ou a técnica. Também deve-se notar que a sobrevida das restaurações TRA de uma superfície em dentes decíduos e permanentes é alta, e somente a sobrevida das restaurações TRA em cavidades de múltiplas superfícies necessita ser

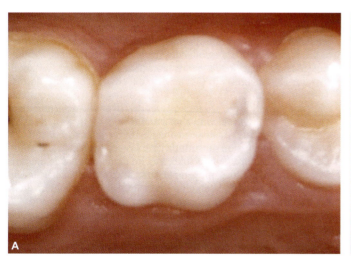
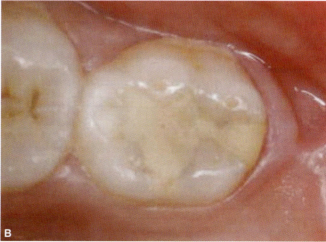

Figura 21.12 Exemplos de restaurações TRA. **A.** Restauração de 3 anos na oclusal de segundo molar superior decíduo. **B.** Restauração de 4 anos na disto-oclusal em segundo molar inferior decíduo. Cortesia do Dr. J. Frencken.

melhorada, em virtude do material e/ou dos efeitos relacionados com o operador. Dificilmente surpreende que a habilidade do operador seja considerada relevante para a longevidade das restaurações, mas isso significa que essas técnicas precisam ser ensinadas de maneira mais cuidadosa antes de realizar o TRA no campo ou na clínica.

Fatores que influenciam a longevidade da restauração

Inúmeros fatores afetam a longevidade das restaurações, como o tipo e o tamanho da restauração, o tipo e a marca do material restaurador, a técnica aplicada e a qualidade da restauração no momento da realização, bem como a dentição, a idade do paciente, a higiene bucal, a atividade da cárie e a regularidade do paciente em relação à consulta de retorno com o mesmo dentista.[16,35,45,46] Além disso, a idade das restaurações na substituição depende do critério para falha, que varia acentuadamente na prática geral. Este é o caso especial da cárie secundária ou recorrente, já que é clinicamente difícil diferenciar entre as discrepâncias da descoloração marginal e as lesões cariosas ativas.[40,53,62] No Capítulo 19, sugere-se que uma lesão cariosa cavitada, na margem da restauração, que não pode ser limpa indica o reparo ou a substituição da restauração.

O tipo de falha influencia a longevidade também de outro modo (ver Figura 21.10). A maioria das falhas ocorre algum tempo depois da realização das restaurações, em decorrência de:

- Desenvolvimento gradual de cárie secundária ou recorrente
- Defeitos físicos, como descoloração da restauração
- Degradação, como avaria da margem, infiltração marginal ou desgaste
- Dano contínuo prejudicial à polpa em decorrência da contaminação bacteriana.

Outras falhas ocorrem durante os primeiros anos depois da restauração, como:

- Fratura em virtude das dimensões inadequadas da restauração ou do fato de a oclusão não ter sido ajustada apropriadamente
- Perda da restauração pela falta de retenção do material restaurador
- Complicações pulpares em decorrência de dano no preparo, dano químico pelos materiais restauradores em cavidades profundas ou mesmo capeamento pulpar, independentemente se uma perfuração é tratada de modo apropriado ou negligenciada.

No projeto dinamarquês anteriormente mencionado, as análises multivariadas da sobrevida foram usadas para achar os fatores que afetam significativamente as falhas da restauração na dentição decídua.[69-71] A Figura 21.13 resume os resultados das análises para as restaurações classe II para todos os tipos de falhas e para os três tipos mais frequentes – a fratura, a perda da retenção e complicações endodônticas. É evidente que inúmeros fatores relacionados com o paciente e o tratamento, os materiais e métodos e o profissional são decisivos para o sucesso dos tratamentos restauradores. Por exemplo, o risco de falha diminuiu com o aumento da idade da criança, sendo menor para a primeira vez do que para a substituição das restaurações e menor para as restaurações realizadas em dentes com polpa viva em comparação aos dentes tratados endodonticamente. Além disso, o ionômero de vidro convencional mostrou um risco mais alto de falha do que o amálgama e o ionômero de vidro modificado por resina e o compômero, e a cavidade condicionada reduziu os índices de falha para as restaurações com compômero. Destacou-se o significado da variação entre os profissionais nos resultados estatísticos do projeto dinamarquês, o que também foi mostrado em outras poucas investigações do resultado dos tratamentos restauradores em dentes decíduos e permanentes.[16,35,46] As análises mostraram que os dentistas que usam vários materiais alcançam índice de sobrevida mais alto com um material em particular, o que pode diferenciar de um profissional para outro. Geralmente, os profissionais não ficarão cientes de tais diferenças. Espera-se que os resultados dos programas de computador para as avaliações da longevidade sejam valiosas ferramentas em um futuro próximo, podendo ajudar na seleção de ótimos materiais e métodos restauradores para a população específica de pacientes, bem como na diminuição das deficiências restauradoras.

Consequências e custos da longevidade da restauração para a saúde bucal

O custo da terapia restauradora, usando vários materiais, difere não somente quando o dente é restaurado, mas também com o tempo, em virtude das diferenças na longevidade.[14,42,51,77] A Figura 21.14 ilustra os custos a longo prazo para as restaurações posteriores de duas e de três superfícies realizadas com resina composta atual, amálgama e ouro/metalocerâmica. Eles se baseiam nas expectativas atuais das longevidades médias e no custo real dinamarquês das restaurações em diferentes materiais. Durante um período de 65 anos – de 15 a 80 anos de idade –, o custo cumulativo das restaurações de resina seria aproximadamente 3,5 vezes o custo das restaurações em amálgama, enquanto as restaurações similares em ouro/metalocerâmica custariam aproximadamente 6,5 vezes mais do que aquelas em amálgama.

Entretanto, os cálculos são irreais pelo fato de pressuporem novas restaurações no mesmo tamanho daquelas que substituíram. Sucessivas restaurações diretas e indiretas tendem a aumentar a cavidade, levando a um risco maior de fratura do dente e outros tipos de falhas.[8,43] Portanto, a substituição das restaurações será provavelmente maior, mais complexa e, às vezes, mais cara do que a primeira restauração. Consequentemente, com frequência tem longevidade mais curta, como se pudesse ter um efeito lesivo sobre a polpa, levando, ocasionalmente, ao tratamento endodôntico, o que envolve maiores despesas. Os tratamentos restauradores podem, além disso, envolver um risco de dano iatrogênico nas superfícies dos dentes adjacentes, o que, por sua vez, comprometeria a saúde dentária e resultaria, em geral, no desenvolvimento e na progressão de cárie.[48,68]

As possíveis consequências prejudiciais a longo prazo para a saúde dentária no "ciclo restaurador" ou na "espiral da morte" estão ilustradas no primeiro pré-molar inferior na Figura 21.15.

Considerações finais

As restaurações podem ser necessárias para repor tecidos perdidos ou defeituosos (ver Capítulo 20), entretanto elas mesmas não "tratarão sempre" a cárie.[18] De vida útil limitada, a maioria falha em decorrência de cárie secundária ou recorrente diagnosticada clinicamente. A longevidade, os efeitos colaterais, a estética e o custo das restaurações são os mais importantes parâmetros para os dentistas e os pacientes quando da escolha dos materiais restauradores.[9,21,22,80] As medições da longevidade das restaurações refletem todas as condições que afetam a restauração, desde o dia em que foi realizada até a ocorrência de uma falha. A longevidade das restaurações e o custo de realização/substituição são dois fatores decisivos que determinam os gastos a longo prazo da terapia restauradora.

Uma vez que um dente permanente esteja restaurado, a restauração provavelmente será substituída várias vezes, e repetidas substituições podem comprometer a sobrevida do dente e da saúde dentária do paciente. Portanto, é importante garantir que uma superfície dentária não seja restaurada até que esteja nítida a improbabilidade da inibição da doença. Além disso, é fundamental considerar todas as possibilidades para prolongar a durabilidade das restaurações por meio de uma ótima escolha dos materiais restauradores, pela prevenção de doença recorrente e pela melhora dos diagnósticos clínicos da qualidade da restauração – incluindo menores correções e reparos para adiar as substituições.

Variável	Falha em todos	Fratura da restauração	Perda da retenção	Complicações endodônticas
Material restaurador	★			
Método restaurador	★	★		
Primeira vez da restauração/substituição	★	★		
Localização da restauração na boca	★			
Localização da restauração no dente				
Localização da face dada restauração na superfície				★
Material de forramento				
Tratamento endodôntico do dente	★			★
Problemas no tratamento				
Idade da criança	★	★		★
Experiência de cárie aos cinco anos de idade				
Dentista	★	★	★	★

★ $p < 0,05$.

Figura 21.13 Variáveis de significado para a sobrevida geral de restaurações na dentição decídua e para a ocorrência dos três tipos mais frequentes de falhas: a fratura da restauração, a perda de retenção e complicações endodônticas. Baseada em Qvist *et al.*, 2004.[69-71]

Material	Fator custo	Longevidade média
▲ Amálgama	1 vez	12 anos
● Resina composta	2,6 vezes	8 anos
◆ Ouro fundido/metalocerâmica	10 vezes	18 anos

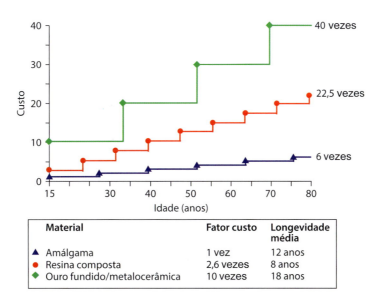

Figura 21.14 Custo cumulativo do tratamento restaurador usando amálgama, resina composta ou ouro fundido/cerâmica para restaurações classe II durante um período de 65 anos. Os cálculos estão baseados nos custos reais dinamarqueses (1 vez para amálgama, 2,5 vezes para resina e 8 vezes para restaurações em ouro/metalocerâmica) e nas expectativas atuais para a longevidade média: 8 anos para resina, 12 anos para amálgama e 18 anos para ouro/metalocerâmica.

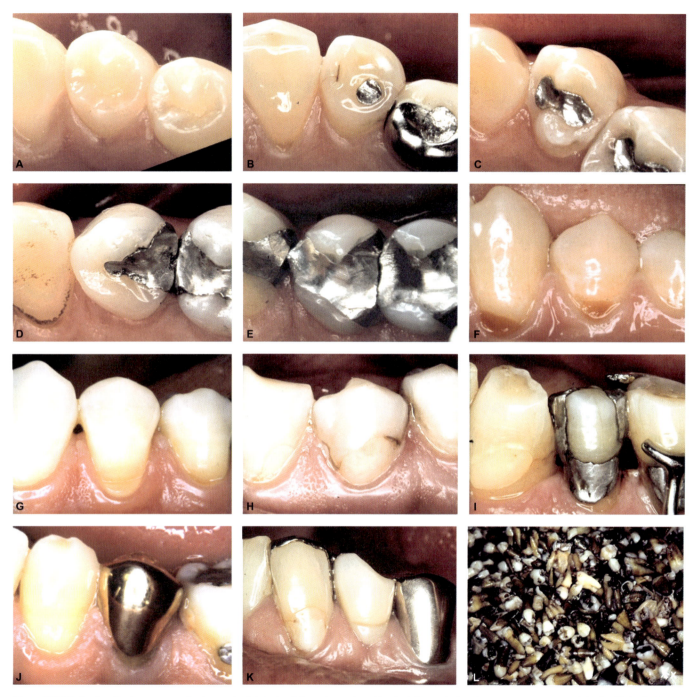

Figura 21.15 Ilustração das consequências prejudiciais do ciclo restaurador – "espiral da morte" – a longo prazo para a saúde dentária. Ao longo de anos, o inicialmente hígido primeiro pré-molar inferior (**A**) foi restaurado com uma pequena restauração oclusal em amálgama (**B**) e, depois, uma extensa restauração oclusal em amálgama (**C**), uma de duas superfícies (**D**) e uma de três superfícies ocluso-proximais em amálgama (**E**); e, por causa de cárie gengival (**F**) ou abrasão (**G**), uma resina cervical (**H**) e uma restauração em amálgama (**I**), uma coroa fundida em ouro (**J**) e, eventualmente, uma ponte foram feitas (**K**) depois da extração do pré-molar (**L**).

Referências bibliográficas

1. Ahovou-Saloranta A, Hiiri A, Nordblad A, Mäkelä M, Worthington HV. Pit and fissure sealants for preventing dental decay in the permanent teeth of children and adolescents. Cochrane Database Syst Rev. 2008;(4):CD001830.
2. Bader JD, Shugars DA. Variation in dentists' clinical decisions. J Public Health Dent. 1995;55:181-8.
3. Bakhshandeh A. Quantification and management of manifest occlusal caries lesions in adults. A methodological and a clinical study. PhD thesis. Copenhagen: University of Copenhagen; 2011.
4. Bakhshandeh A, Qvist V, Ekstrand KR. Sealing occlusal caries lesions in adults referred for restorative treatment: 2-3 years of follow-up. Clin Oral Investig. 2012;16:521-6.
5. Beauchamp J, Caufield PW, Crall JJ, Donly K, Feigal R, Gooch B, et al. Evidence-based clinical recommendations for the use of pit-and-fissure sealants. A report of the American Dental Association Council on Scientific Affairs. J Am Dent Assoc. 2008;139:257-68.
6. Bellinger DC, Trachtenberg F, Barregard L, Tavares M, Cernichiari E, Daniel D, McKinlay S. Neuropsychological and renal effects of dental amalgam in children. A randomized clinical trial. J Am Med Assoc. 2006;295:1775-83.
7. Blum IR, Mjör IA, Schriever A, Heidemann D, Wilson NFH. Defective direct composite restorations – replace or repair? A survey of teaching in Scandinavian dental schools. Swed Dent J. 2003;27:99-104.
8. Brantley CF, Bader JD, Shugars DA, Nesbit SP. Does the cycle of rerestoration lead to larger restorations? J Am Dent Assoc. 1995;126:1407-13.
9. Burke FJ. Amalgam to tooth-coloured materials – implications for clinical practice and dental education: governmental restrictions and amalgam-usage survey results. J Dent. 2004;32:343-50.
10. Chadwick BL, Dummer PMH, Dunstan F, Gilmour ASM, Jones RJ, Phillips CJ, et al. The longevity of dental restorations. A systematic review. York: NHS Centre for Reviews and Dissemination, University of York; 2001.
11. Cvar JF, Ryge G. Criteria for the clinical evaluation of dental restorative materials. USPHS Publication No. 790-244. San Francisco, CA: US Government Printing Office; 1971.
12. Cvar JF, Ryge G. Reprint of Criteria for the clinical evaluation of dental restorative materials. 1971. Clin Oral Investig. 2005;9:215-32.
13. Danish National Health Insurance. Database on dental service patterns in Denmark from 1980 to 2011.
14. Da Silva RP, Meneghim MC, Correr AB, Pereira AC, Ambrosano GM, Mialhe EL. Variations in caries diagnoses and treatment recommendations and their impacts on the costs of oral health care. Community Dent Health. 2012;29:25-8.
15. De Amorim RG, Leal SC, Frencken JE. Survival of atraumatic restorative treatment (ART) sealants and restorations: a meta-analysis. Clin Oral Investig. 2012;16:429-41.
16. Demarco FF, Corrêa MB, Cenci MS, Moraes RR, Opdam NJ. Longevity of posterior composite restorations: not only a matter of materials. Dent Mater. 2012;28:87-101.
17. De Rouen TA, Martin MD, Leroux BG, Townes BD, Woods JS, Leitão J, et al. Neurobehavioral effects of dental amalgam in children: a randomized clinical trial. J Am Med Assoc. 2006;295:1784-92.
18. Elderton RJ. Preventive (evidence-based) approach to quality general dental care. Med Princ Pract. 2003;12:12-21.
19. Elderton RJ, Nuttall NM. Variation among dentists in planning treatment. Br Dent J. 1983;154:201-6.
20. Espelid I, Tveit AB, Mejare I, Sundberg H, Hallonsten AL. Restorative treatment decisions on occlusal caries in Scandinavia. Acta Odontol Scand. 2001;59:21-7.
21. Espelid I, Cairns J, Askildsen JE, Qvist V, Gaarden T, Tveit AB. Preferences over dental restorative materials among young patients and dental professionals. Eur J Oral Sci. 2006;114:15-21.
22. Forss H, Widström E. Factors influencing the selection of restorative materials in dental care in Finland. J Dent. 1996;24:257-62.
23. Forss H, Widström E. The post-amalgam era: a selection of materials and their longevity in the primary and young permanent dentitions. Int J Paediatr Dent. 2003;13:158-64.
24. Forss H, Widström E. Reasons for restorative therapy and the longevity of restorations in adults. Acta Odontol Scand. 2004;62:82-6.
25. Frencken JE. The ART approach using glass-ionomers in relation to global oral health care. Dent Mater. 2010;26:1-6.
26. Frencken JE, Leal SC, Navarro MF. Twenty-five-year atraumatic restorative treatment (ART) approach: a comprehensive overview. Clin Oral Investig. 2012;16:1337-46.
27. Friedl KH, Hiller KA, Schmalz G. Placement and replacement of amalgam restorations in Germany. Oper Dent. 1994;19:228-32.
28. Friedl KH, Hiller KA, Schmalz G. Placement and replacement of composite restorations in Germany. Oper Dent. 1995;20:34-8.
29. Gordan VV, Garvan CW, Heft MW, Fellows JL, Qvist V, Rindal DB, Gilbert GH. Restorative treatment thresholds for interproximal primary caries based on radiographic images: findings from the Dental Practice-Based Research Network. Gen Dent. 2009;57:654-63.
30. Gordan VV, Garvan CW, Richman JS, Fellows JL, Rindal DB, Qvist V, et al. How dentists diagnose and treat defective restorations: evidence from the Dental PBRN. Oper Dent. 2009;34:664-73.
31. Gordan VV, Bader JD, Garvan CW, Richman JS, Qvist V, Fellows JL, et al. Restorative treatment thresholds for occlusal primary caries among dentists in the Dental Practice-Based Research Network. J Am Dent Assoc. 2010;141:171-84.
32. Gordan VV, Riley JL III, Geraldeli S, Rindal DB, Qvist V, Fellows JL, Kellum HP, Gilbert GH. Repair or replacement of defective restorations by dentists in the Dental Practice-Based Research Network. J Am Dent Assoc. 2012;143:593-601.
33. Handelman SL, Leverett DH, Solomon ES, Brenner CM. Use of adhesive sealants over occlusal carious lesions: radiographic evaluation. Community Dent Oral Epidemiol. 1981;9:256-9.
34. Hevinga MA, Opdam NJ, Frencken JE, Bronkhorst EM, Truin GJ. Can caries fissures be sealed as adequately as sound fissures? J Dent Res. 2008;87:495-8.
35. Hickel R, Kaaden C, Paschos E, Buerkle V, García-Godoy F, Manhart J. Longevity of occlusally-stressed restorations in posterior primary teeth. Am J Dent. 2005;18:198-211.
36. Hickel R, Peschke A, Tyas M, Mjör I, Bayne S, Peters M, et al. FDI World Dental Federation – clinical criteria for the evaluation of direct and indirect restorations. Update and clinical examples. J Adhes Dent. 2010;12:259-72.
37. Hurst D. Poor quality evidence suggests that failure rates for atraumatic restorative treatment and conventional amalgam are similar. Evid Based Dent. 2012;13:46-7.
38. Jokstad A, Mjör IA, Qvist V. The age of restorations in situ. Acta Odontol Scand. 1994;52:234-42.
39. Joly P, Gerds TA, Qvist V, Commenges D, Keiding N. Estimating survival of dental fillings on the basis of interval-censored data and multi-state models. Stat Med. 2012;31:1139-49.
40. Kidd EAM, Joyston-Bechal S, Beighton D. Marginal staining and ditching as a predictor of secondary caries around amalgam restorations: a clinical and microbiological study. J Dent Res. 1995;74:1206-11.
41. Knibbs PJ. Methods of clinical evaluation of dental restorative materials. J Oral Rehabil. 1997;24:109-23.
42. Kolker JL, Damiano PC, Flach SD, Bentler SE, Armstrong SR, Caplan DJ, et al. The cost-effectiveness of large amalgam and crown restorations over a 10-year period. J Public Health Dent. 2006;66:57-63.
43. Kuper NK, Opdam NJ, Bronkhorst EM, Huysmans MC. The influence of approximal restoration extension on the development of secondary caries. J Dent. 2012;40:241-7.
44. Kühnisch J, Mansmann U, Heinrich-Weltzien R, Hickel H. Longevity of materials for pit and fissure sealing – results from a meta-analysis. Dent Mater. 2012;28:298-303.
45. Letzel H, van't Hof MA, Marshall GW, Marshall SJ. The influence of the amalgam alloy on the survival of amalgam restorations: a secondary analysis of multiple controlled clinical trials. J Dent Res. 1997;76:1787-98.
46. Manhart J, Chen HY, Hamm G, Hickel R. Buonocore Memorial Lecture. Review of the clinical survival of direct and indirect restorations in posterior teeth of the permanent dentition. Oper Dent. 2004;29:481-508.
47. Martin J, Fernandez E, Estay J, Gordan V, Mjor I, Moncada G. Minimal invasive treatment for defective restorations: five-year results using sealants. Oper Dent. 2012;37:125-33.
48. Medeiros VAF, Seddon RP. Iatrogenic damage to approximal surfaces in contact with class II restorations. J Dent. 2000;28:103-10.

49. Mertz-Fairhurst EJ, Curtis JW Jr, Ergle JW, Rueggeberg FA, Adair SM. Ultraconservative and cariostatic sealed restorations: results at year 10. J Am Dent Assoc. 1998;129:55-66.
50. Mickenautsch S, Yengopal V. Failure rate of atraumatic restorative treatment using high-viscosity glass-ionomer cement compared to that of conventional amalgam restorative treatment in primary and permanent teeth: a systematic review update – III. J Min Interv Dent. 2012;5:273-331.
51. Mjör IA. Long term cost of restorative therapy using different materials. Scand J Dent Res. 1992;100:60-5.
52. Mjör IA. Repair versus replacement of failed restorations. Int Dent J. 1993;43:466-72.
53. Mjör IA, Toffenetti F. Secondary caries: a literature review with case reports. Quintessence Int. 2000;31:165-79.
54. Mjör IA, Dahl JE, Moorhead JE. Age of restorations at replacement in permanent teeth in general dental practice. Acta Odontol Scand. 2000;58:97-101.
55. Mjör IA, Moorhead JE, Dahl JE. Reasons for replacement of restorations in permanent teeth in general dental practice. Int Dent J. 2000;50:360-6.
56. Mjör IA, Dahl JE, Moorhead JE. Placement and replacement of restorations in primary teeth. Acta Odontol Scand. 2002;60:25-8.
57. Mutter J. Is dental amalgam safe for humans? The opinion of the scientific committee of the European Commission. J Occup Med Toxicol. 2011;6:2-19.
58. Nuttall NM, Elderton RJ. The nature of restorative dental treatment decisions. Br Dent J. 1983;154:363-5.
59. Opdam NJ, Bronkhorst EM, Cenci MS, Huysmans MC, Wilson NH. Age of failed restorations: a deceptive longevity parameter. J Dent. 2011;39:225-30.
60. Opdam NJ, Bronkhorst EM, Loomans BA, Huysmans MC. Longevity of repaired restorations: a practice based study. J Dent. 2012;40:829-35.
61. Oulis CJ, Berdouses ED. Fissure sealant retention and caries development after resealing on first permanent molars of children with low, moderate and high caries risk. Eur Arch Paediatr Dent. 2009;10:211-7.
62. Özer L. The relationship between gap size, microbial accumulation and the structural features of natural caries in extracted teeth with class II amalgam restorations. PhD thesis. Copenhagen: University of Copenhagen; 1997.
63. Peutzfeldt A, Garcia-Godoy F, Asmussen E. Surface hardness and wear of glass ionomers and compomers. Am J Dent. 1997;10:15-7.
64. Poulsen S, Laurberg L, Vaeth M, Jensen U, Haubek D. A field trial of resin-based and glass–ionomer fissure sealants: clinical and radiographic assessment of caries. Community Dent Oral Epidemiol. 2006;34:36-40.
65. Qvist J, Qvist V, Mjör IA. Placement and longevity of amalgam restorations in Denmark. Acta Odontol Scand. 1990;48:287-303.
66. Qvist V. Longevity of restorations in primary teeth. In: Hugoson A, Falk M, Johansson S, eds. Consensus conference on caries in the primary dentition and its clinical management. Stockholm: Förlagshuset Gothia; 2002. p. 69-83.
67. Qvist V, Qvist J, Mjör IA. Placement and longevity of tooth-colored restorations in Denmark. Acta Odontol Scand. 1990;48:305-11.
68. Qvist V, Johannessen L, Bruun M. Progression of approximal caries in relation to iatrogenic preparation damage. J Dent Res. 1992;7:1370-3.
69. Qvist V, Laurberg L, Poulsen A, Teglers PT. Eight-year study on conventional glass ionomer and amalgam restorations in primary teeth. Acta Odontol Scand. 2004;62:37-45.
70. Qvist V, Laurberg L, Poulsen A, Teglers PT. Class II restorations in primary teeth: 7-year study on three resin-modified glass ionomer cements and a compomer. Eur J Oral Sci. 2004;112:188-96.
71. Qvist V, Manscher E, Teglers PT. Resin-modified and conventional glass ionomer restorations in primary teeth: 8-year results. J Dent. 2004;32:285-94.
72. Qvist V, Poulsen A, Teglers PT, Mjör IA. The longevity of different restorations in primary teeth. Int J Paediatric Dent. 2010;20:1-7.
73. Qvist V, Poulsen A, Teglers PT, Mjör IA. Fluorides leaching from restorative materials and the effect on adjacent teeth. Int Dent J. 2010;60:156-60.
74. Qvist V, Andersen TR, Borum MK, Møller KD. Sealing or restoring manifest occlusal caries in young permanent teeth – 3.3 years results. Eur Arch Paediatr Dent. 2011;12:abstr. no. O17-153.
75. SCENIHR (Scientific Committee on Emerging and Newly Identified Health Risks). Safety of dental amalgam and alternative dental restoration materials for patients and users. European Commission; 2008. p. 1-74. Disponível em: http://ec.europa.eu/health/ph_risk/committees/04_scenihr/docs/scenihr_o_016.pdf. Acesso em: 9 nov. 2014.
76. Simonsen RJ. From prevention to therapy: minimal intervention with sealants and resin restorative materials. J Dent. 2011;39:27-33.
77. Sjögren P, Halling A. Long-term cost of direct class II molar restorations. Swed Dent J. 2002;26:107-14.
78. Splieth CH, Ekstrand KR, Alkilzy M, Clarkson J, Meyer-Lueckel H, Martignon S, et al. Sealants in dentistry: outcomes of the ORCA Saturday Afternoon Symposium 2007. Caries Res. 2010;44:3-13.
79. Sunnegårdh-Grönberg K, van Dijken JW, Funegård U, Lindberg A, Nilsson M. Selection of dental materials and longevity of replaced restorations in public dental health clinics in northern Sweden. J Dent. 2009;37:673-8.
80. Widström E, Birn H, Haugejorden O, Sundberg H. Fear of amalgam: dentist's experience in the Nordic countries. Int Dent J. 1992;42:65-70.
81. Xie D, Brantley WA, Culbertson BM, Wang G. Mechanical properties and microstructures of glass-ionomer cements. Dent Mater. 2000; 16:129-38.
82. Zanata RL, Fagundes TC, Freitas MC, Lauris JR, Navarro MF. Ten-year survival of ART restorations in permanent posterior teeth. Clin Oral Investig. 2011;15:265-71.

Parte 6
Controle de Cárie da População

22 Prevenção e Controle da Cárie em Países de Baixa e Média Renda
23 Precisão para Avaliar o Risco de Desenvolvimento das Lesões de Cárie
24 Controle das Cáries em Populações com Baixo Índice de Cáries
25 Epílogo | Controle da Incidência Global das Cáries Dentárias: Evidência Requer Reorganização do Sistema de Cuidados em Saúde Bucal

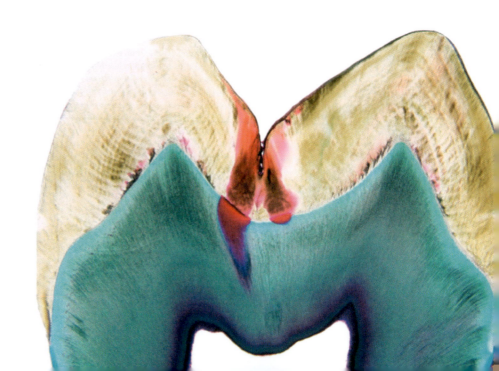

22

Prevenção e Controle da Cárie em Países de Baixa e Média Renda

W. van Palenstein Helderman, C. Holmgren, B. Monse e H. Benzian

Introdução	353
Cárie | Problema de saúde pública	354
Sistemas de saúde e de saúde bucal	356
Abordagens de saúde pública direcionadas à cárie	357
Considerações finais e recomendações	365
Referências bibliográficas	365

Introdução

Este capítulo analisa a prevenção e o controle da cárie do ponto de vista da saúde pública com foco na situação dos países de renda baixa e média (PRBM). Os três principais motivos para a inclusão dessa discussão neste livro são:

1. A cárie e muitas outras condições de saúde (bucal) mostram uma sobrecarga da doença significativamente diferente nos PRBM, onde reside a maior parte da população.
2. As condições socioeconômicas gerais, os sistemas de saúde e os recursos disponíveis diferem muito entre os PRBM e os países de renda alta (PRA) – estes podem realizar abordagens para a prevenção e o controle da cárie impraticáveis para a maioria dos PRBM e seus recursos.
3. São necessárias abordagens realistas de prevenção e gestão da cárie para as definições nos PBMR.

Este capítulo examina detalhadamente esses aspectos e reflete sobre como a negligência generalizada das doenças bucais e da cárie nos PRBM pode ser superada.

A terminologia anteriormente usada de países "desenvolvidos" *versus* "em desenvolvimento" não é mais aceita politicamente pela falta de critério transparente para essa classificação. Atualmente, a classificação, pelo Banco Mundial, de países desenvolvidos é amplamente adotado[91], agrupando países dentro de camadas de rendimento baixo, médio inferior, médio superior e alto, com base em seus rendimentos nacionais brutos (RNB) *per capita* (Tabela 22.1). Os países de renda baixa (PRB) abrangem mais de 827 milhões de pessoas, enquanto os países de renda média (PRM) respondem por 5 bilhões em uma população mundial de 7 bilhões de pessoas.[40]

Entretanto, discutiu-se que usar o RNB como único critério para classificar um país restringe e limita. Além disso, essa classificação não é a ideal no contexto da sobrecarga de cárie, já que não considera importantes determinantes sociais de saúde e de saúde bucal e as disparidades resultantes dentro dos países. Na maioria dos PRA, há populações carentes e desfavorecidas, em desvantagens de condições de vida e saúde similares às das populações dos PRBM. Por sua vez, nos PRBM existem populações financeiramente capazes de pagar pelos cuidados de saúde de que necessitam. Na realidade, a cárie deve ser considerada uma doença de desigualdades, como muitos estudos têm demonstrado (ver Capítulo 4).[17]

Com isso em mente, é óbvio que algumas das abordagens para a prevenção e o controle de cárie descritas para os PRBM podem ser igualmente relevantes para as populações carentes e desfavorecidas nos PRA que sofrem desigualdade na saúde e na situação socioeconômica.

Nas últimas décadas, a atenção internacional concentrou-se na redução da pobreza por meio de iniciativas como os Objetivos de Desenvolvimento do Milênio, aliados ao sólido desenvolvimento socioeconômico em muitos países ao redor do mundo, o que têm levado a melhorias sem precedentes nas condições de vida de bilhões de pessoas (Figura 22.1). Graças a esses esforços, o número de pessoas vivendo em PRB reduziu de 3,1 bilhões em 1990 para 0,82 bilhão em 2011 e, em PRM, aumentou de um 1,4 para 5 bilhões.

Tabela 22.1 Agrupamento dos países pelo Banco Mundial de acordo com a renda nacional bruta *per capita*.

Agrupamento de países	RNB *per capita* (US$, 2013)
Renda baixa (RB)	≤ 1.035
Renda média baixa (RM baixa)	1.035 a 4.085
Renda média alta (RM alta)	4.086 a 12.615
Renda alta (RA)	≥ 12.616

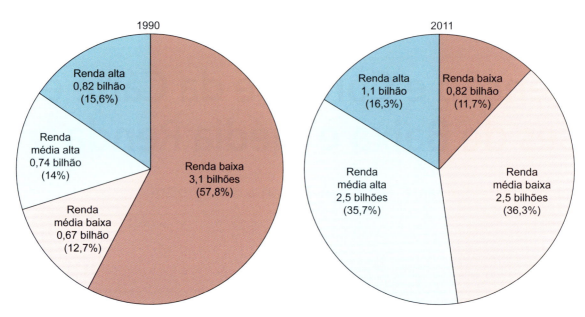

Figura 22.1 Movimento de grupos de rendimento da população, entre 1990 e 2011.[40] Reproduzida, com autorização, da Elsevier.

Essas dramáticas transições sociais andam de mãos dadas com complexas mudanças sociais e econômicas, assim como com a exposição a diferentes riscos à saúde e mudanças na sobrecarga de doença resultante dos novos estilos de vida. Enquanto muitas populações experimentaram uma significativa diminuição de doenças transmissíveis, como a malária, a tuberculose, a HIV/AIDS, muitos países observaram um acentuado aumento de doenças não transmissíveis (DNT), como as doenças cardiovasculares, o diabetes, a obesidade ou o câncer.[7] Essas transições também afetaram as doenças bucais, principalmente a cárie.

Cárie | Problema de saúde pública

A cárie é a doença crônica mais comum em todo o mundo (Capítulo 4) e o maior problema de saúde pública em todos os países[51], sobretudo nos PRBM, que não podem arcar com o gasto de quantias, mesmo que remotamente, comparáveis aos US$ 110 bilhões gastos pelos EUA com cuidado em saúde bucal em 2012.[22] Programas dispendiosos focados somente nas doenças bucais em paralelo a outros programas (programação vertical) são ações impraticáveis para os PRBM, onde os recursos são escassos e o impacto da cárie não tratada, particularmente alto. A análise mais ampla dos subjacentes determinantes sociais da saúde e dos fatores de risco associados característicos dos PRBM dá uma percepção importante da concepção de estratégias apropriadas direcionadas ao problema.

Determinantes sociais e fatores de risco de cárie

O conceito limitado dos fatores de risco para as doenças bucais foi expandido para incluir os determinantes sociais, inspirado no relatório de referência da Comissão sobre Determinantes Sociais da Saúde da Organização Mundial da Saúde (OMS)[52] (ver Capítulo 4). Propôs-se um modelo mais abrangente que explicasse as desigualdades da sobrecarga da doença bucal com determinantes estruturais e intermediários da saúde mais abrangentes (Figura 22.2).

Todos os PRBM estão passando por importantes transições demográficas, econômicas, tecnológicas, sociais e epidemiológicas, com mudanças concomitantes à exposição de fatores de risco, incluindo o consumo mais alto de cigarro, álcool, sal e açúcar. Além disso, a rapidez dessas mudanças, em associação às mudanças alimentares e de atividade física em decorrência das transições de urbanização e ocupação que afetam bilhões de pessoas, é projetada para que resultem em maiores mudanças na sobrecarga de doença.[71] Por exemplo, o consumo de cigarro cresce mais rápido nos PRBM em virtude do crescimento populacional e do foco da indústria do tabaco. Do mesmo modo, há consideráveis mudanças na composição média dos regimes alimentares desses países, indo de uma alimentação abrangente em carboidratos complexos menos cariogênicos para uma alta em gordura, sal e sem açúcar – um processo rotulado como "edulcoração da alimentação mundial".[70] As transições do estilo de vida que incluem o aumento no consumo de açúcar na ausência da exposição apropriada ao flúor permanecem como importantes fatores de risco. Além disso, há evidência consistente sobre a relação entre a quantidade de açúcar ingerido e o desenvolvimento de cárie (independentemente da frequência da ingestão), com níveis mais baixos da doença quando a ingesta sem açúcar é menor do que 10% do total do consumo de energia (calorias). Pode haver mais benefícios se a ingesta sem açúcar for reduzida a menos de 5%.[61]

Com uma visão mais abrangente dos determinantes sociais e dos fatores de risco para a cárie e doença bucal, é óbvio que todas essas transições resultarão em mudança. Enquanto a saúde geral e bucal de algumas populações terá melhorado, elas poderão até mesmo ser mais expostas a novos determinantes e riscos, resultando em diferentes sobrecargas de doença. Os desafios resultantes para os sistemas de saúde estão crescendo, assim como as pressões para os formuladores de políticas direcioná-los efetivamente.[26]

Sobrecarga de cárie

O perfil do país/área para o programa de saúde bucal da OMS é a única fonte autorizada de dados internacionais sobre cárie, mas estes necessitam de interpretação cautelosa. Para muitos países, os dados são limitados, não estão atualizados nem são representativos e, em virtude da falta de calibragem e padronização, não são comparáveis. Além disso, o critério de diagnóstico de cárie recomendado pela OMS tem sido submetido, com o tempo, a discretas, mas significativas mudanças. Tais mudanças podem responder por substanciais diferenças (até 30%) dos dentes cariados, perdidos e obturados (DMFT, do inglês, *decayed, missing, filled teeth*).[50,58] Apesar dessas limitações, algumas tendências podem ser observadas. Aos 12 anos de idade, o menor DMFT foi achado em PRB e o mais alto em países de renda média alta (PRMA), embora haja uma grande variação entre os países dentro de cada categoria de renda (Tabela 22.2).

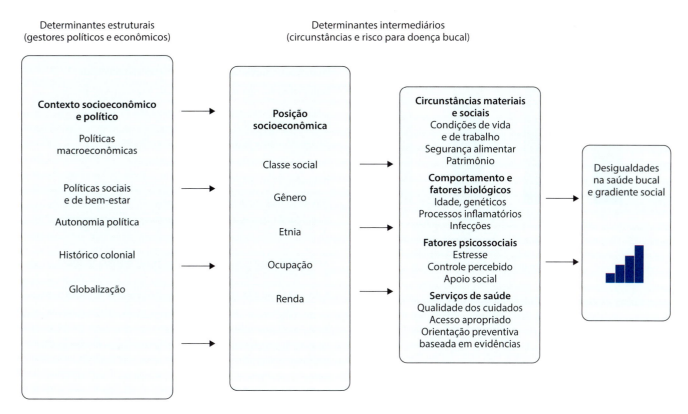

Figura 22.2 Novo modelo conceitual para as desigualdades na saúde bucal.[90] Reproduzida, com autorização, da John Wiley & Sons.

Tabela 22.2 Média de experiência de cárie expressa como DMFT na dentição permanente de crianças com 12 anos de idade nos PRB, PRMB, PRMA e PRA (dados a partir de 2000 – OMS CAPP).

Classificação da renda dos países	DMFT	Número
Renda alta	1,61	43
Renda média alta	2,19	29
Renda média baixa	1,77	18
Renda baixa	0,88	8

O DMFT, entretanto, não dá uma indicação do nível de cuidado – embora os PRB possam em média ter DMFT mais baixo, quase todas as cáries permanecem não tratadas. À medida que os países se tornam mais ricos, a quantidade de cuidados aumenta, ainda que, mesmo em alguns PRB, somente cerca de metade das lesões cariosas em crianças de 12 anos de idade tenha sido restaurada (Figura 22.3).

Esse cenário também é verdadeiro para os adultos de 34 a 44 anos de idade em PRM como Índia, Paquistão e Nigéria, onde o índice de cuidado (F/DMFT × 100) é menor do que 3%.[20] A prevalência global de cárie não tratada na dentição permanente foi estimada em 35%[51], levando a uma morbidade alta de envolvimento pulpar e infecção odontogênica.

Para complementar os dados do DMFT e captar a epidemiologia do envolvimento pulpar/infecção odontogênica como consequência de cárie não tratada, foi desenvolvido o índice PUFA (ver adiante neste capítulo).

A dor como um sintoma de cárie avançada tem alta prevalência entre todos os grupos etários e é seguida pelo gradiente social de cárie com prevalência mais alta associada à situação socioeconômica mais baixa. Entretanto, há somente informação dispersa e empírica disponível em relação à prevalência da dor e aos impactos relacionados na qualidade de vida, no desempenho no trabalho ou em dias perdidos de aula.[42,54,64]

Cárie na primeira infância

A cárie na primeira infância (CPI) é definida como a presença de uma ou mais superfícies dentárias cariadas, perdidas (em decorrência de cárie) ou restauradas na dentição decídua de uma criança com menos de 6 anos de idade.[2] Nos PRBM, pela ausência generalizada de medidas preventivas e pela falta de acesso ao cuidado em saúde bucal, a CPI é altamente prevalente e a experiência de cárie mais do que dobra em relação à dos PRA.[101] Nas Filipinas, por exemplo, uma criança de 6 anos de idade sofre com níveis muito altos de cárie (prevalência de 97%, média do dmft de 8,4). Ainda mais sério é o fato de que 85% das crianças com 6 anos de idade tenham uma média de 3,4 dentes com envolvimento pulpar, uma situação rotulada como "crise silenciosa da saúde pública".[58]

A CPI é frequentemente considerada uma doença infecciosa transmitida por quem toma conta da criança ou por irmãos. Essa premissa tem resultado em recomendações impraticáveis para prevenir a cárie, como o conselho de reduzir o nível de infecções por estreptococos do grupo *mutans* nos pais e irmãos e minimizar a transmissão para a criança. Embora tenha se mostrado que tais medidas potencialmente influenciam a aquisição bacteriana na infância, são recomendações inadequadas e impraticáveis (não apenas para PRBM), visto que a relação com o desenvolvimento subsequente de cárie não foi esclarecida.[47] O conceito de cárie como doença infecciosa é obsoleto (ver Capítulo 7), e a OMS e outras organizações reconfirmaram recentemente a classificação de cárie como DNT crônica.[15]

Culturalmente, verificou-se que práticas de amamentação e de criação têm um grande impacto sobre a CPI e podem variar dos contextos dos PRA. Por exemplo, a situação na qual as crianças dividem a cama com suas mães, com prolongadas e frequentes mamadas no peito durante a noite, é prática comum em algumas áreas, enquanto o uso de mamadeiras é menos frequente nas áreas rurais em todo o Sudeste Asiático e no Pacífico Ocidental.[86]

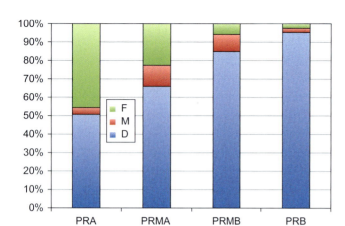

Figura 22.3 Proporção da distribuição dos componentes de DMFT na dentição permanente de crianças de 12 anos de idade em PRB, PRMB, PRMA e PRA (dados de 2000 em diante – OMS CAPP).

As várias práticas cariogênicas de amamentação e de criação que podem existir em diferentes culturas podem ser direcionadas pela mãe e pelo cuidador da criança no contexto dos cuidados primários de saúde. Reduzir os fatores de risco (ver Capítulo 23), especialmente diminuir ou remover o açúcar da mamadeira e das papinhas, combinado com a escovação dentária supervisionada, desde cedo, com pasta de dente fluoretada desde a erupção do primeiro dente, são medidas importantes para lidar com a alta prevalência de CPI nos PRBM.

Sistemas de saúde e de saúde bucal

Uma característica comum dos sistemas de saúde nos PRBM é que eles funcionam com limitações variadas de recursos financeiros e humanos, infraestrutura e instalações, assim como de medicamentos essenciais e suprimentos.[53] No contexto da cobertura universal e dos esforços para melhorar a acessibilidade e o uso dos serviços de saúde, muitos PRBM têm estabelecido – ou estão no processo de desenvolvimento – esquemas de seguro social, que, em geral, fornecem cobertura para os serviços essenciais. Infelizmente, os serviços de cuidado de saúde bucal essencial com frequência não estão incluídos.[76,78]

A maioria dos PRBM adotou a abordagem CPS em seus sistemas nacionais de cuidados da saúde.[72] Mais de 30 anos após sua introdução, ela ainda está no centro dos esforços para fornecer cobertura universal e cuidados de saúde a todos.

O CPS enfatiza a prevenção e o controle das doenças comuns nos níveis mais baixos do sistema de saúde, mais do que o dispendioso cuidado hospitalar. Em um sistema CPS, a maioria dos cuidados essenciais da saúde é oferecida em centros de saúde no nível da comunidade na pirâmide de cuidado da saúde (Tabela 22.3). Isso inclui vários trabalhadores da saúde com diferentes capacidades e competências. Em condições ideais, as equipes de CPS devem fornecer uma combinação apropriada de competências para direcionar as necessidades básicas da população.

Barreiras para a integração dos cuidados em saúde bucal nos cuidados primários de saúde

Na maioria dos PRBM, o cuidado da saúde bucal é parcialmente ou não integrado ao CPS. Isso pode decorrer do fato de, no começo do desenvolvimento e da utilização do CPS, não ter havido conceitos realistas a respeito de como o cuidado da saúde bucal poderia ser incluído. Entre os muitos fatores que contribuíram para essa situação lamentável, está a tradicional orientação da Odontologia em direção ao cuidado individual, com foco em intervenções altamente técnicas mais do que em uma abordagem comunitária (Tabela 22.4).

Tabela 22.3 Atividades essenciais em CPS.[93]

Educação no que diz respeito à prevalência de problemas de saúde e os métodos para preveni-los e controlá-los

Promoção de suprimento alimentar e nutrição adequada

Suprimento adequado de água potável e saneamento básico

Cuidados com a saúde materna e da criança, incluindo o planejamento familiar

Vacinação contra as principais doenças infecciosas

Prevenção e controle das doenças endêmicas

Tratamento apropriado das doenças e lesões comuns

Suprimento de medicamentos essenciais

Reproduzida, com autorização, da Organização Mundial da Saúde.

Tabela 22.4 Possíveis motivos pelos quais o cuidado com a saúde bucal não foi incluído no CPS.

A doença bucal não era considerada um problema de saúde pública

As autoridades em saúde não tinham ideia de como o cuidado da saúde bucal poderia contribuir para o CPS

Comunicação deficiente e desconexa entre a saúde bucal e a área médica mais ampla

Falta de conceitos e modelos sobre como integrar os serviços de cuidado da saúde bucal ao CPS

Essa orientação deixou uma marca no passado e continua no presente. Nos últimos 150 anos, o profissional dentista tem enfatizado sua própria identidade independente no campo médico, guardando uma nítida separação de outras especialidades médicas. A Odontologia ainda foca a gestão da cárie com uma abordagem restauradora – acreditando que a doença pode ser controlada por meio de perfeição técnica e uso de materiais restauradores apropriados[29] (ver Capítulos 13 e 25). A filosofia de tratamento com brocas, restaurações e reconstruções sobre o paradigma de que o processo carioso é irreversível e precisa ser reparado, uma vez que a lesão cariosa é detectada (ver Capítulo 9), ignora o fato de que as lesões cariosas não cavitadas, ou cavitadas, podem ser limpas, detidas ou mesmo regredir a partir de um autocuidado eficaz e da aplicação de flúor (ver Capítulo 9).

Existe ampla evidência para o impacto limitado da Odontologia convencional sobre a incidência, a prevalência e a distribuição da doença bucal na população.[63,75] A sobrecarga de doenças bucais permanece alta e o modelo convencional de cuidados da saúde bucal é supostamente ineficiente, e também muito caro, já que comumente fornecido em opções de prática privada com foco no tratamento e na tecnologia.[38] Esse cenário é até mesmo mais relevante nos PRBM, onde os recursos para qualquer tipo de cuidado da saúde são limitados. Estimou-se que o custo total das restaurações nas cavidades cariosas da população infantil no Nepal, com o uso de amálgama, excederia os de um pacote de cuidados essenciais da saúde do governo para crianças abrangendo vacinação, suplementação de micronutrientes e intervenções essenciais à saúde pública.[101] Em vista da média do gasto *per capita* com saúde do governo de um PRB de somente US$ 24[97], é óbvio que uma abordagem restauradora para o controle de cárie não seja realista.

Alocação de pessoal para o cuidado da saúde bucal

Influenciada por essa abordagem restauradora, a alocação de pessoal da saúde em muitos PRBM concentrou-se enormemente no aumento do número de dentistas. Embora não haja proporção ideal dentista/população, ela ainda é largamente usada como única ferramenta para a alocação de pessoal em relação à saúde bucal (Quadro 22.1).

Quadro 22.1 A proporção dentista/população importa?

- Síria: durante pouco mais de uma década (1985-1998), as políticas governamentais levaram a um aumento do número de dentistas de 1.975 para 11.506 (proporção dentista/população de menos de 1:1.500). Mesmo assim, o índice de cárie (F/DMFT × 100) foi pouco alterado, e os níveis de cárie permaneceram iguais.[9]
- Filipinas: a proporção dentista/população é de 1:5.000, uma relação que se aproxima de muitos países PAR. Entretanto, a última Pesquisa Nacional de Saúde Bucal revelou que praticamente todas as cáries nas crianças permaneceram não tratadas.[58]

Entretanto, os planejadores e gestores da saúde geralmente têm uma falta de perspectiva mais ampla na saúde pública, resultando em uma simplificação grosseira do que venha a ser um exercício de planejamento complexo.

Há muitas regiões no mundo com desesperadora necessidade de mais profissionais de saúde bucal, principalmente a África Subsaariana e o Sudeste Asiático (Figura 22.4), mas o real desafio não é somente o número de profissionais de saúde bucal, e sim o alcance dos cuidados que eles fornecem, a adequação para as necessidades das comunidades servidas por eles e os custos associados.

A abordagem de aumentar o número de dentistas em diferentes países (p. ex., Índia, Nepal, Brasil e Peru) a partir da liberação dos estudos em Odontologia e do crescimento do mercado de instituições educacionais odontológicas privadas não tem contribuído para aumentar o acesso aos cuidados da saúde bucal.[43] Na melhor das hipóteses, mais dentistas significam melhor acesso aos serviços de cuidados da saúde bucal para os afluentes grupos populacionais urbanos, porém muito menor para as populações rurais e carentes. Na pior, a situação de excesso de oferta de dentista nas áreas urbanas combinada à falta de pessoas que possam pagar tais cuidados resulta em excesso de tratamento ou dentistas forçados a emigrarem.[65]

O foco nos dentistas como os únicos capazes de cuidar da saúde bucal contribui para o descaso na saúde bucal nos PRBM e ignora os conceitos inovadores para uma mão de obra na saúde bucal mais ampla e interprofissional que seria mais apropriada, realista e custo-efetivamente.

Para fornecer uma abordagem mais racional sobre a alocação de pessoal da saúde bucal, principalmente no contexto da cobertura universal, as seguintes questões devem ser respondidas e discutidas em nível nacional antes de definir os alvos de alocação:

- Quais tipos de intervenções serão fornecidos e em que nível de sistema de cuidado da saúde?
- Quem pagará pelos serviços? O seguro social cobrirá o cuidado bucal essencial? Quais recursos estão disponíveis para financiar os serviços?
- Até que ponto é aceitável para os segmentos pobres da população que o paciente tenha que desembolsar o pagamento?
- Quanto de cuidado da saúde bucal não essencial será definido e gerenciado?
- Quem no sistema fornecerá atividades de promoção da saúde e quais são elas?

As respostas para essas questões ajudarão a definir as habilidades e competências necessárias para os diferentes tipos de trabalhadores nos diversos níveis do sistema de cuidado da saúde. Os dentistas que receberam treinamento técnico sofisticado são empregados em um ambiente clínico específico, situação raramente disponível nos níveis mais baixos do CPS. Os governos são compelidos a investir em instalações clínicas complexas, com todas as implicações no que diz respeito à manutenção e aos suprimentos, até que outra solução mais custo-efetiva seja possível. Além disso, tais instalações geralmente são usadas para a prática privada, depois do horário obrigatório de serviço público ou, se mantidas inadequadamente, rapidamente se tornam não funcionais. O tipo de prestador do cuidado da saúde bucal necessário deve ser definido de acordo com a estratégia de cuidado do governo, para melhorar a saúde bucal da população. As experiências em Bangladesh, na Indonésia, no Nepal, na Tanzânia, no Vietnã e em outros países têm indicado que os dentistas não são necessários nos centros de cuidado da saúde no nível mais baixo da pirâmide, mas têm um papel importante nos níveis mais altos do sistema (indicação), assim como na gestão e no treinamento de expansão das equipes de saúde bucal.[83,84]

Cuidado bucal ilegal | Sintoma de um problema maior

Os problemas de acesso ao cuidado básico da saúde bucal nos PRBM forçam grande parte da população a depender de cuidado oferecido ilegalmente. Alguns deles são socialmente aceitos e fazem parte do contexto cultural. Variam de médicos tradicionais, "dentistas de rua" ou charlatões (Figura 22.5) a prestadores com, pelo menos, algum treinamento na saúde, mas que ultrapassa suas competências práticas.[12]

Embora esses prestadores preencham uma lacuna no suprimento de serviço para a população pobre, o fornecimento sem controle do cuidado da saúde bucal é um sério problema de saúde pública, resultando em situações de cuidado de baixa qualidade e de risco para os pacientes (p. ex., infecção por contaminação cruzada por meio de instrumentos esterilizados de maneira inapropriada). Trata-se de um fenômeno que ultrapassa, e muito, o contexto legal. Deve ser visto como um sintoma da falha das estruturas existentes de fornecimento de saúde e déficit social, como a baixa priorização dos serviços de cuidado da saúde bucal formal, a fraca regulamentação profissional e a incapacidade para aplicar as leis existentes. Entretanto, os desafios éticos para a profissão e a sociedade permanecem grandes porque esses prestadores ilegais podem ser os únicos disponíveis para alívio da dor. No contexto dos esforços globais para os sistemas de saúde, o fortalecimento e a melhora da segurança do paciente e o problema do cuidado da saúde bucal ilegal necessitam de pesquisas adicionais.[31]

Abordagens de saúde pública direcionadas à cárie

A cárie é o resultado de um complexo processo biológico multifatorial, fisiológico, comportamental e social (ver Capítulos 2, 4, 5 a 9 e 13 a 15). A prevenção e o controle da cárie, portanto, têm vários pontos de entrada, tanto no nível da população quanto no individual. As intervenções no nível da população e político são altamente custo-efetivos e devem ser escolhas de prioridade nos PRBM com recursos limitados. Focar uma abordagem é menos provável de obter sucesso do que uma abordagem combinada multinível.[8]

Opções políticas para reduzir os riscos da saúde bucal e promover a prevenção

Os governos têm opções de política pública para influenciar a exposição aos fatores de risco e ao consumo, assim como o uso de certos produtos não saudáveis. Essa questão se baseia no conceito de que alcançar e manter a boa saúde da população contribuem para o bem-estar da nação, dando ao governo um mandato desimpedido para fornecer um ambiente e as condições de vida favoráveis à saúde, além de proteger a população de certos riscos.[77] O conceito de determinantes sociais de saúde e a abordagem do fator de risco comum fornecem uma base sólida para a ação governamental ampliada (ver também Capítulos 4 e 13).

Há muitos exemplos de legislação e regulamentação com resultados bem-sucedidos com significativos impactos positivos na saúde. Muitos países observaram brusca diminuição nas doenças relacionadas com o cigarro depois da introdução de restrições à publicidade, da proibição de fumar em locais públicos e do aumento dos impostos a partir de ferramentas políticas e modelos desenvolvidos pela OMS e por outras organizações.[1]

O atual reconhecimento internacional do crescimento da sobrecarga das DNT, da qual 80% ocorrerão em PRBM, oferece oportunidades para a articulação de ações políticas entre diferentes setores, a fim de que sejam direcionadas a fatores de risco fundamentais comuns modificáveis, como a redução do consumo de açúcar, sal, cigarro e álcool. Isso integra a saúde bucal dentro do contexto da DNT.[8] A abordagem

358 Parte 6 • Controle de Cárie da População

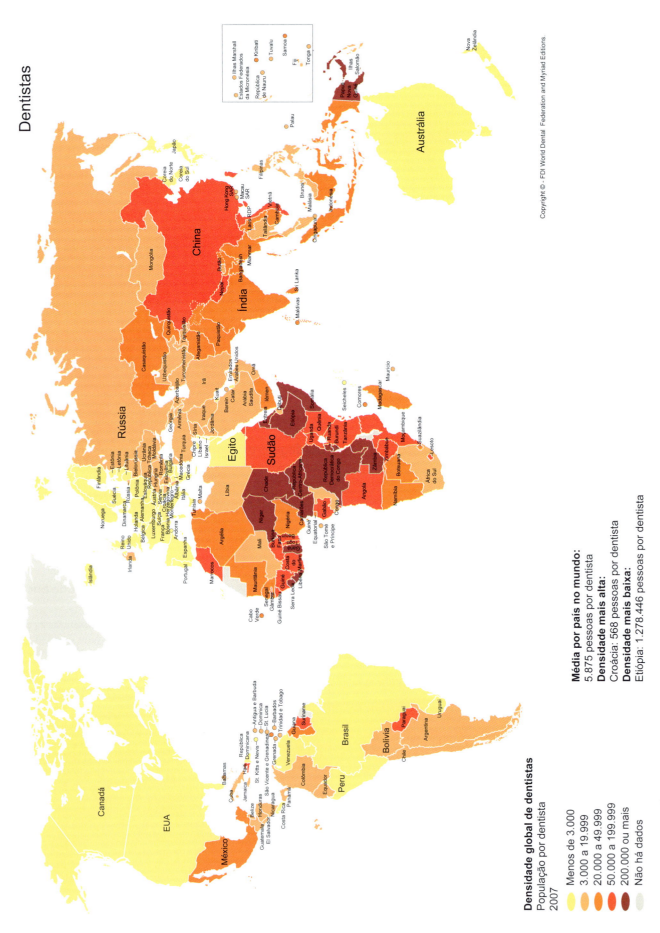

Figura 22.4 Densidade global de dentistas em 2009. Adaptada de Beaglehole et al., 2009.[6] Reproduzida, com autorização, da Myriad Editions.

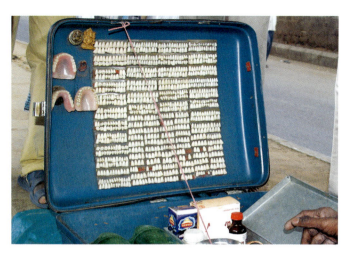

Figura 22.5 Dentistas de rua na Índia. Reproduzida, com autorização, da Matthew Logelin/Wikimedia Commons.

anteriormente empregada para desenvolver políticas e estratégias limitadas apenas à saúde bucal foi superada por uma mais holística e integrada. As estratégias para a saúde bucal atualmente precisam estar integradas e inseridas em outros contextos, como políticas mais amplas para DNT ou planejamento para a saúde da mãe e da criança.[99]

Considerando, de um lado, o efeito prejudicial do alto consumo de açúcar, principalmente das bebidas açucaradas, na incidência e na prevalência de diabetes, obesidade e outras DNT e, de outro, a nítida relação dose/efeito entre o consumo de açúcar e a cárie, uma abordagem política articulada para reduzir o consumo geral de açúcar na população tem o potencial de ser altamente eficaz.[18] Uma legislação inovada para regular a publicidade e a venda de alimentos e produtos não saudáveis, especialmente para as crianças, está entre as abordagens mais promissoras custo-efetivas para os governos.[79] Além disso, as abordagens preventivas custo-efetivas disponíveis, como o acesso universal à fluoretação apropriada para o controle de cárie, necessitam ser priorizadas e reforçadas por meio de planejamento nacional apropriado.

Entretanto, a produção de açúcar é uma importante fonte de receita para vários PRBM[6] e a redução no consumo poderia resultar em receita econômica menor. Isso poderia exigir adaptação dos sistemas agrícolas, similar à abordagem realizada para as economias produtoras de fumo.[89] A Tabela 22.5 mostra as opções políticas selecionadas no contexto da redução dos fatores de risco alimentares e da promoção de nutrição saudável.

A abordagem de definições fornece outro ponto de entrada para a criação de ambientes saudáveis. As escolas e os locais de trabalho são lugares que tornam possíveis o controle e a restrição governamental dos alimentos não saudáveis, com muito açúcar, sal e gordura, ou a proibição do cigarro dentro e próximo dos ambientes[66,92] (Quadro 22.2).

Tabela 22.5 Opções selecionadas de políticas para a redução dos fatores de risco alimentares.

Regulação da rotulagem e da publicidade de alimentos não saudáveis e bebidas açucaradas, especialmente para crianças
Regulação da quantidade de açúcar, gordura e sal livres e adicionados aos produtos alimentares comuns, e assegurar rotulação esclarecedora
Promoção de disponibilidade e acessibilidade de alimentos saudáveis (principalmente frutas e vegetais) e bebidas sem açúcar, especialmente em locais públicos, como escolas e locais de trabalho
Medidas de apoio que promovam a alimentação saudável e nutricional (p. ex., refeições saudáveis na escola e no trabalho, o alimento fornecido no trabalho)
Aumento dos impostos e taxas para alimentos e bebidas não saudáveis e o uso da receita para financiar atividades de promoção da saúde

Quadro 22.2 Abordagem adaptada para a escola.

- O Departamento de Educação das Filipinas, amparado pela Cooperação Alemã para o Desenvolvimento, a organização não governamental filipina Adequação para a Escola Inc., e outros parceiros iniciaram o Programa Essencial de Cuidados em Saúde (EHCP) em escolas primárias públicas. O programa é baseado na Abordagem Adaptada à Escola e integrado às medidas de prevenção baseadas em evidências para a maioria das doenças prevalentes na infância: verminose-infecção intestinal causada por sujeira, doenças relacionadas com higiene (p. ex., diarreia, infecções respiratórias e cárie rampante) etc. A escovação dos dentes como medida preventiva de cárie está totalmente integrada ao pacote de intervenções acessíveis implementadas na escola e mantida pelos professores: (1) grupo diário de lavagem das mãos com sabão; (2) grupo diário de escovação dos dentes com pasta de dente fluoretada; e (3) diretrizes semestrais de desparasitação, de acordo com as diretrizes da OMS.
- Essas intervenções são complementadas pela construção de um grupo de produtos de lavagem e saneamento e o fornecimento de água limpa para escolas sem acesso a esse recurso. O EHCP atualmente alcança mais de 2,5 milhões de crianças nas Filipinas, no Camboja, na Indonésia e no Laos (RDP). A média do custo do material é de US$ 0,50 por criança/ano, o que torna o programa altamente acessível mesmo em configurações de poucos recursos.

Em especial, as intervenções na saúde escolar fundamentadas têm um alto potencial de impactar significativamente as doenças infantis evitáveis, sendo enfatizadas como opção política eficaz, sobretudo nos países com fracos sistemas de saúde.[57,60]

Estratégias de fluoretação como ferramentas de saúde pública

O uso de fluoreto foi amplamente aceito como o caminho mais custo-efetivo e o único realista em relação à redução da sobrecarga de cárie (sendo descrito extensivamente no Capítulo 14). A OMS promove medidas de "fluoretação automática" em lugares onde a exposição ao fluoreto depende menos de adequação (p. ex., fluoretação da água, sal ou leite), desde sejam consideradas estratégias mais eficazes e equitativas para a prevenção e o controle da cárie.[68] Na realidade, entretanto, mesmo nos PRA, qualquer ensejo que aborde a cobertura universal dessas medidas raramente é alcançado. Mais do que a promoção geral de medidas de fluoretação automática, as condições complexas em uma dada configuração devem levar em consideração uma escolha mais diferenciada das intervenções de fluoreto. Isso é particularmente relevante no contexto dos PRBM, onde foi conduzida somente pesquisa limitada sobre a viabilidade das intervenções fluoretadas.

Para auxiliar os gestores da saúde pública na seleção apropriada das intervenções de fluoreto, desenvolveu-se o Modelo de Intervenção com Fluoreto (FLINT, do inglês *fluoride intervention template*) (Tabela 22.6). Baseia-se em um sistema de priorização no qual são fornecidos o critério e as opções para uma comparação das características das intervenções e configurações.[100]

Fluoretação da água

Em geral, a água é considerada um veículo ideal para a fluoretação, sendo afirmada como uma das intervenções de saúde pública de maior sucesso do século 20.[21] Entretanto, da perspectiva global, apenas cerca de 5% da população mundial é abastecida com água fluoretada artificialmente, a maioria nos PRA. Nenhum PRB e somente poucos PRM dispõem de fluoretação artificial da água. Exceções notáveis em que se alcança uma grande proporção da população são o Brasil e a Malásia, ambos entre os mais ricos dos PRM. Alguns dos desafios para sua implementação estão apresentados na Tabela 22.7.

Em adição aos problemas práticos e técnicos da fluoretação da água, muitos países confrontam argumentos contra, como "medicamento compulsório em massa", privando o indivíduo do direito ao consentimento informado e à escolha. O encerramento da prática da fluoretação da água em vários países europeus e em outros lugares geralmente foi baseado nessas considerações éticas.

360 Parte 6 • Controle de Cárie da População

Tabela 22.6 Critério e princípios orientadores para a seleção de uma intervenção fluoretada segundo o FLINT.

Critério	Princípios orientadores
Igualdade	A intervenção fluoretada precisa fornecer equidade, ser acessível para a maioria da população, independentemente da localidade, da classe social, do gênero ou da idade
Efetividade	A intervenção fluoretada precisa ter boa evidência de efetividade na prevenção da cárie em todos os grupos etários (dentição decídua e permanente)
Eficácia	A intervenção fluoretada precisa ser custo-efetiva e acessível para as opções
Sustentabilidade	A intervenção fluoretada precisa ser financeira, organizacional e tecnicamente sustentável por pelo menos 5 anos
Segurança	A intervenção fluoretada não deve causar dano físico, social, psicológico ou emocional
Adequação	A efetividade da intervenção fluoretada não requer cooperação ou mudança substancial no comportamento da população
Viabilidade	A capacidade humana, a tecnologia, a infraestrutura e os recursos financeiros são adequados para implementar a intervenção de fluoretação
Legislação	As leis de suporte e as regulamentações necessárias para a introdução, a garantia da qualidade, o monitoramento de impacto e a sustentabilidade da intervenção fluoretada precisam estar em vigor
Controle de qualidade	Para garantir a qualidade e a segurança da intervenção fluoretada, padrões e medidas são exigidos, incluindo os recursos humanos treinados, para empreender monitoramento e controle
Vigilância	A vigilância epidemiológica da intervenção fluoretada usando água, sal ou leite é necessária para garantir dosagem apropriada para a proteção máxima com o mínimo de efeitos colaterais; além disso, os impactos da saúde bucal das intervenções devem ser monitorados
Áreas de fluoretação alta	Os níveis de fluoretação da água natural precisam ser mapeados antes da introdução da intervenção fluoretada envolvendo água, sal ou leite (não pode exceder 0,5 ppm)
Comunicação	Atividades como defesa, facilitação e educação podem ser necessárias para a iniciação, a realização e a contínua aceitação das intervenções de fluoretação

Tabela 22.7 Possíveis desafios para a realização de fluoretação da água.

Requer acesso aos suprimentos do abastecimento de água pública (p. ex., no Vietnã, apenas 4% da população tem acesso à água fluoretada, já que 70% não está conectada ao suprimento de água)[19]

Em países onde o abastecimento de água pública não cobre a maioria da população ou este não é confiável, a fluoretação da água pode levar ao aumento da desigualdade, com parte da população beneficiada e outra, geralmente os segmentos em maior desvantagem, não (p. ex., Brasil)[4]

Capacidade técnica para manutenção e segurança da qualidade (p. ex., no Brasil, apenas pouco mais da metade das amostras contêm os níveis recomendados de fluoreto, apesar de monitoramento regular independente)[74]

Legislação de apoio necessária (p. ex., na África do Sul, apesar da legislação para a água fluoretada, em vigor desde 2001, ainda não existe nenhum esquema de água fluoretada artificialmente)[44]

Fluoretação do sal

Adicionar fluoreto ao sal não apresenta o inconveniente ético da fluoretação da água, desde que o consumidor tenha a opção de adquirir sal fluoretado ou não fluoretado. Os desafios para a fluoretação do sal se relacionam com os problemas práticos e técnicos, o controle de qualidade necessário e, geralmente, uma base de prova fraca (ver Capítulo 14). Somente cerca de 4% da população mundial tem acesso a sal fluoretado, principalmente nos PRBM da América Latina.

Fluoretação do leite

A fluoretação do leite, particularmente para programas escolares, foi proposta como veículo alternativo. Contudo, a evidência da sua efetividade permanece ambígua (ver Capítulo 14). Outros desafios incluem os problemas de distribuição, a necessidade de armazenamento frio e a grande prevalência de intolerância à lactose, principalmente nos países asiáticos.

Fluoretos aplicados profissionalmente

Essa categoria inclui o fluoreto gel, os vernizes, a espuma e os enxaguatórios testados em vários programas de prevenção baseados na comunidade ou na escola, necessitando ser aplicados em intervalos regulares. Entretanto, o alto custo desses agentes fluoretados administrados profissionalmente e a escassez de pessoal apropriadamente qualificado em saúde bucal nos PRBM são barreiras significativas para que sejam usados na prevenção de cárie nos serviços privados e públicos de cuidado da saúde bucal.[48] Essas abordagens são impraticáveis para a prevenção de cárie em toda a população nos PRBM.

Pasta de dente fluoretada

Forma mais generalizada e significativa de fluoreto usado globalmente (ver Capítulo 14), a pasta de dente fluoretada é uma medida preventiva segura baseada na população e com eficácia comprovada. Além disso, limpar os dentes e a gengiva com uma escova de dente ou palitos de mastigação (*miswaki*) é uma prática cultural largamente aceita, o que faz o uso da pasta de dente fluoretada uma fácil escolha para os consumidores (ver Capítulo 15). Entretanto, a exposição à pasta de dente fluoretada depende da limpeza diária dos dentes, o que envolve uma significativa adequação.

Considerações específicas para a promoção da pasta de dente fluoretada

Acessibilidade à pasta de dente fluoretada como um produto essencial

A OMS define a acessibilidade à pasta de dente como "algo que está disponível a um preço que possibilita que as pessoas de baixa renda a adquiram".[41] Mas o que isso significa na prática para 1 bilhão de pessoas que ainda vivem com US$ 1 ou menos por dia? A evidência mostra que o número de dias de trabalho necessários para pagar por uma dose anual de pasta de dente fluoretada por pessoa, ao preço mais baixo disponível, varia muito para os 30% da população mais pobre em diferentes países (Figura 22.6).[34]

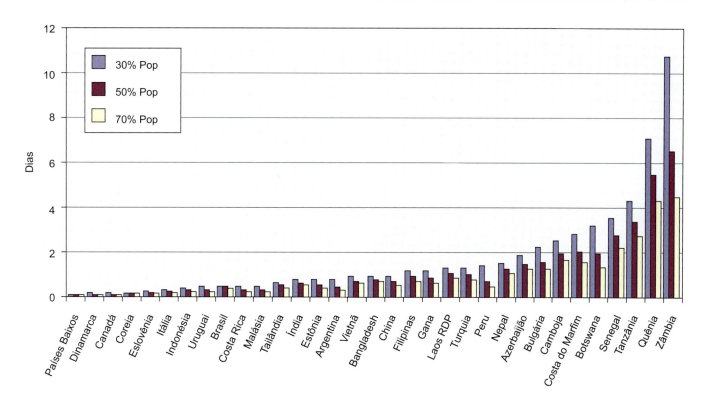

Figura 22.6 Número de dias em que familiares custearam por uma dosagem anual de pasta de dente de menor preço, pelo país e pela população. São apresentadas as porcentagens de 30%, 50% e 70% do setor mais pobre da população em um país.

Assegurar um suprimento de pasta de dente fluoretada acessível e eficaz e promover o seu uso deveriam ser opções políticas importantes na saúde nos PRBM. A acessibilidade pode ser melhorada pela redução ou remoção de impostos e taxas para pastas de dente fluoretadas, podendo chegar a 25% ou mais no preço no varejo.[34] Muitos PRBM promovem produtos preventivos essenciais, como mosquiteiros impregnados com inseticida, vacinas, contraceptivos ou sais de reidratação oral, pela isenção de impostos ou pela redução parcial de tributo. A OMS recomenda essa abordagem para a pasta de dente fluoretada.[68] As opções para política e ação para a promoção de pasta de dente fluoretada acessível estão listadas na Tabela 22.8. A acessibilidade pode também ser melhorada pela promoção do uso de somente uma pequena quantidade (ervilha/arroz/nódoa) em cada escovada. Além disso, as recomendações de saúde pública devem ser as mais simples possíveis; então, somente um tipo de pasta de dente (1.000 a 1.500 ppm de fluoreto) é necessário para todo mundo. A supervisão das crianças é recomendada para garantir o uso apropriado (ver Capítulo 14).

Uso de pasta de dente fluoretada em áreas com níveis altos de fluoreto natural na água

Estima-se que cerca de 3% da população mundial dependa do consumo de água contendo níveis de fluoreto mais altos do que o 1,5 mg/ℓ recomendado, e a maioria vive nos PRBM.[3] A ingestão de alta quantidade de fluoreto nessas áreas deve ser gerenciada com medidas apropriadas, como fontes alternativas de água para consumo ou medidas de desfluoretação. A OMS, a Federação Dentária Internacional (FDI) e a Associação Internacional de Pesquisa Odontológica recomendam claramente que "a pasta de dente fluoretada é segura para uso, independentemente de baixa, normal ou alta exposição ao fluoreto de outras fontes".[98]

Assegurar a qualidade da pasta de dente fluoretada

A pasta de dente fluoretada deve ser considerada um produto essencial para a saúde e uma ferramenta importante na saúde pública, estando sujeita, desse modo, ao controle de qualidade. Isso requer não somente capacidade técnica, mas também vontade política e comprometimento para estabelecer uma estrutura política de apoio, incluindo as autoridades reguladoras nacionais efetivas de produtos de consumo e medicamentos.

A qualidade da pasta de dente fluoretada está relacionada com a eficácia anticárie, a proteção ao consumidor e a informação por meio de correta rotulagem. Para que a pasta de dente fluoretada seja eficaz, ela precisa de uma concentração apropriada de biodisponibilidade de

Tabela 22.8 Opções de políticas e ações relacionadas com a promoção de pasta de dente fluoretada acessível.

Fazer um inventário das pastas de dente fluoretadas disponíveis no país, com o preço por unidade ou peso e formulação

Testar as pastas de dente para níveis de biodisponibilidade e total de fluoreto por meio de laboratório independente, usando procedimentos estabelecidos de padrão analítico

Incentivar os fabricantes multinacionais de pasta de dente a utilizarem preço diferencial para os países pobres e reduzir o custo por meio de embalagens e ingredientes mais baratos

Incentivar a produção genérica e local de pasta de dente fluoretada acessível e eficaz

Garantir a observância da ISO 11609 padrão para a rotulação de pasta de dente fluoretada (p. ex., tipo de flúor e concentração, data de produção e de validade, aviso para a supervisão de um adulto na escovação das crianças pequenas); assim como instruções para o uso de pequena quantidade (arroz, ervilha/nódoa) de pasta pelas crianças e indicações para evitar ou limitar o enxágue depois da escovação

Identificar a marca da pasta de dente que tenha pelo menos 80% do fluoreto na forma biodisponível para toda a extensão da vida útil (3 anos), e selecionar o mais barato para utilização no contexto dos programas de escovação dentária com base na comunidade

fluoreto (ver detalhes no Capítulo 14). As formulações de pasta de dente de monofluorfosfato de sódio (MFF) usando abrasivos à base de cálcio são baratas e, portanto, largamente disponíveis nos PRBM. O componente PO_3F_2- não é estável[67] e, nesse sentido, os níveis de biodisponibilidade do fluoreto nas pastas de dente MFF à base de cálcio são mais baixos do que o conteúdo total de fluoreto.[16,25] Outros estudos relatam pastas de dente que perdem a biodisponibilidade do fluoreto com o envelhecimento e a alta temperatura de armazenamento.[5,24,35] Infelizmente, a Organização Internacional para Padronização (ISO), Norma nº 11609:2010 para pasta de dente, somente faz menção ao conteúdo total de fluoreto, sem se referir à importante questão da sua biodisponibilidade.[39] Praticamente, uma pasta de dente pode, então, ser ISO compatível, mesmo se o conteúdo da biodisponibilidade do fluoreto estiver muito baixo para um efeito anticárie. Além disso, a prática de rotulação para as pastas de dente fluoretadas nos PRBM, geralmente, não se adapta ao padrão ISO, cuja data de validade e de fabricação, concentração ou tipo de fluoreto não são claramente indicados.[16,82] A situação nos PRBM é agravada por uma generalizada afluência de produtos falsificados contendo pouco ou nenhum fluoreto. Os sistemas de controle de qualidade, fracos ou inexistentes, não são capazes de garantir a alta qualidade efetiva da pasta de dente fluoretada para os consumidores em muitos países.

Integração dos cuidados básicos da saúde bucal aos cuidados da saúde primária

Pacote Básico de Cuidados Bucais

No final da década de 1990, a OMS rencomendou o desenvolvimento do Pacote Básico de Cuidados Bucais (BPOC, do inglês *Basic Package of Oral Care*), um documento conceitual político que apresentou prioridades nos cuidados da saúde bucal.[30] Também foi uma tentativa de afastar uma abordagem tradicional, amplamente restauradora, fornecida pelos dentistas, e focar na filosofia do CPS. O conceito não pretendia ser uma receita universal para a integração dos cuidados da saúde bucal aos CPS e não apresentou uma estratégia para realização ou outros detalhes práticos. Entretanto, sugeriu que projetos de demonstração em pequena escala devem ser estabelecidos para determinar os detalhes do BPOC e adaptar o modelo aos recursos locais antes de seguir a realização em larga escala.[85]

O BPOC enfatizou a gestão de cárie e suas consequências, pois se estimou que a cárie, naquela época, responderia pela maior parte do encargo de doença bucal global.[62] O ponto de partida e o primeiro elemento do BPOC foram a promoção da saúde bucal e o autocuidado pela higiene bucal com pasta de dente fluoretada acessível.

O segundo elemento do BPOC é o tratamento bucal urgente, que inclui a demanda de cuidado, como a extração dentária simples sob anestesia local, a drenagem de abscesso, o controle de infecção bucal aguda com terapia medicamentosa apropriada, o primeiro socorro para traumatismo maxilofacial e o reconhecimento de condições bucais que exijam que o paciente seja encaminhado para cuidados mais amplos na clínica odontológica do hospital distrital ou regional. Entretanto, a cárie não tratada e suas consequências são os motivos mais comuns para que as pessoas procurem o cuidado da saúde bucal nos PRBM.[28,87]

O terceiro componente do BPOC é o tratamento restaurador atraumático (TRA), a fim de fornecer uma opção de tratamento restaurador que não necessite de um ambiente clínico específico ou equipamento sofisticado e possa ser fornecido em locais de pouco recurso, onde a água corrente e a eletricidade não precisem estar disponíveis (ver Capítulo 19).

Revisão do Pacote Básico de Cuidados Bucais

Mais de uma década se passou desde a publicação do manual do BPOC. Com o foco agora na cobertura universal e na integração dos serviços, justifica-se uma revisão dos pontos fortes e fracos do BPOC. Infelizmente, houve poucos projetos demonstrados e, menos ainda, avaliações bem documentadas. Contudo, é também óbvio que foram realizados os elementos individuais mais do que o pacote completo (Tabela 22.9).

Tabela 22.9 Exemplos de realização parcial do BPOC.

Nepal: a defesa por pasta de dente fluoretada acessível resultou em drástico aumento do flúor disponível e subsequente diminuição de cárie em crianças de 12 a 13 anos de idade[102,103]

Camboja: o treinamento de enfermeiras rurais para fornecer tratamento bucal urgente e TRA, incluindo avaliação para mostrar o gargalo prático para a realização eficaz, como falta de suprimentos, necessidade de reciclagem e supervisão e a integração não apropriada ao sistema de serviço de saúde[23]

Burkina Faso, Madagascar, Laos, Peru, Tanzânia: treinamento para trabalhos com os cuidados primários da saúde no fornecimento de tratamento bucal urgente – avaliação não formal de programas

Enquanto a evidência para as restaurações (TRA) tem crescido, com maior aceitação da comunidade odontológica[37], há pouca informação para sua adoção em larga escala na configuração de CPS, com exceção do México.[36] Embora seja possível fornecer TRA em tais configurações, fatores como demanda, expectativa do paciente, custo e disponibilidade de materiais têm um importante papel, sendo atualmente úteis.

Em muitos aspectos, o BPOC não teve o impacto esperado no início (Tabela 22.10). No contexto do desenvolvimento, um novo e melhor BPOC é crucial para avaliar o impacto da realização de exemplos em diferentes configurações.

Futuro do Pacote Básico de Cuidados Bucais

Em vista do limitado impacto do BPOC durante a década passada, poderia se questionar se a contínua promoção do pacote na sua forma atual para os PRBM ainda é pertinente. Os princípios básicos do BPOC ainda são válidos, assim como o uso custo-efetivo das intervenções do pacote para as DNT seja considerado uma oportunidade essencial para fortalecer os sistemas de saúde.[40] As vantagens do pacote de intervenções em saúde incluem a custo-efetividade, a simplicidade da realização e a capacidade de ser integrado aos outros setores do sistema de saúde.

Para fornecer um modelo relevante e atualizado para a integração dos cuidados básicos em saúde bucal em CPS e pacotes de benefícios de seguro social, será necessário enfatizar mais as realidades de implementação. Isso porque a descrição original do BPOC o limitou à filosofia da abordagem, sem fornecer ferramentas para a utilização prática.

Tabela 22.10 Possíveis barreiras para a realização do BPOC.

A falta de vontade política das organizações internacionais de saúde, governos e associações odontológicas em promover o BPOC como um modelo de integração básica de cuidado bucal em CPS

Falha para definir como e onde diferentes componentes do pacote podem ser implementados e integrados às estruturas educacionais e de saúde existentes

Falha para enfatizar a flexibilidade do BPOC e a importância de adaptá-lo às prioridades de saúde bucal

Ênfase excessiva colocada em certos componentes do BPOC, como os aspectos curativos do pacote (TRA e tratamento bucal urgente) com pequena ação dos aspectos preventivos (promoção em saúde bucal, pasta de dente fluoretada acessível)

Hesitação do dentista para aceitar o fornecimento do cuidado bucal por pessoal auxiliar

Falha na apreciação total do custo dos recursos necessários para os diferentes componentes do pacote, incluindo o treino e a criação de capacidades

Falta de orientação no desenvolvimento de estrutura e no contexto político legal de suporte

Entretanto, tais ferramentas, somadas a outros aspectos, como a estrutura política e legal, o treinamento e a capacitação, a comunicação, o monitoramento e o desempenho da gestão, assim como o comprometimento político, são de grande importância para o seu sucesso.[32] Dado que as necessidades e os recursos dos países diferem, é preciso priorizar certos elementos do BPOC e promover uma utilização gradual mais do que a implementação de um pacote completo.[11] As ligações com outros pacotes de serviço essencial para saúde, como o Pacote de Intervenções Essenciais para as Doenças Não Transmissíveis da OMS, devem também ser analisadas[95] para fomentar a integração. Por fim, para superar as barreiras de delegação de tarefa e a definição de mão de obra, um BPOC atualizado deve focar a definição mínima de competências para certos serviços, mais do que especificar qual tipo de trabalhador no cuidado da saúde será o responsável por qualquer tarefa dada.

Fortalecimento de controle e pesquisa

O controle das doenças bucais nos PRBM é fraco ou inexistente, não estando, geralmente, ligado ao controle rotineiro de DNT ou a outro controle nacional de doença.[49,69] A falta de dados confiáveis e comparáveis de saúde bucal afeta a priorização e a defesa das doenças bucais em todos os níveis. As oportunidades para a integração da coleta de dados da saúde bucal em contínuas pesquisas de colaboração internacional, como a Pesquisa Global de Saúde Baseada na Escola, a Pesquisa Global de Tabaco na Juventude e as etapas das pesquisas da OMS para as DNT, existem, mas necessitam de promoções e aplicações mais rigorosas. Além disso, a falta de pesquisa aplicada e de avaliação precisa das abordagens, dos projetos e dos programas é um desafio maior para o efetivo desenvolvimento e estratégias apropriadas para a prevenção e o controle das doenças bucais.

Medição da importância da cárie para a defesa e o planejamento

Para posicionar a cárie como um problema relevante para a saúde geral e pública, é importante apresentar seus impactos de maneira efetiva. Duas medições largamente usadas de sobrecarga de doença para a priorização em política e planejamento da saúde são os anos de vida com adequação à incapacidade (DALY, do inglês *disability-adjusted-live-years*) e os anos vividos com a incapacidade (YLD, do inglês *years-lived-with-disability*). Há preocupações de que essas medições possam resultar em sobrecarga da doença bucal subestimada. O índice DMFT, a medição mais comumente usada para a cárie, não é facilmente compatível com a estrutura DALY/YLD. A cárie não é uma entidade única; há ao menos três principais fases no processo carioso: a pré-cavidade; a cavidade; e o envolvimento pulpar – cada uma delas com diferentes impactos em termos de dor, desconforto, limitações funcionais e consequências gerais na saúde. Como descrito anteriormente (ver Capítulo 4), o componente *decayed* (D – "cárie") do DMFT não fornece informação detalhada sobre o estágio da doença. A falha para diferenciar os vários estágios da cárie e suas consequências para a saúde e ao bem-estar pode também contribuir para subestimar a sobrecarga da cárie no contexto DALY/YLD. Os problemas de comparar realisticamente as doenças bucais a outras condições de saúde não ajuda a priorizar a saúde bucal, o que a coloca em desvantagem nos processos de decisões políticas.[13]

Índice PUFA para avaliar as dimensões da cárie não tratada

Nos últimos 70 anos, os dados de cárie foram coletados em todo o mundo a partir do uso do índice DMFT/dmft (ver Capítulo 4). Para avaliar e quantificar as consequências clínicas da cárie não tratada, o envolvimento pulpar visível, a ulceração causada por fragmentos dentários deslocados e as fístulas e os abscessos foram incluídos em um novo índice de cárie, o PUFA.[56] Esse índice foi concebido para complementar outros índices de cárie que não tenham facilidade para registrar as consequências clínicas da cárie não tratada (Figura 22.7; Tabela 22.11).

Tabela 22.11 Critério de pontuação do índice PUFA/pufa.*

Notificações	Descrição
P/p	O envolvimento pulpar é registrado quando a abertura da câmara está visível ou as estruturas coronárias foram destruídas pelo processo carioso e somente raízes e fragmentos de raiz foram deixados. Nenhuma sondagem é realizada para diagnóstico de envolvimento pulpar
U/u	As ulcerações, em decorrência de trauma de pedaços pontudos de dente, são registradas quando bordas pontudas deslocadas de dente com envolvimento pulpar ou fragmentos radiculares causarem ulcerações traumáticas nos tecidos moles adjacentes (p. ex., língua ou mucosa jugal)
F/f	A fístula é pontuada quando a liberação de pus está relacionada com o trato sinusal para um dente com envolvimento pulpar presente
A/a	O abscesso é pontuado quando o inchaço contendo pus está relacionado com um dente com envolvimento pulpar presente

*Letras maiúsculas: dentição permanente; letras minúsculas: dentição decídua.

A pontuação PUFA/pufa por pessoa representa o número de dentes que encontram o critério diagnóstico PUFA/pufa. Sua prevalência é calculada como a porcentagem da população com pontuação ≥ 1. A experiência PUFA/pufa para uma população é computada como a média geral PUFA/pufa por pessoa. Ambas, PUFA e pufa, são registradas separadamente, recomendando-se que os meios para cada um dos componentes sejam relatados.

A gravidade da cárie com estágios avançados geralmente é mais alta nos PRBM, o que torna o uso do índice PUFA até mesmo mais relevante. Apresentar os dados de cárie usando o índice PUFA fornece aos gestores de saúde relevante informação complementar para o índice DMFT, já que oferece informação adicional sobre os níveis de lesões cariosas não tratadas, sua gravidade e possíveis consequências associadas à qualidade de vida e à saúde. As decisões sobre a necessidade de tratamento estão inevitavelmente ligadas aos recursos e à capacidade da configuração do sistema de saúde. Na maioria dos PRBM, as chances para intervenções são limitadas e a extração dos dentes com polpa aberta, em geral, é o único tratamento real ou disponível. O PUFA pode ajudar a priorizar o tratamento por possibilitar a seleção dos pacientes com pontuação PUFA alta quando os recursos são escassos, mas, especificamente, não dá indicações do tipo de intervenção que deve ser aplicada.

Desde a introdução do índice PUFA, ele foi usado de maneira bem-sucedida em mais de uma dúzia de pesquisas, incluindo as de saúde bucal nacionais, nos momentos de alta prevalência de PUFA/pufa. Além disso, um índice PUFA alto poderia estar associado a um risco mais alto de índice de baixa massa corporal e à qualidade de vida inferior.[14,46,80] As extrações dos dentes PUFA resultaram em rápido ganho de peso em crianças gravemente abaixo do peso nas Filipinas.[59]

Necessidade urgente para pesquisa de serviços de saúde

A atual base de prova relacionada com as abordagens para a prevenção e o controle de cárie nos PRBM é muito limitada. Ela deve ultrapassar a avaliação de uma eficácia da intervenção por meio de pesquisa básica e aplicada, bem como incluir uma avaliação de intervenção eficaz sob condições reais de vida, preferivelmente no país onde a intervenção é aplicada (Figura 22.8).[55,73]

Isso requer o desenvolvimento e o fortalecimento das capacidades locais de pesquisa. Um ponto de partida essencial é a inclusão de atividades de monitoramento e de avaliação em todo programa de execução.[85] Por fim, e talvez mais importante, a pesquisa necessita ser traduzida em informação para que as políticas com evidência informada e práticas possam ser implementadas.

364 Parte 6 • Controle de Cárie da População

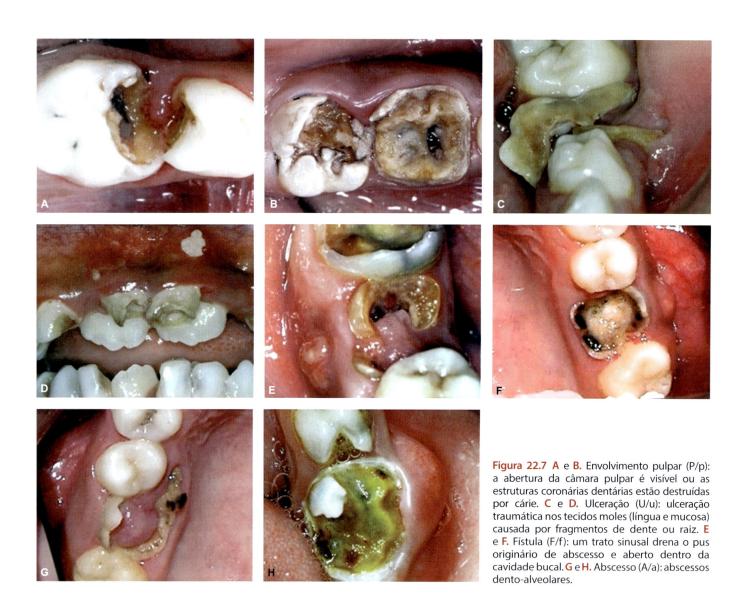

Figura 22.7 A e **B.** Envolvimento pulpar (P/p): a abertura da câmara pulpar é visível ou as estruturas coronárias dentárias estão destruídas por cárie. **C** e **D.** Ulceração (U/u): ulceração traumática nos tecidos moles (língua e mucosa) causada por fragmentos de dente ou raiz. **E** e **F.** Fístula (F/f): um trato sinusal drena o pus originário de abscesso e aberto dentro da cavidade bucal. **G** e **H.** Abscesso (A/a): abscessos dento-alveolares.

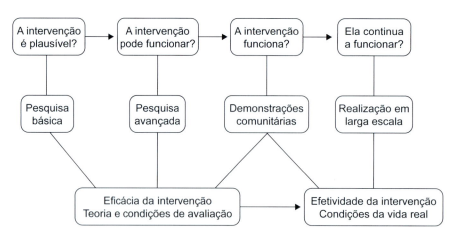

Figura 22.8 Relação entre eficácia e efetividade em diferentes configurações.[55] Modificada de Rose, 1993.[73]

Integração, defesa e contexto político de suporte

Há um crescente reconhecimento de que os programas de saúde bucal isolados, usando um projeto vertical, não são mais justificáveis em termos de recursos necessários *versus* resultados alcançados. Aproveitar a abordagem do fator de risco comum e o conceito de integração horizontal da prevenção e controle da saúde bucal no contexto maior do serviço de saúde, principalmente as estratégias de DNT, será a nova abordagem dominante para as próximas décadas.[10,88] Isso requer mudanças fundamentais na formação odontológica e na prática profissional, complementadas pelo foco renovado nas necessidades de bilhões de pessoas não alcançadas pela atual abordagem de cuidados da saúde bucal.[33] Os alicerces da política de suporte para essa defesa e esse processo de transformação já estão em vigor, incluindo: o Plano de Ação na Saúde Bucal da OMS de 2007, adotado por todos os ministros da saúde nela representados[94]; a inclusão da saúde bucal na Declaração de Políticas da Reunião de Alto Nível das Nações Unidas sobre Prevenção e Controle das DNT[81]; e a inclusão das doenças bucais no Plano de Ação Global para Prevenção e Controle das DNT 2013-2020 como recomendações de ação para os estados-membros.[96]

Entretanto, a situação atual da saúde bucal nos PRBM e em outros lugares do mundo deve ser considerada principalmente uma negligência política e ser direcionada com defesa política coordenada.[13]

Considerações finais e recomendações

A enorme sobrecarga global de cárie e os impactos sobre a saúde geral, o bem-estar e a produtividade são o maior desafio para todos os sistemas de saúde, mas é ainda mais assustador para os PRBM. A análise da atual abordagem focada na tecnologia e centrada no dentista revelou a negligência de determinantes mais amplos e fatores de risco da saúde bucal. Há uma falta de integração na CPS, assim como uma redução simplista da intervenção preventiva para efeito da mudança comportamental por meio da informação de saúde. Somente aumentar o número de dentistas nos PRBM é provavelmente falhar na melhora da saúde bucal e aumentar a desigualdade. Há, portanto, uma drástica necessidade para a reorientação, pois mais do mesmo continuará falhando em direcionar as causas.

A evidência disponível para abordagens alternativas na prevenção e no controle de cárie nos PRBM não é perfeita, mas suficiente para tradução em ação. Em resumo, requer:

- Desenvolvimento e adoção de estratégias para direcionar os determinantes sociais e os fatores de risco comuns de cárie, particularmente o consumo de açúcar, por meio de políticas da promoção de ambientes e nutrição saudáveis
- Realização de estratégias preventivas custo-efetivas para toda a população pelo acesso à fluoretação apropriada, focando em medidas para aumentar o acesso e o uso de pasta de dente fluoretada como um produto essencial para a saúde
- Direcionar o direito a estar livre de riscos e ao alívio acessível da dor mesmo em níveis mais baixos de sistemas CPS pela criação de mão de obra e deslocamento de tarefa que encontre as necessidades da população por completo, mas principalmente daqueles grupos socioeconômicos mais baixos e em desvantagem
- Desenvolvimento de conceitos, modelos de execução práticos, avaliação de ferramentas e capacidades nacionais relacionadas para intervenções custo-efetivas de "melhor compra", para direcionar a cárie e outras doenças bucais prioritárias
- Priorização das escolas como configurações de promoção de saúde em que as intervenções de alto impacto, baseadas em habilidades, possam ser realizadas de modo custo-efetivo
- Uma pesquisa de saúde bucal coordenada internacionalmente e uma agenda controlada com ênfase no desenvolvimento, na avaliação e na promoção prática, eficaz e acessível de meios para a prevenção e o controle da sobrecarga de cárie
- Aumento da defesa em todos os níveis para enfatizar a sobrecarga e as consequências das doenças bucais, particularmente a cárie não tratada, a fim de priorizar as intervenções de prevenção e controle das doenças bucais.

Essa agenda de mudança deve estar baseada em um consenso entre as partes interessadas e as organizações ativas em prevenção e controle das doenças bucais, respaldadas por forte liderança e uma base de prova sólida. Nesse caminho, a defesa, a comunicação, o suporte científico, o aproveitamento de capacidade e a assistência técnica caminharão de mãos dadas em uma abordagem conjunta.[13] Depois de tudo, o estado atual de negligência é, em grande parte, o resultado de política negligente; portanto, todos os esforços para melhorar a prevenção e o controle de cárie e das doenças bucais nos PRBM precisam começar com mudanças nas prioridades políticas.

Referências bibliográficas

1. Adeyi O, Smith O, Robles S. Public policy and the challenge of chronic noncommunicable diseases. Washington: World Bank; 2007.
2. American Academy of Pediatric Dentistry, American Academy of Pediatrics, American Academy of Pediatric Dentistry Council on Clinical Affairs. Policy on early childhood caries (ECC): classifications, consequences, and preventive strategies. Am Acad Ped Dent Ref Manual. 2011;33(6):47-9.
3. Amini M, Mueller K, Abbaspour KC, Rosenberg T, Afyuni M, Møller KN, et al. Statistical modeling of global geogenic fluoride contamination in groundwaters. Environ Sci Technol. 2008;42:3662-8.
4. Antunes JL, Narvai PC. Dental health policies in Brazil and their impact on health inequalities. Rev Saúde Pública. 2010;44:360-5.
5. Bardal PA, Olympio KP, da Silva Cardoso VE, de Magalhães Bastos JR, Buzalaf MA. Evaluation of total pH and soluble and ionic fluoride concentrations in dentifrices commercially available in Brazil. Oral Health Prev Dent. 2003;1:283-9.
6. Beaglehole R, Benzian H, Crail J, Mackay J. The Oral Health Atlas: mapping a neglected global health issue. Geneva/Brighton: FDI World Dental Education Ltd/Myriad Editions; 2009.
7. Beaglehole R, Bonita R, Alleyne G, Horton R, Li L, Lincoln P, et al. UN High-Level Meeting on Non-Communicable Diseases: addressing four questions. Lancet. 2011;378:449-55.
8. Beaglehole R, Bonita R, Horton R, Adams C, Alleyne G, Asaria P, et al. Priority actions for the non-communicable disease crisis. Lancet. 2011;377:1438-47.
9. Beiruti N, van Palenstein Helderman W. Oral health in Syria. Int Dent J. 2004;54:383-8.
10. Benzian H, Hobdell M. Seizing political opportunities for oral health. J Am Dent Assoc. 2011;142:242-3.
11. Benzian H, Holmgren C. Oral health for less than one dollar: the Essential Package of Oral Care (EPOC). A proposal for integration of oral health in the health package of the Millennium Village Project. Ferney-Voltaire: FDI World Dental Federation; 2006.
12. Benzian H, Jean J, van Palenstein Helderman W. Illegal oral care: more than a legal issue. Int Dent J. 2010;60:399-406.
13. Benzian H, Hobdell M, Holmgren C, Yee R, Monse B, Barnard JT, van Palenstein-Helderman W. Political priority of global oral health: an analysis of reasons for international neglect. Int Dent J. 2011;61:124-30.
14. Benzian H, Monse B, Heinrich-Weltzien R, Hobdell M, Mulder J, van Palenstein Helderman W. Untreated severe dental decay: a neglected determinant of low body mass index in 12-year-old Filipino children. BMC Public Health. 2011;11:558.
15. Benzian H, Bergman M, Cohen L, Hobdell M, Mackay J. The UN high-level meeting on prevention and control of non-communicable diseases and its significance for oral health worldwide. J Pub Health Dent. 2012;72:91-3.
16. Benzian H, Holmgren C, Buijs M, van Loveren C, van der Weijden F, van Palenstein Helderman W. Total and free available fluoride in toothpastes in Brunei, Cambodia, Laos, the Netherlands and Suriname. Int Dent J. 2012;62:213-21.
17. Bernabe E, Hobdell MH. Is income inequality related to childhood dental caries in rich countries? J Am Dent Assoc. 2010;141:143-9.
18. Blakely T, Wilson N, Kaye-Blake B. Taxes on sugar-sweetened beverages to curb future obesity and diabetes epidemics. PLoS Med. 2014;11:e1001583.
19. British Fluoridation Society. The extent of water fluoridation. One in a million – the facts about water fluoridation. Manchester: British Fluoridation Society; 2004.

20. Brunton PA, Vrijhoef T, Wilson NH. Restorative care and economic wealth: a global perspective. Int Dent J. 2003;53:97-9.
21. Centers for Disease Control and Prevention (CDC). Ten great public health achievements United States 1900-1999. MMWR Morb Mortal Wkly Rep. 1999;48:241-3.
22. Centers for Medicare & Medicaid Services. National health expenditure highlights 2012. Baltimore, MD: Centers for Medicare & Medicaid Services, 2012. Disponível em: http://www.cms.gov/Research-Statistics-Data-and-Systems/Statistics-Trends-and-Reports/NationalHealthExpendData/downloads/highlights.pdf. Acesso em: 2 nov. 2014.
23. Chher T, Hak S, Courtel F, Durward C. Improving the provision of the Basic Package of Oral Care (BPOC) in Cambodia. Int Dent J. 2009;59:47-52.
24. Conde NC, Rebelo MA, Cury JA. Evaluation of the fluoride stability of dentifrices sold in Manaus, AM, Brazil. Pesqui Odontol Bras. 2003;17:247-53.
25. Cury JA, Oliveira MJ, Martins CC, Tenuta LM, Paiva SM. Available fluoride in toothpastes used by Brazilian children. Braz Dent J. 2010;21:396-400.
26. Dye C, Mertens T, Hirnschall G, Mpanju-Shumbusho W, Newman RD, Raviglione MC, et al. WHO and the future of disease control programmes. Lancet. 2013;381:413-8.
27. Ebrahim S, Pearce N, Smeeth L, Casas JP, Jaffar S, Piot P. Tackling noncommunicable diseases in low- and middle-income countries: is the evidence from high-income countries all we need? PLoS Med. 2013;10:e1001377.
28. Ekanayake L, Weerasekare C, Ekanayake N. Needs and demands for dental care in patients attending the University Dental Hospital in Sri Lanka. Int Dent J. 2001;51:67-72.
29. Fejerskov O, Escobar G, Jøssing M, Baelum V. A functional natural dentition for all – and for life? The oral healthcare system needs revision. J Oral Rehabil. 2013;40:707-22.
30. Frencken JE, Holmgren C, van Palenstein Helderman W. Basic Package of Oral Care (BPOC). Nijmengen: WHO Collaborationg Centre for Oral Health Care Planning and Future Scenarios, University of Nijmengen; 2002.
31. Frenk J, Chen L, Bhutta ZA, Cohen J, Crisp N, Evans T, et al. Health professionals for a new century: transforming education to strengthen health systems in an interdependent world. Lancet. 2010;376:1923-58.
32. Frieden TR. Six components necessary for effective public health program implementation. Am J Public Health. 2014;104:17-22.
33. Glick M, Monteiro da Silva O, Seeberger GK, Xu T, Pucca G, Williams DM, et al. FDI Vision 2020: shaping the future of oral health. Int Dent J. 2012;62:278-91.
34. Goldman A, Yee R, Holmgren C, Benzian H. Global affordability of fluoride toothpaste. Global Health. 2008;4:7.
35. Hattab FN. The state of fluorides in toothpastes. J Dent. 1989;17:47-54.
36. Hermosillo VH, Quintero LE, Guerrero ND, Suarez DD, Hernandez MJ, Holmgren CJ. The implementation and preliminary evaluation of an ART strategy in Mexico: a country example. J Appl Oral Sci. 2009;17(Suppl):114-21.
37. Holmgren CJ, Roux D, Domejean S. Minimal intervention dentistry: part 5. Atraumatic restorative treatment (ART) – a minimum intervention and minimally invasive approach for the management of dental caries. Br Dent J. 2013;214:11-8.
38. Holst D, Sheiham A, Petersen PE. Regulating entrepreneurial behavior in oral health care services. In: Saltman RB, Busse R, Mossialos E, eds. Regularing entrepreneurial behaviour in European health care systems. Philadelphia: Open University Press; 2002.
39. International Organization for Standardization. Dentistry – toothpastes – requirements, test methods and marking ISO 11609:2010. Geneva: ISO; 2010.
40. Jamison DT, Summers LH, Alleyne G, Arrow KJ, Berkley S, Binagwaho A, et al. Global health 2035: a world converging within a generation. Lancet. 2013;382:1898-955.
41. Jones S, Burt BA, Petersen PE, Lennon MA. The effective use of fluorides in public health. Bull World Health Organ. 2005;83:670-6.
42. Kakoei S, Parirokh M, Nakhaee N, Jamshidshirazi F, Rad M, Kakooei S. Prevalence of toothache and associated factors: a population-based study in southeast Iran. Iran Endod. 2013;8:123-8.
43. Kandelman D, Arpin S, Baez RJ, Baehni PC, Petersen PE. Oral health care systems in developing and developed countries. Periodontol. 2000-2012;60:98-109.
44. Kroon J, Van Wyk PJ. A retrospective view on the viability of water fluoridation in South Africa to prevent dental caries. Community Dent Oral Epidemiol. 2012;40:441-50.
45. Lavis JN, Posada FB, Haines A, Osei E. Use of research to inform public policymaking. Lancet. 2004;364:1615-21.
46. Leal SC, Bronkhorst EM, Fan M, Frencken JE. Untreated cavitated dentine lesions: impact on children's quality of life. Caries Res. 2012;46:102-6.
47. Leong PM, Gussy MG, Barrow SY, de Silva-Sanigorski A, Waters E. A systematic review of risk factors during first year of life for early childhood caries. Int J Paediatr Dent. 2013;23:235-50.
48. Lo EC, Tenuta LM, Fox CH. Use of professionally administered topical fluorides in Asia. Adv Dent Res. 2012;24:11-5.
49. Malvitz DM, Barker LK, Phipps KR. Development and status of the National Oral Health Surveillance System. Prev Chronic Dis. 2009;6:A66.
50. Marcenes W, Freysleben GR, Peres MA. Contribution of changing diagnostic criteria toward reduction of caries between 1971 and 1997 in children attending the same school in Florianopolis, Brazil. Community Dent Oral Epidemiol. 2001;29:449-55.
51. Marcenes W, Kassebaum NJ, Bernabé E, Flaxman A, Naghavi M, Lopez A, Murray CJ. Global burden of oral conditions in 1990-2010: a systematic analysis. J Dent Res. 2013;92:592-7.
52. Marmot M, Bell R. Social determinants and dental health. Adv Dent Res. 2011;23:201-6.
53. Mills A. Health systems in low- and middle-income countries. Boston: Oxford University Press; 2011.
54. Miotto MH, Barcellos LA, Lopes ZV. Dental pain as a predictor of absenteeism among workers in a juice factory in southeastern Brazil. Cien Saude Colet. 2013;8:3183-90 (in Portuguese).
55. Monse B. The neglected state of oral health in the Philippines: effective action for change. PhD Thesis. Nijmegen: Radboud University; 2014.
56. Monse B, Heinrich-Weltzien R, Benzian H, Holmgren C, van Palenstein Helderman W. PUFA – an index of clinical consequences of untreated dental caries. Community Dent Oral Epidemiol. 2010;38:77-82.
57. Monse B, Naliponguit E, Belizario V, Benzian H, van Palenstein Helderman W. Essential health care package for children – the 'Fit for School' program in the Philippines. Int Dent J. 2010;60:85-93.
58. Monse B, Benzian H, Araojo J, Holmgren C, van Palenstein Helderman W, Naliponguit EC, Heinrich-Weltzien R. A silent public health crisis: untreated caries and dental infections among 6- and 12-year-old children in the Philippine National Oral Health Survey 2006. Asia Pac J Public Health. 2012; doi: 10.1177/1010539512469250 [Epub ahead of print].
59. Monse B, Duijster D, Sheiham A, Grijalva-Eternod CS, van Palenstein Helderman W, Hobdell MH. The effects of extraction of pulpally involved primary teeth on weight, height and BMI in underweight Filipino children. A cluster randomized clinical trial. BMC Public Health. 2012;12:725.
60. Monse B, Benzian H, Naliponguit E, Belizario VJ, Schratz A, van Palenstein Helderman W. The Fit for School health outcome study – a longitudinal survey to assess health impacts of an integrated school health programme in the Philippines. BMC Public Health. 2013;13:256.
61. Moynihan PJ, Kelly SA. Effect on caries of restricting sugars intake: systematic review to inform WHO guidelines. J Dent Res. 2014;93:8-18.
62. Murray CJL, Lopez A. The global burden of disease. A comprehensive assessment of mortality and disability from diseases, injuries and risk factors in 1980 and projected to 2020. Cambridge, MA: Harvard University Press; 1996.
63. Nadanovsky P, Sheiham A. Relative contribution of dental services to the changes in caries levels of 12-year-old children in 18 industrialized countries in the 1970 s and early 1980s. Community Dent Oral Epidemiol. 1995;23:331-9.
64. Naidoo S, Chikte UM, Sheiham A. Prevalence and impact of dental pain in 8-10-year-olds in the western Cape. SADJ. 2001;56:521-3.
65. Nair M, Webster P. Health professionals' migration in emerging market economies: patterns, causes and possible solutions. J Public Health (Oxf). 2013;35:157-63.

66. Oxman AD, Lavis JN, Lewin S, Fretheim A. SUPPORT tools for evidence- informed health policymaking (STP) 10: taking equity into consideration when assessing the findings of a systematic review. Health Res Policy Syst. 2009;7(Suppl 1):S10.
67. Pessan JP, Toumba KJ, Buzalaf MA. Topical use of fluorides for caries control. Monogr Oral Sci. 2011;22:115-32.
68. Petersen PE, Lennon MA. Effective use of fluorides for the prevention of dental caries in the 21 st century: the WHO approach. Community Dent Oral Epidemiol. 2004;32:319-21.
69. Petersen PE, Bourgeois D, Bratthall D, Ogawa H. Oral health information systems – towards measuring progress in oral health promotion and disease prevention. Bull World Health Organ. 2005;83:686-93.
70. Popkin BM, Nielsen SJ. The sweetening of the world's diet. Obes Res. 2003;11:1325-32.
71. Popkin BM, Adair LS, Ng SW. Global nutrition transition and the pandemic of obesity in developing countries. Nutr Rev. 2012;70:3-21.
72. Rohde J, Cousens S, Chopra M, Tangcharoensathien V, Black R, Bhutta ZA, Lawn JE. 30 years after Alma-Ata: has primary health care worked in countries? Lancet. 2008;372:950-61.
73. Rose G. The strategy of preventive medicine. London: Oxford University Press; 1993.
74. Saliba NA, Moimaz SA, Garbin CA, Diniz DG. Dentistry in Brazil: its history and current trends. J Dent Educ. 2009;73:225-31.
75. Sheiham A. Impact of dental treatment on the incidence of dental caries in children and adults. Community Dent Oral Epidemiol. 1997;25:104-12.
76. Singh A, Purohit BM, Masih N, Kahndelwal PK. Risk factors for oral diseases among workers with and without dental insurance in a national social security scheme in India. Int Dent J. 2014;64:89-95.
77. Smith R, Beaglehole R, Woodward D, Drager N, eds. Global public goods for health: from theory to policy. Oxford: Oxford University Press; 2003. p. 269.
78. Söderlund N. Possible objectives and resulting entitlements of essential health care packages. Health Policy. 1998;45:195-208.
79. Thomas B, Gostin LO. Tackling the global NCD crisis: innovations in law and governance. J Law Med Ethics. 2013;41:16-27.
80. Turton BJ, Thomson WM, Foster Page LA, Saub RB, Razak IA. Validation of an oral health-related quality of life measure for Cambodian children. Asia Pac J Public Health. 2013; doi:10.1177/1010539513497786 [Epub ahead of print].
81. United Nations General Assembly. Political declaration of the high-level meeting of the General Assembly on the prevention and control of non-communicable diseases. Resolution A/66/L1; 2011.
82. Van Loveren C, Moorer WR, Buijs MJ, van Palenstein Helderman WH. Total and free fluoride in toothpastes from some non-established market economy countries. Caries Res. 2005;39:224-30.
83. Van Palenstein Helderman W, Mikx F, Begum A, Adyatmaka A, Bajracharya M, Kikwilu E, Rugarabamu P. Integrating oral health into primary health care – experiences in Bangladesh, Indonesia, Nepal and Tanzania. Int Dent J. 1999;49:240-8.
84. Van Palenstein Helderman W, Mikx F, Truin GJ, Hoang TH, Pham HL. Workforce requirements for a primary oral health care system. Int Dent J. 2000;50:371-7.

85. Van Palenstein Helderman W, Lo E, Holmgren C. Guidance for the planning, implementation and evaluation of oral health care demonstration projects for under-served populations. Int Dent J. 2002;52:449-52.
86. Van Palenstein Helderman WH, Soe W, van't Hof MA. Risk factors of early childhood caries in a Southeast Asian population. J Dent Res. 2006;85:85-8.
87. Varenne B, Msellati P, Zoungrana C, Fournet F, Salem G. Reasons for attending dental-care services in Ouagadougou, Burkina Faso. Bull World Health Organ. 2005;83:650-5.
88. Watt RG. Strategies and approaches in oral disease prevention and health promotion. Bull World Health Organ. 2005;83:711-8.
89. Watt RG, Rouxel PL. Dental caries, sugars and food policy. Arch Dis Child. 2012;97:769-72.
90. Watt RG, Sheiham A. Integrating the common risk factor approach into a social determinants framework. Community Dent Oral Epidemiol. 2012;40:289-96.
91. World Bank. How we classify countries. Disponível em: http://data.worldbank.org/about/country-classifications. Acesso em: 11 nov. 2014.
92. World Education Forum. Focussing resources on effective school health (FRESH): a FRESH start to improving the quality and equity of education. World Education Forum Dakar, Senegal; 2000.
93. WHO. Alma-Ata: primary health care. Geneva: World Health Organization; 1978.
94. WHO. Oral health: action plan for promotion and integrated disease prevention. World Health Assembly Resolution WHA60/R17. Geneva: World Health Organization; 2007.
95. WHO. Package of essential noncommunicable (PEN) disease interventions for primary health care in low-resource settings. Geneva: World Health Organization; 2010.
96. WHO. Global action plan for the prevention and control of non-communicable diseases 2013-2020. Geneva: World Health Organization; 2013.
97. WHO. World health statistics 2013. Geneva: World Health Organization; 2013.
98. WHO, FDI World Dental Federation, International Association for Dental Research, Chinese Stomatological Association. Beijing declaration: achieving dental health through fluoride in China and South East Asia. Conference on dental health through fluoride in China and South East Asia. Beijing, September 18-19; 2007.
99. WHO SEARO. Strategy for oral health in South-East Asia 2013-2020 (SEA/NCD/90). New Delhi: World Health Organization Regional Office for South East Asia; 2013.
100. Yee R. Healthy choices, healthy smiles: appropriate and affordable fluorides in Nepal. PhD thesis. Nijmegen: Radboud University; 2008.
101. Yee R, Sheiham A. The burden of restorative dental treatment for children in Third World countries. Int Dent J. 2002;52:1-9.
102. Yee R, McDonald N, Walker D. An advocacy project to fluoridate toothpastes in Nepal. Int Dent J. 2003;53:220-30.
103. Yee R, McDonald N, van Palenstein Helderman WH. Gains in oral health and improved quality of life of 12-13-year old Nepali schoolchildren. Int Dent J. 2006;56:196-202.

23
Precisão para Avaliar o Risco de Desenvolvimento das Lesões de Cárie

H. Hausen e V. Baelum

Introdução	369
Risco de desenvolvimento de lesões de cárie	370
Trajetória de um estudo característico para a avaliação da exatidão de um prognóstico	370
Exemplo real do uso de um prognosticador dicotômico simples	372
Interpretação e uso de medidas de exatidão prognóstica	372
Nível de exatidão na prática diária	377
Alcance do nível de acurácia	377
Possibilidade de avaliação clínica do risco de cárie	379
Validade das medidas propostas	379
Considerações finais	379
Referências bibliográficas	380
Bibliografia	381

Introdução

A distribuição das lesões cariosas é irregular entre as populações contemporâneas. Especialmente entre as crianças e adolescentes nos países com alta renda, a maioria, em geral, não teve ou tem pouca experiência de cárie cavitada e, quando esta ocorre, dá-se entre a minoria da população. A forma de uma distribuição atual característica da experiência de cárie é mostrada na Figura 23.1, que apresenta uma porcentagem de crianças com 12 anos de idade de duas cidades finlandesas, Jyväskylä e Kuopio, de acordo com a contagem de seus D_3MFS (do inglês *decayed, missing, and filled tooth surfaces* – "superfícies cariadas, perdidas e obturadas"). O problema da polarização da cárie aparece ainda mais claramente na curva de Lorenz na Figura 23.2, na qual a porcentagem cumulativa das mesmas crianças foi traçada em comparação à de sua contagem do D_3MFS. Pode-se observar que o pior de um quarto das crianças responde por 70% e 80% de todas as superfícies D_3MF em Kuopio e Jyväskylä, respectivamente. Para a interpretação das curvas de Lorenz, ver Capítulo 4.

Suponha-se que indivíduos com alto índice de cárie, que acabaram na cauda direita da distribuição na Figura 23.1 (correspondente ao canto superior direito da distribuição na Figura 23.2), tenham sido detectados com antecedência, isto é, antes que altos riscos tivessem se materializado e os transformado em indivíduos de alto índice de cárie. Suponha-se também que a esses indivíduos foi oferecido um forte regime de controle de cárie adaptado individualmente. Se esse

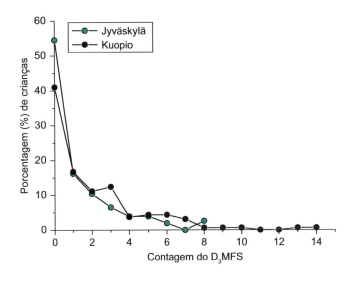

Figura 23.1 Distribuição da porcentagem de crianças de 12 anos de idade de acordo com a contagem do D_3MFS em Kuopio (*n* = 161) e em Jyväskylä (*n* = 154), em 1998.

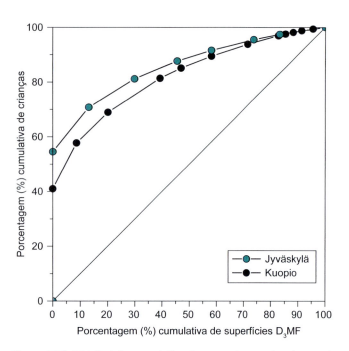

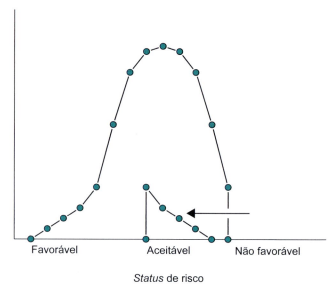

Figura 23.2 Distribuição cumulativa da porcentagem de crianças de 12 anos de idade de Kuopio e de Jyväskylä em 1998 comparada à distribuição cumulativa de suas contagens do D_3MF (curva de Lorenz). Se todas as crianças tivessem tido o mesmo número de superfícies D_3MF, as curvas coincidiriam com a diagonal.

Figura 23.3 Visão gráfica da estratégia de alto risco.

foi o caso, esses indivíduos de alto índice de cárie podem, pelo contrário, ter sido encontrados entre a maioria com pouca ou nenhuma cárie. Esse cenário está ilustrado graficamente na Figura 23.3. Se os indivíduos de alto risco suscetíveis podem ser corretamente identificados, quando oferecido a eles eficaz controle individual de cárie, deve ocorrer um truncamento na distribuição de risco. Quando essa abordagem é aplicada no nível de população, é chamada de estratégia de alto risco para prevenção.[49] No nível da prática odontológica, muitas organizações profissionais e instituições acadêmicas recomendam a adoção de uma estratégia de avaliação de risco para a gestão de cárie, para que os clínicos possam individualizar suas decisões relativas ao uso de procedimentos diagnósticos, regime de controle de cárie e consultas de retorno.[65]

Existem três pré-requisitos básicos para uma aplicação bem-sucedida da estratégia de alto risco para controlar a cárie na população. Primeiro, a ocorrência de cárie necessita ser lenta o suficiente para justificar o empenho e os gastos na identificação dos indivíduos considerados de risco de desenvolvimento de um inaceitável alto número de lesões cariosas. Segundo, são necessários métodos exatos, aceitáveis e viáveis para a identificação dos indivíduos com um alto risco. Terceiro, os regimes eficazes e viáveis precisam estar disponíveis para o controle de cárie entre aqueles que apresentam alto risco. Neste capítulo, é feita uma tentativa de abordar o segundo pré-requisito: é possível identificar com suficiente acurácia aqueles indivíduos que necessitam de controle individualizado de cárie para evitar o desenvolvimento de um alto e inaceitável número de lesões cariosas?

Risco de desenvolvimento de lesões de cárie

Para o propósito deste capítulo, o risco de desenvolver lesões cariosas é definido como a probabilidade de um indivíduo desenvolver uma ou mais lesões cariosas, alcançando determinado estágio de progressão da doença durante um período estabelecido. Será utilizado o termo "prognosticador" como um identificador coletivo que abrange os dois verdadeiros fatores de risco (os fatores pelos quais uma associação causal com o desenvolvimento de cárie foi estabelecida) e marcadores de risco ou indicadores de risco (fatores estatisticamente associados ao desenvolvimento de cárie, mas para qual a relação não necessita ser causal).

Infelizmente, não há nenhum meio de observar diretamente o risco para um paciente. Talvez esse ponto importante seja mais bem ilustrado por uma analogia: apesar de existir a consciência de que o cigarro é a maior causa de câncer de pulmão, é impossível dizer se um fumante desenvolverá ou não a doença. O mais próximo que se pode chegar é usar a informação epidemiológica sobre o desenvolvimento de câncer de pulmão entre os diferentes grupos de fumantes para estimar a probabilidade de desenvolvimento de câncer de pulmão dentro de um período estabelecido. Do mesmo modo, é possível usar informação sobre o desenvolvimento de cárie entre grupos de indivíduos para quem os níveis dos fatores de risco relevantes são similares àqueles do paciente em questão, a fim de chegar a uma estimativa do risco que alguém com tal conjunto de fatores tem de desenvolver cárie. Essa informação pode ser adquirida de estudos epidemiológicos longitudinais nos quais as avaliações de risco são posteriormente avaliadas em relação ao verdadeiro curso dos eventos. Tais estudos sempre dizem respeito ao tempo passado, já que o desenvolvimento de lesões cariosas somente pode ser resumido no final do acompanhamento. Uma avaliação clínica quanto ao risco, por sua vez, diz respeito ao futuro desenvolvimento de cárie. Tais condições, como a ocorrência de lesões cariosas na população, podem mudar com o tempo, e a estimativa de risco obtida deve ser tomada somente como pronunciamento sugestivo de possibilidade útil para diferenciar os pacientes a quem deve ser oferecido controle intensivo de cárie daqueles que provavelmente não se beneficiam com tal estratégia.

Trajetória de um estudo característico para a avaliação da exatidão de um prognóstico

Em estudos que visam à identificação dos fatores de risco que comprometam a saúde da população, o efeito é tipicamente expresso pelo uso de medidas de associação, como diferenças dos valores médios, coeficientes de correlação, diferenças de risco, probabilidade de risco ou razão de probabilidade. Foram encontradas significativas associações entre o desenvolvimento de novas lesões cariosas e vários fatores, como experiência passada de cárie, contagem microbiana e parâmetros salivares. Entretanto, mesmo uma associação bastante forte não implica necessariamente que um fator possa ser usado para prognosticar um futuro começo de lesões cariosas. O mesmo se aplica a outras doenças (p. ex., a forte associação observada entre um fumante e o câncer de pulmão justifica os esforços para prevenir a doença por meio da redução da exposição ao cigarro). Ainda, a informação sobre a condição de fumante não pode ser usada para prognosticar corretamente o início do câncer de pulmão. Alguns fumantes escapam do câncer de pulmão e morrem de outras causas e esse tipo de câncer pode ocorrer mesmo em não fumantes.

Contudo, utilizam-se as mesmas medidas de avaliação da exatidão dos testes diagnósticos, como sensibilidade e especificidade, para avaliar a exatidão prognóstica de um potencial prognosticador. A Figura 23.4 mostra o perfil de um estudo de coorte para a avaliação da acurácia de um prognóstico de desenvolvimento de lesões cariosas. No início do estudo, foram avaliados as condições de cárie iniciais e o nível do potencial prognosticador de todos os membros do grupo de estudo. O registro das cáries no final do período de acompanhamento tornou possível avaliar o incremento de cáries durante o período para todos os membros do grupo de estudo. Acredita-se que alguns participantes sejam de alto risco e os resultados do estudo mostram que essa ideia estava correta em alguns casos (classificados como *a*) e errada em outros (classificados como *b*). Do mesmo modo, acreditar que alguns dos participantes fossem de baixo risco, o que foi falso para alguns (classificados como *c*) e correto para outros (classificados como *d*). Então, na Figura 23.4, o grupo *a* é composto de indivíduos classificados corretamente, verdadeiro-positivos, para quem o risco está prognosticado como alto e cujo incremento real de cárie era alto. De modo correspondente, o grupo *d* representa corretamente os classificados verdadeiro-negativos. Para os indivíduos dos grupos *b* e *c*, houve erro na classificação. Para os falso-positivos do grupo *b*, prognosticou-se alto risco, mas o incremento verdadeiro de cárie foi baixo. Os falso-negativos do grupo *c* foram prognosticados com baixo risco, mas o incremento real de cárie foi alto.

Para facilitar a estimativa da acurácia da classificação apresentada (os quatro grupos da Figura 23.4), o número de indivíduos em cada um dos grupos *a*, *b*, *c*, e *d* foi organizado em forma de tabela 2 × 2 na Tabela 23.1, que mostra uma lista de diferentes medidas que podem ser consideradas para a estimativa da acurácia. Relatos de estudos de prognóstico podem incluir qualquer uma dessas medidas. Será dada, a seguir, uma breve definição de cada uma delas.

Sensibilidade, especificidade e índices falso-positivo e falso-negativo

A sensibilidade é a proporção daqueles com alto incremento de cárie a quem também se prognosticou serem de alto risco entre todos com alto incremento de cárie. A especificidade é a proporção daqueles com baixo incremento de cárie a quem também se prognosticou serem de baixo risco entre todos aqueles com baixo incremento de cárie. Desse modo, a sensibilidade estima a probabilidade de alguém, que experimentou um alto incremento de cárie, também ser considerado de alto risco. Do mesmo modo, a especificidade estima a probabilidade de alguém, que experimentou um baixo incremento de cárie, na verdade, também ser considerado de baixo risco. A sensibilidade geralmente é chamada de índice verdadeiro-positivo (IVP) e a especificidade, de índice verdadeiro-negativo (IVN), embora ambas sejam proporções – em vez de índices verdadeiros. Na Tabela 23.1, essas medidas apresentam as proporções com valores variando de 0 a 1, mas, em geral, são expressas como porcentagens, na literatura. Deve-se observar que a sensibilidade máxima de 1% ou 100% poderia facilmente ser alcançada pelo uso de um prognosticador inteiramente inútil (p. ex., um que faça o prognóstico de que todos sejam de alto risco). Entretanto, isso resulta em uma especificidade 0 e, por sua vez, a especificidade pode ser 1% ou 100%, se o prognosticador indicar que todos pertencem ao grupo de baixo risco – mas, nesse caso, a sensibilidade será 0. Consequentemente, nunca se deve olhar para a sensibilidade ou para a especificidade de maneira isolada: ambas são necessárias para determinar a utilidade de um prognosticador. Os índices falso-positivo (IFP) e falso-negativo (IFN) carregam exatamente as mesmas informações, como a sensibilidade e a especificidade,

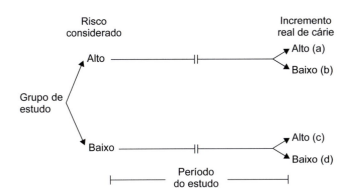

Figura 23.4 Esboço de um estudo de acompanhamento característico da avaliação de força prognóstica de um prognosticador dicotômico de risco de cárie.

Tabela 23.1 Tabela 2 × 2 para a avaliação da exatidão de um prognóstico dicotômico e fórmula para medidas de exatidão selecionadas.

Risco considerado	Aumento real de cárie		Total
	Alto	Baixo	
Alto	a	b	a + b
Baixo	c	d	c + d
	a + c	b + d	n

a: verdadeiro-positivos (VP); *b*: falso-positivos (FP); *c*: falso-negativos (FN); *d*: verdadeiro-negativos (VN).
Se = IVP = $a/(a + c)$, em que Se é sensibilidade e IVP é o índice verdadeiro positivo.
Sp = ITN = $d/(b + d)$, em que Sp é especificidade e IVN é o índice de verdadeiro-negativo.
IFP = $b/(b + d)$ = 1 – Sp, em que IFP o índice falso-positivo.
IFN = $c/(a + c)$ = 1 – Se, em que IFN é o índice falso-negativo.
PV+ = $a/(a + b)$, em que PV+ é o valor prognóstico positivo.
PV– = $d/(c + d)$, em que PV– é o valor prognóstico negativo.
CHR = Proporção de Classificação Correta = $(a + d)/n$, em que CHR é a taxa de acerto.
J = 1 – (IFP + IFN) = 1 – [(1 – Sp) + (1 – Se)] = Se + Sp – 1, em que J é o índice Youden.
DOR = $(a \times d)/(c \times b)$, em que DOR é a proporção de chances de diagnóstico.
LR+ = Se/(1 – Sp), em que LR+ é a proporção de probabilidade positiva.
LR– = (1 – Se)/Sp, em que LR– é a proporção de probabilidade negativa.

porém expressam as proporções de pessoas erroneamente classificadas. O IFP é a proporção daqueles com baixo incremento de cárie que, na realidade, têm sido considerados de alto risco entre todos aqueles com baixo incremento de cárie; e o IFN é a proporção daqueles prognosticados com baixo risco entre os que, na realidade, tinham um alto incremento de cárie. Quando são usadas expressões em porcentagem, os valores de 1 na fórmula da Tabela 23.1 necessitam ser substituídos por 100.

Valores prognósticos positivos e negativos

O valor prognóstico positivo é a proporção daqueles com prognóstico de alto risco que também experimentaram um alto incremento de cárie entre todos aqueles para quem foi prognosticado alto risco, e o negativo é a proporção daqueles cujo incremento real de cárie foi baixo entre aqueles prognosticados como de baixo risco. Os valores de prognósticos não são *propriedades* somente do prognosticador, mas também *determinados* pela sensibilidade e pela especificidade do prognosticador, bem como pela ocorrência da doença na população, que será *avaliada* pelo prognosticador. A fórmula baseada no teorema de Bayes[6] pode ser usada para a estimativa dos valores prognósticos para a configuração com diferentes níveis de incremento de cárie esperado.

Taxa de acerto, índice de Youden e razão de probabilidade de diagnóstico

Resumem a exatidão do prognóstico como um valor numérico simples (ver Tabela 23.1). A taxa de acerto, também chamada de proporção de indivíduos classificados corretamente, é fácil de entender e tem sido usada frequentemente na literatura odontológica. Entretanto, nas populações com baixo índice de cárie, os valores otimistamente muito altos da taxa de acerto podem ser obtidos em exemplos nos quais o teste não foi capaz de detectar um único indivíduo verdadeiro-positivo. Para aqueles que preferem explorar o potencial de um prognosticador observando somente um simples valor numérico, o índice de Youden, J, é mais aconselhável porque dá um resumo real de seu desempenho, independentemente do nível de incremento de cárie. Se o prognóstico está invariavelmente correto (o IFP é 0) e, ao mesmo tempo, o IFP é 0, o índice assume seu valor máximo: $J = 1$. Se um candidato a prognosticador é totalmente imprevisível, como o caso de quando o IVP e o IFP são iguais, o índice assume o valor $J = 0$. A razão de probabilidade de diagnóstico (DOR, do inglês, *diagnostic odds ratio*) pode assumir valores entre 0 e infinito. Os altos valores de DOR indicam boa exatidão prognóstica. Se DOR = 1, o prognosticador é inútil. Valores < 1 são equivalentes aos valores negativos do índice de Youden. Apesar de o índice de Youden e de a razão de probabilidade de diagnóstico provavelmente não darem uma visão distorcida da utilidade de um prognosticador, têm a desvantagem de não carregar qualquer informação sobre a direção do erro de classificação. Entretanto, para um paciente, as consequências de ser um falso-positivo são muito diferentes das de ser um falso-negativo.

Proporção de probabilidade positiva e negativa

As duas medidas restantes, a proporção de probabilidade positiva (LR+) e a proporção de probabilidade negativa (LR−), podem assumir qualquer valor não negativo. LR+ indica quantas vezes mais, provavelmente, alguém considerado de alto risco tem um alto incremento de cárie do que um baixo incremento. LR− expressa a mesma proporção para alguém considerado de baixo risco. Se o prognosticador é totalmente útil (TPR > FPR), o valor resultante de LR+ é maior e o de LR− menor do que 1. Essas proporções de probabilidade têm a valiosa propriedade de possibilitar o cálculo de a probabilidade do pós-teste ter um alto incremento, levando em consideração a probabilidade do pré-teste (ver adiante).

Exemplo real do uso de um prognosticador dicotômico simples

A seguir, os conceitos descritos serão ilustrados com dados de um estudo de Alaluusua e Malmivirta.[2] Nesse estudo, o risco de desenvolver lesões cariosas foi considerado alto se placa visível fosse detectada sobre as superfícies vestibulares dos quatro incisivos de bebês com 19 meses de vida, e baixo, caso contrário (Tabela 23.2). As crianças foram examinadas para lesões cariosas aos 36 meses de idade.

Como pode ser visto na Tabela 23.2, 83% dos bebês com cárie no final do estudo foram corretamente identificados (sensibilidade) e, entre aqueles cujo risco foi considerado baixo, a avaliação estava correta para 92% (especificidade). Os falso-positivos e os falso-negativos eram 8% e 17%, respectivamente.

O valor prognóstico positivo observado revela que 63% das crianças cujo risco foi considerado alto, na verdade, desenvolveram lesões cariosas durante o acompanhamento. Do mesmo modo, 97% das crianças consideradas de baixo risco estavam livres de lesões cariosas cavitadas aos 36 meses de idade (valor prognóstico negativo). Deve-se observar que esses valores prognósticos estimam terem sido aqui calculados somente para propósitos demonstrativos, pois somente podem ser generalizados para outras populações se a experiência de cárie naquelas populações for igual à observada entre o grupo de estudo.

Tabela 23.2 Resumo dos resultados de um estudo no qual a placa visível sobre as superfícies vestibulares dos incisivos superiores em crianças de 19 meses de idade foi usada como prognosticador do aparecimento de pelo menos uma lesão cariosa aos 36 meses de idade.

Placa visível aos 19 meses	Sinais de cárie aos 36 meses		Total
	Presente	**Ausente**	
Presente	10[a]	6[b]	16
Ausente	2[c]	73[d]	75
	12	79	91

Se = 10/12 = 0,83 = 83%; Sp = 73/79 = 0,92 = 92%; FPR = 6/79 = 0,08 = 8%; FNR = 2/12 = 0,17 = 17%; PV+ = 10/16 = 0,63 = 63%; PV− = 73/75 = 0,97 = 97%; CHR = 83/91 = 0,91 = 91%; J = 1− (0,08 + 0,17) = 0,75; DOR = (10 × 73)/(2 × 6) = 60,83; LR+ = 0,83/0,08 = 10,38; LR− = 0,17/0,92 = 0,18.
[a]VP; [b]FP; [c]FN; [d]VN.
Fonte: Alaluusua, 1993.[2]

A taxa de acerto (91%) claramente dá uma visão otimista do desempenho do prognosticador, que decorre do fato de a placa e a(s) lesão(ões) cariosa(s) terem sido detectadas em uma proporção menor de crianças (18% e 13%, respectivamente). O valor do índice de Youden de 0,75 pode dar origem a menos otimismo, pois ele tem um valor máximo de 1. O valor da razão de probabilidade de diagnóstico (60,83) indica que o risco de desenvolvimento de lesões cariosas era cerca de 60 vezes maior em um bebê com placa sobre todas as superfícies vestibulares dos quatro incisivos aos 19 meses de idade do que em um no qual a placa é menos comum. O LR+ de 10,38 indica que uma criança com placa visível, em todas as superfícies vestibulares nos quatro incisivos aos 19 meses de idade, era 10,38 vezes mais provável ter do que não ter cárie, no final do acompanhamento. Do mesmo modo, o LR− de 0,18 indica que uma criança de 19 meses de idade que não tinha placa sobre todos os quatro incisivos era 0,18 vez mais provável de ter cárie do que não aos 36 meses de idade.

Interpretação e uso de medidas de exatidão prognóstica

O problema que originou essa revisão das medidas para a exatidão prognóstica foi uma simples questão clínica: é possível prognosticar quem desenvolverá lesões cariosas (dentro de um período futuro estabelecido) e quem não? A primeira questão a se observar é que, mesmo na ausência de qualquer informação sobre os pacientes, o profissional ainda deve ter uma ideia de quantos deles (qual proporção) desenvolverão cárie. Essa ideia pode resultar de uma experiência clínica ou de uma estimativa relatada na literatura. Por exemplo, Holmen et al.[24] recentemente relataram que 42,5% dos jovens de 16 anos de idade do condado de Halland, na Suécia, desenvolveram novas lesões cariosas durante o período de 3 anos, dos 16 anos aos 19 anos de idade. Portanto, para um dentista sueco que trabalha em Halland e tenha lido a publicação de Holmen et al., o melhor palpite sobre o risco de novas lesões cariosas durante um período de 3 anos em um paciente de 16 anos de idade seria de 42,5%. No contexto do prognóstico, essa estimativa, chamada de probabilidade pré-teste, representa o melhor palpite sobre o risco de desenvolvimento de lesões cariosas na ausência de qualquer outra informação.

Em uma observação similar, o dado apresentado na Tabela 23.2 poderia ser tomado para indicar que a probabilidade pré-teste de desenvolvimento de cárie entre bebês de 19 meses de idade é 13%, pois 12 dos 91 bebês desenvolveram a doença entre as idades de 19 e 36 meses. Na Tabela 23.2, é possível observar que a sensibilidade é de 83% e a especificidade de 92% para a presença de placa como um prognosticador de desenvolvimento de cárie entre esses bebês. A questão é qual extensão de conhecimento sobre a presença de placa pode ser usada para melhorar o prognóstico de quem desenvolverá cárie e quem não desenvolverá. O que se espera alcançar é a

Capítulo 23 • Precisão para Avaliar o Risco de Desenvolvimento das Lesões de Cárie

informação de que, quando a placa está presente, a probabilidade de desenvolvimento de cárie é muito acima de 13% (e preferencialmente perto de 100%) e, quando a placa estiver ausente, a probabilidade do desenvolvimento de cárie seja muito menos do que 13% (e preferencialmente perto de 0%). Na realidade, é possível calcular essas duas probabilidades pós-teste usando a informação dada na Tabela 23.2.

Primeiro, é necessário converter a probabilidade pré-teste em chance pré-teste usando a fórmula chance = $p/1 - p$, em que p é o responsável pela probabilidade. Então, as chances pré-teste são 0,13/(1 − 0,13) = 0,15. Agora, a chance pós-teste pode ser calculada como um produto da chance pré-teste e da probabilidade das proporções (LR+ e LR−). Para uma criança com placa, as chances pós-teste são 0,15 × 10,38 = 1,56 e, para uma criança sem placa, são 0,15 × 0,18 = 0,03. As duas chances pós-testes podem ser convertidas para probabilidades usando a fórmula p chance/(chance + 1). Então, a probabilidade pós-teste de uma criança de 19 meses de vida com placa desenvolver lesões cariosas antes dos 36 meses de idade é 1,56/(1,56 + 1) = 0,61 = 61%; para uma sem placa, a probabilidade pós-teste é de 0,03/(0,03 + 1) = 0,03 = 3%.

Um modo alternativo é usar a sensibilidade e a especificidade estimadas para calcular os números em cada uma das quatro células na tabela 2 × 2, assumindo a probabilidade pré-teste de desenvolvimento de cárie de 13%. Uma probabilidade pré-teste de 13% significa que 130 de 1.000 bebês desenvolverão cárie, enquanto 870, não. A sensibilidade de 83% significa que 83% de 130 bebês com novas cáries (108) também terá presença de placa, enquanto o restante (22), não. A especificidade de 92% significa que 92% de 870 bebês sem novas cáries (800) não terão presença de placa, enquanto o restante (70), sim. É possível agora calcular as duas probabilidades pós-teste desejadas como a seguir.

A probabilidade pós-teste (risco) de um bebê de 19 meses de vida com presença de placa desenvolver novas lesões é de 108/(108 + 70) = 0,61 (61%). Do mesmo modo, a probabilidade pós-teste de um bebê de 19 meses de idade sem presença de placa desenvolver novas lesões é de 22/(22 + 800) = 0,03 (3%).

Como a probabilidade pós-teste de uma criança com placa é muito mais alta (61%) e a de uma criança sem placa é claramente mais baixa (3%) do que a probabilidade pré-teste estimada em 13%, é possível concluir que, entre eles, a visível presença de placa sobre os incisivos superiores foi um prognosticador bastante forte da subsequente experiência de cárie.

Outros tipos de prognosticadores e suas combinações

No exemplo anterior, somente foi usado um prognosticador dicotômico simples. Entretanto, muitos candidatos a prognosticadores do incremento de cárie não são dicotômicos por natureza, mas podem ser ordinais (contagem de lactobacilos e de estreptococos do grupo *mutans*), ou numéricos discretos, como a experiência de cárie anterior (p. ex., a contagem de D_3MFS). Além disso, os sistemas atuais de avaliação do risco de cárie podem considerar até 25 prognosticadores ao mesmo tempo.[65]

O esboço já mencionado pode ser usado para um único prognosticador por vez. Na prática, geralmente se deseja avaliar vários prognosticadores simultaneamente e, portanto, é necessário condensar a informação sobre muitos prognosticadores em uma única variável, que pode, então, ser usada como a base para o prognóstico de alto risco *versus* baixo risco. As técnicas de condensação variam de combinações de duas variáveis (p. ex., a contagem de estreptococos do grupo *mutans* e de lactobacilos) até a regressão sofisticada (baseada em métodos multivariáveis).

Até o momento, considera-se o risco uma dicotomia, no sentido de se distinguir entre alto risco e baixo risco. Entretanto, os prognosticadores de risco são geralmente dicotomias não naturais (p. ex., o índice de fluxo salivar é uma variável contínua, e os testes microbiológicos *dip-slide* podem apresentar vários valores). Para conseguirem gerar os quatro grupos de interesse para a avaliação do prognóstico (verdadeiros e falso-positivos e verdadeiros e falso-negativos), os

prognosticadores multiníveis precisam ser artificialmente dicotomizados. Um valor-limite é selecionado acima onde o risco é considerado alto e abaixo onde é considerado baixo. O mesmo é verdade para o resultado, isto é, o incremento verdadeiro de cárie é uma contagem do número de novos DMF de dentes ou superfícies. A dicotomização pode ser feita usando diferentes valores-limite. Para ser considerado alto risco e para verdadeiro alto incremento de cárie observado, cada nível de limite leva a uma distribuição diferente de indivíduos estudados entre os quatro grupos de interesse (verdadeiros e falso-positivos e verdadeiros e falso-negativos). Quando se interpretam os resultados de um estudo prognóstico, é importante levar em consideração os níveis-limite usados.

No segundo exemplo, há vários prognosticadores. Os indivíduos em análise foram crianças de 13 anos de idade ($n = 384$) que participaram de um ensaio clínico comparando um regime de intensificado controle de cárie básico entre indivíduos com alto risco.[21] Um grupo de comparação de baixo risco também foi incluído. Na avaliação inicial, foram determinados o índice de fluxo salivar, a contagem de estreptococos do grupo *mutans*, a contagem de lactobacilos e a pontuação da capacidade tampão. As lesões cariosas foram graduadas como D_{li} (lesão inativa sem a quebra da continuidade do esmalte), D_{1a} (lesão ativa sem a quebra da continuidade do esmalte), D_2 (lesão de esmalte com perda de substância dentária) e D_3 (lesão com perda de substância dentária se estendendo até dentro da dentina). Os examinadores também calcularam quantas novas restaurações cada criança necessitará depois de 1 ano, se o nível de prevenção permanecer como antes da entrada para o ensaio. O risco de desenvolver lesões cariosas foi considerado alto, se ao menos uma das seguintes condições foi encontrada:

- Número estimado de novas restaurações necessárias depois de 1 ano ≥ 2
- Índice do fluxo salivar ≤ 0,7 mℓ/min e pontuação da capacidade-tampão igual a 1
- Duas ou mais lesões cariosas dentinárias
- Uma ou mais lesões cariosas dentinárias sobre as superfícies proximais dos incisivos
- Uma lesão cariosa dentinária e a contagem de lactobacilos ≥ 3 e contagem de estreptococos do grupo *mutans* ≥ 2
- Contagem de lactobacilos igual a 4 e de estreptococos do grupo *mutans* igual a 3.

A Figura 23.5 apresenta a distribuição do número de novos D_3MFS durante o acompanhamento de 3 anos em crianças prognosticadas com alto e baixo risco.[21] Em média, os indivíduos de alto risco desenvolveram substancialmente mais novos D_3MFS (média do incremento: 5,1; desvio-padrão: 5,0) do que aqueles de baixo risco (média do incremento: 2,0; desvio-padrão: 2,4). O grupo prognosticado com alto risco incluiu indivíduos que não tiveram novas lesões e, entre o grupo considerado de baixo risco, houve indivíduos que desenvolveram D_3MFS até 12. Então, em nível individual, a avaliação de risco ficou aquém de ser perfeita.

Prognosticadores simples com múltiplos níveis limites possíveis

Esses dados podem ser usados para considerar o desempenho de alguns prognosticadores de experiência futura de cárie que podem assumir muitos valores. Usam-se os seguintes prognosticadores como exemplos pedagógicos: a contagem inicial do DMFS; a contagem dos lactobacilos e dos estreptococos do grupo *mutans*; e a pontuação da capacidade-tampão. O uso da experiência passada de cárie como um indicador do incremento futuro de cárie foi justamente criticado pelo argumento de que é preciso visar à detecção de indivíduos suscetíveis de alto risco antes que haja quaisquer sinais de experiência passada de cárie. Entretanto, o fato é que essa experiência ainda permanece o mais potente e simples prognosticador de incremento futuro de cárie, e também seria possível argumentar que, se algumas experiências passadas já foram visíveis, então poderia ser um erro não usar

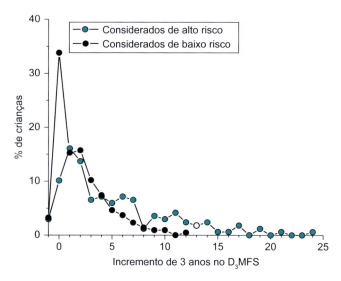

Figura 23.5 Distribuição de porcentagem pelo número de novas superfícies D₃MFS em um período de 3 anos entre indivíduos para quem o risco de desenvolver lesões cariosas era considerado alto e para quem era considerado baixo, em uma coorte inicialmente de 384 crianças de 13 anos de idade residentes em Vantaa, Finlândia. Para o critério de alto e baixo risco, ver texto.

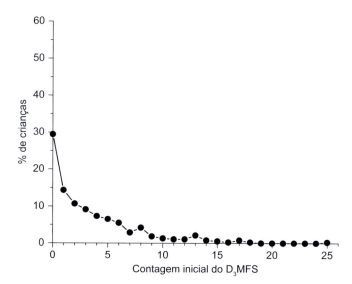

Figura 23.6 Distribuição de porcentagem de indivíduos, de acordo com a contagem inicial do D₃MFS em uma coorte inicialmente de 384 crianças de 13 anos de idade residentes em Vantaa, Finlândia.

Tabela 23.3 Prognóstico de incremento de 3 anos do D₃MFS ≥ 5 (n = 104) por pontuação do D₃MFS inicial em um grupo de 384 crianças com 13 anos de idade residentes em Vantaa, Finlândia.

Pontuação D₃MFS	VP	FP	FN	VN	Se (%)	Sp (%)	J	BHR (%)
≥ 1	96	175	8	105	92	38	0,3	71
≥ 2	86	130	18	150	83	54	0,4	56
≥ 3	77	98	27	182	74	65	0,4	46
≥ 4	66	74	38	206	63	74	0,4	36
≥ 5	57	55	47	225	55	80	0,4	29
≥ 6	46	41	58	239	44	85	0,3	23
≥ 7	39	27	65	253	38	90	0,3	17
≥ 8	33	22	71	258	32	92	0,3	14
≥ 9	25	14	79	266	24	95	0,2	10
≥ 14	10	1	94	279	10	100	0,1	3

VP: verdadeiro-positivo; FP: falso-positivo; FN: falso-negativo; VN: verdadeiro-negativo; Se: sensibilidade; Sp: especificidade; J: índice de Youden; BHR: porcentagem de crianças prognosticadas com alto risco.

essa informação na avaliação de risco de novas cavidades. Portanto, primeiro deve-se considerar a contagem inicial do DMFS como um prognosticador. A Figura 23.6 mostra a distribuição da porcentagem de crianças de acordo com a contagem inicial do D₃MFS, que variou entre 0 e 25. A forma da distribuição mostra que, com exceção talvez da distinção entre 0 e pelo menos 1 D₃MFS, não há limite natural que possa ser usado para discriminar entre aqueles com uma alta e uma baixa experiência de cárie. Para obter uma ideia geral do potencial prognóstico do D₃MFS inicial, dez diferentes dicotomias foram formadas para que os níveis-limite selecionados fossem distribuídos durante a variação inicial do D₃MFS. Os resultados aparecem na Tabela 23.3, na qual cada fileira representa uma tabela 2 × 2, como encontrado na Tabela 23.1. A primeira fileira da Tabela 23.3 mostra os resultados quando o risco para novas lesões foi considerado alto, se a pontuação do D₃MFS inicial foi ≥ 1 e baixo, se a pontuação foi 0. De modo correspondente, a última fileira representa um prognóstico no qual o risco foi considerado alto, se o valor do D₃MFS inicial excedesse 13, e baixo, se o valor fosse entre 0 e 13. Em toda a Tabela 23.3, o incremento verdadeiro de 3 anos do D₃MFS foi considerado alto quando excedeu 4 novas lesões (o que ocorreu em 27% das crianças) e baixo se foi de 0 a 4 superfícies (o que se deu em 73% das crianças). A última coluna apresenta a porcentagem de indivíduos prognosticados como de alto risco ("teste positivo") nas diferentes dicotomizações da contagem do D₃MFS inicial. Essa é a daqueles que devem ser tratados como indivíduos suscetíveis de alto risco se o nível-limite dado foi aplicado para a identificação dos pacientes com necessidade de intenso controle individual de cárie.

A questão-chave é: qual nível de contagem do D₃MFS inicial fornece o melhor prognóstico de um alto incremento de cárie no futuro? Não é fácil responder à questão, pois a distribuição de indivíduos entre os verdadeiro-positivos, falso-positivos, falso-negativos e verdadeiro-negativos varia consideravelmente por meio dos diferentes níveis-limite. O mesmo é também verdade para a porcentagem de crianças prognosticadas como de alto risco (Tabela 23.3, última coluna). Do ponto de vista prático, há pouco senso na identificação de grupos de alto risco se eles abrangem mais de 40% da população-alvo. Se a proporção de indivíduos de alto risco em uma população excede esse nível, então a ocorrência de cárie não é suficientemente baixa para justificar o empenho e o custo da identificação desses indivíduos. Nessa situação, os esforços no controle de cárie deveriam ser mais bem direcionados para toda a população. Isso significa que, no grupo atual, a contagem-limite do D₃MFS inicial menor do que ≥ 4 é inútil independentemente da acurácia da classificação. Além disso, o uso de um prognosticador não faz sentido se o valor da sensibilidade cai abaixo de 50%, o que implica que o IFN excede o IVP. Isso deixa somente duas fileiras da Tabela 23.3 para que sejam consideradas (D₃MFS ≥ 4 e ≥ 5), e é possível concluir que, visando à melhora de uma porcentagem viável de indivíduos de alto risco (29 a 36%), o uso da contagem do D₃MFS inicial, como prognosticador de, no mínimo, cinco novas superfícies D₃MFS durante um período de 3 anos, oferece uma variação da sensibilidade entre 55 e 63% e da especificidade de 85 a 80%. Esse nível de exatidão prognóstica é consistente com a literatura sobre contagem de DMFS/T inicial como prognosticador de incremento de cárie.[20,43]

Usando apenas o cálculo de probabilidade pré-teste/pós-teste descrito, é possível avaliar a utilidade dessas duas contagens de limites do D₃MFS inicial como prognosticador de alto desenvolvimento futuro de cárie. Deve-se lembrar de que a probabilidade pré-teste foi 27% e que a estimativa da sensibilidade e da especificidade do D₃MFS inicial ≥ 4 foram 63% e 74%, respectivamente (ver Tabela 23.3). Espera-se que a probabilidade pós-teste (a probabilidade de que uma criança com alto D₃MFS inicial terá um alto desenvolvimento futuro de cárie) substancialmente supere a probabilidade pré-teste de 27% e, preferencialmente, possa ser próxima a 100%. Do mesmo modo, espera-se observar que seria muito improvável uma criança com baixo D₃MFS inicial ter alto desenvolvimento futuro de cárie. De fato, é possível calcular a probabilidade pós-teste de 47% de que uma criança com um D₃MFS inicial ≤ 4 desenvolverá, ao menos, cinco novas superfícies do D₃MFS durante um período de 3 anos e a probabilidade de um pós-teste de 16% de que uma criança com D₃MFS inicial ≥ 3 desenvolverá, ao menos, cinco novas superfícies D₃MFS. As probabilidades pós-testes calculadas para o D₃MFS inicial ≥ 5 traduzem-se em probabilidades pós-teste de 51% e 17%, respectivamente. Esses resultados indicam que o potencial de prognóstico de dois níveis de D₃MFS iniciais (≥ 4 e ≥ 5) como indicadores de alto incremento futuro de cárie é bastante reduzido.

Curva recebedora das características dos operadores

Para muitas pessoas, diagramas são mais fáceis de interpretar do que tabelas com muitos números. As curvas recebedoras das características dos operadores (ROC, do inglês *receiver operating characteristic*) são um modo alternativo de resumir o potencial prognóstico de um prognosticador que possa ter muitos valores. Nas curvas ROC, os valores da sensibilidade (IVP) em diferentes níveis do prognosticador são representados, em contraste aos valores de uma especificidade (IFP), nos respectivos níveis. A curva ROC para o D₃MFS na Figura 23.7 mostra os resultados da Tabela 23.3 em uma forma. A diagonal do canto esquerdo inferior ao canto direito superior representa a curva para um prognosticador inútil (o IVP e IFP são iguais em todos os níveis). Quanto maior a área abaixo da curva, mais poderoso o prognosticador. Para um prognosticador que resulta em classificação perfeita em todos os níveis, a área cobre a caixa toda. Para uma introdução detalhada do significado da área abaixo da curva ROC, ver Hanley e McNeil.[18] No caso de D₃MFS inicial (Figura 23.7), a curva está claramente acima da diagonal, o que indica que o D₃MFS realmente tem algum potencial prognóstico, embora seja modesto, conforme os cálculos de probabilidade pós-teste mostrados. Adicionar as lesões ativas de esmalte (D₁ₐ e D₂) à pontuação inicial do D₃MFS melhora o prognóstico, mostrado na curva ROC para D₁ₐMFS inicial (Figura 23.7). O fato de, na área acima, mesmo essa curva ser bastante grande revela que a exatidão do prognóstico de experiência passada de cárie está longe de ser perfeita. Olhando para as curvas ROC, é possível rápida e facilmente obter uma visão geral do desempenho dos prognosticadores. Entretanto, há uma desvantagem maior: a informação sobre a porcentagem dos indivíduos para quem é sugerido alto risco (BHR na Tabela 23.3) não está disponível com as curvas.

O desempenho de um nível 5 de contagem de lactobacilo salivar está resumido na Tabela 23.4, que está organizada similarmente à Tabela 23.3. Do ponto de vista de uma porcentagem variável de indivíduos prognosticados serem de alto risco, somente a última fileira (pontuação 4) é considerada útil. Nesse nível, a sensibilidade está tão baixa que não faz sentido usar a contagem de lactobacilos para identificar os indivíduos suscetíveis de alto risco de cárie entre a população-alvo. O potencial dos dois prognosticadores restantes (contagem de estreptococos do grupo *mutans* salivar e pontuação da capacidade-tampão) está mesmo até mais modesto. Portanto, os resultados em relação a eles são somente dados como curvas ROC na Figura 23.8, que também inclui a curva da contagem inicial do D₁ₐMFS para comparação. É possível concluir que nenhum dos três parâmetros salivares foi um fator prognóstico útil de experiência futura de cárie, o que está alinhado com a literatura.[12,43,69,79]

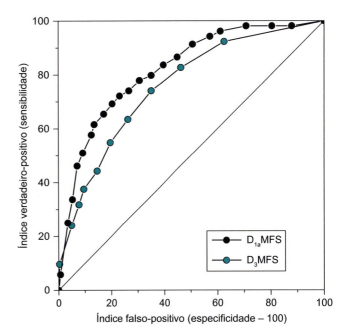

Figura 23.7 Curva ROC ilustrando a relação dos índices de verdadeiro e falso-positivo em diferentes níveis-limite da contagem inicial do D₃MFS. Para os D₃MFS, os números são os mesmos da Tabela 23.3, onde esta contagem foi usada como prognosticador de 3 anos do incremento do D₃MFS ≥ 5.

Tabela 23.4 Prognóstico do incremento de 3 anos do D₃MFS ≥ 5 (n = 104) por contagem inicial de lactobacilo (LB) em uma coorte inicialmente de 384 crianças com 13 anos de idade residentes em Vantaa, Finlândia.

Contagem inicial de LB	VP	FP	VN	TN	Se (%)	Sp (%)	J	BHR (%)
≥ 1	96	235	8	45	92	16	0,1	86
≥ 2	75	153	29	127	72	45	0,2	59
≥ 3	63	107	41	173	61	62	0,2	44
4	27	47	77	233	26	83	0,1	19

Por fim, foi realizada uma tentativa para descobrir se a combinação de informações de todos os quatro prognosticadores (Figura 23.8) (a pontuação inicial do D₁ₐMFS e a contagem de lactobacilos, estreptococos do grupo *mutans* salivares e da pontuação da capacidade-tampão) levaria a um prognóstico mais exato do incremento de 3 anos do D₃MFS, do que o foi alcançado em relação a cada um dos prognosticadores separadamente. Para esse propósito, um modelo de regressão logística foi construído com todos os quatro prognosticadores como variáveis independentes. Como resultado, a análise de regressão logística produziu para cada indivíduo uma pontuação de risco variando entre 0 e 1. Pelo uso dessas pontuações de risco, a coorte de estudo foi dividida em nove percentis (Tabela 23.5). No percentil de risco 10 (a primeira fileira da Tabela 23.5), os 90% da coorte de estudo com pontuação de risco mais alta foram incluídos no grupo prognosticado de alto risco, e os 10% com as pontuações mais baixas, no grupo prognosticado como grupo de baixo risco. Na última fileira, a situação é inversa. De acordo com o último limite, os 10% dos indivíduos com as pontuações mais altas foram considerados com um alto risco e os 90% com pontuações mais baixas, com um baixo risco. Como no caso do D₃MFS inicial (ver Tabela 23.3), os níveis-limite foram selecionados durante toda a variação das pontuações de risco para obter uma visão geral do desempenho da capacidade de risco. A força prognóstica da capacidade de risco que incluiu todos os quatro prognosticadores foi muito similar à pontuação do $D_{1a}MFS$ inicial isolada (Figura 23.9). Aparentemente, praticamente toda a força prognóstica da capacidade de regressão logística veio da pontuação inicial do $D_{1a}MFS$. Os três prognosticadores restantes não acrescentaram à acurácia do prognóstico, mesmo quando considerados juntos. A importância da experiência passada de cárie entre os prognosticadores incluída em um modelo de risco está alinhada com achados anteriores.[43,65,79] Ainda, como justamente afirmado por Hänsel Petersson et al.[9], a experiência passada de cárie é a consequência do processo da doença, e não sua causa. Se a cárie é adequadamente controlada, a experiência passada de cárie perde seu potencial prognóstico.

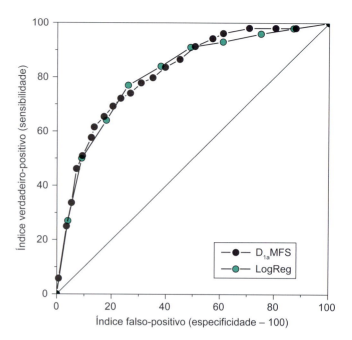

Figura 23.9 Curva ROC para a função logística de risco (Tabela 23.5) incluindo todos os quatro prognosticadores (LogReg). A curva ROC para o $D_{1a}MFS$ inicial (Figuras 23.7 e 23.8) foi repetida, para comparação.

A moeda tem dois lados

Até esse momento, as avaliações de prognóstico de cárie foram totalmente baseadas em medidas derivadas da distribuição do estudo de indivíduos entre o verdadeiro e o falso-positivo e o verdadeiro e o falso-negativo. Isso é consistente com a decisão clínica do problema: o paciente deve ou não ser tratado como um indivíduo de alto risco? Tendo em mente o limite para o alto incremento de cárie usado durante o último exemplo (≥ 5 lesões em 3 anos), é possível arguir que não é uma grande questão perder uns poucos indivíduos cujo verdadeiro incremento de cárie é apenas um pouco mais alto do que o nível-limite. Assim, é preciso olhar mais de perto a extensão do erro de classificação, especialmente entre os falso-negativos. Na Figura 23.10, a porcentagem de distribuição dos indivíduos do estudo, de acordo com o número observado de novos D_3MFS, dada separadamente para os subgrupos cujas pontuações iniciais do $D_{1a}MFS$ foram de 0 a 13 ou ≥ 14 (a dicotomização mais promissora para esse prognosticador de risco). O último grupo representa os indivíduos que deveriam ser tratados como de alto risco, se esse limite particular tivesse sido usado para avaliar alto risco versus baixo risco para novas cavidades. Como pode ser visto na Figura 23.10, os falso-negativos (aqueles que erroneamente seriam tratados como de baixo risco) incluem os indivíduos que desenvolveram até 13 novas superfícies de D_3MFS em 3 anos. Isso significa que erros graves podem acontecer se certo nível máximo de experiência passada de cárie é usado como critério para buscar indivíduos com baixo risco de desenvolvimento de novas lesões. A Figura 23.11 mostra a distribuição de incrementos de cárie por 3 anos entre indivíduos cuja pontuação inicial do D_3MFS foi 0 (29% da coorte). Sua média de incremento do D_3MFS por 3 anos foi de 1,3 (desvio-padrão: 2,1) com valor máximo de 12. Quando o $D_{1a}MFS$ 0 foi usado como critério de apresentação, o incremento médio do D_3MFS foi de 0,6 (desvio-padrão: 1,3) e o incremento mais alto foi 5 (Figura 23.11). No último caso, o índice de erro foi tolerável. A pequena porcentagem de "testes positivos" (somente 9% do grupo não teve $D_{1a}MFS$ para experiência de cárie na avaliação inicial), entretanto, põe em questão o valor prático desse critério de apresentação.

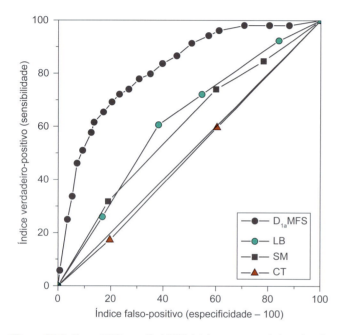

Figura 23.8 Curva ROC para $D_{1a}MFS$ inicial, contagem de lactobacilos (LB) e de estreptococos do grupo mutans (SM) salivares e pontuação da capacidade-tampão (CT) em uma coorte inicialmente de 384 crianças de 13 anos de idade residentes em Vantaa, Finlândia.

Tabela 23.5 Prognóstico do incremento de 3 anos do $D_3MFS ≥ 5$ (n = 104) por uma função logística de risco em uma coorte inicialmente de 384 crianças com 13 anos de idade residentes em Vantaa, Finlândia.

Percentil de risco	VP	FP	VN	TN	Se (%)	Sp (%)	J	BHR (%)
10	102	244	2	36	98	13	0,1	90
20	100	210	4	70	96	25	0,2	81
30	97	172	7	108	93	39	0,3	70
40	95	136	9	144	91	51	0,4	60
50	87	106	17	174	84	62	0,5	50
60	80	74	24	206	77	74	0,5	40
70	67	50	37	230	64	81	0,5	30
80	52	25	52	255	50	91	0,4	20
90	28	11	76	269	27	96	0,2	10

Prognosticadores incluídos na função de risco: contagem do $D_{1a}MFS$ inicial, contagem de lactobacilos (0 a 4), estreptococos do grupo mutans (0 a 3) e pontuação da capacidade-tampão (0 a 3).

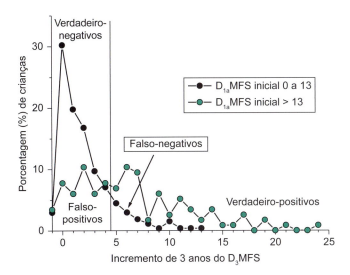

Figura 23.10 Distribuição de porcentagem de indivíduos de acordo com incremento de 3 anos do D_3MFS entre aqueles com contagem inicial do $D_{1a}MFS$ de 0 a 13 e ≥ 14, respectivamente, em uma coorte inicialmente de 384 crianças com 13 anos de idade residentes em Vantaa, Finlândia.

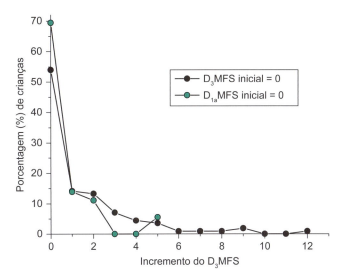

Figura 23.11 Distribuição de porcentagem de indivíduos sem DMFS inicial de acordo com o incremento do D_3MFS em uma coorte inicialmente de 384 crianças de 13 anos de idade residentes em Vantaa, Finlândia.

Nível de exatidão na prática diária

Um prognosticador perfeito tem uma sensibilidade de 100% e uma especificidade de 100%. Consequentemente, tanto os valores do prognóstico positivo quanto do negativo serão iguais a 100%. Uma exatidão perfeita significa que o grupo prognosticado como de alto risco consistiria somente de indivíduos de verdadeiro alto risco e que somente aqueles com verdadeiro baixo risco seriam incluídos no grupo prognosticado de baixo risco. Infelizmente, tal prognosticador não está disponível para o risco de desenvolvimento de lesões cariosas. Erros precisam ser aceitos. Geralmente, não existem regras reconhecidas de quão aceitável o índice de erro pode ser. Os cálculos de probabilidade pré e pós-testes mostrados anteriormente mostram a maioria das bases informadas para decisões, como se dependem ou não de um potencial prognosticador, mas tais cálculos podem ser incertos pela necessidade de uma estimativa válida da probabilidade do pré-teste.

Sugeriu-se que a soma da sensibilidade e da especificidade deve ser, pelo menos, 160% antes que um prognosticador possa ser considerado um candidato para o alvo do controle individualizado de cárie.[29] Isso está de acordo com uma sugestão alternativa[77], de que uma sensibilidade e especificidade de 80% seriam aceitáveis para uso prático na comunidade. Nenhuma dessas sugestões leva em consideração o fato de que as consequências dos erros relacionados com pouca sensibilidade são diferentes daquelas associadas a pouca especificidade. Em outros campos da Medicina, como os diagnósticos pré-natais, o serviço ganha e perde em relação ao verdadeiro e falso-positivo e negativo, sendo usado para avaliar o desempenho de testes e para estabelecer seus valores-limite (para um exemplo, ver Felder e Robra[16]). Enquanto não há desenvolvimentos similares em Cardiologia, é possível usar as sugestões exibidas[29,77] como tentativas de referências na avaliação de desempenho dos marcadores propostos para alto risco de desenvolvimento de lesões cariosas. Com o uso dessa referência, imediatamente seria possível dispensar qualquer dos prognosticadores candidatos discutidos nos exemplos anteriores.

Alcance do nível de acurácia

Sinais de experiência precedente de cárie

A experiência precedente de cárie resume o efeito cumulativo de todos os fatores de risco, conhecidos e não conhecidos, pelos quais um indivíduo foi exposto e, geralmente, tem sido o maior prognosticador simples exato do incremento futuro de cárie.[1,4,14,25,31,37,45,50,72,77] O estudo de Alaluusua et al.[4] é um exemplo característico de configuração em que a experiência passada de cárie tem sido usada para prognóstico. Nele, o valor de corte inicial do D_3MFS foi selecionado para que 29% dos indivíduos fossem incluídos no grupo de alto risco prognosticado. A sensibilidade observada foi de 61% e a especificidade, de 82%. Esses números estão claramente abaixo dos valores de referência exibidos.

A contagem inicial de cárie parece se correlacionar com o incremento subsequente de cárie mais fortemente do que a contagem de FS ou D_3S.[31,57] A sensibilidade aumentou de 49 para 51% e a especificidade de 76 para 78% quando as lesões cariosas incipientes (cuja atividade não era conhecida) foram adicionadas à pontuação de FS e D_3S em um estudo que procurou prognosticar os incrementos de DMFS por 5 anos entre crianças de 11 a 13 anos de idade.[57] A inclusão das lesões cariosas incipientes resultou em uma sensibilidade de 62% e especificidade de 82% em um estudo no qual a experiência de cárie de fissuras dos molares permanentes na idade de 7 anos foi usada como prognosticador para o incremento do D_3MFS (0 versus > 0) entre as idades de 7 e 11 anos.[71] Quando somente cavidades e restaurações foram usadas para prognóstico, a sensibilidade foi 31% e a especificidade 95%.

Apesar de maiores mudanças na ocorrência de cárie durante as últimas décadas, a correlação entre cárie na dentição decídua e na permanente tem permanecido bastante forte e estável.[23] Quando a experiência passada de cárie na dentição decídua foi usada como prognosticador do início das lesões cariosas na dentição permanente, a exatidão prognóstica relatada foi a mesma da variação daquelas em configurações em que a experiência passada de cárie na dentição permanente foi usada como prognosticador.[34,38,59,66,70] Prognósticos pouco mais exatos foram obtidos pelo uso de modelos estatísticos, incluindo a informação sobre o estado dos dentes decíduos e dos primeiros molares permanentes.[22,62]

Há uma associação transversal, bem documentada, entre a experiência de cárie coronária e radicular dos indivíduos.[13,15,36,73] Além disso, uma correlação positiva entre a pontuação inicial de superfície cariosa radicular e a última experiência de superfície radicular cariada do indivíduo foi observada em um número de estudos longitudinais (para uma revisão, ver Ritter et al.[48]). Entretanto, não parece claro se a experiência passada de cárie isolada é um prognosticador potente do incremento de cárie radicular.

Por fim, ao considerar o uso da experiência passada de cárie na avaliação de risco, é preciso ter em conta o fato de que uma já estabelecida alta pontuação do DMF permanecerá alta independentemente de possíveis mudanças subsequentes no risco de cárie. Um indivíduo com uma alta pontuação do DMF pode ter pouco risco para mais lesões se sua condição bucal não mais favorecer a desmineralização. A situação oposta também é possível.

Testes microbiológicos

O uso de testes microbiológicos é baseado no princípio de que na saliva dos indivíduos há um alto número de bactérias capazes de sobreviver e se multiplicar em condições ácidas que devem ser identificadas e tratadas antes dos sinais clínicos do desenvolvimento de lesões cariosas. A avaliação de microrganismos na saliva é baseada nos achados de que existe uma associação entre os tipos e os números de bactérias na placa dental e aquelas na saliva.[52] Deve-se ter cautela ao interpretar os resultados dos testes microbiológicos salivares, entretanto, como a microflora bucal é complexa, o papel das diferentes bactérias no processo da cárie pode não ser totalmente conhecido.[8]

Lactobacilo salivar

Um alto nível de lactobacilos na saliva é considerado indicador de abundante consumo de carboidratos facilmente fermentáveis e, portanto, também indicador do aumento do risco do desenvolvimento de cavidades. O uso da contagem de lactobacilos como teste de triagem, entretanto, parece ter valor limitado. Embora repetidos testes de lactobacilos pareçam ter capacidade prognóstica muito boa nos primeiro estudo de Snyder[60], na maioria dos últimos estudos a contagem dos lactobacilos não comprovou ser tão potente para a avaliação de risco do desenvolvimento de cárie.[1,11,41,46,50,51,72,74,77] Um exemplo característico de sua capacidade prognóstica foi relatada no estudo de Alaluusua et al.[4], no qual a sensibilidade foi 55% e a especificidade foi 68% quando 38% das crianças estudadas eram consideradas de alto risco para desenvolver a cárie com base no nível de lactobacilos na saliva. Essa situação é comparável à força prognóstica da contagem dos lactobacilos no exemplo anterior (ver Tabela 23.4 e Figura 23.8).

Estreptococos do grupo *mutans* salivar

Numerosos estudos transversais mostraram uma associação entre a experiência passada de cárie e o nível de estreptococos do grupo *mutans* na saliva ou na placa tanto em crianças quanto em adultos (para revisão, ver Beighton[7], Bratthall[10] e Thenisch et al.[67]). A força prognóstica de cárie do nível de estreptococos do grupo *mutans* salivar, entretanto, tem sido modesta.[4,46,50,51,53,54,61,64,72,74,77,80] A curva ROC na Figura 23.8 oferece uma boa ideia do potencial prognóstico do teste dos estreptococos do grupo *mutans* salivar. No momento, a contagem desse microrganismo salivar não pode ser considerada útil para a avaliação do risco de desenvolvimento de cárie. Há evidências[3,33,42,56,68,78] de que o nível do estreptococo do grupo *mutans* salivar é um prognosticador um pouco mais exato do incremento futuro de cárie entre crianças pequenas do que o é em outros grupos etários (para revisão, ver Parisotto et al.[39] e Thenisch et al.[67]). Ainda, sua força prognóstica não é suficiente para a avaliação diária de risco.

Leveduras salivares

O valor das leveduras salivares no prognóstico de cárie raramente tem sido estudado. Pienihäkkinen et al.[41] avaliaram o valor prognóstico de cárie na contagem salivar de lactobacilos e de leveduras (espécies de *Candida*) em crianças de 6 a 11 anos durante um período de 3 anos. A capacidade prognóstica foi na mesma variação como dos lactobacilos, o que significa que o nível de leveduras salivares é um prognosticador bastante fraco para o incremento futuro de cárie. O mesmo foi verdadeiro quando se usou o nível de leveduras na saliva para identificar adultos mais velhos com alto risco de cárie radicular.[54]

Outros fatores salivares

No contexto da avaliação de risco, os dois fatores salivares mais comumente considerados são o índice do fluxo e a capacidade-tampão. A redução grave no índice do fluxo de saliva é conhecida por predispor a lesões cariosas.[44,47] Portanto, um paciente cuja salivação está comprometida tem necessidade de controle individualizado de cárie. Além da hipossalivação verdadeira, entretanto, o potencial prognóstico do índice do fluxo salivar é modesto. Embora uma correlação negativa entre a capacidade-tampão da saliva e a ocorrência de lesões cariosas tenha sido encontrada em alguns estudos, o seu poder prognóstico é tão baixo que não pode ser usada para a identificação de indivíduos de alto risco (ver Figura 23.8). Outras propriedades da saliva, como pH, concentração de amônia, proteína, cálcio e fósforo e a atividade enzimática, parecem ser de menor valor no prognóstico de cárie.[40]

Hábitos alimentares e higiene bucal

O valor dos hábitos alimentares comunicados pelo próprio paciente para o prognóstico do aparecimento de lesões cariosas não é claro. Tanto uma correlação positiva quanto a falta de correlação entre o consumo de alimentos contendo sacarose e a ocorrência de lesões cariosas tem sido relatada. A vaga correlação em países industrializados pode decorrer da quase universal exposição ao flúor de diferentes fontes e da menor variação no alto consumo generalizado de sacarose nos grupos estudados. Além disso, é difícil obter informação exata sobre hábitos alimentares. O relato da própria pessoa sobre o consumo de sacarose parece ter pouco valor como recurso de identificação dos indivíduos de alto e baixo risco.

Uma relação entre a presença de placa e cárie também é claramente estabelecida. Mostrou-se que a remoção profissional da placa pode resultar em redução significativa do desenvolvimento de lesões cariosas.[35] Entretanto, a relação entre cárie e a quantidade de placa sobre os dentes ou a frequência de medidas de higiene bucal relatada pelo paciente é vaga.[9] Crianças pré-escolares podem ser uma exceção, como mostrado no estudo de Alaluusua e Malmivirta[2], no qual a presença de placa sobre as superfícies vestibulares dos incisivos superiores na idade de 19 meses, com o critério de referência para um prognosticador aceitável de lesões cariosas na idade de 36 meses (ver Tabela 23.2), leva a concluir apenas como cálculo de probabilidade pós-teste. Entretanto, em outro estudo com crianças e bebês[76], a força prognóstica da higiene bucal foi mais modesta.

O alto consumo de sacarose e a má higiene bucal são geralmente encontrados no mesmo indivíduo, e o efeito de um desses dois fatores pode variar com o grau de exposição ao outro. Em um estudo com crianças de 5 a 13 anos de idade, a ocorrência de lesões cariosas aumentou significativamente com o aumento do consumo de açúcar somente quando a higiene bucal foi ruim simultaneamente.[30] Em outro estudo, crianças de 3 anos de idade com dentes limpos tiveram uma baixa experiência de cárie, independentemente dos seus hábitos alimentares.[55] Do mesmo modo, em adultos e idosos, somente a higiene bucal estava associada à experiência de cárie radicular, sendo considerada o único prognosticador relevante do risco do desenvolvimento de mais lesões.[13]

Fatores sociais

Os hábitos alimentares e a saúde são afetados por renda, instrução e ambiente social. Mostrou-se de maneira convincente que, em países com alta renda, aqueles com baixa condição socioeconômica tendem a ter mais lesões cariosas do que os de alta condição socioeconômica.[26] Apesar da clara correlação entre condição social e cárie, as sensibilidades e especificidades relatadas foram baixas quando usados fatores sociais na avaliação de risco de desenvolvimento de lesões cariosas.[20] Entretanto, é útil considerar a origem social do paciente parte natural do histórico dentário durante a avaliação sobre o risco de cárie.

Poder prognóstico conjunto aos prognosticadores múltiplos

O fato de a capacidade prognóstica de qualquer simples fator não ser satisfatória tem conduzido à tentativa de melhorar a exatidão da avaliação de risco pelo uso de critério de triagem com base em múltiplos fatores. Combinar a informação de experiência passada de cárie com um teste microbiano é um simples exemplo dessa abordagem (p. ex., Alaluusua et al.[4] formaram um grupo de risco usando alta contagem de DFS e alta contagem de estreptococos do grupo *mutans*). Isso resultou em um grupo prognosticado de alto risco, incluindo 32% da população-alvo. A sensibilidade foi 71% e a especificidade, 81%. A exatidão observada foi mais alta do que aquela para a pontuação de DFS ou de estreptococos do grupo *mutans* sozinhos, mas mesmo essas figuras não podem ser consideradas satisfatórias para alvo de medidas preventivas.

Quando se consideram mais do que três prognosticadores simultaneamente, os modelos multivariáveis de prognóstico são, em geral, usados. Os métodos aplicáveis na avaliação do risco de cárie incluem diferentes técnicas de regressão, análise discriminante[32] e a classificação de três modelos de prognóstico.[63]

Talvez, a mais extensiva tentativa de produzir modelos estatísticos para a avaliação do risco de cárie tenha sido feita no contexto do Estudo de Avaliação do Risco de Cárie da Universidade da Carolina do Norte.[14] Com 25% da população-alvo no grupo prognosticado como de alto risco, este trabalho visou a uma sensibilidade de pelo menos 75% e a uma especificidade de 85%. O dado original incluiu 30 fatores clínicos, microbiológicos, sociodemográficos e comportamentais. No modelo logístico de regressão para crianças de 5 a 6 anos de idade, aproximadamente 20 prognosticadores foram usados. A sensibilidade foi de 59%, a especificidade de 83 a 84% e o valor do índice Youden correspondente de 0,42 a 0,43. A força prognóstica do modelo originou-se principalmente da informação baseada nos exames clínicos, enquanto o prognosticador microbiológico pouco contribuiu para a força dos modelos.

O potencial prognóstico de cárie dos modelos de prognóstico multifatoriais foi revisto por Powell.[43] Entre os 30 modelos para os quais foram dados os valores da sensibilidade e da especificidade, a média da soma das duas foi 148%, o que implica simultâneas sensibilidade e especificidade de 74%, se o IFN e o IFP forem iguais. Em geral, a exatidão das abordagens multivariáveis parece ser mais baixa do que a esperada, com base no desempenho dos prognosticadores individuais. A principal parte da força prognóstica parece se originar da informação relacionada com a experiência passada de cárie, com a situação da maioria das superfícies dentárias expostas recentemente (em crianças), sendo especialmente informativas. O modelo mais poderoso, cuja sensibilidade foi 87% e especificidade 83%[17], considerou o prognóstico de incremento de cárie no período de 2 a 5 anos entre crianças de 1 ano de idade. Isso confirma os achados de que a cárie pode ser prognosticada mais exatamente na infância do que em grupo mais velhos. O fato de a importância de simples prognosticadores nos modelos variarem consideravelmente entre as populações-alvo revela que mesmo os modelos multifatoriais mais sofisticados não excluem a inevitável incerteza na avaliação do risco de desenvolvimento de lesões cariosas.

Possibilidade de avaliação clínica do risco de cárie

Os dentistas clínicos têm à disposição poucas diretrizes/instrumentos para a avaliação multivariável do risco de cárie. Quatro dos mais frequentemente nomeados foram criticamente avaliados por Tellez et al.[65], por sua capacidade de prognosticar o futuro aparecimento de lesões cariosas. Eles incluíram a ferramenta proposta pela American Academy of Pediatric Dentistry, o Sistema de Gestão de Cárie pela Avaliação de Risco (CAMBRA, do inglês *Caries Management by Risk Assessment System*), as formas de avaliação de risco de cárie da American Dental Association e o Cariogram, um programa de computador desenvolvido na Lund University School of Dentistry, Suécia. Para usar qualquer uma dessas ferramentas, é preciso registrar o nível de um número de fatores. Esse número é menor para o Cariogram (nove itens) e maior para o CAMBRA (25 itens para adultos e 20 para crianças). As quatro ferramentas consideram diferentes categorias de fatores de risco. Todas elas, entretanto, cobrem pelo menos alguns aspectos da experiência passada de cárie, saliva, alimentação, exposição ao flúor e condições gerais de saúde. A evidência publicada para a capacidade prognóstica de cárie foi somente encontrada para

o Cariogram e o CAMBRA, e os estudos dos grupos prognósticos somente estavam disponíveis para o Cariogram. Segundo esses estudos, o Cariogram foi clinicamente útil para a avaliação do risco de desenvolvimento de lesões cariosas entre os idosos e, em menor extensão, entre crianças. Ainda, a evidência sobre a sua utilidade para alcançar melhores resultados de saúde e redução de custo, por meio de diferentes configurações, foi considerada limitada. Além de tudo, a evidência respaldando a validade das ferramentas/orientações de avaliação de risco de cárie revista foi considerada fraca.[65]

Validade das medidas propostas

Se houver tentativas para identificar uma proporção manejável de indivíduos com risco mais alto de desenvolver cavidades, as medidas mais potentes de avaliação de risco, atualmente, resultam na variação da sensibilidade de 70 a 80% e especificidade de 80 a 90%. Mesmo nesse nível de desempenho, o índice de erro nas classificações, falso-negativos e falso-positivos, é intolerável alto. Pode-se concluir que a exatidão, mesmo dos melhores prognosticadores atualmente disponíveis, é modesta.[65] Na verdade, nenhuma das medidas relatadas de avaliação de risco de cárie é suficientemente exata para ser confiável quando da seleção de pacientes para o controle intensificado de cárie. Por consequência, qualquer programa de triagem que dependa de métodos atualmente disponíveis falha na identificação de uma considerável proporção de indivíduos com verdadeiro alto risco e/ou sugere um alto risco para um inaceitável alto número de indivíduos com baixo risco.

A dificuldade de prognosticar o aparecimento de lesões de cárie não é uma surpresa. A etiologia multifatorial da cárie torna provável que mesmo o mais sofisticado modelo com fatores e marcadores de risco conhecidos não pode prognosticar o desenvolvimento futuro de cárie de maneira muito exata. Além disso, mesmo um teste perfeito somente é capaz de prognosticar experiência futura de cárie de alguém se as condições sobre a qual o prognóstico é baseado permanecem estáveis. Na maioria dos países industrializados onde, possivelmente, todos os estudos prognósticos foram conduzidos, as populações estão expostas a uma variedade de controle de cárie profissional e regimes de tratamento, assim como autocuidado, os quais, se aplicados seletivamente, muito provavelmente reduzem a força observada de tais estudos. Condições de vida e comportamentos em saúde bucal podem mudar com o tempo, modificando o risco de cárie de um indivíduo. Por esses motivos, ainda não é provável que os profissionais sejam capazes de avaliar exatamente o risco para o desenvolvimento de cárie em um futuro próximo. Se os prognósticos exatos fossem possíveis, necessariamente implicariam que é difícil afetar um risco já estabelecido. Isso seria decepcionante para todas as partes envolvidas no controle da cárie.

Como nenhum algoritmo mecânico é aplicável na decisão se um indivíduo necessita ou não do controle intensificado de cárie, o dentista precisa decidir cada caso individualmente. O exame clínico e o histórico dental apropriado são as fontes mais importantes de informação que apoiam essa decisão, com o julgamento subjetivo da experiência clínica.[5,27,63] Entretanto, os clínicos precisam aceitar o fato de que seus prognósticos estão longe de serem perfeitos, e que a insegurança relacionada com suas decisões não é reduzida acentuadamente pela informação sobre uma variedade de fatores[65], como parâmetros microbiológicos ou salivares.

Considerações finais

O propósito deste capítulo foi discutir se medidas suficientemente exatas para a identificação dos indivíduos suscetíveis de alto risco estão disponíveis para justificar a aplicação de estratégias de alto risco (ver Figura 23.3) para o controle de cárie. Os outros requisitos mencionados no início do capítulo foram uma ocorrência suficientemente baixa de cárie para justificar o empenho e a despesa na identificação de indivíduos de alto risco, e a disponibilidade de medidas eficazes para o controle de cárie entre eles. Nesse momento, talvez nenhum desses requisitos seja totalmente encontrado. Apesar da tendência decrescente, a cárie ainda é uma doença comum. As experiências de clínicas odontológicas revelam que o sistema do serviço pode ser incapaz de oferecer controle de cárie apropriado para a maioria dos indivíduos propensos à cárie. Há até mesmo evidência científica para o fato de que é difícil reduzir o risco entre os indivíduos de alto risco para que seja aceito.[21,28,58] Portanto, o controle de cárie deve primariamente estar baseado na estratégia em toda a população[49] ou na estratégia na população-alvo ou dirigida.[75] O clássico trabalho de Rose[49] lista mais razões pelas quais uma abordagem cautelosa para estratégia de alto risco deve ser adotada. Em vez de estarem muito preocupados com o prognóstico do futuro dos pacientes, os dentistas devem se concentrar em dar a devida consideração ao controle de lesões cariosas que os pacientes têm no momento. O tratamento apropriado de lesões incipientes ativas, o pré-requisito pelo qual é apropriado o autocuidado, também ajuda a prevenir o aparecimento de futuras cavidades.

Referências bibliográficas

1. Alaluusua S. Salivary counts of mutans streptococci and lactobacilli and past caries experience in caries prediction. Caries Res. 1993;27(Suppl 1):68-71.
2. Alaluusua S, Malmivirta R. Early plaque accumulation – a sign for caries risk in young children. Community Dent Oral Epidemiol. 1994;22:273-6.
3. Alaluusua S, Renkonen O-V. Streptococcus mutans establishment and dental caries experience in children from 2 to 4 years old. Scand J Dent Res. 1983;91:453-7.
4. Alaluusua S, Kleemola-Kujala E, Grönroos L, Evälahti M. Salivary caries related tests as predictors of future caries increment in teenagers. A three-year longitudinal study. Oral Microbiol Immunol. 1990;5:77-81.
5. Alanen P, Hurskainen K, Isokangas P, Pietilä I, Levänen J, Saarni UM, Tiekso J. Clinician's ability to identify caries risk subjects. Community Dent Oral Epidemiol. 1994;22:86-9.
6. Altman DG, Bland JM. Diagnostic tests 2: Predictive values. BMJ. 1994;309:102.
7. Beighton D. The value of salivary bacterial counts in the prediction of caries activity. In: Johnson NW, ed. Risk markers for oral diseases, Vol. 1, Dental caries: markers of high and low risk groups and individuals. Cambridge: Cambridge University Press; 1991. p. 313-26.
8. Beighton D. The complex oral microflora of high-risk individuals and groups and its role in the caries process. Community Dent Oral Epidemiol. 2005;33:248-55.
9. Bellini HT, Arneberg P, von der Fehr FR. Oral hygiene and caries. A review. Acta Odontol Scand. 1981;39:257-65.
10. Bratthall D. The global epidemiology of mutans streptococci. In: Johnson NW, ed. Risk markers for oral diseases, Vol. 1, Dental caries: markers of high and low risk groups and individuals. Cambridge: Cambridge University Press; 1991. p. 287-312.
11. Crossner C-G. Salivary lactobacillus counts in the prediction of caries activity. Community Dent Oral Epidemiol. 1981;9:182-90.
12. Demers M, Brodeur J-M, Simard PL, Mouton C, Veilleux G, Frechette S. Caries predictors suitable for mass-screenings in children: a literature review. Community Dent Health. 1990;7:11-21.
13. DePaola PF, Soparkar PM, Tavares M, Kent RL. Clinical profiles of individuals with and without root surface caries. Gerodontology. 1989;8:9-15.
14. Disney JA, Graves RC, Stamm JW, Bohannan HM, Abernathy JR, Zack DD. The University of North Carolina Caries Risk Assessment study: further developments in caries risk prediction. Community Dent Oral Epidemiol. 1992;20:64-75.
15. Ellefsen BS, Morse DE, Waldemar G, Holm-Pedersen P. Indicators for root caries in Danish persons with recently diagnosed Alzheimer's disease. Gerodontology. 2012;29:194-202.
16. Felder S, Robra BP. A preference-based measure for test performance with an application to prenatal diagnostics. Stat Med. 2006;25:3696-706.
17. Grindefjord M, Dahllöf G, Nilsson B, Modéer T. Prediction of dental caries development in 1-year-old children. Caries Res. 1995;29:343-8.
18. Hanley JA, McNeil BJ. The meaning and use of the area under a receiver operating characteristic (ROC) curve. Radiology. 1982;143:29-36.
19. Hänsel Petersson G, Twetman S, Bratthall D. Evaluation of a computer program for caries risk assessment in schoolchildren. Caries Res. 2002;36:327-40.

20. Hausen H. Caries prediction – state of the art. Community Dent Oral Epidemiol. 1997;25:87-96.
21. Hausen H, Kärkkäinen S, Seppä L. Application of the high-risk strategy to control dental caries. Community Dent Oral Epidemiol. 2000;28:26-34.
22. Helfenstein U, Steiner M, Marthaler TM. Caries prediction on the basis of past caries including precavity lesions. Caries Res. 1991;25:372-6.
23. Helm S, Helm T. Correlation between caries experience in primary and permanent dentition in birth-cohorts 1950-70. Scand J Dent Res. 1990;98:225-7.
24. Holmén A, Strömberg U, Magnusson K, Twetman S. Tobacco use and caries risk among adolescents – a longitudinal study in Sweden. BMC Oral Health. 2013;13:31.
25. Honkala E, Nyyssönen V, Kolmakow S, Lammi S. Factors predicting caries risk in children. Scand J Dent Res. 1984;92:134-40.
26. Hunt RJ. Behavioral and sociodemographic risk factors for caries. In: Bader JD, ed. Risk assessment in dentistry. Chapel Hill, NC: University of North Carolina Dental Ecology; 1990. p. 29-34.
27. Isokangas P, Alanen P, Tiekso J. The clinician's ability to identify caries risk subjects without saliva tests – a pilot study. Community Dent Oral Epidemiol. 1993;21:8-10.
28. Källestål C. The effect of five years' implementation of caries-preventive methods in Swedish high-risk adolescents. Caries Res. 2005;39:20-6.
29. Kingman A. Statistical issues in risk models for caries. In: Bader JD, ed. Risk assessment in dentistry. Chapel Hill: University of North Carolina Dental Ecology; 1990. p. 193-200.
30. Kleemola-Kujala E, Räsänen L. Relationship of oral hygiene and sugar consumption to risk of caries in children. Community Dent Oral Epidemiol. 1982;10:224-33.
31. Klock B, Krasse B. A comparison between different methods for prediction of caries activity. Scand J Dent Res. 1979;87:129-39.
32. Koch GG, Beck JD. Statistical concepts: a matrix for identification of model types. In: Bader JD, ed. Risk assessment in dentistry. Chapel Hill: University of North Carolina Dental Ecology; 1990. p. 174-92.
33. Köhler B, Andréen I, Jonsson B. The earlier the colonization by mutans streptococci, the higher the caries prevalence at 4 years of age. Oral Microbiol Immunol. 1988;3:14-7.
34. Li Y, Wang W. Predicting caries in permanent teeth from caries in primary teeth: an eight-year cohort study. J Dent Res. 2002;81:561-6.
35. Lindhe J, Axelsson P, Tollskog G. Effect of proper oral hygiene on gingivitis and dental caries in Swedish schoolchildren. Community Dent Oral Epidemiol. 1975;3:150-5.
36. Locker D, Slade GD, Leake JL. Prevalence of and factors associated with root decay in older adults in Canada. J Dent Res. 1989;68:768-72.
37. Mattiasson-Robertson A, Twetman S. Prediction of caries incidence in schoolchildren living in a high and a low fluoride area. Community Dent Oral Epidemiol. 1993;21:365-9.
38. Motohashi M, Yamada H, Genkai F, Kato H, Imai T, Sato S, Sugaya A, Maeno M. Employing dmft score as a risk predictor for caries development in the permanent teeth in Japanese primary school girls. J Oral Sci. 2006;48:233-7.
39. Parisotto TM, Steiner-Oliveira C, Silva CM, Rodrigues LK, Nobre-dos-Santos M. Early childhood caries and mutans streptococci: a systematic review. Oral Health Prev Dent. 2010;8:59-70.
40. Pearce EIF. Salivary inorganic and physical factors in the aetiology of dental caries, and their role in prediction. In: Johnson NW, ed. Risk markers for oral diseases, Vol. 1, Dental caries: markers of high and low risk groups and individuals. Cambridge: Cambridge University Press; 1991. p. 358-81.
41. Pienihäkkinen K, Scheinin A, Banoczy J. Screening of caries in children through salivary lactobacilli and yeasts. Scand J Dent Res. 1987;95:397-404.
42. Pienihäkkinen K, Jokela J, Alanen P. Assessment of caries risk in preschool children. Caries Res. 2004;38:156-62.
43. owell LV. Caries prediction: a review of the literature. Community Dent Oral Epidemiol. 1998;26:361-71.
44. Powell LV, Mancl LA, Senft GD. Exploration of prediction models for caries risk assessment of the geriatric population. Community Dent Oral Epidemiol. 1991;19:291-5.
45. Raitio M, Pienihäkkinen K, Scheinin A. Assessment of single risk indicators in relation to caries increment in adolescents. Acta Odontol Scand. 1996;54:113-7.

46. Ravald N, Birkhed D. Factors associated with active and inactive root caries in patients with periodontal disease. Caries Res. 1991;25:377-84.

47. Ravald N, Hamp S-E. Prediction of root surface caries in patients treated for advanced periodontal disease. J Clin Periodontol. 1981;8:400-14.

48. Ritter AV, Shugars DA, Bader JD. Root caries risk indicators: a systematic review of risk models. Community Dent Oral Epidemiol. 2010;38:383-97.

49. Rose G. Sick individuals and sick populations. Int J Epidemiol. 1985;14:32-8.

50. Russell JI, MacFarlane TW, Aitchison TC, Stephen KW, Burchell CK. Prediction of caries increment in Scottish adolescents. Community Dent Oral Epidemiol. 1991;19:74-7.

51. Sánchez-Pérez L, Golubov J, Irigoyen-Camacho ME, Moctezuma PA, Acosta-Gio E. Clinical, salivary, and bacterial markers for caries risk assessment in schoolchildren: a 4-year follow-up. Int J Paediatr Dent. 2009;19:186-92.

52. Schaeken MJM, Creugers TJ, van der Hoeven JS. Relationship between dental plaque indices and bacteria in dental plaque and those in saliva. J Dent Res. 1987;66:1499-502.

53. Scheinin A, Pienihäkkinen K, Tiekso J, Holmberg S. Multifactorial modeling for root caries prediction. Community Dent Oral Epidemiol. 1992;20:35-7.

54. Scheinin A, Pienihäkkinen K, Tiekso J, Holmberg S, Fukuda M, Suzuki A. Multifactorial modeling for root caries prediction: 3-year follow-up results. Community Dent Oral Epidemiol. 1994;22:126-9.

55. Schröder U, Granath L. Dietary habits and oral hygiene as predictors of caries in 3-year-old children. Community Dent Oral Epidemiol. 1983;11:308-11.

56. Seki M, Karakama F, Terajima T, Ichikawa Y, Ozaki T, Yoshida S, Yamashita Y. Evaluation of mutans streptococci in plaque and saliva: correlation with caries development in preschool children. J Dent. 2003;31:283-90.

57. Seppä L, Hausen H. Frequency of initial caries lesions as predictor of future caries increment in children. Scand J Dent Res. 1988;96:9-13.

58. Seppä L, Hausen H, Pöllänen L, Kärkkäinen S, Helasharju K. Effect of intensified caries prevention on approximal caries in adolescents with high caries risk. Caries Res. 1991;25:392-5.

59. Skeie MS, Raadal M, Strand GV, Espelid I. The relationship between caries in the primary dentition at 5 years of age and permanent dentition at 10 years of age – a longitudinal study. Int J Paediatr Dent. 2006;16:152-60.

60. Snyder ML. Correlation and comparison of laboratory findings with the clinical evidence of caries activity in a group of sixty-six children. J Am Dent Assoc. 1942;29:2001-11.

61. Söderholm G, Birkhed D. Caries predicting factors in adult patients participating in a dental health program. Community Dent Oral Epidemiol. 1988;16:374-7.

62. Steiner M, Helfenstein U, Marthaler TM. Dental predictors of high caries increment in children. J Dent Res. 1992;71:1926-33.

63. Stewart PW, Stamm JW. Classification tree prediction models for dental caries from clinical, microbiological, and interview data. J Dent Res. 1991;70:1239-51.

64. Sullivan Å, Schröder U. Systematic analysis of gingival state and salivary variables as predictors of caries from 5 to 7 years of age. Scand J Dent Res. 1989;97:25-32.

65. Tellez M, Gomez J, Pretty I, Ellwood R, Ismail A. Evidence on existing caries risk assessment systems: are they predictive of future caries? Community Dent Oral Epidemiol. 2013;41:67-78.

66. Ter Pelkwijk A, van Palenstein Helderman WH, van Dijk JWE. Caries experience in the deciduous dentition as predictor for caries in the permanent dentition. Caries Res. 1990;24:65-71.

67. Thenisch NL, Bachmann LM, Imfeld T, Leisebach Minder T, Steurer J. Are mutans streptococci detected in preschool children a reliable predictive factor for dental caries risk? A systematic review. Caries Res. 2006;40:366-74.

68. Thibodeau EA, O'Sullivan DM. Salivary mutans streptococci and caries development in the primary and mixed dentitions of children. Community Dent Oral Epidemiol. 1999;27:406-12.

69. Twetman S, Fontana M. Patient caries risk assessment. Monogr Oral Sci. 2009;21:91-101.

70. Vanobbergen J, Martens L, Lesaffre E, Bogaerts K, Declerck D. The value of a baseline caries risk assessment model in the primary dentition for the prediction of caries incidence in the permanent dentition. Caries Res. 2001;35:442-50.

71. van Palenstein Helderman WH, ter Pelkwijk L, van Dijk JWE. Caries in fissures of permanent first molars as a predictor for caries increment. Community Dent Oral Epidemiol. 1989;17:282-4.

72. van Palenstein Helderman WH, Mikx FH, van't Hof MA, Truin G, Kalsbeek H. The value of salivary bacterial counts as a supplement to past caries experience as caries predictor in children. Eur J Oral Sci. 2001;109:312-5.

73. Vehkalahti MM. Relationship between root caries and coronal decay. J Dent Res. 1987;66:1608-10.

74. Vehkalahti M, Nikula-Sarakorpi E, Paunio I. Evaluation of salivary tests and dental status in the prediction of caries increment in caries susceptible teenagers. Caries Res. 1996;30:22-8.

75. Watt RG. Strategies and approaches in oral disease prevention and health promotion. Bull World Health Organ. 2005;83:711-8.

76. Wendt LK, Hallonsten AL, Koch G, Birkhed D. Oral hygiene in relation to caries development and immigrant status in infants and toddlers. Scand J Dent Res. 1994;102:269-73.

77. Wilson RF, Ashley FP. Identification of caries risk in schoolchildren: salivary buffering capacity and bacterial counts, sugar intake and caries experience as predictors of 2-year and 3-year caries increment. Br Dent J. 1989;167:99-102.

78. Yoon RK, Smaldone AM, Edelstein BL. Early childhood caries screening tools: a comparison of four approaches. J Am Dent Assoc. 2012;143:756-63.

79. Zero D, Fontana M, Lennon AM. Clinical applications and outcomes of using indicators of risk in caries management. J Dent Educ. 2001;65:1126-32.

80. Zhang Q, Bian Z, Fan M, van Palenstein Helderman WH. Salivary mutans streptococci counts as indicators in caries risk assessment in 6-7-year-old Chinese children. J Dent. 2007;35:177-80.

Bibliografia

Bader JD, ed. Risk assessment in dentistry. Chapel Hill, NC: University of North Carolina Dental Ecology; 1990.

Johnson NW, ed. Risk markers for oral diseases, Vol. 1, Dental caries: markers of high and low risk groups and individuals. Cambridge: Cambridge University Press; 1991.

Stamm JW, Stewart PW, Bohannan HM, Disney JA, Graves RC, Abernathy JR. Risk assessment for oral diseases. Adv Dent Res. 1991;5:4-17.

24

Controle das Cáries em Populações com Baixo Índice de Cáries

H. Hausen, M. Jøssing e O. Fejerskov

Introdução	383
Baixa frequência de cárie | Polarização do problema	383
Medidas disponíveis | Eficácia e viabilidade para proteger os indivíduos de alto risco	384
Tratamento não invasivo das lesões incipientes de cárie entre adolescentes da comunidade exposta	385
Modelo para o controle em crianças com baixo índice de cárie	386
Demonstração de casos de dinamarqueses entre 0 e 18 anos de idade	386
Considerações finais	389
Referências bibliográficas	389

Introdução

O baixo índice de cárie é mais comum nas populações de países de alta renda, onde o gasto com tratamento dentário é alto. Apesar da baixa ocorrência geral da doença, uma parte considerável desses custos resulta das próprias cáries e de suas sequelas.[1] Maiores desigualdades em saúde bucal também ocorrem entre as populações com baixo índice de cárie.[19] A primeira parte deste capítulo tem como foco o controle de cárie entre populações de crianças com baixo índice de cárie em países com alta renda, mas os conceitos apresentados também podem ser aplicados naqueles menos favorecidos. Serão demonstrados resultados de ensaios clínicos controlados realizados entre várias populações da Finlândia e de um programa em um município dinamarquês, no qual foi aplicado o conceito de controle de cárie. Os modelos de estudo são muito diferentes, mas, no conjunto, os resultados mostram que a promoção de saúde bucal baseada na população, associada ao tratamento não invasivo precoce das lesões cariosas ativas de todos aqueles com essas lesões, é superior como medida de controle de cárie nos indivíduos de "alto risco".

Baixa frequência de cárie | Polarização do problema

Como apontado no Capítulo 23, a distribuição dos indivíduos, de acordo com o número de superfícies cariadas, perdidas e obturadas/restauradas (DMFS, do inglês *decayed, missing, filled surfaces*), é altamente desigual nas populações de crianças com baixo índice de cárie. Quanto mais baixa a frequência do nível de cárie, mais forte a desigualdade. Esse cenário decorre do fato de que a pontuação do DMFS não pode ser menor do que 0. Nas populações com baixo índice de cárie, os indivíduos com a pontuação de cárie mais alta, como os da

Figura 23.1, manifestam-se de maneira diferente da maioria sem ou com baixo índice de cárie. Esse fenômeno, normalmente descrito como polarização das cáries, geralmente suscita muita preocupação. Entretanto, uma cauda à direita incluindo os indivíduos com um número mais alto de lesões cariosas entre a população pode ser encontrada em todas as distribuições de frequência de cárie. Na realidade, os indivíduos com alto índice de cárie nas populações com baixo índice estão muito melhores do que a contrapartida nas populações com alta frequência do nível de cárie.

A pior situação, na qual um quarto das crianças de 12 anos de idade corresponde a cerca de 70 a 80% de todo o DMFS nas populações com pontuação média do DMFS igual a 1, é mostrada na Figura 23.2. À primeira vista, seria uma ideia tentadora aplicar a estratégia de alto risco para controlar as cáries entre essas populações. O termo "estratégia de alto risco" ou "abordagem de alto risco" provém de Rose[15], sendo responsável pelas tentativas de identificar os indivíduos de alto risco suscetíveis e fornecer a eles proteção individual contra a doença. Uma aplicação pura dessa abordagem não inclui tentativas para afetar o risco entre a população em geral. Segundo Rose[15], a maior vantagem dessa estratégia é que uma intervenção é apropriada para um indivíduo definido como de alto risco. Isso provavelmente melhora a motivação tanto desse paciente quanto do profissional de saúde que cuida dele. Concentrar a intervenção nos indivíduos de alto risco provavelmente também é custo-efetivo e, ao mesmo tempo, implica uma relação benefício/risco favorável. Entretanto, as dificuldades e os custos da triagem são uma importante desvantagem da estratégia. A abordagem também é paliativa e temporária no sentido de que não previne mais nos casos de indivíduos constantemente sujeitos a alto risco. Além disso, a estratégia tem potencial limitado tanto para esse tipo de paciente quanto para a população em geral, sendo comportamentalmente inapropriada. Para o indivíduo de alto risco, pode ser socialmente inaceitável adotar um estilo de vida diferente do das pessoas com quem convive.[15]

Uma das principais conclusões do Capítulo 23 foi que, por ora, nenhuma medida exata está disponível para a identificação antecipada dos indivíduos com um alto risco para o desenvolvimento de cárie. Isso reduz significativamente a atratividade da abordagem de alto risco como estratégia principal para o controle de cárie. Como mencionado no Capítulo 23, outra pré-condição para a adoção da estratégia de alto risco é que medidas efetivas e viáveis devem estar disponíveis para proteger os indivíduos de alto risco do desenvolvimento de cárie. O modo como esse pré-requisito pode ser preenchido será tema da próxima seção deste capítulo.

Medidas disponíveis | Eficácia e viabilidade para proteger os indivíduos de alto risco

No final de 1980, realizou-se uma tentativa de encaminhar os adolescentes suscetíveis de alto risco da cidade de Kuopio, na Finlândia.[16] Entre todos os selecionados, com 13 anos de idade e moradores da cidade, 37% foram para um grupo de alto risco, com base no nível de estreptococos do grupo *mutans* na saliva e/ou na contagem de superfícies cariadas. As crianças que entregaram consentimento ($n = 265$) foram aleatoriamente divididas em dois grupos. Para o grupo experimental, foram dadas instruções no que diz respeito à prevenção intensificada, informando-se dentistas sobre o alto risco que as crianças apresentavam. O grupo-controle continuou a receber o mesmo tipo de cuidado preventivo de antes do estudo. Para comparação, o grupo que compreendia metade das crianças de 13 anos selecionadas aleatoriamente, cujo risco de desenvolver cárie foi considerado baixo, foi incluído no estudo ($n = 248$). Nenhuma instrução foi dada a respeito do tratamento dessas crianças.

Após 2 anos, a média do incremento de cárie proximal nos dois grupos de alto risco foi cerca de três vezes a média do grupo de baixo risco (Figura 24.1). Não houve diferença significativa entre os dois grupos de risco, apesar do fato de que acentuadamente mais procedimentos preventivos foram fornecidos para as crianças do grupo experimental do que para aquelas do grupo de tratamento convencional. É possível concluir que o regime experimental falhou ao dar proteção adicional às crianças, mas o possível efeito benéfico do tratamento convencional permanece desconhecido. Mesmo este, provavelmente, incluiu mais prevenção intensiva para as crianças de alto risco do que para as de baixo risco. Consequentemente, pode ser seguro concluir que o procedimento de avaliação de risco resultou em grupos de alto risco, cuja pontuação média do incremento médio do DMFS foi claramente mais alta do que a do restante das crianças de baixo risco. A média das pontuações, entretanto, não revela quão exata foi a avaliação individual de risco.

Em meados de 1990, estudou-se o potencial da estratégia de alto risco para o controle de cárie em um ensaio clínico randomizado na cidade de Vantaa, Finlândia.[6] O risco de desenvolvimento de cárie foi avaliado entre jovens de 12 anos de idade ($n = 1.465$) utilizando dados de exames clínicos e testes salivares. As crianças consideradas de alto risco foram divididas aleatoriamente em dois grupos. Àquelas do grupo experimental, foram oferecidas medidas intensivas para o controle de cárie, enquanto o grupo-controle recebeu a mesma prevenção básica dada às crianças de baixo risco. O controle intensivo de cárie foi composto de aplicação de verniz com flúor a cada 6 meses, selantes em todos os segundos molares recém-erupcionados e nos pré-molares com fissuras profundas, e orientação extensiva sobre higiene bucal e alimentar. Como cuidados pessoais, foram recomendados a escovação com pasta de dente fluoretada e o uso de pastilhas de flúor e chicletes de xilitol. Aos indivíduos com contagem elevada de estreptococos do grupo *mutans*, foi aplicada profilaxia com gel de clorexidina e de flúor. O regime básico de controle de cárie incluiu aplicações de verniz com flúor uma vez ao ano. Os selantes foram colocados somente sobre os segundos molares recém-erupcionados com fissuras profundas. A importância de uma boa higiene bucal e de alimentação apropriada foi mencionada, porém sem orientação detalhada. O cuidado pessoal recomendado apenas incluiu a escovação com pasta de dente com flúor.

No final do terceiro ano de acompanhamento, avaliou-se o incremento no DMFS entre os dois grupos de alto risco e entre uma amostra aleatória de crianças cujo risco foi, a princípio, considerado baixo. Somente uma pequena diferença estatisticamente sem significado foi encontrada entre os dois grupos de alto risco. Para o grupo de baixo risco, a pontuação do incremento foi menor do que a metade da dos grupos de alto risco (Figura 24.2). A insignificante diferença entre os dois grupos de alto risco implica que intensificar o controle de cárie praticamente não produziu benefício adicional. Oferecer a todas as crianças somente a prevenção básica pode obter o mesmo efeito preventivo com substancialmente menos esforços e menor custo.

A comparação entre os dois grupos que receberam controle básico de cárie revela que o procedimento para a avaliação de risco de desenvolvimento de cárie foi moderadamente eficaz em termos do aumento médio do DMFS entre os grupos. Contudo, 32% das

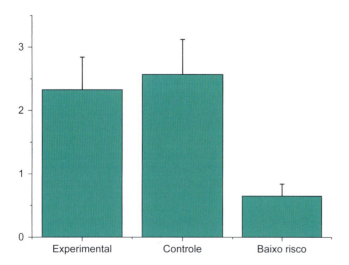

Figura 24.1 Incremento médio do DMFS da proximal em 2 anos, inicialmente entre participantes de 13 anos de idade em uma triagem de cárie realizada em Kuopio, Finlândia, no final da década de 1980.[16]

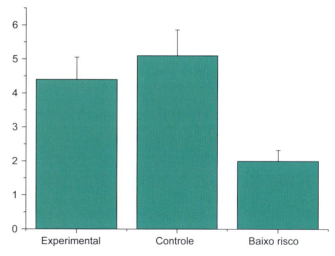

Figura 24.2 Incremento médio do DMFS em 3 anos, inicialmente entre participantes de 12 anos de idade em uma triagem de cárie realizada em Vantaa, Finlândia, em meados da década de 1990.[6]

crianças com baixo risco desenvolveram ao menos uma nova lesão durante o acompanhamento, com o número máximo de 12 novas superfícies DMF. Portanto, a identificação de indivíduos de alto risco está longe de ter sido exata. Os resultados sugerem fortemente que não é recomendável confiar de maneira exclusiva na estratégia de alto risco para controlar as cáries entre as populações de adolescentes com baixo índice de cárie. O efeito sobre os indivíduos de alto risco é fraco e, por definição, não há absolutamente nenhum efeito sobre a maioria da população-alvo de baixo risco.

Alguns outros estudos de controle de cárie foram realizados entre crianças em idade escolar consideradas de risco elevado para o desenvolvimento de cárie.[5,10,11,20] Eles consideraram diferentes abordagens para o controle de cárie, mas nenhum relatou um efeito benéfico significativo clínica ou estatisticamente. Em vez de tentar ajudar os indivíduos de alto risco individualmente, pode ser preferível usar algum tipo de abordagem orientada ou direcionada à população[18] que envolva uma ação focada nos grupos populacionais de risco elevado. Essas abordagens não incluem esforços para selecionar indivíduos de alto risco. Pelo contrário, os dados epidemiológicos e/ou sociodemográficos são usados para definir o grupo-alvo. Os candidatos para essas intervenções incluem áreas residenciais desfavorecidas, imigrantes de países de baixa renda, idosos dependentes, pessoas com deficiência, dependentes de drogas etc. Além das medidas de promoção em saúde baseada na população, os esforços intensificados de orientação individual em saúde e o controle de cárie podem ser direcionados a todos os membros do grupo-alvo.

Tratamento não invasivo das lesões incipientes de cárie entre adolescentes da comunidade exposta

Em virtude do sucesso limitado da abordagem de alto risco em ensaios clínicos entre adolescentes com baixo índice de cárie, tentou-se uma nova abordagem entre os adolescentes da cidade de Pori, Finlândia.[7] A finalidade desse estudo foi investigar se o incremento do DMFS pode ser reduzido entre as crianças em idade escolar com cáries ativas incipientes, por orientação em higiene bucal e alimentar e pelo uso de medidas preventivas não invasivas, se elas estivessem morando em uma comunidade onde o controle racional de cárie está suscitado na agenda pública por meio de um programa de promoção em saúde baseado na população.

Todos os alunos da quinta e da sexta séries (11 e 12 anos) da cidade de Pori, que começaram o ano escolar em 2001-2002, exceto aqueles com alguma deficiência mental ou física atendidos em escolas especiais, foram chamados para uma consulta de triagem de avaliação inicial. Os 93% de alunos atendidos ($n = 1.575$) foram selecionados pela existência de lesões cariosas incipientes ativas. As crianças com pelo menos uma lesão ativa foram convidadas a participar do estudo e aquelas que entregaram um consentimento informado ($n = 577$) foram divididas aleatoriamente em dois grupos. Às crianças do grupo experimental ofereceu-se um programa de controle de cárie centrado no paciente, elaborado individualmente e destinado à identificação e à eliminação dos fatores que levaram ao desenvolvimento de cáries ativas. O programa incluía sessões de orientação com ênfase na melhoria do uso de recursos da criança na vida cotidiana. Foram distribuídas escovas de dente, pasta dental com flúor e pastilhas de flúor e de xilitol, bem como oferecidas aplicações de flúor e/ou verniz de clorexidina. As crianças do grupo-controle receberam o gerenciamento básico de cárie oferecido como padrão nas clínicas odontológicas públicas de Pori. Para ambos os grupos, o período de acompanhamento foi, em média, de 3,4 anos. E um programa de promoção em saúde bucal em nível comunitário foi realizado na cidade durante todo esse tempo.

As crianças do grupo experimental receberam significativamente mais aplicações de verniz e orientação sobre higiene bucal e alimentação do que as do grupo-controle. A restauração de dentes e o uso de anestésico local eram menos comuns no grupo experimental. O incremento médio do DMFS para o grupo experimental foi significativamente menor do que para o grupo-controle (Figura 24.3), com 44,3% ($p < 0,0001$) da parcela para prevenção. A relação custo-efetividade foi de aproximadamente R$ 146,20 por superfície DMF evitada.[9]

O modelo do estudo não possibilitou a avaliação do efeito do programa de promoção em saúde bucal em nível comunitário, mas o fato de toda a população ter sido exposta ao mesmo aconselhamento dado individualmente às crianças do grupo experimental pode ter reforçado o efeito do regime experimental. Esses resultados revelaram que o aumento de cárie pode ser significativamente reduzido entre as crianças com cáries ativas residentes em uma área onde o nível geral de cárie é baixo e elas e as pessoas envolvidas em seu cotidiano são expostas à promoção em saúde bucal em nível comunitário.

Em contraste aos resultados da maioria dos estudos, a abordagem de alto risco foi relatada como eficaz para o controle de cáries entre crianças pré-escolares por Pienihäkkinen e Jokela.[13] Entretanto, o sucesso pode ser muito o resultado do fato de que uma parte das crianças consideradas de alto risco para desenvolvimento de lesões cariosas já tinha cáries incipientes ativas no começo do acompanhamento. O grupo experimental constituído por 299 crianças de 2 anos de idade, residentes em Vanha Korpilahti, na Finlândia Central, foi tratado no centro de saúde municipal. Ele foi comparado ao outro de 226 crianças da mesma idade, residentes e tratadas em Saarijärvi, outro município da Finlândia Central. Ambos os grupos foram acompanhados por 3 anos. Todas as crianças receberam cuidado regular em saúde bucal anualmente. As crianças do grupo experimental foram selecionadas pela presença de estreptococos do grupo *mutans* na placa e por lesões cariosas incipientes ativas. As crianças positivas para o microrganismo ($n = 59$) tiveram acesso à informação em saúde e receberam aplicação de verniz com flúor duas vezes ao ano. Para aquelas que tinham lesões incipientes ativas ($n = 31$), o controle de cárie também incluía a aplicação de verniz de clorexidina quatro vezes ao ano.

A porcentagem de crianças de 5 anos de idade com cavidades ou restaurações foi significativamente menor no grupo experimental (11,3%) do que no grupo-controle (23,7%). O efeito do tratamento mostrou-se mais forte para as crianças que tinham lesões cariosas incipientes ativas no início do acompanhamento (razão de probabilidade: 10,3; 95% de intervalo de confiança: 2,5; 43,1). Um estudo de acompanhamento isolado[14] revelou que, aos 12 anos de idade, a pontuação dos dentes cariados, ausentes e obturados/restaurados (DMFT, do inglês *decayed, missing, filled teeth*) estava significativamente associada à presença de estreptococos do grupo *mutans* na placa e/ou a lesões cariosas incipientes ativas na idade de 2 anos. As

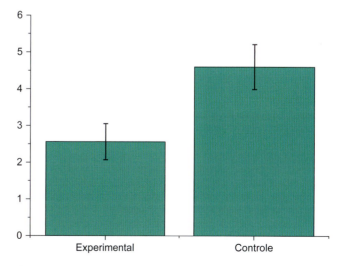

Figura 24.3 Incremento médio do DMFS em 3,4 anos entre participantes de 11 e 12 anos idade em uma triagem de cárie realizada em Pori, Finlândia, no início da década de 2000.[7]

crianças que pertenciam ao grupo experimental tinham a pontuação média do DMFT significativamente mais baixa do que a contraparte do grupo-controle anterior ($p < 0,001$). A média estimada das despesas para o cuidado odontológico entre as idades de 5 e 12 anos foi significativamente mais baixa para o grupo experimental anterior (média de R$ 2.171,50; desvio-padrão: R$ 989,00) do que para o grupo-controle (R$ 2.820,80; desvio-padrão: R$ 1.307,20). Os achados revelam que os esforços para o controle de cárie incipiente podem ser clínica e economicamente eficazes, mesmo a longo prazo.

Modelo para o controle em crianças com baixo índice de cárie

A Figura 24.4 mostra um esboço de um modelo para o controle de cárie entre uma população infantil na qual o nível geral da frequência de cárie é baixo. Baseado nos estudos com crianças finlandesas apresentados, ele provavelmente se ajusta às populações infantis de outros países também de alta renda. Os tamanhos das figuras geométricas ilustram o volume das atividades. O controle diário da cárie é um meio de abranger toda a população. Se o grupo-alvo atual compreende crianças, é importante que o programa também chegue a todos os envolvidos na vida delas. As duas figuras menores estão dentro de uma figura maior, que revela que as atividades descritas dentro das menores são destinadas a complementar a ação incluída na(s) figura(s) maior(es). Portanto, os indivíduos com necessidade de deter a evolução das lesões cariosas incipientes também precisam ser expostos aos esforços de toda a população para reforçar o controle de cárie, e nenhuma restauração deve ser feita sem que o paciente tenha sido exposto aos princípios tanto do controle de cárie baseado na população, quanto do autocuidado para a paralisação da evolução das lesões cariosas existentes e prevenção do surgimento de novas lesões. Os tamanhos das figuras menores devem ser tomados como um objetivo a longo prazo, mais do que a descrição realista da situação atual. Na verdade, aproximadamente metade das crianças de 12 anos de idade, de um típico país moderno, com baixo índice de cárie e alta renda, tem ao menos uma superfície de dente permanente restaurada ou cariada que necessita ser restaurada (ver Figura 23.1).

Na próxima seção, será mostrado como funcionam esses princípios em um município dinamarquês.

Demonstração de casos de dinamarqueses entre 0 e 18 anos de idade

Cuidados em saúde pública odontológica

Em 1972, a Dinamarca aprovou uma lei para o serviço de saúde bucal municipal (Lei nº 217/1972). Segundo ela, a toda criança e adolescente até a idade de 18 anos são oferecidos cuidados em saúde bucal gratuitamente, tanto pelo sistema de saúde bucal escolar público quanto por profissionais particulares. Em intervalos regulares, os dentistas devem fornecer ao Conselho Nacional de Saúde a situação da saúde bucal de todas as crianças, para que este consiga produzir as estatísticas de natureza específica da saúde bucal nacional (ver Figura 4.2). Desde a década de 1970, a ocorrência de cárie mostra um constante declínio, apesar da variação entre os diferentes municípios (ver Figura 4.16). É possível concluir que a Dinamarca tem um dos maiores registros de redução de cárie do mundo (cerca de 90% ao longo dos últimos 50 anos). Uma das vantagens das estatísticas específicas em saúde é que cada município pode comparar suas pontuações no DMFS aos valores da média nacional por idade. Os municípios cujas pontuações estão mais altas do que os valores da média nacional precisam, provavelmente, reconsiderar suas estratégias e prioridades.

A explicação para a substancial melhora da saúde bucal não será discutida neste capítulo, mas é importante para enfatizar que a Dinamarca nunca adotou fluoretação artificial da água e a água natural na maioria das áreas do país contém entre 0,1 e 0,4 ppm de flúor. O regime de tabletes com flúor foi introduzido no final da década de 1970, porém, como demonstrado por estudos clínicos, não teve efeito sobre as cáries, somente desencadeando fluorose dental[12,17] – e sem nunca

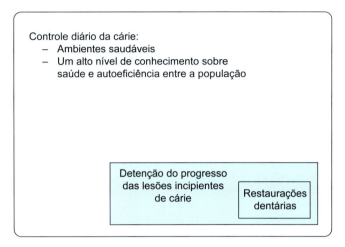

Figura 24.4 Modelo para o controle de cárie em uma cooperação entre os indivíduos, os profissionais da saúde e a sociedade.

ganhar força. Programas quinzenais de bochechos (flúor a 0,2%) foram amplamente usados nos serviços dentários escolares por mais de uma década, mas, quando a ocorrência de cáries diminuiu, cessaram gradualmente, já que ficou claro que a eficiência (relação custo/benefício) era muito baixa.[8] O conceito primordial era de não desenvolver programas de controle de cárie complicados, mas mantê-los simples – com foco na higiene bucal e no uso da pasta dental com flúor como seus componentes básicos. Entretanto, há total liberdade para os municípios escolherem suas próprias estratégias para o tratamento e o controle de cárie.

Por muitos anos, não se reconheceu quão importante era o componente obturação/restauração do DMFT/S pra determinar o nível de cárie. No início da década de 1980, um estudo sobre diagnóstico radiográfico e alterações clínicas teciduais para o tratamento de lesões cariosas proximais mostrou que houve um forte excesso de tratamento restaurador nos serviços odontológicos escolares.[2] Consequentemente, os departamentos de Cariologia e de Dentística restauradora de duas faculdades de Odontologia dinamarquesas juntaram forças na organização de cursos intensivos para os dentistas dos serviços odontológicos escolares, na tentativa de mudar seus critérios de tratamento. O resultado foi significativo para o declínio geral da cárie durante aquele período. Durante a década de 1990 e no começo do século 21, os níveis de cárie continuaram a cair gradualmente. Houve períodos de menores oscilações, mas, ao contrário de alegações pontuais da comunidade internacional de pesquisa, não há evidência de um retorno do aumento de cárie. A população dinamarquesa pode, portanto, ser considerada uma população de baixo índice de cárie. Por enquanto, é importante considerar como a cárie pode ser reduzida ainda mais em tais populações e como a saúde bucal melhorada pode ser mantida ao longo da vida.

Esta seção descreverá as tentativas feitas para introduzir o conceito de controle de cárie no pequeno município de Odder, em Jutland, ao sul de Aarhus, por um período de mais de 6 anos. A princípio, o conceito baseou-se na estratégia avançada da segunda edição deste livro e nas reflexões gerais apresentadas na seção anterior deste capítulo.

Programa de cuidados em saúde dental de Odder

O município é composto por cerca de 21.500 habitantes, predominantemente da classe média. No grupo etário de 0 a 18 anos, há um total de 5.013 crianças e adolescentes. Além desse grupo, o serviço público é oferecido a idosos dependentes (no total de 110 predominantemente moradores de casas de repouso), assim como aos fisicamente e/ou mentalmente incapacitados (42). O serviço compreende o diagnóstico, o controle de cárie e o tratamento operatório. Além disso, até 25% das crianças podem receber tratamento ortodôntico. A experiência de Odder foi apresentada recentemente.[4]

Para proporcionar esses serviços, um total de 3,3 dentistas, 3,3 higienistas e 10,1 assistentes estão disponíveis anualmente por cada pessoa. Esses quadros trabalham juntos em equipes, para que duas delas contem com 0,85 dentista, 1,2 higienista e 2,25 assistentes, sendo cada uma responsável por aproximadamente 2.500 crianças. As equipes dentárias são colocadas em duas clínicas odontológicas separadas. Todo o programa dentário escolar é coordenado por um dentista responsável pelos serviços e auxiliado por dois assistentes odontológicos.

A Figura 24.5 apresenta a média do DMFS dos jovens de 18 anos de idade de Odder, de 1999 a 2012, com as pontuações médias nacionais correspondentes, pelas quais se vê que, no início do ano 2000, a quantidade de cárie era acima da média nacional. Um novo dentista responsável, em 2005, analisou as fichas clínicas odontológicas de algumas crianças com a maioria das lesões cariosas. Tornou-se óbvio que o tratamento predominante tinha sido a restauração, sem quaisquer indicações anotadas de instrução em higiene bucal, orientação alimentar ou recomendações sobre o uso de pasta de dente contendo flúor.

Considerações dos relatos de dois casos:

1. Garota nascida em 1989. Até o final de 2005, tinha comparecido à clínica 90 vezes, incluídos, nesse total, 40 exames e 38 consultas para tratamento operatório. Dois molares decíduos foram restaurados nove vezes antes de serem extraídos.
2. Garoto, nascido em 1999, havia visitado a clínica 52 vezes até o final de 2005, passando por 14 exames e 30 visitas para tratamento operatório. Dois molares decíduos foram restaurados oito vezes antes de serem extraídos.

A análise revelou que, aparentemente, pouco havia sido feito para interferir no persistente processo de doença, exceto quando da escavação das lesões cariosas e do reparo em restaurações. Além disso, o foco sobre os procedimentos restauradores geralmente resultava em ansiedade nas crianças. O serviço odontológico municipal decidiu aplicar o conhecimento teórico atual sobre cárie, como apresentado na segunda edição deste livro, formulando os seguintes objetivos:

1. Em todos os grupos etários, a porcentagem de crianças livres de cárie deve aumentar anualmente, e as pontuações do defs/DMFS provavelmente continuarão a diminuir e ficar abaixo dos valores nacionais.
2. Aos 18 anos, quando as crianças estão deixando o serviço público, devem ter predominantemente dentes hígidos ou com muito poucas restaurações. Até então, esse grupo etário deve ter sido treinado e desenvolvido bons hábitos de higiene bucal. Elas devem saber sobre hábitos de alimentação saudável e não ter nenhuma ansiedade em relação ao consultório dentário.

3. Quando deixar o serviço público, cada indivíduo deverá ser cuidadosamente informado sobre seu *status* de saúde bucal, e, ao dentista particular escolhido, serão fornecidos os registros odontológicos sobre experiências anteriores da doença, o controle de cárie e o tratamento operatório.
4. Os pais devem, preferencialmente, participar das visitas às clínicas até a criança ter completado 12 anos.
5. A comunicação com as crianças e os pais deve se concentrar nos conceitos de investigação apreciativa. Isso significa que deve ter maior enfoque sobre as possibilidades do que sobre as limitações, dando destaque mesmo às pequenas mudanças positivas.

O papel de cada membro da equipe odontológica era especificamente definido com esses objetivos em mente, para alcançar o emprego mais custo-efetivo dos recursos.

Os dentistas tornaram-se líderes e consultores da equipe, devendo realizar o serviço restaurador tradicional somente quando necessário.

Os higienenistas tornaram-se os profissionais-chave conforme receberam a responsabilidade pela maior parte dos exames dentários e aprenderam a "avaliar risco", isto é, a observar mesmo os mais leves sinais de lesões cariosas ativas e fatores que afetassem o desenvolvimento delas, como hábitos insalubres de saúde bucal. Além disso, eram autorizados a realizar ajustes nas áreas proximais de difícil acesso entre os molares decíduos, para tornar possível uma ótima higiene bucal pela criança e pelos pais (para os princípios, ver Capítulo 13).

Os assistentes dentais tinham um importante papel no controle de cáries, com seus próprios pacientes e a responsabilidade pelas instruções de higiene bucal, aplicação de flúor tópico, selamento das superfícies, quando necessário, e cuidado das crianças com ansiedade nas intervenções odontológicas. Elas eram convidadas, acompanhadas dos pais, para o primeiro encontro com o serviço dentário municipal aproximadamente com a idade de 1 ano e meio a 2 anos. Um higienista ou assistente dental realizava uma entrevista e instruía os pais focando na importância da higiene bucal (escovação dos dentes e uso do fio dental), alimentação apropriada e uso da mamadeira.

Todas as crianças são convidadas ao exame dentário em intervalos repetidos de 20 meses. A cada exame, coloca-se ênfase especial em: (1) avaliação da higiene bucal (uso de solução reveladora de placa); (2) sinais de lesões cariosas incipientes no esmalte; (3) experiência anterior de cárie e de tratamento; (4) experiência de cárie entre irmãos; e (5) erupção dentária.

Com base na avaliação, um plano individual de controle de cárie foi elaborado, consistindo principalmente em propiciar uma melhor higiene bucal (controle da placa e anotação do índice de placa), instrução quanto à escovação apropriada (2 vezes/dia), uso do fio dental (recomendado o uso duas vezes na semana), tratamento com flúor tópico e, se necessário, selamento das fissuras e orientação alimentar. Os intervalos entre as visitas são muito individuais, dependendo da responsabilidade de cada criança. Se a criança não é considerada de risco para o desenvolvimento de lesões cariosas, a próxima consulta será após 20 meses.

Concomitantemente ao ajuste desses objetivos específicos em saúde bucal, o município estabeleceu, em 2006, um grupo de trabalho para promover uma política em saúde geral. Este consistia de políticos, líderes dos programas de reabilitação e cuidados dos idosos, médicos, dentistas, representantes do mercado de trabalho e pessoas de organizações voluntárias. Uma política de saúde e um plano de ação foram adotados pela câmara municipal em 2007, quando da nomeação de um "coordenador da saúde". Para os primeiros 4 anos, os focos da política foram alimentação e exercícios físicos. Uma política de "zero açúcar" foi adotada para o jardim de infância e escolas como parte da política alimentar municipal.

Os resultados desse programa em saúde dental específico, geral e simples foram significativos, como visto nas Figuras 24.5 a 24.8. De 2002 a 2012, a pontuação do DMFS entre os adolescentes de 15 anos caiu de aproximadamente 3 para < 1 (Figura 24.6). Na verdade, este foi o objetivo para 2015, mas o serviço odontológico já o tinha

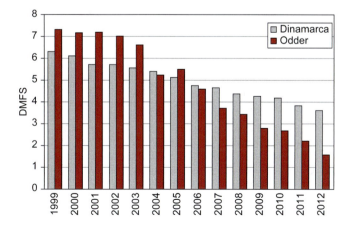

Figura 24.5 Média do DMFS de todos os jovens com 18 anos de idade do município de Odder, de 1999 a 2012, em comparação à média nacional dos jovens de 18 anos da Dinamarca. Dados do Conselho Nacional de Saúde da Dinamarca.

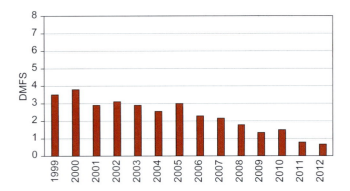

Figura 24.6 Média do DMFS de todos os jovens com 15 anos de idade do município de Odder, de 1999 a 2012. Dados do município de Odder.

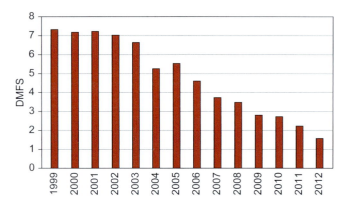

Figura 24.7 Média do DMFS entre os jovens com 18 anos de idade do município de Odder, de 1999 a 2012. Dados do município de Odder.

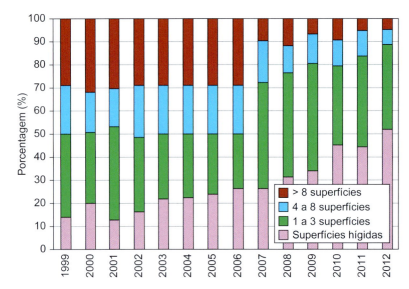

Figura 24.8 Distribuição da frequência dos jovens de 18 anos de idade do município de Odder de acordo com experiência de cárie de 1999 a 2012. Dados do município de Odder.

alcançado em 2011. A porcentagem de crianças livres de cárie aos 15 anos de idade foi de 67%, em 2011, e de 69%, em 2012.

No grupo-alvo com adolescentes de 18 anos de idade, a Figura 24.7 mostra um declínio no DMFS de 6,6 antes de 2003 para aproximadamente 1,5 em 2012. A redução de cárie, em cerca de 60 a 70%, aconteceu em 8 anos em uma população já considerada de baixo índice de cárie. A Figura 24.8 demonstra que 52% dos adolescentes de 18 anos deixaram o serviço público com dentes hígidos em 2012, e somente 5% tinham mais do que oito superfícies restauradas (colunas vermelhas). Deve-se observar que esse grupo somente foi exposto ao novo conceito de controle de cárie nos últimos 6 anos.

Além dos resultados quantitativos, questionários mostraram que os pais e as crianças consideraram o sistema municipal de cuidado em saúde dentária muito favorável e positivo, o que aumenta a impressão entre os vários membros das equipes odontológicas de uma missão compartilhada com sucesso.

Populações com baixos índices de cárie e com menos privilégios | Aplicabilidade do modelo

No modelo mencionado anteriormente, os focos se deram nos efeitos do conceito de controle de cárie e em uma política municipal em saúde geral de uma população com baixo índice de cárie, em um país de alta renda. Contudo, também pode ser aplicado em países de renda mais baixa, inclusive populações pobres da África, da América do Sul e da China? Os autores defendem que sim, pois:

- O conceito envolve o município como um todo e o cuidado em saúde bucal está totalmente integrado à política de cuidados em saúde geral
- O conceito de cuidado em saúde bucal é o de controle de cárie sem a intervenção operatória
- O conceito envolve uma população desde o nascimento até a idade adulta, com o foco principal na manutenção das crianças livres de dor e, na medida do possível, no não uso do motor e não realização de restauração.

Para aplicar o conceito, a equipe odontológica inclui higienistas e assistentes supervisionados por um dentista. Entretanto, na experiência dos autores no Quênia, um programa similar pôde ser estabelecido de modo bem-sucedido por assistentes de cuidado primário em saúde que foram recrutados da comunidade local e treinados por alguns meses. Após o treinamento apropriado, esses assistentes estavam aptos a aliviar a dor com o uso de instrumentos manuais e a oferecer a seus pacientes as instruções de como realizar medidas apropriadas de higiene bucal (ver Capítulo 15). Isso pôde conduzir à conversão progressiva de lesões cariosas ativas em inativas. Se necessário, tal programa pode também ser expandido para procedimentos de tratamento restaurador simples e atraumático (ver Capítulo 19).

Uma parte importante do conceito é de que os pais – na maioria dos países, as mães – devem estar envolvidos nesse processo até a idade de 12 anos das crianças para garantir que elas aprendam bons hábitos de higiene bucal e de saúde geral. Todos os indivíduos deveriam ser introduzidos no conhecimento de que eles mesmos são responsáveis pela manutenção da cavidade bucal livre das condições causadoras de dor. Isso requer acesso regular aos assistentes – mas o atendimento por um dentista é necessário somente em raras ocasiões, quando o assistente não puder diagnosticar e melhorar as condições patológicas da cavidade bucal. Os custos são baixos, já que os assistentes têm um salário mediano. Os dentistas representam um modelo muito caro, e como regra, tendem a realizar a odontologia restauradora sem o apropriado controle de cárie.

Um desafio maior para a aplicação do conceito é que, em muitas populações, as pessoas não podem comprar escovas de dente e pasta com flúor, muito menos fio dental. Em algumas partes da África, *mswakis* (gravetos de madeira) são substitutos muito úteis para uma escova dental[3] (ver também Capítulo 15). O conceito evita qualquer tipo de medidas preventivas "passivas", como de selantes dentários, pois estes não estão de acordo com o último objetivo de permitir que o próprio indivíduo tenha responsabilidade pela manutenção de uma dentição funcional por toda a vida.

Considerações finais

O pilar do controle diário da cárie é o estilo de vida saudável que, para a maioria dos indivíduos, deve ser o suficiente para prevenir o começo da lesão. Os dentes devem ser escovados 2 vezes/dia usando pasta com flúor. Os padrões alimentares não devem favorecer os microrganismos bucais, cujos produtos metabólicos são capazes de desmineralizar o esmalte dental. Isso significa que a comida e as bebidas contendo açúcar devem ser ingeridas criteriosamente, e não entre as refeições. Em particular, é importante abster-se de "beliscar" constantemente petiscos açucarados ou outros itens alimentares que incluam facilmente carboidratos fermentáveis. Para saciar a sede, deve-se ingerir água.

Os ambientes cotidianos favoráveis à saúde são vitais para promover um estilo de vida saudável. Para as crianças e os adolescentes, creches, escolas e atividades de lazer sem oferta de refrigerantes e balas são bons exemplos desse tipo de ambiente. Criar ambientes saudáveis geralmente está além do poder individual de um profissional de saúde bucal. Com frequência, são necessários esforços conjuntos de várias partes. O papel dos profissionais em saúde bucal é essencial para elaborar a cooperação entre os grupos relevantes. A compreensão da boa saúde e um forte senso de autoeficiência são elementos essenciais na vida pessoal. As famílias realmente têm a responsabilidade principal de tomar cuidado para que a criança adote um estilo de vida saudável desde cedo. As creches, as escolas e outros lugares envolvidos na educação da criança devem oferecer apoio aos familiares. Os esforços da população em geral para a promoção de habilidades em saúde bucal, como diferentes campanhas, podem não conduzir imediatamente a mudanças mensuráveis no estilo de vida relacionado com a saúde bucal. Ainda, podem ser comportamentalmente justificados. Para os indivíduos com necessidade de deter o progresso das lesões cariosas, por exemplo, pode ser mais aceitável adotar o autocuidado necessário se os recursos sugeridos a eles são defendidos também para toda a população.

Apesar dos esforços baseados na população para a promoção da saúde bucal, sempre haverá indivíduos que desenvolvem lesões cariosas e cujo tratamento requer a atenção profissional. Se uma lesão não atingiu a dentina e a superfície pode ser mantida livre de depósitos bacterianos ou selada, a lesão é uma boa candidata ao tratamento não invasivo, o que pode tornar a obturação desnecessária. Os elementos essenciais para o tratamento não invasivo incluem a remoção do biofilme da superfície da lesão e sua manutenção. O flúor tópico pode ser aplicado em lesões cariosas ativas para melhorar a remineralização das lesões. Para as superfícies dentárias com fissuras e/ou fóssulas, um selante pode ser colocado para prevenir que as bactérias não possam ser removidas, obtendo nutrientes. Os procedimentos clínicos realizados por um profissional em saúde bucal podem ser necessários e eficazes a curto prazo. Entretanto, a longo prazo, uma contribuição ativa pelo paciente é crucial para tornar sustentável o resultado do tratamento. Consequentemente, os esforços de tratamento não invasivo da cárie são passíveis de falha se o tratamento não for executado com a cooperação do paciente. A contribuição eficaz do paciente deve também ser capaz de prevenir o começo de novas lesões, o que torna necessária a atenção profissional. Se um paciente específico necessitar de restaurações, um cuidado particular deve ser dado a ele, a fim de estabelecer a cooperação necessária no controle de cáries e evitar a necessidade de mais restaurações.

Referências bibliográficas

1. Batchelor PA, Sheiham A. The distribution of burden of dental caries in schoolchildren: a critique of the high-risk caries prevention strategy for populations. BMC Oral Health. 2006;6:3.
2. Bille J, Thylstrup A. Radiographic diagnosis and clinical tissue changes in relation to treatment of approximal carious lesions. Caries Res. 1982;16:1-6.
3. Danielsen B, Baelum V, Manji F, Fejerskov O. Chewing sticks, toothpaste, and plaque removal. Acta Odontol Scand. 1989;47:121-5.
4. Fejerskov O, Escobar G, Jøssing M, Baelum V. A functional natural dentition for all – and for life? The oral healthcare system needs revision. J Oral Rehabil. 2013;40:707-22.
5. Forgie AH, Paterson M, Pine CM, Pitts NB, Nugent ZJ. A randomized controlled trial of the caries-preventive efficacy of a chlorhexidine-containing varnish in high-caries-risk adolescents. Caries Res. 2000;34:432-9.
6. Hausen H, Kärkkäinen S, Seppä L. Application of the high-risk strategy to control dental caries. Community Dent Oral Epidemiol. 2000;28:26-34.
7. Hausen H, Seppä L, Poutanen R, Niinimaa A, Lahti S, Kärkkäinen S, Pietilä I. Noninvasive control of dental caries in children with active initial lesions. A randomized clinical trial. Caries Res. 2007;41:384-91.
8. Heidmann J, Poulsen S, Arnbjerg D, Kirkegaard E, Laurberg L. Caries development after termination of a fluoride rinsing program. Community Dent Oral Epidemiol. 1992;20:118-21.
9. Hietasalo P, Seppä L, Lahti S, Niinimaa A, Kallio J, Aronen P, Sintonen H, Hausen H. Cost-effectiveness of an experimental caries-control regimen in a 3.4-yr randomized clinical trial among 11-12-yr-old Finnish schoolchildren. Eur J Oral Sci. 2009;117:728-33.
10. Johnston DW, Lewis DW. Three-year randomized trial of professionally applied topical fluoride gel comparing annual and biannual applications with/without prior prophylaxis. Caries Res. 1995;29:331-6.
11. Källestål C. The effect of five years' implementation of caries-preventive methods in Swedish high-risk adolescents. Caries Res. 2005;39:20-6.
12. Kalsbeek H, Verrips E, Dirks OB. Use of fluoride tablets and effect on prevalence of dental caries and dental fluorosis. Community Dent Oral Epidemiol. 1992;20:241-5.
13. Pienihäkkinen K, Jokela J. Clinical outcomes of risk-based caries prevention in preschool-aged children. Community Dent Oral Epidemiol. 2002;30:143-50.
14. Pienihäkkinen K, Jokela J, Alanen P. Risk-based early prevention in comparison with routine prevention of dental caries: a 7-year follow-up of a controlled clinical trial; clinical and economic aspects. BMC Oral Health. 2005;5:2.
15. Rose G. Sick individuals and sick populations. Int J Epidemiol. 1985;14:32-8.
16. Seppä L, Hausen H, Pöllänen L, Kärkkäinen S, Helasharju K. Effect of intensified caries prevention on approximal caries in adolescents with high caries risk. Caries Res. 1991;25:392-5.
17. Thylstrup A, Fejerskov O, Bruun C, Kann J. Enamel changes and dental caries in 7-year-old children given fluoride tablets from shortly after birth. Caries Res. 1979;13:265-76.
18. Watt RG. Strategies and approaches in oral disease prevention and health promotion. Bull World Health Organ. 2005;83:711-8.
19. Watt R, Sheiham A. Inequalities in oral health: a review of the evidence and recommendations for action. Br Dent J. 1999;187:6-12.
20. Zimmer S, Bizhang M, Seemann R, Witzke S, Roulet JF. The effect of a preventive program, including the application of low-concentration fluoride varnish, on caries control in high-risk children. Clin Oral Investig. 2001;5:40-4.

25

Epílogo | Controle da Incidência Global das Cáries Dentárias: Evidência Requer Reorganização do Sistema de Cuidados em Saúde Bucal

O. Fejerskov, V. Baelum, B. Nyvad e E. A. M. Kidd

No Capítulo 1, afirmou-se que a cárie dentária é onipresente – está em todas as populações, e é tão antiga quanto a própria humanidade. A incidência de cárie varia muito entre as populações. Com o avançar da idade, seus sinais e sintomas se acumulam e, na maioria das populações adultas, sua prevalência se aproxima de 100%.

No Capítulo 4, a ocorrência da doença e a sua evolução foram expandidas a diferentes populações. Mostrou-se que as linhas incrementais de cárie em grupos de crianças dinamarquesas continuavam a crescer à medida que a idade avançava, embora, de um grupo para outro, o nível inicial diminuía e a inclinação das linhas tenha se tornado menor. Em outras palavras, a prevalência geral está diminuindo. Na população chinesa, também foi visto que as cáries continuam a se acumular com a idade e o índice de incidência nos idosos é tão alto quanto na infância. Isso está totalmente de acordo com os resultados do grupo de Dunedin (Nova Zelândia), no qual a cárie foi monitorada em todos os indivíduos dos 5 aos 30 anos de idade.[4] A água de Dunedin é fluoretada e todas as crianças são examinadas regularmente nas escolas por técnicos em saúde bucal, sem custo para as famílias. Entretanto, a curva de tendência não diminui, sugerindo que a maneira com a qual essa comunidade vem abordando a "prevenção" da cárie tem um efeito limitado – talvez pelo fato de não pensarem em termos de controle da cárie como "prevenção", acreditando que apenas a fluoretação seria a solução (Ver Capítulo 14.)

Nesta edição, tentou-se explicar gradualmente por que o entendimento dos vários determinantes biológicos da cárie dentária (Capítulos 5 a 9) pode auxiliar na seleção de uma abordagem simples para o diagnóstico de cárie clinicamente relevante (Capítulos 10 a 12). Nos Capítulos 13 a 18, discutiu-se como o controle da cárie pode ser realizado e, nos Capítulos 19 a 21, foram apresentadas evidências de que os tradicionais conceitos que prevalecem na dentística restauradora fazem parte do conceito de controle de cárie. Por fim, os Capítulos 22 a 24 enfatizaram como alcançar uma melhor saúde bucal em diferentes populações.

A cárie ainda é responsável pela maior parte das doenças bucais no mundo inteiro. Apesar das mudanças drásticas nos padrões da cárie nos últimos 30 anos, grande parte do currículo permanece inalterado – e, ainda, são formados dentistas mais focados em soluções de tratamento com alta tecnologia, aparentemente sem valorizar qual pode ser a necessidade da população nos próximos anos. A filosofia e a imagem dos dentistas estão muito relacionadas com os efeitos secundários, centradas no paciente, com abordagem curativa e reabilitatória das doenças bucais.[2] Os autores deste livro não pensam que os problemas bucais das gerações futuras podem ser resolvidos por meio da preparação de mais dentistas com treinamento em medicina oral, cariologia e periodontia, implantodontia, endodontia e prótese, para não mencionar familiarizá-los com a biologia do desenvolvimento de células-tronco, informática, metabolômica, genômica, proteômica etc.

Sugere-se a necessidade de reconsiderar a organização dos cuidados em saúde bucal, para melhorar efetivamente o custo na saúde bucal e obter uma dentição natural funcional desde a primeira infância até os últimos dias de vida, para toda a população.[6] Do ponto de vista construído aqui, a reorganização necessária implica a formação de novos tipos de dentistas, capazes de realizar programas custo-efetivos de controle de doença bucal baseados em evidências e para todos. Além disso, é preciso fornecer ótimo diagnóstico e reabilitação oral especializada para os subgrupos específicos em todas as populações – sem falar no número crescente de idosos.

Na maioria das populações, os indivíduos têm uma vida saudável por muito mais tempo e, em poucas décadas, será possível observar o crescimento no número de idosos que retêm cada vez mais dentes naturais, o que resultará em dentições com necessidade de tratamentos complexos. Esses grupos representam o resultado da "era restauradora". Olhando além desse pico de necessidades complexas de reabilitação de alta tecnologia entre os idosos, são encontrados novos grupos de indivíduos de meia-idade com uma incidência menor de doença. Quando eles ficarem mais velhos, provavelmente terão uma necessidade menor de tratamento dentário avançado, como resultado da "era de controle da doença". Nesse momento, é possível acompanhar esses grupos de jovens e de meia-idade e constatar que eles continuam a ter menos cárie e doença periodontal, além de manterem mais dentes com menos e menores restaurações do que os grupos imediatamente anteriores. Na maioria dos países de alta renda, frações substanciais dos grupos de jovens e de meia-idade provavelmente nunca terão a necessidade de tratamento que vá ao encontro das competências de um "dentista clássico totalmente treinado".

Muitos refletiram sobre a necessidade de professores de Odontologia responsáveis e líderes acadêmicos que agissem no fornecimento de cuidados em saúde bucal. Enquanto grande parte tem discutido a necessidade de ajustes no currículo odontológico, em resposta às rápidas mudanças nos padrões das doenças bucais[1,5,7,8], ou percebido a necessidade de ampliação do treinamento dos especialistas, poucos ousam sugerir que a estrutura e a organização do sistema de cuidados em saúde bucal são os maiores obstáculos para o alcance de uma dentição natural funcional. Tomar e Cohen[9] enfatizaram a urgente necessidade de integrar os cuidados em saúde bucal aos cuidados de saúde geral, podendo este "diagnóstico" ser levado a cenários mais amplos nos EUA. Eles afirmam que:

nas próximas décadas, a população norte-americana continuará em direção a uma distribuição etária mais velha e um número maior de pessoas alcançará seus "anos dourados" com dentição relativamente intacta, doença crônica e vários medicamentos. [...] Em virtude da enorme sobreposição de fatores de risco que ameaçam a saúde bucal e aumentam o risco para outras doenças crônicas, um sistema integrado pode ser capaz de colher benefícios maiores na promoção da saúde e prevenção de doenças.

Nesse momento, é evidente para aqueles entusiasmados com a saúde pública que a prática atual baseada na abordagem de tratamento e reabilitação dentária nos indivíduos representa um beco sem saída do ponto de vista social, ético e econômico. O sistema de cuidados em saúde bucal ideal não pode ser alcançado por meio de ajustes mínimos no currículo odontológico, ou no número de especialidades, nos sistemas de pagamento ou no sistema de distribuição baseado na prática individual. Na visão dos autores deste livro, é preciso uma ruptura mais profunda com o pensamento tradicional de longa duração na formação e distribuição dos cuidados em saúde bucal.

Atualmente, o tradicional "dentista devidamente capacitado" é complementado por um número variável de especialidades, que podem incluir ortodontia, cirurgia oral, periodontia, patologia bucal, odontopediatria, prótese, endodontia, radiologia, oclusão, distúrbios da articulação temporomandibular e saúde pública bucal. Sugere-se que chegou o momento de perceber que essa força de trabalho odontológica deve ser substituída por dois novos tipos de profissionais: o fornecedor de cuidados em saúde bucal, que incluirá a grande maioria do grupo dos dentistas; e o especialista clínico bucal (para argumentos detalhados, ver Fejerskov et al.[6]).

O fornecedor de cuidados em saúde bucal deve estar no centro dos serviços de saúde para atender às necessidades da maioria dos indivíduos, das famílias e das comunidades, e destinar as necessidades de cuidados em saúde para todos os grupos etários, com o foco principal no diagnóstico baseado em evidências e no controle de doença bucal. Trata-se de um profissional de saúde com boa relação custo-efetividade, com um entendimento profundo de controle da doença bucal e de saúde bucal como parte da saúde geral e de bem-estar, e que está disposto a cooperar com as necessidades sociais de modo decisivo, criativo e pertinente.

Esse profissional deve ser competente e qualificado não somente no diagnóstico e no controle das doenças bucais, mas também quanto à saúde pública, economia da saúde, gestão e comunicação. Seus principais papéis são liderar e supervisionar equipes de saúde bucal, o que pode incluir auxiliares/dentistas e assistentes/higienistas/terapeutas, conforme a estrutura de cada país. Ele liderará o nível da comunidade, planejará os cuidados de saúde e estabelecerá as prioridades envolvendo todos os grupos etários, com a inclusão dos grupos carentes da comunidade. Suas atividades devem estar integradas aos serviços de cuidados gerais da saúde. Os fornecedores e suas equipes serão capazes de resolver as necessidades de cuidados em saúde bucal da grande maioria da população. Desse modo, devem ser os guardiões com respeito às necessidades de cuidado em saúde bucal avançada. O fornecedor também, quando necessário, precisa ser capaz de realizar tratamentos restauradores elementares. Para alguns fornecedores, deverá haver um treinamento de pós-graduação em Ortodontia.

Entretanto, uma subfração da população continuará, além das medidas básicas de controle de doenças, necessitando de cuidados bucais mais avançados, inclusive reabilitações complexas. Provavelmente, esses pacientes são cada vez mais caracterizados pela sobreposição dos fatores de risco que ameaçam a saúde bucal e que aumentam o risco para outras doenças crônicas, além das frações crescentes de indivíduos mais velhos com doenças crônicas e em uso de múltiplas medicações. Assim, precisa-se de um novo profissional, o especialista clínico bucal, para resolver algumas dessas necessidades. Para assegurar que o cuidado bucal complexo dos indivíduos com doenças crônicas e em uso de múltiplos medicamentos se integre aos cuidados da saúde geral, sugere-se que o especialista clínico bucal seja alguém com formação médica, com um amplo treinamento de pós-graduação em Reabilitação oral ou em Cirurgia oral e Medicina.

Muitos dos argumentos desenvolvidos aqui podem, à primeira vista, parecer se aplicar principalmente aos países industrializados, com sistema de cuidado em saúde bem desenvolvido. Entretanto, as experiências dos autores deste livro na África, no Sudeste Asiático, na China e na América do Sul têm demonstrado que uma das piores coisas que podem acontecer em muitos desses países seria a tentativa acrítica de reproduzir os sistemas de cuidados em saúde bucal prevalecentes na Europa e na América do Norte. Nesse contexto, segue uma citação de uma publicação de Baelum et al.[3]:

Em termos gerais, o perfil da doença bucal das populações em países com baixa renda na África, na China, no Sudeste Asiático e na América do Sul é caracterizado, com frequência, por uma relativamente baixa ocorrência de cáries, condições de pouca higiene bucal, gengivite generalizada e grave e considerável lesão periodontal, que, entretanto, não resultam em maior perda dentária, colocando em perigo a dentição funcional, exceto por uma subfração da população. Os serviços de cuidados em saúde bucal existentes são frequentemente rudimentares, e o desafio para tais países é evitar a prática de serviços dentários baseados na abordagem clínica de alta tecnologia bem conhecidos nos países ocidentais de alta renda. A menos que etapas regulatórias sejam realizadas, é fácil prever que iniciativas privadas nos casos de crescimento socioeconômico resultarão nesses tipos de serviços. Na fase inicial, tal empreendimento particular servirá somente a um subgrupo relativamente pequeno da população, mas próspero, que pode pagar. Gradualmente, a próxima fase é introduzida, quando da limitação dos serviços existentes e da não compatibilidade dos recursos econômicos da população em geral para pagar o tratamento dentário, momento em que os dentes afetados são extraídos. Com a evolução do crescimento econômico, a terceira fase é caracterizada por serviços odontológicos gradualmente próximos do conteúdo e da extensão bem conhecidos dos países de alta renda no auge da Odontologia restauradora.

O aumento da disponibilidade e do acesso aos "dentistas restauradores clássicos", como são conhecidos na Europa e na América do Norte, terá, na opinião dos autores, consequências deletérias. Como a Odontologia clássica não dará prioridade ao controle da doença baseado nos princípios biologicamente sólidos, depreende-se que a proposta apresentada a respeito dos fornecedores de serviço em saúde bucal e especialistas clínicos bucais se aplica igualmente para os países que atualmente desenvolvem seus serviços.

A visão dos autores deste livro é que somente por total revisão da força de trabalho de cuidados em saúde bucal será possível continuar avançando em direção ao sistema de cuidados em saúde bucal ideal, com os atributos de ser integrado, promover a saúde e ser orientado a controlar a doença, com monitoramento, baseado em evidências, econômico, sustentável, equitativo, universal, abrangente, ético, com garantia de qualidade, culturalmente apropriado e capaz de promover o empoderamento.

Referências bibliográficas

1. Albino JEN, Inglehart MR, Tedesco LA. Dental education and changing oral health care needs: disparities and demands. J Dent Educ. 2012;76:75-88.
2. Baelum V. Dentistry and population approaches for preventing dental diseases. J Dent. 2011;39(Suppl 2):S9-S19.
3. Baelum V, van Palenstein HW, Hugoson A, Yee R, Fejerskov O. A global perspective on changes in the burden of caries and periodontitis: implications for dentistry. J Oral Rehabil. 2007;34:872-906.
4. Broadbent JM, Thomson WM, Poulton R. Trajectory patterns of dental caries experience in the permanent dentition to the fourth decade of life. J Dent Res. 2008;87:69-72.
5. DePaola D, Slavkin C. Reforming dental health professions education: a white paper. J Dent Educ. 2004;68:1139-50.
6. Fejerskov O, Escobar G, Jøssing M, Baelum V. A functional natural dentition for all – and for life? The oral healthcare system needs revision. J Oral Rehabil. 2013;40:707-22.
7. Kassebaum DK, Hendricson WD, Taft T, Haden NK. The dental curriculum at North American dental institutions in 2002-03: a survey of current structure, recent innovations, and planned changes. J Dent Educ. 2004;68:914-31.
8. Plasschaert AJM, Holbrook WP, Delap E, Martinez C, Walmsley AD. Profile and competences for the European dentist. Eur J Dent Educ. 2005;9:98-107.
9. Tomar SL, Cohen LK. Attributes of an ideal oral health care system. J Public Health Dent. 2010;70(Suppl 1):S6-S14.

Índice Alfabético

A

Aconselhamento alimentar, 269
Acurácia das radiografias, 191
Adoçantes, 124
- calóricos, 127
- cariogênicos, 124
- intensos, 126
- - não calóricos, 126
- não cariogênicos, 124
Adolescentes, controle da cárie em, 271
Afastamento dos dentes, 181
Agente antibacteriano, 252
- atividade biológica, 252
- modo de ação, 252
Aglutininas, 80
Alcoóis de açúcar, 127
Alimentação, idosos debilitados, 285
Alitame, 126
Amálgama, 306
- consequências do, 340
Ambiente e higiene bucal, 285
Amidos, 125
Amilase, 81
Ampliação, 181
Ansiedade, 302
Antibacterianos, 251
- eficácia dos, 252
- resistência aos, 252
Apatita, 48, 138
- solubilidade da, 137
Aspartame, 126
Avaliação
- clínica das restaurações, 337
- da atividade da lesão, 173
- da longevidade da restauração, 340
- da profundidade das lesões, 172

B

Bactérias
- bucais, distribuição local das, 97
- do biofilme dental, 97
- - características cariogênicas das, 109
- - na etiologia da cárie dentária, 110
Biofilme(s) dental(is), 5, 6, 97
- bactérias do, 97
- - características cariogênicas das, 109
- - na etiologia da cárie dentária, 110
- descolamento e rompimento dos, 254
- funções da saliva nos, 81
- jovem desenvolvimento e estrutura do, 99
- maduro, 103
- modificação da bioquímica e da ecologia do, 254
- propriedades do, 105
Biopolímeros adesivos, 254
Boca seca, 265, 273
- idosos debilitados, 285
- polifármacos e, 282
Burnout cervical, 191

C

Cálcio e fosfato na saliva, 83
Capacidade-tampão da saliva, 81
Cárie(s) dentária(s), 3, 5, 354
- ativa, 266
- baixa frequência de, 383
- causas, 33
- - proximais, estritamente biológicas, 35
- cavitadas, supressão das, 211
- complexo dentina-polpa e, 326
- conceito
- - essencialístico, 155
- - nominalístico, 155
- controle da(s)
- - benefícios e limitações do, 213
- - conceito de, 207
- - dentística operatória e, 291
- - efetividade dos fluoretos no, 231
- - efetivo em crianças, 273
- - em crianças e adolescentes, 271
- - em idosos debilitados, 279
- - fluoreto no, 215
- - princípios do, 263
- crianças com baixo índice de, 386
- da superfície radicular, 174
- de dentina, 21
- de esmalte, 21, 108
- - supressão das, 208
- de estabelecimento precoce, 7
- de superfície radicular, 67, 109
- definição, 19
- desmineralização das, 140
- determinantes sociais, 354
- diagnóstico da, 157
- - erros inter e intraexaminadores no, 161
- - falso-positivo em radiografias, 190
- - incerteza do, 162
- - métodos de, 157
- - - avaliação de, 159
- - precisão no, 160
- distribuição nas populações, 23
- e a dieta, 110
- efetividade dos fluoretos no controle das, 231
- em adultos, 31
- em idosos, 280
- epidemiologia das, 19
- estudos microbiológicos da, 107
- experiência prévia de, 192
- expressão da extensão das, 21
- fatores de risco de, 264, 354
- fluoreto na prevenção e controle das, 215
- gênero, 27
- geografia da, 30
- gestão na debilidade, 284
- gradiente social, 30
- idade, 27
- imunização contra a, 253
- inativa/cárie controlada, 266
- iniciais, 21
- interpretação dos dados de, 23
- lesões de, 6, 159
- - alterações do esmalte, 50
- - aparência clínica das, 9
- - ativas, 169
- - - da superfície radicular, 69
- - características clínicas das, 9
- - cavitadas, 169, 172
- - classificação da gravidade das, 21
- - de esmalte, progressão da, 57
- - de mancha branca, 7
- - - histologia da, 55
- - detecção radiográfica de, 188
- - diagnóstico das, 170
- - inativas, 169
- - na entrada das fissuras oclusais, 59
- - não cavitadas, 169, 172
- - oclusais cavitadas, 291
- - paralisada (inativa) da superfície radicular, 69
- - - proximal, 54
- - radiculares
- - - aparência clínica das, 67
- - - características histopatológicas das, 69
- - risco de desenvolvimento de, 370
- - taxa de acerto, 372
- métodos
- - de avaliação de diagnóstico da, 159
- - de diagnóstico da, 157
- microbiologia da, 106, 108
- na primeira infância, 355
- não totalmente removida e vedada, 332
- nos adultos debilitados, 281
- oclusal, 58, 193
- ocultas, 7, 189
- padrão-ouro, 159
- papel das bactérias do biofilme dental, 110
- precisão no diagnóstico da, 160
- precoce na infância (CPI), 272
- primárias, 7
- problema de saúde pública, 354
- profilaxia da, 251
- proximais, 192
- raça/etnia e, 27
- radiculares, supressão das, 209
- rampantes, 7, 108
- reconhecimento do risco de, 282
- recorrente (secundária), 7, 175
- remoção da
- - completa e restauração, 318
- - parcial e restauração, 318
- roteiro da, 154, 168
- sítios de predileção das, 180
- sobrecarga de, 354
- tendências da, 33
- tratamento(s) da, 291
- - minimamente invasivo, 307
- - não invasivo, 385
- - não operatórios, 266

394 Índice Alfabético

- variação e desigualdade na distribuição das, 23
Cariogenicidade, 119
Cavidades, 172
Cavitação, risco de, 193
Chicletes/pastilhas, 255
- sem açúcar, 274
Cistatinas, 80
Clearance
- de açúcar oral, 81
- e agregação das bactérias bucais, 80
Cloreto de cetilpiridínio (CCP), 258
Clorexidina, 255, 256
- efeito profilático da cárie, 256
- modo de ação e uso clínico, 256
Cloridrato de pilocarpina, 274
Colonização bacteriana, 99
Complexo dentina-polpa e a cárie, 326
Condutância elétrica, 199
Confiabilidade, 20, 21, 171
- das radiografias, 192
Conselho alimentar, 274
Controle
- da(s) cárie(s)
- - benefícios e limitações do, 213
- - conceito de, 207
- - dentárias, efetividade dos fluoretos no, 231
- - dentística operatória e, 291
- - efetivo em crianças, 273
- - em crianças e adolescentes, 271
- - em idosos debilitados, 279
- - fluoreto no, 215
- - princípios do, 263
- da placa, 267
- - e fluoreto, 274
Coroa de Hall, 318
Crianças
- com baixo índice de cárie, 386
- controle da cárie em, 271
Cristais de esmalte, 131
- dissolução do, 136
Critérios
- de Nyvad, 173
- visuais-táteis, 172
Cuidado bucal ilegal, 357
Curva(s)
- recebedoras das características da operação, 158
- ROC, 158

D

Debilidade e cárie, 279
- gestão, 284
- impacto, 283
Delmopinol, 258
Dente(s), 3
- decíduos, 192, 332
- - função e longevidade dos, 314
- escovação do, 267
- permanentes, 192
- superfícies DMF, 3
Dentição
- decídua, 9
- - intervenção mínima e, 314
- - longevidade das restaurações na, 341
- permanente, 9
- - longevidade das restaurações na, 342
Dentifrício(s), 255
- contendo fluoreto, 220
Dentina, 326

- esclerótica, 64
- infectada, 326
- remineralização da, 144
- translúcida, 64
Dentista, trabalho do, 154
Dentística operatória, 286
- e controle da cárie, 291
Deposição, 6
Depósito microbiano, 6
Desmineralização, 6, 7
- das cáries, 140
- dos tecidos duros dentais, 139
Detecção radiográfica de lesões de cárie, 188
- recorrentes, 190
Diabetes, 264
DIAGNOdent, 196
Diagnóstico da cárie
- erros inter e intraexaminadores no, 161
- falso-positivo em radiografias, 190
- incerteza do, 162
- métodos de avaliação de, 159
- métodos de, 157
- precisão no, 160
Diagrama de Bjerrum, 83
Dieta, 3
- e cáries dentárias, 110
- e erosão dental, 131
Dispositivo(s)
- à base de fluorescência (semiquantitativos), 196
- de liberação prolongada de flúor, 235
- SOPROCARE, 198
Dissacarídeos, 124, 126
Dissolução, 6
- do cristal, 136
Dodecil sulfato de sódio (SDS), 259
Dor odontológica, 302

E

Envolvimento pulpar, 21
Enxaguatório(s) bucal(is), 255
- fluoretado, 269
- para dar viscosidade, 275
Enzimas, 259
Epidemiologia, 19
Erupção, 46
- na cavidade bucal, 47
Escavação em etapas, 329, 331
Escovação do dente, 267
Esmalte, 46
- cristais de, 131
- destruição do, 66
- hígido normal, 46, 49
- mineral do, 131
- remineralização do, 141
Especificidade
- lesões cariosas, 371
- métodos de diagnóstico da cárie, 158
- problemas na interpretação da, 159
Espectro de tendência, 159
Estévia, 127
Estimulantes salivares, 274
Estreptococos do grupo *mutans* salivar, 378
Etnia, conceito de, 27
Exame dentário, 155
- da boca no retorno, 271
- visual-tátil das cáries, 177, 179
- - boa iluminação, 179
- - dentes limpos e secos, 179

- - métodos coadjuvantes para o, 201
Exatidão prognóstica, 372
Extratos de sanguinária (ES), 258

F

Fio dental, 246
Fissuras, 108
Flúor, 49
Fluorescência quantitativa induzida por luz, 198
Fluoretação
- da água, 233, 359
- do leite, 360
- do sal, 235, 360
- estratégias de, 359
Fluoreto(s), 207, 228
- absorção, 228
- aplicados profissionalmente, 360
- benefício máximo alcançado, 218
- biodisponibilidade do, 225
- bochechos bucais com soluções de, 221
- concentração nos dentes, 229
- controle da placa e, 274
- de aplicação tópica, 233
- dentifrício contendo, 220
- distribuição, 228
- dose de, 224
- efetividade, 231, 232
- eliminação, 228
- em diferentes partes do mundo, 237
- introdução na água de abastecimento, 218
- mecanismos cariostáticos do, 219
- metabolismo do, 222
- na natureza, 227
- na prevenção e no controle das cáries, 215
- na relação dieta-cáries, 118
- na supressão das lesões, 213
- necessidade de ingestão de, 218
- suplementos de, 235
- uso de, 268
Fluorose dental
- dose de fluoretos e, 224
- e metabolismo do fluoreto, 222
- etiopatogenia da, 229
Fluxo salivar subnormais, taxas de, 86
Fosfatos de cálcio, 136

G

Géis, 255
Glândulas
- parótidas, 76
- salivares, 73
- - avaliação da função das, 87
- - hipofunção das, 91, 264, 282
- sublinguais, 76
- submandibulares, 76
Glicirrizina, 126
Glicoproteínas da saliva parotídea, 80
Glicosídeos de esteviol, 127

H

Hábitos alimentares e higiene bucal, 378
Hexetidina, 258
Hidroxiapatita, 48, 136
Higiene bucal, 243
- ambiente e, 285
- em idosos debilitados, 283
- hábitos alimentares e, 378

Índice Alfabético 395

Hipofunção das glândulas salivares, 91, 264, 282
Hipossalivação, 86
Hipótese da placa ecológica, 110
Histatinas, 80
Histórico dentário, 265

I

Idade
- e alimentação, 270
- pós-eruptiva dos dentes, 192
Idosos
- debilitados, controle da cárie em, 279
- tratamento restaurador atraumático nos, 305
IgA, 80
IgG, 80
IgM, 80
Impedância elétrica, 200
Imunização contra a cárie, 253
Inativação das lesões sem a remoção da cárie, 317
Índice(s)
- CPO, 21, 22
- de Dean, 216
- de Thylstrup e Fejerskov, 222
- de Youden, 372
- falso-positivo e falso-negativo, 371
- PUFA, 363
- SiC, 23
Infiltração selamento proximal e, 298
Inibição
- da adesão bacteriana, 253
- da colonização bacteriana, 253
Intervenção mínima, 294, 306
- abordagens de, 317
- e dentição decídua, 314
Invasão bacteriana, 66
Ionômero de vidro, 306
- de alta viscosidade, 304
Íons metálicos, 259

L

Lactobacillus acidophilus, 4
Lactobacilo salivar, 378
Lactoferrina, 79, 80
Lauril-sulfato de sódio (LSS), 78
Leite
- fluoretado, 235
- produtos derivados do, 130
Lesão(ões) de cárie, 6, 159
- alterações do esmalte, 50
- aparência clínica das, 9
- ativas, 169
- - da superfície radicular, 69
- características clínicas das, 9
- cavitadas, 169, 172
- classificação da gravidade das, 21
- de esmalte, progressão da, 57
- de mancha branca, 7
- - histologia da, 55
- detecção radiográfica de, 188
- diagnóstico das, 170
- inativas, 169
- na entrada das fissuras oclusais, 59
- não cavitadas, 169, 172
- oclusais cavitadas, 291
- paralisada (inativa) da superfície radicular, 69
- - proximal, 54
- radiculares

- - aparência clínica das, 67
- - características histopatológicas das, 69
- risco de desenvolvimento de, 370
- taxa de acerto, 372
Leveduras salivares, 378
Limpeza dentária
- da cavidade, 300
- efeito
- - biológico da, 243
- - clínico da, 244
- interdental, 268
- profissional, 246, 268
Lisozima, 79, 80

M

Manitol, 129
Margem gengival, 54
Mastigação, 74, 130
Maturação pós-eruptiva, 48, 49
Metabolismo bacteriano, 97
Método(s)
- baseados em corrente elétrica, 199
- baseados em luz, 196
- de diagnóstico da cárie, 157
- - de avaliação de, 159
- de teste de cariogenicidade intrabucal, 124
Microbiota, 3
- bucal residente, 95
- - aquisição da, 95
- - benefícios da, 95
Microcavidades, 55
Mieloperoxidase e peroxidase salivar, 80
Miraculina, 126
Modelo(s)
- de cáries *in situ*, 124
- de Fejerskov e Manji, 36
- de saúde bucal, 279
Modificação alimentar, 269
Monelina, 126
Monossacarídeos, 124, 126
Mucinas, 80

O

Óleos essenciais, 258
Oligossacarídeos cariogênicos, 125
Opacidades, 177
Opiáceos, 265

P

Pacote Básico de Cuidados Bucais, 362
Paralisia das lesões de cárie, 57
Pasta de dente fluoretada, 268, 360
Pastilhas estimulantes da saliva, 274
Película
- adquirida, 77
- formação da, 77, 99
- proteínas importantes da, 77
Peptídios antimicrobianos, 79
Perda mineral, 50
Placa dentária, 106
- controle da, 267
- - e fluoreto, 274
- pH da, 120
Planos de cuidado bucal, 285
Polifármacos e boca seca, 282
Poliol, 130
Ponto de contato, 308

Populações com baixos índices de cárie, 388
Portabilidade, 159
Precisão no diagnóstico da cárie, 160
Preservação de estrutura dentária, 307
Probióticos, 130, 254
Proteção da superfície do dente adjacente, 307
Proteínas antimicrobianas da saliva, 79, 275
Pulpite, 326

Q

Quimioterapia, 265

R

Raça, definição tradicional de, 27
Radiografia dentária, 185
- película convencional, 187
- placas de fósforo, 187
- receptores
- - de imagem, 187
- - digitais, 187
- sensores, 187
- técnica interproximal
- - extrabucal, 188
- - intrabucal, 186
- técnica radiográfica, 186
Radioterapia, 86, 265, 274
Razão de probabilidade de diagnóstico, 372
Reação(ões)
- da dentina à progressão das cáries, 62
- pulpar, 67
- pulpodentinárias, 64
- - antes da invasão bacteriana na dentina, 64
Registro da alimentação, 269
Regulação do pH, 81
Remineralização, 6, 7, 57
- da dentina, 144
- do esmalte, 141
- dos tecidos duros dentais, 139
Remoção da cárie
- completa e restauração, 318
- parcial e restauração, 318
Resina composta, 306
Resistência antibacteriana, 259
- adquirida, 260
- intrínseca, 260
Restauração(ões), 291, 306
- amálgama, 306
- avaliação clínica das, 337
- - da longevidade, 340
- falhas
- - no tratamento restaurador atraumático, 304
- - substituição ou reparo de, 309
- ionômero de vidro, 306
- longevidade da, 340, 346
- - consequências, 346
- - custos da, 346
- - fatores que influenciam a, 346
- - na dentição
- - - decídua, 341
- - - permanente, 342
- - no tratamento restaurador atraumático, 344
- remoção
- - completa da cárie e, 318
- - parcial da cárie e, 318
- resina composta, 306
Retorno do paciente, 270
Retração da margem gengival, 67

S

Sacarose, 97, 126
- substitutos da, 125
Saliva, 73, 74
- análise da composição da, 90
- avaliação do risco de cáries, 89
- cálcio e fosfato na, 83
- desenvolvimento das cáries e, 76, 85
- estimulação e controle da secreção, 74
- fluoreto na, 84
- funções nos biofilmes
- - estabelecidos, 81
- - recém-formados, 78
- métodos
- - absorventes e de sucção, 89
- - de drenagem e do cuspe, 87
- primária
- - formação da, 76
- - modificação da, 76
- proteínas antimicrobianas da, 79, 275
- remineralização de lesões cariosas e, 83
- substitutos da, 275
- taxas de fluxo salivar, 89
- valores de pH críticos, 85
- viscosa ou pegajosa, 275
Saúde bucal
- alimentação, 282
- alocação de pessoal, 356
- cárie anterior, 283
- demência, 284
- número de dentes, 282
- próteses, 283
- situação socioeconômica, 283
Selamento
- das fissuras, 300
- e capacidade de limpeza das margens, 308
- proximal e infiltração, 298
- sem a remoção da cárie, 317
Selante(s)
- de fissura, 296
- - aplicação sobre a cárie dentinária, 329
- - longevidade dos, 343
- de ionômero de vidro, 296
- no tratamento restaurador atraumático, 300, 304
- oclusais, 295
- resinosos, 296

Sensibilidade
- lesões cariosas, 371
- métodos de diagnóstico da cárie, 158
- problemas na interpretação da, 159
Síndrome de Sjögren (SS), 86, 264
Sistema(s)
- de avaliação do risco de cárie, 265
- de detecção das lesões de cárie, 20
- de saúde e de saúde bucal, 356
- SOPROLIFE, 198
- USPHS, 338
Sistema-tampão
- bicarbonato, 82
- de proteína, 83
- fosfato, 83
Sondas exploradoras, 179
Sorbitol, 127
- ensaios clínicos com, 129
Sprays, 255
- para dar viscosidade, 275
Stevia rebaudiana, 127
Streptococcus mutans, 4, 95
Streptococcus sanguinis, 95
Substantividade, 252
Sucessão microbiana, 100
Sucralose, 126
Sucromalte, 126
Superfícies
- lisas, 291
- oclusais, 189
- proximais, 188, 291
- radiculares, 146

T

Tagatose, 126
Tecidos duros dentais, 139
- desmineralização dos, 139
- remineralização dos, 139
Técnica(s)
- de Hall, 318
- de selamento, 298
- - sem a remoção da cárie, 317
- restauradora atraumática (TRA), 286
Terminações secretoras, 76
Testes microbiológicos, 378
Transiluminação com fibra óptica, 181, 199

Tratamento
- não restaurador da cavidade, 317
- ortodôntico, 273
- restaurador atraumático, 298
- - anestesia local com o, 303
- - ansiedade e dor odontológica com o, 302
- - e informação odontológica, 306
- - e pessoas com deficiência, 305
- - falhas das restaurações do, 304
- - longevidade das restaurações no, 344
- - materiais restauradores usados com o, 303
- - nos idosos, 305
- - nos serviços públicos, 305
- - restaurações do, 300
- - selante no, 300, 304
- - tecidos dentários salvos com o, 303
Traumatina, 126
Trealose, 126
Tríade de Keyes, 3, 36
Triclosana, 255, 257
- modo de ação e uso clínico, 257

V

Validade, 20, 170
- concomitante, 171
Valores
- preditivos, 158
- prognósticos, 371
Veículos de liberação prolongada, 255
Visita odontológica
- de rotina para revisão, 155
- direcionada por sintoma, 155
VistaProof, 196

X

Xarope de milho de alta frutose, 125
Xerostomia, 85, 264
- crônica, 86
Xilitol, 128, 255, 257
- ensaios clínicos com, 129

Z

Zona translúcida, 64